戦後日本病人史

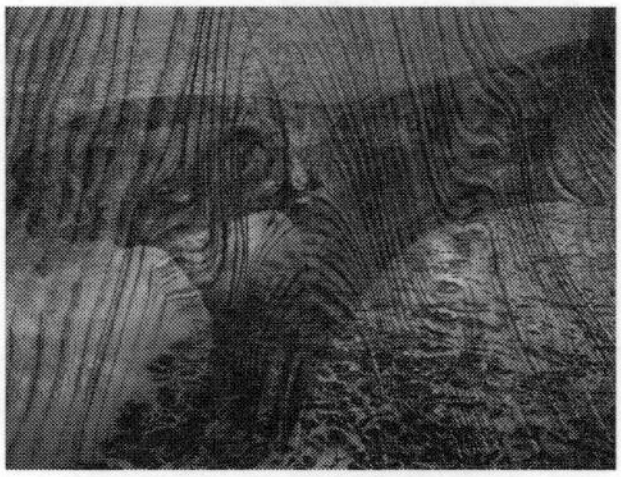

川上武●編著

坂口志朗
藤井博之●編集協力

川上武
坂口志朗
藤井博之
本間肇
宮崎和加子
山内常男●執筆

農文協

戦後日本病人史

目　次

目　次

目　次

第3章　高度経済成長から成人病の時代へ

目　次

目次

第9章 「認定」と「補償」の責任論……368

第11章　重症心身障害児（者）の歩み……466

目　　次

第13章　難病患者の苦悩と挑戦

第Ⅱ部　現代医療のパラダイム転換と病人・障害者

第3章　二一世紀の死と生死観……685

第4章　情報技術（IT）革命・ゲノム革命と病人・障害者

図表目次

第Ⅰ部　戦後日本病人史の諸相

図表目次

序章　戦後日本病人史の構図

一　患者学（病人学）の登場

(1)　インフォームド・コンセントと情報開示への潮流

近年、医療の世界では医師と患者との関係が急速に変わろうとしている。それを象徴するものが、インフォームド・コンセントであり、情報（カルテ）開示である。従来の医師と患者との関係は、医師の自由裁量権を前提とした上で患者の自己決定権があると考えられ、医療の現場ではこの建前で医療技術が実施されてきた。明らかに医師優位の医師対患者関係であったといってもよい。

ところが、一九八〇年代に入ると「患者の権利宣言案」（一九八四年）などが医療の重要課題となり、一九九〇（平成二）年には日本医師会の生命倫理懇談会が「『説明と同意』についての報告書」を出し、一九九一（平成三）年版の『厚生白書』にはインフォームド・コンセント（ＩＣ）が取り扱われている。さらに一九九二（平成四）年にはＩＣの在り方についての検討を行うことが医療法改正法の附則にもりこまれるまでにいたった。

情報（カルテ）開示も、日本では一九八四（昭和五九）年一〇月に「患者の権利宣言」全国起草委員会が、患者自らの診療に関する記録を閲覧する権利を宣言した。その後医療訴訟の場で患者・弁護士の側から診療録・検査記録・看護記録などの閲覧を請求する訴訟がおこされた。その動きがその後拡大の方向にあり、最近ではＩＣを診療報酬として評価すると同時に、医師の不正防止を目的とした診療報酬請求書（レセプト）の開示が要請されるようになった。さらにこの流れは、カルテ開示の〝法制化〟で〝質の良い医療〟をという動きをよびおこしている。

ところが、この段階になると、医師会は〝法制化〟には反対で九九年七月には見送る意見書をまとめている（「東京新聞」一九九九・一一・一〇、「毎日新聞」九八・六・二〇、「朝日新聞」二〇〇〇・一・一〇より）。

問題は、インフォームド・コンセント、情報開示の動きが、日本医療の現場から起こったものではなく、実はここでもアメリカ医療の動きをやや流行的に導入してきた経緯がみられる点である。アメリカでは一九六〇年代末の公民権運動、消費者運動や女性の権利運動の高揚を背景として、医学外の医療倫理や法律の側から問題が提起されてきた。一九七三年米国病院協会「患者の権利章典に関する宣言」が提唱され、一九七〇年代はじめには新しい生命倫理に基づく法理としてインフォームド・コンセントが確立された。また、カルテ開示についても、一九七四年に連邦プライバシー法が制定された。州レベルの法律でも、一九七〇年代以後、診療記録への開示請求権を認める法律が各州で制定されている。これらの動きの背後に、医療訴訟の増大という現実からの影響があったことも見逃せないと思う(1)。ところが、日本では人権運動、消費者・市民運動の基盤が弱い上に、医師側はむしろそれらの運動に無関心だったところに、ＩＣやカルテ開示だけが導入されたこともあり、その実施、運用が医療界の枠内の問題に終わっている恨みがある。これらは患者の人権運動と結合したときに、その本来の意味をもってくる。

(2)　病人学・患者学の提唱

以上の動向とはまったく発想のちがった〝病人学〟（人間医学）の重要性が、一九八一年には武見太郎によって提唱されてきた。武見太郎（八三年一二月二〇日没、七九歳）は、戦後四分の一世紀にわたって日本医師会長として医療界に君臨し、〝武見天皇〟の異名をとった権力者であり、戦後の日本の医療行政を牛耳ってきた。その役割の究明は〝戦後日本医療史〟の課題の一つである。その武見が晩年にがんに侵され、六カ月の間に四回の大手術をするという闘病体験をもち、主治医からその時に「きみは闘病力があったから助かったんだよ」といわれたが、結局、治癒にはいたらなかった。

いままで日本医療を医師の立場（自由裁量権）からのみ考察・行動してきた武見が、ここで病人の立場にたって〝闘病力はどこから生まれるか〟に最大の関心をもち、医師については「少なくとも病人を製造するのはやぶ医者である」という視点より現代医療を批判している。生死観としては、武見は法華宗の信者なので、冷静に現代の医療技術を選択する反面、生死を決定する権限は自分にはなく、神仏がもっているという立場に闘病力の源泉がある。このような闘病体験を通して、人間医学（病人学）の重要性を武見は提唱した。ここには、日本的な思想が、病人学として結実している。ＩＣ、情報開示とはちがう次元であることははっきりしている(2)。

一九八〇年代後半になると、〝患者学〟という題名の著作があらわれてきた。この場合に、大まかに二種類の立場があった。第一は、医療者が患者教育というニュアンスで述べたもので、鈴木荘一らの実地医家のための会著『患者学』（一九八六年）がその典型である。第二は主として医療者側の人々に向けて、患者をどのように理解しケアを提供するかという問題意識である。その典型は「病院」（医学書院刊）に二〇回（一九八八〜一九九〇年）にわたって連載された「シリーズ　医療従事者のための患者学」（木村登紀子）である。この根柢にはヒューマン・ケア心理学からの視点がある。

第一の〝患者学〟は現在でもマスコミの医療記事の主流をなし、出版不況の今日でも、いわゆる健康雑誌や民間療法が新聞の書籍広告をにぎわしている。それを支えているのは、医師の説明不足よりくる医療不信であり、難治疾患にかかった患者が、病院での医療を受けながら、その外に「溺れる者は藁をもつかむ」といった心境から代替療法を模索する傾向である。

私はいま患者学として重要なのは、第二の立場であると考えている。木村は患者学を「病んだ状態にある人間の身体・生理的および心理・社会的在り方に関する人間学的視点に基づいた総合医学」と定義し、「患者心理学」ではなく「患者学」の必要性を強調している(3)。

しかし、その内容を「シリーズ　医療従事者のための患者学」(二〇回)の全体の構成より見ると、社会的存在としての病人・患者への眼くばりが弱い。医療の現場にいると、患者は心身の苦痛、不安に悩まされていると同時に、その社会的状態に規制されることがいかに大きいかがわかる。これは感染症から老人病にいたるすべての疾病に共通している問題である。患者学としては医療技術、心療内科的アプローチが基本なのは事実だが、同じ比重でその社会的背景に眼を向けないかぎり、病気を癒し、病人のＱＯＬ（生活の質）を高めるのは困難である。

この問題の究明には、患者・病人の現状を正確に知るだけでは十分でなく、病人の状態を規制している社会的背景の歴史を知ることが必要になってくる。

二　病人史の提唱

私は戦中の医学生の頃、大学教授に肺結核と診断され、右側人工気胸を数年間うけた。のちに、これは誤診だったと判明したが、気管支拡張症は生涯にわたる後遺症となった。医師になってからは、小診療所で底辺の患者層を診療し、結核療養所に勤めた時に、重症結核といわれていた長期入院の患者さんの中に、いわゆる〝社会的入院〟の存在することに気付いた。これらが契機となり、私は病人の社会的側面（状態）に関心をもつようになり、とくに〝伝染する〟〝治らない〟〝遺伝する〟〝事情のある出生児〟などの問題が、日本の近代化の過程で社会からどう扱われてきたかを研究しようと思った。

それ以前に、『現代日本医療史』（勁草書房、一九六五年）を執筆していたが、それでは不十分なことをさとり、『現代日本病人史――病人処遇の変遷――』（勁草書房、一九八二年）を執筆した。この本は従来の〝疾病史〟とはまったくちがった視角（技術進歩、人権と差別、性別、所得階層など）からのアプローチであったためか、世間の反響が大きかった。執筆が終わった時点で、「朝日新聞」の学芸欄で、私の〝病人史の提唱〟をとりあげ、紹介していただいた(4)。この中で〝戦後日本病人史〟への問題提起もなされている。この一文は『現代日本病人史』と今度の『戦後日本病人史』との間に橋をかける論旨となっているので、参考までに全文を掲載させていただく。

医療と差別――病人史の提唱

武見日医会長はきびしい闘病体験から、病人学の確立を提唱している。自分が病気になり、病人の立場から医学を見直す重要性を痛感したという。医師はその立場上、病人のことは自分たちが一番よく知っていると思いこみやすいだけに、病人学といった発想は、医学の内容をより深める転機となるにちがいない。同じ視点は医史学（医学史）の領域にもあてはまる。

医史学もながいこと医師の側からみた医学研究・医師の社会的地位・病気の歴史に終始してきた。疾病史にしても、病気の生物学的側面の推移に焦点があり、病人を社会的存在としてみる視点はひどく希薄だった。治療法開発の歴史をみても、その成果のみを強調し、薬害犠牲者には眼がむかなかった。これは医史学の全体像を考えるときに重大な欠落といわざるをえない。これが疾病史とならんで病人史の確立を強調せざるをえない背景である。

戦前の実情に驚く

ところで、私が病人史といった問題意識に目覚めたのは、「現代日本医療史」（一九六五年刊）につづいて、〝戦後日本医療史〟をまとめようとしていた過程である。戦後医療史の一つの特徴である患者運動・医療告発運動の役割・評価を考えていた際に、戦前の病人がどうなっていたかについてあまりに知らないのに気付いた。これは大変なショックであった。

私は〝戦後日本医療史〟に先立って、明治以降現代にいたる病人の状態がどうなっているかに、研究の焦点をうつし、一九七七年ごろから小坂富美子さん（薬剤師・医学史研究会）と共同研究を始めた。そして資料面での制約もあり、十分とはいえないが、病人史としての問題提起が可能な段階になった。いま「現代日本病人史」の執筆を終わって、家庭・地域・職場・社会・国家での病人差別がいかにひどいかに驚くとともに、ここに病人史の核心があることを痛感した。病人は所得階層、病気の種類、病人の性別、労働力の有無などによって、医師や健康人にははかりしれない差別をうけてきた。

医療の質にも及ぶ

所得階層による差別は、俗に〝地獄の沙汰も金次第〟などといわれ、その実態が一般にも理解されてきた。医療費の有無に左右される受診機会、医療費の重圧による家庭崩壊は、すでに戦前でも重大な社会不安の原因となっていた。この差別は医療の質にまで及んでいた。技術史的に対症療法時代だった戦前では、内科系病人の治療は在宅医療（往診）が主流であった。その往診先をみても、たとえば『ベルツの日記』によると明治時代には、皇室・貴族・大臣・大将・富豪では、西洋医学導入の立役者であるベルツが往診していたことがわかるが、石川啄木などになると、開業医に往診を依頼しても、来るのは代診（大部分は無資格医師）であった。

病気の種類による差別も普遍的であったが、とくにひどかったのはハンセン病であろう。『いのちの初夜』の作者・北条民雄をしのんだ川端康成の私小説「寒風」のなかの、「癩病者といふものは、その生前には縁者がなく、その死後にも遺族がない……」の一節は、その差別を端的に示すものである。同じような差別は程度の差はあるが、結核・風土病……の場合にもみられた。差別の根拠として伝染や遺伝の強調されることが多く、〝……の血筋〟という言葉が、病人とその家族の心理・行動の重圧となっていた。こういう社会の中では、病人や家族は病気を隠すことによって自衛する以外にはなかった。

まさに〝病人哀史〟

同じ病気でも女性と男性ではその影響がちがっていた。戦前では女性が治りにくい病気（結核・精神障害等……）になると、それが離婚の原因となるのは日常茶飯事であった。また、企業では労働者を病気になるまで働かせ、労働力として期待できなくなると、簡単に首切りを行っていた。〝女工の結核〟の悲劇は、このような社会背景の上にうまれた。戦前の病人の状態は、まさに〝病人哀史〟の一言につきるといってもよい。

ところが、戦後になり医療技術の革新、基本的人権の尊重を基調とした新憲法の公布などにともない、病人差別の状況は大きく変わってきた。例えば、戦前では〝肺病の血筋〟と差別された結核も、抗結核剤の開発で治るようになると、結核患者への差別は何時とはなしに解消された。医療費の面でも医療保障の拡大などにより、〝病人哀史〟は表面的には影をひそめたように見える。

だが、一歩踏み込んでみると、病人差別の本質は依然として根強く残っていることがわかる。企業の健康管理（戦後は結核・現在では精神障害が主たる対象）も、早期発見→早期治療という面で病人のためなのも事実だが、半面、それが合理化のために使われると、病人を企業から排除していくという本質をはらんでいる。この種の病人差別は社会科学的視角からみない限り、その実態に迫れない。戦前の病人差別が誰の目にもはっきりしていたのに対し、現代の病人差別は、より複雑になってきたといえよう。

「避病院」の再現も

同時に、形を変えて〝病人哀史〟的状況が生まれているのも見逃せない。例えば、老人病患者の〝楢山病院〟の出現は、〝病人捨て場所〟といわれた明治期の避病院の再現といってもよいであろう。高度経済成長にともなって頻発してきた現代の社会病（公害病・医原病・職業病……）患者の処遇をみると、かつての結核・地方病患者への差別を思い起こさせる。さらに皆保険体制下で医療の営利性はかえって加速され、医療技術の適用にあたって医療産業・医療機関の経営的判断が先行し、〝乱診乱療〟の基盤となっている。だが、医師の多くはその実態にまだ積極的に眼をむけようとしない。病人学、病人史が現代の問題とならねばならぬ所以（ゆえん）である（医師）。

（「朝日新聞」一九八二・二・二四）

三　戦後日本病人史の特徴

戦中・戦後の病人の社会的状態は、差別、所得階層といった基底部分では、戦前を引きついでいるものが多い。それらが形態を変えてあらわれてきているために、その実態、歪みがみえにくくなっているのも事実である。しかし、戦後病人史をみるとき、歴史の連続と不連続（断絶）、事実の光と陰の両面よりみる複眼的視角をとらない限り、その特徴は明確になってこない。それに、戦前と戦後の比較としても、平均寿命、所得格差、差別などの問題や光の部分のみに焦点をしぼり比較してみる限り、あらゆる面で病人の状態は好転しているのは確かである。だが、そのなかでおきている新しい事態に注目することによって、むしろ医療・社会・経済状態の進歩・成長の陰の部分の存在が明確になってくる。戦後病人史の特徴・構図をときあかすときに、この視点がとくに重要になってくる。

病人の状態が基本的には、技術進歩、社会保障の拡大、医療システムの整備、社会経済状態—生活・労働条件、性差別、人権意識と差別意識のいかんによって規制されているのはいうまでもない。そのいずれの面でも戦後の進歩はめざましい。技術進歩・技術レベルについていえば、戦前とは完全に一変したといってもよい。私は戦後の技術進歩をみるについて、第一次、第二次、第三次医療技術革新の三時期に分け、その各々の特徴（技術レベル・効果・影響）について分析してきた。本書でも技術進歩をみる基調は、この技術革新を軸として、それが病人にとっていかなるメリットとデメリットを生じたかを明らかにしようとした。

また、技術進歩が疾病構造の変化をもたらし、戦後の病人史の対象は敗戦後の混乱期は別として、その後は成人病、老人病、難病時代に入った。これは人口構造とも関連している。戦後は一九四七年から四九年にかけて二七〇万人近い子ども（団塊の世代）が生まれた後は、出生率は一挙に落ちこんだ。戦前の多産多死時代から、敗戦後の〝堕胎天国〟といわれたほどの人工中絶を前提とした時代をはさんで、出生は〝少産少死〟の時代に突入していった。

しかも、戦後日本は比較的早く世界一の長寿国になった。世界史でも珍しいほどの速度で短期間に〝少子高齢化時代〟をむかえた。これはすでに重大な社会問題となり、その解決は二一世紀にもちこされている。高齢化時代の出現は人間の進歩にとって好ましいのはいうまでもないが、社会・経済状態、医療・福祉システムの変化、すなわち日本の労働慣行の改変、〝福祉の医療化〟政策の結果、戦前にはみられなかった〝寝たきり老人〟〝呆け老人〟〝老老介護〟といったきびしい事態を現出させるにいたった。それと戦後の家族制度の解体過程、居住状況の変化がかさなり、戦後病人史としては重視すべき問題が山積している。

社会保障の拡大（国民皆保険、国民皆年金、老人医療費の無料化）は、たしかに医療費、老後の生活に、保障という名前にはまだ遠いとしても、戦前とは比較にならない進歩をもたらし、病人の状態の改善に有効に作用しているのは事実である。また、医療システム（医療制度、医療従事者の教育）の面でも、敗戦後・復興期の混乱の時代より質量ともに向上しているのも事実である。同時に、その発展過程で、〝非営利〟の建前を堅持していた医療システムは、営利化より企業化の段階に入り、医療の性格を一変しようとしている。これが医療保障の中に所得格差による差別をもちこみ、医療の営利化を加速して、技術システムにおいても過剰診療が日常的となり、新しい歪みをもたらしている。また、入院時の室料差額と大病院への外来集中は、地域医療の空洞化をもたらし、介護保険実施の際にネックとなってきた。同時にその根柢に明治近代化以来の医局・講座制に基礎をおいた医師の研修制度、就業構造の日本的特徴が存在している。この解決は二一世紀の課題であり、病人を全人間的立場から見ていく時に、すべての医師の技術観、病人観、生命観の改革ができるかどうかも大きな問題になってきた。

復興期から高度成長政策がとられるにしたがって、農村人口の都市への流出、過疎・過密が顕著になってくるとともに、疾病レベルでも戦前にはみられなかった新しいタイプの労働災害、職業病、公害病、医療事故、医原病（いわゆる社会病）が出現してきた。また、自然環境破壊・複合汚染による人間への影響にも容易ならぬ事態がおきている。高度成長期から低成長期への労働条件の変化により、精神・心の変調をきたす者もふえてきた。これと地域社会の崩壊がかさなり、子どもの世界にも〝いじめ〟〝不登校〟〝不条理の殺人〟といった事態が重大な社会問題になってきた。

これらの疾病を病む人々に対する世間、とくに企業の態度には、時にはその差別意識が戦前よりきびしいと思われることが多くなった。〝治らない〟〝うつる〟〝遺伝する〟病人や障害者に対する差別は、一部では新憲法の基本的人権の確立により、改善した面がふえているのも事実だが、人々の心の底には差別意識がのこっている。この辺になると同じ職場、地域でも必ずしも連帯意識がうまれているとは思えない。障害者施設、難病疾患の施設を新設するときに、一部の地域住民にしろ反対運動が跡をたたないのもその残滓だと思う。

また、男女（性）差別についても、たしかに改善されてきたのは事実である。だが、企業社会では性差による役割差別（ジェンダー）の視角よりみたときに、一方で〝晩婚〟〝少子化〟をうれえる姿勢をとりながら、現実には乳児保育、妊娠・出産時の休暇（核家族では男性にも必要）となると、建前だけに終ってしまい、個人・家庭の犠牲でしのいでいるのが実状である。最近では老人介護の面で、〝介護の社会化〟の建前が強調されているなかで、体制側の権力者の中には家族介護（とくに嫁さん）を当然とする人がいて、それをどう援助するかの姿勢が弱いのがすけてみえる。

最後に、『戦後日本病人史』を戦中から始めた動機についてふれておきたい。第二次大戦は一面ではアメリカ軍による日本全土の無差別空襲、広島・長崎への原爆投下という非戦闘員を対象にした〝みな殺し戦争〟であった。この戦争の様相の変貌、とくに核兵器の問題は、戦後に入っても第五福竜丸の水爆実験の被害へとつづいていく。原子力の〝平和的利用〟といわれる原子力発電所の設置、増設は、まったく新しいタイプの放射能障害を生じている。いまや冷戦体制は終わったとはいうものの、〝核兵器の抑止力〟云々の名分の下に、世界の軍事国家は核兵器の生産、開発を止めない。何時、〝みな殺し戦争〟が起こってもおかしくない軍事状況にあるといってもよい。二一世紀がこのような二〇世紀の遺物の上にたっていることを直視するのは、病人史としてさけることはできない。また、戦中の日本医学の〝七三一部隊〟〝九大生体実験〟という厳然たる事実を、戦後の医学思想がどう受けとめたかも、医療技術の進歩が第三次医療技術革新に至った現在、いま正面から向きあわねばならない課題となってきた。また救命技術、高齢化社会の登場により、医療の現場では延命医療の是非が日常的課題となってきた。その過程で〝死とは何か〟が古くて新しい問題となり、尊厳死という形で新しい死の迎え方が医療・社会問題となってきた。それは日本人の生死観にも影響を与えずにはおかない。〝死〟の問題は、医学的事実であると同時に文化の問題でもある。簡単にアメリカ化という医学の潮流を受けいれにくい分野である。二一世紀に日本人が〝死〟の意味を文化的にどう考え、そこから新しい生と死の関係についての考察、信念をうみだせるかも、さけることのできない問題である。

二〇世紀末に医学・医療の舞台に登場してきた一連の第三次医療技術革新の根柢にある理論的枠組み（パラダイム）は、第二次医療技術革新による先端技術とくらべても明らかに異質のものを含んでおり、パラダイム転換が医療関係者にさえ意識されないうちに進行してきた。その核心を一言でいえば、技術自体のなかに生命倫理、価値観が内包されている点である。そこから、この開発、臨床化について、従来の技術のようにその進歩に疑義を抱かないですんだ時代とは、まったくちがう時代に突入してきた。この分野の技術は、それを専門としている少数の医学者以外にはまだ技術の概略構造さえも理解されていない。これは私とても同じである。しかも、二一世紀の病人史が展開されるとき、この問題にいかに対処するかは最も期待されている分野の一つである。

したがって、この分野については、第Ⅰ部の〝戦後日本病人史〟を病気、障害の理解を前提として記述してきたのに対し、技術自体については私の了解できる範囲でその概略の紹介をせざるをえなくなった。それをふまえないと、それら一連の技術が病人・障害者の人権の立場からみて、いかにあるべきかの私の意見も机上の空論に終わると考えたので、あえて第Ⅱ部として多くの頁数をさかざるをえなかった。これも『戦後日本病人史』が二一世紀に入ってから刊行されることを予期しての判断からであった。ここにも、戦後日本病人史の新しい特徴がみえている(5)。

四　資料をめぐる問題

『現代日本病人史』の内容は〝近代史〟が五分の四、〝現代史〟が五分の一くらいの比率であった。同書の執筆時には病人史の資料を見つけるのは困難であった。富士川游いらいの「疾病史」の業績は少なくなかったが、そのなかから病人がどんな医療的・社会的状態におかれていたかを明らかにできる資料は少なかった。したがって、病人史という問題意識に役立つ資料を探すのは大そう困難であった。私が古書市まわりをしたのもこの頃である。

その結果、万全とはいえないが私の問題意識を具体化できると思い、執筆を開始した。その時に、使った資料はまだ一般には見つけにくいという事情も考えて、私の問題意識の展開と同時に、引用資料の紹介に相当量の頁数をさいたのは、後につづく研究者の便宜になればと思ったからである。その結果、「現代史」の部分が問題提起に終わらざるをえなかったのは、同書の〝あとがき〟にのべた通りである。

ところが、『戦後日本病人史』になると、関連資料は逆に厖大になり、その収集はもちろん、その一部分にも眼を通すのに相当の苦労をしないと、その目的を達するのが困難になった。この背景には、敗戦後の混乱期から復興期に突入するとともに、新聞、単行本、学会誌の刊行が急速に増大したことの影響も大きい。また、病人や家族が戦前とはちがい、自らの病気、闘病を記録し、医者や医療機関の告発をする気運が生じてきたこともある。それらが闘病記、新聞記事となってあらわれてきた。

この流れは、〝大量生産・大量消費・大量廃棄〟の情報界にも及んできた。こんど私が担当した第II部においては新聞記事の引用が多いのもそのあらわれである。新聞記事、ニュースばかりでなく、時には〝広告〟も病人史を意識しているものにとっては、思いがけないヒントになることもある。いまや、インターネット、データベースの普及により、必要記事の検索が容易になったとはいうものの、平生、新聞や単行本に眼を通しておかないと、何を問題にするか、その社会的背景は何かを構想することは困難である。その上でのデータベースの利用であれば有効のように思う。これは単行本についてもいえ、よほど注意していないと、出版される本の洪水のなかから、病人史の資料として役立ちそうなものを拾い出すのはむずかしい。

戦後史になると、資料の量よりその質を見分ける着眼点、問題意識が重要になってくる。しかもその情報量は厖大なので、『現代日本病人史』のように引用資料の内容紹介などは非常に困難になってくる。各章はもちろん、〝社会病〟にいたっては一つの病気ごとにすでに関連資料が刊行されている。したがって、資料面からも『戦後日本病人史』は『現代日本病人史』とはちがったアプローチの方法をとらざるをえなかった。その結果、〝病人史〟といっても〝概説〟〝通史〟にならざるをえない必然性がおきてくる。

したがって、『戦後日本病人史』では個々の病人の医療・社会経済的状態の紹介の上に、その相互関連、その背景にある社会要因の究明に力をそそいだ。ここでの問題意識は『現代日本病人史』とまったく同じである。その基本は人権と差別の問題であり、医療システムとの関連の究明にあるのはいうまでもない。

この間の事情は戦後病人史だけの問題ではなく、科学技術史の世界でも同じである。中山茂編集代表『通史・日本の科学技術1〜4、別巻』（全五冊、学陽書房、一九九五年）、同『日本の科学技術、国際期—I、II、別巻』（学陽書房、一九九九年）の「科学史研究」にのった長い書評のなかで、四半世紀前の『日本科学技術大系』との比較のなかで詳細に論述されているのと同じ問題である(6)。

五 「過去を忘れない者だけが、未来の主人公になることができる」

「日本経済新聞」の二〇〇一年一月一日の新春随想に、「生を受けとめ農に生きる—農業経済学で「貧しさ」と戦い抜いた一世紀」(近藤康男)という随想がのっていた。近藤康男は二〇〇一年の一月一日に一〇二歳の誕生日を迎えたが、いまでも週三回は農文協図書館にかよい、週一回は家庭菜園で農業にいそしんでいるという。六七歳の時に胃にたくさんのポリープがみつかり、手術してからは健康に注意し独自の健康法をつづけている。七五歳で大学を定年になった後も、テーマを決めて本の出版をつづけているという。

二〇世紀の農村を見続けてきた体験より、戦争は一時的に農村を豊かにするが、最終的には物資統制で窮乏を生むという。このきびしい体験より、二一世紀に実現しなければならないのは、戦争のない社会だという。それについて、主要各国が食糧を自給し、お互いに国を侵すことのない平和の世紀へと、「貧しさからの解放」を達成するためには、過ぎさった過去を忘れないことであるといい、中国の文学者・巴金の「過去を忘れない者だけが、未来の主人公になることができる」という言葉をあげている(7)。

この言葉に出合った時に、私はながい間の疑問がとけたように思いうれしかった。私が若い頃に、医学校に通いながら、歴史学の勉強を始めたときに、「過去を知らない者は、未来を語れない」という言葉をどこかで読み、それが強く印象にのこっていた。その後私は臨床医としての仕事を続けながら、現代日本医療史・病人史にも一貫して関心を持ちつづけてきた(8)。その時に生きる先立ちになったのは、歴史研究のもつ未来への洞察力への信頼である。その結果、日常診療で病人の当面の苦痛の解消に力をそそいだのはもちろんだが、同時に病人の予後がどうなるかにたえず関心を持ちつづけた。それが私の医学史研究を、近代、現代史に向かわせる結果となった。

最近読んだ本（E・ボブズボーム著）のなかに巴金と同じく印象的な一節がある。

……未来を予言するには、当然のこと、過去についての知識にもとづかなければなりません。……歴史家は過去の重要な事実を発掘し、そこに埋もれている傾向や問題点を指摘することができます。このような意味で、われわれ歴史家は未来を予言することにならざるをえません。……歴史家にとって本当の問題は、そうした一つ一つの出来事がどれほど重要なのか、また重要なものになりうるのかを理解することにあると信じています(9)。

こんど、私より若い医療関係者と『戦後日本病人史』の共同研究を始めたのも、出発点はそこにある。根本は二一世紀を人間にとって、病人・障害者にとって、生き甲斐のある時代にするには何をなすべきかを考え、少なくとも戦中、戦後の病人史が何を教えているかを学び、明日の医学・医療・福祉の歩むべき道を見出したいと思ったからである。すべてが一回でうまくいくとは考えていないが、まず歩き始めることが大切であると思い、この仕事を始めた。

（1）　第Ⅰ部第二・三・五章でこの問題についてはより詳細にのべられている。
（2）　武見太郎『ベッドでつづった病人のための病人学』（実業の日本社、一九八一年）、『現代のエスプリ別冊・患者の心理』（至文堂、二〇〇〇・五）のなかに「人間医学の提唱」として転載されている。
（3）　木村登紀子「患者学のすすめ――ヒューマン・ケア心理学へのひとつの視点として」前掲（2）『現代のエスプリ別冊・患者の心理』。
（4）　川上武「病人史の提唱―医療と差別―」（『朝日新聞』一九八二・二・二四）（前掲（2）『現代のエスプリ別冊・患者の心理』のなかに「医療と差別――病人史の提唱」として転載されている）。
（5）　本節は川上武『技術進歩と医療費』（勁草書房、一九八六年）、『二一世紀への社会保障改革』（勁草書房、一九九七

年)、『戦後日本医療史の証言』(勁草書房、一九九八年)と川上武編著『日本人の生死観』(勁草書房、一九九三年)の核心部分の一部を病人史的視角よりとりあげたものである。

(6) 日本科学史学会編集「科学史研究」(岩波書店、二〇〇〇年秋)の一八六—一八八頁。

(7) 「日本経済新聞」二〇〇一・一・一より。

(8) 川上武ほか編『臨床医の予後学』(医歯薬出版、一九七〇年)。

(9) エリック・ボブズボーム著、河合秀和訳『歴史家ボブズボームが語る二一世紀の肖像』(三省堂、二〇〇〇年)二頁より。

第Ⅰ部　戦後日本病人史の諸相

第1章　戦争と病人

なぜ戦後病人史のはじめに、戦争と病人の問題をとりあげねばならないか。それは、戦後社会の原点に、戦争を生きのびた日本社会と市民・病人があったからにほかならない。

第二次大戦はみなごろし戦争であったといわれる(1)。各国の用いた兵器、作戦は、相手の戦闘員をせん滅するのみならず、非戦闘員をも「効率的」に殺戮するよう「洗練され」た。それが原子爆弾であり、都市部への空襲であり、生物化学兵器である。

犠牲者数は、日本人では戦死または戦病死した軍人・軍属二三〇万人、外地で死亡した民間人約三〇万人、内地の戦災死亡者約五〇万人。中国人の死傷者は軍人約四〇〇万人、民間人約二〇〇〇万人。フィリピンでは軍民あわせて一〇数万人が死傷といわれている(2)。侵略された国々での犠牲の全貌と詳細は、いまだに不明である。

非戦闘員にたいする虐殺行為、外地での戦死・戦病死・刑死（特にBC級戦犯）、沖縄戦や本土空襲など国内も戦場となった等々により、この多くの犠牲者がもたらされた。なかでも沖縄は、国土の中で唯一の戦場となり、無謀な作戦に住民をまきこんで多数の犠牲者を出し、さらに日本軍に殺されたり自決を強要された住民が多数におよんだ。

疲弊した内地での栄養失調・病死・強制疎開による犠牲も多く、総動員の結果だった。兵士として動員された数をみると、一九四一（昭和一六）年の陸海軍退役軍人数二四一万人、敗戦時には同じく七一九万人におよぶ。このほか、兵士以外では、労働者三三二九万人、徴用工六一六万人、女子挺身隊員四七万人、学徒勤労動員三四三万人、朝鮮からの強制動員七二〜一五二万人におよんだ(3)。一九五〇（昭和二五）年の日本の総人口が約八三二〇万人であることと対比すると、動員がいかに徹底されていたかがわかる。

すべての生産が軍需優先で、生活に必要なものは不足した。一九四二（昭和一七）年には米が配給制となったが、配給の基準（一日一人二・三合すなわち約三三〇グラム）は、「栄養学的根拠のあるものではなく、政府が確保しうる米生産量を人口で割ったもの」(4)だった。

医師の応召・戦死による不足・消耗、医薬品の生産低下・輸入減少・軍需優先による不足など、内地の保健・医療は疲弊し、病人は充分な医療を受けられず、死亡が増加した。

国家・社会は市民を守らず、戦争や軍事生産にかりたてた。医療も例外ではない。病気になることは、社会から見捨てられ生命の危機に直面することだった。傷痍軍人として帰還した者だけがわずかな例外だった。

戦後、日本が直接戦闘行為に参加したことはない。『現代日本病人史』が「戦時体制下の病人」に一章を割き、「明治維新以降、第二次大戦敗北まで……日本は戦争にあけくれたといってもよい」(5)と述べたのと、戦後病人史の大きく異なる点である。

しかし、戦前戦中と戦後は、すべてが不連続ではない。戦後の社会経済のありかたを「戦時経済」の連続ととらえ、「一九四〇年体制」とする考え方(6)は、「平和」だった戦後日本で、多くの社会病がなぜうまれたかを理解する上で示唆的である。

本章では、みなごろし戦争でさまざまな傷を負いながら生きのび、戦後という舞台の登場人物となった被爆者に、まず焦点をあてる。戦後という時代は、原子力の「平和利用」によるあらたな被曝者を生み出したことも忘れてはならない。また、戦後の病人が医療によってどのように扱われたかをみる上で、戦争中の日本軍による医学的犯罪、その戦後医学への影響も取り上げる。

一　被爆者の戦後史

一九四五（昭和二〇）年八月六日午前八時一五分広島に、同年八月九日午前一一時二分長崎に投下された原子爆弾は、幾重・幾世代にわたって人々の健康をおびやかしてきた。これが、二〇世紀におこった世界でもっとも重要な事件のひとつなのはまちがいない(7)。数多くの被爆者がうまれ、絶えず生命と健康の不安にさらされながら、戦後社会を生きることを余儀なくされた。

原爆投下の背景にあったのは、国家間の軍事的・政治的な思惑とせめぎあいだった。つまり、第二次世界大戦を終結させ、同時にソ連との冷戦で主導権を握る布石として、アメリカ軍は原爆を使用した。この意味で被爆者の被った病は、国際社会の事情を直接的な原因とした社会病にほかならない。

(1)　ピカドン、黒い雨

被爆の光景を描写した数々の文章(8)から、ある被爆者の手記を紹介する。

どこかで「あッ、落下傘だよ。落下傘が落ちて来る」という声がした。私は思わずその人の指さす方を向いた。ちょうどその途端である。自分の向いていた方の空が、パアッと光った。その光はどう説明していいのか分からない。私の目の中で火が燃えたのだろうか。夜の電車がときどき放つ不気味な青紫の光を何千億倍にしたような、といってもその通りだともいえない。

光ったと思ったのが先か、どーんという腹の底に響くような轟音が先だったのか。瞬間、私はどこかにひどくたたきつけられたように地に伏せていた(9)。

爆心地の温度は瞬間に三〇〇〇〜四〇〇〇度Ｃに達した。急激な熱線、つづいて爆風、そして放射線が襲い建物を破壊した。その一瞬で数多くの人が傷つき、生命を奪われた。被爆地には放射能が残留し、数時間後には放射性物質を含んだ「黒い雨」が降った。のちに救援などの目的で広島、長崎入りした人々（早期入市者）をも、放射能は襲った。

被爆者の総数は、直接被爆が広島三五万人、長崎二七万人と推計され、このなかには居住者のほか軍人・軍属、朝鮮人徴用工たちをふくんでいる。この他に、放射性物質の降下や残留放射能による二次被爆者として、家族の安否をたずねて入市した人、救護活動従事者、「死の灰」や「黒い雨」を浴びた人々などが一〇万人規模でいた。生き延びた人々は、一九五〇年の国勢調査付帯調査によると、二八万三五〇八人（広島一五万八六〇七人、長崎一二万四九〇一人、一〇人は両市で重複して被爆）とされる(10)。

(2)　被爆による死と健康破壊

被爆の直後から軍、行政機関、大学などの調査団がつぎつぎと広島・長崎に入った。占領下では、日本人による原爆災害研究は総司令部の許可を必要とされた。かわって、一九四五年九月には日米合同調査団が設置され、その報告を受けて一九四六年一一月トルーマン大統領の指令により、米国学士院・学術会議によって原爆傷害調査委員会（Atomic Bomb Casualty Commission：ＡＢＣＣ）が設置され、一九七五年に放射線影響研究所に移行されるまで活動した。ＡＢＣＣの調査・研究活動は、アメリカ合衆国の軍事戦略上の性格が強く、被爆者の怒りをかうことが多かった。

(a)　**瞬間の死と破壊**

日本軍やＡＢＣＣ、その後の調査によっても、被爆当日にどれだけの人の生命が奪われたか、全貌はあきらかでない。東京帝国大学医学部調査班の調査（一九四五年一一月）では、広島の爆心地から二キロメートル以内に居住していた二八地区八九八人のうち、死亡者総数五〇七人、うち三五八人が被爆当日の死亡だったという(11)。さまざまな調査をあわせると、爆心地から一・二キロメートルで被爆した人で死亡率はほぼ五〇％、それより爆心地に近い地域では八〇～一〇〇％の即日死があったといわれる(12)。

(b)　**急性の障害**

その後も連日多くの命が失われ、その主な原因は熱傷、外傷、放射線傷害であった。熱傷は皮膚が広い範囲で一様におかされ、ひどい場合は炭化する、原爆に特徴的な射熱症だった。放射線症の症状は、悪心・嘔吐・食欲不振が爆心地一キロメートル以内で三～四割、下痢が同じく四～五割にみられた。発熱、脱毛、口腔粘膜の炎症がつづき、骨髄の傷害から血球が減少し皮膚や内臓の出血や感染をおこした。

増山元三郎によれば、死亡者の「五〇％が第六日までに、さらに二五％が第七日から一二日までの間に、結局九〇％以上の人びとが四〇日までに死亡した」という(13)。

(c)　**より長期にわたる障害**

被爆後数カ月の急性期を生き延びられた人々も、長期にわたる傷害で苦しみつづけた。熱傷の部分にできたケロイド・肥厚性瘢痕は、三～五割以上に出現し、被爆後一〇年を経過しても約五％の人々に残ったという(14)。骨髄への放射線の傷害は白血病、多発性骨髄腫、悪性リンパ腫、真性多血症、骨髄線維症、再生不良性貧血などの、多くは重篤な血液疾患を被爆者にもたらした(15)。

ＡＢＣＣは、被爆者の白血病と非被爆者のそれとの病像に差異を認めず、被爆者の白血病が原爆によったかどうかわからないと主張した(16)。

数カ月〜数年たって多数の原爆白内障患者が発生した。女性では無月経、不妊症、流早産・死産が高率に発生し、男性でも無精子症に悩んだ被爆者の例があった(17)。被爆後一〇〜一五年たって発症する悪性腫瘍には、白血病、甲状腺癌、肺癌、乳癌、胃癌、食道癌、膀胱癌などがある(18)。

(d)　精神・神経とこころの障害

被爆を体験し、その後の社会生活の中で多くの困難にあいながら生き延びた人々がうけた精神的な傷痕も、大きな問題である。しかし、それについての精神医学的・心理学的研究は不十分である。臨床心理学・精神医学の盛んなアメリカ医学を背景に調査したＡＢＣＣだが、この点への関心は薄かった(19)。

小沼十寸穂らの調査（一九五三年）によれば、三〜四割以上の人に、全身疲労、健忘症、眩暈・頭痛・頭重、精神作業不耐のほか、精神ショック不耐（音に脅え、他人のくしゃみにも驚く、閃光に脅え、電灯の点滅も意にまかせぬ、風に対する恐怖心がのこる、稲妻・地震に耐えぬなど）などが認められた(20)。

二〇〇〇年一〇月に、ようやく厚生省は被爆の精神的影響を調査する方針を決め、長崎市などを中心に爆心地一二キロメートル以内で被爆者施策の対象外となっている人々約七〇〇人を対象に、調査研究班を組織することにした。国が被爆者の精神的被害について調べるのはこれが初めてという(21)。

(e)　**胎内被爆の健康障害**

胎内で被爆した児は、爆心二キロメートル以内では約半数が出生前~乳児期に死亡したという調査がある(22)。生き残った児らも、死亡、障害の発生率が高く、成長・発達においても遅れが認められている。

なかでも小頭症の発生は、精神発達遅滞をともなうことが多く、一九五〇年代から注目されていた。風早晃治がたずね歩いた九人の小頭症児は、家が貧しいにもかかわらず、知的障害から施設入所を断られ、治療法がないため原爆医療法の恩恵すら受けられなかったという(23)。検査はしても治療法は示さず、被爆が原因であることを認めず、「被爆した児童に精薄が多いようだから学校の成績がみたい」というABCCへの親の怒りも、風早は綴っている(24)。

小頭症児とその家族に対しては、ABCCの調査などでその発生原因が被爆であることが明らかになっても、社会的支援のない時期が続いたのである。

(f)　**「被爆二世」と遺伝的な影響への不安と差別**

被爆者の染色体が放射線によって傷害されうることは一九六〇年には判明している。

被爆者の子への遺伝的な影響については、必ずしも立証されてはいないが、被爆者の子供たちは、遺伝的な影響への不安を抱えて生活してきた。「被爆二世」とよばれて、就職や結婚で差別されることも少なくなかった(25)。

(3)　被爆者は戦後社会をどのように生きてきたか

(a)　**ケロイドと「原爆乙女」**

ケロイドのため世間の好奇の目や心ない嘲笑に苦しんだ女性たちは、「原爆乙女」と呼ばれた。広島流川教会の谷本清牧師らが一九五一年夏頃から支援に取り組み、運動が広がった(26)。広島・長崎両市の原爆障害者治療対策協議会は、全国の共同募金から医療費の負担費用を捻出するなど、被爆者の援護をすすめる運動が育っていった。

(b)　**闘病者としての被爆者**

多くの被爆者にとって原爆症への不安はその後も去ることがなく、医療への要求は切実であった。被爆六年後に発症した「原子病」の女の子の話が、『原爆の子』に収録された小学生（当時）の証言にある(27)。

『ヒロシマの夜の病棟から　被爆者日記抄』(28)は、被爆後一八年たって原爆症として血液疾患を発症し、一九六三（昭和三八）年から六六年にかけて入院生活を余儀なくされた田村慶子の日記である。田村は、被爆後二〇年余りして原爆症患者と認められた(29)。

一九八六年に行われた日本原水爆被害者団体協議会（被団協）による被爆者への調査(30)では、「いつ発病するかわからないので、不安だ：五三％」「ぐあいが悪くなると、被爆のせいでは……と気になる：六二％」となっている(31)。このように四〇年以上を経ても、大半の被爆者が原爆症の不安を抱えている。

死亡した被爆者・家族らの状況については、一九八〇年代、九〇年代になってから、重要な資料が出版されている(32)(33)。

(c)　**被害の複合性と被爆者差別**

被爆者のうけた被害は、病気やその不安のみでなく、「原爆孤児」や「原爆孤老」に代表される家族や知人の喪失、家屋・財産・職業や住む町の破壊による生活上の困窮など、複合的なものだった。少なくない被爆者が、被害の悪循環に陥った。

これに加え、被爆者はさまざまな差別にさらされた。日本被団協によると、多くの被爆者が差別の苦しみを訴えている。井伏鱒二『黒い雨』の書き出しが、被爆者である姪の「縁が遠い」ことへの「心の負担」の話なのもその一例といえる(34)。就職・仕事で「(被爆者であることを)隠して就職した」「差別を受けた」、結婚について「隠して結婚」、家庭生活のなかで「隠していたため不和・離別」など、差別体験を直接表現した者だけでも相当数に及ぶ(35)。

(d)　**外国人被爆者**

広島・長崎で被爆した中には、さまざまな事情で外国人もいた。なかでも日本の植民地支配下にあった朝鮮から、母国の土地を奪われ、あるいは戦争中の労働力として強制的に徴用された人々が、多数居住していた。その数は、広島で約五万人、長崎で一万数千人と推定されている(36)。

かれらは、被爆者としての苦しみに加え、民族的差別を受けた。さらに、一九六五(昭和四〇)年の日韓基本条約締結で韓国政府が戦争被害の対日請求権を放棄したため、朝鮮・韓国人被爆者の救済や援護に障害を生じることになった(37)(38)。ほかにも日本が占領地から強制連行した外国人で被爆した人々が、戦後なんの保障も受けられずにいた実態も明らかになってきた(39)。

(4)　被爆者の運動と援護のあゆみ

(a)　**たちあがった被爆者たち**

敗戦後、占領軍の検閲が一九四九(昭和二四)年まで続いたが、とくに原爆に関する出版・報道は「日本新聞紙法Press Code for Japan」「日本出版法Code for Japanese Press」によって、徹底的に規制され、原爆体験の記録の多くが葬り去られた(40)。

こうした時期には被爆者の運動は困難であった。それでも、広島市、長崎市では一九四五年一二月「戦災者同盟」

が結成され、食糧・衣料・住宅など戦災市民一般の要求を掲げた。「原爆乙女」を支援する活動のほか、原爆孤児をアメリカや国内で精神養子に斡旋する活動などがすすめられた。

サンフランシスコ平和条約が締結された一九五一（昭和二六）年に、手記『原爆の子』が出版され、翌五二年に映画化（新藤兼人監督・広島出身）されると、それを契機に同年八月「原爆被害者の会」が発足する(41)。

この時期から、一九五一年には〈広島原爆傷害者更生会〉、翌五二年には広島に〈原爆犠牲者の会〉、五三年には長崎に〈原爆乙女の会〉と、急速に被爆者の自主的運動団体の組織化が進み、医療・生活対策要求運動が開始された。五四年には、弁護士の支援によって兵庫県の被爆者を中心とする〈原爆損害求償同盟〉が結成され、原爆訴訟が提起された(42)。

一九五四年三月一日にビキニ環礁でアメリカ合衆国による水爆実験が行われ、日本の第五福竜丸が白い灰を浴び、乗組員二三名が被爆、無線長の久保山愛吉氏が約半年後に原爆症で死亡する、いわゆる「三・一ビキニ事件」がおこる。

これをきっかけに原水爆禁止運動は盛り上がり、一九五五年には第一回原水爆禁止世界大会が開催される。五六年には五月に広島県原爆被害者団体協議会（広島被団協）、六月に長崎原爆被害者協議会が、八月には日本原水爆被害者団体協議会（日本被団協）がそれぞれ結成され、運動は全国にひろがった。被爆者の要求は、健康への不安、生活の苦しさ、被爆者への様々な差別の解決へとむけられた。

(b)　被爆者と医療

被爆の被害から復興へと社会が歩みを進める中で、医療が被爆者の期待や要求にどこまで応えてこられたかは、被爆者の病人史で大きな問題である。

被爆地では医療機関もまた深刻な被害を受けた。被爆当日から県や軍、近隣の医師会や赤十字病院、済生会病院、保健所などが市内に入り、救護医療にとりくむ(43)。しかし当時の医療技術の制約と戦中の医療機関の疲弊から、創傷治療や感染症、下痢への治療は困難であったと推測せざるをえない。輸液や抗生物質による治療は、占領軍の進駐まで不可能で、十分な治療を受けられず多くの人々が死んでいった(44)。

国・地方自治体による救護措置は、戦時災害保護法の「救助ヲ為スベキ期間は二月……以内」という規定で一〇月上旬に終了した。その後、被爆者は、自己負担で医療機関にかからねばならなかった(45)。

広島・長崎では、一九五六（昭和三一）年八月に広島原爆病院、五八年には長崎原爆病院が建てられ、原爆症の専門病院として数多くの被爆者を治療したほか、被爆者のための養護ホームや保養所、広島大・長崎大の医学研究施設などもつくられた。

被爆ののち数年経っても、疲れやすい、全身がだるい、めまいがするなどの症状を訴え、とくに夏になると軽作業さえもできなくなる人が多発し、「原爆ブラブラ病」とよばれた。「原爆症調査研究協議会」（委員長小林六造）の「原子爆弾後障害治療指針」（一九五四年「日本医師会雑誌」に発表）は、これを「慢性原子爆弾症」と呼び、生活指導や養護、悪性後障害症の発生防止の必要を強調し、「慢性原子爆弾症の人々に、何らかの異常を認めた場合には、たとえ対症的の処置だけでも、これを施して善処するのが臨床医学の責務ではあるまいか。学問的に未解決だとの理由で、徒に「拱手傍観する」ことは避けたいものである」(46)とした。「原爆ブラブラ病」の患者を放置する医療機関のあったことが推測できる。

(c) 沖縄の被爆者

沖縄にいた被爆者は実態把握さえ遅れ、原爆症の診断・治療がうけられない、原爆医療法が適用されないなど、本土と差別されていた。直接占領の厳しい条件下で、一九六三（昭和三八）年沖縄原水協など市民の力で実態が調査され、日本政府・国会に問題を提起した。六四年にはようやく「広島・長崎被爆者連盟」が結成された(47)。広島で被爆後、那覇市内で理髪店を営んでいた翁長生《おながすすむ》の、次の言葉は沖縄の被爆者の気持をあらわしている。

「去年（一九六三年）……広島へ寄ってみました。立派な原爆病院がありますね。本土の被爆者が法律でその健康を守られていることを、そのとき初めて知りました。羨ましいというより、沖縄に住む私たち自身が情けないと思う方が先に立って…」(48)。

沖縄の「原子爆弾被害者の医療に関する実施要綱」が制定されたのは一九六六年であり、本土での原爆医療法の施行から一〇年目であった。

(d) 「原爆訴訟」と被爆者への施策

一九六三年八月、被爆者が国家保障を要求した「原爆訴訟」で、「国が十分な救済策を採るべき」との東京地裁判決がでると、被爆者援護を求める運動が世論を動かしはじめた。これは「原爆医療法」の改正（一九六〇年）や「被爆者特別措置法」（一九六八年）の制定に結実していった。制度の問題点、被爆者による「被爆者援護法」制定の運動をめぐる経緯は、第9章で述べる。

(e) 被爆者実態調査

一九六五年、政府ははじめて「原子爆弾被爆者実態調査」（回答者二三万二四二二人）を行う。被爆後二〇年を経てなお障害がつづき、所得、就業、転職などで被爆者は不利な状況にあることを政府が認めた(49)。その後一〇年ごとに国の実態調査が行われてゆく。

現存する被爆者の高齢化が、深刻な問題になりつつある。厚生省の行った一九九五年の調査では、被爆者の平均年齢は六六歳に達し、全体の六・三％が寝たきりまたはそれに準じた状態にある。六五歳以上ではこの比率は九・一％で、八五年の同調査の五・四％、国民全体の三・九％を大きく上回っている(50)。

(f) 世界に訴える被爆者

原水爆禁止運動は、一九四九年のビキニ水爆実験、第五福竜丸の被爆をきっかけに、東京都杉並区の主婦による原水爆禁止署名運動からはじまった。被爆国である日本の国内では、運動の分裂など不幸な事態もあるが、原水爆禁止は国民的世論となっている。

運動の再統一を求め、進めるもっとも根元的な力が、被団協をはじめとする被爆者の存在にあることは、たしかである。

毎年開かれる原水爆禁止世界大会では、海外からの参加者もある。一九八四年にサンフランシスコで行われた山端庸介写真展「長崎・ジャーニー」のように、被爆者の姿を直接つたえる取り組みも行われてきた(51)。

原爆を投下した当事国のアメリカ合衆国ではいまでも、「原爆が戦争を早期に終結させた」「これによって兵士・市民にこれ以上の犠牲者を出さずにすんだ」という世論が強い。こうした米国内の「原爆神話」に冷静な議論を提起したのが、戦後五〇年の一九九五年に、スミソニアン博物館（ワシントン）で開催された「原爆展」であった。この展示は退役軍人やマスコミなどの攻撃にあい、中止を余儀なくされた。それでも、米国内で公然と「原爆投下は必要だったのか」「もう二度と被爆者を出してはいけない」という論議が、歴史家も巻き込んで行われたことの意義は大きい(52)(53)。

(5)　原子力の「平和利用」と放射線障害

広島・長崎の原爆投下、ビキニ環礁の水爆実験による被爆者のほかに、戦後の時代を通じて世界で幾多のヒバクシャがうみだされてきた。例えば、一九四五年七月アメリカ・ネバダ州で行われた核実験が、参加した兵士や周辺住民に放射線障害をひきおこした。

核兵器によるヒバクシャのほかに、原子力の平和利用によるヒバクシャもまた戦後病人史の重要な登場者である。とくに一九七九年アメリカ合衆国スリーマイル島の原子力発電所事故や、一九八六年旧ソ連のチェルノブイリでおきた原子力発電所事故は、国際的な問題になった。特に、後者による被害の全貌はいまだ明確になっておらず、直接的なヒバクシャの数も不明である。

被爆国日本も例外ではなく、原子力の平和利用によって、戦後社会はまた別のヒバクシャをうみだしてきた。

(a)　**原子力発電所の建設**

日本ではじめての原子炉「原研一号炉」が臨界に達したのは一九五七（昭和三二）年、商業用原子力発電が開始されたのが六六（昭和四一）年（東海原発・日本原子力発電会社）である。その後、日本の原子力発電施設は増加し、九七（平成九）年には五七基、総発電容量四五〇〇キロワットとなる。一九九九年には、東京電力の発電量で原発が火力を超えるにいたった。

この間、原子力の危険性をめぐっては、石油危機や環境問題との間で、世論は揺れつづけてきた。とくに施設が建設される地元では、一九七三年に四国電力伊方原発の建設をめぐり、初の原発建設さしとめを求める訴訟がおこったのをはじめ、厳しい反対運動がおこり、社会問題化したところが少なくない（図1参照）(54)(55)。

図1　原発推進に対する世論の推移（朝日新聞社調べ）

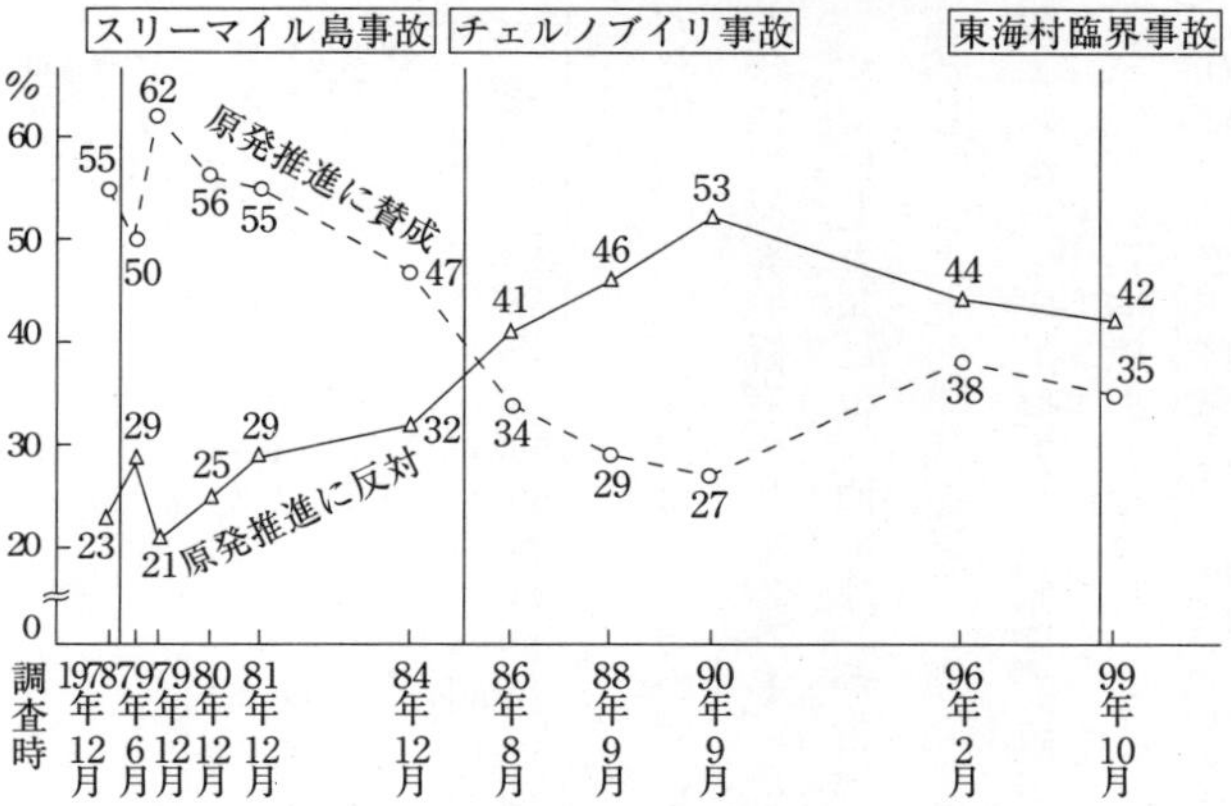

出典　柴田鉄治『科学事件』（岩波新書，2000）p.91より．

かたや、原発推進の声を強めるための、政府・電力業界による「原発は安全だ」というキャンペーンがあった。しかし、チェルノブイリ原発の事故があった一九八四年を境目に、原発推進をめぐる世論は逆転し、推進反対が多数となる。それ以後も原発を推進する勢力は、大気中の二酸化炭素濃度の上昇・地球温暖化など環境問題の激化を背景に、原子力はクリーンなエネルギーとする宣伝を続けている。

原子力が安全か、クリーンかについては、日本の原子力発電の現場に、判断材料となる事実がいくらでも存在していた。

(b) 原発労働者の被曝

原発の稼働の陰に被曝量越えて去る二人今日また三人《みたり》
（福島県）東海正史(56)

操業を開始した施設で働く労働者のなかでは、被曝とそれによる健康障害の危険性が早くから問題になっていた。

炉心の修理作業などで働いている労働者の被曝について、安全管理の杜撰さが一九七四（昭和四九）年に国会で問題になる。とくに、原子力発電所の危険な作業は下請労働者にまかせ、基準を超える線量の被曝を放置していることが明るみにでた(57)。七七年に、原発労働者の死亡のうち、放射線被曝に関連した死因が大半を占めるというデータが国会でとり上げられる。すでに七九年には「原発死」が告発されていた(58)。

しかし、一九七〇年代を通じ、原発下請労働者の被曝問題は大きな社会問題とならず、手だても講じられなかった。資源エネルギー庁の発表した原発労働者の被曝線量の推移をみても、総被曝線量（人・シーベルト）は増加し続け、七〇年代に二五倍以上となった（表１）。

これについて小野周は、「資源エネルギー庁・科学技術庁等は、このような被曝線量の増加は原発の数が増えたためといっているが……到底これでは説明できない。これは故障の続出による点検・修理と原発の汚染が進んでいるためである。また、この被曝線量の九四パーセントが下請に集中していることも大きな特徴である」(59)と述べている。

表１　労働者の被曝線量

年度	総線量当量（総被曝線量）（人・Sv）	平均線量当量（mSv）
1970	5.01	2.0
1971	12.6	2.4
1972	18.97	3.3
1973	26.96	3.2
1974	31.28	2.5
1975	49.98	3.1
1976	62.41	3.2
1977	81.26	3.2
1978	132.01	3.9
1979	.	.
1980	127.47	3.5
1981	127.18	3.1
1982	125	3.1
1983	118.64	2.6
1984	117.23	2.4
1985	112.59	2.2
1986	101.98	1.8
1987	94.82	1.7
1988	92.76	1.7
1989	87.39	1.6
1990	81.94	1.5
1991	57.86	1
1992	63.54	1
1993	86.65	1.3
1994	64.89	1
1995	66.32	1
1996	68.99	1
1997	80.77	1.1

出典　小野周『原子力』（文新堂，1980）p.169より．

(c)　「被曝するための」作業

一九七六年から七九年まで原発関連サービス会社（B社）で、原発下請労働者として働いた森江信の記録(60)には、放射能汚染の除去（除染）や処理施設の清掃のため原子炉建屋、タービン建屋、廃棄物建屋内で作業するようすが描かれている。汚染区域は連日出現し、下請労働者がときには緊急で除染作業に従事した。放射能汚染した場所での接触や肺内への吸入により、ときには線量計が振り切れるほどの被曝を、作業者は継続的に受ける。とくに作業中に事故が起こると、放射線被曝の危険が被害を大きくする。

一〇日ほど前に発生した福島原発三号機での墜落死亡事故について話しを聞いた。事故現場は廃棄物建屋のタンク室。被害者は東芝の孫請けの人だという。高さ八メートル余りのタンクの上でサンダーがけ作業を終え、サンダーを他人に手渡そうとして誤って墜落した。ヘルメットも命綱も着けておらず、落下時に配管にもぶつかり頭と股に重傷を負った。同僚がかついで管理区域の出口まででたが、作業場が複雑で数十分経過したという。出口で放射能を測定したらGM管がふり切れてしまい、保安課員は処置に困ったようだ。ケガの処置を優先して管理区域外へすぐだすべきか通常の汚染者と同様に除染してだすべきか迷ったらしい。……結局、汚染検査などでもたついたため、病院に運び込まれた時は事故後数時間を経ていたという(61)。

(d)　原発ジプシー

かれらは全国各地にある原発施設を渡り歩かされ、先々で被曝の危険の高い作業に従事させられた。「原発ジプシー」(62)とよばれ、高度な技術者ではなく、あくまで下請労働者として扱われた。「機械化が難しいか、あるいは機械より人間の方が安あがりな作業がB社の業務分野である。そのような作業が放射線下に置かれると、まるで被曝をすることだけが業務の目的のようになって見える」(63)。

東京電力に代表される大企業が、自らの社員ではなく雇用保険もない下請・孫請の労働者にこのような仕事を押しつけてきたのはなぜか。とても正社員にはさせられない危険な仕事であることもその理由であり、原発に安全上大きな問題があることを示している。同時に、この不完全な技術を、民間資本が中心となった商業発電で用いたため、人件費削減の圧力から、本来最も重視しなければならない安全確保にしわ寄せがいったことも否定できない。

原発労働者の健康障害が起こっても、国や企業はその存在を認めようとせず、隠蔽し続けた。その社会的認知と補償には、原発労働者とそれを支援する運動による長期間の闘いが必要であった。その経過は、第9章で述べる。

(e)　現実化した臨界事故

一九九九年九月三〇日、茨城県東海村のウラン加工工場で臨界事故が発生した。株式会社ＪＣＯ東海事業所での転換試験棟で、ウラン二三五の転換作業中におこった。「核燃料サイクル開発機構」、旧「動力炉・核燃料開発事業団（動燃）」の高速実験炉「常陽」で使う燃料の原料を製造する作業であった。事故の原因は、社内で決めた違法なマニュアルをさらに省略し、高濃度のウラン溶液をバケツを使って沈殿漕に注ぎ込んだためであった。現場で作業していた三人が被曝し病院に運ばれた。その際、三人はレフチェンコ現象による「青い光を見た」という。

国内初の臨界事故で、予想に反して臨界状態が持続し中性子線の放出は翌朝まで続き、ＪＣＯ社員の特別作業チームが交代で現場に突入し、冷却水の抜去・中性子吸収剤の注入を行った(64)。

入院した作業員三名のうち、重症の一人は東大病院で集中治療を受けたが、一二月二一日に死亡した。現場ではこのほか六六名が被曝している。

工場外に放射線が洩れたため、半径二〇〇メートル以内は立入禁止、半径三五〇メートル以内の住民には避難の、半径一〇キロメートル以内の住民約三〇万人に対しては屋内退避の措置がとられた。付近を流れる久慈川からの取水制限、交通規制なども行われた。被曝した可能性のある住民には、自治体による被災地住民登録が行われ、長期間の追跡調査が行われる予定である。心理的な不安も問題となっている。農作物の出荷など経済的影響も深刻で、原発事故の社会的影響は、いまさらながら大きい。

核・原子力技術が市民社会のなかで有効にかつ安全に居場所をえることができるかどうかは、戦後の大きな論点となった。「市民科学者」の立場からこれに関わってきた高木仁三郎らの活動など、新しい学問のあり方もそこから生まれた(65)。多数の原子力発電所が動いているいまでもなお、その論争の深刻さは減らない(66)。東海村臨界事故がそれに与える影響は、限りなく大きいはずである。

(f)　東海村臨界事故の背景

東海村臨界事故の犠牲・被害を病人史の視点でみると、二つの意味で戦後という時代の特徴をそなえている。

ひとつは、事故の背景をいろどる技術の軍事的性格の問題がある。作業員が犠牲となった直接の原因に不十分な知識・技術が指摘されている。教育・管理・監督するべき企業、旧動燃、原子力行政の責任は大きい。動燃については、一九九七年にもアスファルト固化施設火災などの事故が度重なり、一九九八年に改革された経緯もある。

東海村臨界事故は例外的なできごとではない。資源エネルギー庁による公式発表だけでも、原発施設では数多くの事故が報告されている(67)。事故隠しの体質を考慮すると、表沙汰にならない事故はさらに多くあると推測される。

安全性の欠如、秘密主義は、原子力の出自が軍事目的であることのあらわれといえる。その意味で、広島・長崎の原子爆弾、核実験、原発・各施設の被曝者という流れは、戦争・軍事技術による病人史という、一筋のなかにある。戦争によって開発された巨大な軍事技術が民間に転用されて、市民生活に入りこんでいったのが戦後という時代であり、その代表が核・原子力技術なのである(68)。

ふたつめに、巨大技術による産業活動、地域開発による被害という性格がある。臨界事故は労働現場と周辺地域を瞬時に一貫きした。これは、労働現場の労災・職業病から周辺地域の公害病に拡大・拡散した、戦後の産業災害・社会病のもっとも激烈な例といえる。

周辺住民が被害を受けねばならなかった背景には、原発など核技術による地域「開発」の問題がある。原発の安全管理が技術的にいかに困難で、現状では大きな事故の可能性があるのか、住民が十分な説明を受けていなかったのは、ほかの原発地帯や核燃料再生処理施設のある地域とおなじである。核燃料施設による「開発」に地域の経済が依存させられていった(69)点でも、国土開発から取り残されるのを恐れて、原発を受け入れてきた地域と共通である。

二　医学犯罪と病人史

戦争中に病人や人間が医療によってどのように扱われたかは、病人と医療の関係についての戦後の出発点であった。だとすれば、細菌戦など軍事目的の医学研究が行われ、そこでは生きている人が研究材料として使われ殺されていったこと、細菌兵器や毒ガスが実践に使用されたこと、つまり殺人目的の「医学」の犠牲者が存在したこと。そしてそれに、戦後どのような決着がつけられたか。これらは、戦争中の「病人」と医学の出会いの最も極端な姿であり、病人史の重大な問題である。

この事実が戦後病人史にどのような影を落としたかは、数々の告白・告発・研究・調査にもかかわらず、まだ完全には明らかになっていない。

(1)　細菌戦等の研究・実施と生体解剖

日本軍は一九三一（昭和六）年に細菌戦等の研究を開始し、石井四郎によって三二年に陸軍軍医学校防疫給水部、三六年には平房《ピンファン》に「七三一部隊」がつくられた。その実態についてはハリス(70)、常石敬一(71)、あるいは中国側の文献(72)があるので、ここではごく概略を述べる。

七三一部隊は、平房のほか、海拉爾《ハイラル》、牡丹江、孫呉、林口、大連に支部をもち合計二二七五名が所属した(73)。漢人、白系ロシア人で犯罪の容疑がかけられた者、ソ連人捕虜、モンゴル人、朝鮮人等々が、手術の練習、未知の病気の病原体発見・病原体の感染力増強のための実験、薬剤・ワクチン開発実験などの犠牲となった(74)。犠牲者は「マルタ」とよばれた。犠牲者の数は、一〇年間に二千～三千人に及ぶといわれるが、敗戦時に証拠隠滅がはかられたことにより、いまだ明確でない。

細菌兵器は実戦でもつかわれ、中国人の犠牲者は各作戦で数百人から二千人におよんだと推測される(75)。攻撃された都市の市民ばかりでなく、そこに入った日本兵にも大量の犠牲者がでた（図2）。

七三一部隊の姉妹部隊もつくられ、北京、南京、広東、シンガポールと、あわせて五つの防疫給水部ができる。そこでは合計一万人の隊員が活動し、全体の中心に石井四郎がいたため「石井機関」とよばれた(76)。そのほかに、家畜と人間に対する生物兵器を研究した関東軍軍馬防廠のちに第一〇〇部隊や、毒ガス戦を準備する関東軍化学部（「五一六部隊」）(77)もつくられた。

「マルタ」たちは、もともと病人ではなく「実験材料」として扱われた人々であった。また、細菌兵器・化学兵器の実戦使用の犠牲者も、医学による治療ではなく殺人の対象となった人々であった。

図2　731部隊による生物兵器戦

	ノモンハン作戦	寧波作戦	常徳作戦	浙贛作戦
出動期間	1939.8	1940.7～12	1941.11	1942.7～8
出動場所	ノモンハン	杭州～寧波	南昌	杭州・金華
出動人員	40～50名	100名	40～50名	160名
使用細菌	腸チフス	ペスト・腸チフス・コレラ	ペスト	ペスト・腸チフス・パラチフス・コレラ・炭疽
散布方法	川に流す	上空からまく	上空からまく	上空からまく

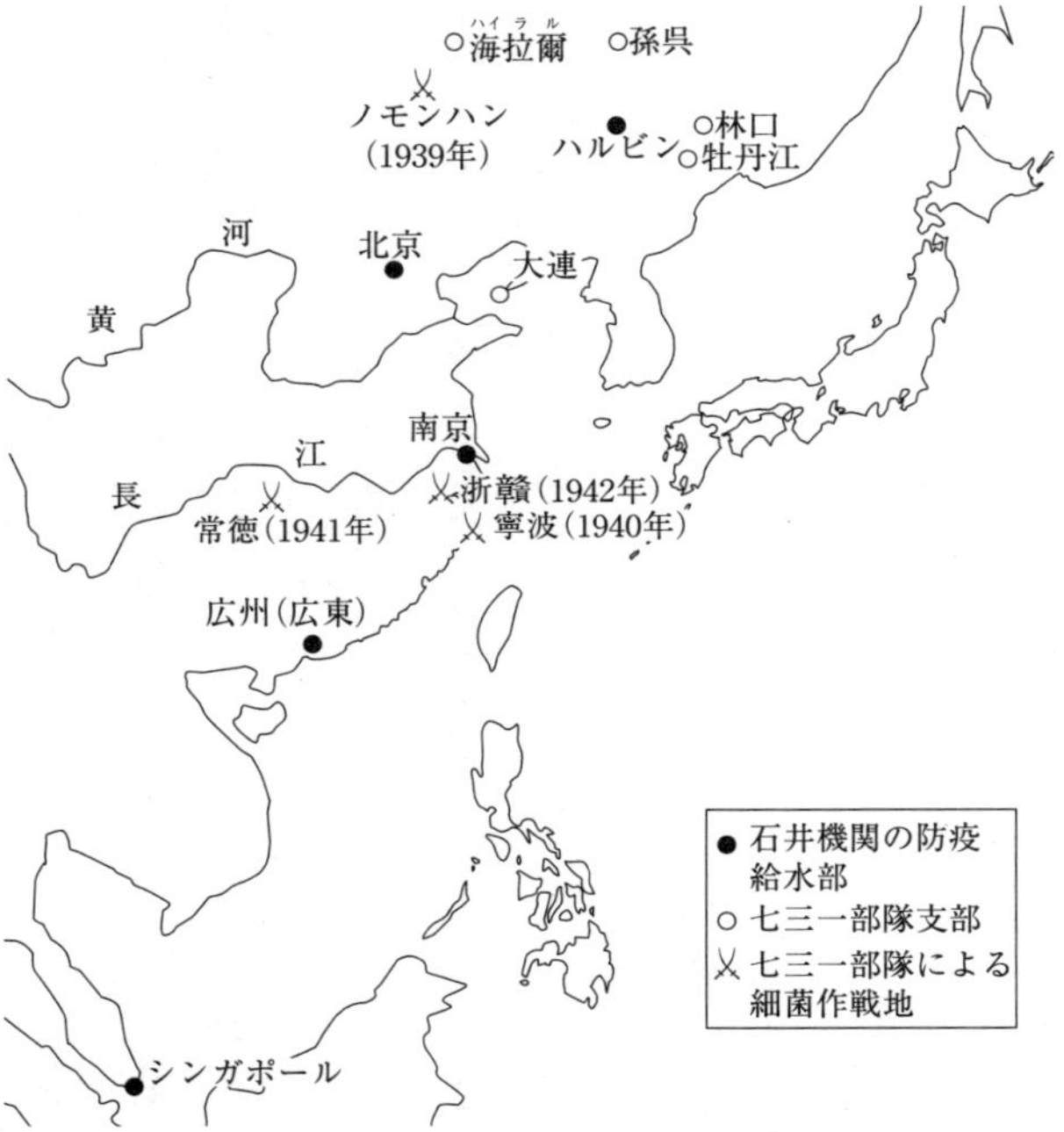

出典　常石敬一『七三一部隊』（講談社現代新書，1995）p.145より．

(2)　生体解剖事件の広がり

戦争中の非人道的な医学「研究」の犠牲になった人々は、石井機関等での犠牲者だけではなかった。

有名なのは九州大学生体解剖事件である。一九四五年五月に九州大学第一外科岩山福太郎教授らによって行われ、四回にわたって八人のアメリカ兵捕虜が犠牲となった。

このアメリカ兵たちはB29の搭乗員で、日本本土の爆撃作戦ののち撃墜され捕虜になっていた。上坂冬子によれば「昭和二〇年五月一七日から六月二日までの間に四回にわたって八名が解剖台にのせられ、動員された医師及び医学生は延べ四〇人を超えている。その間、県の外科学会で成果の一部を発表する機会も得た上、岩山の専門とする肺、胃、心臓、肝臓（胆石）、脳（癲癇）、輸血に関するさまざまな探究をほぼ総なめにして終わった」(78)という。

この事件は、横浜地方裁判所で行われたいわゆるBC級戦犯の極東軍事裁判で裁かれ、当時から新聞報道などで大きな話題になった。一九四八年八月二八日に行われた判決では、軍関係者四名、九大関係者五名への絞首刑・終身刑をはじめ、計二三名に有罪判決が下された。なお、事件で中心になってメスをとった岩山福太郎は、戦犯容疑で逮捕され、獄中で縊死している。また、もう一人の中心人物で、犠牲となった米兵の身柄を九大に提供した笹川拓軍医見習い士官（陸軍将校のための病院である偕行社病院の副院長格）は、事件直後の空襲で焼夷弾の直撃をうけ死亡している。

軍人ではなく大学医学部の医師らが、戦争犯罪に問われる生体解剖を行ったという点に、この事件の特異さがある。戦争下で特定の医師・医学者のやったこととみるのか、それとも七三一部隊・石井機関につながる日本医学に共通の傾向を示しているのか。

一九八九年に中国中華書局から出版された『日本帝国主義侵華檔案資料選編』第五巻『細菌戦与毒気戦』は、この問題を考える上で重要な事実を明らかにした。

本書の一部が翻訳刊行された『証言生体解剖』(79)によれば、中国東北部（満州）のみならず、一〇の省で、戦闘員、捕虜、一般住民などを対象にした生体解剖の証言がある。軍医、衛生兵、一般の兵士のほか、満州医科大学や満鉄病院の医師、医学生が、生体解剖や病理実験を行った例もある。

それは「けっして七三一部隊などの特殊な事例ではなく、日本軍が侵略した先々でみられた一般的な事例で」(80)、軍医以外の医学関係者も行うほど広い裾野をもっていた。医学犯罪の影は、七三一部隊・石井機関から満州、中国の軍医、医大をへて、九大事件にまで延びている。戦争中の日本医学にとって、人権無視の行為は、偶発的・個別的なできごとではなく、構造的・必然的なものであったといえる。

行為に加わった医師は、犠牲者の死をどのようにみていたのか。

手術中に、患者の容体が急変し呼吸が停止したので、手術を中止し救急処置をとった。呼吸は回復したものの、容体はきわめて悪かった。「どうせ中国人なのだから、殺してもかまわない」ということで手術はつづけられ、その患者は翌朝殺害された(81)。

このような差別意識・人命無視の考え方をもつ医師が少なくなかったことは否定できない。しかしその一方で、それに参加し心の葛藤を経験した医師がいたことも、見ておかねばならない。

遠藤周作は、この事件をモデルにした『海と毒薬』(一九五七年発表)(82)のなかで、生体解剖にかかわった医師の葛藤を描いている。

俺は何故、この解剖にたちあうことを言いふくめられたのだろうと勝呂は眼がさめた時、考える。言いふくめられたというのは間違いだ。たしかにあの午後、柴田助教授の部屋で断ろうと思えば俺は断れたのだ。それを黙って承諾してしまったのは戸田にひきずられたためだろうか。それともあの日の頭痛と吐気のためだろうか。……「どうする。勝呂君」浅井助手が縁なしの眼鏡を光らせながら顔を近づけてきた。「君の自由なんだよ。本当に」あとから部屋に戻って来たあの小太りの医官が笑っていた(83)。

遠藤のこの表現に対して、九大第一外科出身の医師仙波嘉清は、次のようにいう。

当時の官立大学医学部は全く、陸海軍軍医学校分校の様相を呈し、教授は陛下から教室をあずかった部隊長であり、G名誉教授のいったように「教授はゲネラル（将軍）であり、医局員、学生はゾルダーテン（兵）であった。」すなわち軍人勅諭にいっているように教授という部隊長の命令は、天皇陛下の命令であり、事の如何を問わず従うべし、というようなものであった。そこに自由意思はなく、教授のコトバはすなわち綸言であり、いかに不法のものとはいえ、教授の要請に拒否できなかったのである(84)。

良心を問う対象としてではなく、国家政策の犠牲者として、生体解剖に参加した人々を、仙波はみる。かかわった全ての医師が、良心を押し殺されていたという議論である。

しかし上坂によれば、九大での生体解剖に参加した医師で、途中で外に出た者が一名、参加を拒んだ者が一名いたという(85)。生体解剖に参加した医師の少なくとも一部に、こころの葛藤があったことは否定できない。最大の問題は、生体解剖に参加した医師らが戦後の長い期間にわたり、こころの葛藤を経験した人々も含めて、沈黙を続けたところにある。

(3)　七三一部隊の免責と戦後の医学

戦争中の医学犯罪の全貌は明るみに出ていない。その象徴は七三一部隊の指揮官であった石井四郎が裁かれなかったことである。九大事件が軍事裁判で裁かれたことと比べても、これは特異なことである。免責された理由が、戦後の冷戦下におけるアメリカの軍事戦略であったことが、その後のさまざまな資料・研究によって明らかになった。

第一次大戦での毒ガスによる悲惨な犠牲への反省から一九二五年に調印されたジュネーブ議定書で、生物兵器の使用は禁止されていた。しかし第二次大戦に突入すると、各国は生物兵器の研究を開始した(86)。アメリカ合衆国は最後発で、一九四二年に開発を始めた。一九四三年四月アメリカ陸軍化学戦部局（CWS）がメリーランド州フレデリックのキャンプ・デトリックに細菌戦研究の本拠地を建設する。のちにフォート・デトリックと改称され、米軍の生物兵器研究の中心となる。

占領軍の調査で、日本軍の細菌戦を担当したのもキャンプ・デトリックから派遣された専門家であった(87)。一九四五〜四六年の石井四郎、内藤良一への尋問では人体実験は暴かれなかった。しかし、日本の市民からの告発や、日本人捕虜からの情報で、ソ連が人体実験に関する石井らの取り調べを要求したことから、一九四七年以降キャンプ・デトリックから再三調査官が派遣される(88)。

このとき米軍関係者は石井らに、「戦争犯罪とは無関係に純科学的に調査をする」(89)と語った。細菌兵器に関するデータを得るかわり、石井機関関係者を免罪する方針であった。これには、国防総省、国務・陸軍・海軍三省調整委員会（ＳＷＮＣＣ）で様々な論議が交わされたが、最終的に石井らの免罪は追認される(90)。こうして石井四郎をはじめとする七三一部隊関係者の大半は、ハバロフスク公判での一二名をのぞいて、裁かれなかった。

この時期、アメリカ合衆国の軍事戦略と対日占領政策は、ソ連を仮想敵国とする方向へ変化していったことがその背景にあった。一九四九年の中華人民共和国成立、一九五〇年の朝鮮戦争勃発という情勢下、一九五二年アメリカは「報復目的」に限定していた生物・化学・放射線兵器の使用目的を、攻撃にも拡大するよう政策を変更する。同年、朝鮮戦争の戦場となった北朝鮮でペストが流行しているが、米軍が細菌兵器を使用した疑いがもたれたこともある(91)(92)(93)。こうして七三一部隊・石井機関と生体解剖の実態をしめす証拠である研究の記録は、敗戦時には石井四郎ら中心メンバーによって隠蔽され、戦後それを摘発する立場にあった米軍によって再び隠匿された。

七三一部隊出身者のなかには、戦後の医学界で高い地位についた者も少なくない。なかには国立予防衛生研究所の歴代所長をはじめ、東京大学、京都大学、大阪大学、金沢大学、昭和薬科大学、名古屋市立大学、大阪市立大学、順天堂大学ほかの研究機関や大学の重要なポストを占め、ミドリ十字、武田製薬、早川予防衛生研究所など製薬メーカーで地位を得た者もある。

この代表に内藤良一をあげることができる。内藤は石井が満州に赴任したあとの陸軍軍医学校防疫研究室の教官として、細菌兵器の開発や石井機関の運営にかかわった。戦後、日本ブラッドバンク（のちにミドリ十字）をおこし、血液銀行事業と乾燥人血漿の製造で成長企業に育て上げる。その技術的基礎は石井機関での研究にあった。

七三一部隊出身者のみならず、生体解剖を行った人々でそれを告白した人は、敗戦直後から存在したものの、少数であった。とくに高い地位にのぼった人々からの告白は例外的といえる。また戦後の日本政府も、この問題の解明に消極的な、もしくは反対する立場をとり続けている(94)。日本軍と日本医学による生体解剖の詳細は、今日にいたるまで完全には明らかになっていない。

人体実験・細菌戦による犠牲者への償いがうやむやにされた歴史は、戦後日本の病人史に深刻な影響を与えた。第一に、七三一部隊・石井機関の医学犯罪の全貌が隠され、関係した人々が免責されたことが、医師の患者観、医師による患者への接し方に与えた影響ははかりしれない。

人体実験が行われた舞台は、七三一部隊・石井機関を頂点として、満州の日本軍・満州医大、そして本土の軍医学校や九州大学にひろがっていた。「日本のほとんどの細菌学者は石井の研究と何らかのつながりをもっていた」(95)といわれるほど、その影は広く医学界を覆う。このうち医師の大部分が、戦後社会に医師として復帰し、臨床に携わった。あるいは大学で医学生や医師の教育・指導にあたった。戦後日本医学の原点のひとつに、「血に汚れた手」から伝えられた医学があるという、「日本医療の原罪」論は否定しきれない(96)。

第二に、戦後日本の医学が手本・目標としたアメリカ医学もまた、石井機関への寛容にみられる軍事的体質を共有していた。少なくとも七三一部隊の追及が本格化した一九八〇年代の終わりまで、それが変化したとはいえないであろう。

(4)　戦後病人史に蘇る犠牲者たち

それでは、戦後医学の「原罪」は隠蔽されきってしまったのか。事実は決してそうでなく、むしろたえず問題にされ追究されてきたのも、戦後史の一側面だといえる。

敗戦直後からGHQに寄せられた数々の告発が、米軍による調査のきっかけになったことは既に述べた。米軍による調査の報告書のほか、一九五〇年には『ハバロフスク公判記録』(97)が公刊されている。このほか、かつて七三一部隊・石井機関にかかわった日本人による体験の告白も、書物・記事やテレビ・ドキュメンタリーでの聞き取りなどのかたちで少しづつ明らかになり、一九八〇から九〇年代には、ますます広く話題になっていった。

一つの契機は、一九八二（昭和五七）年に「日本の歴史教科書が侵略の歴史を歪曲している」ことに対し、中国や韓国政府から抗議があがり、国際問題となったことである。

すでに闘われていた家永教科書裁判（一九六五〜一九九七年）の第三次訴訟（一九八四年〜）では侵略の歴史認識も争点の一つとなり、一九八九（昭和六四）年東京地裁、一九九三年東京高裁、一九九七年最高裁の各判決で、検定内容は違法とされた。争点には、南京事件とならんで七三一部隊に関する記述の検定・削除がある。

一九八九年には中国中華書局から、中国における日本の医学犯罪・細菌戦に関する日本人戦犯、中国側告発者の証言などをおさめた記録が公刊された(98)。

もうひとつの契機は、一九八九年に旧陸軍軍医学校跡地（現国立予防衛生研究所）で人骨が発見されたことである(99)。人骨は頭部を中心に百体以上におよび、銃創や手術痕が認められ、当初から七三一部隊の犠牲者ではないかといわれた。

この問題には数々の軍医学校関係者が証言を寄せ(100)、それが引き金となって七三一部隊関係者の発言があい継いだ(101)。こうして、一九九三年から全国の百以上の都市で「七三一部隊展」が開かれ、総計二五万人以上が参加するという市民運動が展開されていった。

おりしも、ベルリンの壁の崩壊・冷戦構造の終結の時期を境に、わが国の戦争責任を改めて問い、戦後補償を求める各国・地域の運動が高まった(102)。一九九七年には、細菌戦の中国人被害者・遺族が、日本政府に謝罪と賠償を求め裁判を起こした。

戦後五〇年経とうとするときに、すでに白骨となった被害者やその遺族たちがつぎつぎと病人史の表舞台にあらわれ、戦争中の日本医学による犯罪にようやく光があたった。侵略戦争への補償を求める内外の市民運動がこれを支えたのである。

(1)　武谷三男『みな殺し戦争としての現代戦』(毎日新聞社、一九五三年)、武谷三男著作集3巻『戦争と科学』(勁草書房、一九六八年)に収録。
(2)　木坂順一郎「太平洋戦争」『世界大百科事典第二版 CD-ROM 版』(日立デジタル平凡社、一九九八年)。
(3)　野口悠紀夫『一九四〇年体制――さらば「戦時経済」』(東洋経済新報社、一九九五年)。
(4)　川上武『現代日本病人史』(勁草書房、一九八二年)五〇九頁。
(5)　前掲(4)五〇五頁。
(6)　前掲(3)。
(7)　例えば、AP通信社が選んだ二〇世紀の重大ニュースの一位に、広島・長崎への原爆投下が選ばれている(一九九九・一二・二一、共同通信配信)。
(8)　たとえば、原田君枝「死の街を逃れて」小島順編『花の命は短くて』(共同出版、一九五三年)(出典:『ヒロシマを語る十冊の本』労働教育センター、一九七九年)。
(9)　北山二葉の手記による(広島市原爆体験記刊行会編『原爆体験記』朝日選書、一九七五年、一四―五頁)。

(10) 広島市・長崎市原爆災害誌編集委員会編『広島・長崎の原爆災害』(岩波書店、一九七九年) 六三頁。
(11) 前掲(10)六三頁。
(12) 前掲(10)六一－二頁。
(13) 増山元三郎「原子爆弾人的被害の統計学的研究」『原子爆弾災害調査報告書・第一分冊』(出典：前掲(10)六二頁)。
(14) 山代巴編『世界の片隅で』(岩波新書、一九六五年) 九一頁。
(15) 前掲(10)一六七－一七八頁。
(16) 前掲(14)九三頁。
(17) 松尾公三『私もその中にいた〈被爆記〉』(きかんし、二〇〇一年) 七六－八一頁。
(18) 前掲(10)一六一－二〇三頁。
(19) 小沼十寸穂「原子爆弾後遺症の精神神経学的症例研究」『昭和二八年度文部省総合研究報告集録 (医学及び薬学編)』(日本学術振興会、一九六四年 (出典：前掲(10)一五五頁))。
(20) 前掲(10)一五九頁。
(21) 「朝日新聞」二〇〇〇・一〇・六「長崎の被爆者「心の傷」調査へ　厚生省　七〇〇人対象に面接など」。
(22) Yamazaki, J. N., Wright, S. W. and Wright, P. M.: Outcome of pregnancy in women exposed to the atomic bomb in Nagasaki, Amer. J. Dis. Chird., 87 (1954), 448 (出典：前掲(10)一三八頁)。
(23) 前掲(14)xii頁。
(24) 風早晃治「IN UTERO」(前掲(14)七七－八頁)。
(25) 武田和子「被爆者の子は佐藤の来広を許さぬ」全国被爆者青年同盟編『君は明日生きるか』(破防法研究会、一九七二年)。
(26) 「原爆乙女」の手記を紹介した書物に、前掲(8)小島順編『花の命は短くて』がある (出典：『ヒロシマを語る十冊の本』)。
(27) 長田新編『原爆の子　広島の少年少女のうったえ上』(岩波文庫、一九九〇年) 一二頁。
(28) 田村慶子『ヒロシマの夜の病棟から――被爆者日記抄』(太平出版社、一九七七年)。

(29) 前掲(28)一八四頁。
(30) 一九八五年に生存していた全国の被爆者一万三一六八人と死没被爆者一万二七二六人を対象に、被団協によって行われた「原爆被害者調査」。一九八六年三月末現在の被爆者手帳所持者数は三六万五九二五人。
(31) 日本原水爆被害者団体協議会編『原爆被害者調査――ヒロシマ・ナガサキ　死と生の証言』(新日本出版社、一九九四年)三九頁。この調査では、生存している被爆者による当時の証言とともに、亡くなっていった人々の暮らし、病気による苦しみ、死の様子が多数集められている。
(32) 前掲(31)五七〇頁。
(33) 栗原淑江『被爆者たちの戦後五〇年』(岩波書店、一九九五年)。
(34) 井伏鱒二『黒い雨』(新潮文庫、一九七〇年)。
(35) 前掲(31)四一頁。
(36) 前掲(10)三四六―三六四頁。
(37) 朴秀馥、郭貴勲ほか『被爆韓国人』(朝日新聞社、一九七五年)。
(38) 富村順一『韓国の被爆者』(JCA出版、一九八〇年)。
(39) 強制連行された中国人被爆者との交流をすすめる会編『中国人被爆者・癒えない痛苦――獄中被爆の真相を追う』(明石書店、一九九五年)。
(40) 堀場清子『禁じられた原爆体験』(岩波書店、一九九五年)。一九八一年以降にメリーランド大学プランゲ文庫で検閲された資料を閲覧して、発禁とされた作品や雑誌(美川きよ『あの日のこと』、栗原貞子『黒い卵』、渡辺順三『君らは語る』、松重美人『世紀の記録写真』、金子光晴『暴君』など)を紹介し、検閲の実態に迫っている。
(41) 高橋昭博『ヒロシマいのちの伝言』(平凡社、一九九五年)六九頁。
(42) 山手茂「原爆被害者」(前掲(2)『世界大百科事典第二版』)。
(43) 前掲(10)四三〇頁。
(44) 長田新編『原爆の子――広島の少年少女のうったえ下』(岩波文庫、一九九〇年)一七三―一七四頁。
(45) 前掲(10)四三一頁。

(46) 前掲(10)四三六頁。
(47) 沖縄の被爆者が放置されていた実情を、はじめて世に明らかにしたのは、大牟田稔「沖縄の被爆者たち」(前掲(14)一八六－二一二頁)であった。
(48) 前掲(14)一九八頁。
(49) 厚生省『厚生省五〇年史』(一九八八年)一一二三頁。
(50) 「毎日新聞」一九九八・七・七。
(51) ＮＨＫ取材班『長崎　よみがえる原爆写真』(ＮＨＫ出版、一九九五年)。
(52) 斉藤道雄『原爆神話の五〇年』(中公新書、一九九五年)。
(53) ＮＨＫ取材班『ＮＨＫスペシャル――アメリカの中の原爆論争　戦後五〇年スミソニアン展示の波紋』(ダイヤモンド社、一九九六年)。
(54) 鎌田慧『新版日本の原発地帯』(岩波書店、一九九六年)。
(55) 鎌田慧『六ヶ所村の記録――核燃料サイクル基地の素顔』(講談社文庫、一九九七年)。
(56) 「朝日新聞」二〇〇一・四・八。
(57) 「朝日新聞」一九七四・四・七。
(58) 松本直治『原発死――一人息子を奪われた父親の手記』(潮出版社、一九七九年)。著者の息子松本勝信氏は、一九六九年から七三年まで日本原子力発電株式会社の社員として、東海発電所、敦賀原発で放射線汚染強度の測定、汚染機器の手入れ、作業員の安全確保などの仕事をしていた。舌癌を発病し、七四年に死亡されている。
(59) 小野周『原子力』(文新堂、一九八〇年)一七〇頁、および資源エネルギー庁ホームページ http://www.enecho.meti.go.jp/による。
(60) 森江信『原子炉被爆日記』(技術と人間、一九七九年)。
(61) 前掲(60)一八二頁。
(62) 堀江邦夫『原発ジプシー』(現代書館、一九七九年)。本書も原発労働者として働いた人のルポである。著者は一九七八年九月から七九年四月まで、美浜、福島第一、敦賀の原発を、孫請労働者として渡り歩いている。

(63) 前掲(62)二四一－二四二頁。
(64) 國分郁男・吉川秀夫編著『ドキュメント・東海村』(ミオシン出版、一九九九年)。
(65) 高木仁三郎『市民科学者として生きて』(岩波新書、二〇〇〇年)。
(66) 室田武『原発の経済学』(朝日文庫、一九九三年)。
(67) 資源エネルギー庁ホームページ http://www.enecho.meti.go.jp/
(68) 武谷三男『危ない科学技術』(青春出版社、二〇〇〇年)。
(69) 前掲(55)。
(70) シェルダン・H・ハリス『死の工場――隠蔽された七三一部隊』(柏書房、一九九九年)。
(71) 常石敬一『七三一部隊』(講談社現代新書、一九九五年)など。
(72) 森正孝、糟川良谷編『中国側史料　中国侵略と七三一部隊の細菌戦　日本軍の細菌攻撃は中国人民に何をもたらしたか』(明石書店、一九九五年)など。
(73) 前掲(71)九頁。
(74) 前掲(71)一〇五頁。
(75) 前掲(72)。
(76) 前掲(71)一一－一二頁。
(77) 紀学仁編『日本軍の化学戦――中国戦場に於ける毒ガス作戦』(大月書店、一九九六年)三〇六頁。
(78) 上坂冬子『生体解剖――九州大学医学部事件』(中公文庫、一九八二年)一〇〇頁。
(79) 吉林省社会科学院ほか編『証言生体解剖』(同文館、一九九一年)。
(80) 前掲(79)v頁。
(81) 前掲(79)三六頁。
(82) 遠藤周作『海と毒薬』(角川文庫、一九六〇年)。
(83) 前掲(82)七一頁。
(84) 仙波嘉清『生体解剖事件』(金剛出版、一九六三年)。

(85) 前掲(78)。
(86) 前掲(71)一七五頁。
(87) 一九四五年にはマレイ・サンダース軍医中佐、一九四六年にはアーヴォ・T・トンプソン獣医中佐が派遣された。
(88) 一九四七年四〜六月にはロバート・H・フェル博士が、一九四七年一〇〜一一月にはエドウィン・V・ヒル博士が日本に派遣された。
(89) 太田昌克『七三一免責の系譜』(日本評論社、一九九九年)六八頁。
(90) 「この情報、特に細菌戦の人体に与える影響に関して最終的に日本人関係者から入手することになる情報が、この国の安全保障上非常に重要であり、後に面倒が起こるかもしれないという危険性は仕方のないことである」(R. M. Cheseldine, Memorandom for the Secretary, SFE, 26 September 1947, p. 1, Record Group 165, SWNCC 351, National Archives.)(出典：前掲(70)三二四頁)。
(91) 前掲(70)。
(92) 前掲(89)。
(93) アメリカ合衆国の細菌戦プログラムの作戦趣意からみて、朝鮮戦争での使用はありえないとする見解もある(エド・レジス『悪魔の生物学』河出書房新社、二〇〇一年)。
(94) 常石によれば、一九五〇年代にアメリカ合衆国から日本に返還された実験ノートなどの文書は行方不明となっている。一九八三年には、その一部と思われる文書二通(「きい弾射撃による皮膚障害ならびに一般臨床的症状観察」「破傷風毒素ならびに芽胞摂取時に於ける筋『クロナシー』に就いて」)が古書店で発見されている(前掲(71)五一頁)。また、一九八七年には「陸軍軍医学校防疫研究報告」六一冊が、同じく古書店で発見されている。
(95) 前掲(70)一一二頁。
(96) 高杉晋吾『日本医療の原罪——人体実験と戦争責任』(亜紀書房、一九七三年)九頁。
(97) 『細菌戦用兵器ノ準備及ビ使用ノ廉デ起訴サレタ元日本軍軍人ノ事件ニ関スル公判書類』(モスクワ外国図書出版所、一九五〇年)。
(98) 『日本帝国主義侵華檔案資料選編第五巻細菌戦与毒気戦』中華書局。日本語訳は、吉林省社会科学院ほか編『証言生体解剖』（同文館、一九九一年）、同『証言人体実験』『証言細菌作戦』。

(99) 一九八九年に旧陸軍軍医学校跡地で発見された。

(100) たとえば、七三一部隊国際シンポジウム実行委員会編『日本軍の細菌戦・毒ガス戦——日本の中国侵略と戦争犯罪』（明石書店、一九九六年）五九頁。

(101) 部隊出身者の証言をまとめた刊行物として、七三一研究会編『細菌戦部隊』（晩聲社）がある。

(102) 荒井信一によれば、「冷戦の終結、アメリカのアジアからの後退などは冷戦の地底から、日本の未決の戦争責任問題を噴出させた大きな要因であった。しかし先進工業国を中心とする世界経済の発展と、それとないまぜになった冷戦という国際政治過程の展開が、アジアの各地において『開発独裁』、強権政治、民主化の停滞など深刻な歪みをつくりだしていたこと、これらに反発し豊かな生活と人権、民主化、国際緊張の緩和などを求める動きが、一九八〇年代後半から九〇年代にかけて噴出し、冷戦体制を崩壊させる一因となったことなども、いわゆる戦後保障問題を表面化させる上で大きな役割を果たした」という（中村政則・天川晃・尹健次・五十嵐武士『戦後政治——占領と戦後改革第五巻過去の清算』岩波書店、一九九五年、二五八－九頁）。

〔追記〕 本章の「二」は、天野良治さん（元陸軍防疫給水部）の体験談から多くのご示唆をいただきました。改めて感謝いたします。

第2章　経済復興期の病人

一　一般病の病人史の時期区分

二一世紀初頭の日本では、五〇歳、または五四歳で亡くなった人がいると世間では早死にしたとの印象を持つ。この年齢は、一九四七（昭和二二）年の日本の男性及び女性の平均寿命である。敗戦直後、病人の置かれていた状況は、現在と比較すると比べ物にならないほど不十分なものであった。その後、経済復興に伴う人々の生活環境の改善とともに、日本の病人の立場は改善されてきたが、そこには紆余曲折があった。川上武はかつて次のように書いた。

敗戦後の混乱期から第一次医療技術革新の成果が一般に普及するまでの期間の病人の状態・処遇・運命はいまとなるととかく忘れられやすいが、戦後病人史として見落とすことのできない問題である(1)。

戦後、病人の処遇を改善させた要因には、日本国憲法による基本的人権の尊重や医療技術の発展などがある。戦前・戦中、敗戦後しばらく多くの病人を苦しめた感染症は、第一次医療技術革新の抗生剤の開発や公衆衛生の普及、生活水準の向上などにより克服され、その後、高度経済成長・第二次医療技術革新を経て、感染症に代わって成人病

（生活習慣病）が大きな健康問題となってきている。その延長線上にあるのが老人病であり、高齢社会の到来とともに、医療ばかりでなく福祉や保健の領域からの検討が必要になっている。

敗戦後、五六年経った二一世紀初頭、日本の保健・医療・福祉は、世界一の平均寿命、そして、病気の克服、病人のＱＯＬ（生活の質）の改善や幸福感の充実など、病人に様々なプラスの側面をもたらした。その一方で、以前では考えられないマイナス面がもたらされたことも事実である。医療技術革新によって疾病構造の大きな変化が生じたことは事実だが、病人の処遇を大きく変えた転期は、一九六一（昭和三六）年の「国民皆保険」であり、その後の医療機関の変貌であると考えられる。

第2章と第3章では、一般病の病人の姿がいかに変わったかを述べるが、国民皆保険までの復興期の病人の変貌を第2章で、それ以後の高度経済成長期以降の病人の歴史を第3章で述べたい。

二　感染症、栄養失調、人工中絶の時代——対症療法から第一次医療技術革新の時代——

(1)　戦中から敗戦直後の病人　飢餓と伝染病・結核、医療の荒廃状況

(a)　**戦中の病人**——総力戦の中で、より劣悪な状況に置かれた病人たち——

太平洋戦争末期から敗戦にかけて、一般の人でも闇取引などをしないと生活できない状況が進行していた(2)。国民一人当たりの熱量摂取量も、一九三四～三六年平均二〇三〇カロリーから四五年一七九三カロリー、四六年一四四九カロリーまで低下し、新生児、青少年の体位も一九四四（昭和一九）年に入って急激に悪化していた(3)。そのため、都市部をはじめ日本全土で飢餓が大量に発生することが危惧されていた。とくに、精神病院やハンセン病療養所など

1-図3

図 3　特定伝染病患者数・死者数の年次推移（1876~1973）

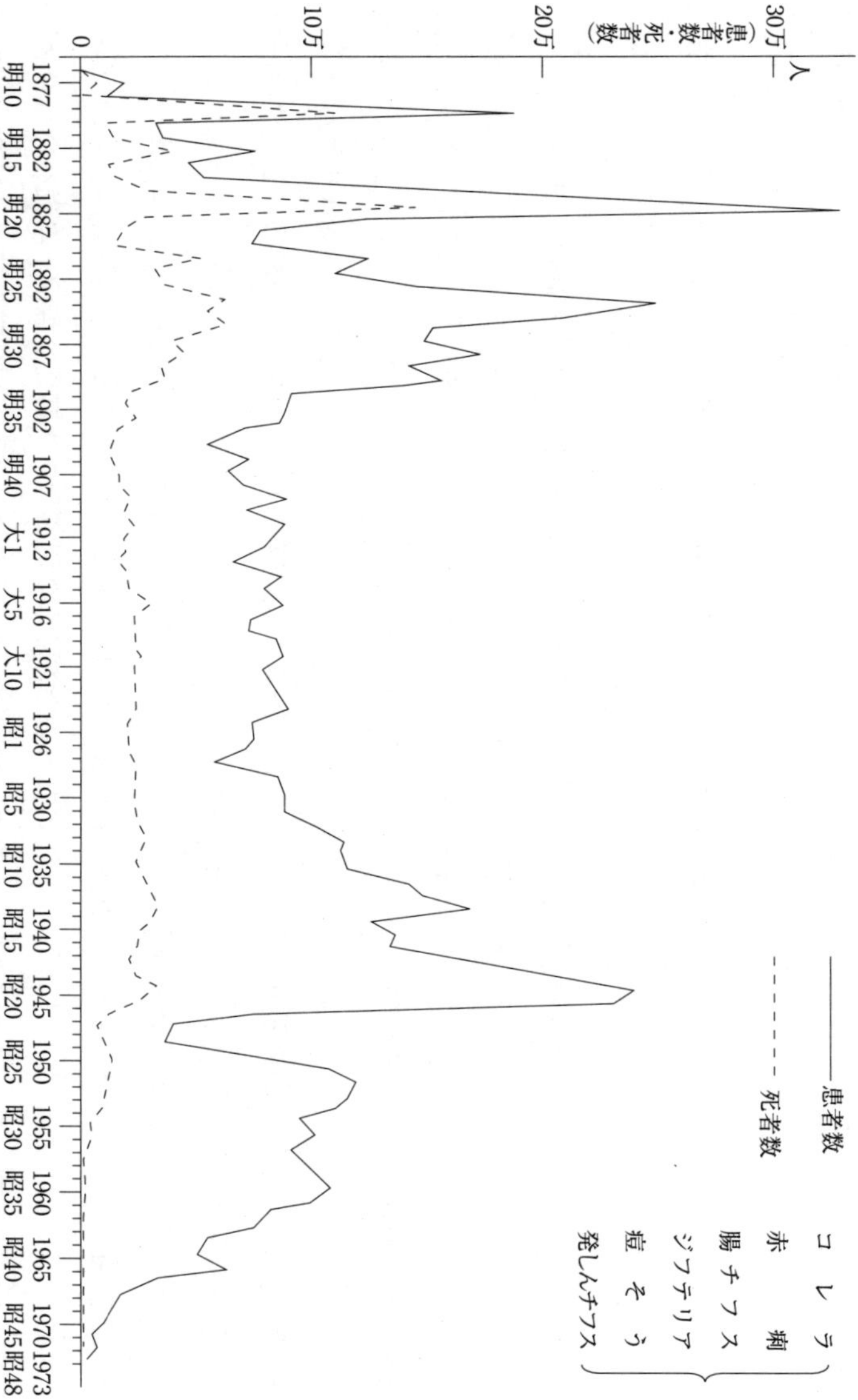

資料　内務省『衛生局年報』，厚生省『衛生年報』『伝染病及び食中毒統計』

では、病人は治療以前に食糧難で生存そのものが困難になっていた(4)。病人は社会不安（戦争・経済不安など）のもとではより早期に深刻な影響を受け易い。戦時下では軍需に医師、医薬品が優先的に割り振られ、医療水準も低下し、伝染病の患者数も激増した（図3）。

(b)　**急性伝染病**――猛威ふるう感染症と患者――

敗戦後は、軍需産業関連者の首切りによる失業者増のうえに、六六〇万といわれる復員軍人や外地からの引揚者が加わり、食糧事情はさらに悪化した。また、インフレも加わり、敗戦後一九四六年二月までに小売物価は三倍に、闇値は三〇倍以上となった。そのため、『火垂るの墓』（野坂昭如）に描かれた四歳妹栄養失調死、兄浮浪児餓死というような例もめずらしくなく、配給のみで生活して餓死した人もいた(5)。また、都市部以外においても、「山びこ学校」で有名な山形県山元村の古老によれば、戦争末期から敗戦後の数年間の経済的困窮は、一九三四（昭和九）年の東北大冷害時よりも過酷であったという(6)。

そのような食糧不足のもとで、外地からの復員、引き揚げが開始され、発疹チフスやコレラ、ポリオなどの急性伝染病、そして、性病が流行し、社会問題化した。また、性病の流行とともに敗戦時の混乱期に妊娠した婦女子の問題への対応も病人史上大きな問題で、この問題は、第10章でふれられている。そして、低栄養などの衛生状態の悪化は母子の健康を脅かし、一九四七（昭和二二）年の乳児死亡率は七六・七（出生千対）と、一九九八年の三・六と比較していかに多くの乳児が亡くなっていたかが分かる。感染症と寄生虫病が蔓延していた当時の病人の状況を示すものとして「暮らしの手帖」に載せられた医療人の文章が興味深い。結核と寄生虫、子供の感染症が何回もとりあげられている。

敗戦後は、衛生状態の悪化に加え、戦争中から認められた医薬品の不足と価格の高騰、医療従事者、医療機関の不

図4　結核罹患率（人口10万対）の年次推移

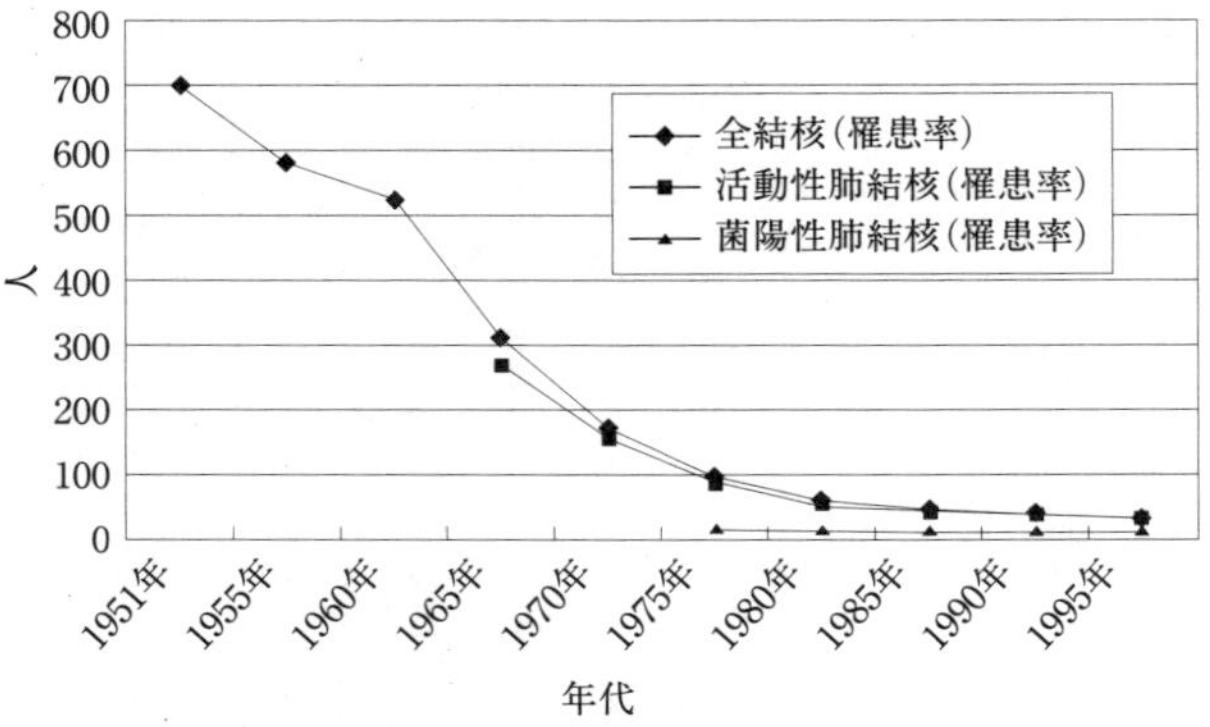

資料　結核予防会「結核の統計1999」から筆者作成.

足が、天然痘、マラリア、赤痢、コレラ等の大流行を助長した(7)。伝染病への占領軍の対応の一例としてコレラを例にあげると、外地からの引き揚げ船内でコレラが発生した場合、患者と死者は陸上に運搬し、健康者は船中に残し、最終患者発生より二週間経過しなければ上陸させず、コレラ患者の陸上での発生を防ぐことに重点がおかれる処置がとられた。

「DDT革命」といわれる占領軍の防疫対策により、伝染病の発生は日本の歴史における最低水準にまで減少した。占領軍の防疫対策は、伝染性の強い疱瘡と発疹チフスに力が入れられた(8)。これはアメリカ軍及びその家族への影響を中心に考慮されたものであった(9)。予防接種もGHQの指示により占領軍と直接交渉のある者に優先的に行われ、駐留軍の防疫対策としての側面が強かった。この世界にも類をみない強制的集団接種は十分な準備段階を経ずに実施されたため、一九四八（昭和二三）年京都のジフテリア予防接種事故（患者六〇六名、死者六八名）をはじめ事故も相次いだ。しかしながら、事故による被害者への救済はこの時点では検討されなかった。GHQの防疫対策は急性伝染病の流行を防いだという点では評価できるが、決して病人、日本人を主体として考えたものではなかった。

表 2　戦後結核の小年表

1945	8.15敗戦
1946	生活保護法施行
	国産ペニシリン製造本格化
	結核予防会，全国一斉に街頭検診とＢＣＧ接種実施
1947	結核療養所を国立に移管
	ペニシリンが一般病院にも配給
1948	米軍政部，結核療養所から軽症患者の退所命令
1949	病院給食を実施
	アメリカより初めてストレプトマイシン20万本輸入
1950	社会保険によるパスの使用許可
	ストレプトマイシンの国内製造許可
1951	結核予防法公布
	医療扶助にパスの使用許可
	結核がはじめて死亡統計第２位に下がる
1952	医薬品の配給統制撤廃
	結核治療の基準決定
	ストレプトマイシン自由販売に
1953	肺結核による疾病認定基準決まる
	新療養所規則案に反対運動起こる
1954	結核在宅患者家族の健康診断等無料で実施
	医療扶助入退院基準反対の座り込み
1955	「結核予防法」一部改正（結核検診全国民に拡大）
	結核実態調査発表（患者292万人，要入院137万人）
1957	結核予防法改正（健康診断・ツベルクリン反応検査等が公費負担に）
	梅沢浜夫らがカナマイシン発見
1958	国民健康保険法－国民皆保険制度の基礎確立
1959	第二回結核実態調査（要医療患者304万人，要入院86万人，青少年減少，高齢者増加）
1961	国民皆医療保険実現
	カナマイシンが保健薬指定
1963	厚生省273カ所の国立病院，療養所を79カ所に縮小と発表
1964	５カ年計画で結核関係の病床１万床を精神病患者の病床に変更することを発表
	厚生省結核実態調査中間報告（結核患者５年間に100万人減少）
1966	新宿赤十字病院，乳児結核院内感染問題化
1967	エタンブトールの結核使用認可
1969	結核実態調査を発表，要医療153万人（前回63年調査に比し50万人減）
1971	結核予防審議会，新薬「リファンピシン」を結核予防法に採用を答申
	ストマイによる障害の患者，国・製薬会社・医師への損害賠償訴訟
1974	結核予防接種方法など大幅改正
1975	日患，結核薬の第二次副作用追跡調査報告書発表（副作用に悩んでいる・41.6%）
1987	結核感染症サーベイランス事業開始

出典　小松良夫『結核』（清風堂書店）の結核年表から改変.

1-図5

図5　結核死亡率の年次推移

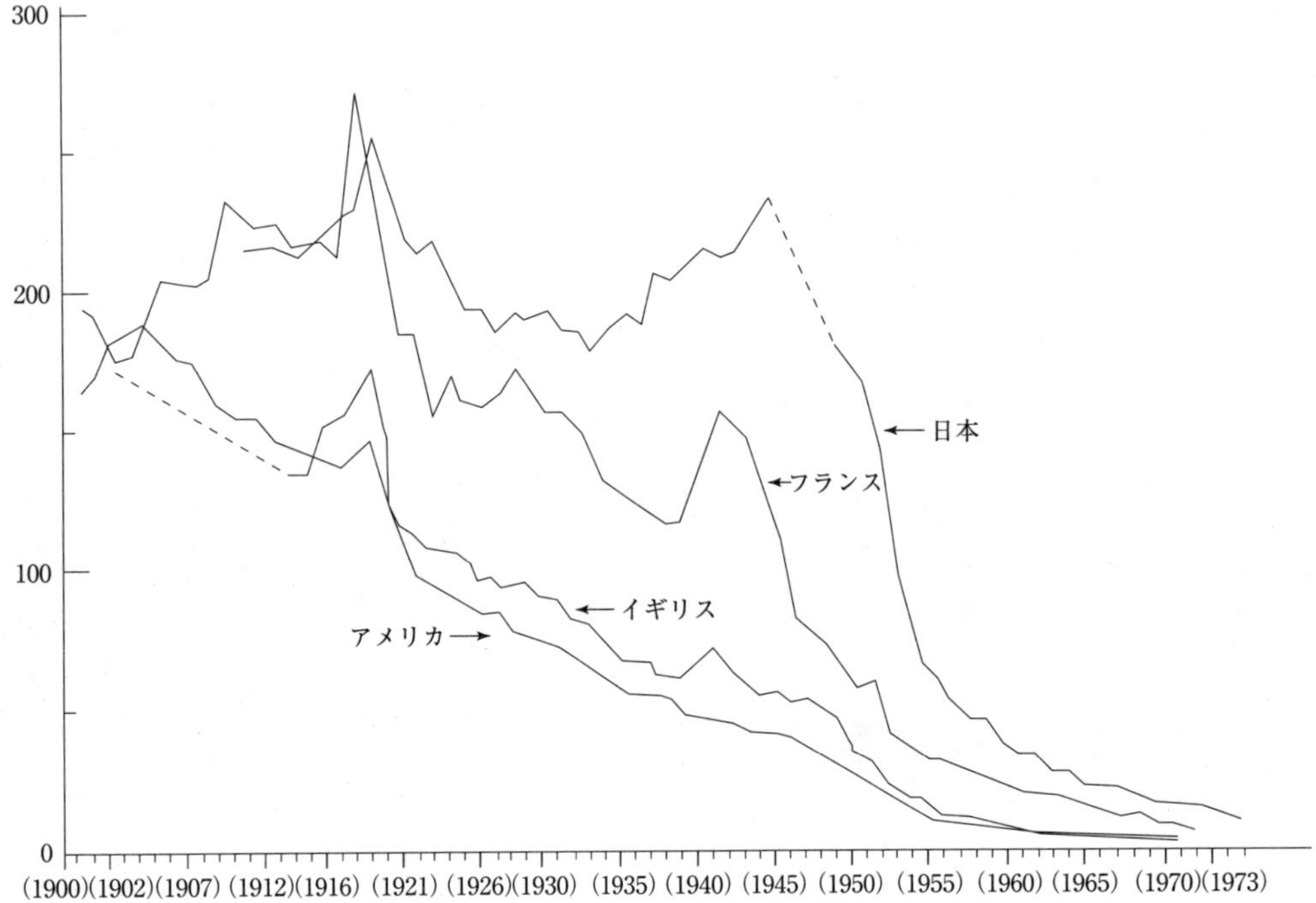

資料　Demographic Yearbook
出典　厚生統計協会『国民衛生の動向2000』p.412より.

(2)　結核について　死にいたる病（表2、図4）

(a)　戦前の結核患者

戦前から戦後しばらくの間、結核は死病であり、多くの人々の命を奪い、一命をとりとめた人にも後遺症を残した（図5）。結核患者の戦前の状態の一つの典型は『現代日本病人史』（川上武）にも紹介されているように、都市の製糸・紡績工場に出稼ぎし、結核にかかって帰郷した女工は、家族からも厄介者扱いされ、自宅療養の期間に家族内や集落内に感染者を増やし、やがて兵士の結核罹患につながり、軍の兵力にも影響を与えるようになった。結核に対して積極的な対応がなされたのは、健民健兵政策に支障が出てくる段階になってからであった(10)。

(b)　戦後の結核患者――結核療養所の充実と病人の生活――

一九五一（昭和二六）年に「脳血管疾患」が死亡原因の一位となるまで「全結核」は死因順位のトップの座を占めてきた。

敗戦後、結核療養所では、安静を保ち栄養のある食べ物を摂る以外決定的な治療法もなく、その栄養も療養所の献立のみでは不十分で、患者本人や家族、付き添いがそれぞれ煮炊きして栄養補給することを考慮した炊事小屋があった(11)。療養所の病人生活がどのようなものであったのかを、自ら結核に罹り、療養所に入所していた作家の結城昌治は、「患者の日課、六時半起床―当直の看護婦さんが検温と検脈にきて、いやおうなく起こされる。朝食が七時半で、十二時昼食、五時夕食、消灯が九時です。午後一時から三時までの安静時間は面会謝絶で、時間が止まったように療養所全体が静まり返っていました。療養といっても、これといった薬を飲むわけではありません。大気安静が主たる療法で、真冬でもドアも窓も開けっ放しでした。午前と夕食後の安静時間は、わりあい自由ですから、みんな暇をもてあましていました。時間がたっぷりありすぎて、囲碁、将棋くらいではつぶしきれない。詩や短歌、俳句の雑誌をつくったり、なかにはキリスト教や共産党の宣伝をする人もいました。病室の行き来は自由で、長屋の住人同士よりもっと近い感じです」(12)と、一九四九（昭和二四）年前後の療養所の様子を振り返っている。

(c) 結核実態調査と患者への影響

一九五一（昭和二六）年結核予防法が施行され、結核患者の医療費の一部が公費負担(13)となり、結核死亡者数は戦前の三分の一となったが、、患者の実態は不明であった。そこで一九五三（昭和二八）年結核実態調査が行われ、結核が日本中に広がっていること、市部が郡部よりツ反陽性率、全結核所見率、有病率ともに高いことが判明した。この調査により病人数とベッド数の格差が認識され、徐々にではあるがベッド数も充足していった。しかしながら、企業によっては独自の依託ベッドを持ち、企業から追い出すルートとして利用する例もあり、患者は大企業から中小零細企業へ転々と職を移すだけという側面もあった(14)。結核実態調査により結核患者数がわかり「効率」よく対応することができたが、社会病としての結核、結核患者の人権、その困窮の原因の追求はなかった(15)。

(d) 結核の患者運動

戦前はコレラ一揆(16)や非人間的扱いに抗議して自らの生活環境や療養条件などを改善するために立ち上がったハンセン病患者の運動（門破り事件、外島事件、長島事件など(17)）のほかは、患者自らが生活のために立ち上がることはほとんどなかった(18)。結核の患者運動は、ハンセン病の患者運動などとともに戦後の患者運動の大きな潮流をなしていった。

敗戦後の基本的人権の確立、憲法二五条（生存権条項）を背景に病人が組織的に療養上の問題点などを積極的に訴えるようになり、病人らの粘り強い運動によって、徐々にではあるが、戦前とは比較にならぬほど多くの保障を獲得していった。しかし、患者運動がなくても本来保障されていなければならないものが患者運動によって初めて実現するところに、日本の社会保障の貧困がある。日本の社会に患者の要望を反映させるしくみがほとんどないという事実が、患者運動を促進させたのである。

結核の患者運動としては一九四八（昭和二三）年日本患者同盟の創設、一〇種を超える結核の新薬を健康保険法あるいは生活保護法その他の医療保障に適用させた運動、一九五一（昭和二六）年暮れから「残飯代は患者のもの」かが争点となった残飯闘争(19)、一九五二（昭和二七）年には国立病院六〇カ所の地方移譲問題や療養権の問題であると共に療養所の所在地にとっては地域の再生にも関連した問題であった国立病院・療養所の統廃合反対運動、一九五四（昭和二九）年の足りない結核病床に軽快した生保患者がいつまでも医療扶助をうけて占居すべきでないという発想に対して闘った入退所基準反対の闘い、一九五八（昭和三三）年暮れ、結核患者の図書購入費や映画上映などの文化生活費に代金が当てられた給食闘争(20)、一九六六（昭和四一）年、県費のなかで支出の多い結核対策費や福祉予算の削減に反対した高知県患者同盟への弾圧がきっかけとなった三柏園闘争、一九六八（昭和四三）年、特別会計制に対して、これを国の責任放棄と医療営利化の布石ととらえた日患同盟による反対運動、一九八六（昭和六一）年の社会保障や福祉の将来に対する危惧のため連帯を目指したＪＰＣ「日本患者・家族団体協議会」の結成運動、一九八〇年代後半から九〇年代なかばにかけての行革断行下の国立病院・療養所の統廃合、移譲計画に反対する運動ほか多くの患者運動が展開された(21)(22)。また、これらの結核の患者運動は高度経済成長時代の公害、薬害などの社会病の患者運動に影響を与え、市民運動としての医療告発・患者運動にもその思想は受け継がれていった。

(e) 朝日訴訟——人間裁判——

一九五六（昭和三一）年、福祉事務所は岡山療養所に医療保護で入所していた朝日茂に対して、実兄から一五〇〇円送金させるようにしたことを楯に、日用品費六〇〇円（当時）を引いた九〇〇円を医療扶助の一部負担として国に納めるように指示した。朝日茂は、日用品費六〇〇円で生きていくのは困難であるため県・厚生大臣に「指示取り消し」の申請をしたが却下され、訴訟となった。最大の争点は憲法二五条に保障されている生存権が国民生活上で具体的にはどのように実現される必要があるのか、という点にあった。日用品費六〇〇円で可能な当時の生活は、シャツが二年に一枚、パンツ一年に一枚、チリ紙一月一束くらいで、読書やラジオの聴取、ペン、インク、ノートなどはぜいたくであり、散髪も月一回は必要ではなく、丸刈りでよかろうといった程度であった。

第一審では朝日茂は勝訴し、生活保護基準の引き上げにつながったが、一九六三年の高裁の判決は「すこぶる低額ではあるが違憲とはいえない」というもので、第二審敗訴。朝日茂は上告後五一歳で「こみあげる無念はいわず解放の道ひとすじを歩まんとぞ思う」という歌を残し亡くなった。その後養子夫婦が訴訟を継承したが、最高裁は保護を受ける権利は相続できないとして訴訟は終了となった。国の最高裁での答弁書では、日用品費の基準引上げが、日雇い労働者の賃金・社会保障全般のレベルアップを引き起こす可能性に言及されており、この裁判結果による広汎な影響を恐れる国の姿が浮かび上がっている(23)。

朝日訴訟は人間裁判と呼ばれ、その後の公害・薬害・福祉年金訴訟をめぐる裁判などに影響を与えた。朝日訴訟の一〇年の成果として、生活保護基準が大幅に引上げられ、これに関連して生活保護制度全般の手直しや最低賃金・失対賃金・公務員給与等の改善がはかられた。この訴訟が進められたことによって、ひろく国民の間に憲法二五条の存在が改めて再認識され、また、権利は闘うことによってのみ実現されるという権利意識も自覚された(24)。朝日訴訟は戦後日本の社会保障を充実させ、病人の社会における位置を改善させた病人史上でも特筆すべき事件であった。

(f) 戦後結核治療法と病人

石田波郷の例

戦後、肺結核患者の受けた治療法の変遷を、一九四三（昭和一八）年に召集され、華北戦争を転戦し、結核にかかって一九四五年一月に帰還した俳人石田波郷（一九一三〜六九年）にみることができる。彼の戦後は「病まぬ生《よ》より病める生《よ》ながし石蕗《つわ》の花」と本人が詠んだように、結核との闘いの一生でもあった(25)。石田波郷は、一九四七（昭和二二）年右上肺浸潤、結核と診断され、週に一度保健所で人工気胸術を行うことになった。当時の人工気胸は、患者にとっては重荷で不安を伴い(26)、副作用としては膿胸や胸膜癒着から著明な肺機能低下を招くこともあった。石田波郷は一九四八年一〇月に第一次胸郭形成手術、一二月に第二次胸郭形成手術を受けた。その際の衝撃が「たばしるや鵙叫喚す胸形変」という波郷の俳句に込められている。当時の胸郭形成手術は、後になって外科医が「そう、そう。ともかくあの手術はひどいもんでしたよ」(27)と述べているような大変な手術であった。

　その後石田波郷は、一九四九（昭和二四）年肋膜外剝離合成樹脂球充塡術を受け、抗結核薬の三剤併用療法を始めたが、一九六二（昭和三七）年、体内の樹脂球が化膿し、結局合成樹脂球摘出術が実施された。晩年は入退院を繰り返し、結核手術後の肺機能低下のため酸素が手放せない生活となり、一九六九（昭和四四）年一一月二一日人生を閉じた。まさに結核とともに生きた人生であった。

　石田波郷の療養所時代の俳句の弟子である作家の結城昌治は、「（略）統計がないんで、手術をして助かった人と亡くなった人の比率はわかりませんが、わたしの知るかぎりでは、清瀬で手術をした人は、ほとんど亡くなっています」(28)と言うように、医者が実施した治療が必ずしも患者の幸福に結びつかない事実を指摘している。結核が猛威をふるい、医師が「毎日人が死んでいくなかで、せめて誰かをたすけられないか」(29)と考え、新たな治療法を適用する

図6　結核手術の推移（国立療養所東京病院）

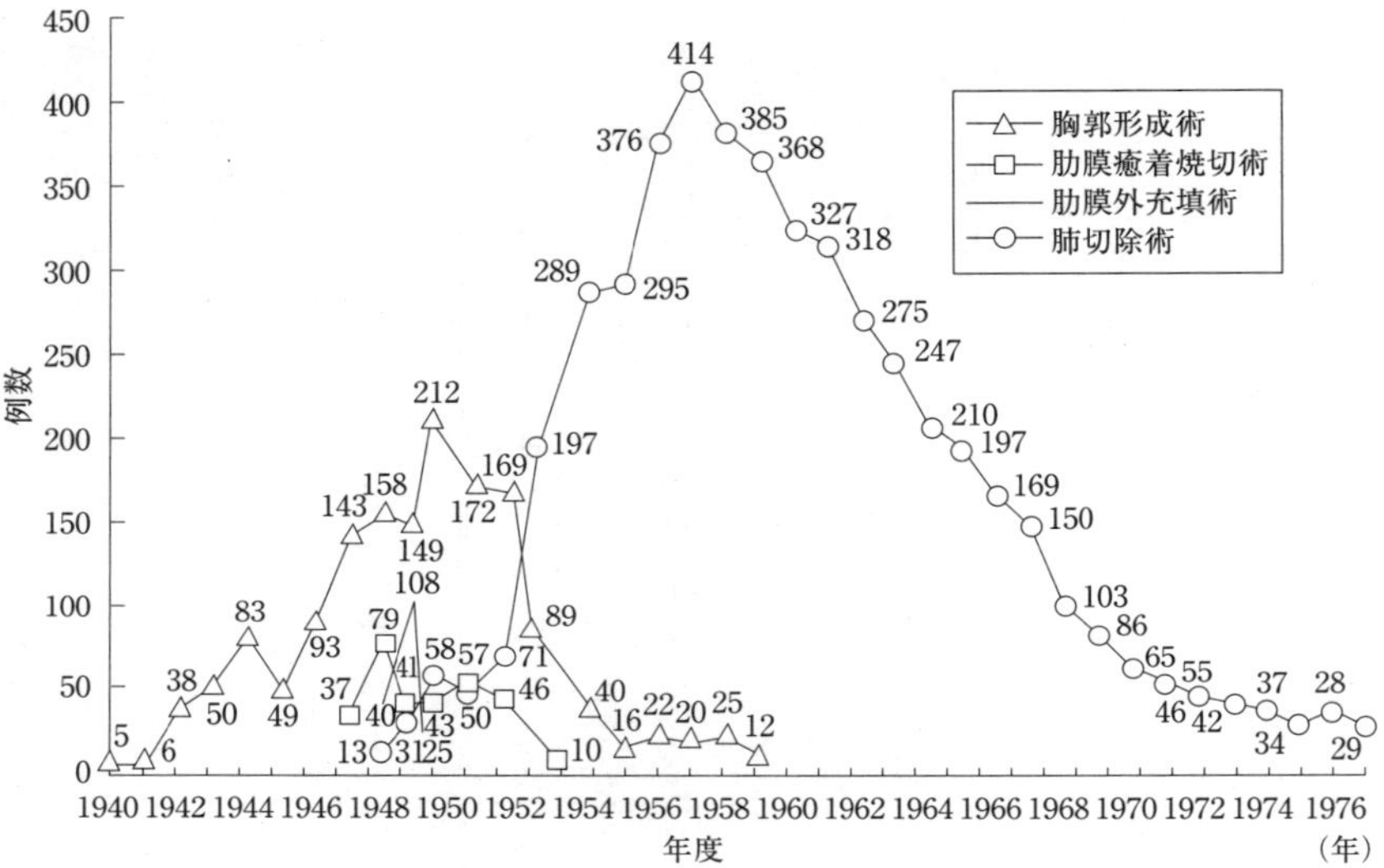

ことは当時の人々の理解を得られたかもしれない。しかし、当時の結核治療が多くの医原病につながったことは無視できない（図6）。

(g) 社会復帰できない結核患者たち

結核治療に従事してきた元国立東京療養所外科医長の小野勝医師は「一〇年以上入院している人はザラでした。病状が悪くて退院できない人に加えて、たとえ退院できる状態になっても外の世界を知らないから、外出ていったら生きていけない人もいました。生活ができないんです。それで結局、三〇年も入院している人もいましたよ」[30]というように、社会復帰できない病人の存在を指摘している。

先進国では強力化学療法による二～三ヵ月の入院が推奨されたが、日本では入院はより長期に及ぶ傾向があった。在院期間が五年以上の者のうち結核患者の占める割合は、一九六〇年＝三一／四八、一九六六年＝三九／八四、一九七〇年＝四一／一三五、一九七五年＝三五／一六〇、一九八〇年＝一七／一七五（患者調査より）というように、一九六〇～七〇年代では長期入院者の多くが結核患者により占められていた。これには、結核患者個人の社会での生活を支援する国の対策の不備や、日本における結核の治癒判定基準の問題がある。WHOは塗抹検査での結核菌の有無を化学療法の指標とすべきとしていたが、日本では抗結核剤により結核菌がいなくなり、排菌していなくても胸部レントゲン上大きな影や空洞が見えるかぎり安心できないので、化学療法がいつまでも続けられる傾向(31)があった。結核は感染症であるから排菌していなければ治癒である、という原則に立ち戻ることができなかったのである。そのために、社会復帰の機会を逃した病人も少なくなかった。

(h)　結核の後遺症に悩む病人たち――低肺機能者、抗結核剤の副作用に悩む病人たち――

結核患者は死病から助かっても、在宅酸素療法導入例の結核後遺症の割合―一九八六年三二・九％、一九八九年二五・八％、一九九二年二一・七％、一九九五年一七・六％(32)が示すように、肺結核後遺症で苦しみ、酸素療法を必要とする病人も多い。

また、結核の化学療法は、結核を死病から治る病気に変化させたが、一九七一（昭和四六）年ストレプトマイシンで難聴などの障害を被ったとする患者らによる国・製薬会社・医師に対する損害賠償訴訟がおこされた。一九七五（昭和五〇）年の日患の結核薬の第二次副作用追跡調査によると、四一・六％もの患者が副作用に悩まされている。現在でも原因不明のめまいの一割近くをストレプトマイシンなどの後遺症が占めている(33)。以上のように抗結核薬の副作用に悩まされる病人も少なくなかった(34)。

その後、結核はもはや怖い病気ではないという認識が世間に浸透していった。しかし一九九七年度に新規発生結核患者数、罹患率の増加が報告されたように、結核は再興感染症として注目を集めている。結核は、「日本資本主義の影」（川上武）、「日本近代史の裏側」（小松良夫）というように、日本社会を映す鏡であり、現在でも住所不定者、独り暮らしの老人、中高年の離婚男性などの社会的弱者を抱える日本社会の生活環境の改善ぬきには無くすることはできない。結核と病人の戦いはいまだに続いているのである。

三　第一次医療技術革新の時代

(1)　第一次医療技術革新の前夜

第一次医療技術革新前の医療状況は、基本的には病気に対して対症療法に依存し、あとは患者の体力しだいという側面が強かった。この時代の病院の様子は、『佐久病院史』によると、冬の手術場の暖房は薪ストーブだけで、各科各病棟ではその都度医療機器、器材の消毒、汚物の処理をしていた。医療物資が枯渇していたためどんなものでも洗って再生し、無い物は皆手作りであった。ギブスを巻くにもギブスの包帯が無くて蚊帳で代用し、ギブス粉はフライパンで炒って乾燥させた。病棟は隙間だらけの板の間に畳一枚をはめ込んだ木製ベッドと付添い用の畳が一枚ずつ置いてあるだけで、患者は寝具をはじめ世帯道具一式を持参し、家族や付添い婦が廊下で炊事した。狭い廊下にはコンロから炭の俵、洗面用具や漬物桶まで置かれ、食事時間には廊下は魚を焼く煙や臭いで一杯になったという(35)。

第一次医療技術革新前の時代の患者にとって手術はまさに命がけであり、手術の範囲も腹部、四肢、一部胸腔などの限られた部位であった。麻酔も局所麻酔、腰椎麻酔が主であり、上腹部の手術も呼吸抑制に注意しながら腰椎麻酔で行われていた。局所麻酔、腰椎麻酔では、患者は麻酔がきれてくると強い痛みを訴え、手術者も急ぎ手術を終えなければならないなど、患者、医者ともに手術の際には現在では考えられない苦労を味わった。

輸液も当時は、「手術前に左右の大腿部に各五〇〇ミリリットルを皮下注射し」、「患者の大腿はパンパンに腫れ、痛みに対して温湿布を使用したり揉んだり」して行っていたという(36)。

輸血は、日本では一九三〇（昭和五）年の浜口首相のテロ事件で話題となったが、一般の人びとが輸血の恩恵を受けることは少なく、輸血技術の研究も、脚気(37)、結核(38)、性病（慰安婦問題）(39)と似て、兵力保持という観点から対策がとられた。戦争中血液の需要は増加し、欧米では民間人に対しても輸血が一般化していたが、日本では保存血の開発は進まず、一九四四（昭和一九）年、敗戦間際になってプラスマの製造に成功したものの実用化には至らなかった(40)。

(2) 第一次医療技術革新

一九四四（昭和一九）年一月二七日の「朝日新聞」で、イギリスの首相チャーチルがペニシリン（実際はサルファ剤）で命拾いしたことが報道された後、日本でもペニシリンの研究がすすめられ「碧素」として開発されたが、質、量とも不十分で医療の現場で使われることはなかった。

敗戦後、医薬品は枯渇状態となり、政府は戦後も医薬品の配給統制を行うとともに、旧陸海軍の保有していた医薬品の放出を図ったが、なお不足し法外な値段で闇取引が行われていた(41)。

戦後、抗生物質が相次ぎ技術導入され、一九五〇（昭和二五）年の朝鮮戦争の特需を背景に抗生物質や抗結核剤の生産額が増加した。当初は家一軒買えるほどの値段（ペニシリンが二本六千円）であった抗生物質も、生産額の増加とともに価格が下がって使いやすくなった。また、一九五一年～六〇年は、世界的に新薬（抗生剤、抗結核剤、ハイドロコルチゾン、降圧剤のレセルピン、精神病の治療を大きく変えたクロルプロマジン、抗ヒスタミン剤など）が開発され、海外技術の導入が積極的に行われ、病人に大きな福音をもたらした(42)。

気管内挿管は、日本では一九三八（昭和一三）年陸軍軍医学校の永江大助教官が「陸軍軍医団雑誌」に紹介したが、戦中は普及することはなかった(43)。一九五〇（昭和二五）年に開催された日米医学教育者協議会で、前投薬、酸素吸入、吸入麻酔、気管内麻酔、腰椎麻酔などアメリカの麻酔が紹介され、その後日本でも気管内麻酔が導入されていった。

敗戦後の日本の輸血事業は次のように展開された。それまでは「枕元輸血」、すなわち病院が外部血液ブローカーに手数料を払って供血者を紹介してもらい採血し、病気の有無を調べずそのまま輸血していた(44)。一九四八（昭和二三）年東京大学付属病院で輸血による梅毒感染事件が発生し、全国的騒動となった。ＧＨＱは血液銀行の設置を指示し、厚生省は日本赤十字社に無償の献血による血液銀行を設置させた。しかし、無償の献血は進まず、血液二〇〇ミリリットルに四〇〇円（当時、労働者の日当の二倍近い金額）を支払う、住所不定者や貧困者の売血を供給源とした日本ブラッドバンクが、一九五一（昭和二六）年三月、元陸軍軍医学校防疫給水室教官であった内藤良一により開業された。日本ブラッドバンクは、日本赤十字社を尻目にその後世界有数の企業となったが、献血ではなく売血により成り立ち、貧しい人から血液を買うという歪んだ体制を背景に成長した。

輸液も、昭和二〇年代後半から点滴静注が行われるようになったが、輸液ラインや点滴製品が完全に清潔とは言えず、点滴によって悪寒戦慄を覚える病人も多かった(45)。

それでも、抗生物質、抗結核剤、気管内挿管による全身麻酔、輸血、輸液などの進歩により、安心して心・肺・脳の手術をすることが可能になり、手術を受ける病人の苦悩も戦前とは比べ物にならないほど改善した。また、術後感染や低蛋白血症などによる縫合不全、腹膜炎、ショックなど術後の合併症も、抗生物質の出現や給食制度の導入による栄養状態の改善などにより減少した。このように第一次医療技術革新は、薬と手術が主となるため医療施設の大小にあまり関係なく病人は恩恵を受けることができ、そして、病気を根治できる技術が多かったため、病人の社会復帰につながりやすかった。

戦後の華々しい医療技術の進歩は病人の苦悩を軽くした側面がある一方、医療による犠牲者も生み出した。このことについては、第8章でくわしくふれる。

四 「細菌の逆襲」——公衆衛生の軽視と連動——

インフルエンザの大流行(46)や結核の集団発生など、もはや克服され過去の病気と考えられていた「感染症」の再燃がマスコミを近年さわがせている。まさに「細菌の逆襲」(47)が起きている感が強い。ここでは、年代的には経済復興期とは異なるが、感染症に悩む病人という視点から現代の感染症患者のいくつかの姿をみていきたいと思う。

かつては感染症にかかった患者は、命の問題のほかにさまざまな差別や偏見に苦しめられた(48)。現在でも、エイズ患者に対する採用拒否(49)など感染症に罹患した病人への差別は無くなっていない。病原性大腸菌などの新興感染症(50)や結核などの再興感染症(51)が現れるたびごとに、感染者に対する差別がくりかえされている。これらの感染症は、公衆衛生の軽視が状況を悪化させている面もあり、

図7　主要な性感染症の動向

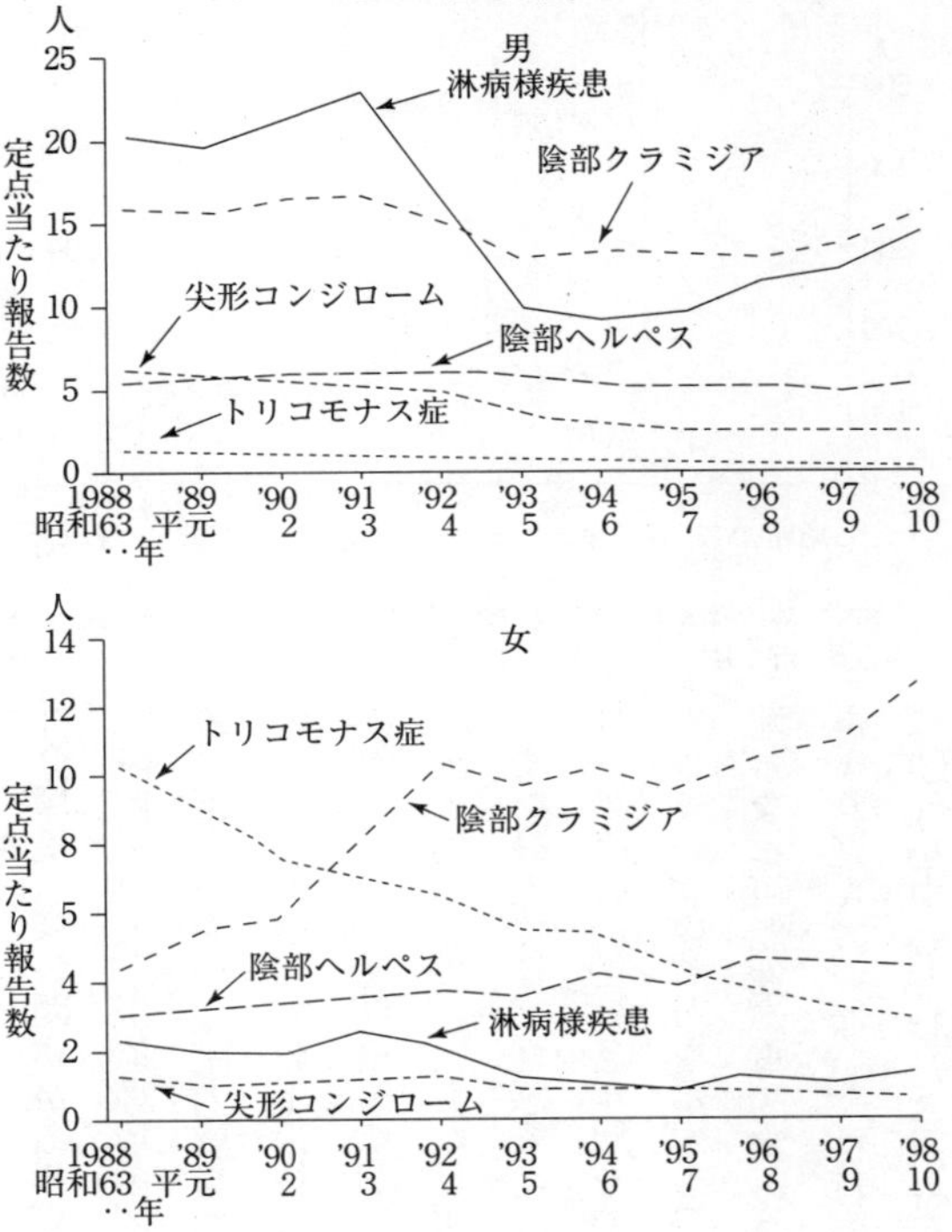

資料　厚生省『感染症発生動向調査』
出典　『国民衛生の動向2000』（厚生統計協会）p.147.

図8　ＨＩＶ感染者・ＡＩＤＳ患者報告数の年次推移

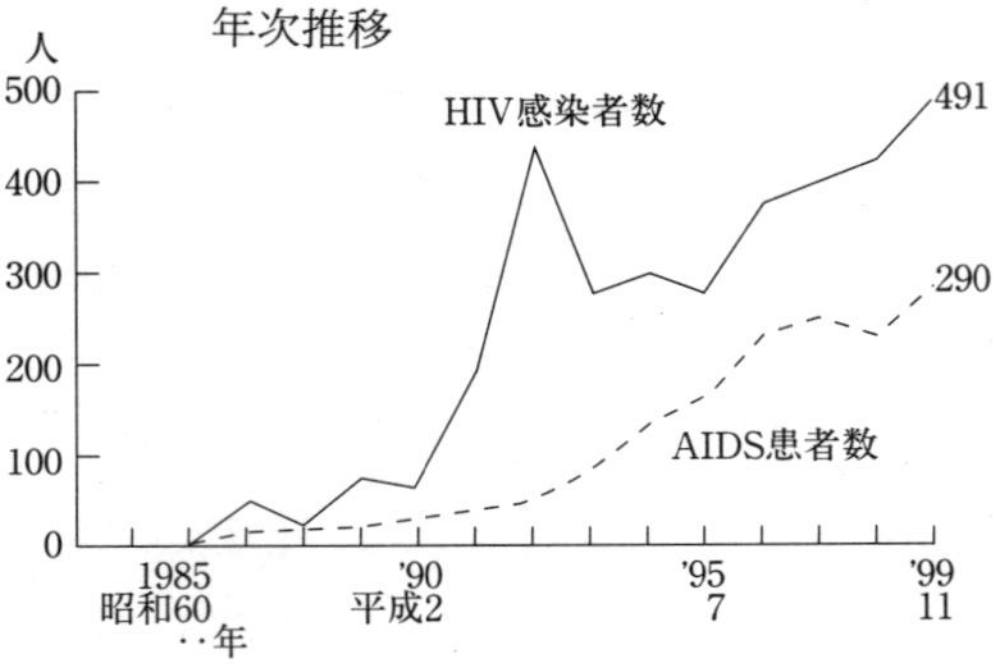

資料　厚生省エイズ動向委員会『ＨＩＶ／ＡＩＤＳ動向年報』
出典　図7に同じ，p.134.

社会環境と深い関連がある。

　院内感染も、医療環境の問題と病人の免疫状態の関連によって多発している。富家恵海子『院内感染』（河出書房新社、一九九〇年）には、肝硬変に合併した食道静脈瘤の手術後に、ＭＲＳＡ感染症で亡くなる著者の夫の姿が描かれており、予防軽視の日本の医療環境が不可避的に院内感染を引きおこす状況を告発して、大きな反響を呼んだ(52)。

　また最近では、性感染症、とくに若年層での増加が危惧されている(53)(54)。性感染症の流行は若年層を中心に性行為感染症を予防するための知識が身についていないことを示すもので、不妊、子宮頸がんの増加やエイズ流行の下地となる可能性が専門家のあいだで危惧されている(55)が、実効的な対策はあまり進んでいない。性行為によるＨＩＶ感染者は増えつづけており(56)、二〇代を中心とした若い世代に感染者の中心が移ってきている（図7、図8）。

　二〇〇〇年一年間に全国の医師から報告されたＡＩＤＳ患者は三二〇人であり、ＨＩＶ感染者は四四〇人にのぼる。二〇〇〇年中に献血時の検査でＨＩＶに感染していることが判明した者は六七人であり、献血者一〇万人あたりのＨＩＶ抗体陽性率は一〇年前の約三・四倍になっている(57)。

　世界のＨＩＶ感染者は三六〇〇万人であり、アフリカ大陸に多い。発展途上国では、エイズ患者の治療にかかる一カ月あたりの費用が住民の平均的な月収の三〇倍近くになり、治療薬が高価であることに不満が高まっている。日本においても、治療費の問題はＡＩＤＳ患者の最大の関心事である。一九九三年八月に創刊され、ＨＩＶ感染者・ＡＩ

DS患者の意見や想いをつづった月刊通信誌「H・I・Voice」のHIV感染者を対象とした調査では、医療の継続に関して不安を感じる患者の声が反映されており、医療費の高額なことがその背景にある(58)。HIV感染者・AIDS患者をとりまく医療・福祉サービスの状況はきびしいものがあり、差別の構造も続いている。

回虫に代表される寄生虫の再興も起きている。衛生状況の改善により寄生虫疾患は一時下火となっていたため、医師のあいだに寄生虫に対する知識がとぼしく、寄生虫由来の病気の診断がなかなかつかず、治療が遅れる例も起きている(59)。

感染症はもはや克服された問題であると考えられた時代もあったが、抗生物質に対する耐性菌の問題など、より複雑な様相をもって、未だ多くの患者を悩ましている(60)。感染症に対する油断が「細菌の逆襲」を招いたとも考えられ、公衆衛生の考え方が見なおされる必要がある。

五　らい予防法廃止までの遠い道――プロミンが開発されても生涯隔離続く――

(1)　ハンセン病――戦中の悲惨な状況――

東京都東村山市青葉町、武蔵野の面影が残る緑濃い全生園に、かつて「らい」と呼ばれ強制収容されたハンセン病の人々のたどってきた道(61)を人々に語りかける高松宮記念ハンセン病資料館がある。資料館を訪れ、ハンセン病患者のたどってきた苦節や差別に驚き、ハンセン病について認識を深める人々が今でも後をたたない（図9、表3参照）。

一九三一（昭和六）年「らい予防法」により、すべてのらい患者を根こそぎ地域社会から排除する道筋がつくられ

図9　日本のハンセン病患者数

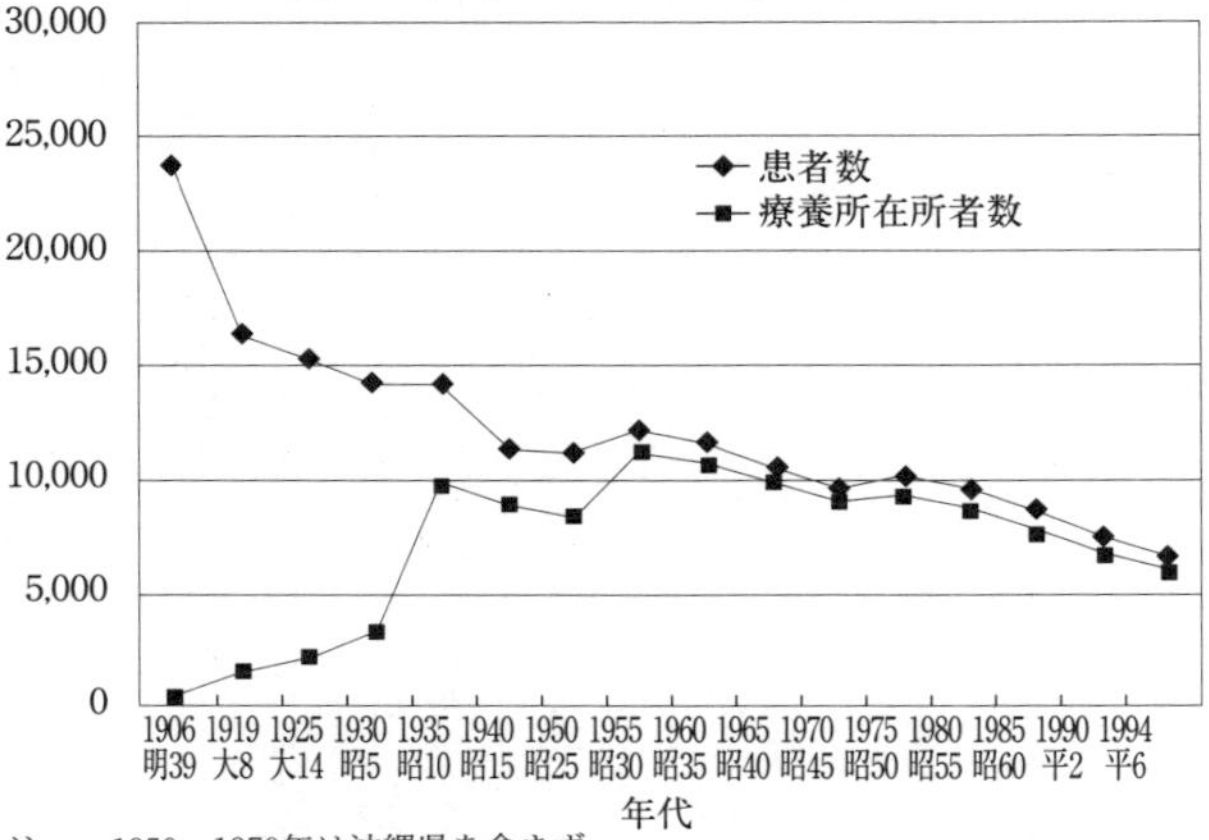

注　1950〜1970年は沖縄県を含まず.
資料　厚生省・藤楓協会の資料による.
出典　藤田真一編集『証言・日本人の過ち』（人間と歴史社）p.viを一部改変.

た。収用された施設は入口があっても出口のない療養所[62]で、社会復帰など毛頭考慮されなかった。療養所内ではハンセン病患者への様々な差別が存在した。また、看護士による足の切断などの行為が行われており[63][64]、療養所であっても適切な医療を受けるには程遠い環境に置かれていた。所内結婚するものは断種手術[65]が必要であった。戦後においてもハンセン病患者は医師の認定による優生手術の対象とされ、一九九五年の「らい予防法の廃止に関する法律」の実現まで子孫を残す権利は迫害され続けた。

ハンセン病療養所はあまりに過酷な状況に置かれていたため、戦前・戦中、いくつかの療養所で紛争が起きた（外島事件、長島事件など）が、軍国主義の台頭のなか、患者側の運動は抑圧されていった[66]。また、ハンセン病患者は戦中悲惨な状況のもと人権を無視された生活をせざるをえず、多くの患者が亡くなった[67][68]。

(2)　戦後のハンセン病患者の夜明け

(a)　**重監房廃止闘争からプロミン獲得**

戦後になり、軍国主義が解体されても療養所の生活に大きな変化はなく、燃料不足のため木を切っても監禁されるという状況がしばらく続いた[69]。

しかし、重監房のハンセン病患者[70]の取り扱い証言に加え、「療友の遺品分けゐる室に来てくぢ引きの列に吾も加

表 3　戦後ハンセン病の小年表

1945	8.15敗戦．奄美，沖縄，宮古の３園は米軍軍政下に
1946	プロミン合成成功（東大石館守三教授）
	入園者はじめて選挙権を行使（衆議院議員補欠選挙）
1947	楽泉園「特別病室」糾弾闘争
1948	全生園患者自治会がプロミン獲得促進委員会を結成
1950	奄美で集団軽快退所者７人社会復帰
	全国ハンセン病患者一斉調査．患者数12,626名，入所者10,100名
1951	山梨県「らい家族一家九人心中事件」おこる
	全らい患協（全患協，現全療協）発会
	藤本事件おきる
	「３園長証言」問題となる
1952	全生園で職員糾明患者大会が開かれる
	全患協による「らい予防法改正促進委員会」発会式
1953	「らい予防法」改正案上程－廃案
	作業スト，国会陳情，ハンストなどによる運動展開
	九項目の付帯決議を付け加え「新らい予防法」施行
	龍田寮児童の黒髪小学校通学拒否事件問題
1954	医務局長通達377号－所内監禁室の警察留置所移管を指示
1955	国立らい研究所設立
1956	「ハンセン病患者の保護および社会的復帰に関する国際会議」ローマで開催
1958	藤本松夫を救う会結成
1961	琉球ハンセン病予防法成立
1963	全患協「らい予防法改正」要望書を厚生大臣に提出
1964	全患協，看護切り替え完全実施－「六・五闘争」へ
1966	愛生園に授産施設畳工場ができる
1967	奈良に回復者社会復帰のための宿泊施設「交流の家」ができる
1969	敬愛園に回復者授産の大島紬工場開設
1970	全患協が不自由者看護の実態調査を行う．未切り替え不自由者3,135人，看護助手600人を必要とすることが判明
1972	沖縄本土復帰（５月15日）
1974	物価狂騰，物不足が療養所の生活を直撃－緊急措置を厚生省に要求
1980	全生園に東部医療センターとして人工透析設備が実現
	新生園で高齢者の長生会（65歳以上，127人）発足．前後して各園でも老齢者会結成される
1988	全生園にて第一回全国友園カラオケ交歓会が開催される
1991	「邑久・長島大橋」開通
1993	「らい予防法改正要請書」厚生大臣へ手渡す
	和光園外来管理治療棟完成
1994	高松宮記念ハンセン病資料館完成
1996	全患協「大谷見解（予防法廃止，新法制定）」を聞く
	菅直人厚生大臣過去の行政を謝罪
	「らい予防法」廃止

出典　大竹章『無菌地帯』（草土文化）の年表から一部改変．

はる」(復生、比木登志夫)(71)というようなぎりぎりの生活をしていた状況下で、救援物資で一財産つくる職員の存在が発覚し、重監房廃止闘争が引き起こされた。

戦前・戦中と戦後のハンセン病患者における決定的な違いは、一九四七年から供給され始めたプロミンの登場である。しかし、貧しいものにはプロミンの入手は困難であったため、「治りたい」「これ以上手足を腐らせたくない」という患者たちの声を受けて、一九四八年全生園でプロミン獲得促進委員会が結成された。その後、翌年全生園・楽泉園でハンストが決行され、初めてプロミンの予算がつくこととなった。

(b)　全国国立ハンセン病療養所患者協議会(全患協)結成

一九五〇(昭和二五)年一一月一八日三園長の証言(当時のらい医学専門医の時代錯誤の認識)を契機にらい予防法改正運動が全国的に高まり、翌年、全国国立ハンセン病療養所患者協議会(全患協)が結成された。その後、全患協はハンセン病者の処遇改善の様々な運動に邁進することとなる。

(c)　隔離政策を維持しようとする政府

戦後、新憲法のもと基本的人権の確立が叫ばれていたが、政府は未収容らい患者四五〇〇人の完全収容のため国立らい療養所増床計画をたてるというように、時代錯誤の政策を省みることはなかった。

一九五〇(昭和二五)年一月一五日栗生楽泉園において、患者同士の反目から二人の患者が殺される事件が発生した(楽泉園殺人事件)。それに対し政府は代用刑務所設立をすすめ、一九五三(昭和二八)年四月に菊池医療刑務所支所が発足した。収容定員七五人に対して五三年度一九人、五四年度一二人、五五年度八人、五六〜六五年度は毎年収容される受刑者は五人内外で、犯罪内容も特にハンセン病患者に特有なものは少なく、人間回復を希望する患者を強権的に押さえ込む方法は有効ではなかった。

(3)　日本政府のハンセン病対策と世界の国々との違い

一九五一、一九五二、一九五三年に海外のハンセン病の重要会議において、ズルフォン剤の治療効果、早期発見早期治療、重症開放型は施設隔離、閉鎖型は外来治療とフォローアップの方針が確認された。しかし、一九五三年の厚生省の改正案は強制入院、所長懲戒権の存続、無断外出には五千円以下の罰金などむしろ罰則強化の傾向があった。全患協は陳情、座り込み、ハンストなどを行ったが、一九五三（昭和二八）年八月一五日新らい予防法は九項目の付帯決議を加えて施行されてしまった。

一九五六年のローマ会議には、日本のらい対策関係者も出席したが、三年前に成立したらい予防法と一八〇度方針が違うにもかかわらず、その後日本の政策変更について討議された形跡は無かった。また、一九五八年第七回国際らい学会議（東京）でも、日本の隔離政策は孤立し、社会問題分科会技術決議で隔離政策はただちに破棄されるべきことが提言されたが、この時点でも戦後のハンセン病政策は変更されることはなかった(72)。

(4)　戦後なお続くハンセン病患者への差別や偏見

戦後なお続くハンセン病患者への差別や偏見をあらわにした事件の一つに、藤本事件がある(73)。一九五一年八月一日、熊本県で藤本算（四九歳）宅へダイナマイトが投げ込まれ、算と息子が軽傷を負った。算が村役場の衛生係をしていた時ハンセン病患者として報告されたことを恨んだ藤本松夫による犯行とされ、松夫は逮捕された。その後、藤本松夫は刑務所を抜け出した。藤本の逃走中に、算が殺されるという新たな事件が発生し、松夫は殺人の容疑者として逮捕され死刑の判決を受けた（一九五三年八月二九日）。冤罪の可能性がある事件であったが、死刑は強行された。

この裁判は、刑務所内の特設法廷で行われ、傍聴者もなく、基本的人権として憲法が保障している証人に対する反対尋問さえ行われなかった。「裁判記録を扱うにもゴム手袋をもってし、記録をめくるためには竹の箸を使用する」という前近代的な態度であった(74)。このような裁判で果たして公正な判断が下せたのかはなはだ疑問であり、ハンセン病への差別が依然として解決していないことを象徴的に示す事件であった。

(5)　ハンセン病患者の社会復帰への遠い道のり

一九五〇（昭和二五）年全国の軽快退所者はピークで二一六人に達した。軽快退所が増え、労務外出が認められる段階ではハンセン病はほとんど治癒していたといえる。この段階で行われるべきだった法改正はなされず、その後さらに在園者の高齢化、障害の高度化がすすんで、医療、介護を必要とするものの割合が高まってきている(75)。

(6)　療養所の生活環境の改善からら い予防法廃止へ

一九五七年提訴された朝日訴訟に対して、ハンセン病療養所の入所者たちはカンパなどで支援をした。しかし、この裁判で問題になった「最低限度」のはずの生活保護基準の日用品費よりも、ハンセン病療養所の日用品費の方が、実ははるかに下に押さえられていたのである。

昭和三〇年代はハンセン病外来治療へ踏み切る医師も現われた(76)が、多くのハンセン病患者は療養所内で過ごしており、療養所内環境改善に向けて六・五闘争が起きた(77)。

昭和四〇年代はもっぱら療養所内の改善にのみ目が向けられ、開かれた地域社会への人間回復、真の人間解放はあいまいにされたまま歳月が過ぎた。

一九七四（昭和四九）年に療養所の多くの医師が海外のハンセン病協力事業へ派遣され、我が国の隔離政策は世界において孤立しているとの認識が深まった。患者自身は、「らい予防法」が無くなることにより国立らい療養所の運営の基盤である国費支出が減額され、療養所内の衣食住が低下することや、社会復帰後の生活に不安をもったため、この時点では療養所内の処遇改善を望む声が強かった。

一九九一年、全患協は「らい予防法改正運動」を激論の上採択し、一九九五年、日本らい学会の反省表明がなされた。

一九九六年一月一八日、菅直人厚生大臣は直接謝罪し、三月二七日ハンセン病患者を長年苦しめてきたらい予防法はようやく廃止された。

　母死にて十三回忌を迎ふるに予防法廃止を告ぐるに遅し　　佐々木三玉(78)

らい予防法の廃止はハンセン病患者にとって本当に遅すぎた決定であった。

(7)　人間裁判――らい予防法国賠訴訟――

裁判の意味―ハンセン病対策の歴史的な責任を明らかにするための側面

一九九八年七月、九州の入所者が中心となって、約九〇年に及ぶハンセン病政策を問う国家賠償訴訟が、熊本地裁に提訴された。これを皮切りに東京、岡山両地裁で提訴が相次いだ。訴訟の最大の争点は「予防法による強制隔離で入所者の人権が侵害されたか」にあるが、原告は「国は戦前の早い時期からハンセン病の感染力が極めて弱く、強制隔離や断種中絶手術が不要であることを熟知していた」と指摘。そのうえで、「基本的人権の尊重をうたう新憲法施行後にらい予防法を制定（五三年）したのは違憲」と主張した。国は二〇年たつと、賠償請求権が消滅する民法の規定を基に、「七八年以前は賠償責任はない。また、七八年の相当前から隔離政策から実質的な解放政策に転換し、具体的な人権侵害はなかった」と反論した(79)。

医学生時代より小笠原登（京大助教授・皮膚科）のもとで、ハンセン病患者へのボランティア活動をしていた大谷藤郎（元・厚生省医務局長）の証言(80)では、新憲法施行後に予防法を制定したのは誤りであったこと、法を存続させ、患者の真の解放にはつながらなかったこと、日本ファシズムの崩壊とともにらい予防法は当然廃止されてしかるものであったこと、また、プロミンの登場以前からこの病気は治る病気であり、ただプロミンの登場によって重篤な後遺症を残さずに劇的に早く治るようになったこと、などが述べられている。一九七二（昭和四七）年以後に厚生官僚として自分の行ってきた処遇改善も、ハンセン病患者の人間回復にとってマイナスの側面があったことを認め、かつ、ハンセン病政策の長年にわたる過ちを指摘している。

二〇〇一年五月一一日、熊本地裁で国や国会議員の立法上の不作為についての責任を認める画期的な判決が下された。小泉純一郎首相の決断により国は控訴しない方向性を決定したが、ハンセン病患者を苦しめた責任は誰にあるのか今後の歴史の検証が待たれている。

（1）川上武『現代日本病人史』（勁草書房、一九八二年）五六〇頁。
（2）「週刊二〇世紀　朝日クロニクル　1946　昭和二一年」（朝日新聞社、一九九九年）一－四頁に当時の闇市や買い出しの様子が写真入りで紹介されている。
（3）莇昭三『戦争と医療』（かもがわ出版、二〇〇一年）六〇－六六頁。
（4）前掲(1)五〇八頁。
（5）前掲(2)に紹介されている。
（6）佐野眞一『遠い「山びこ」』（文春文庫、一九九六年）一二八頁。
（7）野村拓『医療と国民生活』（青木書店、一九八一年）一二五－一二七頁。
（8）杉山章子『占領期の医療改革』（勁草書房、一九九五年）一四二頁。

(9) 前掲(1)五四九頁。
(10) 結核に対しては戦前・戦中は対症療法しか治療法がなかったが、結核患者の集団発生防止・早期発見の面では、一九四〇年代に軍部主導で開発した「結核予防体系」が集団検診と結合して技術的有効性を発揮する基盤がつくられていた(川上武『技術進歩と医療費』勁草書房、一九八六年、一五三頁)。その集団検診も、戦後は次第に形骸化し、一九六八年当時の受診率は四二・六%であり、集団検診の多くは民間業者に委託のかたちをとり、委託費が低単価に抑えられたため、結核が多い中小零細企業における受診率は低調で、一般住民においても、採算のとれる地域は受診率が高いが、とれない地域は受診率が低かった。
(11) 石田修大『わが父波郷』(白水社、二〇〇〇年)九五頁。
(12) 結城昌治『死もまた愉し』(講談社、一九九八年)九八―九九頁。
(13) 結核医療費公費負担制度により公費で結核医療費の負担がなされる制度があるが、地方自治体によっては、予算上の締め付けから医学的判断が影響を受けることがあった(患者運動誌編集委員会『患者同盟7』(日本患者同盟、一九七〇年)四六頁)。
(14) 川上武『現代日本医療史』(勁草書房、一九七七年)五二四頁。
(15) 小松良夫『結核』(清風堂書店、二〇〇〇年)三五一頁。
(16) 前掲(1)一四九―一五五頁。
(17) 前掲(1)二五六―二六一頁。
(18) 日本患者同盟四〇年史編集委員会編『日本患者同盟四十年の軌跡』(法律文化社、一九九一年)七―一一頁。
(19) 前掲(18)二七二―二七三頁。
(20) 川上武編『戦後日本医療史の証言』(勁草書房、一九九八年)九四―九五頁。
(21) 鈴木勉「現代日本における患者運動の現状とその意義」『日本福祉大学研究紀要第三七号』(一九七八年)。
(22) 前掲(18)にそれぞれの運動について詳細に述べられている。
(23) 川上武「朝日訴訟の意味」「展望」一九六六年九月号。
(24) 新井章『体験的憲法裁判史』(岩波書店、一九九二年)二三〇―二三四頁。

(25) 前掲(11)による。
(26) 遠藤周作『海と毒薬』には結核に対する人工気胸ができないことが患者を落胆させるエピソードが語られている。
(27) 当時の胸郭形成術は基礎麻酔と局部麻酔の併用で行われていた。その様子は、吉村昭『死のある風景』(文春文庫、一九九二年)に描かれており、手術時の激烈な痛み、胸郭形成術の死亡率の高さ(三年以内に七割の手術体験者が亡くなる)が指摘されている。
(28) 前掲(12)一〇七頁。
(29) 南木佳士『ふつうの医者たち』(文藝春秋、一九九八年)一一七頁。
(30) 前掲(29)一一八頁。
(31) 砂原茂一・上田敏『ある病気の運命』(東京大学出版会、一九八四年)一五二頁。
(32) 厚生省特定疾患・呼吸不全調査研究班平成七年度報告書より。
(33) 「朝日新聞」一九九七・一・一九より。
(34) 斉藤綾子『結核病棟物語』(思想の科学社、一九八九年)には、抗結核剤のエタンブトールやリファンピシンの服用を副作用のためにいやがる患者や、ストレプトマイシンによる聴力障害に悩む患者の姿が描かれている。
(35) 「佐久病院史」作製委員会『佐久病院史』(勁草書房、一九九九年)五〇−五一頁。
(36) 榎本尚美・伊東和人『麻酔四〇年の軌跡』(真興交易医書出版部、一九九一年)七頁。
(37) 前掲(14)二九八−三〇九頁。
(38) 前掲(1)三七二−三八三頁。
(39) 千田夏光『従軍慰安婦』(三一新書、一九七八年)。
(40) 林正秀「医療における技術革新(1)」『医学史研究第八号』四−九頁。
(41) 前掲(7)一二五−一二七頁。
(42) 「薬史学雑誌」第二九巻(2)(日本薬史学会、一九九四年)。
(43) 前掲(36)三五頁。
(44) ダグラス・スター『血液の物語』(河出書房新社、一九九九年)二一一頁。

(45) 前掲(36)八頁。
(46) 一九九九年インフルエンザの大流行があり、高齢者や幼児を中心に死亡者が多数あった。背景には副作用を嫌った人々の予防接種の接種率の低下傾向があり、ワクチンの精製も間に合わなかった。
(47) 吉川昌之介『細菌の逆襲』(中公新書、一九九五年)。
(48) 前掲(1)一〇七―一五九頁、一九九―二六五頁、三三二―四一五頁。
(49) 「朝日新聞」二〇〇〇・六・一五夕刊「警視庁の無断HIV検査による採用拒否」。
(50) 新興感染症とは、「かつて知られていなかった、新しく認識された感染症で、局地的に、あるいは国際的に、公衆衛生上問題となる感染症」と定義されている(竹田美文による)。
(51) 再興感染症とは、「既知の感染症で、すでに公衆衛生上問題とならない程度にまで患者数が減少していた感染症のうち、再び流行し始め、患者数が増加したもの」と定義されている(竹田美文による)。
(52) 院内感染のその後を追ったルポとして同じ著者の『院内感染のゆくえ』(河出書房新社、一九九五年)、『院内感染ふたたび』(河出書房新社、一九九二年)がある。
(53) 河野美香『一七歳の性』(講談社+α選書、二〇〇〇年)。
(54) 「日本経済新聞」一九九九・三・二二、「朝日新聞」一九九九・七・一九夕刊。
(55) 富永國比古「十代に蔓延する性行為感染症」「世界」第六八二号(岩波書店、二〇〇〇年一二月)。
(56) 薬害としてのHIV感染症の増加は止まり、性行為感染症としてのHIV感染症が今後の課題となっている。
(57) 「日本経済新聞」二〇〇一・二・七より。
(58) H・I・Voiceへの連絡先は東京都青梅市日向和田三―六六三―五。
(59) 藤田紘一郎『笑うカイチュウ』(講談社、一九九四年)。
(60) 砂原茂一「われわれにとっての医学の進歩とは何か」粕谷豊編『医薬品の将来像』(日本評論社、一九八九年)一六一―一八〇頁では、抗生物質は中間的技術であることが論じられている。このあたりの議論については、川上武『技術進歩と医療費』(勁草書房、一九八六年)の八四―九七頁も参照すべきである(山内)。
第一・二・三次医療技術といわゆる〝三段階論〟〝三段階説〟の間には、技術論としての論理的相関性は検討されていない。現在では別の次元で考えるべき問題である（川上）。
(61) 戦後のハンセン病患者の様子は、大谷藤郎『現代のスティグマ』（勁草書房、一九九三年）、『らい予防法廃止の歴史』（勁草書房、一九九六年）に紹介されている。
(62) 小坂富美子『病人哀史』（勁草書房、一九八四年）。
(63) 国本衛『生きて、ふたたび』（毎日新聞社、二〇〇〇年）三四頁。
(64) 九弁連人権擁護委員会編『らい予防法の廃止を考える』（九州弁護士人権擁護連合会）一三八頁。
(65) 森幹郎『証言・ハンセン病』（現代書館、二〇〇一年）七六頁。
(66) 徳永進『隔離』（ゆみる出版、一九八二年）二〇〇頁。
(67) 清水寛「第二次世界大戦と障害者(1)――太平洋戦争下の精神障害者・ハンセン病者の生存と人権」『埼玉大学紀要教育学部（教育科学）』第三九巻一号（一九九〇年）。
(68) 前掲(66)一三一一四頁。
(69) 前掲(63)六四頁。
(70) 重監房とは一九三八（昭和一三）年に草津の栗生楽泉園につくられ、〝手に負えない患者〟を矯正の目的で収容した〝特別病室〟とされていたが、その実体は監獄そのものであった。設置以来、重監房に入れられた者は九二名、そのうち書類上合法の者は一名しかおらず、獄死したものもおり、重体になって出獄後死亡した者もいた（『全患協運動史』一光社、一九七七年による）。
(71) 全国国立療養所ハンセン氏病患者協議会編『陸の中の島』（新興出版社、一九五六年）より。
(72) 前掲(64)一三九頁。
(73) 大竹章『無菌地帯』（草土文化、一九九六年）二八二―二九一頁。
(74) 森田竹次『偏見への挑戦』（長島評論部会、一九七二年）。
(75) 高松宮記念ハンセン病資料館「資料館だより」第二七号（二〇〇〇・四・一）。
(76) 国立駿河療養所の石原重徳医師が、一九六三年一二月から軽快退所者や事故退所者について外来診療を開始した。小笠原登、西占貢、和泉眞藏らが京都大学医学部付属病院の皮膚科外来で診療を行って以来の画期的な出来事であった。

(77) 一九六四年、国立大村療養所において、職員の増員が認められないため、退所はできないが作業はできる患者に「回復者職員」として非公式に働いてもらいたいとの提案があったことに対して、全患協が「安上がりな労働力確保をねらいとしたごまかし」と断定し、作業放棄などの闘争を行った事件である。

(78) 朝日新聞大阪厚生文化事業団編『遥けくも遠く』(朝日新聞大阪厚生文化事業団、一九九八年)二三頁。

(79) 「毎日新聞」二〇〇〇・二・二〇より。

(80) ハンセン病国家賠償訴訟弁護団『証人調書1「らい予防法国賠訴訟」大谷藤郎証言』(皓星社、二〇〇〇年)、大谷藤郎講義録『人間を考える』(国際医療福祉大学出版会、二〇〇〇年)、「読売新聞」二〇〇一・五・一三などから要約抜粋。

第３章　高度経済成長から成人病の時代へ

はじめに

病人のおかれた状況、とりわけ医療との関係は、一九六〇年代に新しい段階に入った。国民皆保険が一九六一（昭和三六）年に達成され、その後七〇年代にかけて老人医療費無料化の動きがすすむなかで、医療にかかるうえでの病人の経済的負担が軽減された。病人を悩ます代表的な病気は、すでに結核・急性伝染病から慢性疾患・成人病へと変貌していた。さらに、医療技術、技術システムの面では、第二次医療技術革新が進行し、病院の大型化など、劇的な変化が進んでいったのである。

この時代、病人史の展開は、医療保障や医療供給のありかたと密接に絡み合って展開している。そのため、戦後の医療史や医療技術史など、より広範囲の歴史を踏まえる必要が本来は強い。病人史の一つの章である本章の制約から、これらについて述べるのはごく簡単にとどめざるをえないことをあらかじめお断りして、病人のおかれた状態の代表的な姿を紹介していきたい。

一　成人病時代へ——国民皆保険と第二次医療技術革新——

(1)　国民皆保険の達成

国民皆保険の構想は、戦争中からあったが、戦局の悪化などで未達成におわった。戦後、国保組合の復興がすすむと、厚生省は一九五七年四月に国民皆保険推進本部を設置した。そこで、六〇年度までの三年間に毎年五〜六〇〇万人ずつ国民健康保険の被保険者を増加させ、医療保険の未加入者をすべて国民医療保険に加入させる「国民健康保険全国普及四ヵ年計画」が策定される。一九五八年一二月一九日には、新国民健康保険法が成立し、達成の法的基盤が整備された。

新法施行前の五八年には、岩手・秋田・山形・福島・石川・島根・滋賀の七県で、すでに全県に国保組合が普及していた。五九年には長野・福井・鳥取の三県で、六〇年には東京都をふくむ三三県で皆保険となった。さらに、奄美大島の無医村の一町五村を除き残り一三県で六一年四月一日から実施された。政令指定都市でも、東京二三区で五九年一一月、ついで神戸市、ほかの都市と続き、こうして、六一年四月に国民皆保険は達成された。このとき、国民健康保険の保険者数は三六七〇、被保険者数は約四九〇〇万人に達していた(1)。

これとほぼ同時に、一九六〇年一二月に岩手県沢内村では、すでに老人医療費無料化が行われていた。その後この施策は、東北地方の市町村から全国にひろがり、病人の医療費負担をより一層軽減することになる。こうして、医療をうける上で経済的な障壁が低くなったことは、病人と医療の間にもたらされた戦前からのもっとも大きな変化の一つであった。

(2)　成人病時代の到来と医療技術、医療供給体制

疾病構造をみると、一九六〇年当時すでに、結核、急性伝染病から成人病へとその中心は移っていた。一九五〇年まで死因の第一位をしめていた結核は後退し、五八年には脳血管疾患、悪性新生物、心疾患が上位三位までをしめた(2)。受療率では、「感染症及び寄生虫症」が減少傾向をつづけ、「循環器」「呼吸器」「消化器」「筋骨格及び結合組織」の疾患が増加していった(3)。

このような変化は、食生活・衛生状態の改善など、戦後復興のなかで、とりわけ第一次医療技術革新の成果でもあった。その一方成人病時代が到来したことが、医療技術や医療供給システムのありかたに対して、課題をなげかけることになった。

新たに主役となった成人病のなかには、多くの異なった病気が含まれ、さまざまな医療上の課題を提起していた。脳卒中や心疾患では、まず、いかに救命するかが問題であり、外科療法や救急医療の進歩を要請していた。しかし、動脈硬化を基礎に発症する病気が多くを占めており、背景に高血圧や糖尿病、高脂血症などの危険因子や、労働や生活をめぐるさまざまなストレス、生活習慣とどう向き合うかという、予防にかかわる問題もはらんでいた。救命されてのちに障害を残すことから、リハビリテーションの課題も大きかった。

がんなどの悪性新生物については、どこまで治療できるか、外科や放射線治療の進歩が期待されていた。一方で、労働・生活環境の中の発がん因子の問題もあり、また、症状が出現し悪化するまでの経過の中で、いかに早く発見・治療できるかなど、一次予防・二次予防の課題も大きかった。治すことができなかった場合は、がんによって生命を奪われる可能性が高く、そのこととどうむきあうのかが、病人にとって重大なテーマでもあった。

時代はまさに高度経済成長の最中であり、市民の働きぶり、くらしぶり全体が大きく変貌していた。農村から都市

への人口の集中、核家族化の進行、労働現場での技術革新と「合理化」がすすんだ。家庭用電化製品、自家用車の普及、食生活の欧米化・商品化をはじめ、各種の消費財が増加し、テレビなどマスメディアの影響力が増大した。交通事故や公害による健康被害の増加もあいついだ。全体として、有史以来もっとも急速な変化の波が、人々の暮らしをおおっていった。

ストレスや生活習慣の変化自体が、高血圧・高脂血症などの危険因子を増加させ、不健康な状態で働きつづけることを常態化させた。生活と労働が激変するただ中で、成人病をはじめとしたさまざまな疾患・健康問題に、人々は向き合っていたのである。このような病人は、経済的にはかかりやすく、ある意味で身近になった医療に、大きな期待を寄せた。それに医療の側がどこまで応えたのか。医療技術は、病人の求めに応えてどこまで効果を発揮したのか。病院などの医療機関、医師をはじめとする医療技術者は、病人の期待にどう応えたのか。これらが病人史上の問題となった。

(3)　第二次医療技術革新とその特徴

一九六〇年当時、医療は第二次医療技術革新の時代に入りはじめていた。すなわち、五〇年代から「疾病構造の変貌・医学研究の進歩にともなって、臨床検査の種類の拡大と検査量の増大がおき、その迅速処理、精度向上が診療技術の内側からも強い要請となってきた」。そしてその打開策として、中央検査室の創設（東大病院、一九五五年）につづいて、「すでに他の産業では企業化されてきた自動化・コンピューター化を、一九六〇年代中頃から医療分野にも導入する試みが積極化してきた」(4)。

そこからうまれた幾多の医療機器は、第二次医療技術革新とよばれ、医療技術のあり方を一変させていった。代表的なのは、X線テレビ、内視鏡、血液などの自動分析装置、超音波断層診断装置、放射線治療装置、CTスキャン、人工透析装置などである。これらの多くは、工学技術とりわけ電子工学、情報工学技術を医学へ導入することで実現された。全体として、人体の各臓器について詳細・精密な情報をえる診断上の進歩がめざましく、治療面では診断の精密化にたった外科療法の拡大や、適応の限られた特殊・専門的な技術であった。

この事態は、医療機関に対して、施設・設備の大型化を要請するものだった。その傾向は、とくに六〇年代にはいり自動化・コンピューター化がすすんだことで加速されていった。

また、医師をはじめとする医療技術者のもつ技術にも影響をあたえた。そのなかでもっとも顕著なのが、診療科目の細分化、医師の専門分化、さまざまなコ・メディカル職種の増加である。

(4)　医療保障と医療供給のミスマッチ

第二次医療技術革新の成果は、ストレートに病人のもとに届けられたわけではなかった。なぜなら、一九六〇年代のはじめには、医療機関の大部分は個人開業や民間経営による有床診療所・中小病院であった。規模や経営上の制約から、革新的な医療技術がすぐ現場に導入されたわけではなかった。それどころか、国民皆保険の達成で医療にかかろうとする病人が増加し、医療機関も医師も不足していたため、「保険あって医療なし」という言葉がささやかれたほどであった。

この問題は、人口が急増した都市部と、減少した農村部とくに山間・僻地の両者で、典型的にあらわれた。都市部では、患者の増加に見合うだけの医療機関・医師が確保されず、日に何百人もの患者を診療する開業医や、大規模な集合住宅では、休日・夜間に無医村となる地域があらわれた。なかでも救急医療の受け入れ医療機関が不足したことは、一九七〇年代半ばに社会問題となった。その一方、農村、山間・僻地では、無医地区の問題が解決されずに残っていった。

医療機関の整備に関しては、医療保険による患者増加、増収をもとに進められていった。一九六〇年に開始された、医療金融公庫による民間医療機関に対する融資なども、その条件づくりの一端を担った。

その結果、病院の増加と規模の拡大が進行していった。これは、第二次医療技術革新の技術が、高機能・高額であったため、「その性能を十分に発揮し減価償却を可能にするには、病院規模の拡大が必然的要請になってきた」面もあった。そして「一九六〇年頃より小病院（二〇〜四九床）が年々相対的に減少し、逆に中型大型病院（二〇〇床以上）の増加がめだって」(5)いった。

国民皆保険の達成（一九六一年）により医療保障制度が確立されたことは、このような変化を支えたものでもあった。保険からの医療費の支払いが現物給付・出来高払いであったこと、その前提に営業による医療機関の運営を前提とし、その意味で医療の営利性を肯定する開業医制度があったことから、皆保険が医療技術の普及に大きく貢献した。

しかしながら、個人や医療法人が経営する病院が大多数をしめるなかで、診療報酬などを主な原資として病院の整備を図った結果、日本の病院はいくつかの特徴・歪みを残すことになった。患者一人当たりのスペース、スタッフ数などで欧米と比べてひどく劣ったレベルにとどまっていることがその一例である。また、病院が一般外来に力を入れ、開業医・診療所と競合して患者を診ていることも、欧米と比較して特徴的とされる。

医師養成に関しては、一九七〇（昭和四五）年に「昭和六〇（一九八五）年までには人口一〇万人当たり医師一五〇人を確保する」という目標が定められ、医学部の定員増がはかられた。一九七三年には、田中角栄首相の「日本列島改造論」政策のもとで、「一県一医大」構想が閣議決定され、医大新設が進められた。

(5)　国民皆保険と第二次医療技術革新が病人にもたらしたもの

国民皆保険体制と第二次医療技術革新によって、多くの病人は、近代的な医療を身近に気軽に利用できるようになった。それが高度成長で働き続ける市民生活の支えとなり，核家族化や高齢化で増加した生活上の不安に応えるものであったのは確かである。

保険証一つで，誰でも近代的な医療を利用できるという医療機関のスローガンは，それがどこまで達成されたかはともかく，多くの病人にも支持されていった。この時代は，病人にとってある意味で明るい画期となった。しかし同時に，それが少なくない病人にマイナスを生じさせた面もあったことを指摘しなければならない。

(a)　検査の増加——診断の精密化と検査漬け——

第二次医療技術革新の特徴として，診断技術の精密化が達成されたことがある。これによって，正確な診断や病態の把握・追跡が可能になった。検査機器の進歩により，外来の診察を受けるだけで，血液や尿の検査，各種画像診断装置による検査をうけるのが，ごく当たり前になっていった。医師の診療方法も大きく変化し，面接・問診や患者の身体に触れての診察の重みが減った。同時に病人・患者の側も，医療機関を受診するときに，何らかの検査を期待・要求する傾向が強くなっている。

医療行為の中で臨床検査の占める割合が増加していったことのマイナス面としては，いわゆる「検査漬け」医療がある。不必要なまでに臨床検査が多用され，患者の身体的・経済的負担が増す。その一方で，面接や説明の技術が軽視されるようになって，検査を受けたことによる不安の増大が，医原病として問題になってきた。

このことは，おそらく外来患者の病院集中の一因ともなっている。検査を多用する医療が当たり前となってくれば，同じ受診するなら，診療所よりも設備・機器の整った病院のほうを選ぶのが，患者の心理であろう。これは医療費の無駄の原因の一つとして，社会問題にもなっている。

(b)　病気発見の増加――早期発見・早期治療と薬漬け・過剰治療――

精密な生体情報が得られるようになった結果、さまざまな病気や危険因子が、これまでには不可能だったような早期の段階で発見されるようになった。また、糖尿病や高脂血症などの危険因子がいったん発見されると、臨床検査を頻回に用いての追跡が可能になった。その結果、より危険の少ない時期にがんなどが見つかって、安全に治療できる。あるいは、危険因子をうまくコントロールして、虚血性心疾患や脳血管障害の発生を予防するチャンスを増やすことができる。

その一方で、あれこれの検査データをもとに、安易な薬物療法や、ときに手術さえもが行われている可能性も否定できない。前者の例としては、経口血糖降下剤が、かえって危険を増加させ、重篤な副作用を引き起こしている可能性が指摘されたことがある(6)。

(c)　治療技術の高度化――救命と「植物状態」――

治療技術の分野では、脳外科や心臓外科における技術進歩や、ＩＣＵ・ＣＣＵなどにおける集中治療技術によって、それまでは救命しえなかった重症患者が、命をながらえることが可能になった。一九八〇年代から実用化され、普及してきた冠動脈疾患に対するＰＴＣＡ（経皮経管的冠血管形成術）、ＰＴＣＲ（冠動脈血栓溶解術）などのCoronary Interventionも、その延長線上の技術といえる。がんの治療では、あらゆる部位への手術療法、化学療法、放射線療法などが可能となり、精密化した診断技術とあいまって延命・治癒の可能性を拡大した。こうした技術によって、たとえば急性心筋梗塞を起こしたにもかかわらず、良好な心機能を残すことができた、あるいは、がんとの闘病から生還した病人が増えていった。

しかしその一方で、手術の失敗や合併症から、意識不明の植物状態にとどまっている人々も少なくない。第二次医療技術革新によって、病気に対するより攻撃的な治療や、病人の身体に侵襲を加えるような検査さえもが可能になり、医療現場で増加してきた結果、それまでになかったような医療事故・過誤もまた増加してきたのである（第8章「薬害・医原病の多発とその背景」を参照）。

(d)　医療技術者の専門分化、細分化

第二次医療技術革新によって、病人にとって医療は、開業医に代表される主治医に診てもらうことを必ずしも意味しなくなった。病院内の各所、あるいはあちこちの医療施設を巡る。そこでは各臓器別・治療方法別の専門医や、各科の診察室・病棟にいる看護婦、放射線技師、検査技師、あるいはリハビリテーション部門の理学療法士、作業療法士など、さまざまな職業の人と接触する。それによってはじめて、最先端の進んだ医療を受けることができる。医療は、専門分化とチームワークによって達成される性格を強めていった。

そのことは、多くの職種とやりとりすることを強いられ、チームワークが悪いことの影響をこうむる点で、病人の負担を重くした。また、複数の病気をもった場合などは、専門別に複数の医師が治療を担当することになり、病人の生活全体の歴史や見通しからみてなにが大切かを判断・提言する主治医が、得難くもなった。

二　がんと闘う病人

いのち短し　恋せよ少女《おとめ》
朱《あか》き唇　褪《あ》せぬ間に
熱き血潮の　冷えぬ間に

明日の月日は　ないものを

（「ゴンドラの唄」吉井勇作詞・中山晋平作曲）

この唄は、一九五二年に制作された映画「生きる」（黒澤明監督）のラストシーンにおいて、胃がんで長くは生きられないと知った主人公が、市民課の課長として公園づくりに残りの人生をかけ、自分の作った公園で最後を迎える際にブランコに乗りながら口ずさむ唄である。この映画では、がん患者の「生きる」意味が深く掘り下げられ、がんと闘う病人の一つの選択肢が描かれていた。がんの診療が、第二次医療技術革新で格段の進歩を遂げたとき、がんと闘う病人の姿は、どう変わっただろうか。

(1)　がんの増加

がん（悪性新生物）は、戦後急速に増加し、一九八一（昭和五六）年以降死因順位の第一位となっている。一年間に新たにがんになる患者数は四四万人を数え、一九九八年には二八万三九二一人の生命を奪っている。このためいまだ多くの人々は、がんを死病ととらえている。

男性では、胃がんの死亡率は一九六〇年代後半をピークに減少してきたが、肺がん、肝がん、大腸がんは逆に増加が著しい。肺がんは一九九三年に胃がんを抜き一位となり、今後も増加することが予想される。一方、女性では胃がんは男性と同様に減少している。子宮がんも戦後一貫して減少しているが、近年は横ばいとなっており、大腸がん、肺がん、肝がん、乳がんなどは増加している（図10参照）。がん患者の発生を年齢調整罹患率でみると、男性では、がんの総数は徐々に増加している。胃がんは減少しているが、肺がん、大腸がん、肝がんなどの罹患率がそれを上回って増加している。女性でも同様で、胃がん、子宮がんは減少しているが、乳がんや大腸がん、肺がんなどが増加している。

図10　部位別にみた悪性新生物の年齢調整死亡率（人口10万対）の年次推移

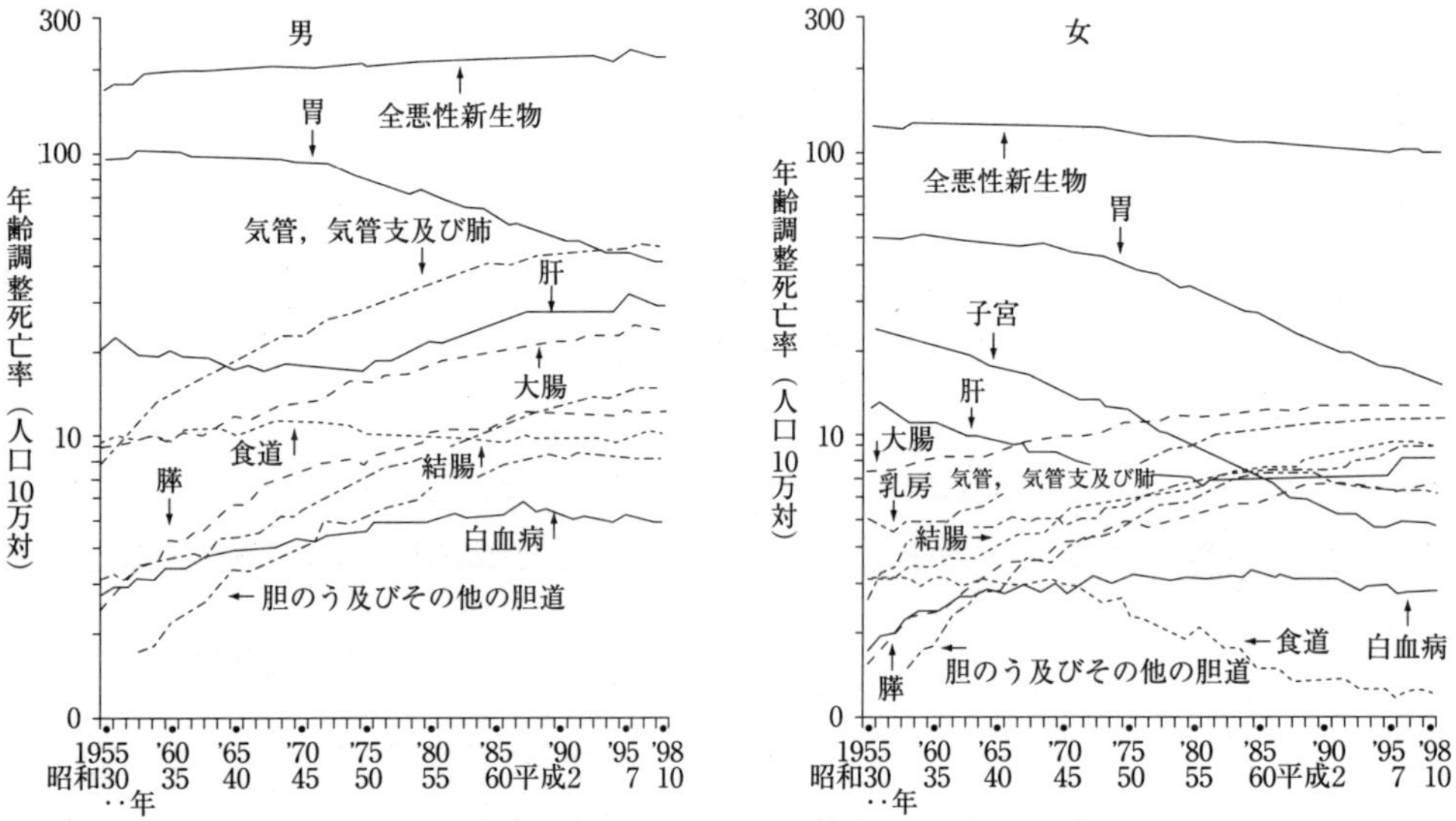

注　年齢調整死亡率の基準人口は，「昭和60年モデル人口」である．片対数グラフを使用した．

大腸は，結腸と直腸S状結腸移行部及び直腸を示す．

但し，昭和40年までは直腸肛門部を含む．

結腸は大腸の再掲である．

肝は肝及び肝内胆管である．

資料　厚生省『人口動態統計』

図11　大阪における1975年から1990年までの相対的5年生存率の年次推移

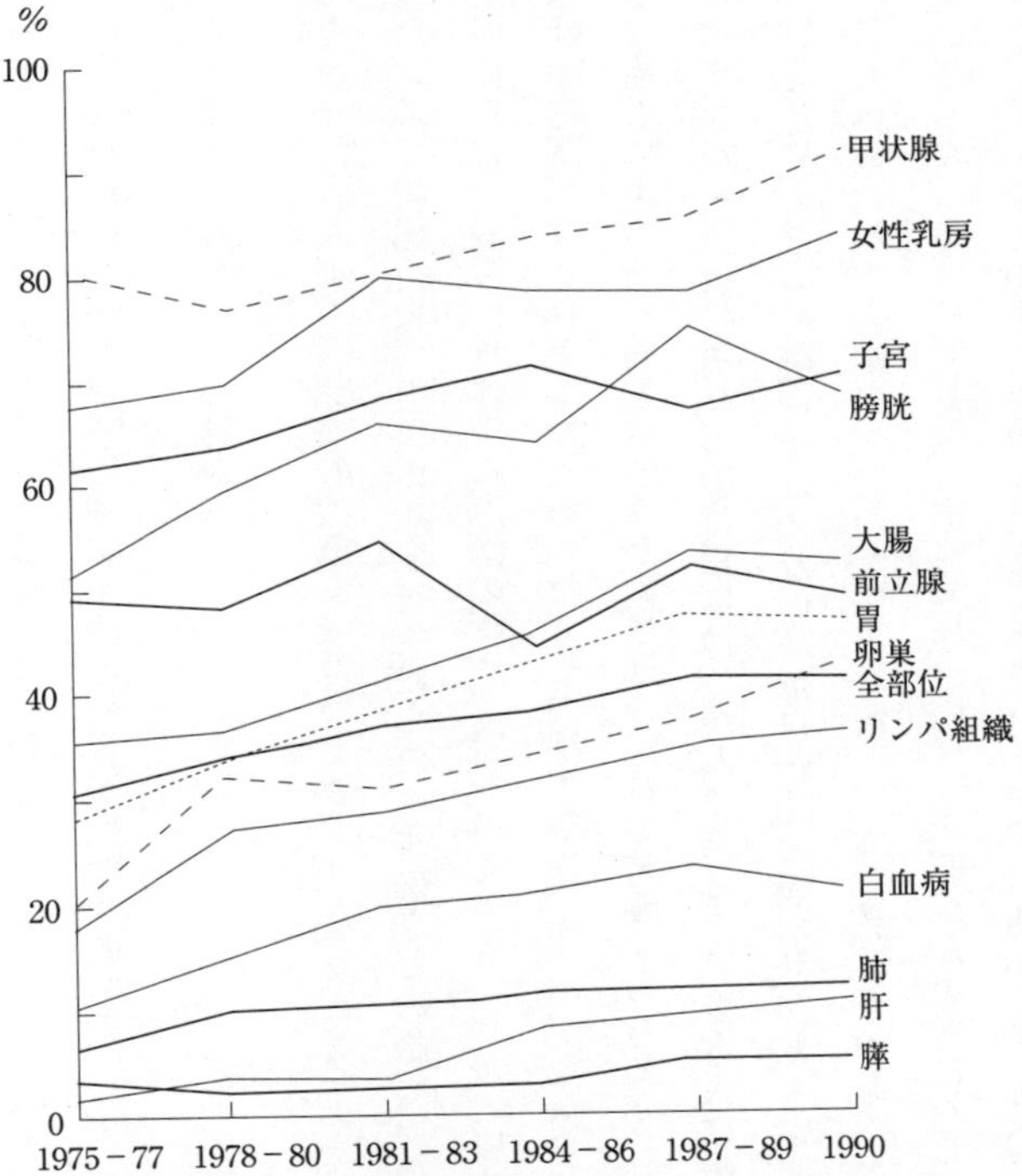

資料　富永祐民・大島明・黒石哲生・青木国雄編『がん・統計白書－罹患／死亡／予後－1999』（篠原出版社，1999）p.155より．

(2)　改善した治癒率、延命率

がんで死亡する病人も多かったが、医療技術の進歩により治療効果があがるようになったのも、戦後の特徴である。大阪のがん地域登録から生存率の推移を示す（図11）。

医学的に治癒の目安とされる五年生存率が徐々に改善してきているが、部位により違いがあることがわかる。甲状腺、乳がんは比較的良好で、経年的にも五年生存率の改善を認める。しかし、すい臓がん、肝がん、肺がん、白血病では低く、改善も緩やかである。原発臓器に限局しているものでは、これらのがんでも五年生存率は改善してきている。早期であれば、悪性度が高いがんでも治癒しうるようになったと考えられる。早期発見が推奨され、がん検診が勧められる理由ともなる。

白血病の五年生存率はまだ低いが、近年の治療法の進歩により急性リンパ性白血病などでは、治療に成功し社会復帰する例も増えてきている。小児では成人の白血病よりも予後は良くなってきている。

がん治療の内容も、大がかりな手術や強力な化学療法（抗がん剤）のように、病人に苦痛を強いるものから、胃がんや大腸がんにおける内視鏡手術の進歩にみられるように、より苦痛が少なく病人が社会復帰しやすい治療法も開発が進んでいる。乳がん治療でも拡大乳房切除や胸筋合併乳房切除から、胸筋温存乳房切除や乳房温存療法へと手術法（術式）も変化し、病人の美容的観点に配慮した手術法や乳房再建術もとられるようになってきた。内分泌・化学療法剤の開発、放射線療法により治癒率が改善し、早期に社会復帰する病人も増えてきている。

がんの治癒率・五年生存率は、戦後確かに改善してきているが、病人がどれだけその人らしい人生を送れるようになったかはまた別で、がん患者の闘病生活の内容が問題である。

(3)　闘病の主人公としての病人へ

がんを患った病人が、病院での治療を受けるとき、がんであることを知らされずにいることは、ながいこと珍しくなかった。多くの場合は、虚偽の病名を告げられ、手術などの厳しい治療を受けていった。不幸にして治癒できなかった場合には、最後は身体中に点滴の管や、尿を導くカテーテル、胃管などを入れられ、呼吸や心臓の拍動が停止しても延命措置がなされることもあった。その様子から、スパゲッティ症候群という呼び方もされるようになった。こうした治療によって、病人は家族との最期の別れの時間すらもてず、「闘病」を強いられた。

このようながん医療のあり方の背景には、がんであることを本人に告知しないという考え方があった。現在でも「基本的に告知しない」医師は少なくない。毎日新聞大阪本社がん告知取材班が一九九三年に行った全国の病院勤務医三〇〇人への「がん告知アンケート」によると、治る見込みのあるがん患者に対しては、七割が「知らせるべきだ」と回答した。それに対して、治る見込みのない末期がん患者に対して「知らせるべきだ」の回答はわずか二六％であった。がんを告知する姿勢は見えてきているが、早期がんと比べて、末期がん患者への告知問題はケースバイケースで対応されているのが実情である(7)。

本人への告知を望まない家族もまた多い。その根拠としてよくだされるのが、「がんであることを知らせると、がっかりさせることで、病人の死期をはやめる」「死ぬことを知らせるのは、酷いことで、とてもできない」という意見である。

しかし、いくつかの理由からがんの病人に本当の病名を告げる、あるいは病人自らががんという病名を受け入れていくという流れが、がん診療の現場で強まってきている。

別の調査によると、病人や家族が「告知されてよかった」と感じる理由としては、①病名を知ることで辛い治療に耐えられるようになった点、②告知されると「負けてたまるか」という気力が出てくるということ、③家族や友人と親密なコミュニケーションが成立し、絆が深まることなどが挙げられている(8)。

ここからわかるように、告知する流れが強まっている理由のひとつは、がんの治療技術が進歩し、延命や治癒の可能性が増してきたこと、そしてそのためには苦痛を伴う治療を患者が受け入れ、それに耐えていく必要があることである。医師の中には、「早期発見されたがんなら、良性疾患と同じに九五％以上の五年生存率が期待できる。告知をためらう必要はない」という意見があるのは、その例の一つである。より延命率・治癒率の低いがんでも、手術や抗がん剤、放射線療法を行う価値があると判断した場合、病人に真の病名を告げずに治療を実施することは、医師にとって巧妙な嘘をつき続けるという重い負担を強いる。それに耐えながら診療を続けるのもまた、医者の重い責務だという立場をとる医師もある。しかし、がん専門治療機関では医師の多くが、八〇年代の後半から、ほとんどの病人に対し告知に踏みきっていった。

この考え方では、がんを治すための治療が効果を期待できないような進んでしまった病人に対して、告知するべきかどうかは必ずしも明確にならない。その結果、がんによって生命を奪われるのは避けられないが、治癒を期待している病人の手前、途中で治療方針を変更できずに、いたずらに苦痛を与える治療が続行されるというケースもあった。

それに対して、たとえ生命が助からない状態のがん患者であっても、苦痛を取り除くよう医療技術で援助しながら、本人が最期まで自分の生と向き合うためには、本人への告知が必要だという考え方がある。これは、ホスピスの運動や考え方がわが国に紹介され、実践されはじめた一九八〇年代から、徐々に医療現場に広がっていったと思われる（ホスピスの歴史については、第II部第3章「二一世紀の死と生死観」で論じている）。

さらに、より積極的に、がんであることを知りながら自らの生命力でがんを克服しようという考え方から、がんの告知を進める立場も存在する。その典型が、「生きがい療法」である。この療法に参加する病人は、がんであることを認知し、登山やトレーニングなどの積極的な行動を通じてがんと闘病しようとしている。「生きがい療法」では、心の安楽よりも生きがいを大切と考え、ケアを受けるよりも自分で闘っていく、病名を告知されるのではなく自ら認知していくという(9)。

がん告知の実態を調べた調査として、『平成六（一九九四）年人口動態社会経済面調査報告：末期患者への医療』がある(10)。これによるとがん（悪性新生物）にかかった病人のうち、告知された人、うすうす気づいている人が全体の六割以上を占める。告知された人ほど、医師から病状と治療方針の十分な説明を受けていることが多い。心配なことでは、自分の健康状態と、家族や仕事のことが挙げられている。告知されていない病人で、病状を的確に把握できないことが悩みの原因になっている様子もうかがわれる。

これらの結果を『平成四年度人口動態社会経済面調査（悪性新生物）』と比較すると、亡くなられたがん患者への病名告知が二年間で一〇ポイント増加（平成四年度一八・二％から平成六年度二八・六％へ）しており、その方々への説明も二年間で倍増（平成四年度二二・五％から平成六年度五〇・六％へ）している。病人を取り巻く告知の様子は、急速に変わってきていると考えられる。

(4) 死と向かい合う病人——江國滋『おい癌め酌みかはさうぜ秋の酒』から——

未だ〝がん＝死〟という印象は一般に強い。医療技術の進歩や早期発見により完治する患者も増加してきているが、がんで生命を奪われる例も後を絶たないためであろう。ここでは、がんと積極的に闘い、その結果死と向かい合った病人の例として、随筆家の江國滋の闘病記を取り上げる。日本でトップレベルの癌専門病院で、死と向き合った病人の闘病記として、病人と医療の姿を示していると考えられるからである。

　残寒やこの俺がこの俺が癌

これは、がんを告知されたときの江國の俳句である。

告知後、江國は「ベッドにもたれ、どうしていいかわからない。仕事のことを中心に、考えなくてはならないことが、山ほど押し寄せてくるのだが、実際は考えられず放心状態が続」いたが、やがて「よし、今日から退院（できれば、だが）まで、闘病俳句を作り続けることにしよう」と、ようやく心に誓う。

江國の経験したインフォームド・コンセントは、国立がんセンター中央病院に入院した際に、「説明を十分にお聞きになった上で、手術はやめたいといわれたら、わたしどもは何もすることはできません。手術をする、と決意されたら、その時点で「手術同意書」に署名捺印をしていただきます」という前提つきのもので、その様子は以下のようであったという。八畳ほどの面談室で応接机をはさみ、まず担当医師が出席した全員を紹介する。そして医師は、大判の書類の裏にこと細かに図解しつつ、ゆっくり嚙んで含めるように説明する。

①現状、癌の深さ、転移の見通し。②手術の具体的方法、麻酔について。③手術当日の家族の行動、その晩ＩＣＵ（集中治療室）で声をかける。④術後の経緯。⑤考えられる危険性（四日目肺炎と縫合不全）。⑥術後一ヵ月以内に死亡する危険性（手術死亡率）は二〜三％。退院できない可能性（入院死亡率）は五〜六％。

予定の一時間三〇分を超える「インフォームド・コンセント」であったが、手術を止めた際の方針や医療に関して明確な方向性が示されていない点で、病人にとって不満の残る点もあった。

江國の手術は一〇時間以上におよび、食道の全部と胃の大部分を摘出し、大腸を引きあげて食道の代替とし、胸の皮膚と肋骨の間を通す大手術であった。手術終了後の麻酔から醒めたときの苦痛を江國は、

　　春の闇阿鼻叫喚の記録あり

と詠んだ。

治ることに望みをかけて痛みに耐え、がんと闘ううちに、今度は胸の傷を再手術する必要が生じる。

　　再手術を告げられてゐて彼岸寒

(医師)「黙っていて、あとで江國さんが落ち込んだりしたらいけないので、あらかじめいっておく。再手術で、くっつく確率は、五〇%(論文でも症例でも)。くっつかない場合は、再々手術、再々々手術と、医師としては、四、五回手術をくりかえしてくっつけばいいという考え方をしている。再手術で、いっぱつでくっついたら、四月の末頃にはものが食べられるようになると思う。一回の再手術だけですまないことも五〇パーセントの確率であることを認識しておいて下さい」。

小手術さえすればあとは良くなるだけと考えていた本人はさらに落ち込む。

　　張り合ひもめりはりもなき日の永き

その後、右上腕部、肩、肩甲骨の痛みが転移であることが判明し、放射線療法が開始される。最初のがん告知よりも転移の知らせのほうがより大きなショックであった。

　　目にぐさり「転移」の二字や夏さむし

　　放射線に最後の願ひ託す夏

差額ベッド代が圧迫となっていることも記されている。三月分は保険診療外金額（特別室料）一〇二万三〇〇〇円であり、医療費明細書では「自　平九・三・一支払区分　至　平九・三・三一　国保・七割　入院料七五万五八四〇円、投薬料二万五六三〇円、注射料二三万五八一〇円、処置手術料九五万三七九〇円、特別室料一〇二万三〇〇〇円、X線料五万五四八〇円、検査料一三万五四二〇円、放射線治療料、理学療法料五五〇〇円、食事負担一万一四〇〇円、合計三一九万四七〇円、保険診療外金額一〇二万三〇〇〇円、今回請求額一七一万五三三〇円、消費税三万六九〇円」となっている。

最後まで望みを捨てずに、江國は闘いつづけた。その後、痛みがひどくなり、上腕骨病的骨折にもみまわれ、骨折部を固定する手術を受ける。治癒の見込みもなくがんセンターを退院したものの、家でもリビングの定位置に座って漫然とテレビを見て過ごすしかできない。歩くのもやっと、食事も喉を通らない状態になった。退院して初めてがんセンターに外来受診した日に、レントゲン撮影で肺炎と診断される。空きベッドがないので、入院を予約しいったん帰宅。翌日尋常でない苦しみで、知り合いの病院に入院し、七日後がんセンターへ転院となり、そこで死亡する(11)。

江國の闘病記では、状態が悪化するに従って医療者への不満（医療者の心のケアや全身的治療の軽視など）が表れてくる。最後に江國がどう思っていたかは、はっきりしない。しかし、はじめ手術同意書にサインした時に予想していたものと、ずいぶん異なったものであったのは確かなようである。

(5)　最期を自宅で迎えるがん患者

がんで助からない場合、病人はどこでどうすごすか。この問題は、がんの治療技術がすすみ、延命率、治癒率が向上した時代に入っても、長い間放置されていた。

大学病院やがんセンターなど専門治療機関では、転移が進み治癒の見込みもないような病人では、「治療法がないため」転院を勧められることが多かった。その場合、大学病院では関連病院に転院を勧めるところもあるし、また、場合によっては患者家族に探してくるように強要する病院もある。闘病生活の最期に近づいてからたらい回しにされる病人にとって、その結果、最後の限られた時間を納得できるようには過ごせずに終わることも少なくなかった。家族も後々まで後悔の念にかられることが多かったはずである。岩本久保の『ガン患者が病院から追われるとき』『裏切られたガン患者たち』には、そうした患者の実例が挙げられている(12)。

最後になってより条件の悪い病院への転院というやりかたは、救急医療や手術ミスによる植物状態の患者がやがては一般病院などへ転院させられる姿や、高齢者の長期入院患者が転院を迫られる姿と類似しており、日本の病院のなかに存在しているある種の序列のあらわれともいえる。

一九八〇年代から日本でもホスピスがつくられ、九〇（平成二）年からは緩和ケア病棟として医療保険給付の対象となり、その数は増加してきた。しかし今もなお多くのがんの病人が、家族のそばで、すぐに利用できる状態ではない。緩和ケアを必要としているがんの病人の大多数は、一般病院のベッドで闘病しているのが現状である。

この間に、一般病院の医師や看護婦のなかでも、緩和ケアに関心をもち、熱心なケアを行おうとしているところは増加してきた。とくに、一九八六年にＷＨＯ方式がん疼痛治療法が紹介され、八九年に麻薬取締法が改正されて医療用モルヒネが使いやすくなり、経口・長時間作用のモルヒネ製剤（ＭＳコンチン）が普及すると、より効果的ながん性疼痛の治療・ケアを行う医療機関は増加していった。

とはいえ、最期をむかえようとするがんの病人にとって、大部屋や相部屋が中心で、起床から就寝まで管理され、家族と過ごす場所や時間に制約がある現状の病室が満足すべき環境とはとうていいえない。むしろ、さまざまな事情や経過で、自宅で過ごすことを選び、場合によってはそこで臨終を迎える病人の方が、納得のいく最期の時をすごしている可能性がある。

もちろん、がんの病人が自宅で過ごす場合にも、さまざまな医療上の問題・制約はある。病名告知や治療を行った医師・医療機関が、最後まで責任をもって看取るようなケースは極めて希である。在宅医療で、がんの緩和ケアを引き受ける医師・医療機関も、まだ多くはない。ましてや、告知を行った医師が、最後まで病人に関わり、死を看取ることは、本当に希である。

運良く、往診をする医師に紹介された場合も、その時点で病人に残された時間はあまり長くないのが普通である。医師との人間関係ができる前に病人が亡くなることも少なくない。また、病人の中には、それまでの闘病生活で、医療に対して何らかの絶望感、不信感を抱くにいたっている人もいる。告知した医者から往診医へ、病状説明の内容、本人・家族の意見・気持ちなど繊細な情報が伝わらないことも多い。病人にとって、往診医との信頼関係の形成は、簡単ではない。

在宅医療となっても、苦痛や不安が増し、もういちど入院でのケアを希望するケースもしばしばあるが、告知や治療を受けていた病院に、スムースに再入院できるとは限らない現実もある。

しかし、自宅で死を迎えるがんの病人の中には、こうした問題をひとつひとつ乗り越えて、その人らしい死のかたちをつくりあげている人々も多い。一人の例として、長宏《おきひろし》（朝日訴訟の中央対策委員会事務局長、日本福祉大講師）の場合を紹介したい(13)。

長が一九九六年に肺がんの診断を受けたとき、すでに手術などの積極的な治療は効果がないところまで、病気が進んでいた。翌年、病院に入院したものの、本人の「家に帰る」という意思が強く、妻の児島美都子（日本福祉大学名誉教授）は在宅で看取ることを決心する。自宅に戻り、教え子や友人たちの手探りの看護がはじまる。連日、一〇人近くの人々が交替で長の近くに詰めたという。

死の二日前には、バイオリンの演奏で、一〇人近くの男女が歌った。長がシベリアに抑留されていた時代につくった、カチューシャの替え歌を何度も歌い、長の目からは涙がこぼれた。「やっと人間らしくなった。僕は幸せだな」。自宅に戻ってから二週間で、長は静かな死を、皆に囲まれながらむかえたのである。

「恩返しと思って始めた看護。でも私たちこそ、いろんなことを教えられたんです」と、看護にたずさわった教え子はこの体験を振り返っている。

三　救急医療と病人

(1)　拡充されてきた救急医療

急病や怪我のときに、救急病院をもっともたよりにするようになったのは、そう昔のことではない。一九五〇（昭和二五）年ころまでは、急病や外傷の人が医療機関にかつぎ込まれることもあったが、自宅で安静にし、売薬や応急手当のみで様子をみることも多かった。重症の多発外傷などでは、救急患者を治療できる空いた病院そのものが少なかった。

一九五〇年代後半にはいると、高度経済成長で交通事故などが急増してくる。事故のけが人は、はじめパトカーや霊柩車などで運ばれていたこともあったが、サイレンをもち、けが人を横にして収容できる消防車が、やがてその役割を担うようになっていった。一九六三（昭和三八）年には消防法の改正で、事故や災害による患者の搬送が、市町村の消防機関の業務として義務づけられた。翌六四年には、厚生省から「救急病院を定める省令」がでて、救急告示病院の制度ができている。

それから救急出動件数、搬送人員は増加の一途をたどってきた。最近の数字では、一九九八年に全国で、救急出動の件数は三七〇万二〇七五件、搬送人員が三五四万六七三九人に達している。一日平均一万一四一件、じつに八・五秒に一回の割合で救急隊が出動し、国民の三五人に一人が救急車で搬送されている計算になる(14)。

これだけ増加した救急搬送患者の圧倒的な大部分を、地域の医療機関が受け入れ、ときにはより高次の医療機関に転送して、救命救急医療の成果をあげてきたのは確かである。なかでも脳動脈瘤によるくも膜下出血や急性心筋梗塞の病人では、適切な一次救急処置と救急搬送、専門医療機関での脳外科手術あるいは冠動脈バイパス手術、心臓カテーテルによる再疎通術、血管形成術、血栓溶解療法などにより、鮮やかに甦った例が数々ある。こうしたケースでは、脳や心臓の血管造影、血行動態のモニタリング、さまざまな手術手技、バイオテクノロジーを応用した薬物療法など、第二次医療技術革新を中心としたさまざまな技術が効果を発揮している。

これ以外にも頭部外傷、脳血管障害、喘息などの呼吸器疾患、心不全・不整脈などの循環器疾患、肺炎や尿路感染、敗血症など各種の感染症などで、一刻を争う治療によって救命、治癒をえることができている。

病人にとっては、これらの技術のうち、適用方法が広く普及しているもの、少なくとも受け入れる救急病院で使いこなされている技術ほど、いざというときに頼りになる。その意味で、国民皆保険体制下で第二次医療技術革新の技術が普及したことのプラスの側面を、救急医療にもみることができる。しかし、日本の救急医療はある構造的な弱点をもっていること、救急医療がうんだマイナスの面があることも、また否定できない。

(2)　なくならない救急車たらい回し

もともと救急告示病院は、交通事故の増加に対してつくられた制度で、外傷に対応する外科医を確保することが一般的であった。任意申し出制であったため、約八五%を私的病院が占め、公的病院は一五%にすぎなかった(15)。病人やけが人にとって、救急はまったなしに必要な医療であり、一般の医療以上に公共的な性格の強いものである。その出発点が、私的病院に依存する形であったこと、その後も救急医療を民間まかせにし、公的な救急医療システムの整備を長い間怠ってきたことが、日本の救急医療にさまざまな弱点をもたらした。

やがて、高度成長期に入り核家族化や高齢化が進み、小児の急性疾患、脳卒中や心筋梗塞などの救急患者が増えてくると、救急医療の内容は外科的なものに限られなくなっていった。

そのころの救急車を受け入れる民間の中小病院は、休日・夜間にはアルバイトの当直医がいるだけで、しかもそれらの医師の大部分は多様な疾患の救急診療についての訓練は全く受けていなかった。とくに大学病院の救急部門は、無給医員によって支えられていた。一九六七（昭和四二）〜八年に大学闘争がおこり、無給医員制度が問題にとり上げられると、大学病院の救急部門は次々と閉鎖されていった。

一九七〇年代にはいると、とくに都市部の人口急増地帯では救急車を受け入れる病院が不足し、一方で不十分な体制で救急患者を受け入れる病院もあって、救急医療は社会問題になっていった。典型的な事件として、一九七一（昭和四六）年におきた斎藤病院事件（大阪）がある。これは、休日・夜間に急病を診療する医療機関がほかになかったため、小児の急患が多数この病院に運び込まれ、不十分な内容の診療によって数名の幼児が死亡し、大きな問題となった事件である。調査により医師免許証を持たないものが病院を運営し、診療の一部も行っていたことが判明した。こうしたことがおこった背景には、地域の救急医療体制が不備のため、この病院に広い範囲から小児科の急患が集められていたことがあるという(16)。

一九七〇年代の後半になると、救急告示を受けている病院でも、小児科や内科の救急患者を診られないとの理由で、救急隊からの受け入れ要請を断るケースが続出した。このため急病人を収容した救急車が、受け入れ病院を探して何軒もの病院をいったりきたりする、「救急車たらい回し事件」が多発した。それに対して、一九七二年に札幌市に夜間救急センターがつくられたのを皮切りに、全国各地に医師会と行政が協力した形の夜間・休日診療所などが開設されるなど、救急医療確保のための努力が積み重ねられていった。

厚生省は一九七六年救急医療懇談会の答申「当面とるべき医療対策」をうけ、翌年に「救急医療対策事業実施要綱」を制定し、一次、二次、三次の救急医療体制の実施要綱を定めた。とくに生命に危険のある重症患者については、事故による患者であるかどうかは問わず、収容可能な救急救命センターを整備・指定する方針を打ち出した。

ところが一九八五（昭和六〇）年には、強盗を追いかけて刺された明大生が、大学病院をはじめ五つの救急医療機関から〝重病患者処置中〟などの理由で断られ、六番目の病院に収容されたときには出血多量で死亡するという事件がおこった。厚生省は一九八六年一月に政策局長通知を出し、すべての救急救命センターに対し、救急患者の受け入れの責任者を決めておくこと、夜間、当直医が対応できない場合でも他の医師を動員できるよう体制を整備することを指示した。しかしそれでも、一九八九年五月一四日には、神戸市において自動車事故で肺挫傷・気管支断裂の重傷を負った男性のたらい回しが起き、隣市の救命救急センターにようやく収容できたときには手遅れという事件がおきている。

その後も、救急救命士制度（一九九一年）、広域救急患者搬送体制の整備など、救急医療を充実する施策はとられてきており、一次救急に関しては救急隊員や地域の医療機関の努力で、病人にとって安心できる体制がつくられつつある。

しかし、救急医療の良し悪しが生死を決するような重症患者、とりわけ小児救急では、問題の解決にはほど遠い状況である。実際たらい回し事件も多発している。一九九九年一月には埼玉県内で、生後二カ月の乳児が救急病院に次々と受け入れを断られ、死亡した事件が起こっているが、これはほんの一例である。救急を受け入れられるだけの小児科医を確保している病院がほとんどない現実が変わらないと、解決は難しいといわざるをえない。

現場からみて一向に自体が改善しないものに、もうひとつ、精神科救急がある。精神病院における医師の配置、とくに休日・夜間の確保状況からみて、ごく一部の公的な精神病院を除いて、取り組むのは当分のあいだ困難といわれる。

このように、救急車のたらい回しは、日本の救急医療の現場から決して消えていないし、当分のあいだ消える可能性は少ない。その理由としては、まず救急患者の六割を、採算をとらなければならない民間病院が受け入れていることがある。民間救急病院でも、力を入れて取り組めばかなりの成果を上げることは、もちろん可能である。しかし、準備すべき医師、看護婦、病床、医療機器などの採算性を考えれば、受け入れられる病人の範囲や数にはおのずから限界がある。重症や小児、精神などを受け入れて、採算を満たすのはまず無理である。

こうした重症患者を受け入れる場合、一次救命処置だけを行い、三次救命救急センターに転送する方法もある。しかし、多くの救急病院の医師は、ぎりぎりの人員であり、救急車の同乗もままならないことが多い。また、一次救命処置にしても、その病人の死命を決する場合が多く、医療過誤訴訟の多発する今日では敬遠されがちとなる。

もちろん一次救命処置の実施などは、救急告示病院かどうかを問わず、病院としてほんらい当たり前に行うべき基礎的な業務である。このようなもっとも基本的な機能すら十分に果たすことができないのが、日本の病院の現状ともいえる。三次救急施設だけではなく、日本の救急病院全体の診療能力と財政基盤を底上げしないと、問題の解決には近づかないであろう。

やや問題の質は異なるが、ホームレスや無保険の外国人労働者の救急受診も問題になってきている。こうした人々は、病状が悪化してから救急車で運ばれることも多い。とくに結核感染が高率であるなど、重症疾患の高リスクグループとして知られる。しかしながら、医療機関の側は医療費のとりはぐれを心配し、診療拒否によるたらい回しが現実に多発している。こうした病人についても、公的病院が率先して受け入れる状態には、現状ではない。

(3) 救命された病人たち

救急医療がいちおう普及したことで、多くの病人が救命された反面、植物状態や後遺症で悩む病人も生み出してきた。その多くは、従来なら亡くなっていたような病気や外傷から、一命をとりとめた病人である。しかし、その一部には、高度で侵襲的な検査・治療手技によってつくられた合併症の患者もいる。

交通事故についてみると、事故による死傷者数は増加しつづけ、一九九九年には一〇〇万人を突破している。死者数は減少傾向をとっているが、重度後遺障害者数は増加し続け、最重度の脳および脊髄損傷患者の発生数は年間約一〇〇〇人に達している(図12)。

救命された後、本人と家族はたいへんな苦労をしながら暮らしていかざるをえない。こうした体験を記した記録のひとつに、北村叔子著『退院勧告』(17)がある。看護婦である著者の子は、一五歳のとき頸髄内出血による心停止・呼吸停止で、救急車で病院に搬送される。救命はされたものの、その後人工呼吸器を常時必要とする状態となり、いくつもの病院を転々とし、そのつどある時期になると退院を要請される。

神奈川県内大学病院ソーシャルワーカー連絡会(七大学一三病院、三七人)が、一九九八年に過去三年にかかわった、転院先を探すのに困難を感じた一〇五例の調査によれば、病院を転々とせざるをえない病人の約二割は気管切開をしており、人工呼吸器装着、MRSA(メチシリン耐性ブドウ球菌)感染、植物状態がそれぞれ一割前後を占めている。なかには医療費の問題から入院期間の短縮を要求されるケースや、介護保険による介護施設化で病院を移らざるをえないケースが紹介されている(18)。

小児救急の分野で大きな成果を上げたものに、未熟児の救命医療がある。しかし、生命は助かっても心身に重い障害が残った子の就学・療育に関する問題が生じてきている。例えば、新潟市民病院新生児医療センターによれば、一九八七―九二年生まれの超未熟児（体重一〇〇〇グラム未満）一〇五人のうち、生命が助かった八二名について、三歳と六歳児での脳性まひ、知的障害、視覚障害などを調べたところ、六歳児での重度障害一四%、軽度障害一八%、正常六八%であり、三歳の時に比べ重度障害が六%、軽度が三%増えていたという(19)。

図12　交通事故の状況

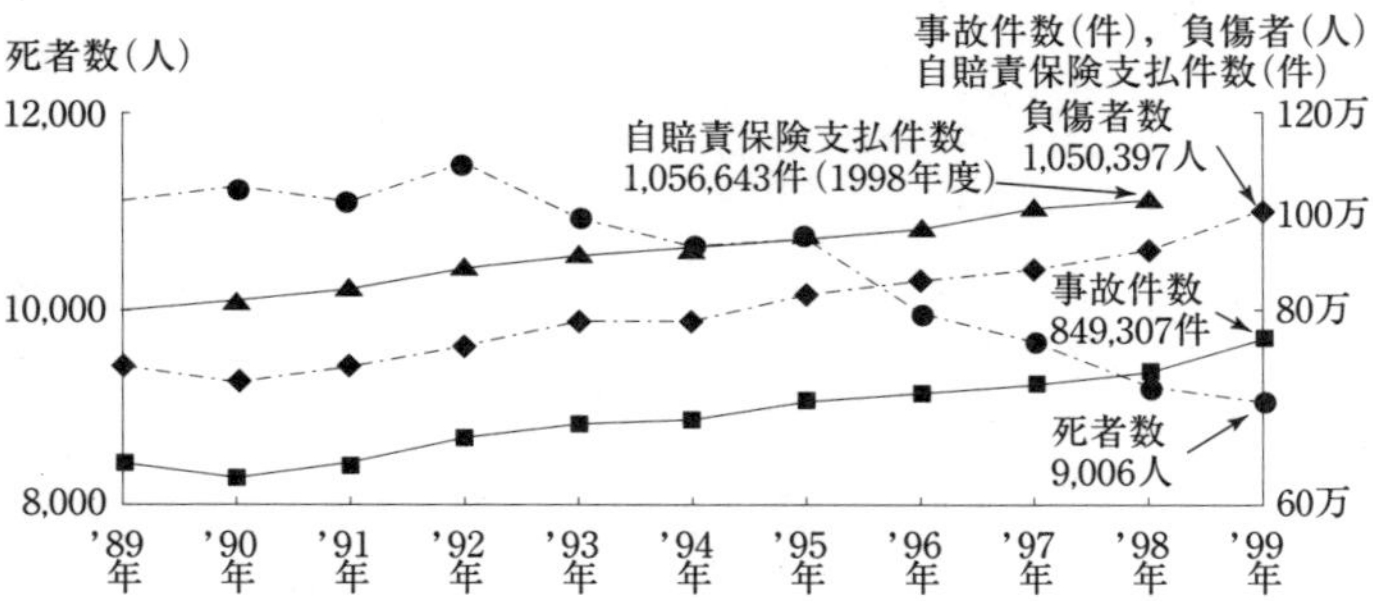

資料　交通事故による重度後遺障害者等に対する救済策充実の方向（概要）（自賠責運輸大臣懇談会「後遺障害部会」中間報告）2000年6月6日運輸省自動車交通局保障課 http://www.mlit.go.jp/kisha/oldmot/kisha00/koho00/jibai-chu6_.htm

一九九〇年代になると、従来の救命救急医療では脳死寸前と見放され、絶望的と考えられた患者に対する「脳低温療法」が一部の医療機関で取り組まれるようになっている。この治療法にジャーナリストの立場から関心を寄せたのが柳田邦男である。息子の自殺・脳死移植という体験から、脳死・臓器移植の現場をみなおした柳田は、一九九四年に交通事故で二五日間意識不明だった主婦が、林成之（日本大学付属板橋病院救命センター・助教授）によるアメリカ製の治療装置をつかった治療で、救急入院から七八日目に後遺症を残さずに退院し、日常生活に復帰する姿を目撃している。この治療法は医療の世界でも注目されているが、多くの脳損傷患者が利用できるものにはなっていない(20)。

交通事故の重度障害者に対しては、政府出資法人の自動車事故対策センターによって、一九七九（昭和五四）年から介護料の支給が行われていた。一九八二年には、同法人によって脳損傷による重度後遺障害者を収容するための千葉療護センターが建設された。その後同じ主旨の療護センターは仙台、岡山、美濃加茂の各市に建設されている。しかし、収容できる人数はわずかに一四〇名であり、しかも運営の合理化、民間委託が図られている(21)。
こうしたなかで、被害者・家族が自分たちの力で支え合おうとする動きもある。頭部外傷や病気による後遺症を持つ患者や家族が、関西を中心に、寝たきりや植物状態になった時に家族にのしかかる様々困難を乗り越えるために援助し合おうと結成した「若者と家族の会」(一九九五年)が、その一例である(22)。

四　人工透析とともに生きる患者

(1)　生きながらえることをえた腎臓病の病人たち

第二次医療技術革新のなかで、もっともめざましい延命効果をもたらした治療技術に人工透析がある。現代では透析装置の量的増加と透析装置(透析膜、透析液、透析液供給装置、水処理装置など)の改良により初期の時代と比較すると、五年生存率の改善、苦痛の減少などの進歩がみられている(23)。また、持続携帯型腹膜透析(CAPD)の普及はさらなる生活の質の改善にも寄与している。このように人工透析は、腎不全患者にとって喜ばしい一面と同時に予想外の副作用(二次性アミロイドーシス、腎性骨症など)をも合併してきた。ここでは、医療技術の大きな恩恵を受け、それと同時にそれに伴うマイナス面をも甘受しなくてはならない立場にいる病人の例として腎不全患者の問題を取り上げる。

人工透析が普及する前は、尿毒症と診断されることは重篤な症状(意識障害、うっ血性心不全、悪心、消化管出血、高カリウム血症、心停止など)に陥ること、数日の命であることを意味していた。透析の普及で腎不全を患う病人の生命は確実に延長され、一九九八年末には人工透析患者は一八万五三二二人(24)を数えるまでになった。時間的拘束、仕事への影響、食事療法の大変さ、腎不全や人工透析に伴う身体症状の出現など、病人にとっては様々な問題も残されているが、人工透析という医療技術が腎不全の病人に及ぼした影響は計り知れないものがある。

人工腎臓を世界ではじめて患者に使用したのは、クリーブランド人工臓器研究所のKolffであり、一九四三年の出来事であった。その後、人工透析は朝鮮戦争（一九五〇年）で急性腎不全の兵士を救命したことから、その有効性が広く認められた[25]。日本では、一九四七（昭和二二）年に「医学のあゆみ」誌が初めて紹介し、一九五二年後半より実験的研究が開始され、一九五四年から臨床に使用された。当初は、外科的腎不全や急性腎不全の治療、内科的慢性腎不全や薬物中毒などに使われ、費用が高額なためあまり広くは普及しなかった[26]。

一九六七（昭和四二）年、血液透析は健康保険の適用となったが、医療費の一部負担は毎月二〇〜三〇万円と高額で、一般の腎不全の病人には高嶺の花で透析医療はなかなか普及しなかった。そのような状況のため、「金の切れ目が命の切れ目」で、経済的事情により透析を中止する悲惨な例も見られた。また、機器も不足していたため、透析機の順番待ちとなった患者は、「他人の死」を待つ以外なかったという[27]。

一九七二年に透析療法の基準の作成及び公費負担（更生医療、育成医療）制度が導入され、翌年には三万円以上の高額医療費は全て公費負担となった。これによってはじめて、透析患者数及び透析装置は急激に増加しはじめたのである（図13）[28]。この措置は腎不全に悩む人にとって大きな福音であった。

図13　人工透析患者数及び透析装置の推移

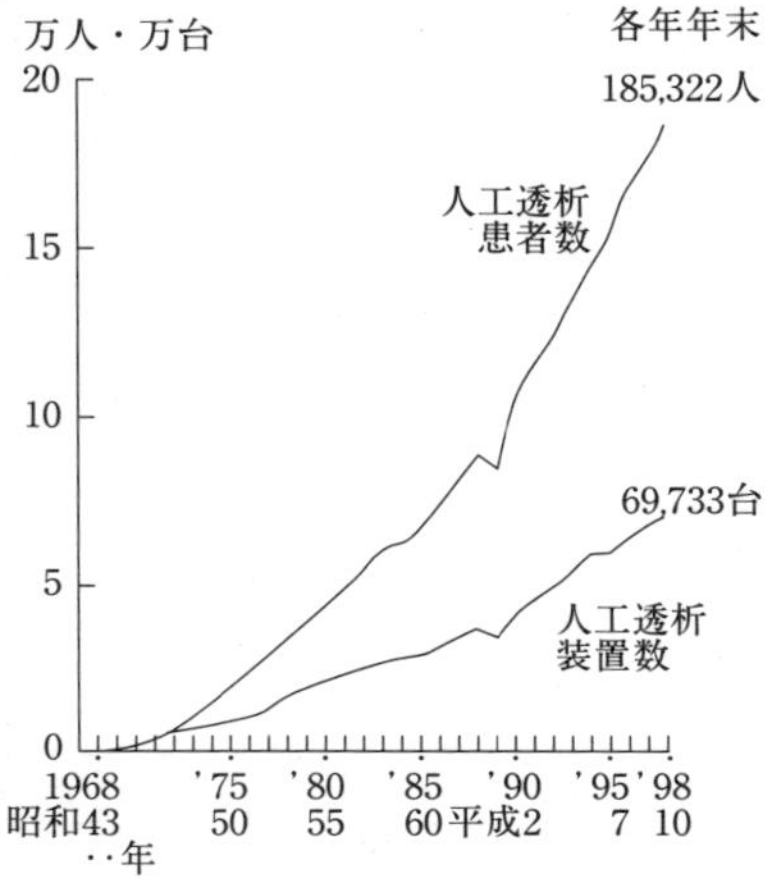

注　1989年は，調査の回収率が悪かったため前年の数を下回ったものと思われる．
資料　日本透析医学会調べ
出典　『国民衛生の動向2000』p.165.

その後、ＣＡＰＤが一九八一（昭和五六）年頃から導入され、一九九四年には全透析患者の五・二％に達している。血液透析と比べてＣＡＰＤは、厳重な食塩、水分の制限が不要であり、血液透析よりも社会復帰しやすいなど、優れた点をもつ治療法であるが、諸外国と比べわが国では、相対的に普及が遅れている(29)。日本でもＣＡＰＤは病人の生活の質を考えた際にもっと考慮に入れてしかるべき治療法であろう。

近年では透析技術の改善により、長期生存も望めるようになってきている。一九六〇年代までの透析患者の五年生存率は〇％であったのが、一九八八年には約六〇％まで向上してきている(30)。

なかには、「透析して二三年　生け花教授に」という例もある。朝日新聞によれば、出産後の慢性腎不全のため、二七歳から透析（一回四―五時間、一日おきの通院）している女性で、八年前息子を交通事故死で亡くし、失意のなか後を追うことも考えたが、友人のすすめで生け花を始め、透析治療を続けながら周囲の人々と交流を持ち、生け花の教授資格をとったという(31)。

この例のように腎不全患者の生活は人工透析により好転したのは間違いないが、社会生活では依然として不自由を強いられている。透析患者の生活上の問題については、一九七一年から全腎協が行ってきている「全国腎不全患者（血液透析患者に限定）の医療と生活等についての実態調査」が参考になる。一九九六年度血液透析患者実態調査報告書（対象者六九〇五人）によると、透析患者の置かれた状況として、①比較的高いＱＯＬ、②一割の患者が要介護、③将来の介護に不安、④男の就労率の低下、⑤働いていた患者の三人に一人が解雇または退職、⑥低所得者が三人に一人、⑦自治体の障害者医療育成費助成が中心、⑧移植は青壮年層が期待、⑨介護不安を持つ世代の患者会への期待が強いことがわかる(32)。

これについては、患者団体である社団法人全国腎臓病協会（全腎協）がさまざまな運動を行ってきた。全腎協は一九七一年に結成された全国規模の患者会で、二〇〇〇年四月一日現在約九万八〇〇〇人の会員数を数える。これまでの運動で、①身体障害者福祉法、児童福祉法への適用や透析医療を更生医療、育成医療の対象としたこと（一九七二年）、②入院腎疾患児の治療費公費負担の実施、③学校検尿の実施（一九七四年）、④全国初の腎バンク発足（一九七七年）、⑤腎移植への医療保険適用（一九七八年）、⑥JR、航空運賃などの身体障害者割引に内部障害者も適用（一九九〇年）、⑦有料道路の身体障害者割引に内部障害者も適用（一九九四年）などがある(33)。

透析で　行くに行かれぬ　露天風呂　野趣満点の　湯につかりたし　新潟県　古川ムイ(34)

この歌のように、透析患者は定期的に透析を実施しなければならないため、長期にわたる海外旅行はもちろん国内旅行も困難であった。しかし最近では、一般海外旅行ツアーの一・五倍ほどと高値ではあるが、人工透析者向けの海外旅行も企画されている。透析が受けられる国・地方への企画しか成り立たないという制約もあるが、かつてと事情が異なってきているのは確かなようである(35)。

最近では高齢透析患者の増加、それに伴い介護が必要とされる透析患者の増加が、日本透析医学会（一九九九年）などでも問題となった。「自立通院困難なため送迎利用」や「入院」透析する患者が増加しており(36)、社会的入院の増加として問題にされてきている。一九九九年に医療保険福祉審議会が行った推計では、人工透析患者中の長期入院患者数は、三カ月以上が九六九七人、六カ月以上が七三八〇人という(37)。今後は透析医療でも高齢化がより深刻な問題になってくると考えられる。

(2)　合併症に悩む病人たち

人工透析は腎不全患者の生命を維持するために欠かせない技術であるが、透析が長期に及ぶと、骨関節痛、皮膚掻痒症、手根管症候群など様々な合併症に、透析患者は悩まされるようになる(38)。そのような合併症のひとつに腎性貧血があり、一九六〇年代ころから注目されてきた。これは腎臓が産生する赤血球生成因子エリスロポエチンが、腎不全では不足するためにおこるものである。このため、透析患者は輸血を繰り返さねばならず、顔色は蒼白、物腰も緩やかで、町で会えば一見して透析患者と分かるほどであった。

エリスロポエチン製剤が開発され、一九九〇年に保険適用となると、患者の顔色はよくなり、輸血から解放されることになった。一九九六年度の実態調査によると、男性の六八・七%、女性の八〇・一%がこれを使用している(39)。しかし、医療費抑制のため、本製剤の保険適応を厳しくする動きもある。このように腎不全に伴う合併症の中には医療技術の進歩により改善されてきているものもある一方、透析患者を悩ましている合併症も多い。これらの合併症の他に、血液透析患者では透析期間が長くなるほど、C型肝炎ウイルスを体内にもつ割合（HCV抗体陽性者割合）が増加することが指摘されている(40)。これはハンセン病患者や結核の手術後の患者などで肝炎の発生を認めるのと同様に、医原性の肝炎である可能性が高い。

(3)　腎移植と病人

慢性腎不全が悪化したときの治療法の選択肢には、人工透析の他に腎移植がある。日本での腎移植の第一例は一九六四（昭和三九）年であり、一九九八年末までに一万三〇六六例が実施されている。当初は実験的医療とみなされ、なかなか普及しなかったが、一九七七（昭和五二）年に国立佐倉病院が腎移植センターに指定され、一九八六年に免疫抑制剤シクロスポリンが広く使用され生着率も改善されるなど、移植医療を進める環境は整ってきているようにみえる（図14、15）。

実際に移植を受けた患者によると、透析と比べてさまざまな場面で、快適で積極的な生活が送れるという意見が強

図14　透析患者，移植待機者，腎移植件数の推移

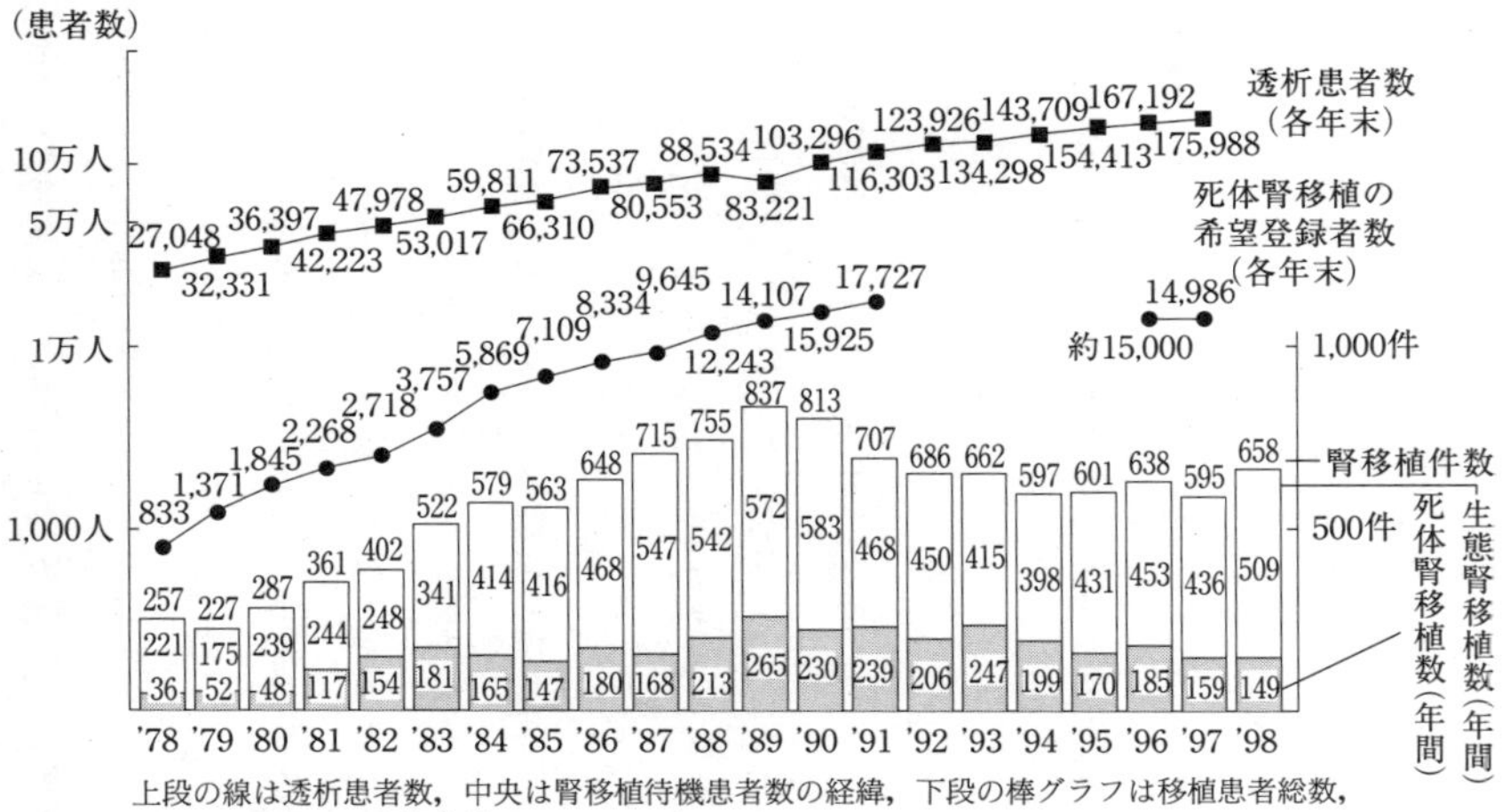

上段の線は透析患者数，中央は腎移植待機患者数の経緯，下段の棒グラフは移植患者総数，下の黒い範囲が死体腎移植.
出典　森井浩世編『透析医学の文化と技術』(医学ジャーナル社) p.257.

図15　透析患者の生存率と腎移植の生存率と生着率
(死体腎・生体腎)(東京女子医大症例)

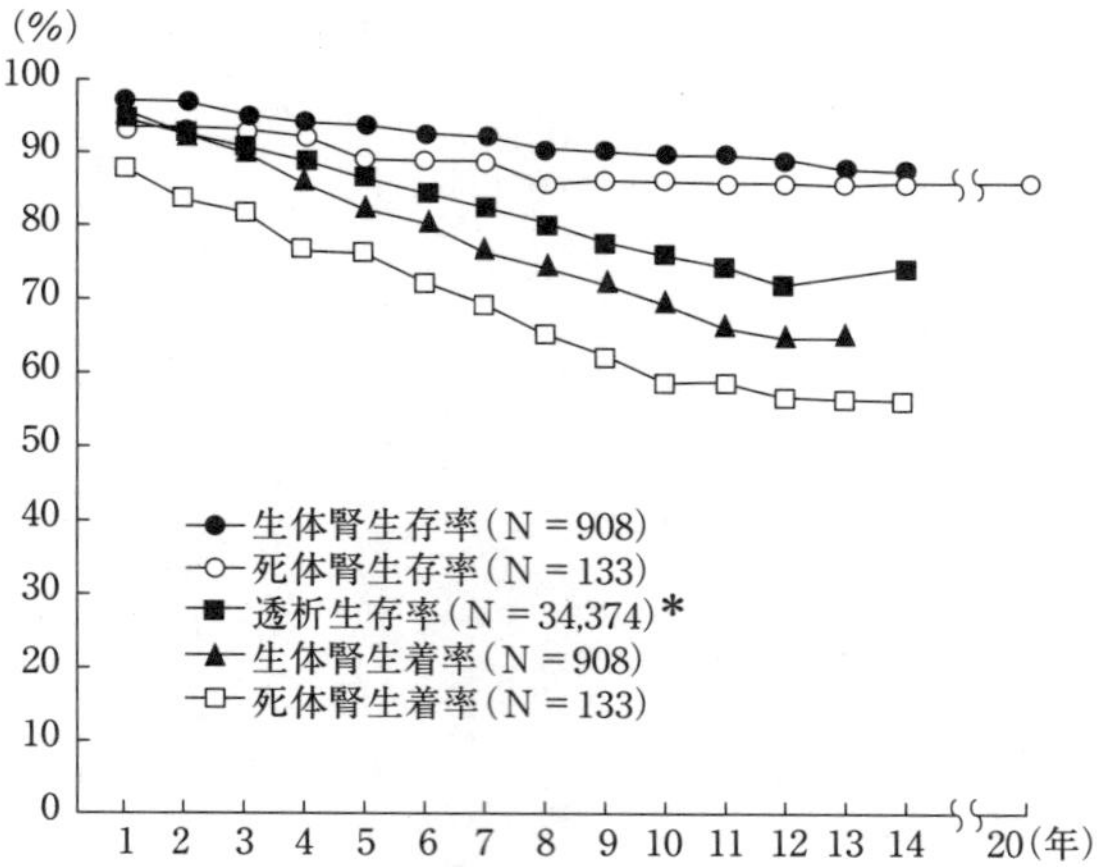

生存率は腎機能の有無にかかわらず患者が生存している人の比率，生着率は腎が生着し，その機能で生存している人の比率を示す．生着率が実際の成功率となる．
出典　図14と同じ，p.257.

い。透析をうけながら生活しているときは、食事制限の大変さ、透析のための長時間拘束、ときには退職せざるをえないといった仕事への影響、日常的に感じる多くの症状（だるさ、不整脈、頭痛、皮膚の乾燥、嘔吐、関節痛）、透析困難症、透析針を刺す痛みなどに加え、透析のため結婚話がなくなるといった差別の経験など、多くの問題を抱えているという。

それに対して、腎移植を受け、生着したときは、普通食をとれること、尿が出たこと、出産や父親になる率が高いなど、多くのよろこびがあるという。実際の社会復帰率でみると、透析者の社会復帰率は週五日勤務が三五％、週二—四日は二五％とかなり低いが、腎移植者は週五日勤務七〇％以上となっている。このように、腎移植が病人の生活へ与える影響、そのもたらす幸福が大きいのは否定できない。

しかし、腎移植を受けた後の病人は、免疫抑制剤を生涯にわたって服用しなければならず、副作用に悩まされると同時に、常に感染症への注意が必要とされる。腎移植も人工透析と同様に病人にとって、完璧な技術ではないことも確かである(41)。

病人の側からみて多くのメリットがあるにも関わらず、わが国では移植療法がなかなか受け入れられていない。たとえば、移植によって透析から離脱できている人の比率をみると、欧米では患者の平均三〇％に達しているが、わが国では約三％と低率にとどまっている。その理由の一つには、日本では腎臓のドナーが不足していることがあげられる。腎移植をふやすためには、脳死・移植の定着が必要と考えられているが、この問題については第II部第1章で論じられる。また、血液透析の安定した成績と透析医療の自己負担が最大一万円までという経済的な要因や、日本の医療システムが縦割りであるため総合的に末期腎不全医療を展開するという視点がつらぬきにくいことなども考えられる理由である(42)。

五　成人病から老人病へ

(1)　長寿化・高齢化の達成

戦後、日本人の平均寿命は一貫して延び続けた。一九六〇（昭和三五）年は、日本の女性の平均寿命が七〇歳を越えた年であった。その後一九八〇年頃までの日本人の平均寿命の延び方は、欧米先進国のどこよりも急速であった（図16）。

その背景には、一九六〇年代に老人医療費無料化が、岩手県沢内村から東北地方の市町村を中心に広がったことがある。一九六九（昭和四四）年一二月に東京都美濃部都政がこれを実施すると、これがはずみとなって全国の自治体に無料化の動きがひろがり、七一年四月には秋田、東京、京都、福岡など一二都府県、政令指定都市では横浜、大阪、神戸、全国三二九七市町村のうち一二〇八市町村（三七%）が、何らかの

図16　諸外国の平均寿命の比較

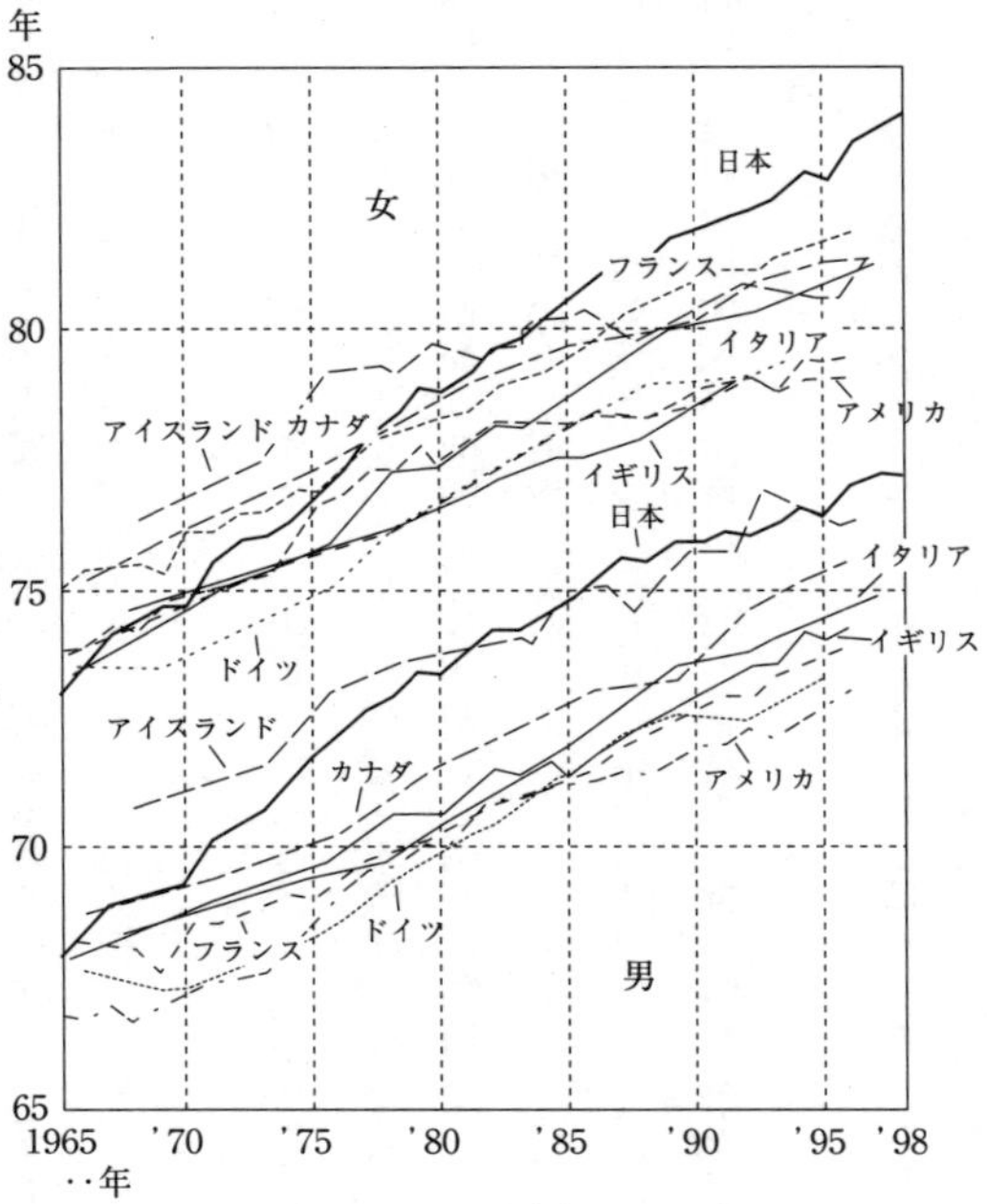

注　1990年以前のドイツは，旧西ドイツの数値である．
資料　Demographic Yearbook 1996, U.N. 等
出典　『国民衛生の動向2000』p.73.

表 4　わが国の人口の年齢 3 区分別人口・構成割合及び諸指標の年次比較　　各年10月 1 日現在

	年齢 3 区分別人口（千人）				年齢 3 区分構成割合（%）				指　数[4]			
	総　数	年少人口（0～14歳）	生産年齢人口（15～64歳）	老年人口（65歳以上）	総　数	年少人口（0～14歳）	生産年齢人口（15～64歳）	老年人口（65歳以上）	年少人口指数	老年人口指数	従属人口指数	老年化指数
大 9 年（1920）	55,963	20,416	32,605	2,941	100.0	36.5	58.3	5.3	62.6	9.0	71.6	14.4
14（'25）	59,737	21,924	34,792	3,021	100.0	36.7	58.2	5.1	63.0	8.7	71.7	13.8
昭 5（'30）	64,450	23,579	37,807	3,064	100.0	36.6	58.7	4.8	62.4	8.1	70.5	13.0
10（'35）	69,254	25,545	40,484	3,225	100.0	36.9	58.5	4.7	63.1	8.0	71.1	12.6
15[1)3)]（'40）	73,075	26,369	43,252	3,454	100.0	36.1	59.2	4.7	61.0	8.0	69.0	13.1
25[2)3)]（'50）	84,115	29,786	50,168	4,155	100.0	35.4	59.6	4.9	59.4	8.3	67.7	13.9
30[2)3)]（'55）	90,077	30,123	55,167	4,786	100.0	33.4	61.2	5.3	54.6	8.7	63.3	15.9
35[2)]（'60）	94,302	28,434	60,469	5,398	100.0	30.2	64.1	5.7	47.0	8.9	55.9	19.0
40[2)]（'65）	99,209	25,529	67,444	6,236	100.0	25.7	68.0	6.3	37.9	9.2	47.1	24.4
45[2)]（'70）	104,665	25,153	72,119	7,393	100.0	24.0	68.9	7.1	34.9	10.3	45.1	29.4
50[3)]（'75）	111,940	27,221	75,807	8,865	100.0	24.3	67.7	7.9	35.9	11.7	47.6	32.6
55[3)]（'80）	117,060	27,507	78,835	10,647	100.0	23.5	67.3	9.1	34.9	13.5	48.4	38.7
60[3)]（'85）	121,049	26,033	82,506	12,468	100.0	21.5	68.2	10.3	31.6	15.1	46.7	47.9
平 2[3)]（'90）	123,611	22,486	85,904	14,895	100.0	18.2	69.5	12.0	26.2	17.3	43.5	66.2
7[3)]（'95）	125,570	20,013	87,164	18,260	100.0	15.9	69.4	14.5	23.0	20.9	43.9	91.2
11（'99）	126,686	18,742	86,758	21,186	100.0	14.8	68.5	16.7	21.6	24.4	46.0	113.0

注　1）旧外地人以外の外国人（39,237人）を除く．
　　2）沖縄の人口を同地域の国勢調査人口等に基づいて含めている．
　　3）総数に年齢「不詳」を含む．
　　4）年少人口指数＝$\frac{\text{年少人口}}{\text{生産年齢人口}}\times 100$　　老年人口指数＝$\frac{\text{老年人口}}{\text{生産年齢人口}}\times 100$
　　　従属人口指数＝$\frac{\text{年少人口}+\text{老年人口}}{\text{生産年齢人口}}\times 100$　　老年化指数＝$\frac{\text{老年人口}}{\text{年少人口}}\times 100$

資料　総務庁統計局『各年国勢調査報告』
　　　〃　『平成11年10月 1 日現在推計人口』

出典　図16と同じ，p.38より．

かたちの老人医療費無料化を実施していた。「国が無料化を実施しろ」という世論の高まりのなかで、厚生省は六九年八月に、七〇歳以上の高齢者を対象とする老人保険制度をつくり、通院で一〇割、入院で七割の給付をするという案を打ち出したが、世論の反応は悪く、七〇年九月には「豊かな老後のための国民会議」が老人医療費無料化を提言、同年一一月には中央社会福祉審議会も「老人医療費の軽減は緊急な問題」という答申を、当時の内田厚相に提出した。結局、厚生省は七一年一二月の予算案編成で、七〇歳以上の所得税を払っていない高齢者を対象に医療費の自己負担分を無料にするとの要求をした。大蔵省は財政負担の拡大を危惧し反対したが、世論に押し切られるかたちで予算は計上され、そのための老人福祉法改正案の国会提出が決まった。七二年の通常国会で改正案は衆参両院とも全会一致で可決され、翌七三年一月から老人医療費無料化が実施された。

人口構成をみると、高齢化が進んだことが知られる。六五歳以上人口の比率でみると、一九四〇年の四・七%から、六〇年には五・七%、八〇年には九・一%となり、世界でも最も急速に高齢化がすすんでいる（表4）。このことの意味、とくに出生率の低下、それによる少子化によって、日本社会の未来がどういう影響を受けてゆくのか、真剣な議論がされてきている。例えば、P・F・ドラッカーも『断絶の時代』の日本語新版で、一九六九年に初版を書いたときには指摘していなかった重大な「断絶」として、人口構造の急変、とりわけ日本でのそれを指摘している(43)。

このような急激な高齢化・長寿化がおこったことは、いくつもの理由によると思われるが、いずれにしても日本の社会がいちおう平和であり、人々の生活が豊かになり、保健・医療の水準が優れていたことのあらわれとみてよい。

病人史としてみると、年齢構成の変化以上に、病人のなかで高齢者の占める割合が大きくなっていった。「患者調査」によれば、七〇歳以上の患者が総数に占める比率は、外来で一九七〇年の六・〇%から八〇年に一三・八%、九〇年には二二・九%、入院で同じく九・四%、二六・六%、三七・九%と増加している。同じ期間の七〇歳以上人口が総人口に占める比率は、四・二%、五・七%、七・九%という推移である(44)。

このことは、同じ年齢の高齢者であっても、時代が下るにつれて医療にかかっている割合が増していることを示す。大きな理由としては、老人医療費の無料化などによって、高齢者の受療しやすさが他の年齢よりも強まったこと、そして疾病構造が変化したことなどが挙げられよう。

七〇歳以上で、受療率の多くを占める疾患を、一九九六年の「患者調査」でみると、上位から、循環器系の疾患が六四一二（うち高血圧が二八五二、脳血管疾患が二一七八）、筋骨格系及び結合組織の疾患が三七七九（うち脊柱障害が一八七八）となっており、これらで全体の半分を占めている(45)。このような疾病構造の特徴は、高齢者の受療率が上昇したことと表裏一体の関係にあり、成人病から老人病への変化ということも可能である。ただし、この変化は、それに先行した急性疾患・感染症から成人病への変化のような、不連続なものではない。かつて成人病と呼ばれた疾患が、病人たちが高齢化するに従って老人病としての性格をもってきたといえる。むしろ、加齢現象の一環として避け難くあらわれる点で、成人病と性格を異にしている。

このように、老人病の病人にとって、病気を治すことも、それが可能ならもちろん大切なことである。だが、加齢にともなう動脈硬化や骨・関節の変化がある程度避けがたいとすれば、病気による生活の障害を最小限にすることが現実的な課題になってくる。あるいは、生きるか死ぬかが問題となる重症者にとって、延命・治癒が可能ならばそれも大切だが、同時にどのように人生の最期を迎えるかという視点も重要になってくる。

老人病の時代になって進行したこのような事態もまた、戦後病人史における重大な変化である。

(2)　高齢者医療をめぐる問題

以上のような老人病の特徴を踏まえると、病人からみた戦後の社会、とくに保健・医療をめぐる環境の変化はどのようなものだっただろうか。成人病や老人病の病人にとって国民皆保険や老人医療費の無料化は、第一次・第二次医療技術革新の技術を身近にしたのは確かである。しかし、これらの技術は成人病・老人病を完治させ、生活の障害を解消してしまう次元のものではなかった。成人病から老人病への連続的な移行という展開が、自からそれを物語っている。

このことと医療へのかかりやすさが相俟って、むしろ弊害をもたらした側面もある。高齢の病人は、しばしば複数の病気をもつ。この場合に専門分化した医師が、ばらばらに多くの検査や治療を重ねてゆくやりかたがとられるようになり、それが薬漬けや検査漬け医療の一因ともなっている。

薬漬け医療が高齢者においてもっとも典型的にあらわれたことは、「福祉より薬が生んだ長寿国」「無理矢理に生かされている薬漬け」(46)という川柳がよく表現している。

薬の副作用に悩まされ、あるいはその不安から服用を拒否する病人も少なくない。このことについて、水上勉の闘病記につぎのような例がある。水上は一九八九年に心筋梗塞をおこしてから、二〇錠の薬剤を処方されていた。ところが、それらの薬を服用しはじめると、あちこちがチクチクと痛む、幻聴がある、不眠など、さまざまな症状に悩まされるようになった。それらが薬の副作用ではないかと考えた水上は、自発的に一品種ずつ朝夕の服薬をはずして、自覚症状を観察した。ひとつひとつ副作用を起こしている薬を探り当て、「犯人の目星がつくと」その薬を中止する。一錠探り当てるのに一カ月かかりながら「決死の覚悟で」薬を中止し、水上はとうとう薬漬けから脱出したという(47)。

また、高齢の病人では、病気の治療をどう進めていくのかは、往生際をどうしたいかという本人の人生設計と重なり合う部分がある。ともかく病気を診断し、できる限りの治療を行うという診療姿勢は、そうした本人の思いとぶつかりあう場面も少なくない。この点について、松田道雄は著書『安楽に死にたい』のなかで、つぎのように書いている。

自分が動けるあいだ、考える力があるあいだは、病院にいく気はないが、困るのは散歩している途中に急に道でたおれたときだ。目撃者は、救急車を呼んで病院に入れるだろう。

八十七歳になって急に道でたおれるのは、脳卒中か、心筋梗塞だろう。自分の家でそういうことが起これば、治療はしない。一両日のうちに死ねば、願ったりだ。生きながらえたら、心筋梗塞は、再発作が起こらぬかぎり、もうすこし生きられる。運動は制限をうけるが、それでも「自分にしかできない生活をみつけ」られるであろう。脳卒中で当日死ななかったら、右か左かの運動麻痺を残すかも知れない。病院の医者なら手術できるかどうかに関心をもつだろう。CTをとったりMRIでしらべて病変の所在をさがすだろう。だが私にすれば、どこまで介護が必要になるかが問題だ。

いわゆる「ねたきり」（食事の介助、排泄の世話）になったらどうするか。

人の迷惑にならないかぎり、自分の天分を思い切りのばすのが自由だと、言いつづけてきたものが、自分の存在そのものが人の迷惑になるときを迎えたらどうするか。もはや自由ではありえない。自由のないところに、生活がありうるか。私の生活は終ったと思わねばならない。

さらに松田は、「市民の自由、基本的人権が無視されているのに無神経なことで病院ほどひどいところはない」「自ら生を絶つことを敗北として恥じることも、最後の瞬間まで生ののぞみをすてないことも、自己決定権にぞくし、そのどれをえらぶかも市民の自由である」という。ここには、最期はあまり家族のものに迷惑をかけずに、コロリと亡くなりたいという心情と、それを許さない医療現場の治療至上主義にたいする批判がある。

もちろん、「大往生」ができるかどうかは、医療側の姿勢のみでは現実には決まらない。病気の種類、程度、家庭環境や住宅環境、経済的条件など様々な条件が加わってくる。医療の安易な放棄は高齢者の見殺しにつながりかねず、判断に悩む場合も多いという問題もある。それでも、医師や医療現場が、死んでいく病人の生死観、人生観に、関心が薄いことを批判した松田の指摘は重い(48)。

松田のような生死観をもつ病人が少なくないとしても、現実には、寝たきり、痴呆状態にいたる高齢者も増え続けている。こうした場合には、居住場所と介護を確保すること、家族をはじめとするその人をとりまく社会環境を残すことが、医療の他に必要となる。これらは本来、福祉施策で実現されるべきものだが、それを医療に転嫁する「福祉の医療化」政策が、戦後ながいあいだとられてきた。この問題については、第八章「寝たきり・痴呆老人の戦後史」で、詳細に論じられる。

(3)　ＱＯＬを高める技術の登場

高齢者医療の分野でおこった重要な技術進歩に、弱まった身体機能の代替を可能とする技術がある。これらは、高齢者・病人にとってどのような意味をもったであろうか。

(a)　**白内障の人工水晶体（眼内レンズ）**

眼疾患のうち高齢者に多い白内障が、急激に増加している。推計患者数では一九七八（昭和五三）年の七万六〇〇〇人から、一九九六年には一三万八〇〇人と、一・七二倍になったのである。この間、眼疾患全体の推計患者数は、若干変動こそあるものの、はっきりした増加傾向は示していない。高齢者に多いことからきた疾病構造の変化であろう。

白内障の医療費をみると、一九七八年の六八七億円から、一九九六年には三三〇二億円となり、実に四・八一倍となっている。これは、一九九二年に白内障手術と人工水晶体（眼内レンズ）とが、健康保険の給付対象に加わったためと考えられる。その結果一九九〇年から一九九六年にかけて、白内障患者数は一・一八倍に増加した間に、白内障の手術数は一万四四五四件から二万八二一六件へと、一・九五倍まで増加している(49)。この治療法は、治療を受けて視力を取り戻した病人によって、強く支持された。

吉行淳之介の「目玉」に、印象的なシーンが描かれている。度の強い凸レンズの眼鏡をした埴谷雄高が、人工水晶体（眼内レンズ）による手術を既に受けていた吉行淳之介の首を絞めながら、「ぼくがこんな眼鏡をかけているのに、君はなにもなしで、けしからん」と語気鋭く言う場面である。のちには埴谷も人工水晶体による再手術を受け、「よく見えて、快適だ」と、視力を取り戻したという(50)。

白内障が進行し視力が低下すると、文字を判読することや、バスや電車の行き先や料金の表示も見えにくくなり、仕事や日常生活に障害が現われてくる。曾野綾子はそれを「仮死の人生」(51)と表現した。そのため、手術によって復明した時の喜びは、何ものにも比しがたいという。外科医の林正秀によれば、手術により視力が回復すると、まず風景が変わり、そして「視覚を通して自然や社会からえられる情報がほとんどなくなった人生から、再び視覚を通して情報がえられる人生への変化は、いま一度新たな人生が訪れたような錯覚におそわれる」(52)という。

もちろん、手術を受けた白内障患者の全員が、期待したとおりの視力回復をえているわけではない。手術を行う眼科医の腕によって、手術時間や合併症の発生率などに違いがあるといわれる。だが、この技術が高齢者を中心とした白内障患者に、新たな人生を与えていることの意義は大きい。

(b) 補聴器

多くの高齢者が聴力低下で悩んでいる。そして、補聴器を取り扱う店さきには、難聴で悩む高齢者の姿がたえない。全国社会福祉協議会の「補聴器普及と音環境に関する調査研究報告書」（一九九四）によれば、デイサービスセンターの利用者を対象にした調査結果で、補聴器使用者の多くが、電話（五五・四％）、家族との対話（五三・五％）、テレビやラジオの聴取（四九・〇％）に不便を感じている。ちなみに、補聴器非使用者が不便を感じるのは、家族との対話（四四・六％）、テレビやラジオの聴取（三七・二％）、病院での呼び出し（三四・七％）であった。老人クラブの会員を対象にした調査結果でも、家族との対話（五八・五％）、電話（五二・三％）、病院での呼び出し（五一・一％）に不便を感じており、高齢者で聴力低下のため普段の生活で不便を感じている人が多いことがわかる(53)。

難聴のために、家族や一般社会から切りはなされたような気持ちをもって暮らしている高齢者は多いといわれる。期待を集めている補聴器は、実のところ白内障における眼内レンズほどの効果は発揮するに至っていないが、少しずつ改良されてきている。ただ、現状の性能では、「目立つ割に、効果が乏しい」と、装着をいやがる人が多いのも確かである。

(c)　バイアグラによるインポテンツの改善

中高年の生活の質を考える際に、性の問題は重要である。しかし、医師と患者の間において性の問題が正面から語られることは、従来少なかった(54)。

「日本経済新聞」によれば、東京女子医大糖尿病センターを受診した二〇歳から六九歳までの男性三四〇人に、日常生活でどんな症状に困っているかなどを聞いた結果と、全国の糖尿病専門医二三七人に行った同じ内容のアンケート調査の結果を比較すると、患者側が挙げた問題が、①勃起障害、性欲低下、②低血糖、めまい、③視力低下・失明の順であったのに対して、医師が患者の日常生活に支障を与えるとみている症状は、①腎臓の病気、②心臓の病気、③視力低下・失明、④脳血管障害の順であった。性欲低下や勃起障害を問題とする割合は、患者に比べて医師で非常に低いことがわかる(55)。

バイアグラが登場すると、主に中高年の男性の関心を惹いた。じっさい、泌尿器科医会の調査によると、「薬が効いた」患者は七四・四％であり、高齢による勃起不全だけでなく、糖尿病や手術が原因の場合でも一定の効果がみられたという(56)。

バイアグラの効果に注目して、各種の障害者団体も行動をはじめた。「バイアグラの保険適用要求　失禁患者支援団体」(57)、「バイアグラに保険適用を　脊髄損傷連、厚生省に申し入れ」(58)など、従来から性機能が障害されてきた病人も、バイアグラに期待している。

もちろんバイアグラには副作用もある。重篤なものとしては、心筋梗塞なども報告されている。現状では性的不能を専門とする医師が少なく、そのため十分な指導を経ずに処方されることで、乱用や誤用の危惧もある。いずれにしても、生命の危険とは直接の関係はないが、生活の質に関係する状態に効果を発揮するものは、新しいタイプの生活改善薬とよばれる。ほかにも肥満・育毛などの薬が登場しており、病人の医療への期待を高めている。

(d)　人工関節の恩恵

一九五五（昭和三〇）年二月一四日、六四歳の木村センは、大腿骨骨折により身動きが出来なくなり、「四十五ねんかんのあいた　わがまゝおゆいてすミませんでした　みんなにだいちにしてもらてきのどくになりました　じぶんのあしがすこしもいごかないので　よくよくやになりました　ゆるして下さい（以下略）」との遺書(59)を残して人生を閉じた。大腿骨骨折が自殺の原因となる時代であった。それから一五年後、日本でも一九七〇年頃から人工関節の手術が行われるようになり、高齢者を中心とした病人は医療技術の進歩の恩恵に浴している。

病気などで悪くなった関節を人工的に置き換えようと考え、最初に手術で用いたのは、一八九〇年のGluckが最初とされている(60)。その後、人工関節は一九六〇年代にイギリスのChanleyが作り出したものが世界に急速に普及した。

高齢人口の増加に伴い、骨粗鬆症を患う人も相対的に増加し、転倒などにより大腿骨などを骨折する人が目立ってきている。また、慢性関節リウマチなどのように関節機能が破壊され病気に悩まされる人も多い。以前ならば関節機能を取り戻すことが困難であった人々も、人工関節の普及により関節の運動機能の改善を体験する人も増えてきている。

一九九六（平成八）年の『医療施設調査』によると人工関節置換・人工骨頭挿入術を行っている施設数は一九二七であり、手術件数は五五六一件であった（九月一日から三〇日まで）。一九九八年の人工股関節と人工膝関節が合計は一〇万件以上(61)である。

チタンをはじめとした種々の材料の進化により、かつてと比較すると人工関節の耐用年数も伸びてきている。しかし、入れ替え手術が不必要なほど長期の使用に耐えるものはまだなく、三〇年以上耐用年数を持つ人工関節の開発が進められている(62)。以上のように、関節の機能を失った病人に対して人工関節の及ぼす影響は大きく、今ではなくてはならないものとなっている。

人工関節と共に整形外科分野を中心に、高齢者に大きな恩恵を与えているものに消炎鎮痛剤がある。病人にとって「痛み」は最も恐れる症状の一つである。その症状を緩和する消炎鎮痛剤は大量に臨床の場では使用されている。これらの薬により日常生活が可能となっている病人も少なくない。消炎鎮痛剤は、多くの副作用を引き起こしているというマイナス面もあるが、「痛み」からの解放を実現している点では病人にとってなくてはならない薬剤となっている。

図17　社会保障給付費と国民負担率の推移

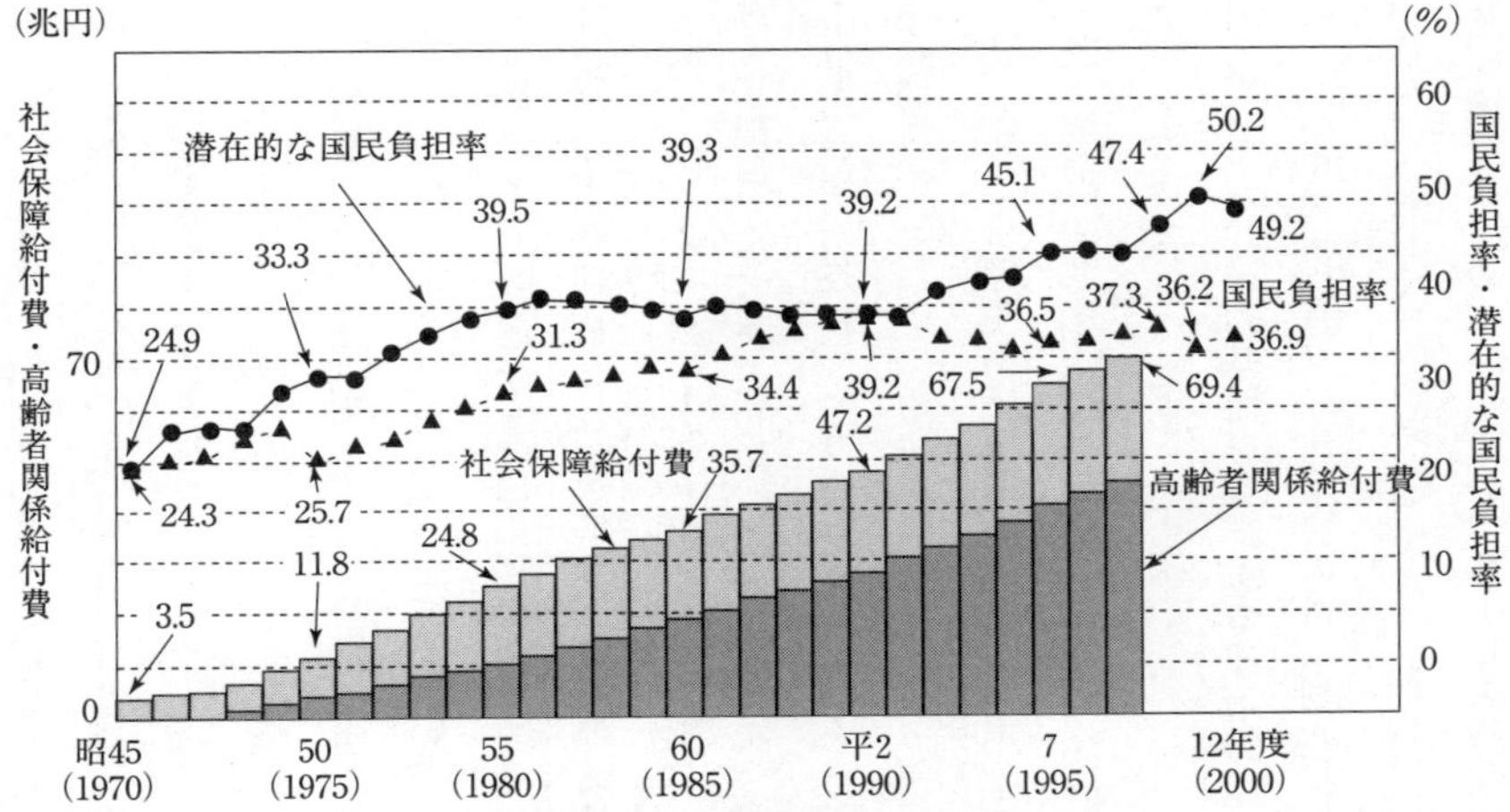

資料　厚生省国立社会保障・人口問題研究所「社会保障給付費」，大蔵省資料
注1　国民負担率及び潜在的な国民負担率については，平成10年度までは実績，平成11年度は実績見込，平成12年度は見込である．
注2　平成10年度の潜在的な国民負担率については，その計算に用いられる財政赤字に国鉄長期債務及び国有林野累積債務の一般会計承継に係る分という特殊要因を含めた場合には，54.4%になる．
出典　総務庁編『高齢社会白書平成12年度版』p.67.

六　医療費抑制政策と病人への影響

国民皆保険、老人医療費無料化によって、病人の医療へのかかりやすさを保障する政策は軌道にのった。だが一九七三（昭和四八）年、「福祉元年」のスローガンの目玉商品としてスタートした老人医療費無料化は、発足して二〜三年もたたぬうちに見なおしの論議が出てきた。その理由は、同じ年に世界を襲った第一次石油ショックで、高度成長に急ブレーキがかかったことである。こうした情勢下で、老人医療費の急激な増大に、財政当局が強い危惧をしめした。図17に一九七〇年から一九九七年までの老人医療費と国民医療費の伸びをしめす。

一九八〇年には老人医療費は二兆円を超え、国民医療費に占める割合も、一九七三年の一割強から一九八〇年には二割ちかくになっている。このような老人医療費の増加は、加入者に老人の多い国民健康保険（国保）の財政を悪化させた。じつは、国保に老人加入者が多いのは、若年層が農村から都市へ流出したことによって、被用者人口が増大したことが大きな原因であった。人口構成が高齢化するに従って、政管健保や組合健保に加入していた被用者が退職してから国保に加入するという退職者の逆流現象も強まってきた。

一九七〇年代までは健保の赤字や老人医療費の増加として問題にされてきた医療費問題だったが、八〇年代に入ると国民医療費の総枠を抑制することを厚生省が最大目標とするにいたる。その端緒となったのは八一年の診療報酬改定であった。八三年には吉村仁厚生省保険局長によって「医療費亡国論」がとなえられ、医療費の伸びをGNPの伸びの範囲内におさえることを目指した医療改革が着手される。一九八三年には老人保健法が施行され、老人医療費無料化制度が廃止される。八四年には、健康保険法の改正で健保本人の一部負担が実施された。

その後、一九八〇年代以降の医療費抑制政策は、「世界一」と呼ばれ、「わが国の医療費水準（「国民医療費」のGNPに対する割合）が、歴史的に、欧米諸国に比べて相当低い水準にとどまっていたにもかかわらず、一九八〇年代に引き上げられず、逆に、一九八〇年度の四・九%から一九九〇年代の四・七%へと、わずかながらも低下した」(63)のであった。

一九八七年には厚生省国民医療総合対策本部中間報告が発表され、老人医療のあり方について長期入院の是正（社会的入院の解消）等を中心に、医療の中身、医師養成制度にまで踏み込んで、医療費の「適正化」が総合的に推進されることとなった。

その後、老人介護の基盤を整備する政策課題について、一九八九年の「高齢者保健福祉推進一〇か年戦略」（いわゆる「ゴールドプラン」）、一九九〇年の「老人保健福祉計画」、一九九四年「高齢者保健福祉推進一〇か年戦略の見直しについて」（新ゴールドプラン）と、一連の推進策がとられ、ホームヘルプ、デイサービス、ショートステイなど在宅福祉施策をはじめ、いくつかのサービス整備の数値目標が示された。そうした施策の集大成、その実は財政基盤の確保をめざして二〇〇〇年に施行された介護保険制度は、医療保険の財政負担を軽減するという性格をもっていた。

こうした一連の医療費抑制政策の手法は、大きくみると二つの柱からなっている。一つは、受診者の一部負担の導入と増額であり、それによって受診を抑制しようとしている。二つ目は、診療報酬の総枠を押さえた上での、細かな点数操作による医療機関の財政誘導である。これによって薬価差益の圧縮、病院施設体系の再編成（療養型病床群、特定機能病院、地域医療支援型病院など）や、在宅医療の推進、介護サービスの公的保険給付などがすすめられてきた。

「患者調査」による受療率をみると、外来では一九七〇年代、八〇年代、九〇年代と順に下がる傾向がわかり、とくに男性ではっきりしている。入院では八〇年代から横這い傾向がみられる。この間に高齢化が進行していることを考えると、受診抑制のあらわれとして了解可能である。

財政誘導による病院改革が、医療経営、医療労働者の「痛み」をともないながら進められていることは明らかだが、病人史の立場からは、それが病人にも影響を与えざるをえないことが問題である。病人にとって医療・福祉の改革は、それがもたらしている「痛み」以上に、医療の問題点を改善しうるのか。現実は、むしろそうなる前に、バブル崩壊以後の経済不況のもとで、低所得者のみならずリストラや倒産、失業、所得の減少に痛めつけられている中間層までも、健康状態を痛撃されている。長寿社会へと進んできたわが国の戦後に、深刻な変化の節目をもたらすのではないか、と危惧される。

（1）吉原健二・和田勝『日本医療保険制度史』（東洋経済新報社、一九九九年）、一六四－一六八頁。
（2）厚生省『人口動態統計』出典：『国民衛生の動向二〇〇〇年版』（厚生統計協会、第四七巻第九号）四一二頁。
（3）厚生省『患者調査』出典：前掲『国民衛生の動向』四五三頁。
（4）川上武『技術進歩と医療費』（勁草書房、一九八六年）一六七頁。

(5) 前掲(4)一六七―一六八頁。
(6) R. H. Fletcher et al. Clinical Epidemiology the essentials (Williams & Wilkins, 1982) p. 209.
(7) 毎日新聞大阪本社編集局『がん告知の扉』(毎日新聞社、一九九四年)二二一―二二五頁。
(8) NHKおはようジャーナル取材班『がん告知』(筑摩書房、一九八九年)六三頁。
(9) 内橋克人『同時代への発言5　環境知性の時代』(岩波書店、一九九九年)二〇二―二〇三頁。
(10) 厚生省大臣官房統計情報部『平成六年人口動態社会経済面調査報告：末期患者への医療』(財団法人厚生統計協会、一九九六年)。
(11) 江國滋『おい癌め酌みかはさうぜ秋の酒』(新潮社、一九九七年)。
(12) 岩本久保『ガン患者が病院から追われるとき』(主婦の友社、一九九四年)、同『裏切られたガン患者たち』(五月書房、一九九九年)。
(13) 「朝日新聞」一九九七・三・一夕刊。
(14) 消防庁編『消防白書平成一一年版』(ぎょうせい、一九九九年)一九四頁。
(15) 杉本侃編集主幹『図説救急医学講座第一巻救急医学総論』(メジカルビュー社、一九八九年)一六頁。
(16) 前掲(15)一八頁。
(17) 北村叔子『退院勧告』(ありあけ出版、一九九九年)。
(18) 「朝日新聞」一九九八・一一・二三。
(19) 「毎日新聞」二〇〇〇・二・二五。
(20) 柳田邦男『脳治療革命の朝』(文藝春秋、二〇〇〇年)。
(21) 政府出資法人・自動車事故対策センター「療護センターの紹介」http://www.osa.go.jp/ryougo
(22) 若者と家族の会編『いきててもええやん』(せせらぎ出版、一九九九年)二七―二九頁。
(23) 森井浩世編『透析医学の文化と技術』(医療ジャーナル社、一九九九年)一二一―一二二頁。
(24) 前掲(2)一六六頁。
(25) 能勢之彦・全国腎臓病患者連絡協議会『人工腎臓の歴史と二一世紀への展望』(身体障害者団体定期刊行物協会、

一九九六年）三—一〇頁。
(26) 前掲(23)三四—三五頁。
(27) 上林茂暢『先端医療』（講談社現代新書、一九九〇年）一四四頁。
(28) 前掲(2)一六五頁。
(29) 前掲(23)。
(30) 前掲(23)三九頁。
(31) 「朝日新聞」二〇〇〇・八・二〇。
(32) 社団法人全国腎臓病協議会『一九九六年度血液透析患者　実態調査報告書』（身体障害者団体定期刊行物協会、一九九七年）。
(33) 全腎協「全腎協の紹介」http://www.zjk.or.jp/syokai.htm
(34) 社団法人全国腎臓病協議会「ぜんじんきょう」（第一八〇号、二〇〇〇・七・六）二七頁。
(35) 「朝日新聞」二〇〇〇・三・五。
(36) 全腎協「日本透析医学界統計資料より」http://www.zjk.or.jp/syokai.htm
(37) Medical Tribune vol. 32 No. 29, 30, p. 4.
(38) 前掲(32)三〇頁。血液透析患者の六九・二%が循環器合併症、六六・四%が血液合併症、三三・七%が骨・関節障害、三三・三%が皮膚合併症に悩まされている。
(39) 前掲(32)一四頁。
(40) 前掲(23)二三〇—二三五頁。
(41) 朝日新聞東京本社編『腎臓移植三六人の記録』（国立佐倉病院、一九八五年）。
(42) 新日本医師協会「新医協」（二〇〇一・九・一一・二一合併号）二頁。
(43) P・F・ドラッカー『断絶の時代　新版』（ダイヤモンド社、一九九九年）ii頁。
(44) 前掲(2)四五二頁「第三四表　七〇歳以上の患者数・総数に占める割合」。
(45) 前掲(2)四五四頁「第三七表　受療率、性・年齢階級・傷病大分類別」。

(46) 永六輔『大往生』（岩波新書、一九九四年）三頁。
(47) 水上勉『心筋梗塞の前後』（文藝春秋、一九九四年）一一七―一二二頁。
(48) 松田道雄『安楽に死にたい』（岩波書店、一九九七年）。
(49) 厚生省『患者調査』『国民医療費』『社会保健診療行為別調査報告』出典：『最新医学』（最新医学社、第五五巻第五号）一〇五三頁。
(50) 吉行淳之介『目玉』（新潮文庫、一九八五年）。
(51) 曾野綾子『贈られた眼の記録』（朝日新聞社、一九八二年）。
(52) 林正秀『白内障と網膜剥離』（勁草書房、一九八五年）六八頁。
(53) 社団法人全日本難聴者・中途失聴者団体連合会ホームページ http://www1.normanet.ne.jp/~ww100090/file/nan-jyou.html
(54) 小林照幸『熟年性革命報告』（文春新書、二〇〇〇年）が、具体的な中高年の性の問題を取り扱っている。
(55) 「日本経済新聞」二〇〇〇・八・七夕刊。
(56) 「朝日新聞」二〇〇〇・一一・七。
(57) 「朝日新聞」二〇〇〇・一〇・五。
(58) 「朝日新聞」二〇〇〇・六・七。
(59) 澤地久枝『昭和・遠い日近いひと』（文春文庫、二〇〇〇年）二四二―二六六頁。
(60) 黒木良克「人工関節の進歩」「治療」第七一巻第六号（南山堂、一九八九年）一二九五―一三〇一頁。
(61) 厚生省薬務局（監）『薬事工業生産動態統計年報』（薬業経済研究所、一九九五年）一―四四頁。
(62) 高木弘編『人工臓器とその周辺』（医歯薬出版、二〇〇〇年）八〇―八三頁。
(63) 二木立『「世界一」の医療費抑制政策を見直す時期』（勁草書房、一九九四年）二D:頁。

〔追記〕一般病の変遷には、高度経済成長がプラス面でもマイナス面でも大きく影響している。その負の影響が戦後の医療の質を低下させ、人々を半ば強制的に「生活習慣病」と呼ばれる病気に向かわせた。今回は一九九〇年代になって目立つアメリカ型の「医療消費者」運動とも関連が強い患者運動については触れられなかった。

第4章　リハビリテーション医療の登場

一　戦後病人史のなかのリハビリテーション医療

戦後の病人史で、リハビリテーション医療の占める位置は、戦前とは比べものにならないくらい高まった。とはいえ、医療が診断と治療にもっとも注力し、リハビリテーションに払う関心が少ないのは、戦後を通じていまもなお医療現場で支配的な傾向である。

それでも戦後病人史に力強く脈打っているリハビリテーションの思想や運動によって、病人・障害者がその人らしい生活を再建し「全人間的復権」を遂げるチャンスは、戦前とは比べものにならないほど増してきた。

この章では、戦後の病人がいかにリハビリテーションを遂げていったかをとり上げる。

その場合、さまざまな障害者をとりあげ全体像を追っていくのが筋である。「さまざまな」とは、障害の医学的な性質でいえば、肢体不自由、視覚・聴覚障害、各種臓器の内部障害などの身体障害と、発達の障害、精神障害があげられる（表5）(1)。

またリハビリテーションの側からみれば、医学的リハビリテーションのほかに、職業、教育、社会という四つの分野がある。そして「これらの四つの部分がバラバラに存在しているわけではない。むしろこの四つは統一体としての

表5　身体障害者の疾患別状況

総　　数			1970年 1,314	1980年 1,977	1993年 2,722	1998年 2,933	1998/1970 2.23
	脳性麻痺		49	59	67	74	1.51
	脊髄性小児麻痺		39	53	43	47	1.21
肢体不自由	脊髄損傷	対 麻 痺	–	–	34	43	
		四肢麻痺	–	–	29	33	
		小計	30	66	63	76	2.53
	進行性筋萎縮症		5	5	12	13	2.60
	脳血管障害		172	227	325	359	2.09
	脳挫傷		–	–	–	14	
	その他の脳神経疾患		–	–	–	64	
	骨関節疾患		59	184	214	254	4.31
	リウマチ性疾患		69	92	96	99	1.43
聴 覚 障 害	中耳炎疾患		67	72	73	78	1.16
	内耳性疾患		70	82	89	66	0.94
視 覚 障 害	角膜疾患		48	74	46	48	1.00
	水晶体疾患		63	65	55	22	0.35
	網脈絡膜視神経疾患		67	118	105	113	1.69
その他の疾患	腎臓疾患		–	–	95	131	
	心臓疾患		–	–	195	293	
	呼吸器疾患		–	–	68	78	
	膀胱疾患		–	–	16	22	
	大腸疾患		–	–	25	34	
	小腸疾患		–	–	1	1	
	そ の 他		–	–	521	605	
	不　　明		–	–	103	121	
	不　　詳		–	–	512	322	
	小　　計		576	880	1,536	1,607	2.79

出典　厚生省『身体障害者実態調査』より作成.

リハビリテーション事業の四つの側面と考えるべきもの」(2)とされる。

しかし、病人史の概説という視角でアプローチしている本書の構成と頁数の制約から、本章で障害やリハビリテーションの全ての分野を扱うのは避けざるをえない。そこでここでは、成人の身体障害、とくに脳卒中を中心にして、病人のおかれた状態、生活する姿がどのような経緯をたどったか、リハビリテーション医療の場面に焦点を当てながら考察することとする。

脳卒中をとりあげるのは、発症する人が多いこと、医療技術革新による救命率の向上や高齢化による有病率の上昇など、戦後病人史を規定する主な要因と密接に絡み合っていること、技術的には脊髄損傷とともに、リハビリテーション医学の中心的な分野である中枢神経系の障害の最大の原因であること、そして社会復帰が課題になる壮年から寝たきり・痴呆が問題になる高齢者まで、広い年齢層にまたがるなど、戦後を代表する障害の原因と考えるからである。

もちろん、ポリオや脳性マヒなどの小児、肺結核による低肺機能患者や精神障害者、脊髄損傷の受傷者、水俣病や薬害の被害者など、リハビリテーションに関係し、戦後病人史で重要な位置を占める人々は、ほかにも多い。これらのうちいくつかについての病人史は、関係するそれぞれの章でふれられている。

二　リハビリテーションの黎明と病人像

(1)　戦前における障害者の「処遇」

明治・大正期から、種々の疾病、外傷による障害、視覚障害、精神障害などをもつ人々は少なくなかった。しかしれていた。

障害によって収入を失うことは、それ以外の理由による経済的貧困と区別されず、個人の責任として扱われた。内務省警察局の管轄下で救貧対策の対象となる場合もあったが、生活上の扶助に限られ、受けられるのはごく一部に限られていた。

障害者がリハビリテーションの機会をえるのは例外的な時代であったといえる。

その例外にあたる、今日のリハビリテーションに相当する事業としては、一九二〇（大正九）年柏倉松蔵らによるわが国最初の肢体不自由児の療育施設「柏学園」がある。また一九二三（大正一二）年関東大震災のあとつくられた「啓成社」による社会事業があり、洋服・家具・はきもの等に関係した職業指導が行われたといわれる。これは、わが国最初の職業リハビリテーション施設とされる。

一九二九（昭和四）年、世界恐慌の年に制定された「救護法」は、貧困者の増大が社会問題として注目されていたことを反映していた。この法律では「不具廃疾、疾病、傷病、その他精神または身体の障碍に因り労務を行うに故障のある者」という表現で障害者が規定され、生活扶助、医療扶助、生業扶助など、一定の施策がとられるようになった。しかし、本人から保護を請求する権利はなく、基本的には障害者の暮らしは家族の扶養に任されていた。

一九四〇（昭和一五）年には、東京帝大整形外科教授であった高木憲次によって肢体不自由者のための「整肢療護園」が開設された。

こうしたなか、戦争による障害者（傷痍軍人）は、比較的手厚い保護のもとにあり、施策の内容は、戦争がすすむにつれて充実されていった。

戦時中の軍事保養院傘下の陸軍病院では、戦傷による切断者に対する義足支給と訓練を中心に、脊髄損傷、その他外傷性の身体障害者のリハビリテーションが行われた(3)。

こうした伝統もあって、戦後には陸軍病院を前身とする国立療養所が、切断などのリハビリテーション医療の一つのルーツとなる。

(2) 戦後改革・リハビリテーションの黎明と病人

敗戦の時点で、わが国には数多くの障害者がいた。その多くは戦争による災害や、戦時生産体制下の労働災害による外傷の後遺症をもった人々であった。

しかし、障害をもった病人を社会がほとんど省みない時代は、戦後の一時期まで引き続く。画期となったのは敗戦後のＧＨＱによる医療・福祉制度の改革であった。

砂原茂一によれば、「占領軍には少なからぬ数の医師がＷＨＯのfellowとして米英などのリハビリテーション医学を視察するために派遣されているし、逆にアメリカのリハビリテーション専門家─医師、理学療法士（ＰＴ）、作業療法士（ＯＴ）などがわが国に派遣され短期講習会などが開かれた」(4)という。

一九四七（昭和二二）年に日本国憲法が制定されると、「主権在民や戦争の放棄を宣言した上で、個人の尊重（一三条）、法の下の平等（一三条）、国民の生存権と国の社会保障義務（二五条）、教育を受ける権利（二六条）、労働権（二七条）など」が規定された。そして、「これらの規定を現実のものにすることが戦後日本のリハビリテーションの課題とされてきた」(5)。

とはいえ憲法の規定が、障害をもった人々にとってのリハビリテーションの機会に具体化されはじめるのには、まだしばらく時間が必要であった。

まず、当時は障害者の多くを傷痍軍人が占めていたため、軍国主義の復活を防がねばならないＧＨＱは、障害者にとっての憲法の具体化ともいえる身体障害者福祉法の制定（一九四九年）を、旧生活保護法（一九四六年）や児童福祉法（一九四七年）より遅らせた。

法が制定されても、リハビリテーション施設がつくられていくまでには、かなりの年月が必要だったようである。

児童福祉法によって、肢体不自由児施設を一県に一か所設置することが義務づけられ、一九六四年にはそれが全ての都道府県に設置されるに至った。また、一九四九年に制定された身体障害者福祉法によって国立身体障害者更生指導所（後の国立身体障害センター）、国立ろうあ者更生指導所（後の国立聴力言語センター）などが設立され、続いて各地に県立の更生指導所が次々と建設された(6)。

このほかに、身体障害者手帳の交付、補装具の支給などが定められ、のちの福祉事務所制度、更生医療の給付などにつながる制度の基本が、この時期に成立した。このころつくられた障害者の社会復帰を支援する法的枠組み、施設・制度が、障害者にとって有益であったことは事実であろう。しかし、「更生指導所」という施設名で用いられている「更生」という用語は、障害者からの反発を受けた。

「更生」は厚生省によるリハビリテーションの定訳で、「身体障害者福祉法」第一条にも「この法律は、身体障害者の更生を援助し、その更生のために必要な保護を行い……」とある。しかし上田敏が指摘したとおり「このような『更生』の語の使用は、障害者たち自身にとっては非常に屈辱的なもの」であった。「日本語の『更生』には『悪の道からの更生』といった暗いイメージが固定していた」し、犯罪者の権利回復についても日本では歴史的、思想的な背景が弱かったので、「『自分たちは犯罪者ではないのに、なぜ更生しなければならないのか』という声が障害者からあが」るのは避けられなかった(7)。

こうした声によって、一九六四（昭和三九）年ころから、全国の更生施設の多くは次々と「身体障害センター」「福祉センター」などと改名していった。

病人に対する医学的リハビリテーションが実施できる施設としては、旧陸軍病院のほか、一九四九（昭和二四）年には九州と東京に労災病院がつくられる。しかし、増加しつつあった脳卒中などの一般病による障害者が、入院してリハビリテーションに取り組める病院・施設がつくられていくのは、一九五〇年代後半のことである。

(3)　マッサージによる治療

理学療法士や作業療法士による現代的なリハビリテーションが普及する前には、骨折などの外傷後には、マッサージ療法が行われることがあった。横田三郎（元毎日新聞編集委員）の闘病記『脳卒中から生還した記者』に、横田が二七歳の時に交通事故で右の上下肢を骨折したときの治療の光景が描かれている。これによって、一九五九（昭和三四）年ころの骨折に対するマッサージ治療のようすがわかる。

私が交通事故で右手右足に障害を残した時（一九五九年）には、機能回復のための治療はリハビリではなくマッサージといわれていた。マッサージは身体の損傷部分の筋肉をもみほぐし、筋力回復運動を繰り返すことによって治癒させようとするもので、結果的には社会復帰につながっても、治療の際の基本的な考え方の中に、人間としての権利回復、生き甲斐を取り戻すための社会復帰というような思想はなかった。……

ひざ関節と左下腿骨のレントゲンフィルムを見て、マッサージ師は「九〇度以上に曲げることは物理的に不可能のようだが、限度いっぱいまで曲がるようにしてあげるから、あなたもその覚悟でいなさい」と苦痛が生やさしいものでないことを暗に予告する。二十七歳でまだ老化現象など出ていないだろうから、それほどのことはあるまいと高をくっていたが、それは大誤算だった。タオルを奥歯でかみしめ必死に堪えるのだが、失神しかけたこともあった(8)。

三　リハビリテーションをはじめた病人たち

(1)　入院患者のリハビリテーション

一九五〇・六〇年代、第一次医療技術革新による治療技術の進歩によって、それまで助からなかった病気が次々と治療可能になっていった。病人のとる転帰はもはや、「〝死ぬか助かるか〟（助かれば障害を残さず、ほぼ完全にもとの状態に戻る）のどちらか」(9)ではなくなった。それによって、さまざまの病気から回復したが、その結果障害をもって生きる人々が増加した。

もともと、〝死ぬか助かるか〟の時代に医療に期待された最大の役割は、「病気」への対処、すなわちそれを正確に診断し、治療することであり、病人の苦痛を取りのぞくことだった。そこでは、「治る可能性のある限りは全力を尽くすが、病状が固定し、これ以上の改善が期待できなければ後はなにもやることはない」(10)という姿勢を医師がとることも、ある意味で許容されていた。しかし、病人が障害をもちながら暮らす時代になると、医療にそれまで以上の役割と姿勢が求められるようになった。

おりしも戦後の復興から高度経済成長の時代にはいり、国民皆保険が達成されていた。病院の数は増加し、医療を利用する機会が増加したのと並行して、リハビリテーションを行う病院も少しづつ増加していった。この時代に成長していったのが、温泉地にある病院であった。今日でも代表的な温泉病院である長野県厚生連・鹿教湯病院は、一九五六年に開設され、リハビリテーションセンターをつくった病院として知られている。各地につくられたリハビリテーション病院は、病人の期待を集めた。米満弘之によれば、このころ「温泉地につくられたリハビリテーションセンターは大人気で、脳卒中や骨折後拘縮、脊髄損傷などの患者で一杯であった」(11)という。

このようにリハビリテーションをしようとする病人で温泉病院が混雑した背景には、遅々としていたリハビリテーション病院の増加に比べて、脳血管障害による病人の増加が飛躍的だったことがある。脳血管障害は、死亡率でみると戦前から上位を占めており、一九五一（昭和二六）年には結核を抜いて第一位となる。そして、障害をのこしながら救命される病人は、それ以上に増加している。一九五五年から六五年までの一〇年間に、脳血管障害の死亡率は一二九・四から一六〇（人口一〇万人あたり）と約一・二倍になったが(12)、受療率は一五から六九（人口一〇万人あたり）へと四・六倍になり(13)、この傾向はその後も続く。

高度経済成長期には、脳卒中以外の原因でリハビリテーションの対象となる人々も増加した。そのなかには、労働災害などで外傷をおい、脊髄損傷など重篤な後遺症をもった人々があった。労災病院がリハビリテーションにとりくんだことは既に述べたが、はじめに開設された九州労災病院と東京労災病院につづき、全国各地に労災病院がつくられ、とくに脊髄損傷の治療・リハビリテーションなどで、大きな役割を果たしていった。

また、一九五〇年代から水俣湾で発生した水俣病の患者は、重篤な中枢神経障害を被った。水俣市は一九六五（昭和四〇）年に国の融資をえて、水俣病患者の機能回復のため市立湯之児分院に二〇〇床のベッドを増設し、リハビリテーションセンターを開設している(14)。

医学的リハビリテーションの技術についても、体制が確立されていった。一九六一年の『厚生白書』がリハビリテーション技術者を養成する必要について触れたのち、一九六三年には、国立療養所東京病院にわが国最初の理学療法士PT・作業療法士OTの養成学校、「国立東京病院リハビリテーション学院」が開校した。六六年には最初の卒業生がでて第一回国家試験が行われ、以後リハビリテーションの専門技術者として養成が進んでいった。六三年には日本リハビリテーション医学会も設立されている。

それでも、障害をもった病人にとって療養生活は楽ではなかった。「産業構造の変化や核家族化に伴う家庭での介助機能の低下、種々の原因による障害者数の増加、高度成長下での生活の困難と生活要求の高まりなどがあった」(15)。それを背景にして高度成長期には、国民年金法による障害年金・障害福祉年金（一九五九年）、身体障害者雇用促進法（六〇年）、精神薄弱者福祉法（六〇年）、老人福祉法（六三年）が制定された。六五年以降は、重度障害者や内部障害者を対象とする手当・施設もつくられ、障害者福祉の制度は少しずつ拡充されていった。

(2)　リハビリテーションは温泉病院で？

こうして普及しはじめたわが国のリハビリテーション医療は、病人によって熱い期待をよせられていた一方、施設や制度、技術のあり方のうえで問題も生じていた。

第一に、医療側に「安静第一主義」が強かったため、病状が「安定」し、機能・形態障害がすっかりできあがってから、リハビリテーションを開始する傾向が定着したことである。脳卒中を発症すると、急性期から数カ月におよぶ「絶対安静」をとらされるのが、当時は普通であった。脳卒中で片マヒをおこした側（患側）のみならず、健側でもすっかり筋肉が衰え関節が拘縮してしまうことが普通だった。この点について上田敏は、「戦後のアメリカ医療の急速な導入が、アメリカ医療の最大の転換である早期離床・早期歩行の運動とまったく切り離された形でおこなわれ、旧来の安静第一主義が克服されないまま残存してきた」(16)と述べている。

第二に、これに関係して、リハビリテーションを行う病院は温泉地に偏在していた。この理由として安静第一主義が「転地療養主義を温存した」こと、さらに「リハビリテーション医療が長い間……診療報酬の上で冷遇され」たため、「土地も人件費も廉い田舎でもない限り、経済的になりたたなかった」ことがある(17)。

こうして、機能・形態障害ができあがってから、自宅から遠く離れた非日常的な空間で、長期間（数カ月〜年単位）滞在し、歩行や日常生活動作の訓練を受けるのがリハビリテーションだという理解が定着していった。

第三に、このような病院には、希望した患者のみんなが入院できるわけではなかった。ベッドが限られているため、病院側は「リハビリテーションの効果があると期待できる」人だけを、事前にふるい分けざるをえなかった。しかもこうした病院への滞在には、ベッド差額・付添料などの負担が必要だった。このため、リハビリテーションの機会をもつことができるのは、経済的に恵まれた階層の病人に限られる傾向があった。

佐藤正忠（元「経済界」主幹）は、五二歳の時に脳卒中で左片マヒとなり、闘病記『奇跡の生還』（一九八〇年刊）を著した。鹿教湯病院に入院中のエピソードのなかに、ある六〇代の患者の話として次のような記述がある。

彼は右半身マヒでほとんどしゃべれないのであった。

「……この病院に入院できる人は、幸せだと思うんですの……。入りたくても入れない人が、全国にはどれくらいいるでしょうか……。行きたいけれど、遠くて行けないとか……あるいは経済的な理由で来れない……とか」

としみじみした口調で言った。

あるいはそうかもしれない、と思った。私はすんなり入院できたが、〝順序〟があって、ここに入院するのも大変であった。だから少しでも歩けるようになると、どんどん〝退院〟させていく。そして新しい患者と交替させていく。患者を新陳代謝させせていくのであった(18)。

(3) 「治してしてもらう」リハビリテーション

病人自身がリハビリテーションをどう見るかという面では、リハビリテーション医療に「治療効果」ばかりを期待する傾向が定着していった。米満弘之によれば「リハビリテーション医学が、どんな病気も治す魔法のように誤解されたのも一九六〇年代であった」[19]という。

病人にとって、機能・形態の障害は深刻であり、それを取り除いてくれるような治療医学としての役割をリハビリテーション医学に期待したのは、ある意味で自然であった。これにはリハビリテーション医学が導入される以前から、マッサージや柔道整復などの治療的な手技が、医療機関の内外で行われていたことも影響していたと思われる。

さきに紹介した横田の闘病記では、一九八四年に五二歳で脳出血に倒れ、ボバース記念病院で行ったリハビリテーションが中心に描かれている。そこで横田は、二五年前の骨折の体験のときと同じ努力が、脳卒中のリハビリテーションでも効果を発揮するだろうと期待した。

> 脳卒中の後遺症も激痛を堪え忍び、他の人の何倍も努力をすれば、完全に治癒しないまでも、それ相当に機能は回復するものだと私は思い込んでいた。いやそう信じたかった。ほかの人にはおこらなかった奇跡的回復を、自分は起こしてみせるのだという非科学的な考えが心のどこかに残っていた。

こうした考えは、医師の診断結果と説明によって打ち砕かれる。

「脳卒中のリハビリは患者に苦痛や恐怖感を与えてはかえって悪い結果になります」と院長は言葉を結んだ。

リハビリにたいする希望と期待は針で突つかれた風船玉のようにあっけなくしぼんでしまった(20)。

このような挫折感は、脳卒中の患者の多くがいまでも味わっていると思われる。

リハビリテーションの本来の意味は、上田敏によれば「人間たるにふさわしい権利・資格・尊厳・名誉がなんらかの原因によって傷つけられた人にたいし、その権利・資格・尊厳・名誉などを回復すること」(21)である。障害者の場合は、「個々の身体部位の機能回復のみを目的とするのではなく、障害をもつ人間を全体としてとらえ、その人が再び『人間らしく生きられる』ようになること、すなわち〝全人間的復権〟を究極の目標とする」(22)とされる。

リハビリテーション医療の技術は、マッサージや機能訓練などの治療手技で機能・形態障害を改善するアプローチも特徴的ではあるが、それだけにとどまらない。病人をとりまく環境に働きかけて、病人の生活の再建を助けるアプローチを行っていくところこそ、実はその最もユニークな点でもある。

このことが、多くの病人に理解されるには、戦後の長い歴史を経てもなお足りないように思われる。

四　自立生活の流れ

高度成長期にリハビリテーション病院ができたことで、リハビリテーションは医学的にも発展をとげ、徐々に病人の生活に影響を与える存在となっていった。その一方で、一九七〇年代に医療以外の分野から、障害の見かたや障害者の生活の方向性を変えるうねりがおこり、八〇年代になるとそれもまた大きな影響力をもってきた。

それは障害とは何かについての、障害者の異議申し立てとそれにもとづく実践活動に端を発していた。

(1)　ノーマリゼーションと国際障害者年

一九六〇年代から欧米を中心に、障害者の自立生活（independent living：IL）運動がおこってきた。これは、「たとえ日常生活動作においては完全な自立を達成しえず、部分的な介助を必要とするような重度の障害者であっても、その知的能力によって、有益な職業的、社会的役割を果たすことができれば、それは立派な社会的自立である」とし、「さらに重度な障害者であって、有益な職業的、社会的役割を果たすこともできず、ほとんど全介助の状態である場合にも、その人格の自立性、尊厳性は絶対的に認められなければならない」とされた(23)。

これとならんで、ノーマリゼーション(24)や、インテグレーション(25)、メインストリーミング(26)（いずれも上田）の考え方もうまれてきた。

このような運動から、機能や形態の障害があっても、社会的な不利を受けずに生活していくことができるという、新しい考え方、実践が育まれていった。すなわち、障害をもった人が自分の家で、ボランティア等の手を借りながら暮らしたり、仕事についたり事業をおこして、自立した生活をおくる実践がはじまった。これは自立生活運動と呼ばれ、「障害者の社会的不利の克服のためには、ＡＤＬの改善以外の因子が必要である事を……あきらかにし」た(27)。

一九八〇年代にはいると、このような自立概念、障害概念の再検討の波が、日本のリハビリテーションの現場に押し寄せてきたのである。

ここで注意のいるのは、自立生活運動は一九六〇年代からアメリカ合衆国やスウェーデンではじまったとされることが多いが、日本でも「青い芝の会」などの活動のなかで一九七〇年代はじめからよく似た実践があったことである。「全国障害者解放運動連絡会議（全障連）」では「自立生活」という言葉も使われていたという(28)。

いずれにしても、この新しい理念や実践は一九八一（昭和五六）年の国際障害者年を契機に、活発に紹介されるようになる。「完全参加と平等」「ノーマリゼーション」「自立生活」「生活（人生）の質（QOL）」などの言葉が、社会的に認知されていった。

この年、国や三六〇もの地方自治体で、障害者のリハビリテーションに関する長期計画が、障害者団体も参加したてられた。約一〇〇の全国的規模の障害者団体が集まる「国際障害者年日本推進協議会」が初めて生まれるなど、運動も前進した。

(2) 障害をどうとらえるか

リハビリテーション医学では、「疾患の結果生じた客観的障害を……「機能的障害」、「能力的障害」、「社会的不利」の三段階に分けて理解」してきた。ここで、「機能的障害」とは直接疾患から生じてくる「生物学的レベルでとらえた障害」であり、具体的には脳卒中後の運動障害・知能障害などを指す。「能力的障害」とは、「機能的障害」の結果生じた「個人レベルでとらえた障害」であり、具体的には歩行障害・身の回り動作の障害等の日常生活動作（activities of daily living, ADL）の障害である。「社会的不利」とは「社会的存在としての人間のレベルで捉えた障害」で、「職業能力の喪失、家庭での役割の低下、あるいは結婚、旅行、レクリエーション、文化的・社会的活動への参加制限などを含んでいる」「そして、障害者に対するリハビリテーションではこれらの各レベルの障害に対して総合的にアプローチする事が求められている」(29)。

障害を三つの次元にわけてみるこの見方は、一九八〇年にWHOが示した国際障害者分類（ICIDH1980）にまとめられ、図18のように図示されている。

先述した自立生活運動などを通じて、障害の概念を再検討する動きが国際的に進んだ。「障害の三段階論」には、たとえば「能力障害が改善できなければ、社会的不利はなくせない」という「段階的理解」に陥りやすいという批判

図18　ICIDH1980年版で示された障害現象

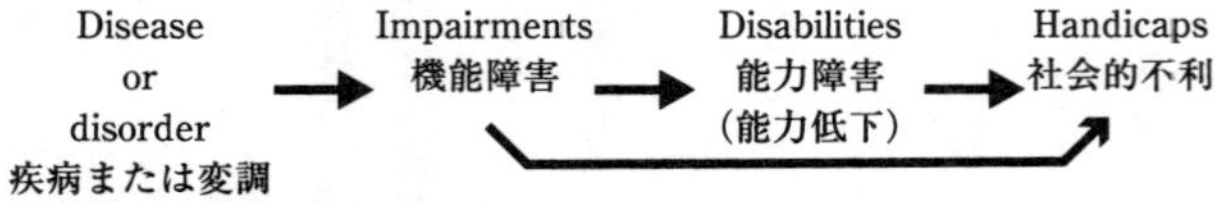

出典　障害保健福祉研究情報システムホームページより．

が寄せられていた。

二〇〇一年五月にＷＨＯ総会で正式決定された国際生活機能分類：国際障害分類改訂版（ICF）では、図に示した障害の現象モデル（ICIDH1980）について、批判的指摘がされている。それは、図で示された各概念の間にどのような関係があるか不明である。矢印で結ばれることで、むしろ因果関係や経時的な関係が表現されていると解釈されがちであった。それは、「機能障害から能力障害、社会的不利へという一方通行の流れ」を意味しかねない。障害の過程での社会的要因などが軽視されがちで、その複雑さが表現されていない、というものだった(30)。

ICFでは、機能障害、能力障害、社会的不利などの概念は、障害の次元をしめすもので、相互に作用しあい、進展していくものとされている。障害者の実践から、このような理念の転換が国際的な舞台でもたらされたことは意義深い。その変化は、日本のリハビリテーション医療でも広がっていった。

五　入院リハビリテーションと病人

(1)　増加した入院リハビリテーション患者

一九七〇年代・八〇年代に、脳卒中で入院する患者は増加し続けた（図19）。

これについて二木立は、「最大の原因は、人口構成の高齢化による脳卒中発症率・発症数の増加と思われる。しかし、これ以外にも、入院受療率増加の要因としては、①医療保障制度・供給制度の整備により入院治療が容易に受けられる体制が実現したこと、②医学・医療技術の進歩による脳卒中死亡率の低下、③家族の介護能力低下に伴う「社会的入院」の増加等も看過できない」(31)とした。

この時期、リハビリテーションを実施できる入院施設は確実に増加していた。理学療法・作業療法の承認施設を取得した数／年は、図20のように一九七〇年代と八〇年代という二つの山があり、全期間を通じて新規承認がある。この結果、入院している患者でリハビリテーションを受けられる人は増加していったといえる。

図19　脳血管疾患の死亡率・受療率の推移

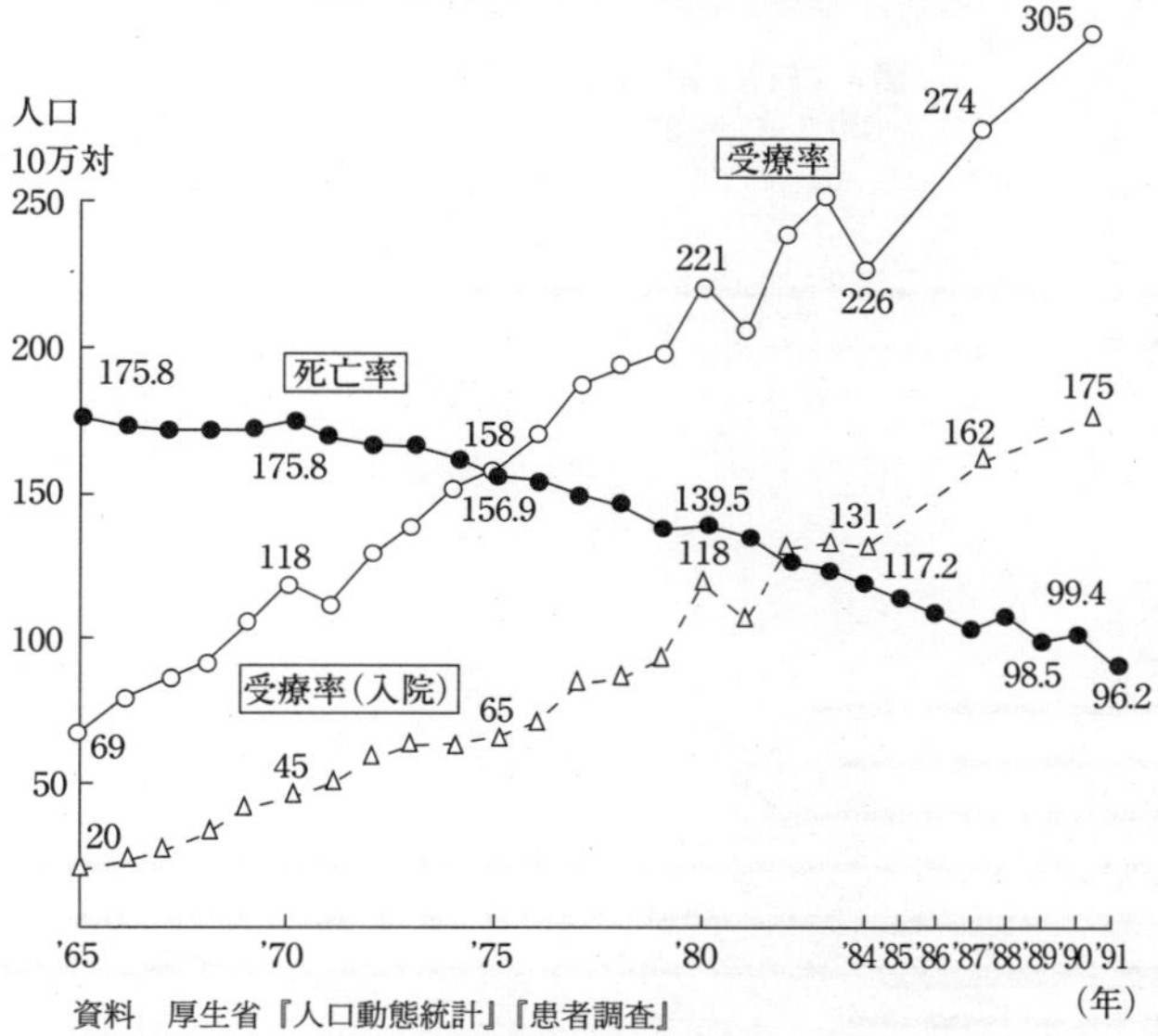

資料　厚生省『人口動態統計』『患者調査』
出典　日本リハビリテーション医学会『リハビリテーション白書第２版』（医歯薬出版）p.241の二木立作成の図に補足.

これを可能にしたのは、理学療法士、作業療法士などの専門技術者の養成が徐々に進んだこと（表６）、一九七三年からリハビリテーションに関する診療報酬の増額が進んだこと(32)などであった。

(2)　入院患者の体験したリハビリテーション

リハビリテーションを目的に入院することで、病人はそれまでにない、さまざまの新しい特有の体験をするようになった。

(a)　**障害との直面**

リハビリテーション医療では、病人は障害をもった人として扱われ、それを乗り越えてゆくことを期待される。

図20　運動療法・作業療法施設承認の推移

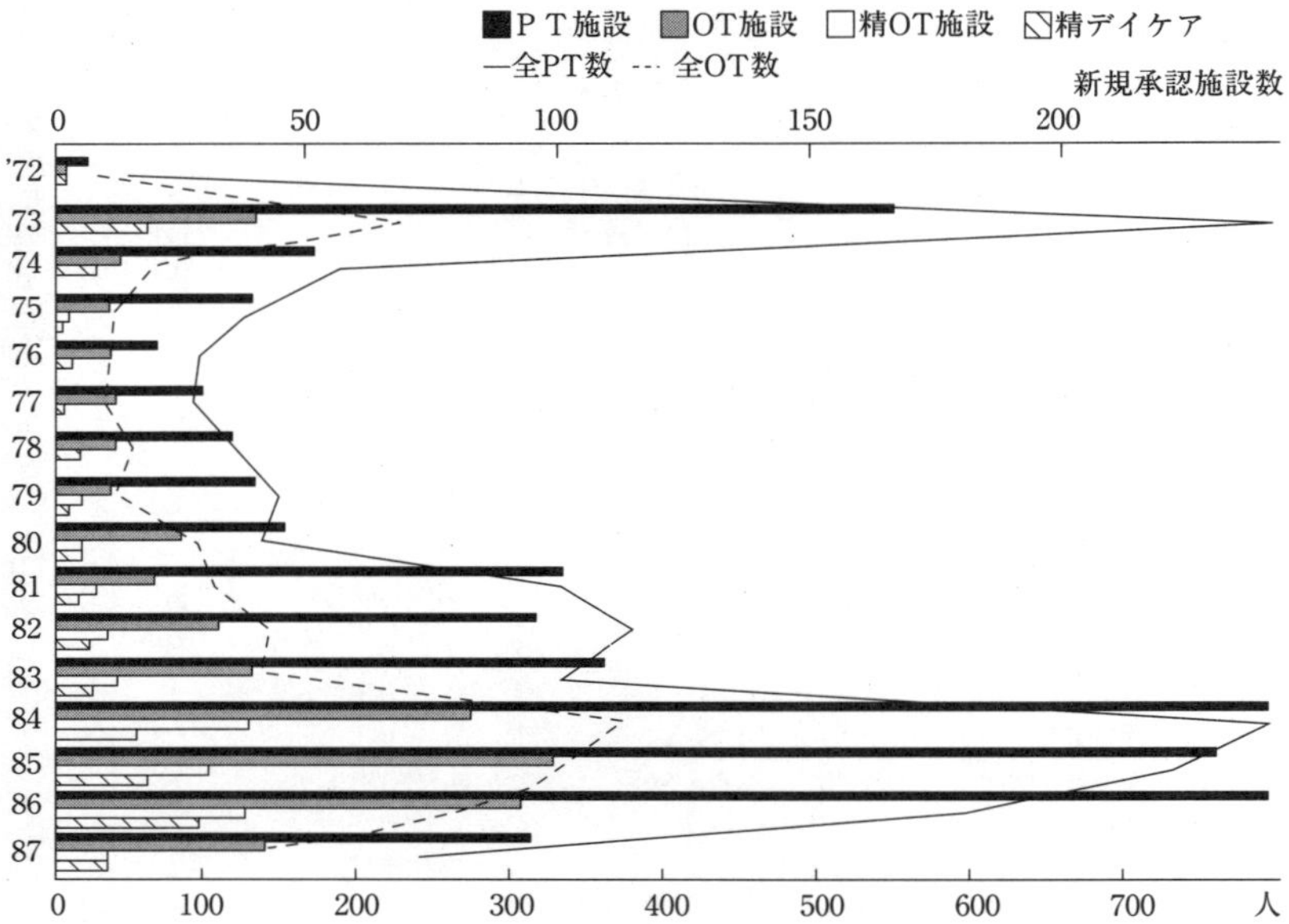

資料　前掲『リハビリテーション白書第2版』p.104の今田拓の図を転載．
出典　日本医師会『医療関係者対策委員会報告』より．

理学療法や作業療法、言語療法などだけでなく、病院内での日常生活の場面でも、病人は自分の障害に直面することを求められる。

病気を治療することが目的の入院では、病人がさまざまの苦痛を訴えれば、それを緩和するように看護婦や医師は行動してくれる。もちろん、診断や治療を目的とした検査・手術の苦痛に耐える必要もあるが、その際、医療従事者は可能な限り苦痛を除こうと努力するのである。

しかし、リハビリテーション医療においては、病人がつらい思いをしていても、看護婦やPT・OTは、それを取り除くことだけでよしとするわけにはいかない。もちろん、身体的な痛みや苦しみには、その都度適切な対処をし、可能な限りそれをコントロールする。しかし、その苦痛がおきないように様々な行為や動作を肩代わりしてしまうことは、避けなければならない場合が多い。できないことによる精神的な苦痛に対しては、それと向き合うことを病人に促す場合も少なくない。

表6　病院の職業別従事者数

	1965年	1975年	1981年	1990年	1995年	1997年	1990／1975	1997／1990
常勤医師	43,614	60,823	80,048	118,881	131,308	134,124	1.95	1.13
薬剤師	10,129	16,794	23,900	34,937	39,971	41,748	2.08	1.19
保健婦				1,401	1,739	1,760	-	1.26
助産婦	5,855	9,831	12,265	14,692	16,044	16,792	1.49	1.14
看護婦	85,171	143,793	223,615	344,333	426,653	457,754	2.39	1.33
准看護婦	75,851	132,032	166,022	220,084	229,611	227,406	1.67	1.03
看護業務補助者		71,938	90,273	122,368	178,858	193,950	1.70	1.58
理学療法士(PT)		1,854	2,823	8,601	12,312	14,361	4.64	1.67
作業療法士(OT)		497	809	3,490	5,181	6,361	7.02	1.82
診療放射線技師		8,795	14,036	23,407	28,321	30,517	2.66	1.30
診療エックス線技師	6,198	2,267	2,168	1,474	1,037	853	0.65	0.58
臨床検査技師		18,176	29,162	40,110	43,624	44,420	2.21	1.11
衛生検査技師	8,104	2,203	1,471	763	535	477	0.35	0.63
臨床工学技師				1,857	4,314	5,114	-	2.75
あん摩マッサージ指圧師		4,944	6,261	7,040	6,293	5,945	1.42	0.84
管理栄養士		1,467	2,587	7,452	12,542	14,196	5.08	1.90
栄養士	8,527	12,461	15,509	14,835	11,572	9,770	1.19	0.66
医療社会事業従事者	1,253	2,136	2,943	4,630	6,321	7,482	2.17	1.62

出典　厚生省『病院報告平成9年版』，日本リハビリテーション医学会『リハビリテーション白書第2版』より作成.

横田の闘病記に、一九八四年ころのリハビリテーション病院で、理学療法士とともにリハビリテーションに取り組む、次のような場面がある。

ＰＴ訓練の初期のころは訓練台に腰をかけ、手をひざの上に組んでいても左体幹が頼りなく、少し運動をしただけで左に傾いていく。林先生が左肩や左腕を押し出すようにしたり、持ち上げたりするのに合わせ、左足の裏が床を感じ、少しでも体重をかけられるように骨盤を動かそうとする。……「リラックスして」と先生は言うが、身体の力を抜く要領がわからない。「深呼吸をしましょう。」その深呼吸が発病以来満足にできなくなっている。……何もかもうまくできたためしがない。リハビリは精神的な痛みが多すぎる。「うまくできない」と悲観していると先生は、「その調子、その姿勢をしばらく保ってください」と言う。私にはどの姿勢がよいのかわからない。心中を素早く見抜いた先生は、大きな鏡を私の前に運んできた。……落語のガマの油よろしく大きな鏡に変わり果てたわが身体のみすぼらしい姿が映っている。……林先生は「その姿勢」と褒めたが、鏡に映っている姿はいびつになっている。……(33)。

自分の姿を鏡に映して、姿勢や歩行のようすを修正する仕方は、リハビリテーションにとりくむ病人の象徴的な姿ともいえる。日常生活の行為についても、同様である。おなじく横田の手記に、複数の患者が集まってリハビリテーションを行うグループ訓練の、次のような光景がある。

……「次は靴と靴下を脱いでください」とリーダー療法士の声がかかる。私以外は苦労しながらも手慣れた仕草で案外スムーズに脱いでいく。私は倒れて以来、妻に全部やってもらっていたのでどうしてよいかわからない。上半身を前にかがめ、右手で左足の靴のかかとをずらそうとしてバランスを失い、床に転げ落ちそうになる。見かねた妻が手伝おうとして林先生に制止される。「自分でやらなければリハビリにはなりません」(34)。

自分の障害を直視し、解決を模索していくことは、リハビリテーションが生活の再建を目標にしている以上当然ではある。しかし、自分の障害を認知する過程で、病人が少なからず葛藤を経験するのもまた、事実である。

(b)　訓練の苦痛

理学療法や作業療法、言語療法など訓練を中心にした生活は、さまざまな機能や能力を克服し、その人らしい生活を取り戻すよろこびを伴うものではある。しかし、訓練の厳しさや、疲れ、苦痛を、病人が訴えることも少なくない。それらが、不適切な訓練方法や、過剰な負荷、不十分な精神的サポートなど、技術者側の不足からくることもある。しかし、どんなに注意深く組まれたプログラムでも、病人はなんらかの苦痛に向き合っている。

それでも、というよりそれ故に、リハビリテーションにとりくむ病人・障害者の姿はたくましく、人間として崇高である。

横田整三（元「朝日ジャーナル」等編集長）は、一九八一年、六六歳のときに脳梗塞で倒れ、虎ノ門病院梶が谷分院でリハビリテーションを経験した。言語療法の一環として書き始めた『脳卒中リハビリ日記』の中に、次のような一節がある。

訓練を続けていると疲れる。それは当然のことだが、ＯＴ（作業療法）やＳＴ（言語治療）の頭脳的訓練は特に疲れがひどいようだ。この訓練を多いときは一日に約四〜五時間も続けたのだから、大変だった。もうすこし詳しくいうと、ＰＴ（理学療法）が一時間、ＳＴが四五分、ＯＴが一時間半から二時間、自習が一時間半程度であった。それに時々宿題が出た。それに、三度三度の食事、隔日の入浴、着替えなどの雑用、それと休息など結構忙しいのである。たまに夕食後にＴＶで野球を見るぐらいが精一杯で、とても時間をもて余すなどというものではない(35)。

(c) 治療者との関係

リハビリテーション医療では、病人への直接の援助にかかわる職種だけでも、医師、看護婦のほかに、理学療法士、作業療法士、言語聴覚士、臨床心理士など数多い。これを病人・障害者の側からみると、目の前に数多くの専門職が次々とあらわれ、働きかけてくることを意味する。

病人にとってこの人々は、まずは頼りがいのある導き手・かばい手であり、強い影響力をもつ。このことは、横田の次のような言葉によくあらわれている。

　先生の顔を見ていればその表情で、私がうまくあるけているかどうかわかる。良い時は先生の目も輝くが、まずいと曇る。

　もっともその表情に影響されて失敗することもある。先生が首をかしげたり、横にふったりするとますます調子が狂う。まるで子供みたいなものだ。上手、下手を一日おきに繰り返して一週間が過ぎた(36)。

同時に病人に課題を示し、その達成を促す「教師」でもある。医師や看護婦はそこで、治療の場面とは違った役割を、演じることになる。

五七歳の時に脳梗塞を発症し、代々木病院でリハビリテーションを経験した韮沢忠雄（元赤旗編集長）は、その体験記『脳卒中体験記』で、次のように述べている。

　リハビリがはじまったころから、看護婦さんの態度も、それまでのいたわる一方からはげますようにかわってきたが、これは非常に大事なことらしい。

私は、病院に入院したんだから、おとなしく寝ていればほめられるんだろうと思っていたところ、「昼間寝ていてはだめですよ」といって看護婦さんがおこしにきたのにはおどろいた。

そのうち「車イスに乗って頭を洗いにいきましょう」というので、「めんどうくさいから、いい」といったところ、「めんどうくさいといってはだめですよ。そういっていると、生きているのがめんどうくさくなってしまいますからね」といわれた。

あとから考えても、これはけだし至言だと思う。なにしろこのころはむしょうにねむいのである。……このときだれかがはげましてくれなければ、ズルズルと眠りの深淵にひきこまれてしまうだろう。「ハハア。このまま寝ていると、寝たきりになってしまうんだナ」という恐怖感をひしひしと感じたことであった。……(37)

(d)　機能や能力の回復、不安とよろこび

二人の同じ病気をもつ病人がリハビリテーションに取り組んだ場合、それぞれがどこまで回復するか、同一ではないことが多い。それは障害の重さ、本人の姿勢や努力、受けたリハビリテーションの良し悪しなどによって異なってくる。

こうした事情があるから、多くの病人は自分の障害がどこまで回復するのか、周囲の病人の姿と比較して、たえず意識せざるをえない。入院している間は、周囲に同様の障害をもったひとびとがおり、ライバル心をあおられ、やがては予後がさまざまであることを見せつけられる。横田によれば、

入院、あるいは転院して一ヶ月くらいは、ほとんどの人が闘志をむき出しにしてリハビリに励む。「負けてたまるか」「絶対治してみせるぞ」と一つの動作をするごとに大声を発しながら訓練する人もいる。ところが期待

していたほどには効果が上がらないことに気付くと、急にやる気を失ってしまう。そして「自分は重症だ。なんぼ頑張ってもあかん。歩ける人は軽いからや」と不貞腐れて訓練時間以外はベッドで寝ていることが多くなる(38)。こうした場面での病人が、いかに不安な気持ちを抱えているか、韮沢忠雄は次のように表現する。

リハビリは山登りにたとえることもできるが、むしろトンネル掘りというほうが実感に近いように思う。山登りなら、ひきあおいでみれば、「やがてあの頂上に立つことができる」と、先の見通しがあるが、リハビリはまったく先がみえないで掘りすすむほかないからだ。測量技術が発達した現代のトンネル掘りではなくて、禅海の〝青の洞門〟掘りのようなものだ(39)。

(e)　**めでたくない退院**

リハ入院中の病人・障害者にとって、退院はかならずしも「めでたく」ない。治療を目的にした病人で、病気が治癒して退院していく場合と大きく異なる点である。横田は、主治医である石川誠に退院を告げられた時のことを、次のように記している。

昨日、石川先生に家内同道呼ばれ、十月末日を目途に退院した方が良い旨の内示があった。

当方としては、かねて確覚(覚悟)をしてきたし、あるいは退院の日を待ち望んでもいたが、〝宣告〟が唐突で心の準備もできなかったせいもあって慌てた。妻はかねて覚悟をしていたらしく案外平気な様子であった。

私が慌(て)たのは、これから屋外の杖なし訓練を重ねて、せめて梶ガ谷あたりまで悠々と往ってこれるようになりたいと思っていたのに、石川先生の厳命があまりに性急なのに驚いたことによっているものと思う。……病院ボケを早く直さねばならないという理屈も成り立つと思うが、それはそれとして、わが身はかけがいがないし、納得のゆく方法を、たとえそれは理不尽であっても、すこしは余裕のある、アロウアンスのある裁定を示して欲しいと言うのは果たして無理のある注文であろうか(40)。

実際、本人からみると生活の再建の見通しがたたないうちに、退院を勧められることもままある。佐藤は闘病記で、次々と退院してゆく患者の切実な姿を、次のように描いている。

「いろいろとお世話になりました……。お陰さまで、今日退院することになりました」と毎日のように一人か二人は挨拶されるのであった。

なかには私よりももっと悪条件－ろくに歩くこともできない人もいた。そんなとき、私は、複雑な気持ちになった。〝見込み〟がないと判断したときには、もう事務的に退院させていかねばならない……。新しい患者が目白押しに〝待って〟いるのであった。

男の場合、こうして退院していって、〝現場復帰〟のできる人は、ごく少数であった。少なくとも半数以上は、無理であった(41)。

リハビリテーション病院を退院していった患者が、そのまま自宅で安定した暮らしを取り戻せれば、一応成功である。しかし、自宅での暮らしがうまくいかないと、あらためて他のリハビリテーション病院に入院する場合もあった。なかには、ジプシーのようにあちこちの病院を巡る場合も少なくなかった。

(f)　「自宅に裏切られた！」

リハビリテーションに取り組んできた病人にとって、自宅へ退院した時、あるいは入院中に試験的に自宅に「外泊」したときに、住み慣れていたはずの自宅や職場で、もとのように動き廻るのは難しい。横田三郎の手記で、入院中に一時帰宅を許され、思わず自宅の畳に横になったときの光景が描かれている。

> 起きあがろうとしてはっとした。妻は市場に買い物に出かけたばかりだ。床から起きあがる練習は私の場合右足の関節に屈折制限があるからしていない。……起きあがるには何か右手で支えられるものが必要だ。……結局床の間の床柱しか頼りになるものはない。そこへ行くにはまずうつむかねばならない。これが左片マヒのものにはできない。左半身を上にして前に横転しようとしてもマヒで力が入らないから動きがとれない。左を下にすると左肩と左手が下敷きになりその痛さは尋常なものではない。……畳に裏をかかれたのを手始めに、わが家は主人の帰宅にひどい仕打ちばかりする。風呂も階段にもまだ手すりが付いていていない。杖にすがってやっと歩ける人間が自由に行動できる状態に改良していないのだから不自由なので当然である(42)。

(g)　障害の受容

たとえリハビリテーション・ジプシーとなって、どんなに治療や訓練を続けても、機能や形態の障害がもとにもどるとは限らない。のこった機能・形態障害をもって、病人は否応なく生活していかなければならない。病人・障害者自身にとっても、その周囲・社会にとっても、障害とどのように折り合いをつけていくか問われる。

リハビリテーション医療の専門家の間で、これは「障害の受容」の問題として知られている(43)。

上田敏は、「障害の受容とはあきらめでも居直りでもなく、障害にたいする価値観（感）の転換であり、障害をもつことが自己の全体としての人間的価値を低下させるものではないことの認識と体得をつうじて、恥の意識や劣等感を克服し、積極的な生活態度に転ずることである」と定義している(44)。

また本田哲三は、障害の受容の内容を、障害の認知、回復の断念、適応的な行動、社会的な自覚（障害者としてどう社会生活を送るか意識すること）、価値観の変化からなるとしている(45)。

リハ医療の専門家のなかには、病人が障害を受容するように促したり、「あの人は障害を受容できていないから、リハビリが進まない」と評価する傾向が、しばしばある。あたかも、障害を受容することこそがリハビリテーションのポイントであるかのようにいう専門家さえある。

しかし病人の側からみると、「障害の受容」という問題は別の表情をみせてくる。たとえば、横田三郎の手記に以下の部分がある。

> 障害を受容するという言葉がある。それは現在の医療で治癒不可能な障害から、元どおりの身体になろうなどという願望は心の奥底にしまっておいて、障害者として最大限人間らしく、豊かに堂々と生きていくことだと私なりに定義している。だが受容はしても、ささやかな願いまでは放棄することはない。ほんの少しでも左手に身体全体の動作に助けになるような機能が回復するよう、日々あれこれ試みている。残念ながら左手はそのような殊勝な気持ちは毛頭ないらしく、むしろ足を引っ張るようなことばかりしている(46)。

ここでは、横田なりの障害の受容観と、回復を諦めずマヒした上肢に働きかける気持ちが同居している。残存した機能障害へのこのようなこだわりを持ち続けるのは、障害をもちながら社会復帰を遂げ、社会的不利を乗り越えたようにみえる人でも珍しくない。

「障害の受容」をめぐって、とくに働きかけによってそれを促進するという考え方については、専門家のなかからも近年否定的な見解が出現しつつある(47)。

(3)　縦割りリハビリテーションと病人

前に述べたとおり、リハビリテーションの分野は、医学的、教育的、職業、社会などの分野からなり、「一体にこれを実施するべき」という建て前とは裏腹に、それぞれを担う施設は別々であり、縦割りの観もつよかった。

医学的リハビリテーションのなかでも、身体障害と精神障害者に分かれていた。たとえば、脳卒中患者などは温泉病院でリハビリテーション医療を実施することが多く、脊髄損傷や切断などはむしろ労災病院などに集まっていた。精神リハは先覚的な精神病院・精神医療センターが取り組んでいたので、リハビリテーション専門医の働く場所は少なかった。作業療法士はいたが、身体障害の領域との交流は、人事面ではほとんどみられなかった。

さらに、教育リハ（療育）の分野では、教育関係者、心理専門家、小児科医らとともに理学療法士・作業療法士が働いていたが、他のリハ領域との交流は少なかった。

職業リハでは、それぞれの職業分野ごとに独自の分野の専門家が働いており、作業療法士などのポストすら、きわめて限られていた。

これらの事情は現在でもそう変わっていない。

しかし、障害者の側からみると、必要なリハビリテーションが一つの分野で完結するとは限らない。たとえば脳性マヒをもつ障害者は、教育的リハに取り組み、成長してからは職業リハを必要とするようになる。大人になってから頸椎や関節に障害を合併し、治療・医学的リハビリテーションが必要になるケースも、少なくない。また、脳卒中や脊髄損傷で医学的リハビリテーションを行った人が、ある程度回復して職業にもどる、あるいは新たな仕事を探すことも珍しくない。

一体的・総合的なリハビリテーションは、決して建て前だけでよかったわけではなかった。しかし、いくつかの領域を行き来して、総合的なリハビリテーションに実際に取り組むのは、病人・障害者にとって簡単ではなかった。その最大の原因は、各領域の専門家や施設が絶対的に不足していることであった。また、各分野の施設が相互に十分な連携をとれていなかったことも、大きかった。

各分野のリハビリテーション機能をもち、相互に連携をとりうる施設として、一九六〇年代の終わりから七〇年代にかけ、「総合リハビリテーションセンター」が各地に開設されていった。先鞭を付けたのは一九六九（昭和四四）年の兵庫県立リハビリテーションセンターであり、その後各地に広がって、七九年には埼玉県所沢市に国立身体障害者リハビリテーションセンターがつくられた。

これらの施設がさまざまな障害をもつ人々の援助にあたり、幅広い経験を積んだPT・OTなどの技術者がそこで育ったことは、特筆される。しかし、病人・障害者の側からみると、これらの施設に入れるチャンスはきわめて限られていたことを指摘せざるをえない。いまでも「狭き門」である事情は変わらず、狭さはおそらく一九六〇年代の温泉病院以上であろう。

脳卒中の病人では、長期間にわたる作業療法や言語療法、職業に就くため準備の訓練、リフトや環境制御装置、大がかりな住宅改修などを受けようとする場合、一般病院の中の施設では対応困難な場合が多い。住む近くに総合リハセンターがあれば幸運だが、そうでなければたまたま入院した病院の主治医がなんらかの紹介ルートをもっているか、あるいは本人や家族が自ら強い熱意で専門施設を探し求めた場合しか、これらに取り組むチャンスはないといってよい。

しかも、総合リハセンターで医学的リハビリテーションを行っても、そのあと本格的な職業訓練に進もうとすると、受け入れ定員枠による選別が改めて待っている。

また、総合リハセンターで高度な入院・入所リハをおえて自宅に帰ったあとに、アフター・ケアを受けるのは容易ではない。例えば、天井にリフトを取り付けて入浴できるようにしたが、退院してみたら吊り具の長さがあわないことがある。また、音声入力装置をつかって、部屋の照明、テレビのスイッチやチャンネルを操作することにしても、正確に操作するのが難しいこともある。車椅子に座って、コップの飲み物をのむ動作が、ほんの少し座面の高さが変わったためにできなくなることもある。

大がかりな住宅改造を行った場合など、あとから機器のトラブルや再調整が必要になる場合も多い。センターから訪問して調整を受けられればいいが、業者との交渉を自分でする必要があったり、器具の調整のために遠方まで出向かねばならない場合など、病人側の負担は大きい。

(4)　近所の病院でリハビリをする時代へ

一九七〇年代後半から、それまで温泉病院に限られる傾向が強かったリハビリテーション施設・病院が、都市部でも増加していった。国立療養所や温泉病院などで、もとは郊外に立地していたが、周辺の都市化が進行した場合もある。あらたに都市の中心部にリハ専門病院が設置されることもあった。

それとならんで、都市近郊の一般病院でリハビリテーションの施設・人員をそなえるところも増えていった。

一九八〇年代になるとこの中で、急性期から「早期リハビリテーション」にとりくむ病院が出現してきた(48)。こうした病院は、リハビリテーションに取り組む病人の療養生活を、大きく変化させる役割を果たした。

東京都心にある急性期・一般病院である代々木病院で、一九七五（昭和五〇）年にリハビリテーション部門を開設した二木立によれば、代々木病院に入院した患者は、脳卒中患者の在院日数の全国平均が一二〇日（一九七六〜八一年の『患者調査』による）だったときに、約四〇日で退院でき、そのなかの約八割は自宅へ退院できた(49)という。代々木病院以外の都市部・一般病院で脳卒中早期リハビリテーションにとりくんだ病院の自宅退院率も、八割前後であった(50)。

こうして、脳卒中患者の多くは、遠隔地の温泉病院に長期間入院しなくてすむことがわかった。しかしそれから、脳卒中患者の多くが身近な病院で十分なリハビリテーション医療を受けられるように、順調に進んでいったわけではなかった。

その最大の原因は、リハビリテーションの施設や人員の確保が遅れたことである。

前述のように脳卒中患者の受療率は急激に増加していたため、リハビリテーション病院の整備はそれにおいつかなかったのである。また、ＰＴやＯＴなど専門職の養成は不足がちであった。言語聴覚士の資格制度は一九九八年（「言語聴覚士法」施行）まで遅れ、医療ソーシャルワーカーにいたっては未だに制度がつくられていない。十分な数と質のリハ専門職を配置できた病院の数は伸び悩び、一九八七年の時点で、身体障害に対する理学療法・作業療法の承認をとっていた病院は、一五・五％にとどまった(51)。

また、交通事故や労働災害、転落事故などで、比較的若くて重い障害を受ける脊髄損傷などのリハビリテーションは、高度な技術と設備、長い入院期間を必要とするので、一般病院で十分に経験を積んだリハ・スタッフを確保するのは、今日でも困難である。こうした障害をもつ人々は、あいかわらず遠隔地の総合リハビリテーションセンターや労災病院に、長期間滞在しなければならない状態がつづいている。

(5)　リハビリ室を出るリハビリテーション患者

一九九〇年代をむかえても、リハビリテーションを治療手段の一つとしてだけとらえる傾向は、根強く残っていた。温熱療法やマッサージなどで、患部の痛みをやわらげる治療を「リハビリテーション」と呼ぶ施設は、いまでも多い。本格的な運動療法や作業療法を行っている病院ですら、「リハビリテーションをするのは、リハビリの時間」だけで、理学療法室や作業療法室に行くとき以外は病室のベッドで寝ている病人も、少なくない。

一九九五年に脳出血で倒れた鶴見和子（社会学者）と、リハ医としてかかわった大川弥生、上田敏が、『回生を生きる』のなかで次のように語っている。

大川　リハビリテーションというのは訓練室でやるものだと鶴見先生は思っていらっしゃるんだなということがわかったものですから、「いいえ、そうではなくて、病室に伺うんです。きょうもこのあと病室に伺いますが」と言いましたら、「えっ訓練室ではないの？」っていう感じになりまして（笑）。そこで「リハビリテーションというのは人生が大事です。ということは、それは一個一個の具体的な生活の仕方の積み重ねなわけです。その生活はどこでやるのかといったら、入院中でしたら病棟でしょう。先生の退院後の生活に一番近いのも病棟です。ですから病棟に伺います。」と言ったら、はぁ？　という感じで。

鶴見　びっくりしたの。

上田　それまで受けてこられたリハビリテーションが、訓練室だけでやるものだというふうに……。

鶴見　一日に一時間。あなたは何時からって、みんな決まっているの(52)。

リハビリテーション医学の専門家たちのなかから、こうしたあり方に批判をむけ、入院中のすべての時間を、リハビリテーションの場にしようという動きが生じてきた。そのひとつに鶴見が経験した「目標指向的アプローチによる積極的リハビリテーション」（上田・大川）がある。このアプローチは、その人の目標とする生活のしかたに役立つよう訓練や練習を組み立てること、生活場面にもっとも近い病室周辺で、すべての生活行為をリハビリテーションに結びつけようとする、などの特徴をもつ。

鶴見の場合は、自分自身がもとから、「自分に必要のないと思ったことはちゃんと拒否する」自立心をもっていた。そのため病室での日々の生活のあり方について、どうしていきたいかという自己主張を出すのは、スムースだったように思われる。

目標指向型アプローチは、鶴見の場合には大きな効果を発揮した。鶴見は、「最初の病院で『あなたは歩けません』ってはっきり言われちゃった」ために、あきらめて施設に入った。そのあとで診察を受けた上田敏から、「歩く潜在能力はある」と評価され、「新しい病院に入った翌日から訓練を始め、三ヶ月で杖をついて歩けるように」なったという(53)。

このような考え方は、リハビリテーション病院・施設のなかでは広く合意されつつある方向となっている。二〇〇〇年の診療報酬改定で作られた「回復期リハビリテーション病棟」の制度などは、これを採り入れたものである。

(6)　生活リハビリの提唱と高齢者

自宅での生活に復帰できなかった高齢者が入所する施設のうち、特別養護老人ホーム（特養ホーム）はもっとも早く（一九六三年）からあった。これは介護保険法が施行されるまでは「終の住処」の性格をもつものであり、おおむね六五歳以上の、常時介護が必要な寝たきり・痴呆性の高齢者で、医療が必要な者を除き在宅介護が困難な人が、入所の対象であった。

特養でもリハビリテーションの取り組みは必要であったが、当初は専門スタッフの配置は困難なところが多かった。先駆的な施設のなかには、入所者を寝たきりのままでおかない活動を採り入れ、このためにＰＴを配置して、地域リハビリテーションの先駆けとなるところもあった。

一九七〇年代から、特養ホームや在宅ケアを中心に活動してきた三好春樹（理学療法士）は、高齢者の「生活リハビリ」を提唱しており、特養の職員をはじめ多くの共感者をもっている。

三好は「従来の〝安静のための介護法と受け身の老人観〟から〝生活のための介護法と生活の主体としての老人観〟への転換」(54)をとなえ、「生活行為に勝る訓練なし」、「関係つくりに勝る訓練なし」と主張してきた。次に示すのは、彼の主張の一例だが、そこには「訓練中心」の治療的なリハビリテーション観への痛烈な批判がある。

生活行為を引き出すという努力をしないでおいて、訓練をいくらやってもダメです。老人に訓練意欲なんてないのがふつうです。ところが、生活意欲はあるのです。生活意欲とは「しものことは人の世話になりたくない」、この強い思いです。この生活意欲があるにも関わらず、高すぎるベッドやふわふわのマットや、ポータブルトイレを置かせてくれない総婦長やら、そういう阻害要因が老人の意欲をつぶしているわけですから、それを取り除けばいいわけです。

いいですか、訓練をしてから生活を変えようというのではないのですよ。生活が変わるから機能がよくなるのです。訓練をして、機能がよくなったから生活が変わるだろうというと、とんでもない。まず、今ある力を引っ張り出す。そういう条件をつくればいいんです(55)。

お仕着せの訓練ではなく、本人の主体性を中心にしたリハビリテーションという考え方に、近年のリハビリテーション病院の方向と共通性が認められる。

六　地域リハビリテーションと病人

(1)　障害者が地域で暮らすために必要なもの

障害をもつ病人は、退院したあとにもリハビリテーションを継続する必要がある。脳卒中でも脊髄損傷でも障害が軽ければ、問題なくそれまでの生活に戻れる人もいるが、それは一部にすぎない。多くの人々は、さまざまな程度の障害をもち、身の回りの行為にも不自由をもち、仕事にもどれないなどのハンディキャップをおう。家族に世話をかけてしまう、機能がさらに悪化する不安がある、生き甲斐が失われてしまうなど、さまざまな問題がそこからおこってくる。

このような病人・障害者を、かれらが暮らす地域のなかで支援するために展開される活動が、地域リハビリテーションとよばれてきた。砂原茂一は一九八〇年にすでに、「リハビリテーションの舞台は可能な限り施設、病院から社会にうつされなくてはならない」(56)と述べている。

地域リハビリテーションの事業には、PTやOTなどの技術が必要な分野に限って考えると、施設への通所・通院(「デイケア」「通所訓練」)、PTやOTが病人の家を訪問する(「訪問リハ」)、補助器具の導入や家屋、地域のバリアフリー化などがある。その具体的な内容はさまざまであるが、取り組みの歴史はリハビリテーション医療の歴史と同じくらいまで遡ることができる。大田仁史によれば、PT、OTの制度がうまれる前から、高知県や沖縄県など各地の保健婦が、訪問活動の中でリハ的な援助を行っていたという(57)。

その後一九七〇年代から、保健所・保健センター、福祉事務所、病院、心身障害者福祉センターなどが、訪問、通所のリハビリテーション活動を全国各地で行った。またリハビリテーション病院は、退院後に通院で機能訓練、動作や補装具のチェックを行う外来リハビリテーションを行ってきた。先進的・積極的な病院では、一九七〇年代後半ころから、退院前に自宅を訪問して住宅改造のアドバイスを行っていた。八〇年代になると、こうした取り組みは各地に広がっていった。

このような活動によって、障害をもって帰宅したひとびとは、退院したあとも機能の維持・回復に取り組むことができる。デイケア・デイサービスにでかけ、入浴や食事などのサービスを利用したり、ほかの人々と交際、交流することも可能となる。家では、満足に入浴することができない高齢者が、デイサービスでの入浴をとても楽しみにしていたり、孤立しがちな若い障害者が、デイサービスでの人との交流でいきいきとする例は数限りない。

このような活動は、長い間先進的な自治体や医療機関、福祉施設にまかされていたが、一九八〇年代にはいるとようやく法律的な整備が進むようになった。画期となったのは、一九八一年に施行された老人保健法である。自治体の行う通所訓練事業は保健事業として位置づけられ、各地で活発に行われるようになった。デイケア、デイサービス事業も広がっていった。一九八八（昭和六三）年には、訪問リハビリテーションが診療報酬の中で評価されるようになる。

一方、補助器具や「福祉用具」を選び作成したり、住宅を改造するなど、環境に働きかける活動も、歴史は長い。人の動作や行為を助ける品物（テクニカルエイド：補助器具）は、「補装具」「生活用具」のほか、近年では「福祉機器」「福祉用具」「介護機器」など、使われる場面や給付を取り扱う制度の分野ごとにさまざまの呼ばれ方をしている(58)。

このうち、比較的若く、障害者手帳をもっている人のなかには、さまざまな器具を導入し、自宅を改造して、自立した生活を営む人が少なくなかった。補装具（一九五〇年）や日常生活用具（一九六九年）の制度ができたころは、給付の対象になる品物は限られていた。それでも、労災などによる給付があったり、自費で購入する力のある人々では、リハビリテーション・センターの専門家にアドバイスを受けながら、積極的に使う人が増えていった。これによって開発する企業や導入をアドバイスする専門家も、経験を蓄積していった。

寝たきり老人の場合は、ベッドなどの使用をいやがる、「もう年だから」と自分のために金をかけるのをいやがる、家庭内での立場が弱く家族の協力が得られないなどの事情によって、給付制度がある自治体などを除いては、器具を導入しない傾向が強かった。それでも、日常生活用具の給付制度で段々と対象品目が増加していったこと、障害者の分野での経験が普及し、欧米の高齢者施策が紹介されたことなどによって、一九八〇年代の後半ころから障害高齢者のなかでも補助器具の利用は増加していった。近年では、寝たきりの高齢者が自宅に帰る場合に、電動ベッド、ポータブルトイレ、車椅子を中心とする器具・器械が導入されることは、東京など大都市部では日常的になりつつある（第12章参照）。

一九九七年に成立した介護保険法によって、通所や訪問によるリハビリテーション事業や補助器具は、保険で給付される対象となっている（表9）。

(2)　地域リハビリテーションに病人の求めるもの

訪問リハビリテーションをはじめとする地域リハビリテーションが定着していくうえでは、まだ課題が多い。

その第一は、地域リハビリテーションに取り組むPTやOTが、まだ十分確保されていないことである。この点では、地域に出るセラピストの数が少ないこともある。とはいえ、近年PTやOTの養成数が急激に増加し、卒業後に地域リハビリテーションの機関に直接入る者も増加してきている。むしろ、未経験なPT・OTが、複雑な支援を必

表7　地域リハビリテーション関連小年表

1950年	補装具給付（身体障害者福祉法施行）
1960年	澤村誠志ら，更生相談所で巡回相談，在宅指導訪問
1960年代	高知県や沖縄県など各地の保健婦が，訪問活動の中でリハ的な援助
1962年	老人のホームヘルプサービスとデイサービスの運営事業開始
1966年	PT，OTの資格制度
1967年	東京脳卒中患者の会の在宅療養教室
1968年	北海道（三島博信ら）保健婦へのリハ教育，巡回診療，リハ教室
1969年	老人日常生活用具給付等事業，重度障害者日常生活用具の支給
1970年	国立療養所志布志病院の活動
1973年	茨城県守谷町で保健婦，PT，OTによる訪問指導，集団機能訓練
1973年	大阪府大東市で市の職員としてのPTの地域活動
1973年	東京都荒川区立心身障害者福祉センターで通所リハセンター開設
1973年	東京都養育院付属病院のデイホスピタル
1974年	大阪府四天王寺の特養ホーム悲田院で在宅障害老人の通所・訪問機能回復訓練
1975年	八千穂村で，佐久病院の医師，PT，OTが出張して機能訓練事業
1975年	大島で，伊豆逓信病院の医師，PT，OT，市職員，特養ホーム職員らが島内の全在宅障害者に訪問，リハ指導
1975年	東京都目黒区碑文谷保健所でリハ教室開始
1979年	全国地域リハ研究会発足
1980年	老人短期入所運営事業（ショート・ステイ），在宅障害者デイサービス事業
1983年	老人保健法成立（市町村に機能訓練事業を義務づけ，訪問看護指導事業，老人デイケア事業）
1988年	「寝たきり老人訪問理学療法等指導管理料」が老人診療報酬に新設
1989年	東京都で住宅改造費助成事業
1992年	老人訪問看護制度創設（訪問看護ステーション）
1997年	介護保険法成立（通所リハ，訪問リハを給付対象に）

出典　『地域リハビリテーション白書2』（三輪書店，1998）ほかから作成．

要とする地域リハビリテーションの分野に入ったときには、指導者の不足が心配される。

第二に、セラピスト自身や所属する施設の側が、地域リハビリテーションの場面ですら、「訓練」への指向が強くあることである。PTやOTの属する施設の責任も大きい。立派なリハビリテーション設備をもった医療機関で、「地域リハに取り組んでいる」というところでも、通所や訪問でセラピストがマッサージや機能訓練をしているだけということも多い。

その結果、第三に、自宅に帰った障害者が、住宅改造や補助器具の導入、残存能力を活用した生活を継続しようとしたときに、PTやOTが十分な役割を果たせていない。

これについては、まず入院でのリハビリテーションの技術的問題がある。入院中に担当したPTやOTが、利用者の住宅のようすを十分知らずに、手すりの位置や段差解消の仕方、ベッドやリフト、浴槽など大型器具の導入をアドバイスしても、建築上の理由から手すりの位置が変えられたり、段差解消がかえって歩行や車椅子操作の邪魔になったり、大金を投じた器具が使われないことは、珍しくない。また、そもそも入院中に行っている動作、たとえばベッドから離れて車椅子に移ったり、歩行する練習で、実際の家屋のつくりを考慮されていないことも多い。そのため、退院時に「歩行可能」と評価されていた人が、家に帰ってみると歩けず寝たきりとなることがある。逆に、「歩けない」と評価されてベッド回りでの生活の準備しかされていなかった人が、自宅では自由にトイレを使い、外出するための車椅子や段差解消機の導入が必要になることもある。この問題の根は深い。

大学・養成校を卒業して新しく資格をとったPTやOTの大半は、医師や看護婦と同じように、病院で入院患者をみることからそのキャリアをはじめる。入院している病人は、その人の生活基盤から切り離され、起床から就寝まで管理される「捕らわれの身」である。ところが、おなじ人でも、退院して外来通院しているときは、ついさっきまで自分の生活をし、診療やリハビリテーション訓練が終われば帰ってゆく人である。さらに在宅では、寝たきりの高齢者が、家の一番上等の場所で家族に指図していることもある。居場所によって病人は顔つきまで全く異なる。そのなかの、入院している状態だけをはじめにたたき込まれたPTやOTは、生活の場を想定する力を失ってしまいがちである(59)。

もともとリハビリテーションが、その人の生活の再建を支援するものであるならば、地域リハビリテーションをむしろ発想の出発点にして、そこから入院施設でのリハの内容を定めていくのが、本来のあり方ともいえよう。

第四に、これらの一方で、在宅の障害者、とくに高齢者の中には、しっかりした入院・入所によるリハビリテーションを受けていないひとも、まだ多く、在宅でリハビリテーションを提供するためには、PTやOTにとって相当な経験と技術が必要である。

たとえば、長い間自宅で寝たきりになっていて、手足が拘縮し、大きな褥瘡をつくられたひとが、都市部でみつかることが、いまでもある。PTやOTが、訓練のための施設・設備のない病人の家で、こうした病人にどのようにアプローチするかは、簡単ではない。

第五に、リハビリテーションの専門家が、とくに住環境の改造を提言するうえで、技術や経験が足りない場合も少なくない。もともと、病人の側では住み慣れた家に手を加えることをためらう気持ちもある。実際に家に帰って、現実の問題に突き当たってからはじめて家屋の改造を決心する人は多い。家屋の改造は一家にとって大事業であり、医療やリハビリテーション関係者よりは、昔からつきあいのある大工・建築業者だけと相談してきめる傾向も強い。

以上のように課題も多いが、生活の再建、全人間的復権のために、地域リハビリテーションが必要なことが、広く明らかになってきたことの意義は大きい。各種制度をめぐる行政側の動き、それに対応するリハビリテーション関係者、事業者の動きをみると、今後まだ曲折が予想される。それでも、障害をもった病人がその人らしく暮らしやすい方向に進みつつあることは、戦後病人史の流れとしては疑いないであろう。

（1）上田敏『リハビリテーションを考える——障害者の全人間的復権』（青木書店、一九八三年）一四頁（しかしリハビリテーションに関する行政では、縦割りの弊害が目立つ：砂原茂一『リハビリテーション』岩波新書、一九八〇年、一六六－一七〇頁）。

（2）厚生省『身体障害者実態調査』による。明石謙「リハビリテーション医学小史」「総合リハビリテーション」第一五巻第四号、一九八七年、二四八頁、および厚生労働省ホームページ http://www1.mhlw.go.jp/toukei/h8sinsyou9 より作成。

（3）財団法人日本障害者リハビリテーション協会『日本のリハビリテーション』「第4章医学的リハビリテーション」一九九二年。

(4) 砂原茂一「リハビリテーション医学史についての一つの試論」「医学のあゆみ特集リハビリテーション医学」第一一六巻第五号、二五七頁、一九八一年。
(5) 前掲(3)「第3章日本のリハビリテーション」。
(6) 前掲(1)八頁。
(7) 前掲(1)九頁。
(8) 横田三郎『脳卒中から生還した記者』(毎日新聞社、一九八七年)七一―七六頁。
(9) 前掲(1)一一六頁。
(10) 前掲(1)一一七頁。
(11) 米満弘之「福祉施設におけるリハビリテーション――特に特別養護老人ホームを中心に」「日本リハビリテーション病院・施設協会ホームページ」http://www.rehakyoh.gr.jp/rondan3.htm
(12) 厚生省『人口動態統計』より(出典:『国民衛生の動向二〇〇〇年』厚生統計協会、四一二頁)。
(13) 厚生省『患者調査』より(出典:『国民衛生の動向二〇〇〇年』厚生統計協会、四五三頁)。
(14) 環境省『昭和四八年版環境白書』http://www.env.go.jp/policy/hakusyo/
(15) 前掲(3)「第4章医学的リハビリテーション」。
(16) 前掲(1)一五五―一五六頁。
(17) 前掲(1)一五六頁。
(18) 佐藤正忠『奇跡の生還』(経済界、一九八〇年)九八頁。
(19) 前掲(11)。
(20) 前掲(8)七一―七六頁。
(21) 前掲(1)六―七頁。
(22) 前掲(1)一一頁。
(23) 前掲(1)二六―二七頁。
(24)「障害者を異常な人間と見ずに、そのあるがままの姿で正常な人間とまったく同じ権利を享受できるようにしていくべきだという考え方と、同時に障害者やその他の〝弱者〟（老人、妊婦、子どもなど）を含んだ社会こそノーマルな社会であるという考え方との二つの面を含んだ思想」（前掲(1)二八―二九頁）。

(25)「学校教育、職業、その他の社会生活において、障害者のための特別の場を設けるのではなく……健常者と同じ場で、共に学び働き、社会参加をすることが基本であるべきだとする」思想（前掲(1)二九頁）。

(26)「障害者の生育歴、教育歴、職業歴等々の流れを社会の傍流に押しやるのではなく、まさに主流に位置づけなければならない」とする理念（前掲(1)二九頁）。

(27) 前掲(8)五五頁。

(28) 立岩真也「自己決定する自立」石川准・長瀬修編著『障害学への招待』（明石書店、一九九九年）八二―八四頁。

(29) 二木立「リハビリテーションにおける自立概念の転換――ＡＤＬからＱＯＬへ」『ジュリスト増刊総合特集日本の医療―これから』（有斐閣、一九八六年）五四頁。

(30) 障害保健福祉研究情報システムホームページ http://www.dinf.ne.jp/doc/ntl/icidh/hsa001/hsa00102.htm

(31) 二木立「脳卒中のリハビリテーション――現状と問題点」日本リハビリテーション医学会『リハビリテーション白書第二版』（医歯薬出版、一九九四年）。

(32) 二木立・三島博信「リハビリテーション医療費の現状と問題点」前掲(31)一一三―一三七頁。

(33) 前掲(8)一一三―一一四頁。

(34) 前掲(8)九二―九三頁。

(35) 横田整三『脳卒中リハビリ日記』（朝日選書、一九八五年）二九頁。

(36) 前掲(35)一一六頁。

(37) 韮沢忠雄『脳卒中体験記』（光陽出版社、一九九〇年）三二一―三三三頁。

(38) 前掲(35)一二二頁。

(39) 前掲(37)五二頁。

(40) 前掲(35)三三―三四頁。

(41) 前掲(18)九九頁。

(42) 前掲(8)一二七―一二八頁。
(43) 南雲直二によれば、本来は「障害受容は自己受容と社会受容からなる」もので、前者は「人は自分のからだがそれまでと異なったときどのように対処するか」、後者は「人は異なったからだの他者にどのように対処するか」である。その上で、「わが国では自己受容だけが一人歩きをし、自己受容イコール障害受容とする偏った考え方が広まった」としている(渡辺俊之・本田哲三編『リハビリテーション患者の心理とケア』医学書院、二〇〇〇年、四〇頁)。
(44) 前掲(1)二〇九頁。
(45) 本田哲三「障害受容」前掲(43)一八頁。
(46) 前掲(8)八二頁。
(47) 大田仁史・南雲直二『障害受容』(荘道社、一九九八年)など。
(48) 二木立・上田敏『脳卒中の早期リハビリテーション』(医学書院、一九八七年)。
(49) 前掲(48)一五九―一六〇頁。
(50) 二木立「脳卒中のリハビリテーション――現状と問題点」前掲(31)二四五頁。
(51) 今田拓「リハビリテーション医療制度の現状と問題点」前掲(31)一〇二頁。
(52) 鶴見和子・上田敏・大川弥生『回生を生きる』(三輪書店、一九九八年)一二三頁。
(53) 鶴見和子「回生いよいよ輝く」「日本経済新聞」(夕刊)二〇〇一・五・七。
(54) 三好春樹『生活リハビリとはなにか』(筒井書房、一九八九年)三頁。
(55) 前掲(54)五九頁。
(56) 砂原茂一『リハビリテーション』(岩波新書、一九八〇年)一六五頁。
(57) 大田仁史「地域リハ活動の歴史」『地域リハビリテーション白書2』(三輪書店、一九九八年)二―一〇頁。
(58) これらの用語のうち、Technical-aid(補助器具)はもっとも幅広く、かつ本質を表現する言葉である。「福祉用具」「福祉機器」は、給付が福祉制度のもとで行われたためにうまれたと思われる。しかし、例えば車椅子や杖など、医療用具とも福祉用具ともいえるものも多いので、品物の分類としては曖昧さが目立つ。「介護機器」「介護用品」は、障害をもった本人よりも、介護をする人に焦点があたった用語である。

(59)　藤井博之「医療現場の死角」「看護実践の科学」一九九一・四月号、四八頁。

〔追記〕　本章は二木立先生（日本福祉大学）にみていただき、三個所ほど修正、加筆しました。改めて感謝いたします。

第5章　妊娠・出産と乳児死亡・未熟児の動向

一　妊娠・分娩の戦後史――少子化の歴史的背景――

(1)　妊娠を管理する技術の進歩と管理分娩

(a)　**妊娠を管理する技術**

妊娠は病気ではなく、病人史であつかうことには異議があるかもしれない。しかしながら、妊娠に由来するさまざまな病態が存在し、妊娠を正常に維持し分娩に持ちこむために産科医が苦心する点と、それにもかかわらず、胎児死亡や妊産婦死亡が起こる点から病人史の重要な主題となる。こうした妊娠を管理する技術は高度な発展をとげ、切迫流産や切迫早産といった事態でも妊娠を継続させ、分娩に至ることが可能になり、流早産や妊産婦死亡は減少してきた(1)。

しかし、分娩にこぎつけても、胎児期のさまざまな異常や分娩の際の事故が乳児死亡につながることがある。また、重度の妊娠中毒症を母体がおこしている場合は、子宮内胎児死亡を起こす危険がある。こうした場合、未熟児のまま帝王切開で胎児を娩出する決断がくだされる。また、母体を救うために胎児を娩出しなければならない場合もある。

図21　妊産婦死亡の年次推移（1950〜95年，５年間隔）

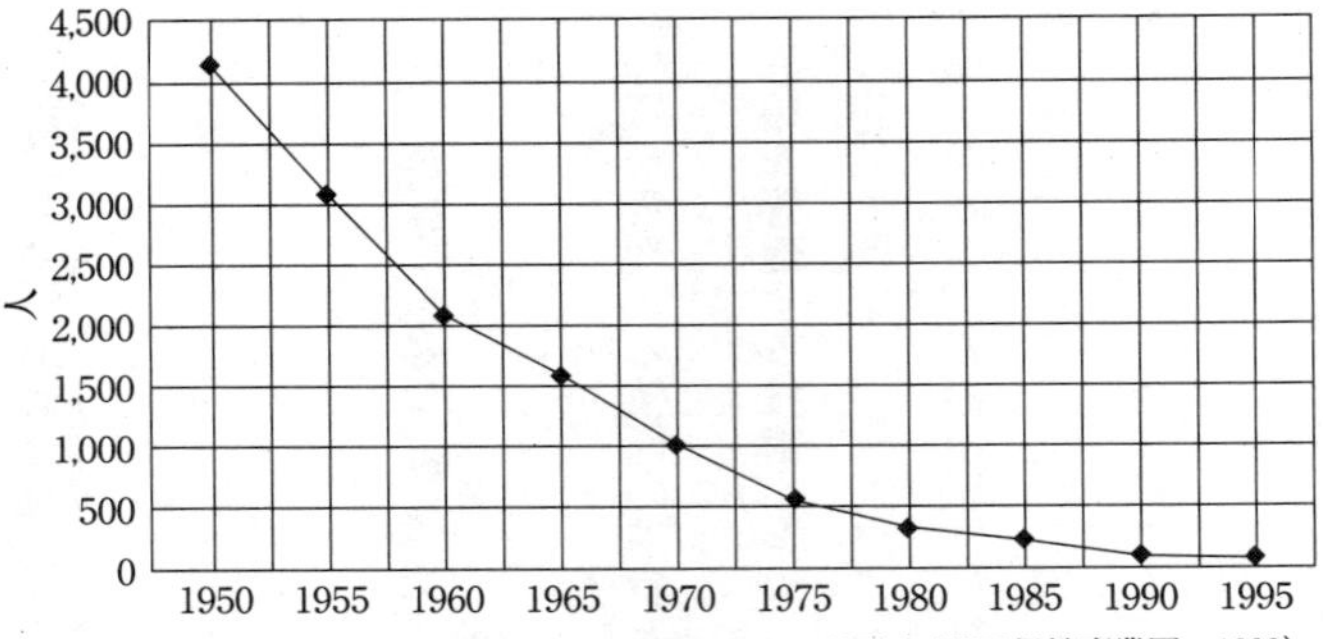

出典　財団法人母子衛生研究会『母子保健の主なる統計』（母子保健事業団，1999）p.77-78より．

いわゆる「人工早産」である[2]。したがって、乳児死亡と未熟児についても病人史の課題であり、後述する。

(b)　妊産婦死亡

妊産婦死亡率の年次推移をみると図21のようである。乳児死亡率の低下とともにその数値は下がり続け、一九九五年には実数で八五人、出生一〇万に対しては七・二人であった。このうち死亡原因の第一位は産科的塞栓（二〇人）であり、次いで妊娠・分娩・産じょくにおける浮腫、たんぱく尿及び高血圧性障害、いわゆる妊娠中毒症（一九人）であった。

このように、妊産婦の死亡はきわめてめずらしくなっているが、それだけに産科的な原因で死亡した場合には医師の責任が問われ、医療訴訟となる場合もある。

分娩後の異常出血の原因で最多を占める弛緩出血は、児の娩出後、子宮筋が良好に収縮しないために出血が止まらぬものである。医療側がこうした病態のおこっていることに気づくのがおくれ、出血に対して迅速な対応をしないと死にいたる。この場合、注意義務違反とされ、裁判でも医療側の敗訴となる。近年はモニタリングの発達で早期に対策が講じられ、出血による死亡はほとんどなくなっている。

(c) 管理分娩と陣痛促進剤

施設分娩の普及がハイリスクの妊娠における妊産婦死亡・周産期死亡を減少させたということは明らかである。一方で、本来ならば自然分娩が可能なお産にまで医療が介入する管理分娩の傾向が強まっている。人工的に陣痛をおこさせ、医師の体制の整っている平日や日中に分娩時間をもっていこうとする時間管理の考え方が現場では主流となっている。そして、人工的に陣痛をおこさせる薬、陣痛促進剤の不適当な使用があらたな医原病を生み出した。

陣痛促進剤とは名称のとおり、陣痛を誘発する薬であり、医学的には「予定日を超過しても陣痛が招来せず、胎盤機能が低下した場合」「前期破水」「胎盤機能不全」「重症妊娠中毒症」など、胎児や母体に生命の危険がある場合にじゅうぶんな分娩監視のもと使われるべきものである。

ところが、妊婦やその家族が特定の日に分娩を希望して誘発が行われる、あるいは病院側が「休日や夜間の分娩を避けて平日の昼間に分娩をすませたい」という意図で誘発する、いわゆる社会的適応で陣痛促進剤が使われている場合がある(3)。その時に、過剰投与や分娩監視の不充分さから、必要以上の強い陣痛―過強陣痛がおこると、子宮破裂や胎盤早期剝離、弛緩性出血などを引き起こし、対応がおくれると胎児死亡につながったり、低酸素脳症―脳性小児麻痺をひきおこしたり、はなはだしくは母体を死亡させることになりかねない。こうしたことから陣痛促進剤の使用については患者側から疑問の声があがっている(4)。行政監察局に勤務した経歴のある岩佐忠哉が、娘の陣痛促進剤による死亡事故の裁判闘争を通じてまとめた『分娩調整を考える』(近代文芸社、一九九六年)は医療裁判の問題点も衝いている。

表8　施設別，分娩および帝王切開娩出術の件数（1984〜96年）

年次		病院 分娩（正常分娩を含む）	病院 帝王切開娩出術	診療所 分娩（正常分娩を含む）	診療所 帝王切開娩出術
1984	昭和59	68,452	5,633	47,671	2,895
1987	62	59,939	5,933	45,040	2,948
1990	平成2	53,497	5,981	35,233	2,919
1993	5	54,065	7,486	40,347	3,687
1996	8	52,976	7,791	43,034	4,270

注　医療施設調査・病院報告（各年9月中）
出典　図21と同じ，p.123より．

(d) 帝王切開の普及と問題点

本来、帝王切開とは、自然分娩が何らかの理由で不可能であり、母児双方に生命の危険が迫ったときに緊急に行われるべきものである。しかしながら、自然分娩が可能かどうかの判定はときに恣意的になされ、予測不可能な危険を避けるために帝王切開が選択される場合がある。たとえば骨盤位や多胎妊娠の場合、帝王切開が選択されやすい。

アメリカでは、一九七〇年には全出産の五％に過ぎなかった帝王切開が、七〇年代後半から八〇年代に急増し、一九八七年には全出産の二五％にまで達した(5)。日本においても、施設別、分娩および帝王切開娩出術の件数を追った報告（表8を参照）をみてみると、分娩件数が上昇しないのにもかかわらず帝王切開娩出術の件数は増加している。

帝王切開は手術であり、後遺障害が残ることがある。また、一度帝王切開を受けた妊婦では、次回の分娩時に強い陣痛がおこると子宮破裂をおこしやすいともいわれ、以後の分娩時にも帝王切開が選択されることになりやすい。また、帝王切開による分娩は早期母子関係に悪い影響を与えるのではないか、という指摘もされている。

(2) 自然分娩への復帰

戦後日本の自然分娩の変遷については、杉山次子・堀江優子『自然なお産を求めて』（勁草書房、一九九六年）の第七章一節にくわしい。それによると、ＧＨＱが家庭分娩を否定し、医師による施設分娩を推進したことにより、分娩の場所は病院など施設へ移行した。さらに、施設内でも自然分娩であれば助産婦が主導権を握っていたそれまでの状況が、すべての分娩を医師がとりあげる方向へ変化し、医療的な分娩管理が進んだ。

第二次大戦後の先進国に一般的であった「施設分娩の増加とお産の医療化」に対して、「自分のお産を取り戻したい」という産む側の要望がたかまり、医療者側の一部にも過剰な分娩管理に対する反省が生まれた。そうした状況の中で、精神予防性無痛分娩のフランスにおける変法であるラマーズ法が、七〇年代の女性解放運動・消費者運動の流れの中でアメリカ経由で取り入れられた(6)。精神予防性無痛分娩はパブロフの反射理論に基づいてソビエト連邦で考案されたもので、一九五一年にソ連を訪問したフランスのラマーズ博士が効果に着目し、独特の呼吸法を中心にフランスで基本がつくられ、アメリカに渡って組織化された(7)。そのほか、イギリスにおいて考案され、自由な姿勢で分娩することを唱えるアクティブ・バースの考え方、ソフロロジー式分娩法、夫立会い分娩の推進など、産む側の立場に立ったさまざまなお産のあり方が模索されている(8)。

(3)　出産場所の推移

表9は市郡別、出生の場所別、出生数の割合の変遷を追ったものである。これをみると一九五〇（昭和二五）年には施設内分娩は全国平均でも四・六％に過ぎず、郡部では九八・九％が自宅分娩をしていた。その後、五〇年代に都市部では施設分娩が増加する傾向が強まった。郡部でも五八（昭和三三）年の「母子健康センター設置要綱」の制定後、分娩施設のなかった地域に助産婦常駐の「母子健康センター」が建てられ、施設分娩が増加してきた。六〇年になると施設内分娩の割合は五〇・一％と過半数を超えた。七〇年には九六・一％と、ほとんどの分娩が施設内で行われるようになった。しかも、病院の占める割合が年々増加してきた。分娩の場は自宅から施設へ、さらには小さな個

表９　市郡別，出生の場所別，出生の割合（1950～97年）

	年次	1950	1960	1970	1980	1990	1995	1996	1997
＊全国	総　　数	100.0	100.0	100.0	100.0	100.0	100.0	100.0	100.0
	施設内	%	%	%	%	%	%	%	%
	計	4.6	50.1	96.1	99.5	99.9	99.9	99.8	99.8
	病　院	2.9	24.1	43.3	51.7	55.8	54.5	54.1	54.2
	診療所	1.1	17.5	42.1	44.0	43.0	44.4	44.8	44.7
	助産所	0.5	8.5	10.6	3.8	1.0	0.9	1.0	1.0
	自宅・その他	95.4	49.9	3.9	0.5	0.1	0.1	0.2	0.2
市部	総　　数	100.0	100.0	100.0	100.0	100.0	100.0	100.0	100.0
	施設内	%	%	%	%	%	%	%	%
	計	11.3	63.6	97.6	99.7	99.9	99.9	99.8	99.8
	病　院	7.5	30.9	45.1	52.7	56.4	55.1	54.6	54.7
	診療所	2.4	21.9	43.5	43.9	42.5	43.7	44.2	44.1
	助産所	1.3	10.8	9.0	3.1	1.0	1.0	1.0	1.1
	自宅・その他	88.7	36.4	2.4	0.3	0.1	0.1	0.2	0.2
郡部	総　　数	100.0	100.0	100.0	100.0	100.0	100.0	100.0	100.0
	施設内	%	%	%	%	%	%	%	%
	計	1.1	27.0	91.2	99.1	99.8	99.8	99.8	99.8
	病　院	0.6	12.5	37.5	48.4	53.7	52.2	51.9	51.8
	診療所	0.4	9.8	37.8	44.6	45.1	46.9	47.1	47.2
	助産所	0.1	4.8	15.9	6.1	1.0	0.8	0.8	0.7
	自宅・その他	98.9	73.0	8.8	0.9	0.2	0.2	0.2	0.2

注　＊1992年から住所地外国を含む．
出典　図21と同じ，p.45より．

人医院・助産所から大病院へと移っていった。開業医で産婦人科を標榜していた医師が、高齢となって産科の標榜をはずすことが多くなった八〇年代以降は、新規の産院の開業は少なく、分娩はますます大病院へ集中していった。

二　乳児死亡と未熟児の戦後史

(1)　乳児死亡の推移——地域差の解消——

図22は、生存期間別にみた乳児死亡率の年次推移を追ったものである。一九五〇年には出生千あたり六〇・一人であった乳児死亡率は、その後二〇年間で大幅な改善を見せ、九七年には三・七人まで低下している。また一九五〇年当時は、乳児死亡率には明らかな地域格差があり、低い方の神奈川（四〇・九）・東京（四二・九）から、高い方の青森

図22　生存期間別にみた乳児死亡率の割合（1950～97年）

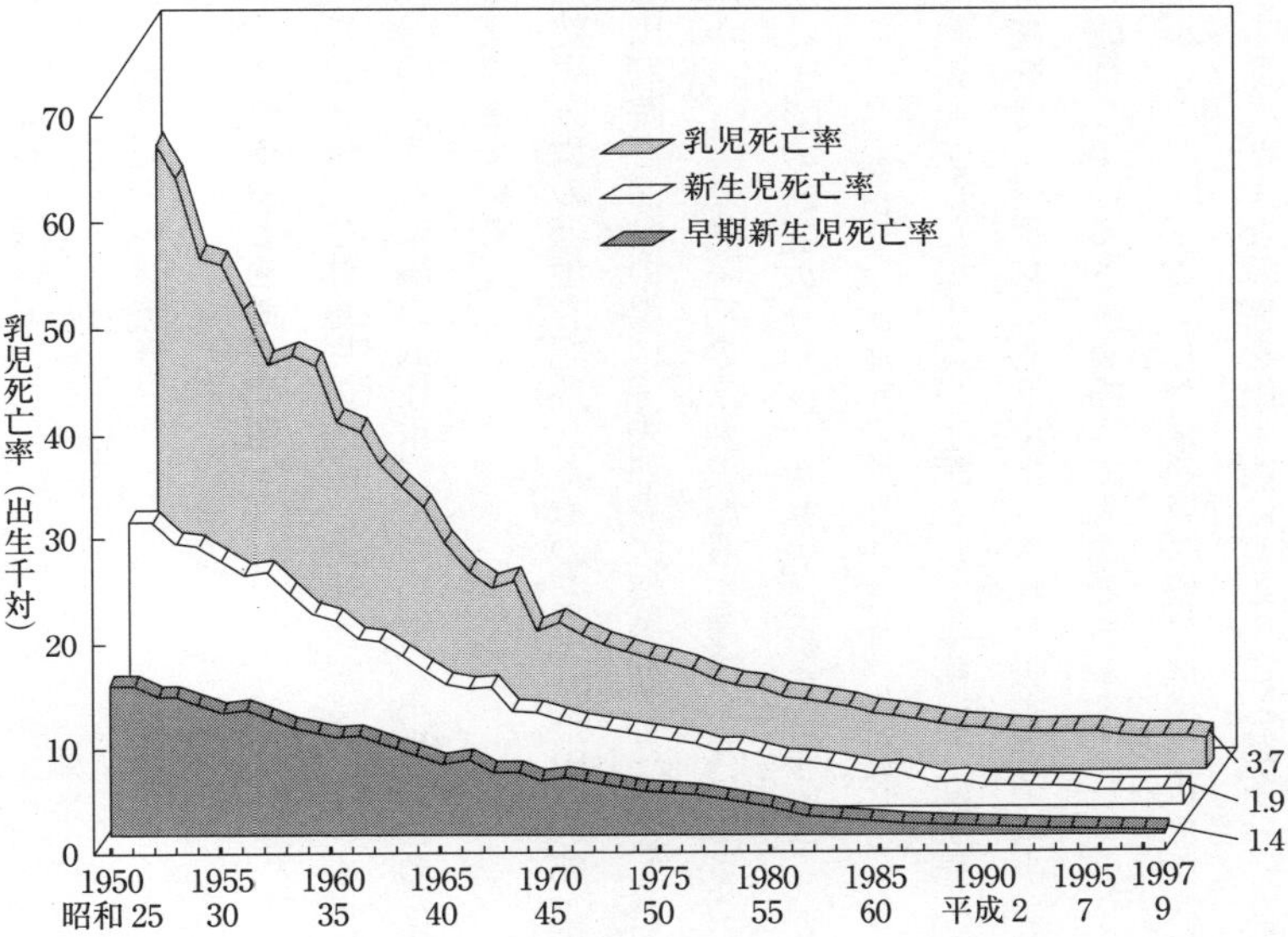

出典　図21と同じ，p.59より．

（九五・五）・岩手（八九・九）まで二倍以上のひらきがあった。しかしながら、この格差はその後の医療技術の進歩と地方への普及のなかで解消し、九〇年代には地域差はなくなった(9)。

乳児死亡を社会衛生の指標としてとらえることに関しては、丸山博の先駆的な業績がある(10)。丸山の唱えたアルファ・インデックスは「生後一年未満の乳児死亡数を分子とし、生後一月未満の乳児死亡を分母として算出した指数」である。アルファ・インデックスは分子には養育の環境的後天的な条件が、分母には先天的な条件がより大きく影響するということが基本的な観点であり、丸山は多くの国家や地域の乳児死亡のアルファ・インデックスを算出して、アルファ・インデックスの高い地域の問題点を抽出している。ことに、戦時体制下から戦後のある時期にかけて日本のアルファ・インデックスが高いこと、さらに、そのなかでも過酷な労働条件を強制され貧困な生活をやむなくされていた地域のアルファ・インデックスが高いことを指摘し、乳児死亡の階級性をあきらかにした(11)。この観点からみると、新生児死亡率に関して一九五一年にあった地域差（最大の富山は四一・三、最低の神奈川は一八・一）が八〇年にはほぼ解消していることは興味深い(12)。

(2)　未熟児の戦後史

(a)　技術進歩と当面の問題

未熟児・低出生体重児の医療の進歩も目ざましいものがある。図23は生育できた出生時体重二五〇〇グラム未満と一五〇〇グラム未満の低体重児について、出生割合の推移を一九六〇年から九七年までみたものであるが、年を追って増えてきている。

未熟児医療の進歩を記述したものとしては山内逸郎『未熟児』（岩波新書、一九九二年）がわかりやすい。著者は国立岡山病院を活動の場に、未熟児医療の発展に尽くした小児科医である。『未熟児』には、保育器を手作りした時代の話から、国立病院初の未熟児施設を建設したいきさつや、未熟児栄養の苦労―人工乳よりも母乳がよいという結論を得るまでの研究のながれ、未熟児医療の進歩を支えた技術進歩（人工換気、血中ビリルビン濃度測定器の開発、血液ガス・pH・酸塩基平衡測定の簡便化）について紹介されている。

未熟児を生んだ母の側の手記としては第一九回読売「ヒューマン・ドキュメンタリー」大賞カネボウスペシャルで優秀賞を得て、テレビドラマ化もされた唐木幸子『小さな小さなあなたを産んで』が幾多の危機を乗り越えて超未熟児が成長していくさまを描いて秀逸である(13)。

しかしながら、こうした未熟児医療の進歩は新たな病気を生み出すことにつながった。未熟児の場合、臓器の未成熟からさまざまな障害を出生後におこすことが多い。なかでも肺の未熟性からおこる新生児呼吸窮迫症候群は死につながるため、保育器内の酸素を高く保つ必要がある。ところが、未完成である未熟児の網膜の血管は大量の酸素に曝露されると容易に閉塞し、浮腫や出血を起こし、毛細血管の新生をおこす。この症状が進行すると網膜剝離の状態になり、眼球は萎縮して失明にいたる。その防止のためには保育器の酸素濃度のきわめて微妙な調整が必要である。しかしながら、日本で未熟児医療が組織的に始まった一九五〇年代はこうした知識にとぼしかった。その結果、未熟児網膜症といわれる上記の失明が多く発生することとなった。このあたりの事情は、日本大学医学部産婦人科教室のまとめた『産婦人科二〇世紀の歩み』において次のように回顧されている(14)。

図23　出生時体重2500ｇ未満と1500ｇ未満の出生（1960－97年）

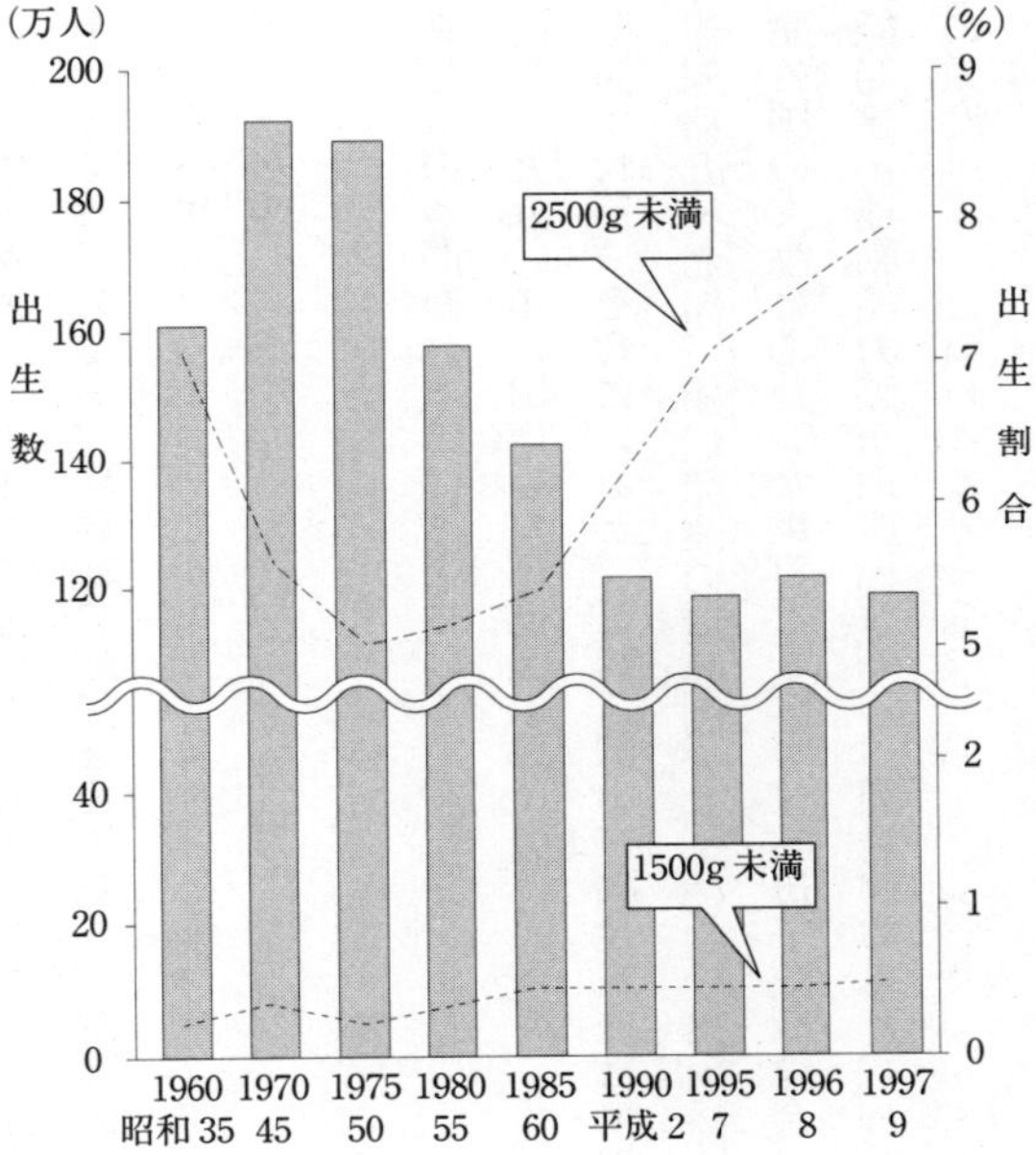

出典　図21と同じ，p.44より．

その後のＲＯＰ（未熟児網膜症）の歴史は悲惨だった。つまり、多くのＲＯＰを出し、医療過誤として裁判沙汰にまで発展した事例もあった。それらは、未熟児の指定医療機関が厚生行政の一環として、約一〇〇〇施設以上も認可され、十分な設備も、知識もない機関で、多くの未熟児医療が行われたところにあった。また、医療が社会化されたため、そのメリットも多かったが、医療機関の設備やそこに所属する医者の技量にかかわらず、診ればお金が入るというシステムは、この悲劇に拍車をかけたともいえた。（後略）

さらに、未熟児をあつかう医療機関どうしは、ともすると超低出生体重児(15)をいかに延命させるかという業績の追求にはしる傾向がある。過去なら流産とされていた胎児も早産児として養育されるのである。だが、超低出生体重児を集中治療で養育しても、結局死の転帰となったり、身体的・精神的障害を残す場合がある。フェミニストであるバーバラ・Ｋ・ロスマンはこうした事態を「流産が何ヶ月あるいは何年か先までひきのばされる、無力でかつカフカ的な状態」と表現している(16)。山内逸郎が述懐するように、「か弱い未熟児は自然淘汰されるものだ」という意見が大勢だった時代からは大きく進んだものの、どこまでの障害なら許容されるのか、超低出生体重児たちの予後はほんとうに良好なのか問われる時代に来ている。

我が国の一九九〇年に出生した超低出生体重児を対象とした六歳の時点での予後調査(17)では五四八例の児の発達状況が把握された。それによると、五四八例中、脳性麻痺に精神発達遅滞を伴うもの七・七％、脳性麻痺五・八％、精神発達遅滞九・七％、知能発達の境界例一五・〇％、視力障害（両眼失明）二・二％、聴力障害二・〇％であった。また、諸外国の文献にあたった東京女子医科大学母子医療総合センターの報告では、学童期以後も身体発育・認知能力・知能発達・運動能力で正期産児にくらべ発達がおくれ、神経学的障害を認めない児でも、学習障害（ＬＤ）や行動障害の頻度が高いといわれている(18)。

(b)　専門医・専門検診の必要性

未熟児医療を専門とする施設は現在では重症の新生児一般をあつかうＮＩＣＵ（新生児集中治療室）の一部として運営されていることが多い。しかし、未熟児医療の立場からいえば、病気の新生児と同じ施設で養育されることはけっして好ましくはない。もともと、新生児医療の分野は経済性を欠き、とくに未熟児医療はあからさまに不要論を唱える学者もいたぐらいである。ＮＩＣＵも一九八四（昭和五九）年当時三四三施設を数えたが、九六年には三二四施設と減少している(19)。未熟児の出生数はむしろ増加してきているが、運営上の困難から閉鎖に追いこまれる施設もある。

また、未熟児の場合、成長してからの状況がどうであるかの観察の蓄積の歴史が浅い。肉体的・精神的なハンディキャップを伴うことの多い未熟児の予後がどうであるかの予測は、成長に先んじて対策を立てる意味でも重要である。専門検診の確立もそうした基礎があってのことである。さいわいに、少なくない小児科医がこうした研究に乗り出している。たとえば、一九八四年に開設された東京女子医科大学母子総合医療センターでは、ハイリスク児のフォローアップ健診を生後一八カ月までは一－三カ月間隔、一八カ月以上は三－六カ月間隔で行い、就学後は小学一年、三年に夏季検診として行っている(20)。また、国立特殊教育総合研究所の病弱教育研究部では、極小未熟児の精神発達や心理学的問題についてのフォローアップも行っている。障害が見つかった場合に、早期から適切な援助がされることも重要であり、各地で発達援助のこころみがされている(21)。さらに、未熟児を持った親たちの心理的問題についても解決されるべきであり、そうした目的で親たちはネットワークを創り上げている。彼らは互いに助言しあい、小児科医や児童精神科医のアドバイスを受けて活動している。

三　少子化の問題

(1)　少子化の進展

「高齢化」は平均寿命・余命の延長の影響も大きいが、少子化の比重がより大きい。日本では一九八九（平成元）年に合計特殊出生率が一・五七という、それまではひのえうまの一九六六（昭和四一）年に記録した一・五八を下回る数値となり、危機感を抱く議論がまきおこった(22)。これに対し、女性の側からは、反発の声があがった(23)。女性解放運動の成果として、女性が産むよろこびを感じられない社会では人口政策だけで少子化は解決しない、という主張が七〇年代から展開されていた(24)。

現在起こっている少子化、すなわち合計特殊出生率の低下の原因は、結婚した女性の産む子どもの数が減少したからではなく、未婚率の上昇にあるといわれている。しかし、結婚しない女性のうち、仕事を続けたいから結婚しないという明確なキャリア志向は多数派ではなく、若い女性の中には新たなかたちの専業主婦（新専業主婦）志向が高まっているがゆえに婚期がおくれるとの見方もある(25)。快適な生活を保証してくれる高い収入、家事に協力的でお互いに理解しあえるという条件を満たす相手が現れることを待っているのだという。しかし、夫の協力なしでは育児はごめんだという感覚にしばられていると、理想の相手には出会えぬ場合がある。

結婚している女性の「産めない理由、産まない理由」について、山谷えり子・高野瀬順子がまとめた『出産ストライキ』（叢文社、一九九一年）によると、アンケートの結果として次のような事項があげられている。「仕事の確立」「経済的問題・住宅問題」「社会の将来への不安」「結婚生活に夢を持てない」「自由でいたい」「子どもが嫌い」「保育園問題」などである。

逆に若い男性の側では「性別役割分業」を肯定する考え方が根強い。江原由美子は東京都で行った調査に基づいてつぎのような報告をしている(26)。

女の人が家事をやるのは、母親を見ているから当たり前、自然だと思っているのです。つまり、その前の世代が作り上げた性別役割分業的な母親の献身的な姿です。これは今、完全にマイナスに効いてますね。男子にとって結婚しないで同居していれば母親に家事はすべてやってもらえる。しかし、女の人と結婚すると、うるさく家事をしろといわれかねない。ご機嫌をとりながら結婚するくらいなら母親と一緒にいて、全部やってもらう暮らしの方が楽なんです。

こうした若い男女たちは結婚に対する理想が非常に高くなっており、「自分に合う人」を見つけるまでは妥協しないという思いがあるが、永遠に見つからない青い鳥を探すがごとく、結婚できずに終わる場合も増えている。

(2)　最近の少子化対策の傾向

(a)　**単純な「産めよ殖やせよ」では通用しない**

一九九九年の臨時国会で「少子化対策基本法案」が提出された。この法案の内容を見ると、「少子化を論じる時の基本認識」といわれる「結婚や出産は当事者の選択にゆだねられるべきである」という自己決定権の考え方が欠落し、もっぱら「次代の社会を担う子どもを安心して生み育てることができる環境の整備」という技術論に終始している。これに対し、九八年末に「少子化への対応を考える有識者会議」（座長＝岩男寿美子武蔵工業大学教授）の出した「提言」は、この自己決定権にも触れていた。岩男教授は、「提言」においては「過去の『産めよ殖やせよ』の記憶がまだあるので、自己決定権にはしつこく言及した」とし、「少子化対策基本法案」に対して「働き方や家族のあり方の多様性を認め、育児の社会性を強調した私たちの提言と、この基本法の方向は違う」と批判している(27)。

(b)　**子どもを社会でどう考えるのか**

少子化の背景にあるのは地域社会の機能低下ではないかとする意見がある。落合恵美子が引用したフィリップ・アリエスの次のような分析がそれである(28)。

家庭の機能が低下しているように見えるのは、都市の機能、地域の機能が低下しているからである。都市が果たせなくなった機能を家庭が全部しょいこもうとするから家庭が機能破綻を起こす。

すなわち、子どもを家庭的存在であると同時に社会的存在と考えて、対策を講じる必要がある。具体的には、男女が共同して子育てにあたれるような社会的環境の整備であろう。育児休業制度の改善・充実（期間の延長、所得補償の充実、父親の取得の義務化など）、保育サービスの拡充（不足している都市部での保育所増設、就業形態の多様化に見あった時間外保育・休日保育の実施など）が必要である。また、仕事優先の企業風土をあらため、男女ともに「子育て」と両立できる就業環境の整備が望まれる。とくに女性の場合、妊娠・出産を担当するという身体・精神面への配慮が必要である。

(3)　保育の現状

現実の保育環境はどうか。一九九二（平成四）年から生後半年の息子を連れてアメリカの大学院に留学し、二年間アメリカの保育を経験したうえで帰国し、日本でも子どもを保育園にあずけて働いている前田正子の著書『保育園は、いま』（岩波書店、一九九七年）は女性の社会進出に合致していない日本の保育事情を克明に描き出している。

日本の場合、保育所は「認可保育所」と「無認可保育所」にわけられる。認可保育所とは、国が定めた施設基準や人員配置基準をみたしており、国や自治体の認可をうけている保育所である。認可保育所には「措置費」とよばれる公的な運営費用が国と自治体から支払われる。認可保育所は、自治体が運営している「公立保育所」と、社会福祉法人や宗教法人の経営する「私立保育所」にわけられる。一方、施設基準を満たしていない、人員配置基準に足りないなどの理由から認可を受けていない保育所が「無認可保育所」で、その三分の一は企業内保育所である。それぞれの施設数・児童数を表10－1、10－2にまとめた。

公立保育所は設備もそろっており、保母の待遇もよく、勤続年数の長いベテランの保母が多く保育の質にもばらつきはないが、反面新らしいこころみに欠けるところがある。象徴的な状況が、零歳児保育や夜間保育に対するとりくみであり、私立保育所の多くが零歳児を受けいれ、夜間保育にも対応しているのに対し、公立保育所の対応はにぶい。私立保育所は、経営者の姿勢で保育内容にかなりばらつきが出るが、入所児を確保するためにもさまざまのユニークなこころみをしているところもある。

無認可保育所となると、保育内容のばらつきは大きくなる。企業内の保育所の中には認可保育所を上回る人員を配置して時間外保育に対応しているところもあるし、自宅で子どもを預かるような小規模なもの、夜間保育を主体としたベビーホテルのようなものもある。また、認可を受けていないだけで私立の認可保育所と変わりなく運営されているところもある。保母の労働条件もばらばらで、労働条件が劣悪な保育所は保母が入れ替わることが多い。都市部では土地代が高いために子ども一人あたりの面積も少なく、遊び場も確保されていないことが多い。給食も市販の弁当に頼るなど、その内容が貧弱なところもある。児の健康管理なども不充分な場合もある。

都市部のベビーホテルの中には人材派遣業から保母のあっせんを受け営業しているところさえある。ベビーホテルは高度成長期の一九六〇年代に急速に増加した新しい形態の保育

表10–1　認可保育施設のうちわけ

	施設数	定員数	入所児数
公立	12,946	1,124,307	956,811
私立	9,381	790,405	832,788
合計	22,327	1,914,712	1,789,599

出典　厚生省『福祉施設等調査報告』(1998年10月1日現在)

表10–2　無認可保育施設，状況

	施設数	児童数
無認可保育施設総計	10,174	236,162
事業所内保育施設	3,603	54,075
へき地保育園	1,318	22,033
ベビーホテル	838	20,576
その他	4,415	139,478

資料　各都道府県からの報告を厚生省保育課がまとめたもの(2000年1月10日現在)
出典　全国保育団体連絡会・保育研究所編『保育白書2000年版』(草土文化，2000)p.56の表の数値を利用した．

施設であるが、行政側の十分な監査・指導が行き届いておらず、死亡事故があいついだ。八〇（昭和五五）年にTBSが制作したドキュメンタリー「点検・ベビーホテルの実態」は劣悪なベビーホテルの状況を世論に訴えた(29)。八一年の国会ではこの問題が取り上げられ、厚生省はベビーホテルの指導基準を定め、自治体に年一回の立入り検査を求めることとなった。しかしながら、それ以後も死亡事故は続いている(30)。また、厚生省の定めた指導基準についても、一九九八年度に調査を受けた六九一カ所のベビーホテルのうち適合しているものは二六三カ所であった(31)。

農村部において認可保育所、とくに公立保育所の多くが定員割れをし、統廃合が進む一方で、都市部では公立保育所に入所できない子どもが依然存在する。こうした量的な問題のほかに、親の希望する保育時間に公立保育所が対応できていないという質的な問題もある。やむなく条件の悪い保育所に子どもを預けて働かざるを得ない家庭も多く存在する。無認可の保育所のこうした状況に対し、政府は規制緩和路線で対応しようとしており、保育所をサービス産業として自立させる方策をさぐっている。二〇〇〇年四月から営利法人の認可保育所の設置を認めるようになったこともそのあらわれで、営利法人の参入で保育サービスの多様化を図ることがねらいである。とはいえ、保育サービスとはもともと労働集約性の極端に高いサービスであり、よほど料金を高く設定しないことには利益は上がらない。そのためか、認可保育所への営利法人の参入は遅々として進まない(32)。働く女性にとっては子どもが病気のときにも預かってくれる保育所がないと不安である。しかし、一般の保育所は「熱がある」「元気がない」といった理由で保育を断る場合が多く、現実に対応できていない(33)。病児保育に対応している施設は、小児科などの個人医院や乳児院に併設されたものがほとんどである。

延長保育、時間外保育、夜間保育、乳児保育、病児・障害児保育といったいわゆる特殊保育事業については「新エンゼルプラン」に基づいて整備のための方策がとられているが、実効性のある施策になっていない現状である。表11に八二（昭和五七）年以降の認可保育所と無認可保育所との施設数・入所児童数の年次推移をあげるが、無認可保育

表11　認可保育所と無認可保育所との施設数，入所児童数の比較

		1982年度	1987年度	1992年度	1995年度	1996年度	1997年度	1998年度	1999年度
施設数	保育所（か所）	22,682 (100.00)	22,835 (100.67)	22,637 (99.80)	22,493 (99.16)	22,452 (99.00)	22,401 (98.76)	22,334 (98.46)	22,275 (98.20)
	無認可保育所（か所）	6,602 (100.00)	6,168 (93.42)	7,256 (109.90)	9,195 (139.27)	9,310 (140.01)	9,387 (142.18)	9,644 (146.07)	9,691 (146.78)
入所児童数	保育所（人）A	1,891,424 (100.00)	1,709,834 (90.39)	1,618,657 (85.57)	1,593,596 (84.25)	1,610,064 (85.12)	1,642,741 (86.85)	1,691,128 (89.41)	1,736,281 (91.79)
	無認可保育所（人）B	158,699 (100.00)	158,526 (99.89)	186,324 (117.40)	215,951 (136.07)	220,795 (139.12)	219,456 (138.28)	226,298 (142.59)	226,823 (142.92)
無認可依存率 B/A×100(%)		8.39	9.27	11.51	13.55	13.71	13.35	13.38	13.06

出典　表10と同じ，〈資料30〉　（厚生省調べ）

所への依存率は年々上昇しつつある。無認可保育所の中でもベビーホテルが九五年の施設数四六九カ所、入所児数一万二七一五人から二〇〇〇年には施設数八三八カ所、入所児数二万五七六人と急増している（他の型の無認可保育所はほとんど増えていない）。こうした状況に厚生省児童家庭局は二〇〇〇年四月一四日に保育課長名で「認可外保育施設に対する指導監督の強化について」という文書を各都道府県・指定都市・中核市民生主管部（局）長あて送付した(34)。このなかで、無認可保育施設に対する当面の指導基準が一〇年ぶりに見なおされ、ベビーホテルへの立ち入り調査の強化が改めて指示されている。

(4)　少子化の国際比較——処方箋はあるのか——

少子化の問題は先進工業国に共通する問題である。ことに旧西ドイツにおける合計特殊出生率は一九八五年には一・二八という史上最低の値となり、その後やや上昇したものの、ドイツ統一後は出生率が比較的高かった旧東ドイツ地域で下がるなど、複雑な様相を見せている。フランス、イギリス、イタリアなども同じ状況である。

こうした出生率低下に対して、各国はそれぞれの政策でのぞんでいる。たとえば、旧西ドイツではコール政権が、父親と母親の双方を対象とした新しい育児手当・育児休業制度の導入、子だくさんの家庭に対する税制上の優遇措置、育児期間を将来の老齢年金の算定にあたって加算、未成年の娘が結婚によらず妊娠した場合、中絶させぬよう出産・住宅取得・就業などの資金援助を行う、などの経済支援策を講じた。しかしながら、旧西ドイツでは、子どもが三歳になるまでは母親が育てたほうがよいという、いわゆる「三歳児神話」がひろく普及していることもあり、三歳児未満の幼児を預ける施設の整備状況が悪かった。また、三歳からは幼稚園に行くことが一般的であるが、時間外保育はほとんどなく、小学校低学年の学童保育の設備も少ない。対照的に旧東ドイツでは保育体制は充実していたが、女性が働くことが前提の制度であり、統一後の雇用の縮小がまっさきに女性に向かったため、保育所へ預ける権利も行使できない女性が増加している(35)。こうした背景のもと、統一ドイツにおいては出生率の上昇はみられない。

これに対し、人口政策が成功していると思われる国がスウェーデンである。スウェーデンにおいても合計特殊出生率は、一時二・一を大きく割りこんだ(36)。しかし、子どもが一歳になるまでの長期の育児休業の保障、女性の職場復帰を可能にするさまざまな保育サービスの確立、義務教育修了前まで所得制限なく支給される児童手当などの政策が功を奏したのか、八〇年代前半から合計特殊出生率は上昇し、九〇年代には二・一をこえるまで回復した(37)。日本は、合計特殊出生率は九七年に一・三九、九九年一・三四と低下傾向が持続している。少子化をくいとめる共通の処方箋はあるのか、さまざまな立場からの検討が必要である。

四　育児法の変遷と乳児

(1)　文化と育児

世界各地で異なった育児法がとられており、それはその土地の気候風土にあった文化と切りはなせないものである。わが国にも古くからの育児のしかたがあり、しかもそれは地方によって多様であった。しかし、明治維新で当時の欧米の育児法が輸入されると、それらの多くは「非科学的」として非難された。象徴的な事例が、「おんぶ」と「人前での授乳」であった(38)。「おんぶ」は頭や顔のかたちを悪くするという「エセ科学」的主張が学界でまかり通った。これは、戦前の農村の働く母親たちにはとうてい受け入れられない「学説」であった。「人前での授乳」も、乳児が欲しがる時に与えていたやり方が「非科学的」で乳児の自立を妨げるとされた。そして「授乳は時間を決めて、夜間は禁止」という生理に反した指導がされ、そのため母乳の出が悪くなると、人工乳が「完全な栄養」として勧められた。とはいえ、乳牛の飼育が一般的でなかった第二次大戦前の日本において人工乳は高嶺の産物であり、母乳育児が主流であった。

(2)　人工乳の浸透とヒ素ミルク事件

人工乳が乳児の栄養に本格的に取り入れられるようになったのは、戦後になってからである。一九五〇（昭和二五）年から五七（昭和三二）年の八年間にわたって小山武夫らが東京都の乳児について調査した成績（表12参照）によると、人工乳の比率は年々上昇している。初めアメリカからのＬＡＲＡ物資に依存していた原料用粉乳も国内で調達

表12　離乳開始までの栄養法調査

	母乳	混合	人工
1950	70.8	21.8	7.3
1951	74.8	17.8	7.4
1952	72.9	18.8	8.3
1953	71.0	21.5	7.5
1954	66.8	20.6	12.7
1955	62.3	23.9	13.8
1956	60.4	24.1	15.5
1957	60.0	24.3	15.7

（東京都，小山他，1957）
出典　山本高治郎『母乳』（岩波新書，1983）p.114・表５による．

することが可能になり、乳業メーカーが大量生産に乗り出した。母乳育児は前近代的であるという主張がむしかえされ、人工乳の方がすぐれているという宣伝がされた。

こうした状況のなか、一九五五年、西日本を中心に食品公害のさきがけともいえる事件が起こった。森永乳業の徳島工場で原料の粉乳に混入していた第二燐酸ソーダにヒ素が混じっており、このため製品となった粉ミルクを飲んだ乳児にヒ素中毒が大量発生した。厚生省が五六年六月にまとめた被害者数で、発病者一万二一三一人、うち一三〇人が死亡した。また、後遺症の残った子どもも多数存在した。事件の原因となったヒ素の混入の過程は日比逸郎によると次のようであった(39)。

昭和三〇年当時は乳業各社が市場獲得の激しい競争の最中で、低コストで高い利潤をあげるための合理化の方策を求めて必死になっている時期であった。森永乳業徳島工場は事件の二年前の二八年四月から、品質が劣るため、それまでは子牛の飼料かカゼイン製造の原料にするくらいの使いみちしかなかった二等乳を、人工栄養用の粉ミルクの原料にすることを試みはじめていた。

新鮮な原乳から作った粉ミルクは湯にサラッとよく溶ける。ところが鮮度のおちた二等乳を原料にして製造した粉ミルクはよく溶けない。これは牛乳の鮮度がおちると腐敗によってその酸度が高まるからである。そこでこれを中和するために第二燐酸ソーダを原料の二等乳に混入することを森永は考え出したのである。この方式は当然企業秘密としていっさいかくされていた。したがって第二燐酸ソーダを粉ミルクの製造過程で使うことは常識とはなっていなかったし、他のメーカーは現にまったく使用していなかったのである。

森永徳島工場は昭和二八年四月より協和産業から第二燐酸ソーダを購入していたが、つねに電話で注文し、品質の指定や用途についての説明はしなかった。当時第二燐酸ソーダは主としてボイラーの清缶剤・フィルム現像薬・染色剤・洗剤・殺虫剤として用いられ、粉ミルクの製造過程で原乳に混入するなどということは知られていなかったので、協和産業は品質指定のないこともあって工業用の粗悪なものを納入した。日本軽金属清水工場でボーキサイトからアルミナを製造する過程で生じた工場廃棄物から製造された未検定のものであったのである。そのため、この第二燐酸ソーダは数パーセントのヒ素をはじめ種々の毒物を含むおそろしいしろもので、注文を受けた協和産業のほうも、まさかこんなものを食品材料としての原乳にほうりこむなどとは予測もしなかったのである。（後略）

この事件は、発生当時は全国的な話題とならなかったが、一九六九（昭和四四）年に丸山博が保健婦・医系学生らと取り組んだ追跡調査（『一四年目の訪問』）(40)で脚光を浴びることとなった。

(3)　母乳育児の復権

母乳のうちでも出産後最初の七日間ほどに分泌される初乳は、分泌型免疫グロブリンAとよばれるたんぱく質を多く含む。その他、細菌を食べる白血球の数も多く、乳児の死因として多い消化器感染症に対しては、初乳を与えることでかなりの程度防ぐことができる。また、未熟児の死因として多い髄膜炎や敗血症も初乳を与えることでその発症率を低下させることができることを山内逸郎らが実証した(41)。初乳ばかりでなく、出産二週間後くらいから分泌される成熟乳にも感染防御能力があるといわれ、母乳栄養児は病気にかかりにくいといわれている。もともと、人工乳は働く女性が授乳の機会に恵まれないためにやむなく利用するものであった。乳業メーカーは市場開拓のために、人工乳のほうが母乳より優れているかのような宣伝をくりかえしたが、人乳の組成と生物学的能力が完全に解明されていない以上、完全な母乳に近づけるところへさえも至っていない。女性解放運動の結果として授乳の権利を主張することのできるようになった母親たちは、母乳へと回帰しはじめた。

母乳育児は世界的にもその価値が見なおされてきている。とくに衛生状態の悪い第三世界においては、人工乳の調製に使われる水や容器の殺菌が不じゅうぶんなために、母乳育児ではおこらない消化器疾患で多くの乳児の生命が失われている(42)。こうした地域では、多国籍資本の乳業メーカーが、人工乳は母乳より完全な栄養であるという先進国では通用しなくなった宣伝を行い、市場を広げようとしているが、高価な粉ミルクよりも自然の母乳で育児したほうがはるかに乳児死亡を減少させることができるのである。WHOとユニセフは、乳児死亡率を引き下げる戦略の一環として母乳哺育を促進するために、一九八九年に若い母親および乳児を世話するすべての機関に対し、「母乳育児を成功させるための一〇ヶ条」を提示した(43)。出産後できるだけ早く母児はいっしょにすべきであるという主張も取り入れられ、母児同室と母乳哺育を推進する産院を「赤ちゃんにやさしい病院」として認定するという方策もとられた。その効果か、一時三〇%台に落ちていた生後一ヵ月時の母乳哺育の比率は、一九九五年には四六・二%にまで回復している(44)。

(4)　育児書の戦後史

どちらかというと父権的な記述の多かった育児書の世界で、革命的な書物が一九四六年にアメリカで出版された。小児科医ベンジャミン・スポックによる『コモンセンスブック・オブ・チャイルドケア』がそれである。母親のもつ本能や子ども自身の意欲を尊重し、専門家の意見に盲従することの危険をいましめた内容のこの育児書は、アメリカのベビーブーム時代の、親たちの聖典となった。日本では五六（昭和三一）年に『スポック博士の育児書』という表題で、暮しの手帖社から翻訳が出た(45)。この本の中の「親は殉教者になってはならない」「腹が立ったら怒ったほうがよい」「子どもには必要なことだけをしてやり、もう一方で、子どもに害を及ぼさない程度に、親は親で楽しむことです」といったメッセージは、母子密着型の、日本の育児の中で、親の気負いをやわらげる大きな役割を果たした。『私は赤ちゃん』(岩波新書、一九六〇年)、『私は二歳』(岩波新書、一九六一年)などのベストセラーを生み出した松田道雄の、小児科医としての集大成『育児の百科』が岩波書店から出版されたのは六七(昭和四二)年である(一九九八年、死の直前の松田道雄が手を入れた新版が『定本・育児の百科』として出た)。この育児書も「育児は民族の風習として形づくられるべきもの」として母親の立場を尊重し、大人に不当な扱いを受けている子どもの立場に身を置いて考える視点がつらぬかれている点で、それまでにない書物であった。内容的にも充実したもので、とくに離乳食や病気の項の記述は、不安に駆られる親たちに「この部分だけ気をつければあとは大丈夫」という勇気づけをする書き方が支持を集めた。三〇年をこえるロングセラーとなっている。

一方、保健同人社から七三(昭和四八)年に出版された『赤ちゃん百科』は、愛育病院名誉院長の内藤寿七郎らがまとめたものである。これは、かつてテレビ放映され好評を博した育児番組を活字化したもので、わかりやすい点から版を重ねた。また、八七年に平凡社から出版された毛利子来の『ひとりひとりのお産と育児の本』は、楽しく育児をするという思想のもと若い両親を力づける内容である(46)。この頃から小説家や漫画家の育児体験本が目立つようになり、育児雑誌が多数創刊された。こうした体験本は当の母親たちが自分たちの育児を語るようになったあらわれであり、育児雑誌の投稿にも自分流の子育てを紹介するメッセージが目立つようになってきた。とはいえ、他の赤ちゃんと比較して自分の子どもは発育や発達がおくれているのではないかという不安を訴える母親の相談も後を絶たないのであり、世代をこえた相談相手のいない核家族の母親たちに、今また体系的な育児書が求められているように思われる。

（5）　障害をもつ子どもたち

生まれついての障害をもって出生した児を前にして親たちは衝撃を受け、混乱する(47)。できれば出生前にそうした障害がわからなかったかと誰しも思いたくなる。出生前診断を求める親の気持ちはそこにある。しかし、たとえ出生前に診断がついたとしてもどのような対応をするかには、おのおのの倫理観が影響する。その前に、そもそも障害とは何か、正常であるとはどういうことかという問いかけも必要である。毛利子来が山田真、野辺明子らとまとめた『障害をもつ子のいる暮らし』（筑摩書房、一九九五年）はそうした問いかけから始まる。また、未熟児・新生児医療の進歩は乳児死亡の減少という成果をあげたものの、障害をもって生きる子どもを増やすことにつながっていることは否定できない。

おりしも世界的なノーマリゼーション運動の中で、障害や慢性疾患をもちながら生きることに前向きに取り組む動きが出てきている。それに呼応して、障害をもつ子どもや親を援助する相談機関や親の会、患者の会も増えてきている。医療機関における対応も進んできた。就学においても、これまでは養護学級が選択されることが多く、自治体によっては養護学校として独立させているところもあるが、そうした方策が社会にとって好ましいものであるのか問われるべき時期に来ている。こうした問題もふくめての、重症心身障害児（者）の戦後史については、第11章で触れられている。

（1）　池ノ上克・鮫島浩「妊娠中毒症――妊娠の取り扱いと分娩の管理」平山宗弘・安次嶺馨・池ノ上克『周産期のプライマリケア』（東京医学社、一九八七年）五四頁。

（2）　樋口誠一「早産の管理」前掲（1）『周産期のプライマリ・ケア』五六頁。

(3) こうした実態を反映した病院・診療所・助産所での時間別・曜日別出生数の統計として、「陣痛促進剤による被害を考える会」編『病院で産むあなたへ』（さいろ社、一九九五年）三―五頁の勝村久司作成のグラフが見やすい。

(4) こうした活動を行っている団体のうち、「陣痛促進剤による被害を考える会」は、愛媛県の元看護婦・出元明美が自身の陣痛誘発剤による子宮破裂事故をきっかけに、多くの潜在していた被害者によびかけ、一九八八年二月に結成された患者組織である。

(5) ジョージ・リッツァ『マクドナルド化する社会』（早稲田大学出版部、一九九九年）二七〇頁。

(6) ソ連で考案された精神予防性無痛分娩は、日本には一九五三年に中国から帰国した菅井正朝医師によって導入され、日赤産院を中心に一定のひろがりを見せていたが、人手不足や出産の医療化が進行するなかで七〇年代前半には衰退していた。日本における精神予防性無痛分娩の歴史については、杉山次子・堀江優子『自然なお産を求めて』の五五頁から六七頁に触れられている。

(7) 九島璋二「ラマーズ法の基本理念」林弘平編著『自然出産を支えるラマーズ法』（メディカ出版、二〇〇〇年）九～一〇頁。

(8) トライワークス編『一〇〇人のお産一〇〇人の産声』（本の泉社、一九九九年）は、自然分娩にこだわった女性たちの手記をまとめたものである。

(9) これらの数値は財団法人母子衛生研究会『母子保健の主なる統計』（母子保健事業団、一九九九年）の五七頁「都道府県別、乳児死亡数及び率（昭和二五年～平成九年）」によった。

(10) 丸山博著作集第一巻『死児をして叫ばしめよ』（農山漁村文化協会、一九八九年）に乳児死亡統計に関連する著作が収められている。

(11) 丸山博『社会医学研究Ⅰ・乳児死亡』（復刻版が一九七六年に医療図書出版社より発行されたが、二〇〇〇年現在絶版状態である）をはじめとした戦前の乳児死亡研究および乳児死亡の戦前史をまとめたものとしては、川上武『現代日本病人史』第七章「乳児死亡の社会的背景」の記述が非常に参考になる。

(12) これらの数値は前掲(9)五八頁「都道府県別、新生児死亡数及び率（昭和二六年～平成九年）」によった。

(13) 唐木幸子・高橋靖子・齊藤紀子・杉山保子・田子文章『小さな小さなあなたを産んで』（読売新聞社、一九九九年）

に収録されている。
(14) 佐藤和雄編『産婦人科二〇世紀の歩み』（メディカルビュー社、一九九九年）五八－五九頁。
(15) 低出生体重児とは出生体重一〇〇〇グラム未満を意味する。妊娠二八週未満の出生児は超早期産児と呼んで区別する。満期産でも低出生体重であることがあるし、新生児死亡の約三分の一を出生体重一〇〇〇グラム未満の児が占めることから、日本小児科学会新生児委員会が現実的な定義としてこう決定した。一九九七年の日本の年間超低出生体重児出生数は二六五六名（うち五〇〇グラム未満一五四名）で、総出生数の〇・二二％を占める。
(16) バーバラ・K・ロスマン『母性を作りなおす』（勁草書房、一九九六年）一七七頁。
(17) 中村肇・三科潤・大野勉ほか「超低出生体重児六歳時予後に関する全国調査成績」厚生省心身障害研究『周産期の医療システムに関する研究・平成九年度報告書』（厚生省、一九九八年）八七－九四頁。
(18) 仁志田博司編『超未熟児――超低出産体重児の管理指針』（メディカルビュー社、一九九九年）一七三頁。
(19) 前掲(9)一二三頁。
(20) 前掲(18)一六六頁。
(21) 前川喜平「育児支援とフォローアップ」前川喜平・山口規容子編『育児支援とフォローアップマニュアル』（金原出版、一九九八年）一－七頁。
(22) 合計特殊出生率とは、一五歳から四九歳までの女性の年齢別出生率を合計した値で、その年の年齢別出生率が今後とも変わらないと仮定した場合に、一人の女性が一生の間に産む平均子ども数にあたる。
(23) 上野千鶴子『一・五七ショック――出生率・気にしているのはだれ?』（ウィメンズブックストア松香堂、一九九一年）など反論の言論がまきおこった。
(24) こうした動きをまとめたものとして、青木やよひ編『誰のために子どもを産むか』（風涛社、一九七六年）がある。この本は、一九八五年に巻末の資料を改めて、オリジン出版センターから再版されている。
(25)『平成一〇年版厚生白書』（ぎょうせい、一九九八年）三三頁。
(26) 座談会「少子化から見た二一世紀の展望」情報誌「岐阜を考える」第九九号（岐阜県産業経済研究センター、一九九八年）における江原由美子の発言による。

(27) 浅川澄一「「産めよ殖やせよ」の発想?」(『日本経済新聞』一九九九・一二・二四夕刊掲載)に引用された発言による。
(28) 落合恵美子『二一世紀家族へ』(有斐閣、一九九四年)一九三頁。
(29) その際プロデューサーを務めた堂本暁子らがまとめた『ベビーホテルに関する調査報告書』が晩聲社から一九八一年に出版されているが絶版である。ベビーホテル問題については一九七〇年代から九〇年代の新宿区の状況を調査した河嶋静代の『ベビーホテルと児童家庭問題』(法政出版株式会社、二〇〇〇年)が、社会的背景にも迫っている。
(30) 中村季代『保母の子ども虐待』(鹿砦社、一九九八年)は、無認可保育所のみならず公立の保育所においても虐待の事例が存在することを告発している。
(31) 全国保育団体連絡会・保育研究所編『保育白書二〇〇〇年版』(草土文化、二〇〇〇年)〈資料三八〉「認可外保育施設の状況」によった。
(32) 浅川澄一「認可保育園に営利法人　補助少なく参入進まず」(『日本経済新聞』二〇〇〇・一〇・一九夕刊)。
(33) 藤岡和美『看護婦たちの子育て』(さいろ社、一九九八年)は代表的な職業婦人(しかも夜勤や休日勤務が要請される)である看護婦の保育問題に焦点をあてた記録である。
(34) 前掲(31)〈資料三〇〉。
(35) ドイツのこうした事情については、E・ベック=ゲルンスハイム『出生率はなぜ下がったか——ドイツの場合』(勁草書房、一九九二年)の訳者(香川檀)解説によった。
(36) 世代の単純再生産を可能にするためには、合計特殊出生率がおよそ二・一以上なければならないといわれている。
(37) 岡沢憲芙『スウェーデンの挑戦』(岩波新書、一九九一年)一〇四—一〇六頁。
(38) こうした日本的育児の記録として、早川元二「母親と甘えん坊」『われら日本人4　その人生』(平凡社、一九六〇年)が、掲載された多数の写真記録とともに興味深い。
(39) 日比逸郎「ヒ素ミルク事件と小児科学会」朝日新聞社編『朝日市民教室—日本の医療第五巻　荒廃をつくる構造』(朝日新聞社、一九七三年)一〇三頁。なおこの論文は「森永ヒ素ミルク事件」の発生から政治的処理、一九六九年に大阪大学衛生学教室の丸山博教授が保健婦・学生の協力のもと、被害児の「一四年目の訪問」であきらかになった後遺症の実態、小児科学会の対応などが詳しく記述されている。

(40) はじめガリ刷り。一九八八年にせせらぎ出版より復刻版として出版。

(41) このことは、山内逸郎『未熟児』にいきいきと描写されている。

(42) ナオミ・ボームスラグ、ダイア・L・ミッチェルズ『母乳育児の文化と真実』（メディカ出版、一九九九年）一二七－一二八頁。

(43) 母乳育児支援ネットワーク（http://www.jca.apc.org/bsnjapan/index.html）のホームページで全文を見ることができる。

(44) 母乳哺育の比率は『国民衛生の動向』（厚生統計協会）の各年度版によった。

(45) 二〇〇一年現在も、マイケル・ローゼンバーグ、ベンジャミン・スポックの共著として版を重ねている。

(46) 現在流通しているのは、一九九七年発行の三訂版である。

(47) 野辺明子・加部一彦・横尾京子編『障害をもつ子を産むということ』（中央法規出版、一九九九年）は、障害をもつ子どもの親たちの手記を集めたもので、医療者に対しても忌憚ない意見がよせられている点で興味深い。

第6章　戦後の女性のライフサイクルの変容

一　はじめに――病人史の視角から――

病人は所得階層からくる差別のほかに、人権意識の弱い社会ではさまざまな形の差別をうけている。川上武は『現代日本病人史』のなかで、病人史をみる視角として必要な点の四番目にこのことをあげている。そして、女性の人権が軽視されていた時代において、「病人であること」と「女性であること」は二重の差別をうけるものであることを指摘している(1)。その点で女性の立場は病人史一般に還元できない独自性をもっているといえる。しかも、戦後の民主化、フェミニズムの大波の後にも、女性の人権を無視した事件は後を絶たない。一九八〇（昭和五五）年九月一〇日に摘発された富士見産婦人科病院事件は、医療において女性の人権が考慮されていないことを示した象徴的な事件といえる。

この事件は、七八年から七九年にかけて埼玉県所沢市の芙蓉会富士見産婦人科病院で、無資格の北野早苗理事長が多数の患者に超音波検査を行い、手術の必要のない患者にもこのままではとりかえしのつかないような事態になると告げ、妻の北野千賀子院長ら医師五人が手術を行い、正常な子宮や卵巣を摘出したというものである。同年九月二〇日、同病院被害者同盟結成、北野早苗理事長と同病院医師五人を告訴。九九年六月三〇日東京地裁で「医師資格のない元理事長のでたらめな診断に医師が追随し、まったく必要のない手術をくりかえした『乱診乱療』で、患者らに重大な被害を与えた」とし、損害賠償金約五億一四〇〇万円を支払うよう命じた判決が出た。しかしながら、芙蓉会という病院の設立母体の医療法人は事件後倒産、破産宣告を受けており、賠償金の支払い能力はない。

被害者同盟の女性たちは、裁判闘争のかたわら、「薬害・医療被害をなくすための厚生省交渉団」の構成団体となるなど、患者運動にも積極的に関わっていった。

この章では、「性と生殖」に関連した女性の病人・病的状態の立場の変遷に限定的にふれる。「性」とは男女をわけるそのものであるし、「生殖」とは男女の共同作業であるから、「性と生殖」に関して、女性の病人についてだけふれることは片手落ちかもしれない。しかし、女性は「産む性」として「妊娠」と「出産」という男性には存在しない生理活動があり、そのための身体的仕組みが存在する。さらに、そのことに由来する身体的変化や病気が存在する。妊娠・出産がひきおこす病気は女性の疾病の約二〇パーセントを占めているといわれ、妊娠・出産による死亡は現在でも世界で年間約六〇万人に達する(2)。「生殖」に関連する病気は男性にも存在するが、その数と重要さにおいて女性にはとうてい及ばないのである。病人史のテーマとして「産む性」としての女性をとりあげるのは、一般病に還元できないその独自性に着目することによる。

二　女性のライフサイクルの変貌

「産む性」としての女性を病人、病的状態としてみたときに、戦前・戦中はもちろん、戦後でも前半と後半では大きく違う。そもそも、女性のライフサイクル自体が変貌したのである。

「産む性」としての女性は、一生で女性ホルモン分泌の増減によって、その身体が大きく変化する。したがって、初潮と閉経は単に生殖能力の獲得・喪失ということだけでなく、ライフサイクルの節目として重要である。戦後は栄養状態の向上、生活様式の欧米化、性的情報の大衆化もあって、性的成長が早まり、初潮年齢は一貫して低下したが、閉経年齢は五〇歳前後であまり変化していない（図24－1、24－2参照）。また、既婚女性の「一生で出産する子ども数」は戦後減少しつづけた（図25参照）。

図24−1　1901年から1965年までに生まれた女性の初経平均年齢の年次推移

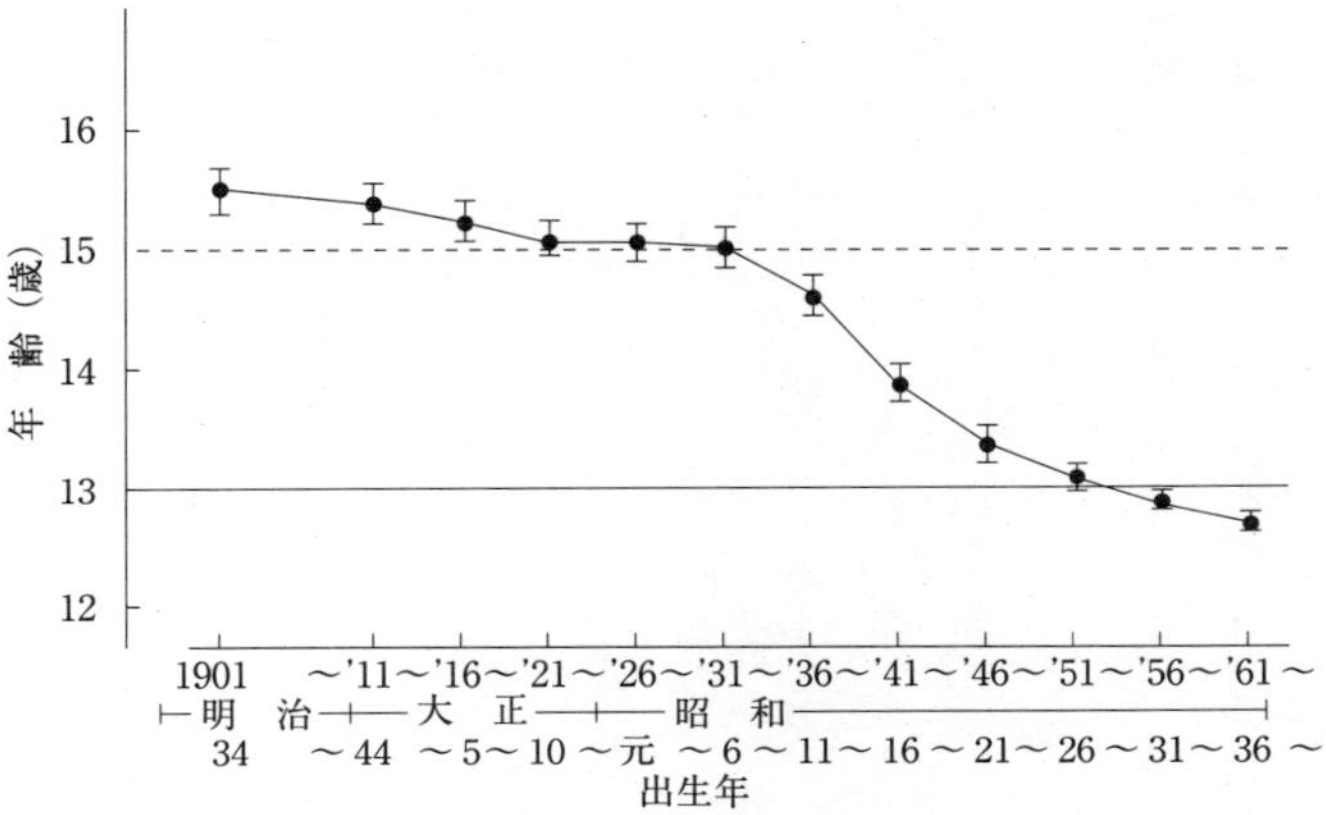

出典　杉山みち子『更年期の保健学』（第一出版，1955）p.87.

　一方で性体験の低年齢化が少子化のなか二〇歳以下で母親が未婚である出生数の増加をひきおこしている（図26参照）。こうした若い母親のなかには、結婚して家庭を持っても長続きせず離婚する結果となったり、初めから未婚の母として社会的に不利な立場になっているものが多い。また、出産にいたらず中絶を繰り返す場合は、続発性の不妊症となる場合もある。

　既婚女性のライフサイクルとして、〈成長・教育期〉を第Ⅰ期、〈出産・育児期〉を第Ⅱ期、〈子育て解放期〉を第Ⅲ期、〈老後〉を第Ⅳ期とわけるモデルにしたがうと、子どもを産み終わる年齢が低くなったこともあって戦前にはなかった第Ⅲ期が出現し、次第に延長した。寿命の伸びも加わって、子どもが成長し親の手をはなれてからの第Ⅳ期も延長している（図27参照）。子育てから解放された女性たちは、肉体的にも社会的にも活動的な状況にあ

図24−2　1901年から1930年までに生まれた女性の閉経年齢分布曲線の推移

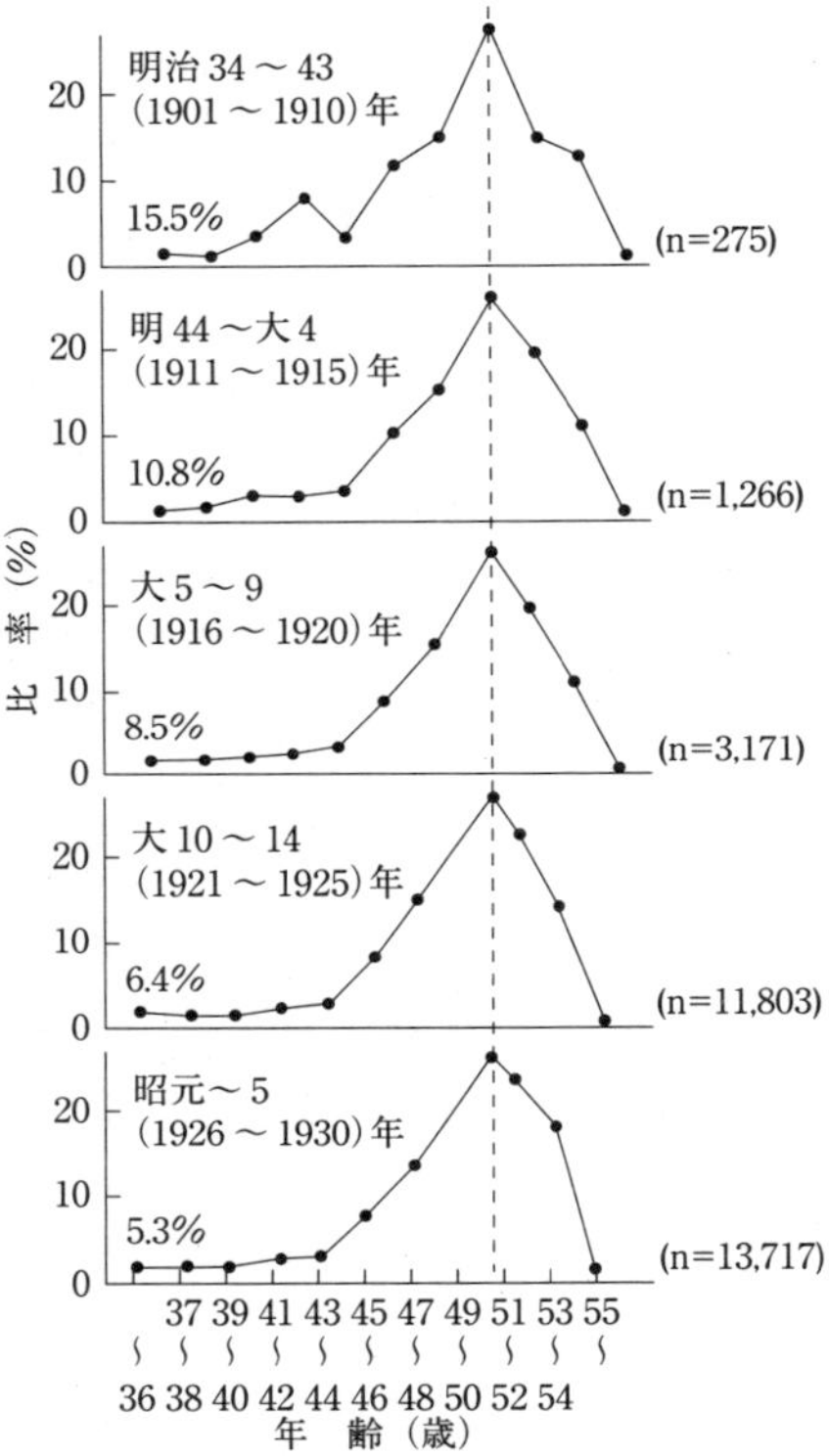

ピークの値は49〜50歳にすべて一致している

出典　図24-1に同じ，p.88.

り、さまざまな社会参加のかたちを模索するようになった。

また、寿命の延びは更年期の期間も延長することとなり、更年期の性生活をふくめたQOLの向上にも関心がもたれるようになった。このことは、骨粗鬆症に対する女性の関心のたかまり、更年期障害への女性ホルモン補充療法の流行などに現象している。

女性のライフサイクルの変貌を側面からささえたのは、「戦後の男女平等＝建前に終わり、病人史としては女性差別が続いていた時代」から、「フェミニズムの台頭＝女性の主導権、平等を主張できるような技術的社会的進歩がみられる時代」への移り変わりを産み出した諸力による。すなわち、産児調節の進歩と家事労働の負担の軽減をおこした電化製品の普及に代表される技術進歩である。

三　多様化する女性のライフコース

子ども人数の減少で〈出産・育児期〉は大幅に短縮し、末子が就学する三〇歳代中頃から、多くの女性が〈子育て解放期〉を持つようになった。結婚して専業主婦となった女性たちは、この「余暇」の出現にさまざまな対応をみせた。おりしも高度成長期の労働力不足は女性の労働市場への進出をうながした。しかし、そこにおいて女性であることによって〝低賃金労働〟と〝家事〟の二重の搾取が存在した(3)。

さらに、人間の生命を産み育てその死をみとるという労働（再生産労働）は、一方的に女性に割り当てられた(4)。

図25　平均出生児数・平均理想子ども数の推移

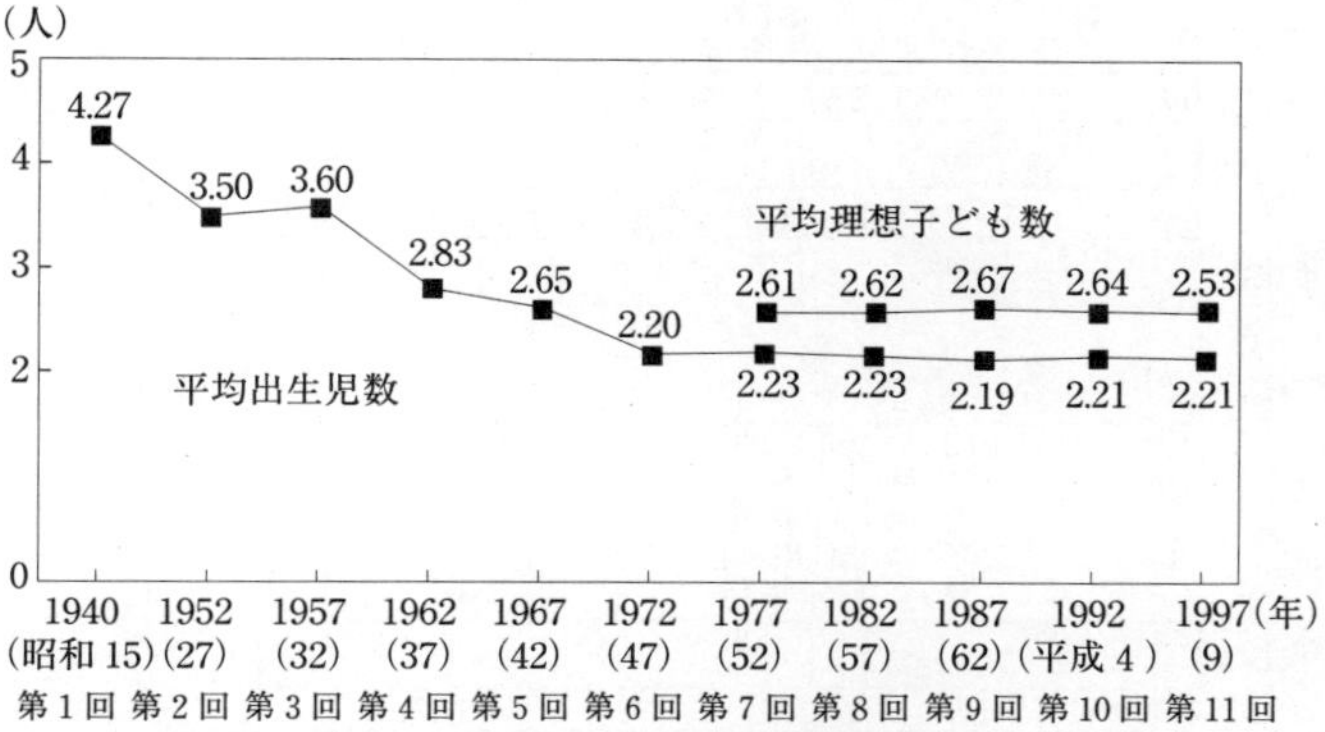

注　1．理想子ども数については，50歳未満の妻に対する調査．
　　2．平均出生児数は，結婚維持期間15〜19年の妻を対象とした出生児数の平均．

資料　国立社会保障・人口問題研究所「出生動向基本調査（第10回〜11回）」「出産力調査（第1〜9回）」

出典　『厚生白書平成10年版』（ぎょうせい，1998）p.39．

図26　15〜19歳の婚姻外出生の年次推移（1975〜98年）

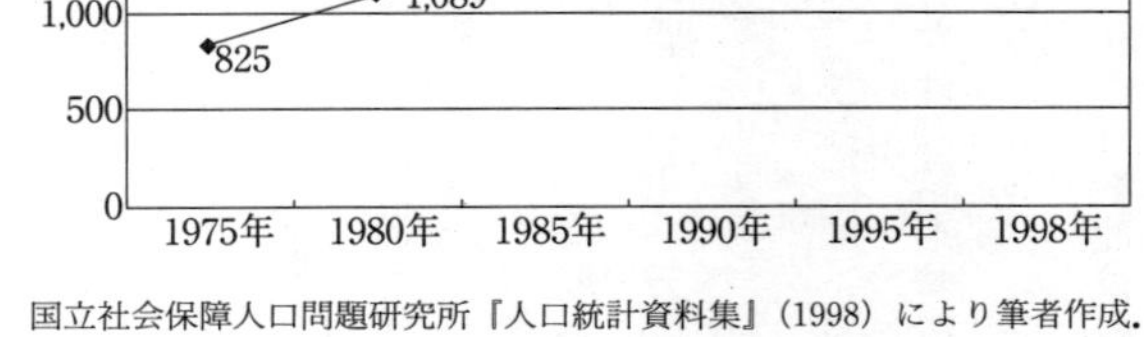

国立社会保障人口問題研究所『人口統計資料集』（1998）により筆者作成．

図27　既婚女性のライフサイクルのモデル

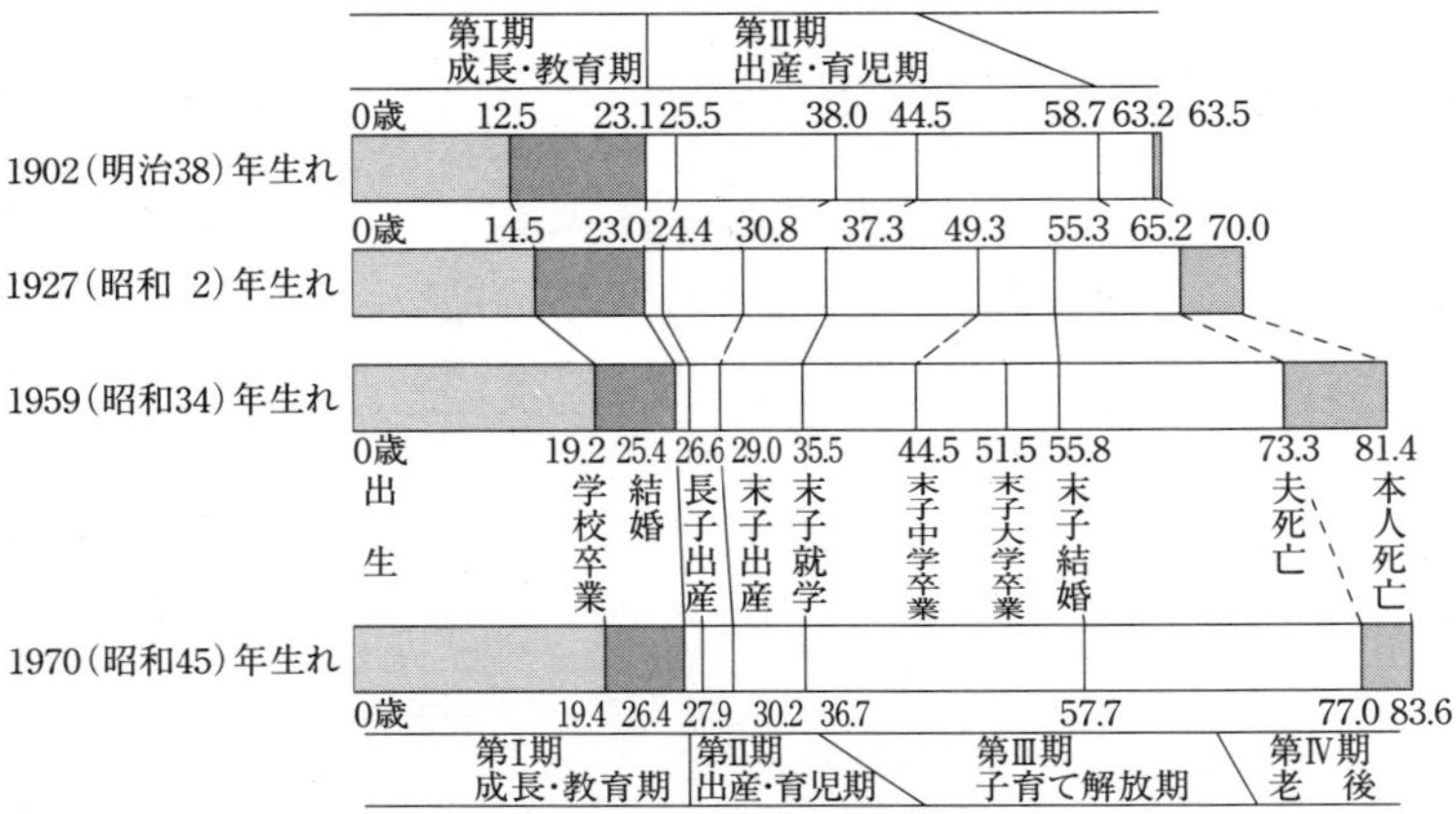

注　このモデルの出生年は，1928年，1950年，1984年，1996年の平均初婚年齢から逆算して設定した．学校卒業時は初婚年齢の人が実際に進学する年の進学率をもちいた．他のライフステージは婚姻時における平均値．

出典　井上輝子・江原由美子『女性のデータブック・第3版』（有斐閣，1999）p.2.

男性の側の協力は、企業にも、男性個人にも一般的には期待できなかった。そのような条件のもとでは、結婚とはそれまでの仕事からの退職を意味し、仕事を選択する女性は家族を持つことをあきらめざるを得ない場合が多かった。しかも、〈子育て解放期〉に再就職しようにも条件の悪いパート労働にしか就業できなかった。そのため、女性のライフコースは多様なひろがりをみせることになった。

未婚女性の理想のライフコースとして、高収入の男性と結婚して出産後・子育て後も条件の悪いパート労働を強いられない「新専業主婦」、あるいは共働きを追求するが当面は出産を考えないＤＩＮＫＳの生き方、さらには、出産可能年齢のぎりぎりまで結婚をおくらせる女性、結婚せずに仕事上のキャリアを追求する女性が出はじめた(5)。

女性の経済的自立を困難にしてきた日本社会の伝統の下、これまで女性たちは「結婚」という永久就職を選択せざるをえない立場に追い込まれていた。結婚して子どもを産み育てることが普通の女性のライフコースであった。結婚生活でも夫婦の間の愛情というよりも結婚という形態にしばられる面が強く、たとえ夫婦関係が冷え切ってしまったり、夫から精

図28-1　離婚件数および離婚率の年次推移

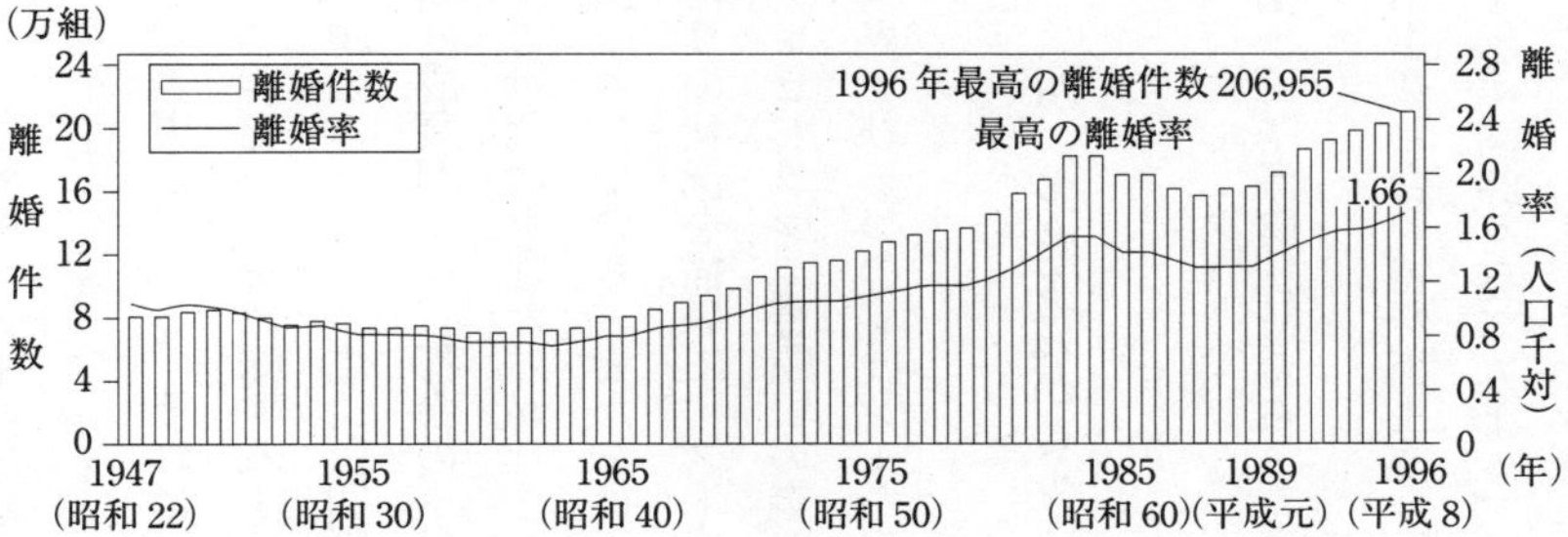

資料　厚生省『人口動態統計』

図28-2　同居期間別離婚件数の年次推移

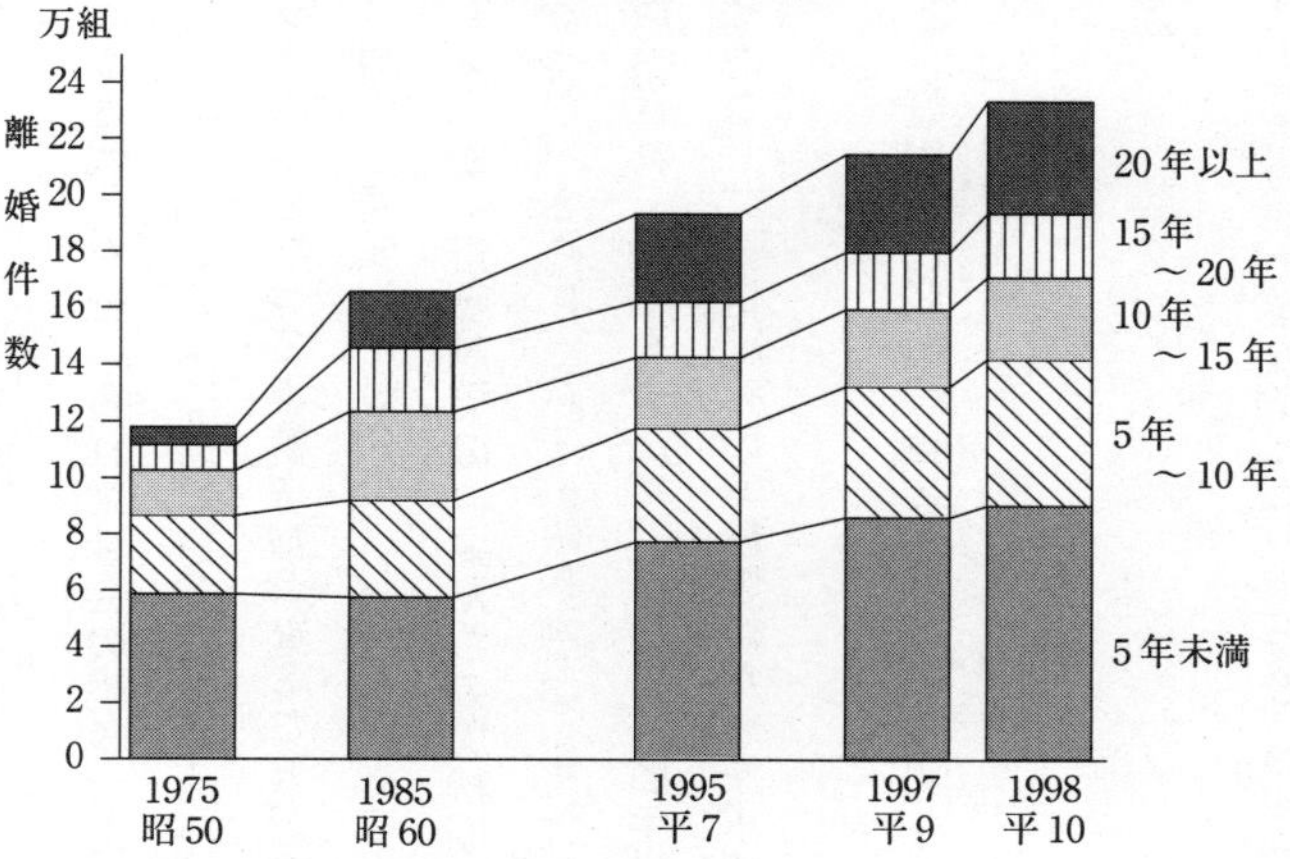

資料　図28-1に同じ，1997.

神的肉体的な虐待を受けても、妻としてあるいは親としての役割を続けるために離婚は避けられるべきものであった（図28-1、28-2参照）。しかし、近年こうした状況に変化が見え始めている。夫や恋人からの虐待を告発する動きが次第に広がりはじめている(6)。

旧来の家族制度が崩壊する過程で、家族関係は複雑になってきている。社会的教育の場として家族が機能していないことが、子どもの不登校、家庭内暴力の多発につながっている。女性が「子育て」の責任を単独で負わされることから撤退しようとしているなか、替わりとなるものはまだ生まれて来ていない。こうしたことを一九六七年という早い時点で予測した文芸評論として江藤淳の『成熟と喪失――〝母〟の崩壊』(河出書房新社、一九六七年)(7)がある。上野千鶴子は講談社文芸文庫版の解説で「時代の自画像を写しだす、鏡のような作品」と表現している。それは、「近代化のスピードが異常に速いために、「親のようにならないこと」が子どもたちにとって「出世」を意味するような、不幸な近代化を強いられた社会の現象である」という。そして、『成熟と喪失』の副題のように「〝母〟の崩壊」が起こった後、「〝父〟の回復」などおよそ時代錯誤であると指摘する。

高度成長期には、都会のホワイトカラーの妻となって専業主婦となることが女性たちの目標となり得た。そして、団塊の世代の女性たちがそうした専業主婦化を達成した最初の、しかも巨大な人口集団となった。しかし、その目標が達成されてのち、妻たちは不全感におちいる。斎藤茂男の『妻たちの思秋期』(共同通信社、一九八二年)は、そのあたりの状況を描いてベストセラーとなった。さらに、八三(昭和五八)年には子育て解放期の妻たちの不倫を描いたテレビドラマ「金曜日の妻たち」が放映され、話題をよんだ。そして、熟年世代の不倫が小説やノンフィクションの世界でひとつのジャンルを形成しつつある。二一世紀への家族のかたちを求めての模索はまだ続いている。

四　多産多死から少産少死へ――妊娠・出産・中絶・避妊の戦後史――

(1)　母子保健統計からみた妊娠・出産

出生数と合計特殊出生率(一人の女性が一生の間に産む子どもの平均数)の一九四七年から一九九七年までの年次推移を示す図29を見てみよう。戦後の第一次ベビーブーム(一九四五―五二年)では女子一人当たりの出生率が極めて高く、ピーク時の四九年の合計特殊出生率は四・三二である。しかし、出生数は第二次ベビーブーム(一九七一―七

図29　出生数および合計特殊出生率の年次推移（1947〜97年）

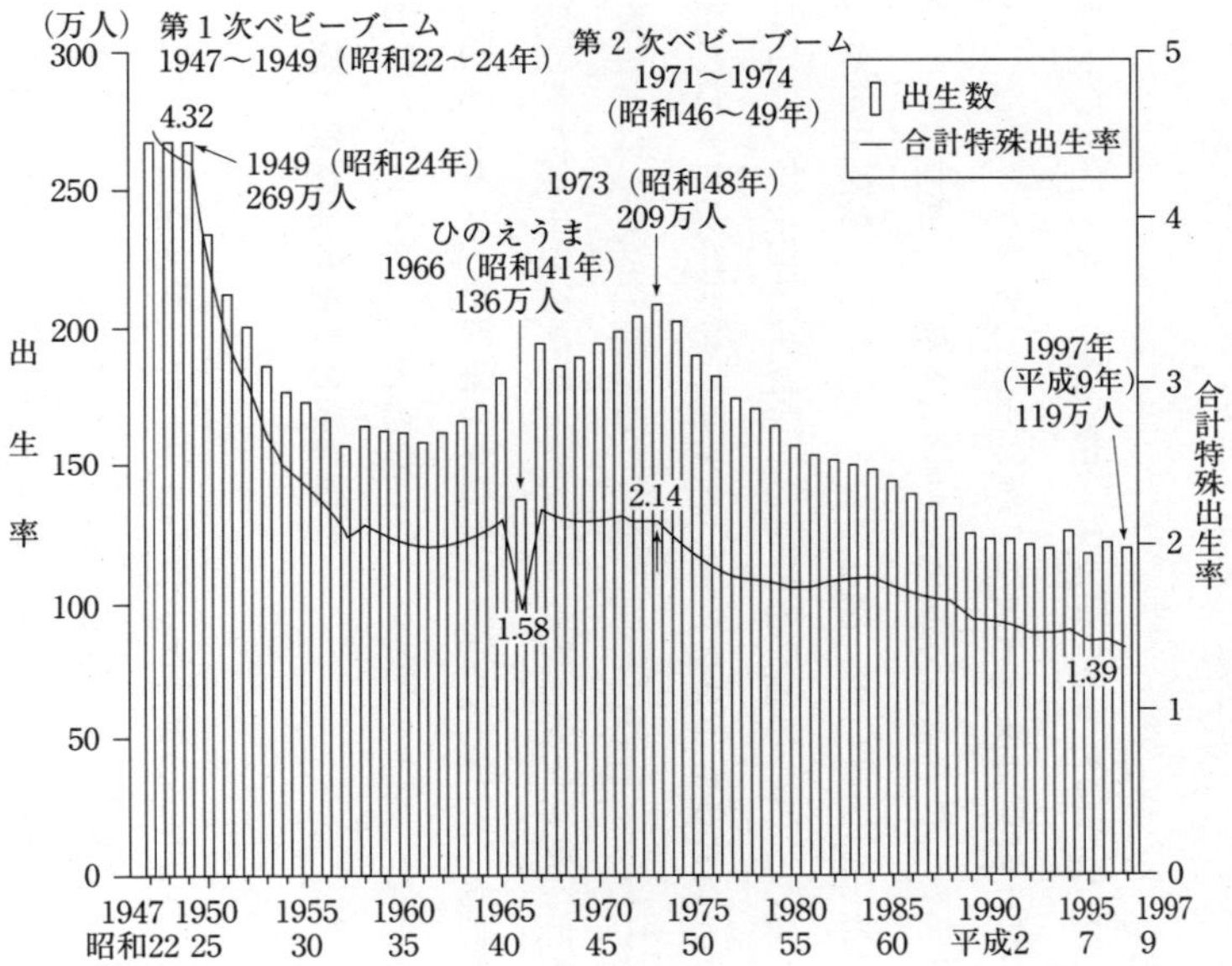

出典　図21に同じ，第1図より．

四年、第一次ベビーブームで産まれた女性たちが出産することによって起こったと考えられる）で再度上昇したものの、合計特殊出生率は傾向としては下がりつづけ、九七年には一・三九まで落ち込んだ。平行して周産期医療の進歩があり、乳児死亡率の改善のあったことから、日本の出産と育児は戦前の多産多死から少産少死へと構造が変化した。

(2)　中絶の戦後史

(a)　**優生保護法の成立**（一九四八年六月）

戦時体制のもと、一九四〇（昭和一五）年五月に公布された国民優生法は、不健全者の優生手術と健全者の産児調節としての中絶の防止を目的としたものであった。戦後、四八（昭和二三）年六月に成立した優生保護法も、その目的を「この法律は、優生上の見地から不良な子孫の出生を防止するとともに、母体の生命健康を保護することを目的とする」（第一条）としており、戦前に世界的に運動が高揚した優生保護運動の流れを引き継いでいた。したがって、法律の最初の形では人工中絶を認める対象として優生学的な対象に加え、「妊娠の継続または分娩が身体的理由により母体の健康を著しく害するおそれのあるもの、暴行もしくは脅迫によって又は抵抗もしくは拒絶することができない間に姦淫されて妊娠したもの」（優生保護法第一四条）とされていた。また、個々の事例の人工中絶を認める決定は都道府県の優生保護審査会で決められるとされていた。

(b)　優生保護法の中絶の条件緩和

敗戦にともなうアジア大陸からの大量の引き揚げ、兵士の復員は人口の社会的増加をまねいた。しかも、出生数の著しい増加があり、食糧難や失業者の激増もあって、過剰人口対策が国家的見地からも急がれていた。こうした状況下で成立した優生保護法は、条件つきながら人工中絶を認めていた。一九四八年九月法施行後、一年にも満たぬ翌四九年五月には「生活の窮迫など経済的理由」による人工中絶を可能にする一部改正（「経済条項」の追加）があり、優生保護法は人口抑止政策の道具として使われるようになった。

とはいえ、優生保護審査会での複数の医師の合意が必要とされるなど、手続きが煩雑でプライバシーの保護もなく、違法のヤミ中絶が一向に減少しなかった。そこで五二年六月の改正で審査会は廃止され、優生保護法指定医であれば、医師ひとりの判断で中絶を行うことが可能になった。

こうした動きのなかで届出のあった人工中絶数は急上昇し、一九五五（昭和三〇）年の一一七万でピークに達した。川端康成の『山の音』（筑摩書房、一九五四年）には当時の新聞記事に取材した次のような記述がある[8]。

夢のもとは、昨夜の夕刊の記事に過ぎなかった。
「少女が双児を産む。青森にゆがんだ（春のめざめ）」という大きい見出しで、「青森県の公衆衛生課が調べる

図30　人工妊娠中絶数の年次推移（1950〜97年）

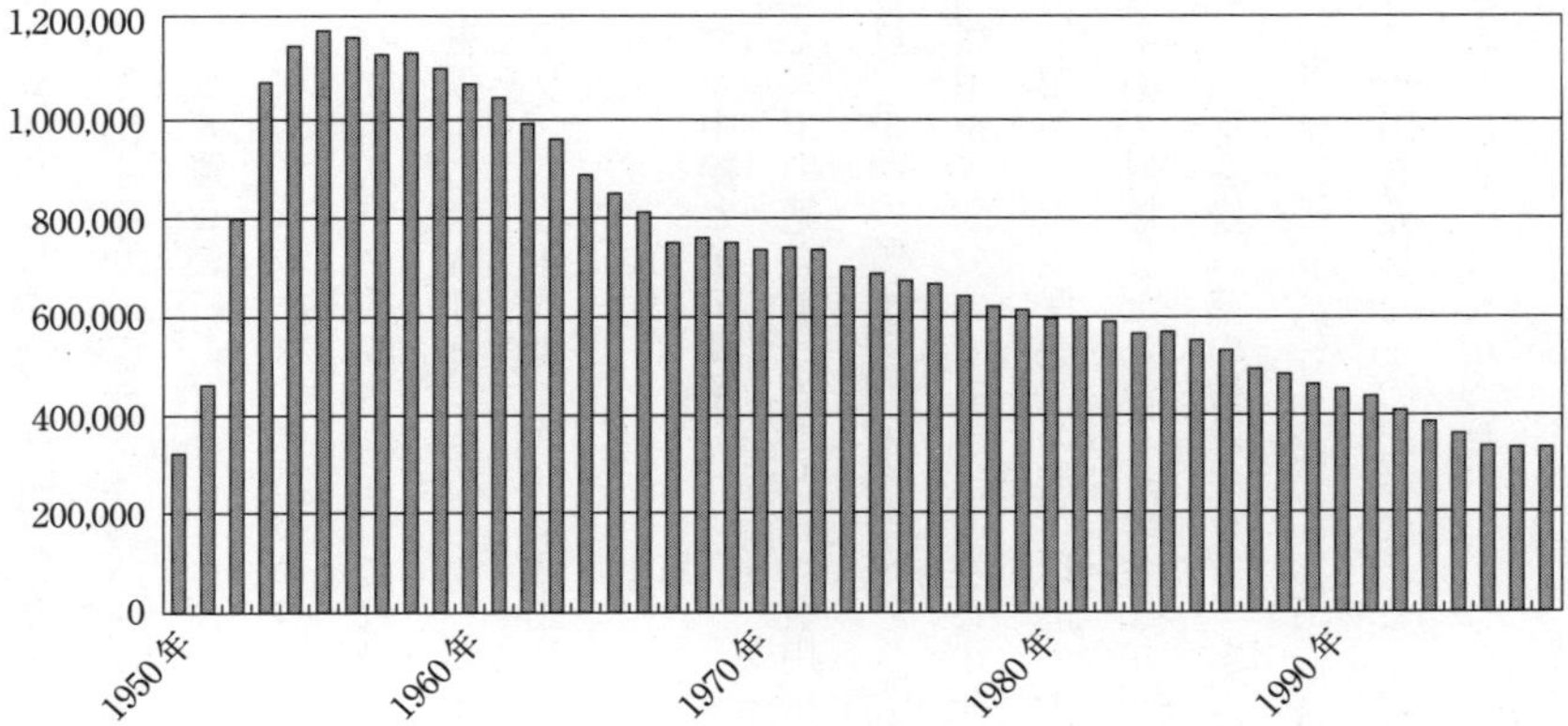

出所　図26と同じ.

と、県内で優生保護法による妊娠中絶者のうち、十五歳が五名、十四歳が三名、十三歳が一名、高等学校生徒の年齢、十八歳から十六歳までが四百名、そのうち高校生が二十パアセントを占めている。また、中学生の妊娠は、弘前市に一人、青森市に一人、南津軽郡に四人、北津軽郡に一人、しかも性知識の欠如のため、専門医にかかりながら、〇・二パアセントが死亡、二・五パアセントが重症という恐ろしい結果を招いていることがわかり、なお隠して、指定医以外に扱われて死んでいく（幼い母）の生命にはまことに寒心すべきものがある」。

図30は一九五〇年から九七年までの人工妊娠中絶数の推移をグラフ化したものである。しかしながら、これは優生保護法に基づく届出のあったもので、ヤミ中絶数もふくめると人工中絶数は年間一五〇万から二〇〇万という推定がある。結果として、合計特殊出生率は四九年の四・三二から五五年には二・三七、第二次ベビーブームのピークの七三年でも二・一四と減少し、九七年には一・三九までおちこんでいる（図29参照）。

一九五二（昭和二七）年六月の改正で、優生保護法の中絶禁止の条項はほぼ空文化し、中絶は時期さえあやまらなければ、ほぼ自由に行われる行為となった。当時、先進国でこのように中絶が容易な国はほかにはなかった。六〇年二月、世界家族計画会議で「出生率を一〇年で半減させて人口増加の抑制に成功した」と報告した日本代表は「日本は中絶天国である」という非難を逆にあびることとなった(9)。

これに対応する政治家の発言もあって、国内では優生保護法の改廃を主張する「いのちを大切にする運動」が六二(昭和三七)年八月に結成された。これは「人口制限は日本を弱体化する」「避妊と堕胎の公認は性道徳を頽廃せしめる」と主張する宗教団体「生長の家」を中心とする五〇団体の連合体で、六七年六月には「優生保護法改正期成同盟」となり、八〇年代まで活発に活動した(10)。

(c)　ヤミ中絶とその費用

ヤミで人工中絶を受けることには費用がかかった。井伏鱒二の短編小説『本日休診』(「別冊文芸春秋」一九四九－五〇)には、戦前の帝王切開の場合にいくら費用がかかったかを示すエピソードや、胎児死亡のため掻爬手術を受けた女が、費用を工面できずに自己退院して死んでしまう話が淡々と語られている(11)。東京市在住だった樋口恵子は、自分の母親が、優生保護法の施行以前の一九四八(昭和二三)年、男に妊娠させられたあげく捨てられた女がヤミの医師に中絶を依頼したとき、その金額が四千円か六千円したと証言している(12)。

また、稲葉峯雄『草の根に生きる』(岩波書店、一九七三年)のなかに紹介されている「受胎調節の五年」(宇和島保健所、一九五六年)というレポートに引用された一保健婦の記録では、五〇年頃、宇和島市でヤミの中絶に二千五百円から三千円を要したとの記載がある。したがって、優生保護法のもと費用負担が軽減されたことは、人工中絶を顕在化させることにつながった。

(3)　産児調節と人工中絶のリスク

(a)　技術的進歩

産児調節自体は有史以来存在した。それは、性交中絶法のようなきわめて原始的なものから、羊の腸で作ったコンドームの原型、機械的な刺激による堕胎、嬰児殺しまで、どこの国・地域でも行われていた。

避妊法を大別すると、精子と卵子の結合を不能にするバリアー不妊法、受精卵の着床を妨害し、きわめて早期に流産の状態をおこす子宮内避妊具、女性ホルモンの分泌状態を変えることによって排卵自体をおこさなくさせるピルの三つに分けられる。

このうち、バリアー不妊法の代表がコンドーム、ペッサリーである。現在使われているようなコンドームは一九世紀半ばにゴム産業が発達してから製造が始まった。二〇世紀にはいると大衆化されたが、世界的には性感を損なうという男性側の拒否が根強く避妊法の主流とはならなかった。ペッサリーは子宮頸部や膣上部をおおう女性の側のコンドームともいえるものであるが、装着に手間がかかる、長く挿入しておくと性器感染をひきおこしやすいなどの問題から、現在ではあまり使われていない。

子宮内避妊具の代表はＩＵＤである。ＩＵＤは、子宮内に挿入して受精卵の着床を阻害するもので、最初の挿入は医師の手でなされることが必要である。最初のＩＵＤは、子宮脱の治療用具として一八六八年に考案された。二〇世紀にはいると、避妊目的として現在あるような形のものが開発された。世界的には、とくに開発途上国において避妊法の四分の一を占めるなど、広く普及している。日本では異物を体内に長期いれることへの女性の側の抵抗感が強く、避妊法の三・八パーセントを占めるにすぎない（一九九〇年）(13)。

世界的にはＩＵＤとならんで主流であるのが経口避妊薬（ピル）である。ピルは、二種類の性ホルモン類似物質の混合物である。一つはプロゲステロン類似物、もう一つはエストロゲン誘導体であり、一九五三年に月経不順の治療薬の開発中に副産物として見つかった。当初から避妊目的で流通していたようであり、三島由紀夫は『美徳のよろめき』（講談社、一九五七年）の中で経口避妊薬について次のようにふれている(14)。

節子はその必要が今までなかったので、このごろ時花《はやり》の、月経の時期を早めもし遅らせもする便利な薬品の存在を知らなかった。知っていても彼女は、そういう人工的な薬品を嫌ったかもしれない。実のところ、良人に対して節子が最初の軽蔑を感じたのは、彼が避妊の人工的な手段に熱心すぎたからであった。

現在では、成分とするホルモン量が少なく、副作用も少ない低用量ピルが主流である。日本でも九九年六月ようやく避妊薬として認可された。

(b)　男性主導の産児調節失敗から中絶の時代

避妊法として日本ではコンドームが主流であるが、これは性交直前に装着しなければならないという点で男性側の協力が不可欠である。こうした男性主導の産児調節は女性の人権が確立されていない社会ではかならずしもうまくいかない。

吉村典子らが一九八〇年代に、瀬戸内海の島々でお産事情の聞き取りを行ったときに採られた記録のなかには、次のような記述がある(15)。

（前略）こんなに更年期障害がひどいのは、絶対、若い頃の搔爬のせいじゃって。ようけ（何回も）したもんねえ。私は妊娠しやすい体質でね。うらめしいくらい妊娠しやすいんよね。トーチャンは「そんな気色のわるいもん（コンドームのこと）なんかせんぞ」というし、全部で一〇回くらいは（中絶手術を）したな。（後略）

結局、中絶の増加へつながった。しかし、性ホルモン剤の開発後も日本では月経困難症・不妊症へ保険適用はされたものの、避妊薬としては自由に使えない時代が続いた。

(c)　人工妊娠中絶の女性への危険

人工妊娠中絶は母体の妊娠による生理的変化を人工的に中絶させるものであり、心身ともに大きな影響がある。また、さまざまな後障害をひきおこすこともある。

このうち身体的障害として、医療事故である子宮穿孔による死亡は別として、もっとも深刻なものが続発性不妊であろう。中絶後の炎症で卵管の狭窄や閉鎖により通過障害を生じる、子宮内膜の過度の掻爬で子宮内膜が繊維化して着床障害をきたす、などの原因が考えられる。

精神的にも過呼吸症候群、過敏性腸症候群、心臓神経症、不安神経症などの心身症をおこす場合がある。ほとんどの女性が中絶した胎児にたいする罪悪感に悩み、心の平安を求めるために水子供養などを行っている寺をおとずれている。水子供養自体は江戸時代からあった習俗であるが、現代では寺のなかには公然と「水子を供養する」ことを宣言し、広告し、ひそかに訪れる女性たちにプライバシーは守ることを確約して、人集めをしている例も散見される。原田宗典の中篇小説『雑司が谷へ』では、そうした水子供養をする寺へむかう男女の心のすれちがいが描写されている(16)。

五　事情のある妊娠・出産の場合

(1)　戦前の状況

(a)　生殖に対する統制——堕胎罪の成立——

「日本近世においては間引き・堕胎は常習であり、そのために江戸時代をとおして人口停滞がおこった」という人口学上の定説については異論もあり、「人口停滞の原因は高い乳幼児死亡率による」とする意見もある(17)。いずれにしても、明治初年（一八六八年）に産婆に「売薬ノ世話又ハ堕胎ノ取扱」を禁じる太政官布告が出され、それまで農村共同体のなかで比較的自由に行われていた堕胎を国家の監視下に置く取り組みが始まった。また、県の単位では、堕胎・間引きに対する禁令が各地で出された。さらに一八八〇（明治一三）年制定（八二年施行）の刑法において「堕胎ノ罪」が規定され、国家統制が始まった。

(b)　性に対する統制

もともと日本の農村共同体においては性の規範はおおらかなものであり、各地に「若衆宿」「娘宿」といった若者の共同宿泊施設が存在し、そこを基盤とした「若者組」が村内の性行動をとりしきり、婚姻外で子どもが生まれると、男側が引き取って弟や妹として育てたり、他家に養子へ出したりして秩序を維持した(18)。しかし、一八七三（明治六）年に出された太政官布告「妻妾ニ非ル婦女分娩ノ児ハ私生ト為シ其婦女ノ引受タラシム」により、婚外出生・婚外子への差別への誘導が国家政策において始まった。

処女性の強調が社会教育の一環として行われ、武家や士族のイデオロギーに過ぎなかった貞節の観念がしだいに植え付けられていった。

明治維新までの売買春に関しては、国家による統制はゆるかった。遊郭に売られ売春を強いられる「公娼」も存在すれば、街で客をとる「よたか」のような「私娼」もいたわけである。

一八七二年のマリア・ルーズ号事件の後、明治政府は娼妓解放令を出し、人身売買の禁止を打ち出した。とはいうものの、翌七三年の貸座敷・娼妓規則によって、警察権力の統制の下にある施設での「自由意志」の「営業」は容認するという抜け道が用意された。しかしながら、娼妓の多くは雇い主に対して借金を背負っており、ほかに生計をたてるあてがなければ「営業」を続けざるをえない。こうした公認の娼婦－公娼には性病検診も強制された。一方、私娼に対しては同年に私娼取締条項が出され、法的には禁止された。

(c)　**嬰児殺し、棄児、もらい子殺し**

堕胎が罪となってからは、望まない妊娠は、ヤミ堕胎や嬰児殺し、棄児のかたちにつながることが多くなった。長塚節の『土』(19)の冒頭に、生活苦のゆえに胎児を酸漿《ほおずき》の根を使って自己堕胎をした農婦が破傷風に感染して生命をおとすエピソードが出てくるが、このほかにも堕胎に取材した小説は数多い。

藤目ゆきは堕胎・嬰児殺しに関する当時の新聞記事を採取しているが、未亡人が産婆に非合法の堕胎を依頼し出血多量で死亡した例や、夫の出征時に強姦されて産まれた児を殺した例、貧困のため嬰児殺しに及んだ例など多数があげられている(20)。

明治時代は殖産興業が図られ、各地で貧富の差が増大し、民衆は一般的には経済的困窮に追い込まれていた。女性にとって、私生児を産むことが差別の対象となり、自らも産んだ子どもも不幸になる状況のもとでは、堕胎が救いの道であり、それができない場合には、嬰児殺しか棄児におよぶしかなかった。

　こうした私生児を養子として育てる者もいたが、中には産みの親から養育料をとったまま、養育せずに子どもを死に至らしめてしまう例もあった。

(d)　八木義徳『翳ある墓地』から

婚外子の複雑な心境を描いた短編小説として八木義徳の『翳ある墓地』を紹介したい(21)。

この小説は、主人公である山村耕二が産みの母に依頼されて、甲州の一行寺に父の一七回忌の墓参に出かけるところから始まる。それに際し、彼は異母兄である高瀬好彦に墓地の所在を確かめに行くのだが、そこで彼の劣等感が描写される。

> こちらは日陰の弟であった。先方は日向の兄であった。優勝劣敗は先天的にきめられていた。スタートからこちらは負けていた。追越すことは不可能であった。世間がそう決めていた。道徳がそう決めていた。法律がそう決めていた。ばかりでなく、当事者自身が勝手にそう決めていた。

彼の実の兄亮一は、自分を生み出した父と母を赦すことができず、自殺する。耕二は自殺を何度か試みるが成功しなかった。

結局、ちゅうちょのあげく、彼はある有力な会社の重役となっている好彦に会い、墓地のありかを確認する。そのことを報告すると、実母はすなおによろこんでみせるのである。

この母はまるで主家の再興をよろこぶ忠実な老女のようであった。自家のことは忘れていた。その奉仕の感情は奴隷以上に徹底していた。しかもこの忠実な侍女は、自分に五人も子どもを産ませた主君の葬儀に蔭ながらすら参列することができなかった。またその主君の死によって永の暇を下されたとき、一文の御下賜金にもあずかることができなかった。彼女は完全に無視された。無視されることが社会正義であった。蔭の女は同時に罪の女であった。彼女はおのれの罪にいさぎよく服罪したのである。

さらに、「芸者の子」「妾の子」と中傷されたことへの憤怒、あるいはそれとなく差別の目で見られることへの羞恥からの自殺未遂のことが語られる。そして、父の墓の前に立った耕二は、父の人生を振り返る。有能な外科医であった父は、没落に瀕した生家の再興のために、単身北海道のM町にわたる。ここで町立病院長として活躍した彼は、東京に妻子を置く身でありながら、地元の芸者であった文香（山村文子）と関係し、妊娠させてしまう。

その年の冬、文香は高瀬好輔の最初の子を産んだ。世慣れた副院長は若い院長の将来のために堕胎をすすめたが（職業柄、それは秘密のうちに行われることが可能であった）しかし、二十八歳の若いトルストイアンはそれを「罪」として肯んじなかった。彼はそれを罪とすることによって、かえって「罪の子」をこの世に送り出したのである。

高瀬好輔の「放蕩」の噂は、東京の夫人の耳にも入らずにはすまなかった。何者かが夫人にそれを注進したのである。

驚いた夫人は急遽子供とともに夫のもとへやって来なければならぬことになった。

何年かが経った。M町はM区となり、M区はやがてM市となった。同時に町立病院は区立病院となり、区立病院はやがて市立病院となった。そして市立病院長高瀬好輔はすでに隠然たるM市の名士の一人になっていた。市民の体で、彼の手の触れぬ者はおよそひとりもなかった。

高瀬夫人は好彦のあとひとりも子供を生むことができなかった。北海道の酷烈な寒気と荒涼たる自然が、彼女の都会風に出来上がった羸弱な体をたちまち破壊したからである。

一方、雪国生まれの女、山村文子は次々と子を生んだ。高瀬好輔は自分の蔭の女の胎った子を一人も闇に葬らせなかった。それは彼の「道徳」であった。峻厳なトルストイはまだ彼の中に生きていた。四男一女の子供を生んだのち、文子は葡萄状鬼胎の手術をうけて、ようやく妊娠の機能を打ち切られた。生まれた子供はそれぞれ里子に出された。（文子は乳が出なかった）三男と四男はそれぞれ望まれて他家へ養子に引き取られた。

しかし、高瀬好輔は自分のつくった二つの家にはさまれて、生涯苦しまなければならなかった。しかも彼は双方の側の双方の子供から痛烈な復讐をうけたのである。彼のトルストイは罰せられなければならなかった。

好輔は「レントゲン癌（皮膚癌）」で右手を失い、好彦の株取引の失敗で財産も失う。市立病院院長から自分の個人病院を開いていた好輔であったが、右手を失い外科医として廃人となった彼は、病院の後継を山村家の長女京子と副院長とを縁組することで自分の血を後代に残そうとしたが、嫡子の好彦と夫人の反対で果たせず、社会的にも廃人となってしまう。やはり母のたのみで父の入院する病院を訪れた耕二は、ようやく父をゆるすことができた。婚外出生と婚外子への差別は今も連綿とつづいているだけに、この小説は、そこに焦点をあて、とくに不義の子の心情を描いて秀逸である。また、父である好輔をトルストイアンとしたことは、トルストイがいかに性の問題に悩んだかを考え合わせると、作者の深い含蓄がこめられているように思われる。

(e) 性・生殖統制への抵抗

こうした性・生殖に対する統制のうち、私娼の禁止と近代的公娼制度の確立は、これらの統制が女性に多大な犠牲を強いるものであることを裏付ける。このあたりの事情については、藤目ゆき『性の歴史学』にくわしい。すなわち「女に処女性を要求しながら男には性的放らつを許容し、良妻賢母と称して女性をイエのなかに封じ込めながら他方に公娼を囲い込み、安んじて子供を産めない社会状況をつくりながら出産を強制するという抑圧的な社会倫理」(22)が女性に強制されたのである。

これに対し異議申立てを行ったのが、雑誌「青踏」に集まった同人たちであった。とくに一九一四（大正三）年から一六年にかけて展開された「貞操論争」「堕胎論争」「廃娼論争」は、今日でも女性の人権の問題を考えるときに見逃すことのできない歴史資料である(23)。

「青鞜」での「堕胎論争」を受けて堺利彦は、一九一六年、雑誌「世界人」に「産む自由と産まぬ自由」を書き、次のように結論づけた(24)。

> そこで結局貧乏人は、子どもを沢山産んでそしてそれを自業自得とあきらめて、不平をいはぬのが一番よいと云ふことになる。さうして居さへすれば、一方では嘲笑されながらも、一方では必ずお誉めに預かるのである。
> 然し私が貧乏人、殊に婦人の代表者として云ふならば、そんな事は断じてイヤである。そして、子どもを産みたくない時には産まぬ、産みたいときは産む、そして産む以上はそれが為に生活の困難に陥らぬやう、社会が十分の保護をして呉れるのが当然だと主張したい。

また、当時アメリカの女性運動のなかで主張されていた「女性が出産を自己の意思で決定する」という考え方を、山川菊栄が紹介した。さらに賀川豊彦のもとで「育てることのできない子どもは産まぬほうがよい」という説法を展開していた馬島僩のもとへ山本宣治が訪れて、将来二人で産児調節運動を全国に広めようと話し合ったのがこの頃である(25)。

そして、一九二二（大正一一）年世界的に有名な産児調節運動の指導者であるマーガレット・サンガーが改造社の招きで来日した後、関東では男爵石本恵吉・静枝夫妻、安部磯雄が、関西では山本宣治が中心となって産児調節運動がさかんとなった。このうち、石本恵吉は新マルサス主義に基づいた活動を展開していたが、妻静枝は三一年安部磯雄・馬島僩とともに日本産児調節連盟を結成、会長に就任、三四（昭和九）年東京市品川に産児調節相談所を開くなど、独自の運動を展開した。石本恵吉は満州事変の勃発以前から満州での植民事業に力を入れており、ついには妻と子どもを残して渡満してしまい、四四年には静枝との離婚が宮内庁から認められた。静枝は労働運動家の加藤勘十と再婚し、戦後は日本社会党選出の国会議員として活動した(26)。

(2)　占領下の女性

(a)　**戦争と性暴力**

戦争と性暴力がきっても切れぬものであることは歴史が物語っている。現に、日本最大の基地の存在する沖縄県にあっては米兵による性犯罪が後を絶たず、世界各地の紛争地でも民間女性への性暴力がくりかえされる。こうした問題をめぐり、一九九〇年代にはいっていくつかの女性ＮＧＯが被害の状況の掘り起こしを始めた。

たとえば、沖縄の女性たちは一九九五年九月の米兵三人による小学生の拉致・強姦事件をきっかけに「基地・軍隊を許さない行動する女たち」の会をつくり、基地の縮小と米兵削減を訴えている。米兵による戦後の沖縄における女性に対する犯罪はこれまで正確な調査も記録もなかった。彼女たちは独自の調査を始め、米軍人・軍属がおこした強姦事件および殺人事件を二〇〇件あまり掘り起こした。その一つ一つの事実を記録したリストが作られ、公開された（インターネットのホームページで見ることができる。アドレスはhttp://www.coara.or.jp/~yufukiri/henji/joseinohigai.html）。国民の安全を守るはずの軍隊が個人の命や安全を脅かす。そんな安全保障はどこかおかしい。彼女たちの根底にはそのような疑問がある(27)。

九五年の国連女性会議の行動綱領には「戦時下のレイプ、強制売春など女性のあらゆる暴力について十分調査し、犯罪者を訴追し、被害者に十分な補償をする」ことが明記された(28)。旧日本軍の占領地における性暴力や従軍慰安婦問題の告発も、こうした世界的なながれによるものであることを十分に理解する必要がある。さかのぼれば、日本を実質的に単独占領した米軍の兵士による性暴力は、米軍進駐直後から多発していた。また、米軍側は何らかの慰安施設の提供を要求していた。

(b) 国営の売春施設

一九四五（昭和二〇）年八月一八日、内務省警保局長から全国の警察に「外国駐屯軍慰安施設等整備要領」が出され、占領軍兵士のための慰安所を開くことが指示された。そのための連合組織ＲＡＡ（特殊慰安施設協会）も結成され、同年八月二七日東京市大森の小町園に最初の施設が開場した。この慰安所で米兵の相手をするための女性は「新日本女性に告ぐ」という広告のよびかけで集まったしろうとの女性が大半を占め、売春の経験者は少なかった。こうした女性の中には仕事の内容を知ると辞退する者もいたが、多くは自分や家族の生命をつなぐために就業した。しかし、実際に一日に多数の米兵の相手をするようになると、ショックのあまり自殺したり、廃人となったりした者がいた(29)。

こうした国営の管理売春制度をとっていても占領軍兵士の性病罹患率は急上昇した。このことの対策と米国本土の

「売春反対」の世論におされ、GHQは四六年「公娼廃止に関する覚書」を出し、四六年三月二七日、すべての国営売春施設は閉鎖された。しかし、この後失業した女性たちは、その経歴から普通の職業にはもどれず、街娼（白線）となったり、私娼（青線）となる者が多数あり、かえって性病を蔓延させることになった。また占領軍兵士による性暴力も後を絶たぬため、同年一一月一四日「特殊飲食店街」（通称、赤線）と称する集娼区を指定して認可をあたえることを政府が決定、公娼制度が事実上よみがえった(30)。

(c) **秘密にされた堕胎手術**

大陸からの引揚者の女性の中に、暴行を受けて妊娠したもの、性病に罹患したものが多数存在した。引揚者の医療問題は軍病院が移管された国立病院がこれにあたり、そのまとめは、厚生省医務局が一九五五（昭和三〇）年に出版した『国立病院十年史』でなされている(31)。その中でとくに引き揚げ婦女子については項目をたてて詳述している。それによると、上陸地に応じて第一次婦女子病院を指定し、暴行による妊娠や性病などの悩みのあるものは上陸港内に設けられた引揚婦女子相談所を介して収療することとした。第一次婦女子病院で診療上必要な皮膚泌尿器科・産婦人科・小児科の専門医については、東京・京都・九州の各帝国大学及び岡山医科大学から医師が派遣された。一九四六年四月から四九年一二月までの引揚女子の実状についてまとめられた表を転載する（表13）。実際の運用はかなり弾力的に行われたようである。厚生省社会援護局が敗戦後五〇年を経てまとめた『援護五十年史』では、この間の状況について次のように記述されている(32)。

オ　引揚婦人の健康相談

在外同胞の終戦直後の混乱した現地での苦難は筆舌に尽くせぬものであったが、旧満州、北朝鮮の婦女子は、

表13　引揚婦女子実情調（1946年4月から1949年12月まで）

区　　分	自昭21('46) 4月 至昭22('47) 3月	自昭22('47) 4月 至昭23('48) 3月	自昭23('48) 4月 至昭24('49) 3月	自昭24('49) 4月 至昭24('49) 12月
検疫所通過婦人総数	529,289	59,444	4,068	1,425
該当年令者数	257,165	58,498	4,068	-
身上相談者数	223,582	23,841	2,128	638
患者総数	27,632	2,706	101	61
妊娠	4,342	944	10	23
同上中要人工流産	443	58	5	14
性病　梅毒	5,652	34	75	40
性病　淋病	1,318	52	1	-
性病　軟性下疳	35	-	-	-
性病　第四性病	7	-	-	-
その他	16,278	1,676	15	1
現場治療	7,604	1,607	-	-
送院	2,224	109	80	28

注　表中「該当年令者数」は満14歳以上の者，「送院」は国立病院，療養所に送院したもので，病院船より送院したものを含む．
出典　『国立病院10年史』p.163-164の表を転載．

男子にはない肉体的苦難に遭遇し、精神的な苦難に加えて、肉体的にも疾患を背負って引き揚げてくるという悲惨な状況が見受けられた。

これらの婦女子のために、婦人救護相談所を開設し、診療、相談等を行い、要保護者は国立病院又は療養所に入院させ治ゆ後に帰郷させるように指導した。

実際には、こうした引き揚げ者を受け入れた港の近くには、妊娠中絶を集中的に行う施設がつくられたのである。昭和二二（一九四七）年六月一七日付けの斎藤引揚援護院長官による『引揚者および引揚援護に関する上奏』には、「引揚者の健康状態」の項で〈婦人問題〉として次のように総括されている(33)。

健康の問題に関連いたしまして、混乱時に犠牲となりました気の毒な婦人たちの問題がございます。上陸港には、これらの人々のために、特別の相談所が施設いたしてありまして、その処置のためには、現在九州佐賀付近の中原病院と二日市保養所が、専門にこれにあたり、全国の国立病院いずこにあっても、無料で、問題の解決にあたるように、いたしてございます。

福岡県厚生省博多引揚援護局関連の二日市保養所と佐世保引揚援護局関連の中原病院における当時の状況は、RKB毎日放送（福岡）製作部ディレクター上坪隆らにより、テレビルポルタージュ「引き揚げ港・水子のうた」として一九七七（昭和五二）年一〇月に放映された。さらにテレビでは放映することのできなかった記録を加えて、七九年に現代史出版会から出版されたものが『水子の譜――引き揚げ孤児と犯された女たちの記録』(34)である。

それによると、公式の記録はほとんど残っていないが、上坪隆の収集した資料の中では、当時の二日市保養所の橋爪将医務主任が書いた自筆の現況報告や、佐世保の婦人相談所の問診日誌および相談所に勤めていた西村二三子の証言が、当時の状況をものがたっている。

二日市保養所の開設と運営にあたったのは、文化人類学者泉靖一および旧京城帝国大学医学部の医師たちのつくりあげた在外同胞援護会救療部という民間のボランティア組織であった。佐世保援護局の婦人健康相談所の運営もまた、自由学園創設者の羽仁もと子のよびかけに応えた地元の女性たちで構成された「佐世保友の会」によっていた。

二日市保養所は一九四七（昭和二二）年秋には閉鎖されており、その活動期間は旧優生保護法の施行以前にあたり、国民優生法の条文に照らしても人工中絶は違法であった。しかし、それは超法規的措置として、半強制的にしかし秘密裏に行われた。

(3)「もらい子」の運命

(a) 寿産院事件

東京市新宿区寿産院経営の石川猛と妻ミユキ（院長）が、一九四四年以来、新聞や雑誌に「子どもを養育する」旨の広告を出して集めた「もらい子」の養育費や配給品を着服、粉ミルクや砂糖をヤミにまわし、約百万円を稼いでいたという事件。四八年一月に発覚。もらい子の乳児二〇四人のうち一〇三人は餓死した。こうした「もらい子」の多くは婚姻外の性関係によって生まれた子どもたちで、広告を見て、養育してくれるからという期待をもって寿産院を訪ねた。もろさわようこはそのあたりの女性たちの事情を次のように描写している(35)。

生みたくないのに受胎した女たちが生まざるを得なかったのは、人工中絶が法的に許されず、いやおうなしに生まなければならなかったからである。もらい子殺しの「寿産院事件」は、生まない権利を奪われている女たちの、追いつめられた状況がその背景にある。

石川ミユキは牛込産婆会会長も務めた名士で、区会議員に立候補（落選）したことがあることからも人々の衝撃は大きかった。

(b)　実子特例法の日本的やりかた

婚姻外出生の解決法として養子に出すことがあったが、旧民法では養子であることが戸籍に残り、そのことが婚外子への差別につながることが多かった。そうした事態を避ける目的で身を切られる思いで中絶を強いられる母親が多数存在した。妊娠・出産に携わる医師や助産婦の中で良心的な人々はヤミで養子のあっせんをし、実子として届けさせる活動を水面下で行っていた。

一九七七（昭和五二）年八月三一日に愛知県産婦人科医会が、宮城県石巻市の産婦人科医菊田昇医師を「一〇年間に約一〇〇人の出産児を子のない夫婦にあっせんした」と告発。菊田医師は一九五九（昭和三四）年頃から望まれぬ妊娠で出産にいたった新生児を、「養親が産んだ子だと偽って出生届を出す」かたちの養子縁組のあっせんをしていた。菊田自身は「実子あっせん」とこの方法を呼んでいた。しかし、こうした「実子あっせん」は違法行為であるため、いったん紛争がおこれば関係した人々が法律で保護されることはない。そのことに矛盾を感じた菊田は七三年四月二〇日、欧米では主流になっていた実子特例法（双方の承諾のもと、実親子関係を断絶して、養子を戸籍上実子として扱う完全養子制度）の制定を求めて、自身の違法行為をマスコミに公表し、広範に議論をおこす道を選んだ。いわゆる「菊田医師事件」の始まりであった。はたして国民的議論が巻き起こり、菊田は四月二四日参議院法務委員会に参考人として招請され、その場で「幼いいのちを守るため」と述べ、実子特例法の制定が必要であることを主張した。しかし、この席上で妊娠七カ月の中絶は殺人である旨の発言をしたことが、日本母性保護医協会（日母）との対立を生んだ。愛知県産婦人科医会の告発はその延長線上の出来事であり、それまで日母と一医師の争いであった事件は司法の場で是非を問われることとなった。

七八（昭和五三）年三月、菊田は二〇万円の罰金刑を受けた。さらに、優生保護法指定医の資格停止処分、医道審議会による医業停止六カ月の処分など菊田への攻撃は続いたが、八二年九月法制審議会が養子制度の見直しを開始し、八七年、民法などの一部改正により、「特別養子制度」が成立した。八八年一月一日より施行された「特別養子制度」により法的には実子と変わりない権利を養子の場合にも得ることが可能になった。事情のある妊娠・出産の解決の一つがようやく実現されたのである(36)。また、菊田のもうひとつの主張である、妊娠七カ月の胎児は母体外で生存可能であり中絶は殺人と同じであるという点も、七五年一一月一二日に田中正巳厚生大臣が人工妊娠中絶の適用期間を妊娠七カ月未満とする方針を発表するかたちで、取り入れられた(37)。

六　性革命と女性

(1)「性と生殖」の分離

(a)　AIDと代理母

「性と生殖」の分離は、避妊手段の発達・普及、人工授精により性交を必要としない生殖が可能になることによって確立された。とくに、人工授精の開発は、遺伝的父と社会的父が異なる状態を引き起こした（AID、慶応大学医学部産婦人科学教室で始められた）。また、パートナーの精子を第三者の女性に人工授精して妊娠してもらう形の代理母（遺伝的母と妊娠・出産する母は同一で、社会的母のみ異なる）も可能にした。さらに非婚の母も可能になった。

(b)　女性主導の〝性〟となる時代――「生殖革命」へ――

一九九八年一二月一三日「毎日新聞」のトップ記事で、東京都内在住の三〇代未婚女性が「結婚はしたくないが、こどもは欲しい」と精子あっせん業者の仲介で人工授精を受け、妊娠・出産していたことが報道された。日本国内で、未婚者への人工授精と出産が確認されたのはこれが初めてのことだった。

日本産科婦人科学会は非配偶者間人工授精（精子を女性の体内へ注入して卵子を受精させる、いわゆるAID）については、法的に婚姻している夫婦間の不妊治療の場合に限定し、未婚者への精子提供は認めていない。しかし、法的な禁止規定はなく、精子あっせん業者は、「未婚の女性にもこどもを持つ権利はある」と主張している。

不妊治療においては、無排卵症の女性に対する排卵誘発剤の投与、体外受精（いわゆる試験管ベビー）へと技術は進歩した。しかも、それは旧来の家族制度を破壊する可能性もある技術であり、生殖革命という表現がされるようになった。こうした観点から、不妊治療については、第II部「現代医療のパラダイム転換と病人・障害者」第2章「性革命から生殖革命へ」でくわしく論じられている。

(2) 性の解放はすすむ

(a) 低用量ピル解禁とバイアグラ

一九九九年六月二日厚生省の中央薬事審議会は低用量ピルを経口避妊薬として承認することを認め、同年九月より低用量ピルが市場に出ることとなった。経口避妊薬としての低用量ピルを各製薬会社が医薬品として認可を申請したのは九〇年八月で、実に九年ちかく審議されたことになる。

低用量ピルに比べて、男性の勃起不全治療薬のバイアグラは九九年一月に、申請より半年という異例の早さで承認された。バイアグラは米国で開発後、個人輸入で購入・使用して死亡した例があり、医師の処方を必要とする医療用医薬品として管理下におくことで事故が減るだろうという思惑があったとはいえ、その扱いの差に隠された男女差別を感じる意見は多い。

低用量ピルには静脈血栓症をおこしやすくなる、卵巣や子宮・乳房の癌を起こしやすくなる、抑うつ状態などの副作用があると指摘されている。とはいえ、薬の性質上一生のみ続けることはまれであり、一方で、人工妊娠中絶で死亡例や後遺症に悩む女性が存在することを考えると、副作用は認可のおくれの理由とならない。

低用量ピルの実用化とエイズの世界的蔓延が重なったことにより、低用量ピルの認可で性感染症予防としてのコンドームの使用率の低下を危惧する声があったことも事実である。しかし、これも避妊手段としてどちらを選択するかはカップルの自己決定にまかせるべきであろう。性感染症予防のための若年者への教育はまったく別の問題である。

中用量・高用量ピルは月経困難症・不妊症を適応として保険薬として使われていた。これが、医師の裁量で「避妊」目的に流用されていた可能性はある。しかしながら、低用量ピルにくらべて頭痛・吐き気などの副作用が強く、こうした婦人科疾患の治療薬としても低用量ピルの認可を待つ声は強かった。

要するに「医師＝男性」主導の〝性〟への固執であり、バイアグラの承認の早さに比べて、ピル承認までの過程に、対外的にはリプロダクティブ・ライツを受け入れるような発言をしながら、国内では「男性優位」の性認識のままという日本の現状が象徴されているように思われる。

(b)　多様化する性

一九六八年のフランス五月革命では、ドゴールに代表される父権的なものが否定され、七〇年代には性の解放が進んでいった(38)。それにくらべると不徹底ではあるが、日本でも七〇年安保闘争後の思想的変化が徐々に社会のモラルを変革していった。女性の労働進出にともない、未婚者の増加や晩婚少子化が進行した。

その一方で、同棲する若者が妊娠をきっかけに結婚するかたち（できちゃった婚）での若年結婚の増加もみられた。また、十代のシングルマザーも増えている(39)。その背景には、性の自由化、メディアの影響、大人社会の反映がある。

こうした状況のなか、のぞまれない出産が幼児虐待につながるとの指摘もある。辻仁成の小説『クラウディ』（集英社、一九九〇年）のヒロイン、ナビはそうした「のぞまれない子」として産まれ、実の父親から言葉による虐待を受けたときの衝撃を次のように表現している(40)。

「私、自分のそんな出生の秘密を誰から聞いて知ったと思う？　十五歳の時に父に会いたくなって――父と母は結局離婚して別々に暮らしていたから。――大学の教授をしていた父を訪ねたの。そしたらそこで、父が私にはっきりとそう教えてくれたのよ。お前はまぐれの子供だって。とても冷たい目をしてそう言ったの。耳を疑ったわ。少なくとも私は人間で、ちゃんとした人格もあるのよ。まだ十五歳だったのに、知るには早すぎたわ。なのにいきなり、まぐれの子供だもの。私、その足で自殺しようと、その大学の屋上にかけあがっていったの。〝死んでやる〟って大声で、皆に聞こえるようにわめき散らしながら。でも父は追いかけてもくれなかったの。屋上の高いフェンスの前でずっと待ってたのに、誰も止めにきてはくれなかったのよ。（後略）」

一方で同性愛者や性同一性障害者が自分たちの存在を認知するよう社会に働きかける動きもさかんになってきている。一九九八年一〇月には性同一性障害の女性を男性に性転換する手術が埼玉医科大学で行われた。従来、こうした性転換手術は優生保護法（現母体保護法）違反として禁じられていた。六九年に東京都内の医師が三人の男性の性転換手術を行った際には、「正当な理由なく生殖を不能にする手術をした」として告訴され、東京地裁で有罪判決を受けている。

埼玉医科大学の手術の前提には、九七年五月に日本精神神経医学会の特別委員会で「性同一性障害の治療方法として、最終的な手段として性転換手術を条件つきで認める」として診断と治療の指針をまとめた、ということがある。九八年五月には同大学倫理委員会で性転換手術が承認された。しかし、社会的に承認されたルールであるのかという疑問は残り、多様化する性のかたちに対応がせまられている。

(c)　性感染症の諸問題

厚生省が毎年行っている医療機関定点調査による九八年の性感染症の発生動向では、クラミジア感染が全体で前年比九・五パーセント増えた。年齢別では一五―一九歳の男女の増加が著しく、とくにこの世代の女性だけをみると増加率四五・四パーセントで男性の倍近い患者数であった。「日本経済新聞」二〇〇〇年二月一四日付け夕刊に引用された札幌医科大学の熊本悦明名誉教授の指摘によると次のようである。

望まない妊娠をして産婦人科にくる十代女性は四人に一人がクラミジアの感染者。コンドームなしで複数の相手と性的関係を持つなど性感染症に対して無防備な若者が目立つ。

クラミジアは女性の場合、感染しても自覚症状にとぼしく慢性化しやすい。感染が卵管にまですすむと不妊症の最大の原因である卵管炎をひきおこすことがあるため、早期の診断・治療が必要である。

そのほかでは性器ヘルペス、淋菌感染症が増加傾向にある。淋菌感染症も女性の場合は自覚症状にとぼしく、いわゆる保菌者として感染源となることもあり、多数の相手と性的交渉を持つ場合など社会的にも問題となる。また、子宮内膜炎、卵管炎へと進展すると、やはり不妊症の原因となる。性器ヘルペスは経産道感染で新生児に感染し全身型のヘルペスとして発症すると死亡率が高く、外陰部病変を持った妊婦では出産時に帝王切開を選択するなどの対策が必要である。

梅毒は、とくに母子感染が問題となり、日本では一九四八（昭和二三）年施行の性病予防法で妊婦の梅毒感染検査が義務付けられており、感染予防に一定の効果をあげてきた。しかしながら、近年、妊婦健康診査後の性交渉による梅毒感染による先天性梅毒児の出産や、駆け込み出産による先天性梅毒児の出産の例が出ており、対策が必要になってきている。

エイズも、異性間交渉による感染者の数が漸増している。また、成人における新規感染者の大部分が二五歳未満であり、性行動の多様化に伴い、感染予防の教育の必要が叫ばれている。

(d)　売買春をめぐって

売春を禁止するものとして売春防止法が一九五六（昭和三一）年五月に成立、公布された。しかし、その現状は「取締りがきびしくなると地下にもぐる、かといって手をゆるめると元にもどる」といういたちごっこで、八四年にはあらたに「風俗営業法」が施行され、管理的側面が強められた。これによって売春防止法による摘発件数は減少したが、さまざまな新しい「風俗営業」が展開されている。警察庁保安部生活保安課の説明によると、九四年度の売春関連の状況は次のようであった(41)。

・デートクラブのような派遣型売春が主流を占めている。昔の街娼型とはちがい、ポケベル、転送電話など手口の巧妙化が進んでいる。
・特に、外国人女性の事例が目立っている。
・管理売春、暴力団関係、未成年者、外国人女性が大きな問題。

「援助交際」という言い替えで、未成年者を対象とした買売春が増加してきている。「性の商品化」は低年齢層にまでおよんでいる。また、日本へは大韓民国、タイ、フィリピンなどから多数の女性が入国し売春を行っている実態がある。また、東南アジアへむかう旅行者のなかには、現地で買春、とくに少女を買うことを目的としている者もいる。これに対して現地の政府も取締りを強化しているが、タイで規制が強められると規制のゆるいカンボジアへの旅行者が増えるなど、国境をこえた規制が必要な状況である。

今日の東南アジアにおける売買春の根源的な引き金は、ベトナム戦争時の米軍の駐屯によるものであるといわれている。当時、米軍の兵士たちは「慰安」のために休暇時にフィリピンやタイなどの国々に出かけた。一九六七年に米軍軍部とタイ政府とのあいだに、ベトナムに駐留している兵士たちが「休暇と娯楽」のためにビザ無しでタイに入国することを許可する条約が結ばれた。結果として、タイにおいて米軍兵士を対象とする娯楽産業・性産業は莫大な外貨をもたらした。七三年のベトナム戦争終結後、それまで米軍がもたらすドルによって生活を成り立たせていた人々は新たな外貨獲得先として、日本人を始めとした「先進国」の観光客をよびこまざるを得なかった(42)。最近では、「先進国」の「小児愛好者」が現地で未成年者を買う―児童買春行為が急増しており、あらたな国際問題となっている。

(3)　リプロダクティブ・ライツ／ヘルス

(a)　**産む自由と産まない自由**（生殖の自己決定権）

人工妊娠中絶が宗教的な理由からみとめられてこなかった欧米諸国では、「産む・産まないは女が決める」という主張がフェミニズムの大きな柱となり得た。日本においては、優生保護法のもと実質的に中絶は自由化されており、フェミニストたちの運動は生命尊重論の立場から優生保護法の「経済条項」を削除することを主張するグループとの闘争のかたちをとった。また、経口避妊薬の実用化後は、ピルの解禁を求めるかたちの運動も展開された。

こうした「生殖の自己決定権」―リプロダクティブ・ライツは、一九七〇年代にはいると、より広い視野に立った「リプロダクティブ・フリーダム」の概念へと拡張した。金井淑子はその基本的な内容は「社会的編成から自律的に、女性が自らの身体を自主管理し、性と生殖が個々人の人生の選択の幅に委ねられるべきとする」(43)ものとまとめている。そして、九〇年代にはいって、そこに「身体的、精神的、社会的に良好な状態―自分がよりよい状態で自分らしく生きられること」を意味する「健康」の概念が付け加えられることになった。

(b)　女性の生涯にわたる健康

八〇年代後半から九〇年代にかけて、女性NGOが中心となってリプロダクティブ・ヘルスの概念が確立された。一九九四年、国連人口開発会議の準備会議で提起され、地球政策審議会で承認された定義は次のように記述されている(44)。

　リプロダクティブ・ヘルスとは、生殖システムおよびその機能とプロセスに関わるすべての事象において、身体的、精神的、社会的に良好な状態にあることをさす。たんに病気や病的な状態にないということだけではない。したがって、リプロダクティブ・ヘルスにはつぎのことが含まれる。すなわち、人びとが安全で満足のいく性生活をもてること、子どもを産む可能性をもつこと、さらに産むかどうか、産むならいつ何人産むかを決める自由を持つことである。また、この決定の自由という条件で意味しているものは、つぎの権利である。男女ともに自分の選んだ、安全で効率的で支払い可能な利用しやすい出生調節方法について情報を得、その方法を入手できる権利および、女性が安全に妊娠・出産でき、またカップルが可能な限り健康な子を持つ機会に恵まれるよう適切なヘルス・ケアのサービスを入手する権利である。

　そして、この概念は女性・男性の性を問わず、またこれから産まれる世代の問題も含むものであり、たんに妊娠・出産の関わる時期だけでなく「生涯にわたる健康」を見とおすものである。そして、こうしたリプロダクティブ・ヘルスを保障するものとして、地球環境の問題にまで視野は広げられ、エコロジー運動にも新しい展開がひらけてきている。

七　高齢者の性をめぐって

高齢者は、その身体的状況・精神的状態の個人差が大きい。そのことを反映して、高齢者と性のかかわり方も実に多種多様である。そうした多様な性のあり方について、従来は個人差を否定し、一括して「高齢者の性」を否定する傾向が強かった。「高齢者の性」の問題に正面から向き合って調査する研究者もいなかった。わが国で高齢者の性行動・性意識を調査したものとしては大工原秀子が一九七三（昭和四八）年に全国三地域の老人クラブ利用者を対象に行った調査が初めてである(45)。ただし、この調査は女性の回答率が低く、女性のデータとしては不十分である。九〇年に荒木乳根子が東京・神奈川に住む在宅の六〇歳以上の男性一五一人・女性二七七人に対して行った質問紙による調査は男女ともに回答率が高く、声高には語られない高齢女性のセクシュアリティについての貴重な資料となっている(46)。

これらの調査で一般的にいえることは、女性のセクシュアリティは男性に比べると低く、精神的なつながりを求める傾向が強いということである。とはいえ、調査の対象となった人々の年齢層を考えると、男性はストレートに欲求を表現できるが、女性は性のことを口にすることを恥として教えられてきた世代だけに、本音が語られているかは定かでない。しかしながら、小説に書かれた「老いと性」を見ても、林芙美子の『晩菊』（一九四八年）、円地文子『彩霧』（一九七六年）、宇野千代『生きていく私』（一九八三年）など、女性の性意識は男性のそれよりも多種多様である。性愛の表現もさまざまなかたちをとりうる。また、老人ホームにおいて恋愛関係が生じた場合、男性ばかりでなく女性の側も精神活動を活発にさせ、生活のクォリティを高めるという報告があちこちでされている(47)。今後も調査検討が必要な分野であろう。

女性の場合、ホームヘルパーや施設職員として高齢者の介護にかかわることが多い。こうした場合、高齢者（男性）の側からあからさまに性的欲求をつきつけられて困惑する状況になることもある。荒木乳根子がホームヘルパー向けに書いた『在宅ケアで出会う高齢者の性』（中央法規出版、一九九九年）では、セクシャル・ハラスメントと断ずる前に高齢者がそうした行動に出る背景を考えて有効な対応策を講ずることを勧めている。

高齢化時代は実は女性高齢者の時代でもある。平均寿命ばかりでなく、超高齢者とよばれる八〇歳以上のどの年齢層においても女性の人口が男性を圧倒している。まさに「女は三度の老いをみる」のであり、嫁として配偶者として高齢者を介護してきた女性たちは、最後に自分たちの老いの問題をつきつけられる。高齢社会の対応策はこうした女性たちの意見抜きには語ることはできないであろう。

(1) 川上武『現代日本病人史』（勁草書房、一九八二年）九五―九六頁。
(2) 芦野由利子「リプロダクティブ・ヘルス／ライツ概論」『ペリネイタル・ケア一九九八夏季増刊、リプロダクティブ・ヘルス／ライツ』（メディカ出版、一九九八年）一二頁。
(3) 上野千鶴子『家父長制と資本制』（岩波書店、一九九〇年）二一七―二一八頁。
(4) 前掲(3)九八頁。
(5) 『厚生白書　平成一〇年版』（ぎょうせい、一九九八年）三三頁。
(6) 日本における現状を報告したものとして、「夫（恋人）からの暴力」調査研究会『ドメスティック・バイオレンス』（ゆうひかく選書、一九九八年）が参考になる。
(7) 現在は講談社文芸文庫『成熟と喪失』（講談社、一九九三年）として入手できる。
(8) 引用は新潮文庫版『山の音』（新潮社、一九五七年）一五四頁による。
(9) 斎藤美奈子『妊娠小説』（筑摩書房、一九九四年）六四―六五頁。

(10) 上野輝将「出産をめぐる意識変化と女性の役割」女性史総合研究会編『日本女性生活史・第五巻現代』(東京大学出版会、一九九〇年)一一〇―一一三頁。
(11) 現在は新潮文庫『遥拝隊長・本日休診』(新潮社、一九五五年)で読める。
(12) 樋口恵子『私は一三歳だった』(筑摩書房、一九九六年)三四―三九頁。
(13) 北村邦夫「避妊総論」前掲(2)『ペリネイタル・ケア一九九八夏季増刊、リプロダクティブ・ヘルス/ライツ』五五頁。
(14) 引用は新潮文庫版『美徳のよろめき』(新潮社、一九六〇年)八八頁による。
(15) 吉村典子『子どもを産む』(岩波書店、一九九二年)一四二頁。
(16) 原田宗典『優しくってすこしばか』(集英社、一九八六年)に収録されている。
(17) 千葉徳爾・大津忠男『間引きと水子』(農山漁村文化協会、一九八三年)一〇九頁。
(18) 藤目ゆき『性の歴史学』(不二出版、一九九九年)一二四頁。
(19) 現在は新潮文庫版『土』(新潮社、一九五〇年)が手に入りやすい。
(20) 前掲(18)一八五―一八九頁。
(21) 『八木義徳全集2』(福武書店、一九九〇年)に収録されている。
(22) 前掲(18)一三四頁。
(23) 折井美耶子編『性と愛をめぐる論争』(ドメス出版、一九九一年)が「青鞜」以外の雑誌に掲載された関連論文も収録していて便利である。
(24) 前掲(23)一八五―一八九頁。
(25) 大林道子『助産婦の戦後』(勁草書房、一九八九年)一九二頁。
(26) 朝日新聞社編『[現代日本]朝日人物事典』(朝日新聞社、一九九〇年)四五八頁左の「加藤シヅエ」(成田龍一執筆)の項による。
(27) 川名紀美「軍隊は女性を守らない―「命と人権」から問い直す安保」(『朝日新聞』二〇〇〇・二・二)による。
(28) 永峰好美「戦争と性暴力」読売新聞社編『二〇世紀どんな時代だったのか戦争編　日本の戦争』(読売新聞社、一九九九年）五一一－五一四頁。
(29) 杉山章子「敗戦とR・A・A」日本女性学研究会『女性学年報・第九号』（一九九八年）三四－四六頁。
(30) 小林大治朗・村瀬明『みんなは知らない　国家売春命令』（雄山閣出版、一九九二年）六一－一〇〇頁。
(31) 『国立病院十年史』一五五～一六五頁。
(32) 厚生省社会・援護局援護五十年史編集委員会監修『援護五十年史』（ぎょうせい、一九九七年）五八－五九頁。
(33) 前掲(32)の資料として、要約が巻末に収載されている。
(34) 現在では現代教養文庫『水子の譜』（社会思想社、一九九三年）として手に入る。
(35) もろさわようこ『女の戦後史』（未来社、一九七一年）六六－六七頁。
(36) 「菊田医師事件」の顚末については、菊田昇『お母さん、ボクを殺さないで！』（暁書房、一九八八年）および舟越健之輔『赤ちゃん漂流』（主婦の友社、一九八七年）を参考にした。後者は、国際養子あっせんの状況にも触れている。
(37) 一九九〇年三月二〇日の厚生事務次官通知により、一九九一年からはさらに妊娠満二二週未満にまで対象が狭められた。
(38) 浅野素女『フランス家族事情』（岩波書店、一九九五年）一〇六－一〇七頁。
(39) 「中退　出産　育児　その後は」（朝日新聞二〇〇〇・一・二八）による。
(40) 引用は集英社文庫版『クラウディ』二九頁による。
(41) 鈴木クニエ「「取締り」か「売春」か――売春摘発のホンネとタテマエ」（「法学セミナー」一九九四年四七三号）。
(42) タン・ダム・トゥルン『売春――性労働の社会構造と国際経済』（明石書店、一九九五年）二九二－三〇七頁。
(43) 金井淑子『転機に立つフェミニズム』（毎日新聞社、一九八五年）一一五頁。
(44) 芦野由利子「リプロダクティブ・ヘルス／ライツ」『家族計画便覧』（日本家族計画協会、一九九五年）一一七－一一八頁。
(45) 結果は大工原秀子『高齢者の性』（ミネルヴァ書房、一九七九年）にまとめられている。
(46) 荒木乳根子「老年期のセクシュアリティ」井上勝也・荒木乳根子編『老いと性』（「現代のエスプリ」三〇一号、一九九二年）一〇四－一二一頁にその結果がまとめられている。

（47）小林照幸『熟年性革命報告』（文春新書、二〇〇〇年）は、老人ホームにおける性のあり方の現状報告として興味深い。

第７章　産業構造の変動と社会病

一　社会病の戦後における系譜

(1)　社会病の病人史、その意味

社会病の病人史を知ることは、戦後の社会が人間をどのように扱ってきたか、そして人々はそこでどのような姿で生きてきたかを知ることにつながる。

本書では社会病を、「社会・医療システムの歪み自体が直線的に疾病の原因となり、病人の運命を暗転させ」(1)ることで生じた、健康上の被害として扱う。

したがって、社会病における病人と社会の関係は、被害・加害という色合いが濃い。加害者は、あるときは国家・行政であり、またあるときは企業である。医療機関が加害者のこともある。一個人である病人が、自らを圧迫する社会と対峙する姿が、社会病の病人の特徴のひとつになる。そこから、病気そのもの以外の困難、苦悩、怒りや、それらと闘う人間の美しさが、病人の姿にあらわれてくる。

これこそが社会病の病人史の魅力にほかならない。

(2)　社会病の時代としての戦後

戦後の日本社会で数知れない社会病の病人・犠牲者がうみだされてきたのは、なぜか？社会病がうまれるのは社会が強制力をもって、ひとびとの生活を規制するときである。戦前戦中は、戦争がその最たるものであった。戦後では、就労、就学、衣食住などの消費、医療・介護・福祉サービスの利用、治安・防衛などがある。

復興、高度成長、低成長、平成不況と戦後経済が変遷するなかで、働く人々は労働災害・職業病による健康障害に、たえずさらされてきた。重化学工業化、国土開発、大量生産・大量消費社会の出現などにより生活環境は激変し、公害病をもたらしてきた。

戦後の暮らしの歴史は、技術革新と産業構造の変化が、さまざまな生活の中へ採り入れられ、社会病もまた暮らしと労働のなかに深く入り込んできた過程とみることができる。

あいつぐ医療技術革新と、国民皆保険による受診機会の増加によって、医療技術と医療システムに起因する健康障害も増加した。病人にとって、病気そのものだけでなく、医原病と医療事故もまた、命と健康をおびやかす危険として意識されるようになった。

平和憲法のもとで戦後日本社会は戦争に直接参加することはなかった。しかしさまざまの意味で、戦争体制と軍事技術は日本人の健康問題にとって過去の問題ではない。

また、労働災害・職業病や公害病のほかにも、人々の健康状態に社会が影響を及ぼす場面が増えている。例えば、学校や家庭でおこるこころの病を、社会病として捉えるのも充分可能である。一般病の代表である糖尿病や高血圧など慢性疾患・成人病でも、労働現場のストレスなど、社会から病状の悪化を強制されることは多い。この点で、「生活習慣病」という名称は適切とはいえない。過労死は成人病が社会病としてとる転帰のひとつである。

社会病がさまざまな分野の病人史へ広がっていることと、社会病の病人が数多くうみだされてきたことは、ひと繋がりのできごとである。このことを正しく理解するために、本章では典型的な社会病である労災・職業病と公害による病人の歴史をみていきたい。

(3)　社会病病人史の時期区分

社会病の病人史は、一般に、社会病が発生してから社会的に認知されるまでの時期と、救済と補償をめぐる闘いの時期に大別される。本章では労災・職業病と公害病の発生から被害の実態、病人が闘いに立ち上がる姿、社会的認知までを中心に述べ、「認定」と「補償」をめぐる経過については、第9章「『認定』と『補償』の責任論」で、被爆者、薬害等の被害者とあわせて論じる。

社会病の発生は社会システムの変化に関係し、なかでも産業構造の役割が大きい。戦後史では敗戦・復興、高度成長、オイルショック、第三次産業の増加、バブル崩壊・平成不況という流れが、病人史の時期区分を規制する。

社会病の病人の多くは、発病と同時に、病気そのものの苦しみに加え、加害者すなわち国家や企業、医療関係者、周囲のひとびとの差別・偏見と対峙することを迫られた。社会病が認知されるには、病人が立ち上がり、市民、専門家・知識人がこれを支援する必要があった。これもまた、病人史の時期区分にかかわる。

二一世紀を迎えた今日は、なおこの時期区分の中にある。病人の苦悩は続き、新手の社会病が繰り返し出現し、新世紀にもちこされている。一方で産業構造が変化すると社会病の構成もまた変化する。ある社会病については、生存する病人が減り、忘れ去られることすらありうる。しかしそれは、断じて問題の解決ではない。むしろ社会病の病人への救済は時期を逸してはならないにもかかわらず、多くが一九九〇年代まで決着すらしなかったことに、事態の深刻さがある。再発は防止されず、病人と加害者の和解という決着すら真実にはなされなかった。その最大の原因は、国家や企業が責任回避の姿勢をとり続けたことである。

社会病の病人史は、あらゆる意味で終わっていないのである。

二　職業病・労災と就労構造の変貌

(1)　労働現場の疾病・障害：戦時と戦後の連続性・不連続性

戦後社会で、労働の現場はたえず社会の最先端であった。復興、高度成長、低成長と、産業社会はつぎつぎ変化を遂げた。これを支えた働き手はその変化に身をさらし続け、しばしば身体とこころを傷つけられた。そのさまは戦後社会の影の面を鋭敏に写している。

じつは戦後の労働者と同じ姿を、戦時生産のなかにみることができる。軍需工場であった小松製作所（石川県）の一九三九（昭和一四）年四月から一年間の調査で、戦況につれ労働災害の発生状況が悪化したことが示された（若月俊一）のも、一例である(2)(3)。

戦時中の国家総動員体制から戦後日本の政治経済構造を「一九四〇年体制」と呼び、そこに一貫性を見いだす見解がある（野口悠紀雄）(4)。野口によれば、「四〇年体制」の基本理念の一つに「生産優先主義」「生産力の増強がすべてに優先すべきであり、それが実現されればさまざまな問題が解決されるという考え方」があるという。

戦時経済においてこれ（「生産優先主義」：引用者）が要求されることは明らかだ。ここで注目したいのは、戦後の高度成長期においても、この考えが支配的だったことである。……このような価値観は、「仕事がすべてに優先する」という会社中心主義と巧みにマッチした(5)。

この指摘は労働現場で個人の健康がどのように扱われてきたか、戦時と戦後の連続性を推測させる手がかりとなる。この「生産優先主義」は、企業側が信奉したのみならず、職業病・労災の予備群である労働者や、ときには被害者・病人自身のこころのなかにも、しばしば根ざしていた。

(2)　復興とともに増加した労働災害

(a)　**復興と労働災害の増加**

敗戦直後の数カ月〜半年ほど、生産現場も市場も破壊され、企業が生産をサボタージュし、経済活動は混乱をきわめた。「工場の操業率はいちじるしく低下し、職場の規律は失われ、職制の権威は失墜していた」が、労働時間は短縮され、労働密度は低まってきた(6)。このため、労働災害は戦時中と比較して減少した（藤本武）(7)。山口県や新潟県の労働災害統計によれば、死亡・重傷の数は激減していたという(8)。

もっともこの混乱は労働災害の危険を準備してもいた。インフレと食糧不足で労働者は疲弊し、機械・装置も整備されず、災害危険度はいちじるしく高まった(9)。

一方、労働運動が高揚期をむかえ、労働安全確保の条件もうまれた。一九四六（昭和二一）年の労働組合法は労働組合を公認し、四七年に労働基準法が成立して八時間労働の原則、労働安全に関する規定が定まった。労働者災害補償保険法も成立した。労働災害の防止・補償は、戦前と比べて格段の進歩を遂げたといえる。

敗戦の二年後には復興のため傾斜生産方式による鉱工業生産の増強がはかられる(10)。そして一九四九年のドッジ・ラインによって「超均衡予算」、内外価格差補給金の廃止などが実行された。

復興計画の成功は主としてハード・ワークによって生産を増加させ、高い輸出水準を維持し、労働争議による作業の停止を最小にし、インフレにはきびしい手段で対応し、できる限り速やかに均衡予算を達成することにかかっている(11)。

「二・一スト」がGHQにより中止命令を受け、労働政策が転換される。首切りによる失業の増加や「合理化」による労働強化となってそれはあらわれた。

一九五〇(昭和二五)年からの朝鮮戦争特需で日本の鉱工業生産は急拡大し、経済復興は軌道にのる。

これら一連の生産増強過程を通じ、労働災害は一九六〇年代にかけて一貫して増加し続けた(12)。労働基準法にもとづく届出死亡者数(海上労働者ならびに公務員を除く)は、「一九五〇年の四一二七人が六〇〜六六年には各年六〇〇〇人を超え、六一年には六七一二人でピークを示した。また労働者災害補償保険(労災保険)の災害件数は、一九五〇年の六二万が六八年には一七一万に達した」(13)。

労働災害の発生は政府も放置できない規模となり、一九五〇年労働衛生保護具検定規則(防塵マスク・防毒マスクなど)、五一年四エチル鉛危害防止規則を皮切りに、各種法令が整備されていく。

(b) **減らなかった炭鉱災害**

炭鉱においては、工場と異なり、敗戦直後にも労働災害はほとんど減少しなかった。『炭労十年史』によると、一九四五年から四六年にかけて、実数および従業員千人あたりの災害件数、罹災者数こそいずれも減少しているが、出炭百万トンあたりの災害件数は増加しているという(14)。三池炭鉱の死傷者統計でも、同じ傾向がうかがわれる（表14）(15)。これは、先にも述べたとおり、戦時中から現場の作業条件が荒廃・放置されていたほか、戦時中に徴用されていた朝鮮人にかわって未熟練の労働者が補充されて、災害発生の危険を高める要因が重なっていたことによる(16)。

炭鉱労働者にとって坑内の安全管理は、まさに生命の問題である。資本の生産サボタージュにたいする、労働者の生産管理闘争(17)で、坑内の安全確保に取り組んだ例もみられた。また労働運動の要求を受けて、一九四七年には鉱山保安法が公布された。このようにわが国の炭鉱に保安改善の光がさした時期もあった。

しかしながら、傾斜生産方式による石炭の増産が進められると、「閣議決定の非常時増産対策要綱によって、労働時間の一時間の延長を意味する交代制の実施、職制指揮命令の強化、賃金の能率給化が指示された。これらは『老朽設備、資材不足、機械化の停滞という条件のもとで、もっぱら労働強化によってこれを遂行しようと』」（『炭労十年史』一七二―三頁）するものだった。ＧＨＱが「増産を督励・監視し、炭鉱労働者向け食糧配給その他の物資配給はいくぶん改善されたが、増産を阻害する炭鉱に対しては、配給の制限・停止などがおこなわれるなど、強圧的態度がとられた」(18)。

ドッジライン以後、石炭産業は安いアメリカ炭と石油の挟み撃ちにあう。国内の炭鉱資本は、非効率で危険な従来の斜坑方式から、より効率的な立坑方式への転換を怠った。さらに一九五五（昭和三〇）年の「石炭鉱業合理化臨時措置法」で、非能率な中小炭鉱を中心に石炭業界にはスクラップ化の嵐が吹き荒れた。

表14　1945－51年の炭鉱災害件数

	災害件数	罹災者		従業員1,000人当たり	出炭100万トン当たり
		死亡	その他共計		
1945	59,055	1,337	61,783	219	1,976
1946	51,764	832	53,796	132	2,540
1947	92,693	816	93,895	188	3,160
1948	143,768	860	145,270	269	4,132
1949	167,655	812	169,741	342	4,415
1950	162,153	784	163,600	385	4,227
1951	122,092	739	122,916	303	2,819

資料　『炭労十年史』p.216.

一九五九年三井鉱山で一二〇〇名の解雇案が提示されると、労働者は立ち上がり三池争議となる。「総資本対総労働」といわれた一年におよぶ闘いだったが、ついに坑夫側は破れる。その後、闘争の中心であった三池労組（旧労）の坑夫は危険な低賃金職場へ配役される。やがて新労の組合員数が旧労を上回ると、新労組員に対しても労働時間延長、労働強化、坑外部門の外注化、余剰人員の坑内配役等々の「合理化」が進んだ。その結果、現場からは熟練坑夫が消え、保安要員も減員となっていった(19)。

一九六〇年代にはいると炭鉱資本は石油との競争に敗れ、一九六二年「石炭鉱業調査団」の「石炭政策大綱」で、大手炭鉱も閉山への流れが決定的となる。炭鉱の危険性は着々と増し、やがてくる巨大な炭塵爆発災害が準備されていった。

(c) 三井三池炭塵爆発：戦後最悪の炭鉱事故

一九六三（昭和三八）年一一月九日三井三池炭鉱三川鉱で起きた炭塵爆発事故は、死者四五八名、一酸化炭素中毒八三九名の犠牲者を出した。事故当日、炭塵が吹きつけられて真っ黒になった坑道、落盤、掘り起こされる仲間の死体、二〇〇人余りの死体の搬出、なお残る幾百人もの死体というようすを、三井三池炭鉱労働者で第一組合三池労組の組合員であった蓮尾与七の日記が伝えている(20)。

被災鉱員の多くは、逃げ場のない斜坑内で爆風、爆焔、落盤の犠牲になり、坑内に発生した一酸化炭素におそわれた。三井三池鉱業所病院の内部資料『三川鉱炭じん爆発による罹災状況』には、「死者は四百五十八人、生存者が九百四十一人。生存者のうち【意識不明】四百三十五人。このうち、災害時記憶なし百七十八人。救助前意識回復七十人。【もうろう】二十八人。【ふらふら】七十六人。【元気】四百二人」(21)とある。

事故後、検察は「爆発原因不明」として会社（三井鉱山）の刑事責任は問わなかった。

一九六三年から八五年まで、ほぼ毎年炭鉱爆発・火災による死者・重軽傷者が発生し、統計にのぼった災害死亡者だけで一三七九名におよぶ(22)。

落盤など原初的事故のみならず、ガス炭じん爆発事故が多発し、爆死・火傷よりも、一酸化炭素（ＣＯ）中毒による大量死亡と後遺症が頻発した。その理由は、斜坑の坑道がますます延長かつ複雑化して、ベルト下、天井、壁などに炭じんがたまっていたため、事故の要因が無限に増大したこと、ひとたびＣＯガスが発生すると通気にのって複雑な坑内を舐めまわし、事故箇所から遠く離れた場所にいる坑夫にも急性中毒死や脳の器質的障害者を大量に出したことであった(23)。

森広太・原田正純の『同時代ドキュメント　三池炭鉱　一九六三年炭じん爆発を追う』は、ガスを吸ってがらりと人格が変わり、健忘や無表情、無関心が長く続いて、妻や子どもが驚きとまどう様子を伝えている(24)。診療を担当した医師の中では、これを詐病に近いノイローゼと考え、「組合原性疾患」と揶揄する者もあり、「ガス患」という差別語も生まれた。三池労組の地域役員でさえ、罹災者の妻に向かって次のように言うものがあったという。「おれもちぃとはガスば吸っときゃよかったな。そうすっと、あんたのオヤジのごつして、遊んどってよかけん」(25)。

それから炭鉱数、労働者数、生産量とも減少傾向をとり、一九七三（昭和四八）年の石油ショック後も安い外国産炭の脅威によって国内産の石炭は減産をたどっていく。細川汀は、この時期、累積赤字に悩み、もうかる良質炭層だけを追い求めて深部へ深部へと掘り続け、保安上の多くの問題をかかえるにいたった企業、かれらに対し計画生産量の完遂と経済自立を優先させ、深部保安についての技術研究を軽視した国の姿勢を指摘している(26)。

この結果、一九六五年の北炭夕張でのガス爆発（六二名の死亡、数十名のＣＯ中毒）、一九七五年幌内炭鉱ガス爆発（二四人死亡）、七七年芦別炭鉱のガス爆発（二五人死亡）が発生した。さらに八一年夕張新炭鉱では、地下八〇〇メートルの坑道で大規模なガス爆発がおこり、九三名死亡、数十名が酸欠患者となった。

炭鉱の旧態依然たる安全無視の構造・環境、石炭産業自体が高度成長期のエネルギー政策で切り捨てられたという二重の意味で、炭鉱災害の被災者は社会の犠牲となった。なかでも、長期の苦しい闘病生活を強いられたのが、CO中毒の病人とその家族である（第9章参照）。

労働運動の中では、六三年の三井三池炭鉱事故と、同じ日におこった国鉄鶴見事故の二つの災害をきっかけに、職場の安全を運動の課題にする機運が高まっていった。一九六七年に総評、中立労連、その傘下の組合によって日本労働者安全センターが設立され、機関紙「月刊いのち」が創刊された（一月二五日）。三池労組を支援する運動の中でうまれた「抵抗なくして安全なし、安全なくして労働なし」がスローガンとされ(27)、さまざまな立場の労組幹部、産業衛生学者らが参加し活動していった。

(3) 高度成長期：重化学工業化、合理化と労働力移動

(a) 高度成長は仕事をどう変えたか

所得倍増計画（一九六〇年）が打ち出され生産が拡大しはじめると、労働力不足へと局面が転換する。つづく高度成長期に、職場の風景と労働者の姿は大きく変わっていった。

産業構造は大きく変化した。産業別の国内総生産の構成比は、一九五五年には、農林水産業二〇％、鉱工業・建設業三二％、サービス業四七％であったが、六五年には、それぞれ九％、三八％、五三％となった。また、製造業の生産額の構成比では、五五年には、最大は食料品で一七％、次いで、繊維品一五％、一次金属一三％の順であったが、六五年には、トップは一次金属となり、製造業の国内生産額の一三％を占め、次いで、食料品一三％、輸送機械器具一〇％となり、繊維の比重は九％に落ちた(28)。

従事する人口の産業部門別構成比をみると、一九五五年から七〇年までの一五年間の、産業別従事者数（一五歳以

上）の変化を見ると、総数が三六〇〇万人から五二六〇万人へ約一六六〇万人増加し、第二次産業が七八〇万人から一七九〇万人へ約一〇〇〇万人増加、第三次産業が一〇八〇万人から二四五〇万人へ約一四〇〇万人増加しているのに対して、第一次産業が一七五〇万人から一〇一五万人へ約七三五万人減少している(29)。

多くの人々・家庭が、農業から鉱工業、サービス業へ転じていった。学校を卒業したての人々は故郷を離れ都会に集団就職し、農家の働き手も季節労働者として出稼ぎにいった。農村に残った人々も、機械化、農薬の使用など新しい農業技術が入り込み、減反など農業経営をとりまく経済的環境の激変にさらされた。都市部の鉱工業やサービス業でも、たえざる技術革新、生産管理の改革、流通機構の変化などで、仕事は変っていった。

これを働き生活する側から見ると、いく世代にもわたって培われてきた仕事のあり方が失われ、慣れない仕事に従事すること、途中で仕事を変えること、仕事のなかに新しい技術が入ってくることが常態となった。働く者の多くにとって、重い肉体労働は減少した一面で、別の意味で心身の危険をともなうさまざまな問題が発生した。

(b)　技術革新と労災・職業病

技術革新によって、一九五〇年ころには、鉄鋼・電力・造船・硫安など基幹産業の生産力拡充と近代化の第一段階を終え、五五年頃からは新興産業が群生し、新しい素材・原料、設備・機器が生産現場に持ち込まれた(30)。

この時期の技術革新について、高橋毅夫は五つの潮流をみとめている。第一は「規模の利益」を追求するもので、鉄鋼業における巨大な一貫製鉄所の出現、造船業における大型マンモスタンカーの建造、石油コンビナートの出現など。第二は「材料革命」で、石油化学系を中心とする合成繊維・プラスチック・合成ゴムなどの高分子化学素材、アルミ製品の進出など。第三は「消費革命」で、「三種の神器」（テレビ・洗濯機・冷蔵庫）から「３Ｃ」（乗用車・クーラー・カラーテレビ）に代表される、新商品の絶え間ない出現。第四は「オートメーションの進展」で、エレクトロニクスの進歩による工程の自動化。第五は「技術進歩の相乗効果」で、これらの潮流が組み合わされて産業の成長・合理化・市場の拡大をうんだとしている(31)。

技術革新は外国からの技術導入で促進された(32)が、日本の産業・経済を成長させ、国際競争力を高めたのはまちがいない。この一方で、それまでにない有害物質や、危険な機器・設備、その他の有害な作業環境ももたらした。生産システム面でもいっそう巧妙な労働管理システム、系列化による負担のしわ寄せなどの手段がとられた。これら多数の危険が職場にあらわれ、高度成長期に新しい労災・職業病患者が多数うまれた。

(c)　有害物質の増加による被害

作業中に発生する有害物質による疾病・障害は、むしろ古典的なものともいえるが、高度成長期の「材料革命」は、有害物質の種類を増加させ、被害の規模を拡大した。金属中毒についてみると、産業医学の成書につぎのような記載がある。

> 「本格的な金属中毒の報告や研究は戦後からはじまり、それらはあとをたたぬ中毒者の解明と、動物実験のつみ重ねを通じて徐々に発展してきた」「その後、一九六〇年以降の重化学工業の進展は、一方において著しい環境の汚染と破壊をもたらし、その一つとして重金属が環境から生体内に侵入し、種々の障害を与えてきたことは、有機水銀、Cdなどにみられるようにあきらかである」(33)。

たとえば水銀中毒では、体温計・血圧計などの製造のほかに、水銀電解、整流器製造、水銀蛍光灯製造など戦前にはなかった新しい作業がある。亜鉛やカドミウム（Cd）など金属蒸気（ヒューム）は、溶接作業で急性中毒をもたらすことが知られ、高度成長期には、建物などの配管加工や、機械・設備をつくる製造業などで被害が出た。鉛中毒も、ハンダ付け作業、印刷、顔料製造など戦前からの職業のほか、一九六〇年代後半〜七〇年代に鉛蓄電池、塩化ビニール、ビニール簾などを製造する労働者の間で問題となった。農作業における有機燐、有機水銀中毒も増加した。ほか、軽合金の原料となるベリリウム、バナジウムによる肺炎もあった(34)(35)。

有機溶剤では、有機化学工業の原料が石炭から石油へと転換され、代表である芳香族有機溶剤の生産量が急激に増加した。これは塩素系物質についても同様であった。

ビスコース・レーヨン工場における二硫化炭素中毒は、古くは一九二〇年代から六〇年代までたびたび問題となってきた。また、東京下町のヘップサンダルなどの履物製造作業のベンゼン中毒（五〇〜六〇年代初期）、名古屋の印刷工、桑名の履物製造作業従事者のノルマルヘキサン中毒（六〇年代）のほか、ドライクリーニング、金属製品製造・加工、塗装、機械洗浄、溶接時の金属表面の脱脂などで、有機溶剤中毒が問題になってきた。広瀬俊雄『労働・生活環境をさぐる問診法』では、ドライクリーニング業者が有機溶剤テトラクロールエチレンの中毒で、両肘のしびれにはじまり、全身の筋肉のけいれん、排尿障害、記銘力障害という症状を起こしたケースが紹介されている(36)。

有害物質による職業がんも問題となっている。ベンジジン、ベータナフチルアミン、石綿、ベンゼン、電離放射線、コークス、クロム、砒素、タール・ピッチのほか、ニトロソアミン、アルキル剤など、発がん物質はつぎつぎと確認されてきた(37)。ほかに造船作業における合成スポンジの原料トリンジ・イソシアネートによる呼吸器障害、エポキシ樹脂による皮膚炎など、無数の新しい有害物質による被害が生じた。

労働安全上の対策、被害の補償は、労働者の追求がなければされない傾向が強かった。

東京のＪ体温計製造工場では、昭和二八年頃から昭和三五年までの八年間に、水銀蒸気による慢性中毒患者が数十名発生し、そのうち約一五名は会社の費用負担で治療していたが、会社は治癒しない者は一時金を渡して解雇していた。昭和三六年、この問題が新聞に報道され、監督署が調査にのりだし、地区の労働組合団体も抗議運動をおこし始めると、会社側はようやく換気装置などをとりつけた。また会社と労働組合との協定によりT病院を指定して全従業員の検診治療を行うとともに、会社の指示に従って療養するものの治療費、休業補償費を会社が全額負担することにした(38)。

このケースでは、検診結果が労働者に通知されないことなどから、ある女子労働者が外の病院への受診を進める運動をおこした。組合と会社は結託して除名・解雇を行い、裁判でこれとたたかった女子労働者が勝利するという経過をたどった。

被害者が増加し、被害者・労働者の闘いが高まったことによって、一九六〇（昭和三五）年には有機溶剤中毒予防規則が、六七年には鉛流毒予防規則が制定されるなど、法の整備も進んだ。

(d) 大規模化・オートメーション化による労災・職業病

大規模化やオートメーション化もまた、さまざまに労働現場を変容させた。まず、新しい機械・設備が導入されたことで、熟練工は不要となり配置転換の対象とされた。そのあとには若い未熟練労働者が入ることになる。

一九五〇年代末から六〇年代前半にかけて、このような配置転換（配転）が多くの産業で急激に進んだ。戸木田嘉久によれば、「硫安工業、とくに昭和電工、東洋高圧、日東化学八戸、新日本窒素などでおこなわれた、いわゆるガス源転換による大量配転（石炭・コークスから重油・原油へのガス源転換―テキサコ法の使用）。鉄鋼におけるストリップ・ミルの導入による従来のプルオーバー・ミル作業員の配転。造船における自動溶接機、自動切断機の採用による鋲打ち工、穿孔工、切削工などの配転。新聞社における漢字テレタイプ、全自動モノタイプ（自動的に文選、鋳造、植字する機械）、ファクシミリ……などの導入による筆耕、活版部門の労働者の配転。国鉄の電化、ディーゼル化にともなう乗務員の配転。電話の自動化、電信中継機械化による電話交換手、電信オペレーターの配転、たばこ生産過程におけるスレッシング方式（予備作業と裁刻作業を連続的に機械化し、巻き上げ機に直結する一貫した流れ作業方式）の導入による予備、裁刻作業員の配転、官庁・銀行・会社などにおける電子計算機、工業用テレビ、テレタイプ、復能会計機、印刷機など事務機械化にもとずく配転、等々」(39)があった。

熟練工とくに中高年は雑役、保全や下請会社へ配転され、不慣れな作業に従事させられた。新しい機械・設備は、連続操業、スピードアップ、人員の削減をもたらす。流れ作業とコンベア・システムで、作業工程のスピードは極限まであげられていった。一九五〇年代にアメリカからもちこまれた生産管理の技術は、ＩＥ（インダストリアル・エンジニアリング）とよばれた。これは工場全体を効率的に運用する管理方法で、テイラー・システム以来の動作研究・時間研究を全工場に体系的に応用し、自動車や家庭用電器製品の工場がその代表格となった(40)。この生産管理手法は一九六〇年代にＱＣサークル運動とともにひろがり、日本独特の発展を遂げた。

こうした労働の変化は、「肉体的エネルギー強度の低下」を実現した一方、「比較的単純な作業の繰り返し、機械系のペースに合わせた作業手順の規格化」をもたらした。その結果、「局所の運動器や感覚器への負荷のかたより、連続的注意への依存、時間的空間的余裕の減少など、新しい形の労働負担」(41)が問題となっていった。

(e)　キーパンチャー病・頸肩腕障害と過労性疾患の増加

重労働は減少したが、労働者の肉体と精神が企業の意向どおりに酷使されるようになって、労働者には疲労が蓄積され、新しい職業病が出現した。代表的なものにキーパンチャー病がある。一九五三（昭和二八）年からカード・パンチ・システムを導入した電電公社では、五七年からすでに作業者の健康障害が報告されていた。症状は、筋肉の自発痛・圧痛・硬結を手指から前腕、肩・背中に認め、不安感・不眠などの精神症状をともなった。六二年に一人のキーパンチャーが自殺し、社会的な注目を集めた。

やがてそれは頸肩腕障害あるいは頸肩腕症候群とよばれ、裁判所の速記官（一九五〇年代後半）、タイピスト（六五〜六七年）から、ボールペンによる複写伝票への書字、紙幣監査、伝票めくりなど、多くの一般事務労働者の中で増えていった。事務作業以外でも、紡績工場の糸捲き作業者、電気計器組立工、コンベア流れ作業者、食料品パック作業者、紙巻きタバコ製造作業者などで発症の報告があいついだ(42)。

共通の要因には「立作業の連続や重心の移動（しゃがんだり立ったり）の繰り返しがあること、作業動作種類が多いこと、作業対象に気をつかうこと、仕事に責任が重いこと、作業密度が高く休憩・休息が少ないこと、女子ばかりの職場で男手の望ましい仕事もすること、病欠・産休・退職者が多く人手が不足気味であること」(43)などがあった。

過労性疾患の特徴は、肉体的には一定の姿勢での作業、身体の一部分とくに手指腕に反復する過重な負荷がかかること、工具の振動・騒音・温度などの物理環境による負荷に加え、作業工程が管理されることにともなう神経的・精神的な疲労などの要因をもつことであった。頸肩腕障害をその代表として、労働者の肉体と精神の過労による疾患・障害は、一九六〇〜七〇年代にかけて増加し、社会問題となっていった。

腰痛症は、重労働・重量物運搬作業で発生する急性の労働災害として知られていた。ところがこの時期には慢性の腰痛が、新聞産業、郵便、運輸などで発生した。保母や看護婦、スチュワーデスなど女性労働者にも広がり、過労性腰痛症とよばれるようになる。過労を背景に頭痛・睡眠障害・食欲不振・微熱・下痢などの自律神経症状、易疲労感、集中力の低下などの症状が、学校教師、編集者、管理職、団体・政党役員、工場の計器看視作業者など精神労働を中心とするひとびとにあらわれ、自律神経失調症とよばれた(44)。

(f) 「白ろう病」と林業労働者

(イ) 白ろう病の発生

一九五九（昭和三四）年ころから、木曽川の中流で、木曽谷の終りに位置する岐阜県坂下町の国有林労働者のうちチェンソー（自動鋸）を使うものに、手指の白ろう様変化や手・腕のしびれ、痛みが年々強まっていた。これは誰いうとなく白ろう病とよばれていく(45)。

チェンソーが林業に導入されたのは一九五三年の国有林野事業機械化促進要綱からで、翌年北海道を襲った一五号台風で倒された木の処理で威力を発揮し、全国に広がる。おりしも高度成長期のパルプ・木材の消費量増加に対応して、国有林経営の合理化が進められていた。一九五八年「林力増強計画」、六一年「増産計画」など一連の林野庁がとった政策で、木材生産量は六七年まで増え続けていく(46)。

この間、労働現場においては、機械化と作業工程の流れ作業化で、生産性は急激に向上した。一九五四年から六一年に、一日一人当たり伐木造材石数は倍化している(47)。

(ロ) 林業労働者の状況

林業労働者は、季節雇いや月・日雇いの不安定な身分で、低賃金、出来高払い、重労働のうえ首切りの脅威にさらされていた。戦後の農地解放が山林原野には適用されず、権力を保った林野官僚の強力な支配などがその一因である。山田信也によれば、林業労働者は再雇用の審査で拒まれることを恐れ、そのため障害の拡大をくいとめる運動が広まらなかった。それればかりか、白ろう病にかかってしまった以上は、いまのうちに少しでも稼ごうと考えた労働者がおり、それは「とくに、発育盛りの子供をかかえた中年の労働者のなかに多かった」(48)。

(ハ) 白ろう病の病像

こうして白ろう病の患者は増え続けた。その中心的な症状は振動による血管の収縮反射といえる。一～数年の職業的な振動への暴露を経過した人は、作業中のみならず少しの気温の変化等で白ろう症状（レイノー現象）を生じるようになる。のみならず、神経・筋肉・関節などにも障害を生じ、感覚の鈍麻、脱力、関節の運動制限や痛みが出現する。さらに、騒音による聴覚障害や平衡障害（めまい）や血圧の上昇、胃腸障害など、全身の症状をも伴った。

ある労働者は手記で夜中に腕がしびれて目を覚ますようになっても、仲間に迷惑をかけまいと無理して作業し、そのあげく、仲間に理解されなかったことを描いている(49)。世論や国会での追求で、一九六五（昭和四〇）年五月労働省は、白ろう病が職業病にあたることを認める。しかし人事院は六六年七月まで公務災害の指定を拒んだ。白ろう病の職業病認定は、労働者の闘いと、現場に足を運んだ研究者の努力を必要とした。その経過は第9章で述べる。

㈡　増えつづけた白ろう病

白ろう病（振動障害）が職業病として認定されるようになってからも、患者は増え続けた。全林野と、北海道大学渡部真也、名古屋大学山田信也、関西医大細川汀、熊本大学高松誠、二塚信、群馬大学川森正夫らの研究者が協力して行った全国の実態調査では、一九六八年にチェンソー使用者の二人に一人、刈払機使用者の七人に一人にあたる三一八二名が白ろう病と思われる異常を訴えている(50)。

全林野労働組合は作業時間の規制を要求し、現状でのチェンソー使用はできないと、一九六九年に全国的なストライキを実施するにいたる。しかし、出来高払い・季節雇用のもとにある労働者にとって、時間規制は減収を意味していた。山田信也によれば、「冬には毎朝、真っ白な指で仕事に出る労働者は『高校の子供の卒業まではやめられない。いつまで手がもつか、診て欲しい』……『先生は俺たちの首を締める気か』と詰め寄られもした」(51)という。

㈭　労働条件の改善へ

「命か金か」、労働者、組合、支援する研究者の間で厳しい討論が行われたうえでの、ストライキだった。こうした運動によって、作業時間規制（一日二時間、一連続一〇分、連続使用三日、一週五日、一月四〇時間など）、認定者の配置替えと補償を行う協約が、林野庁と全林野労働組合の間で成立する。一九七〇年からは振動工具作業の管理、健康診断などの行政指導が行われるようになった。さらに早期治療、機械改良の促進・事前チェックなど「総合予防システム」(52)がつくられ、やがてリモコン化、低振動化、小型軽量化、ハンドルの加温化など、機械の改良も進んでいった。

ところで民有林は国有林の二倍面積があり、労働者数、チェンソー台数は二〇倍以上といわれた。零細事業所や森林組合、一人親方として、出来高や請負給ではたらく労働者が大部分で、その労働条件は国有林以上に劣悪であった。労働省による民有林での振動障害対策は大幅に遅れ、一九七二年に実態調査がようやく行われた。一九七〇年代になって国有林の労働者の公務災害と、民有林での労災認定が進む。

(ヘ)　他産業への広がり

伐木以外の労働現場でも、チェンソーと同じ時期から使われてきた削岩機（炭鉱など）、プッシュクリーナー（林業）のほかに、チッピングハンマー、コンクリートブレーカー（建設）、タイタンパー（鉄道）、バイクの運転（郵便配達）など、手持ち式振動工具による障害認定（振動病または振動障害）が増加した(53)。

農村労働組合や建設一般労働組合などの運動もあって、一九七五（昭和五〇）年の「振動障害の認定基準」（労働省通達）（二年・一〇〇〇時間以上の使用歴、鑑別診断を要する）は、七七年に改訂され（一年以上の使用歴）、振動病の新たな認定患者は七〇年代後半には毎年二〇〇〇人を超えるようになった。

(g)　**農業の「近代化」と健康問題**

(イ)　農業災害の変化

農夫症や寄生虫疾患、こう手などは、農民特有の疾病として戦前から知られていた。原因には農村の重労働と農村的な暮らしがあり、それらは分かち難く結びついている。それは健康を犠牲に、日々の労働に耐え暮らしを営む「健康犠牲」(54)であった。過労とストレスによる農夫症があり、清潔上の問題や下肥の使用によって寄生虫疾患が蔓延していた。農繁期の重労働による重症腱鞘炎がこう手と呼ばれ、農家の寒冷な環境が「冷え」を引き起こした。これらは一九五〇年代まで農村の健康問題の主なテーマであった。

高度成長期には農村にも近代化の波が押し寄せ、農作業に伴う疾患・障害は変化した。そのひとつは、動力を用いた農業機械による外傷の増加である。鋤・鍬、牛を使った作業による外傷では比較的軽症のものが多かったのに対して、動力耕耘機が普及するにしたがい重症化し、ときには死亡事故も目立つようになった(55)。そのほかに、動力脱穀機、コンバインなどによる災害がおこってきた。

もうひとつが農薬による健康障害である。戦前の除虫菊、ヒ素剤、硫酸ニコチン、ボルドー液など、植物の抽出成分や無機化合物に替わって、第二次世界大戦中の毒ガス開発によって合成技術が著しく進歩した結果、欧米諸国で開発された新しい有機塩素化合物が戦後わが国に輸入され、農薬使用は量的にも質的にも大きな変化を遂げた(56)。ＤＤＴ（一九四七年〜）、ＢＨＣ（一九四八年〜）をはじめ、有機燐剤のテップ、パラチオンが輸入、散布された。とくにパラチオンは、その急性毒性が問題となった。さらに、イネのイモチ病対策などに有機水銀剤が導入され、体内に蓄積されて慢性的な毒性を示すものも増加していった。

厚生省薬務局の集計では、一九六〇年代に、農薬散布中の事故死亡者一〇名以上／年を含む、一〇〇〇名／年を越す中毒・死亡者が発生し続けている(57)。一九七一年に強毒性農薬は禁止されたが、かわって「低毒性農薬」による中毒事故がふえた。パラコート：肺線維症での死亡、有機燐剤：神経・精神障害、有機塩素剤：脳、血液、呼吸器の慢性的障害・不妊症や先天異常・癌などは、今も未解決である(58)。

農村の疾病・健康問題はこうして、「『農家病』的なものから新しい『農業病』的なものへ」(59)と移行していった。

(ロ)　農業の近代化

農業の近代化が進められた出発点には、一九四六〜四九年にかけて行われた農地改革があった。小作地が自作地化され、それによって農民の農業投資が伸び、革新的な農業技術が旺盛に採り入れられた。また土地改良事業などへの政府の財政投資も行われた。その結果、六〇年代前半までの時期、農業生産は伸び続けた。農業以外の雇用が拡大して農業労働力は急減（五五年一七〇〇万人から六〇年一四〇〇万、六五年一〇五〇万人へ）しているなか、農業生産性は急激に上昇していたのである。

この時期の農業技術革新は、大内力によれば「たとえば米についていえば、保温折衷苗代の普及、農薬による病虫害防除の進展、無硫酸根肥料への切り替えによる土壌改良、優良品種の創造、灌排水事業の進展」のほか、特に注目すべきものとして「機械化の進展」があったという。「〔昭和〕三十年には九万台弱であった小型トラクターは三十五年には七十五万台、四十年には二百十五万台と二十四倍にもなっている」(60)。

このような技術革新が、農民を旧来の重労働から解放した側面も否定できないが、他方で新しい肉体的精神的負担をもたらした。それこそが「農業的」な健康問題なのである。

(ハ)　近代化の背景にあるもの

農民の所得は増加したが、勤労者世帯の所得の伸びはさらに大きく、農業と他産業の所得格差はより強く意識されるようになっていた。農業労働力は減少を続け、兼業機会も増加していった。農民は生産性向上を図らなければならない圧力を強く受けていた。「生産をあげるためには、そして、とくに農民の立場からいうならば、現金収入をふやすためには、健康なんかかまってはいられないのである。少しぐらいのことはがまんするしかないということで、危険な農薬がむやみに使われるようなった」(61)。

事情は、農業の機械化についても全く同じであった。機械化は、その支払いのためにさらに増産を要求し、機械化貧乏という言葉もうまれた。

農業構造改善の優等生とよばれた十勝で、一九六一〜七八年に挙家離農した六八九〇戸を追跡した天間征は、十勝の農家をふるいにかけた要因として、冷害や資本集約的な経営への切り替えにならんで、六三〜六七年頃からの機械化農業で「ヘソの緒を切って以来初めての厖大な負債」を農民が抱えたことを挙げる。その結果「機械化が土地の拡大を要求しそれがまた次の高度の機械化体系を招く、投資が投資を招く時代へと突入」(62)したという。天間の調査によると、離農の直接的な理由に健康問題をあげたのは、「高齢で農作業がきつい六・九%」「病人が出た八・九%」などとなっている(63)。

㈡「農業病」の変化と「農夫症」

若月俊一は、農業に原因する疾病と災害を五つに分類している。その内容への若月のコメント（一九六七年）を見ると、この時期にそれぞれの疾病・災害に新しいものが加わってきていることがわかる(64)。

㈠　農耕地（田、畑、山林など）という特殊環境による傷病には、鉤虫症、日本住血吸虫症など、従来からある疾病がある。他面、動力耕耘機による外傷に伴って破傷風が増加したり、ビニール・ハウス内の高温多湿の作業環境や農薬の使用から頭痛、めまいなどをおこすハウス病が出現している。

㈡　取り扱う動植物（農作物や家畜など）による傷病：かぶれ、つき目などのほか、牛から感染する炭疽菌が輸入飼料に付着して、炭疽病が発生した例がある。

㈢　農繁期病：腰痛症、肩こりなど重労働からくるもののほか、「耕耘機流産」などの新しいタイプのものが見られるようになった。

㈣　農業外傷：切創、刺創、動力農機具による災害、転落。

㈤　農薬中毒については、既に述べた。

これら農業病とならんで、農民の健康状態に関する重要な概念に「農夫症」がある。これは、戦前から農村の中年主婦等でみられていた、肩こり、後頭部の圧迫感、胃部及び下腹部の膨張感、腰痛、心悸亢進、手指知覚の異常、めまい、胸部および四肢の疼痛などの症状である。若月俊一はこれを「ストレス学説における脳下垂体、副腎皮質系の機能障害という病変による症候群である」とし、それへの対策を「健康を犠牲にすることを当然とし、その疾病を村の中に潜在せしめている日本の農民の『健康不在』の精神を反省し、みずからの健康を自覚せしめるための一手段」として位置づけた。

重要なことは、「『農夫症』は、高度経済成長の中で『近代化』していく農業のなかにも存在しており、その症状は、過労死に至るまで働き続ける都会の労働者にも共通している。つまり、農夫症は、農民だけでなく日本の労働者全体に共通した『健康不在』をあきらかにする社会的な疾患概念であった」(65)ことである。

(h)　増加し続けた塵肺患者

塵（じん）肺症は、鉱山労働者のなかで多発してきた典型的な職業病で、江戸時代からあった「ヨロケ」すなわち珪肺はその悲惨な経過から、大正期にすでに労働運動の課題となっていた(66)。

「ヨロケ」は鉱山のなかで削岩機などで飛び散った鉱物粉塵が肺に沈着することが原因でおこる。暴露開始から数年たつと発症し始め、やがて肺機能が低下し、少しの労作で呼吸困難をきたすようになる。一旦発病すると治癒することがなく、しかも離職してなお進行が止まらず、死に至る。呼吸機能障害だけでなく、肺癌、中皮腫などの悪性腫瘍を合併することも知られている。古典的なこの職業病が、高度成長期を通じて増加し続けたのは、特異である（図31)。

戦後、珪肺が社会問題化したのは早い。一九四六年栃木県足尾町で食糧の確保などをうたった「鉱山復興町民大会」が、「ヨロケ」撲滅を決議し広く報道された(67)。四八年には、労働科学研究所暉峻義等の呼びかけで、金属鉱山経営者連盟加盟鉱山、金属鉱山労働組合、金属鉱山復興会議が、珪肺対策専門委員会を組織する。

同年、金属鉱山復興会議が国会に提出した建議書によれば、当時の珪肺患者は、鉱山労働者二万五〇〇〇人中の四八〇〇人（約一九％）におよぶという。この建議書は、鉱山の医学的設備と労働法規、補償の不備を指摘、憲法二五条の「健康で文化的な最低限度の生活を営む」労働者の権利や鉱山経営を危うくするとし、珪肺特別立法、珪肺に関する医学的研究の推進を訴えた(68)。これらの点を軸に塵肺の戦後病人史が進んでいった。

戦後の鉱山でも技術革新がすすみ、機械化（アメリカからの技術導入、硬質のさく孔先端部など）や科学的管理の導入による生産性の向上が追求される一方、炭鉱と同様に安全対策はおろそかだった。鉱山は炭鉱と比べ低賃金で、臨時工も多かった。一九四八年からは、ドッジラインによる増産で事故が増加した。これに対して、全国金属鉱山労働組合連合会（全鉱）（一九四七年結成）は保安闘争を闘う。あわせて「ヨロケ」の撲滅・国家対策を要求し、珪肺特別法要綱案を作成するなど、運動の中心となった。

同年、珪肺に労災法が適用され、翌四九年には珪肺措置要綱、鉱山保安法が施行された。同年、労働省立珪肺療養所が設立される（一九五一年珪肺労災病院と改称）。

図31　業務上疾病と認められた塵肺件数の年次推移

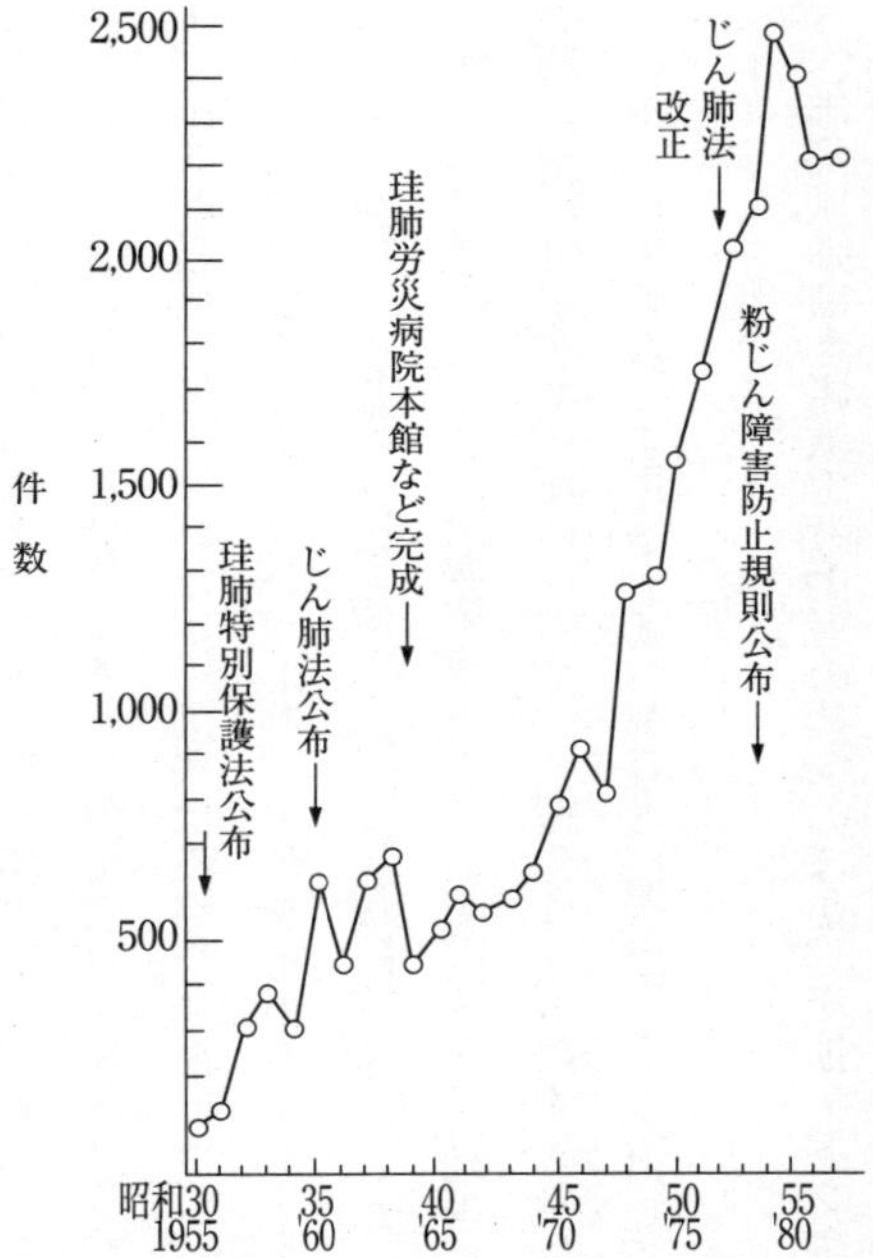

出典　三浦豊彦『労働と健康の戦後史』（労働科学研究所，1984）p.168.

予防方法としては、当時は防塵マスクが唯一普及しはじめていた。しかし、一九五〇年に朝鮮戦争による特需景気、増産、レッドパージ・首切りがはじまると、労働者は「マスクなぞしていられない」(69)状態になる。その後、湿式削岩機が導入されたが、効果は不完全であった。「恕限度」(許容濃度)は労働者の安全を保証する基準ではなく、抑制の目標にすぎなかったが、それを定めることすら企業側は嫌った。労働大臣の諮問機関である珪肺対策審議会(一九四八年設置)は四九年に粉塵許容濃度を答申したが、それは公表されなかった(70)。粉塵の許容濃度は、六一年日本産業衛生協会(現産業衛生学会)恕限度委員会勧告まで示されなかった。

職業病認定や補償がすすまない一方で、合理化はさらにすすめられた。このころ導入され一九五五年以降全国に普及した「クルーシステム」(組作業方式:削岩夫、運搬夫等と分担して行っていた作業を二〜三人の組で行う)(71)で、作業時間・量はかえって増加していった。

一九六〇年代以降は金属鉱山労働者の珪肺のほか、炭鉱・トンネルなどの建設作業、鋳物工場などでの塵肺の発生があった(表15)。

高度成長期に、大企業では自動化などで、粉塵の抑制が進んだところもある。しかし、鋳物業、石工など中小企業が多い分野では、粉塵を吸い込みながら作業する労働者が多かった。また建築物には石綿が大量に使用されていたため、大工、電工、水道配管工、左官、塗装、保温・空調工などで、石綿肺の罹病者が出現した。このようにして、塵肺症は高度成長期からオイルショックを超えて一九八〇年代のはじめまで、戦後最も長期にわたって増加し続けた職業病となった。

(i)　中小企業における労災・職業病

高度成長期には、新しい労災・職業病のみならず、一九五〇年代後半から六〇年代にみられた鉛顔料工場の鉛中毒、サンダル工場のベンゼン中毒などの古くからある職業病が、これまでにない職業でもおこった。細川汀は前者を「ニューフェースの職業病」、後者を「リバイバルの職業病」とよび、「前者は大企業に多いが、後者は中小・零細企業に多い」と指摘している(72)。

その理由として「中小零細企業は、経済的な基盤が弱く、労働条件がわるく、作業環境にたいする配慮も不足しているところが多い」「労働者の健康や権利にたいする経営者の知識も乏しく、安全衛生にとても手が廻らないような現状である。そんな有害物でも、安ければ使わざるをえないという理由で強毒のものが使われ、従って、より安全なものがわかっていても安価にならねば使用しない。一方、労働組合の組織もよわく、労働者の権利が尊重されていない職場では、有害作業が無条件にまかりとおりやすい」(73)。

これらはいわば日本経済における二重構造の、労災・職業病でのあらわれといえる。大企業と中小零細企業の賃金を中心とする格差は、前近代性の象徴とされた。しかし高度成長によって、「労働力の過剰から不足への転化がすすむ

表15　じん肺の種類と発生職場

じん肺の種類	発生職場
典型珪肺	30〜40%以上の遊離珪酸含有粉じん吸入職場，鉱山，石工，耐火レンガ，ガラス工場など
非典型珪肺	およそ20%以下の遊離珪酸含有粉じん吸入職場，鉱山，窯業その他の各種の職場
石綿肺	石綿鉱山，石綿織物工場，石綿製品製造工場，空調工，保温工など建設労働者，造船工，沖仲士など港湾労働者，築炉工
滑石肺	滑石採掘・製造工，ゴム工場，その他
珪藻土肺	珪藻土の採掘，珪藻土工場など
アルミニウム肺 アルミナ肺	金箔製造，その他 アルミ再生工場，アルミ製造過程
ろう石肺	ルツボ工場，ろう石採掘
溶接工肺	各種産業の溶接工
硫化鉱肺 硫化焼鉱肺	硫化鉱鉱山，硫安工場など 硫化焼鉱製造，運搬など
黒鉛肺 炭素肺 活性炭肺	黒鉛製造工場，黒鉛電極製造工 カーボン・ブラック工場，製墨工 活性炭製造工
炭坑夫じん肺	炭坑夫，しばしば非典型珪肺の所見を示す
稀土類元素のじん肺	アーク灯を使用した印刷工
鉛じん肺	バッテリー製造工，印刷の鋳造工

出典　海老原勇『じん肺症　粉塵による健康障害を予防しよう』（労働科学研究所，1990）p.9.

につれ、企業規模による賃金格差は急速に縮小し」ていった(74)。生き残っていった中小企業は「積極的に市場拡大に対応して設備投資を行い、資本集約型生産様式に移行し、量産効果によって生産性向上を徹底させ、または新しい製品選択とその品質向上によって負荷価値の増加をはかって発展する」(75)道をとったといわれている。具体的には最新式のプレス機械を導入し、人手を増やさずに生産量、生産高をあげた町工場などが典型になる。大企業以上の機械化、合理化で生産性を上げていったのである。

零細工場では社長でも職業起因性疾患にかかることは珍しくなく、労働者災害補償保険への中小事業主・一人親方等の特別加入制度（一九六五年）が新設されるに至った。その後も、中小企業では検診や作業環境管理の実施、産業医の配置など労働衛生は大企業ほど進んでいず、労働者の労働組合組織率も低い。平均賃金で二重構造が縮小したことが、労災・職業病の発生にしわ寄せされている可能性がある。「二重構造が解消しつつある」といった議論は、病人史の立場からは許されない。

(4)　低成長期：ハイテク産業化と労災打ち切り

(a)　**産業構造の再編と職場の変化**

一九七〇年代に入り、日本経済の高度成長は終わりを告げた。一九七一年のニクソンショック、円高、七三年の石油ショック、狂乱物価と不況。その結果、日本の産業構造は大きな転機をむかえた。七〇年代後半から、GNP年三～五％成長の時代にはいると、エネルギーを大量に消費する重厚長大の素材型産業・重化学工業にかわり、「減量経営」のための技術革新によって、自動車・家電などの「省エネルギー」型、組立型産業が成長してきた。一九七七年には、鉄鋼にかわって自動車が輸出のトップを占め、八〇年には生産台数でアメリカ合衆国を上回り世界第一位となった。

一九七二年田中角栄が首相になると日本列島改造論を打ち上げ、全国各地の開発が進み高速道路をはじめとした土木工事・公共事業がさかんに行われるようになる。一方繊維、造船、製材などは、「円高や原材料コストの上昇で国際競争力が低下し、輸出の減少、輸入の拡大などのため」(76)需要が低迷し、構造不況業種とよばれた。

この時期の職場につき宮本憲一は一九八八年に、後の国鉄の民営化にみられたように、工場現場の技術者や労働者が、比較的容易に営業などのサービス部門にまわる、機関手がレストランのマネージャーやウエイターに転身するなど、弾力的でもあったが、労働者が比較的容易に単身赴任したり、家族ぐるみで故郷をすてるという、日本固有の現象があったとし、「現実には、多くの労働者がこの構造変化の中で苦痛にたえ、不便をしのんでいるのだが、マクロ的には日本の会社は激動期を切り抜けてきた」(77)と述べた。

その頃「ジャパン・アズ・ナンバーワン」といわれた日本経済を支えた生産現場の典型は、自動車産業にみることができる。

(b)　トヨタ式生産システム

高度成長期にすすんだ作業の機械化と生産管理システムによる生産の、ひとつの完成された姿を作り出した企業がトヨタ自動車である。その生産効率の高さが日本的生産方式を象徴してきたともいえるが、その影には疲れ切った労働者の姿が隠されている。

トヨタの工場で一九七二（昭和四七）年九月から半年間、季節工として働きながら綴られた鎌田慧のルポ『自動車絶望工場』でその実像を知ることができる。

ベルトコンベアというと、オートメーション、自動化、とつい連想してしまうが、手作業者（肉体労働）と手作業者の間の労働対象の移動だけが機械化されているだけで、作業は機械ではなく、あくまでも人間がやっているだけのことだ。それも休む暇なく、猛烈なスピードが要求されていて、人間さまが疲れるだけのことだ。ベルトの最初の端にいる労働者が、ベルトのスピードに合わせて一定の部品を配給し、次の人が一定のスピードで部品を組付け、次の人がまたそれに新しい部品を付ける、というように順番に流れて行けば、ラインの最後では、それが集積されて一つの製品として完成する。僕たちは組付け用の動力であり、完成されたものはぼくたちから吸い上げたエネルギーの結晶なのだ(78)。

コンベア・ラインに支配される労働者の姿、どこまでも速められていくラインのスピード、労働者への支配が職場のみならず生活全体にまで広がっているさまを、鎌田は描きだし、「トヨタ式生産システム」の正体を暴きだしたのである。

(c) ハイテク化・拡大する過労性障害

高度成長の終わりから低成長期にかけて、さまざまな産業で合理化がすすみ、頸肩腕障害をはじめとする過労性疾患が発生した。

コンベア作業は電器、製薬、化学、食品、製靴などの産業で広がった。

製造業以外でも、たとえば電電公社では一九六〇年代から電話交換業務の全国即時化をめざした合理化がすすめられていった。具体的には、①クロスバー交換機の導入による作業密度の上昇、作業テンポの規制強化、②交代制勤務における八輪番制から六輪番制への変更等、③夜間一〇〇番割引通話者の増加による夜勤時の作業量増加のほかに、とくに、④七一年頃からの労務管理の強化、班長による監視、一一秒以内に応答できなかった通話率の算定、背面パトロールなどによる精神的、神経的緊張の増大などがあった。これを背景に、とくに七〇年代初頭の労務管理の強化をきっかけとして、電話交換手の頸肩腕障害が多発し、その数は三〇〇〇人以上にのぼった(79)。

また、販売業界ではスーパーが急成長し、一九七三年には「大規模小売店舗法」が制定され、チェッカー（レジ作業者）の頸肩腕障害が多発した。同時期から普及したカード・パンチ・システムによる障害（パンチャー病）よりも一〇年ほど遅れた理由としては、労働組合ができていないところが多かったこと、六〇年代後半から企業間の競争が激化し、人員削減など合理化が進んだなどが考えられている(80)。

そのほか、女性の社会進出によって保育所の労働条件・作業環境整備の遅れが顕在化し、保母に頸肩腕障害や腰痛が多発するなど、流れ作業以外にも過労性障害が出現した。

一九八〇年代には、職場のＯＡ・ＦＡ化が急速に進められ、コンピューターのキーボードやＶＤＴ（ディスプレイ）を扱う作業に従事する労働者が増加してきた。当初は、プログラマーやシステム・エンジニアといったコンピューター関連の職場で、長時間のＶＤＴ作業による過労が問題になった。ＶＤＴ作業は、その後急速に一般のオフィスに普及し、長時間のオペレーター業務による障害は拡大していった。ＶＤＴ障害は、視力低下など目の疲労による症状、頸肩腕障害や腰痛など局所の過労障害にくわえ、作業システム・騒音・温熱・心理的調整・不適応などの精神的ストレスも加わったものである(81)。

発症した人々は症状のみならず、生活上の困難や診断がつかないための苦しみを強いられた。労災認定を受けても同僚の理解をえられず悩み傷ついた例は多い。治療では、職業病と診断されない場合は対症療法に終始し、症状が増悪していくことが多かった。過労性疾患と診断され、治療経験のある医療機関にかかった場合は、一定期間の休業、対症療法に続いて、徐々に積極的な運動をはじめ、ある程度回復した段階で職場に出勤し、徐々に勤務時間を延ばしていく「職場復帰訓練」を行う方法が採られるのが普通である。このような治療をするうえでは、労災認定や職場の協力の有無などが、回復の良し悪しに大きく関わってくる。

(d)　労災の打ち切り

低成長期にはいって、労災・職業病の打ち切りがすすめられた（第9章参照）。

一九八〇年代後半になると、総評解散、国鉄の分割・民営化などの状況下、二〇年以上にわたって活動してきた「日本労働者安全衛生センター」が、八九年に解散する。こうしたなか一九八〇年代には新規の労災認定は減り、労災・職業病がメディアに登場することも減った。診療現場でも、業務起因性疾患への関心は薄らいだかにみえた。しかし、その間に日本の労働現場では世界でもまれにみる社会病が発生しつつあった。

(e)　長時間労働と過労死

一九七〇年代に二度のドルショックを乗り切った日本経済は、対米輸出の伸び、情報化・国際化などによって、一九八七年にはドルベースの一人当たりGNPでアメリカ合衆国をぬき、対外純資産額では世界第一位となる。八〇年代にはジャパン・アズ・ナンバー・ワンとして賞賛された反面、債務国化したアメリカ合衆国との経済摩擦、公共事業に依存した経済運営による財政赤字などの問題も深刻化していた。

同時にGNPで肩を並べたほかの先進国と比べ、いくつかの点で豊かになれない「貧しさ」が明るみにでた。宮本憲一はそれを「日本病」と呼び、労働時間の長さ、住宅の貧困、公園・下水道など社会資本の不足、自然環境や街なみの貧困を挙げた(82)。

なかでも長時間労働は、「ゆとりをいけにえにした豊かさ」(83)を端的に示すものであった。実際、一九七〇年代後半の低成長時代から八〇年代半ばにかけて、労働時間は延長している。労働省・年間総実労働時間（毎勤、規模三〇

図32　最近20年間の労働時間の推移

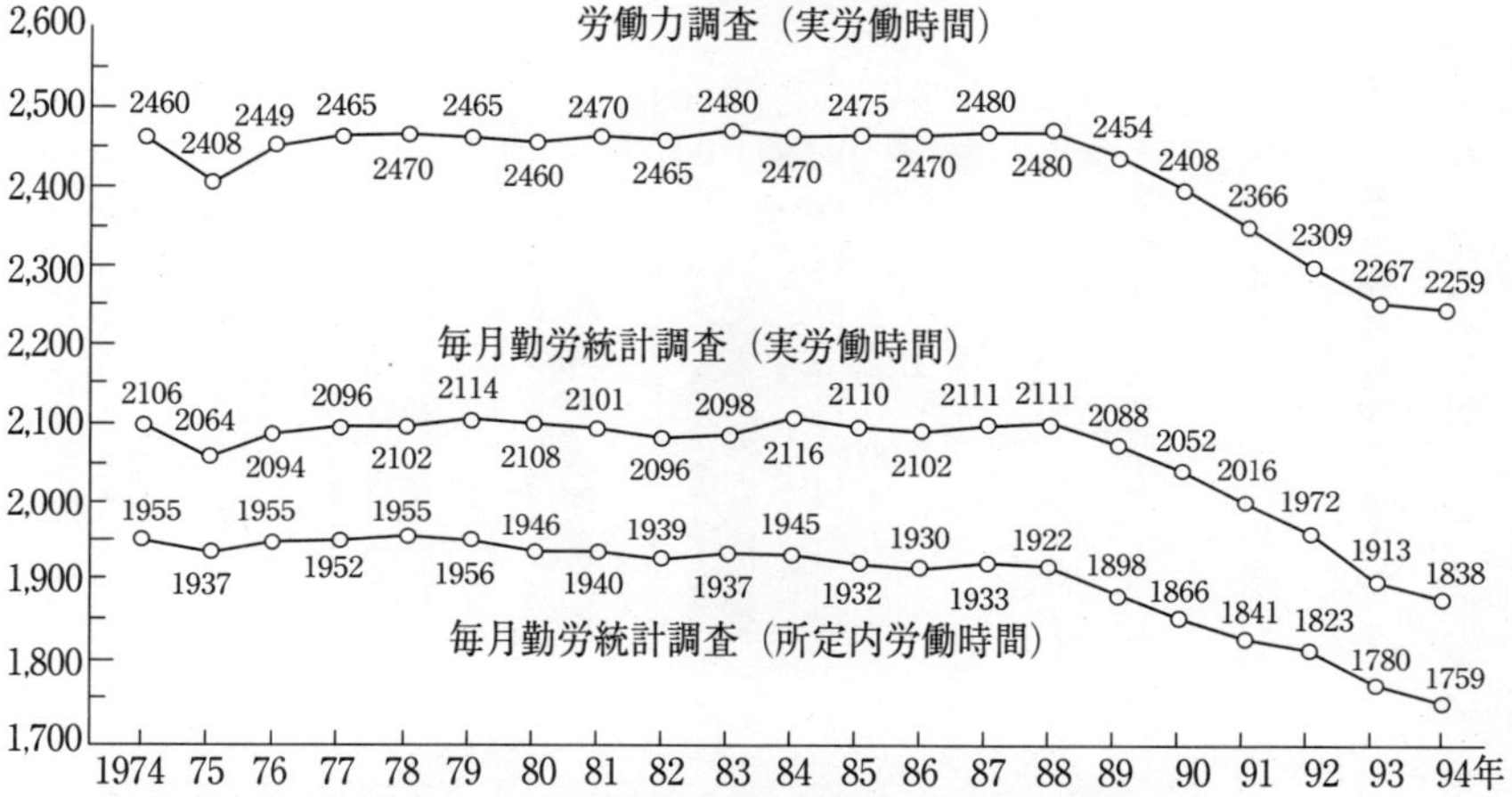

注　1994年の時間数は両調査とも1月から6月までの時間数を2倍にした暫定値.
資料　総務庁『労働力調査』（非農林業雇用者），労働省『毎月勤労統計調査』（常用労働者）.
出典　森岡孝二『企業中心社会の時間構造』（青木書店，1995）p.204.

人以上）でみると、一九七五年の二〇六四時間から、バブル真っ最中の一九八八年には二一一一時間と一貫して増加している。まさに「暗黒の時代」[84]であった。ただし、この労働省の統計は、企業側からの調査集計であり、手当の払われない残業（サービス残業）は計上されていない（図32）。より実態を反映していると考えられる総務庁の『労働力調査』と、労働省の実労働時間、所定内労働時間を合わせた労働時間の推移を図33に示す。日本人の労働時間の長さは、先進国の間でも群を抜いていた。

一九八六年の「国際協調のための経済構造調整研究会報告（前川レポート）」は、海外からの貿易黒字批判に対処しようと、内需拡大のための労働時間短縮をうたった。八七年の新前川レポートは、欧米並みの年間総実労働時間一八〇〇時間という目標を示した。ところがこの時、労働時間の延長は続き、労働環境は働くものに過酷な方向へ変貌した。

労働生産性を高め、高利潤を追求するために過密労働が強いられ、労働者間の絶え間ない共同と選別、管理が強化されてきた。その過程で、日本的労使関係の柱であった

図33　労働時間と自由時間（５カ国比較）

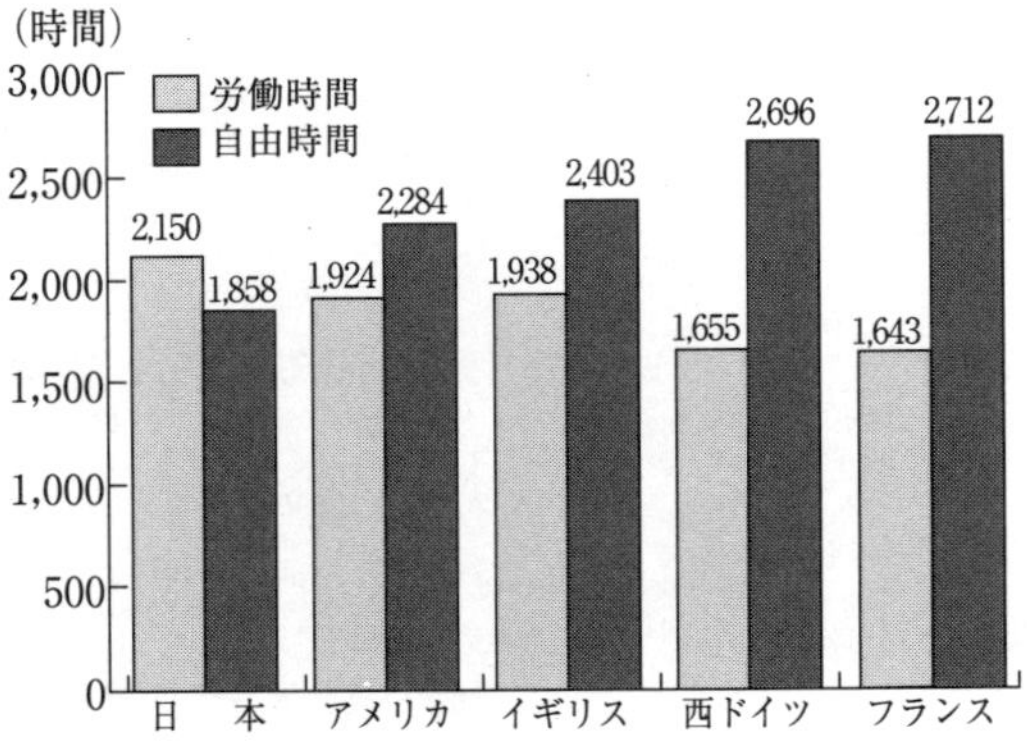

注　１．労働時間は1986年，自由時間は1985年の数値．
　　２．自由時間＝年間総時間（8,760時間）－家事時間の1/2－生活必需時間－年間総労働時間－通勤時間
資料　『経済白書』1988年版，経済企画庁編『時間と消費』1987年．
出典　図32と同じ，p.16.

「年功序列型賃金」と「終身雇用保障」は崩れ、選別的人減らしにともなう出向・配置転換・一時帰休が一般化し、さらに生産拠点を海外に移す「産業空洞化」も企業の生き残り作戦として展開されてきた。企業生き残り競争は、労働者に生き残る上での過酷な試練を強いる。労働者はお互いに競いあわされるようになって、業務の多忙による心身の過労、職場の人間関係の軋轢、昇進・昇給・配置転換などの処遇をめぐる悩み、さらに定年後の不安が急速に増大していった(85)。

一九八〇年代後半の財テク、土地・株式の投機、バブル経済の時期には、国際的なマネーゲームと化した二四時間ビジネスに、労働者は駆り立てられていった。この過酷な労働が働く人々にもたらしたのが、過労死すなわち、過労が引き金となって脳血管障害や心筋梗塞などの重篤な疾患がおこり、死にいたるケースの増加と、社会問題化であった（第9章参照）。

(5)　リストラと過労死・過労自殺の時代

(a)　リストラと過労自殺の時代へ

一九九〇年バブルが崩壊し、日本の産業は平成不況に突入した。倒産が相次ぎ、リストラ＝首切りで失業者は増加

し、駅や公園でホームレスの姿がみられるようになった。労働時間ははじめて短縮する傾向をとりはじめた。人々は生活が経済的に苦しくなったのとひきかえに、はじめて時間的ゆとりを手にいれるかのように見えた。しかし実際の職場では、過労によって追いつめられる人は減っておらず、そのなかで、自ら死を選ぶ労働者が増加してきた。

川人博弁護士によれば、過労自殺は次のような特徴をもっている。㈠過労死と同様、幅広くひろがっている。役員、中間管理職、一般職まで地位にかかわらず発生している。二〇歳代から六〇歳代まで。男性が圧倒的に多い。被災者は年間一〇〇〇人以上と推定される。㈡長時間労働・休日労働・深夜労働・劣悪な職場環境など過重な労働の負荷、重圧・過重なノルマ・達成困難な目標設定などの精神的負荷が、原因となる。背景には、バブル崩壊後の企業のコスト削減、人員整理や、行政改革による人員削減がある。㈢多くはうつ病などを患っていたと思われるが、精神科を受診してないケースもある。㈣ほとんどの企業は過労自殺が発生しても、その原因を労働条件や労務管理との関係でとらえようとせず、従業員の死を職場改善の教訓に生かさず、遺族にも冷淡である。㈤企業による隠蔽、自殺への偏見や差別から実態が外に伝わらない(86)。

(b)　社会病化する一般病

過労死や過労自殺は、氷山の一角に過ぎない。水面下には、長時間労働、国際化・二四時間化した金融・証券市場、国内外への単身赴任、一九九九年に施行された「男女雇用機会均等法」が合法化した女性にまでおよぶ夜間・長時間労働、家庭・学校・地域の機能崩壊によって、癒される機会を失い疲れはてた人々の姿がある。

アルコール依存症は、過労・ストレスへの対処行動、「職場のつき合い」や接待などの企業活動、二四時間アルコールが入手可能という商業主義により、広がっている。覚醒剤、麻薬も、暴力団の資金活動に結びつき社会問題化している。

高血圧や糖尿病などの成人病は、過労死の医学的な原因・危険因子となっているが、それら自身が精神的・肉体的ストレスによって悪化する性質がある。生命の危険を伴う病気に至るとわかっていても、「仕事が忙しい」と放置し医者にかからない人は数多い。そのような不健康で危険な生活行動は、社会によって強制されている面が確かにある。このような状態は、一般病の社会病化と呼ぶことができるのではないか。

おりしも低成長期に入った頃から、成人病を生活習慣病と呼ぶことが一部の医学者・厚生行政によって提唱され、平成不況の時代に入り急速に定着してきている(87)。たしかに生活習慣の変化は糖尿病や高血圧に影響する。しかしこの呼び方には、社会によって様々な過労・ストレスが強制されていることへの視点が欠落している。さらに食生活一つとっても、労働時間の延長や共稼ぎの増加を補う外食産業の増加等、社会的な要素は大きい。その意味で「生活習慣病」という言葉・考え方は、高度成長期の労働災害で企業側が唱えた「本人不注意論」の、低成長・平成不況期版といえる。

労災職業病は、過去のものでも、一部の労働者の病気でもなく、いまや全ての日本人の生活の中に入り込んでいるのである。

三　公害による戦後病人史

(1)　前史：戦前の公害病

鉱工業の発達、都市化とともに発生した公害は、明治時代からすでに社会問題となっていた。「足尾鉱毒事件」は、日本資本主義で最初の大規模な公害といわれるが、一八八五(明治一八)年に古河足尾銅山が洋式精錬技術を導入してすぐに、被害を出している。

その後、第一次世界大戦を契機に重化学工業化がすすむと、鉄鋼・化学肥料・人絹などを中心に、生産は急激に発展していった。満州事変以後は軍需が拡大し、工業生産はさらに増大していく。一九三〇年代には、鉱山や工場の公害、大気汚染・水質汚濁・騒音などの都市公害が、「全国都市問題会議」の場等でとり上げられている(88)。

しかし、戦前の公害では「公害現象はあっても公害問題は起こらない」(89)といわれ、被害者からの告発で騒動となったケースは、むしろ少なかった。被害を受けた住民からすれば、企業城下町といわれる企業の強い支配力や、戦争遂行のための軍需物資生産という錦の御旗の前に、泣き寝入りを余儀なくされる事情もあった。

そうしたなかで記録に残る被害者側の運動として、田中正造の直訴に至る足尾の農民による鉱毒反対運動や、三井神岡鉱山の農民・漁民の反対運動がある。

足尾鉱毒事件の特徴は、①公害防止費用の徹底した節約、②被害農民をだました過酷きわまる示談契約書、③被害農民の運動を軍隊・憲兵・警察力によって抑圧し、運動に加わった被害農民を兇徒聚衆罪の被告人として弾圧した、④権力が法制度上企業を擁護したなどと指摘されている(90)。また足尾の企業・古河による「煙害否認」「永久示談」「運動の分断・切り崩し」「被害地の全面買収」＝「事件そのものの湮滅」という対応は、公害の加害企業として典型的とみることができる(91)。

病人史に登場した戦前の公害病被害者には、戦時体制下には神通川の水を農業用水として利用した地域で発生したイタイイタイ病の被害者が挙がる（図34）。全国的にはこの時代に騒動となったのは、農作物や漁獲物、自然環境への被害が主で、健康被害が歴史の表舞台に登場するのは希だったといわざるをえない(92)。

図34　粗鉱生産量・粗鉱亜鉛品位・亜鉛選鉱実収率・推定廃物化亜鉛量およびイタイイタイ病要治療者数（累積）の推移

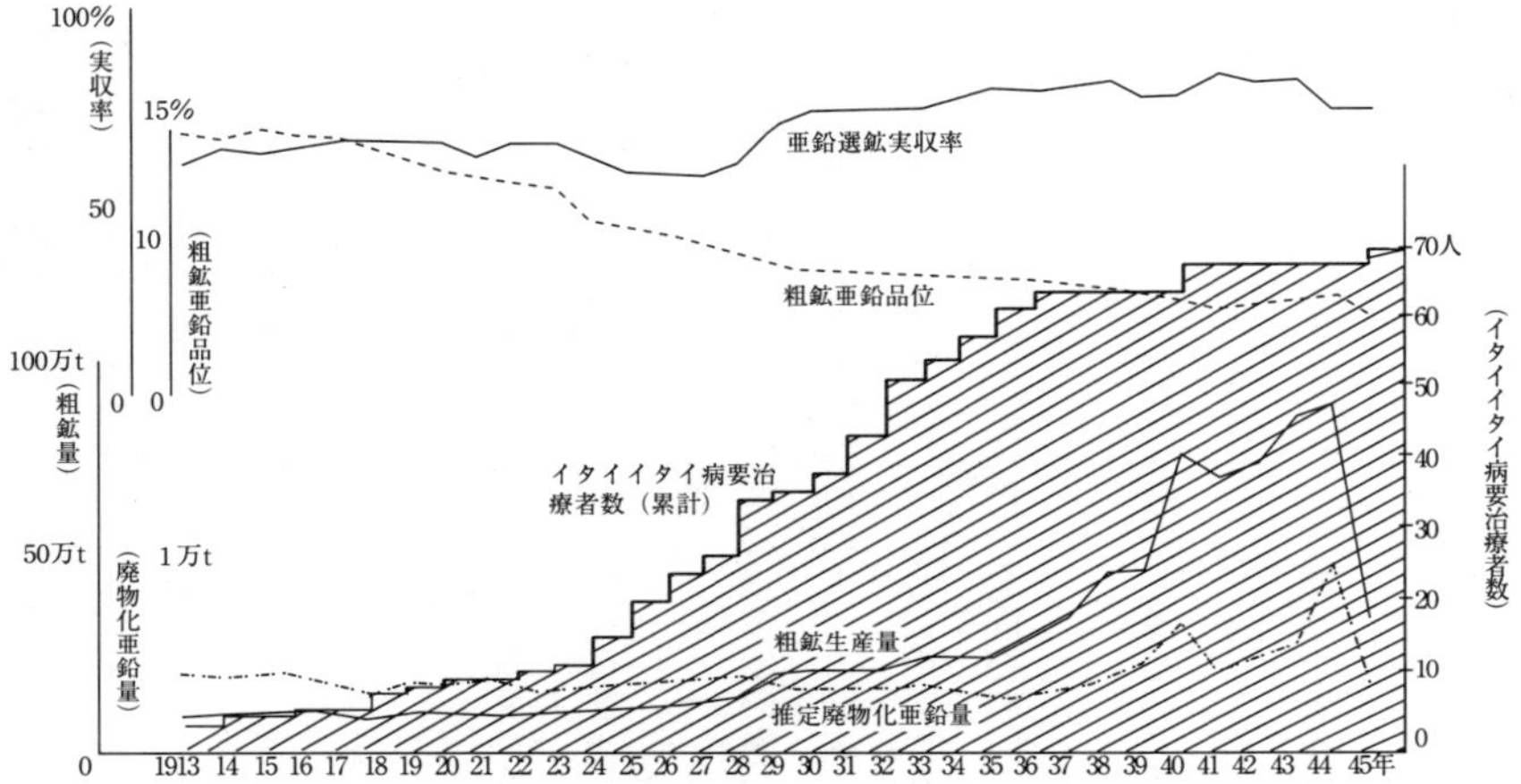

資料　表４－２，表５－４，「イタイイタイ病とその原因に関する厚生省の見解・付属資料」1968年，より作成.
注　倉知三夫ほか『三井資本とイタイイタイ病』p.125.
出典　神岡浪子『日本の公害史』（世界書院，1987）p.100.

(2)　公害病の発生：高度成長期のはじまり

イタイイタイ病被害者の存在は、公害病についても戦前・戦中と戦後に連続性があることを物語る。しかし高度成長によって鉱工業生産が驚異的なスピードで拡大すると、廃棄物などによる公害は質を変え、以前と隔絶した規模で人々の健康を破壊していった。

(a)　**水俣病の病人たち**

(イ)　水俣病の発生

熊本県水俣では一九五一（昭和二六）年ころから、アサリや牡蠣の空き殻が増え、魚が海面に浮き、猫が狂い死ぬ、海鳥やカラスが空から落ちる等、異変が続いた(93)(94)。

一九五六年四月、五歳の少女がチッソ付属水俣工場付属病院を受診する。前の月から、箸を上手に使えず、靴がうまくはけない。ふらふら歩き、言葉のもつれや嚥下障害がめだち、夜は不機嫌で寝なくなった、次第に狂躁状態を示すなど、多彩な症状を呈していた。患者の家族や近隣によく似た症状を呈する病人のいることがすぐ判明した。診察した細川一医師

（チッソ付属水俣工場付属病院院長）は、数年前から似た症状の患者を診ていた。

八月二九日、県衛生部を通じ厚生省に奇病の発生が報告される。その緒言には「昭和二九年から当地方において散発的に発生した、中枢性の痙性失調性麻痺と言語障害を主徴とする原因不明の疾患に遭遇した。ところが本年四月から左記同様の患者が多数発見され、とくに月ノ浦、湯堂地区に濃厚に発生し、しかも同一家族内に数名の患者があることを知った。なお、発生地区の猫の大多数は痙攣を起こし死亡したとのことである。よってただいままでに調査した約三〇例を得たので、その概要を記述する」とあった(95)。

チッソ水俣病院、医師会、保健所が協力した調査で、既往の患者、死亡者、新しい患者が確認・発見された。この際水俣病第一号の発生は一九五三年まで遡られた(96)。「その前からおかしかった」という人や、「それ以前にたしかに同じような死にざまだった」という話もある(97)。のちに発生は一九四一年まで辿られている(98)。

この調査や、のちに熊本大学で把握された「患者」のようすは、悲惨なものだった。「口からよだれをたれ流し、言葉はもつれて耳は聞こえず、手足がブルブルふるえ、身体もふらついて歩行ができない状態だった。また、自分の意思に反して腕や肩が動いたりすることもあった。さらにひどい症状になると、手足をばたばた叩きつけ、犬のようにほえながら体をゆすってもがき狂う状態になった」(99)。

はじめ被害者は、伝染病患者として扱われた。水俣に育った作家、石牟礼道子の『苦海浄土』に、つぎのようにある。「あれはまるでコレラ騒ぎであった。家々の台所、味噌がめ、この地方独特の漬け物である寒漬大根、だしじゃこ、魚などが調べられだした。家々の暮らしはくまなく白日の下にひきだされ、ひっくり返され、消毒衣をつけた市役所吏員らによってＤＤＴをうず高うふりかけられたのである」(100)。

(ロ)　有機水銀説の確立

原因解明ははじめ難航したものの、一九五九（昭和三四）年七月には熊本大学によって有機水銀説が発表される。

同年一〇月にはチッソ水俣病院でも、細川医師が工場排水によってネコに水俣病を発症させる実験に成功したが、結果は公表されなかった。一一月には厚生省水俣病食中毒部会から有機水銀中毒説にもとづく答申が出る。有機水銀の排出源は、チッソ水俣工場のホルムアルデヒド生産工程によるものと特定された。

しかし、それでもなおチッソは加害を認めず、清浦雷作（東京工業大）らの学者による「有毒アミン説」で反論する。一方、一九五八年には、工場排水の排出口を百間港から水俣川に変更し、有機水銀の汚染を不知火海全域、一〇万人を超える人びとに広げていった。

水俣の漁業は大打撃をうけた。水俣病が世間で話題になるころから、不知火海では魚が獲れず、獲れても売れなくなっていた。一九五九年秋、水俣川への排水停止、浄化装置の設置、漁業補償という漁民の要求をチッソが拒否し、衝突事件がおこる。被害者は「患者家庭互助会」をつくり、厚生省答申のあと、補償を求めてチッソと交渉を開始する。チッソ正門前の座り込みなど闘いは激しいものとなった。

(ハ)　支配者チッソ

チッソは戦前から水俣の支配者だった。その歴史は古く一九〇八（明治四一）年には水俣で肥料生産を開始している。戦争中軍と一体になり朝鮮・中国や東南アジアに進出して成長し、酢酸、塩化ビニルなどを生産する。この頃すでに水俣病が発生していたことはのち判る。

敗戦、財閥解体で水俣工場が唯一の資産となったが、戦後は傾斜生産方式の化学肥料増産にのって発展していった。一九六〇年代、石油化のための新鋭工場設立（千葉県市原市）を進めるにあたり、原資を稼ぎ出すべく水俣工場はフル稼働させられ、莫大な量の有機水銀が不知火海を汚染していった。この間元工場長が市長を勤め、市議会はチッソのために浜の埋め立てを決議するなど、水俣はチッソの支配下にあった(101)。

チッソを追求する水俣病の病人や漁業関係者以外は、水俣地域すべてがチッソ側に立った。「一九五九年の一一月には、地区労から商工会議所までの統一戦線ができあが一り、「工場排水説なんていうインチキな説を信じて、工場の操業停止をやられては困る」と県知事、通産省、厚生省に陳情したほどであった(102)。

こうした圧力の中で、県知事らで構成された水俣病紛争調停委員会の斡旋で、「見舞金契約」が同年末に結ばれる。これは、①死者三〇万円、年金成人一〇万円、未成年者三万円、②あとで水俣病の原因がチッソと確定しても新たな補償要求はしない、③チッソと無関係であることが判明したら直ちに補償は打ち切るという一方的なものだった。一九七三（昭和四八）年の裁判判決で公序良俗に反し無効とされたのが、この契約である(103)。

水俣病は、被害者の心身をむしばみ、生命を奪った。以下は、水俣市立病院に入院した「患者」の描写である。

(二)　ある重症水俣病患者

ときどきぴくぴくと痙攣する彼の頰の肉には、まだ健康さが少し残っていた。しかし彼の両の腕と脚はまるで激浪にけずりとられて年輪の中の芯だけが残って陸に打ち揚げられた一根の流木のような工合になっていた。……顔の皮膚にも汐の香がまだ失せてはいなかった。彼の死が急激に、彼の意に反してやって来つつあるのは彼の浅黒いひきしまった皮膚の色が完全にまだ、あせていないことを、一目見てもわかることである(104)。

同じ食事をとっていた家族内で、水俣病被害者を被害者である家族が看病することも、少なくなかった。

生まれたときから症状を呈する「患者」も、一九五八（昭和三三）年ころからあらわれてきた。この子どもたちははじめ脳性麻痺と診断されたが、魚を多食していた母親から生まれていたことが判明しても、毒物は胎盤を通過しないという当時の医学的「常識」から、胎児性水俣病の存在を疑問視する医学者が多かった。やがて保存臍帯中の有機水銀を分析した原田正純（熊本大学）らの業績により、胎児性水俣病の診断がされるようになった(105)。行政による認定は遅れ、一九六二年に一人目の、六二年に二人目の胎児性「患者」が死亡し、病理解剖で水俣病と診断され、はじめて認定対象となった。

病気の苦しみに加え、チッソ城下町水俣の市民は冷たい視線を被害者にむけた。「水俣病患者がいることはチッソの発展を阻害し、ひいては水俣市の繁栄を阻害する」(106)として、子供へのいじめ、就職・結婚の差別など、病人の迫害がつづいた。

(ホ)　「幕引き」と被害の拡大

見舞金契約を契機に、一九六四（昭和三九）年には水俣漁協が水俣湾の漁業回復宣言を行うなど、水俣病の騒動に幕を引こうという動きが強まった。その影で、しかし水俣工場のホルムアルデヒド生産高は急増し(107)、工場排水はとまらず、魚介類を介した水銀汚染は広がりつづけた。水俣病はやがて、想像を超える規模で不知火海を襲うことになる。

この間、国は被害の拡大を防止する手を、まったく打たなかった。厚生省が、チッソによる有機水銀汚染と水俣病の関係を認めたのは、チッソのアセトアルデヒド製造設備が閉鎖された一九六八年五月の四カ月後、六八年九月である。また、経済企画庁が水俣水域の有機水銀に関する水質基準を指定したのは六九年二月のことである。

(ヘ)　新潟水俣病

熊本で水俣病が話題になった時、新潟でも異変がおきた。一九五七（昭和三二）年、昭和電工は阿賀野川流域の新潟県鹿瀬町でアセトアルデヒドを増産し、廃水処理をせず阿賀野川に排出していた。そして六四年、三一歳の農民が視野狭窄、知覚障害、両側聴力障害を発症、翌年新潟大学神経内科椿忠雄教授によって水俣病と診断される。新潟水俣病第一号である。

一九六五年、新潟水俣病の発生が公表されると、新潟地区労、新潟勤労者医療協会などからなる「新潟県民主団体水俣病対策会議」や、「新潟水俣病被災者の会」が結成され、医療や生活の保障、加害者の特定をもとめる運動がおこる。昭和電工は、工程の図面やプラントなど証拠の隠滅をはかったり、新潟地震で倉庫から流出した農薬を原因とする「農薬説」（北川徹三・横浜国大）によって抵抗する。また、県の斡旋で、市町村・漁協・「患者」からなる「有機水銀被害対策協議会」が発足し、「漁業被害を含めて一切の損害を一億円で決着させようと」した(108)。

(ト)　新潟水俣病訴訟へ

幕引き策動が強まるなか民事裁判をおこすかどうか、被害者・支援者の課題となった。一九六三年に朝日訴訟の勝訴判決や松川事件の無罪判決があり、その影響から訴訟に踏みきろうという意見が強まった。しかし、被害者側は裁判に踏み切れずにいた。

患者たちは「お上にたてつくのは嫌だ」とか「一〇年後の一〇〇万円より明日の一〇万円の方がいい」「国が結論を出してから解決を国や県・市にお願いすればいい」と言うのです。この地域には小作争議の伝統があり、また、「死線を越えて」のキリスト教的社会主義者・加川豊彦が援助した木崎農民学校があって、患者のなかにはそこで学んだ者もいました。しかし、被害地域には江戸時代末期のいわゆる「与茂七話」（義民・与茂七がぬれぎぬを着せられ悶死したとき、「銭のない者はお上にたてつくな」と遺言した言い伝え）が伝承されていました(109)。

ところが「国が結論を出しても昭和電工は従わない」という昭電の態度が、被害者の怒りを呼んだ(110)。先行した熊本での被害、「見舞金契約」などで運動をつぶされた経過が、新潟の病人たちに、裁判での決着も辞さぬ決意を徐々に固めさせていった。一九六七年六月、昭和電工を被告とする新潟水俣病第一次訴訟が提起される。

(b)　四日市ぜんそくの病人たち

三重県四日市市は、木曽、長良、揖斐の木曽三川が流れ込む内湾の伊勢の海と、御在所岳、鎌ヶ岳など鈴鹿の山々に源流をもつ三滝川等の河川が送りとどける土砂がつくった豊かな土地だった。戦前紡績工場地帯として発展したが、一九五八年には海軍燃料廠跡地に三菱系の昭和四日市石油が操業を開始した。五九年、六一年の二期にわたり、三菱油化、三菱化成、三菱モンサント化成、日本合成ゴム、味の素、松下電工、三菱ガス化学、大協石油、大協和石油化学、中部電力四日市火力発電所のコンビナート群が建設され、つぎつぎと操業をはじめた。

一九五三年頃から伊勢湾で油くさい魚が獲れ、漁業に甚大な被害がでた。工場の排水を何とかしてほしいと再三企業に頼んでも聞き入れられず、磯津の漁師は土のうと廃船で、六三年六月三重火力発電所の排水口を実力封鎖する《漁民一揆》をおこす(111)。

(イ)　ぜんそく患者の発生

やがて一九六〇年代はじめ頃から、もともと漁師町だった磯津地区を中心に、急速にぜんそく患者が出始めた。六四年までに約三％、四〇歳以上で約七％、五〇歳以上で一〇％という高い発生率となった。

磯津の人たちは、亜硫酸ガスもｐｐｍも知らないが、同時刻頃に、ぜんそくもちでない家の人たちが、ゼイゼイ、ヒューヒュー、のどがおかしい、発作が止まらんと訴えることから、これは工場のせいとしか考えられんと体で知った(112)。

近隣のコンビナートから排出される亜硫酸ガス等を含んだ工場排ガスは、狭い地域の住民に集中的に襲いかかり、被害をだした。ある漁師出身の被害者は、「(昭和)二六年(一九六一年)に突然苦しい発作がきてね(当時五六歳)。

その時、磯津で六〇人ばか発作をおこしてね。重い人はいきなり、病院へ走ったですね」と語っている。病院の空気清浄室に入院していた別の「患者」は次のようにいう。

「実際、われわれはこうやって空気清浄室へいれていただいておるけれども、結局私の考えでは、大戦のときの防空壕ですわ。実際そうでしょう。一歩外へ出れば目に見えん亜硫酸ガスのために、ここへまた逃げ込まんならんという立場です。それでね、先生方も、この病気は絶対治らんということを言明して見えますので、もうお先真っ暗です。

……夜の一二時をまわってみなはれ、ずいぶんひどい。風向きの都合もありますけど、無風状態のときは、ほとんどここの患者さんでも発作を起こします。……このタンクくらい、なにして爆発せい、もうどうせ一生治らん病にとりつかれた以上は、どうなってもかまわんていうような、すてばちな気持ちも起こってくるわけですわ」(113)。

(ロ)　立ち上がる住民と行政の対応

被害にあった住民がついに行動を起こす。二四町で構成される塩浜地区連合自治会は、一九六〇年、市に陳情し、「四日市市公害対策委員会」を設置、六二年には県知事に無料診療、公害防止条例の制定などを陳情する。六一年にはアンケート調査を行い、公害の人体影響が老人と子どもに特に著しいことを明らかにした。さらに、自治会財政で公害病の診療費を負担する、大胆ともいえる方針がとられた。地元医師会も、公害対策委員会をつくり、総会で「今後、臨床により、明らかに公害によるとみられる患者を発見した場合は、その旨をカルテに記載、国や県・市町村などに通告して、真剣に公害防止策を練ってもらう」という方針を決定した。

市長の決断もあり、一九六五年に治療費の自己負担分を市費で支払う認定制度が発足し、第一回の審査会では申請のあった一八人全員が認定された。全国に先駆けたこの認定制度は、一九七〇年の「公害に係る健康被害の救済に関する特別措置法」の原型となった。

公害病被害者の救済施策と同時に、公害をもたらすような企業を誘致することの見直しを求める声も高まった。しかし、その後も公害病「患者」は増え続け、一九六六年には、ついに、ぜんそくを苦に首つり自殺する人がでる。

一九六七年、市内に最後に残された海岸に第三のコンビナートをつくる計画が立てられ、市議会はこのための埋立て・コンビナート誘致を決議した。同年九月、隣接するコンビナート六社を相手取り、損害賠償を求める訴訟が提起される。原告は、入院中の「患者」九人だった。

(c)　イタイイタイ病被害者

富山県の境にある岐阜県吉城郡神岡町の鉱山に、三井組が進出したのは一八七六（明治九）年で、一八九三（明治二六）年には全山を手中に入れる。蓄電池の極板など軍需によって生産はうなぎのぼりに増え、三井神岡鉱山は日本最大の鉛、亜鉛鉱山に成長した。

鉱毒事件は明治期からあり、廃液は近くの高原川から下流の神通川流域に汚染をもたらした。峡谷のみどりは枯れ、下流の農作物は大きな被害を受けた(114)(115)。神通川の水を農業用水・生活用水として使用している地域で、大正時代から「奇病」が発生し、戦争中に増加していたことは、先述の通りである(116)。

身体のさまざまな部分が痛み、骨がもろくなって簡単に骨折してしまうため、「患者」がイタイイタイと泣き叫ぶこの奇病は、中国から復員し家業を継いだ萩野昇医師によって、イタイイタイ病と名付けられた。

骨折という事態にぶつかると、家族のものたちはあわてふためいて……ひたすら慰めるのだが、それも日が経つにつれて、だんだんと疎んぜられてくる、農家のことだから、ひとたび農繁期を迎えると、もうたいへんである。……おばあちゃんは、自分の若かった頃の忙しさを思い出して、自分に構わずしごとをしなさいや、とすすめる。家人は気にしながらも田畑にでかける。このようにして疎んぜられていくのであるが、一度放置しだしたらそれまでである。農繁期が終わっても、もうだれも構わなくなってくる。……年月を経るに従って、寝たきりの病人はなるべく、じゃまにならない部屋に移され、そのうち、家のなかでももっとも使うことの少ない暗い納戸に押し込められてしまうのだ。

このようにして、イタイイタイ病の患者さんは家族にさえも忘れられて、ひとり「イタイ、イタイ」といいながら、ついには死んでいく(117)。

(d)　疫学とカドミウム説

一九五五（昭和三〇）年富山新聞に記事が載ると、医学界の注目を集め、共同研究が進みはじめる。当初その原因は、栄養障害と過労と考えられたが、「栄養不良と過労の農村」という報道は地元の反発をよび、「他の地区になぜ出ないのか。……熊野地区は県下のほかの農家とたいして変わらぬ生活をしている……」との批判をあびる。

被害者発生の地理的分布などの疫学的な特徴から、萩野は鉱毒説をたて、岡山大学小林純らとの共同研究で原因物質をカドミウムと特定し、一九六一年に発表する。「第一にイタイイタイ病の発生は、神通川中流域にかぎられており、またその地域の飲料水・作物を中心に多量のカドミウムが含まれていること、さらにこのカドミウムが神通川上流にある三井神岡鉱業所の亜鉛精錬過程で大量にでき、それが神通川に放流されて中流地域を汚染したこと、したがってイタイイタイ病の直接の原因はカドミウムであり、その責任は三井神岡鉱業所にあること」(118)を明らかにした

図35　イタイイタイ病患者発生地域図

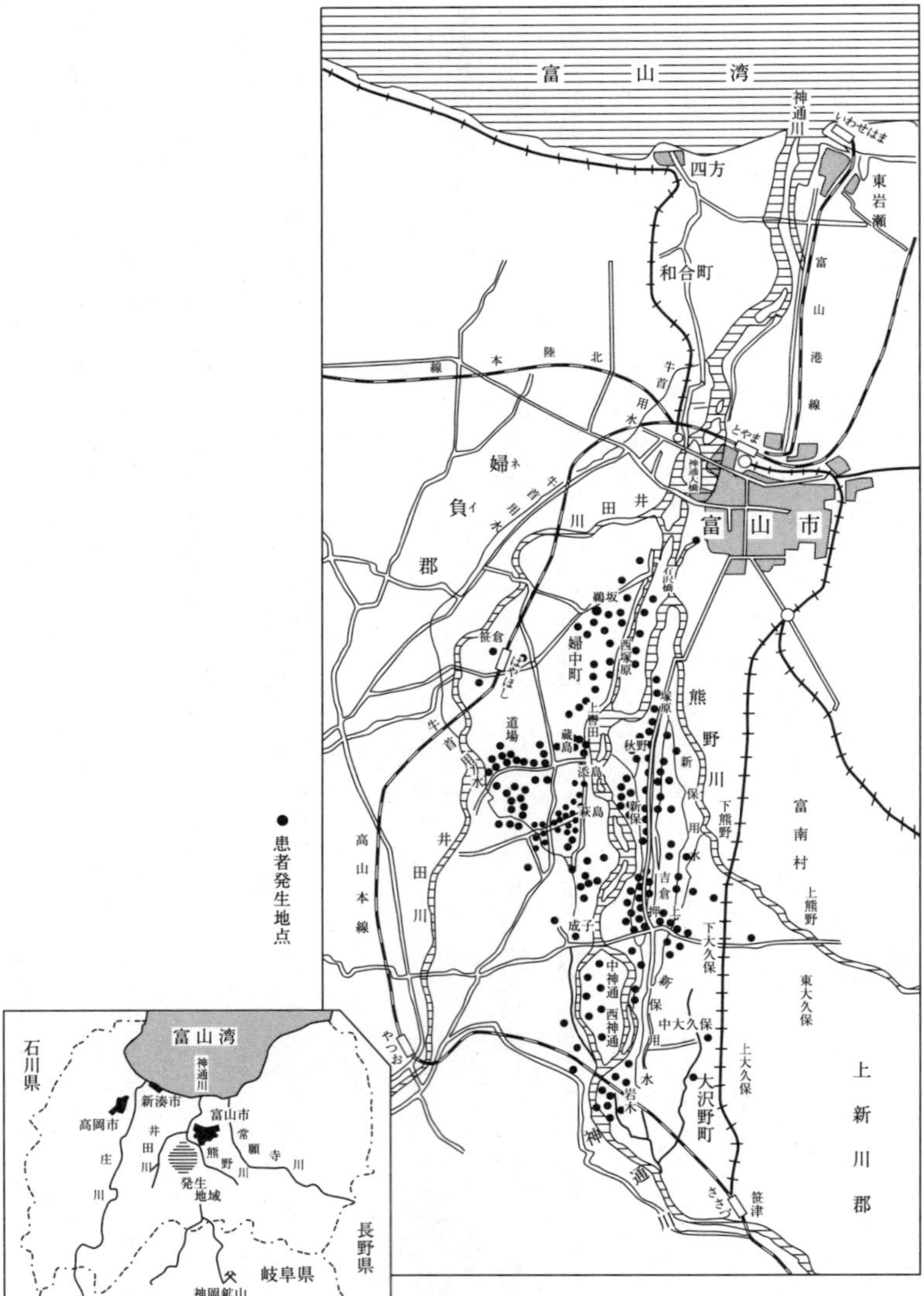

のである（図35）。

その最大の疫学的特徴は、被害者の発生地域が神通川から取水した用水を田や生活に利用している地域と完全に一致し、谷水などを利用している上流の地域には一人も被害者は見つからないことであった。また、居住年数をみると発生地域に永年住んでいる人々の中に多く発見された。女性に多かったが、出産回数、遺伝的素因、栄養、労働の強度などは、非発生地区と差がなかった(119)。

被害を受けた病人、住民は、一九六六（昭和四一）年にイタイイタイ病対策協議会を結成し、六七年にはむしろ旗をたて補償要求の行動をおこすが、三井はこれに応じなかった(120)。一九六三年厚生省はイタイイタイ病研究班を発足、六八年公害病であると結論、発表する。病人、遺族は、同年三月三井金属工業を相手取り、損害賠償請求の訴訟を提起する。

表16　公害病認定患者数および死亡数

（1975年3月末）

	患者数	死亡数
大気汚染	20,665	296*
熊本水俣病	592	107
鹿児島水俣病	92	8
新潟水俣病	516	23
イタイイタイ病	70	58
土呂久ヒ素中毒	40	1
笹ケ谷ヒ素中毒	15	1
合計	21,990	494

注　＊は1973年11月末現在
資料『環境白書』（昭和50年度版）
出典　庄司光・宮本憲一『日本の公害』（岩波新書，1975）p.34.

(e)　日本の公害の特徴

日本の高度成長期までの公害の特徴について、庄司光・宮本憲一『日本の公害』(121)は、三つの特徴を挙げる。

第一は、加害企業の犯罪（クリミナル）という性格が強いことで、被害の残酷さと、企業が長期にわたり責任をとらず、被害者に正当な補償をせず、有効な公害対策をとらなかったこと、それどころか事実をかくすという犯罪的な行動をつづけたこと(122)。

第二の特徴は、「絶対的損失とくに人的損失の大きいこと」。一九七五（昭和五〇）年三月末現在までの公害病認定患者数二万一八八九九人、死亡数は四九四名におよんだ。しかも、これらは国の制度によって認定された統計で、実際のごく一部である（表16）[123]。

第三の特徴は「地域開発などの政府・自治体の公共活動によって、公害の発生が促進され、政府・自治体が大企業の側に立って、住民運動と敵対する」[124]こと。

背景には、①民間設備投資・公共投資とも大量生産・流通にかたより、生活環境や安全対策（労災防止、環境保全）が後回しにされたこと、②産業構造が素材供給型重化学工業優先であり、二重構造のなかで公害防止技術の開発・負担能力の乏しい中小企業から公害が排出されたこと、③異常な大都市化・重化学工業の集積化、④大量高速運送体系の無計画な進行、⑤地価上昇で公害防止のための土地利用計画は困難、⑥大量消費生活様式の普及、⑦企業国家、企業主義、「草の根保守主義」などがある[125]。これらは労災・職業病の項で検討した内容と共通性がある。

(3)　高度成長期の公害問題

(a)　**四大公害裁判の提訴**

高度成長絶頂期の一九六七年から六九年、いわゆる四大公害裁判が提起された。新潟水俣病（一九六七年六月）は、加害企業の不法行為責任を問う最初の訴訟だった。新潟での裁判提訴のあと、新潟から裁判支援の署名要請が水俣、四日市に送られた。水俣からのカンパで、新潟「被災者の会」が富山を訪問し、被害者は連絡をとりあって影響しあい、裁判闘争をささえあった。同年九月には四日市ぜんそく、一九六八年三月にはイタイイタイ病の提訴となる。こうして、一九六〇年代末は、公害訴訟の時代を呈した。

被害者＝原告の気持ちは、新潟水俣病の原告桑野忠吾の次の言葉にあらわれている。

……いま、一番、我々の本当のささえになるのは裁判だ。おいつめられての裁判ですけれどね。猫でも、犬でも、鳥でも、せつのうなれば相手にかぶりつく。金もない。職業もない。働きたくても体をこわされている。その上政府はあのザマ。黙っていたら国民の命はいくらあっても足りない。一握りの財閥にみんな殺されっちまうんだ。これをこのままにすれば、日本は暗闇になる。第三のこういう病気を起こさないようにてんで裁判をお願いしたわけです。そういう具合で、どうか、公正の判決、公正の判決を出していただきたいと思います(126)。

(b) 水俣でのあゆみ

熊本の水俣病被害者の運動は、しかし、より複雑な経過をたどった。六八年新潟の被害者が水俣を訪問した集会での、水俣病家庭互助会中津美芳の挨拶に、それが見える。

私たちが第一回目の患者なのだから、あくまでもがんばって、命をかけて闘っていたら、新潟のあなた方を第二の水俣病患者にさせてくるしませなくてもよかった。一二年前のあのころは、世間も公害に関心がなく、チッソあっての水俣市だったため、患者以外の市民・労働者はすべて私たちの敵でした。思い余って工場になぐり込みをかけたときは死ぬ覚悟でしたが、息子の工員が前に立ちふさがって止めることもありました。その後、市民・県民全部ににらまれて、泣く泣くわずかな見舞金で手を打ったために、あなた方に大変な迷惑をかけました……(127)。

水俣の被害が新潟での闘いの礎になったことは先に述べたが、水俣の被害者側から新潟の裁判闘争をみる心境の微妙さが、このことばにあらわれている。熊本では、一九六八年に水俣病対策市民会議が結成され、ようやく市民から水俣病「患者」への援助の動きがはじまる。水俣病患者互助会は、「見舞金契約」を破棄し、改めて補償交渉を行うよう決めた。

その直後厚生省は、水俣病がチッソ水俣工場の排水による有機水銀中毒、公害病であるとの見解をようやく発表する。チッソは、江頭社長が被害者の家を謝罪してまわる一方、補償基準額を設定する「第三者機関」の設置を厚生省に求めた。被害者たちに厚生省は、委員の人選を一任し結論には異議なく従う「確約書」への調印を求めた。一任して調印するか訴訟に踏みきるかをめぐり被害者は分裂する。多数を占めた「一任派」は、死者の一時金最高四〇〇万円の斡旋案を翌年受諾する。チッソとの直接交渉を選んだ「自主交渉派」の人々もあった。

そして一九六九年六月、「訴訟派」の人々が提訴に踏み切った。

(c) 因果関係論争と被害者の勝訴

四大公害裁判は損害賠償請求として争われ、公害と被害の因果関係が争点となり、その意味で科学裁判となった。法廷内外で、公害による健康破壊をなくそうとする研究者・医師と、企業側の学者との論争が繰り広げられた。企業は、たとえば新潟水俣病の昭和電工に加担した「水銀農薬流出説」（横浜国立大・北川徹三）などに依り、責任を否定した。

水俣病裁判では、一九五九年に「見舞金契約」が結ばれ、チッソ側も因果関係を認めたが、それ以前は「旧海軍の爆薬説」（一九五九年）など原因を隠蔽する動きがあった。原告側には、被害者を患者として診療した臨床医や現地にはいって被害の実態を調査した研究者が加わった。新潟水俣病の原告側弁護団に、補佐人として多くの学者・研究者が加わった(128)のがその象徴である。原告側証人として法廷に立つ人々もあり、なかには、加害企業チッソ付属病院の院長ながら、原告側証人となった細川一の例もある。

四大公害裁判を通じて、公害による環境破壊の野蛮な実態、公害病との因果関係、それを放置した企業の責任が明らかにされていった。一九七一年にはイタイイタイ病、新潟水俣病、七二年には四日市公害、七三年には水俣病第一次訴訟の判決があり、いずれも被害者＝原告の勝訴となった。控訴となったイタイイタイ病も七二年に原告勝訴で確定に至っている。

これらの判決は、公害の防止・被害救済のために、重要な法律的判断を下した。イタイイタイ病では、カドミウムと発症の因果関係（のないこと）を立証しようと被告が申請した鑑定を却下し、疫学的因果関係論を法的判断の根拠とした(129)。水俣病・新潟水俣病判決は、企業側が最高の技術・設備・知識で安全性を確認し、それでもなお被害が予想されるときは操業短縮・中止が求められるという、企業責任論が示された(130)。四日市公害では複数企業の共同不法行為を認めた(131)。企業は責任を認め、補償協定を結ばざるをえなかった。新潟では判決前日、内容のいかんによらず上訴権を放棄すると昭電は宣言し、四日市、水俣でも企業は控訴を断念した。

(d)　つづく被害者の苦悩と闘い

裁判勝利で被害者の苦しみは止まず、償われず、むしろそれから長い闘いが始まった。第一に、公害病による障害は続いた。初期に注目された激しい症状を呈する患者は命を奪われたり、不自由な生活を送っていたが、慢性の比較的軽症の患者も多数潜在した。

水俣病についてみると、はじめこの病気は、ハンター・ラッセル症候群（運動失調、構音障害、求心性視野狭窄、聴力障害など）を呈し、急激な病状の悪化により、しばしば死に至るものとして社会に登場した。しかし、それ以外にも種々の症状を呈する患者がいることがわかり、「不顕性水俣病」（一九六九年、武内・熊大病理）、「潜在性水俣病」（七一年、原田・熊大内科）などの名称で、学会に報告されていった(132)。

地域的にも、患者の発生は水俣湾に限局されず、不知火海をはさんだ対岸にも広がっていることがわかった。このことはたとえば四日市喘息でも同じで、大気汚染の被害は裁判の発端となった磯津地区のみでなく、市内全域に広がっていた。裁判提起の時点では必ずしも知られていなかった被害の全体像が、その後さらに明らかになると、四日市喘息や水俣病のように二次訴訟が起こされた。一九七〇年代には、大気汚染や鉱害などの環境汚染が全国に、四大公害事件の地域を越えて拡大したため、公害訴訟や補償闘争も広がっていく。

新たな公害病が隠蔽された事例もある。一九七四年に天草郡有明町の「第三水俣病」や、徳山湾の水俣病と疑われる患者が、熊大第二次研究班によって発見された。マスコミなどの報道で全国に「水銀パニック」がおこり、各地に有機水銀で汚染された地域があることが知られていった。しかし個別検査で中毒が証明できないとし、環境庁は水俣病でないと判定した。水銀排出源の工場があったのに、疫学調査なしに結論を下したのは問題が多い。事実七六年の原田、藤野らの調査では、不知火海沿岸住民のなかの未認定「申請者の七割に水俣病の疑いがあり、四割は水俣病と診断できる」という(133)。

第二に、補償を受けようとする被害者の前に、「認定制度」が立ちふさがった。第三に、企業の「補償」は、被害者の苦しみを償うにたるものではなかった。これらについては、第9章で述べる。

そして第四に、企業城下町で、患者は差別や圧迫にさらされ続けた。水俣病の申請をした患者たちには「チッソの地域支配の中で歴史的なある種のうしろめたさ」(134)があったという。ほかの公害地域でも同様で、「うつるのではないか」「患者が騒ぐから地域の評判がわるくなる」という心ない言葉を患者が浴びることが、のちのちまであった。

(4)　低成長期における公害被害者の闘い

(a)　「第二期」に入った公害被害

一九六〇年代末から七〇年代には、光化学スモッグ、道路や新幹線、空港の騒音・振動など、あらたな公害のニュースが連日のように報道された。そうした公害の一つに、カネミ油症公害がある。一九六八（昭和四三）年から、西日本一帯の養鶏場で四〇万羽が大量死する事件がおこった。同じ時期、六七年末から六八年末までに、西日本各地で顔の黒ずむ奇病が一万四〇〇〇人以上に発生した。使っていた食用油と配合飼料のダーク油からPCBが検出され、原因はカネミ倉庫（北九州市）米ぬか油製造工程の脱臭装置で混入したものと判明した。認定されたのは死亡者一一六人を含む一八三三人であった。母乳を通じての乳児への移行や、妊娠中に胎盤を通じて胎児に移行し「黒い赤ちゃん」として生まれた例もある(135)。

カネミ油症は大量生産・大量消費型の食品を経由した中毒事件であり、同時にPCB・ダイオキシン類など新しい化学物質による公害病の先例でもあった。汚染規模と認定患者数の大きなギャップにも明確なように、PCBの人体影響調査はいまだ不十分である。

産業廃棄物による公害事件として一九七〇年に話題となったのが、日本化学工業小松川工場の鉱滓投棄による六価クロム公害事件である。クロム禍は工場内での鼻中隔穿孔は昭和はじめから報告され、肺癌の死亡事例など職業病としてはすでに問題となっていた。七〇年市川市の埋め立て地からクロム鉱滓五万トンが発見され、その後も同市内、浦安市、七三年には江東区大島、江戸川区堀江町でクロム鉱滓投棄が判明した。同時期にクロム肺癌の労災認定が発生し社会問題となった。「クロム被害者の会」など職業病患者と、住民、自治体が共闘し、クロム鉱滓恒久処理工法を日化工に行わせ、職業病裁判でも勝利していった(136)。この事件は、クロム投棄のやりかたなど旧来の企業犯罪に近い面もあるが、従来鉱山などに多かった鉱滓公害が、埋め立て・住宅地で問題になった点では、産業廃棄物問題の先例であった。

こうしたなかで公害反対運動もひろがり、公害裁判の被害者勝訴、環境保全のための法律改正、一九七二年国連人間環境会議（ストックホルム）の「かけがえのない地球」というテーマが話題になるなど、公害防止に向けた世論が高まっていった。

この時期、あらたに発生してきた公害には様変わりがみられた。それまでを公害の第一期とし四大公害事件に象徴されるようなクリミナル（犯罪的）な企業公害とすれば、第二期は、これらに加えて自動車公害やゴミ・合成洗剤問題など流通・消費過程で発生する都市公害が多くなった。民間企業の公害に加え、公共事業の公害が増加した。地域的には、公害は大都市と工業都市から瀬戸内、北海道、日本海地域、沖縄と、地方都市や農山漁村にまでひろがりはじめた。さらにすすんで公害輸出といわれるように、日本企業による東南アジアでの公害が問題となりはじめた(137)。

(b)　あいつぐ訴訟と公害反対運動

主な公害病被害者による訴訟を中心に、公害病について病人史の視点からまとめた年表を表17に示す。このほか、火力発電所や原子力発電所の建設差し止めを求めた、いわゆる「環境権」訴訟もおこされた。告発運動や直接行動、集会、学習会なども、無数に開かれていった。

公害の発生源である石油コンビナートの進出を、住民運動の力で事前に阻止した例として、一九六四年の三島・沼津公害反対運動があった。駿河湾最奥部にあたるこの地区に工場を誘致する動きに対抗し住民が結成した沼津市民協議会には、多くの学者・研究者が参加・協力し、数百回におよぶ学習会を開き、計画を阻止する力となった(138)。「はじめは無関心に見えた住民の潜在的エネルギーがよびさまされ、あきらめは科学的自信に変わった。そして市民協のよびかけにこたえ、毎回のデモは次第に大きくなった」(139)。

(c)　企業・国の巻き返し

しかし一九七三（昭和四八）年の石油ショック、ドルショックを境に、環境対策は世界的に後退をはじめる。七四

三　公害による戦後病人史

表17　小年表　公害による病人史

1890年	足尾鉱毒事件表面化
1893年	別子銅山煙害問題で，農民の反対運動
1901年	田中正造，足尾鉱毒事件の天皇直訴
1907年	渡良瀬川流域の谷中村強制撤収
1909年	日田市鉱山の煙害激化
1914年	日立鉱山で156mの高煙突完成
1937年	安中に日本亜鉛（のちの東邦亜鉛）精錬工場操業開始し，周辺に被害発生
1941年	富山県神岡工業所に住民が鉱毒対策を陳情
1953年	水俣病患者第１号発生
1955年	萩野昇，河野稔，イタイイタイ病を報告
	千葉市に大気汚染発生
1958年	本州製紙汚水事件（江戸川区で沿岸漁民が工場に乱入）
1959年	熊大研究班，水俣病有機水銀説発表
1961年	四日市市で喘息患者多発
	萩野昇，イタイイタイ病カドミウム説発表
1964年	新潟県阿賀野川有機水銀中毒患者発生（新潟水俣病）
	三島沼津地区住民，石油コンビナート進出阻止
1965年	四日市市独自の公害患者認定制度開始
	新潟大学，水俣病患者発生を公表
1967年	新潟水俣病患者，昭電を相手どって損害賠償慰謝料請求訴訟（４大公害訴訟のはじまり）
	公害対策基本法施行
	四日市公害病患者，昭和四日市石油など６社を相手に，損害賠償・慰謝料請求訴訟提起
1968年	イタイイタイ病患者，三井金属工業を相手に，訴訟提起
	油症発生（北九州市）
1969年	大気汚染防止法，騒音規制法施行
	カネミ油症事件福岡被害者の会，カネミ倉庫と鐘化を相手に訴訟提起
	水俣病患者29世帯112名，チッソに対し損害賠償請求訴訟提起
	大阪国際空港騒音公害で，住民が国を相手に訴訟提起
1970年	公害健康被害救済法施行
	水俣病補償妥結
	チッソ水俣工場第一組合が，公害反対スト
	光化学スモッグ多発
	公害国会で，公害関連14法案成立
1971年	PCB 汚染報告あいつぐ
	高知生コン事件
	イタイイタイ病裁判判決，患者勝訴
	環境庁発足
	中央公害対策審議会発足
	新潟水俣病裁判判決，患者勝訴
1972年	土呂久鉱山跡周辺にヒ素中毒発生
	四日市公害裁判判決，患者勝訴
	中公審，自動車公害専門委員会が排気ガス規制もとめる中間報告
1973年	水俣病第二次訴訟提起
	水俣病裁判判決，患者勝訴
	チッソと水俣病患者各派（水俣病被害者の会を除く）水俣病「補償協定書」締結
	中公審，公害の損害賠償補償制度を答申
	新潟水俣病共闘会議，昭和電工との保障協定書調印
	酸性雨，地盤沈下など
	公害健康被害補償法公布
1974年	自動車排ガス規制許容限度設定
	名古屋地区新幹線沿線住民，差し止め請求・損害賠償請求訴訟提起（初の新幹線訴訟）
	東京都にはじめての光化学スモッグ警報
	中公審大気部会，自動車排ガス51年規制を２年延期を報告
1975年	水俣病未認定患者，チッソを相手に損害賠償請求訴訟

	水俣病患者同盟の患者114人，チッソ重役等を殺人・傷害罪で告訴
	全国公害病患者の会連絡会発足
	千葉市の大気汚染公害病認定患者，川崎製鉄を相手に，損害賠償請求・6号高炉建設差し止めの訴訟提起（あおぞら裁判）
	低周波空気振動公害
	東京都江戸川区・江東区で日本化学工業跡地の六価クロム汚染
1976年	熊本地検，チッソ元社長，水俣工場長を業務上過失致死傷罪で起訴「和解」
	全国公害被害者団体交流集会開催
	国道43号線道路裁判
1977年	福岡カネミ油症裁判判決，患者勝訴
	水俣湾，熊本県の水銀ヘドロ処理事業開始
1978年	環境庁「大気汚染と呼吸器症状などに関する研究班」，複合大気汚染下では NO_X が汚染の指標になると報告
	大阪西淀川区の公害患者，国と阪神高速道路公団，企業10社を相手に，汚染物質排出差し止めと損害賠償請求の訴訟提起
	チッソ救済のための金融支援策（熊本県県債発行）閣議決定
	環境庁，NO_2 基準緩和
1980年	水俣病未確認患者・家族がチッソ，国，県を相手に，国家賠償請求訴訟提起（第三次訴訟）
1981年	NO_2 総量規制閣議決定
	千葉県君津市のダンプ街道でじん肺被害報告
	環境庁，小児水俣病の判断基準を通知
1982年	川崎市の大気汚染公害病患者，訴訟提起
1983年	環境庁，公健法の地域指定見直しを，中公審に諮問
	松山市の清掃工場からダイオキシン検出
	倉敷市大気汚染公害病患者訴訟提起
1985年	初の都内全域光化学スモッグ注意報
1986年	公健法の地域指定全面解除
1987年	水俣病第三次訴訟判決，国・県の責任を認める
1988年	改正公健法施行，新規公害病認定打ち切り
	千葉川鉄公害裁判判決，患者勝訴
	尼崎大気汚染公害病患者訴訟提起
1989年	名古屋南部大気汚染公害患者訴訟提起
1991年	西淀川公害訴訟判決，企業に損害賠償命令．国などの責任認めず
	千葉川鉄公害訴訟，和解成立
1994年	川崎公害訴訟判決，企業に損害賠償命令．国などの責任認めず
1994年	倉敷公害訴訟判決，患者勝訴
1995年	西淀川公害訴訟で，企業と和解成立
	水俣病未認定患者救済の政府解決策，発生以来はじめて提案し，首相が謝罪の談話
	東京都大気汚染公害病患者訴訟提起
1996年	新潟水俣病訴訟，和解成立
	川崎，倉敷公害訴訟，それぞれ企業と和解成立
	瀬戸内海の豊島で，国内最大規模の産業廃棄物の不法投棄
	杉並区の不燃ごみ圧縮施設周辺で，目やのどの痛み（「杉並病」）
2000年	尼崎公害訴訟判決（一審神戸地裁，被告は国と阪神高速道路公団），名古屋南部公害訴訟判決（一審名古屋地裁，被告は国と企業10社）で，いづれも患者勝訴．自動車排ガスの影響を認め，差し止め請求を命じた．尼崎は同年12月，名古屋南部は2001年8月に和解．

資料　神岡浪子『日本の公害史』（世界書院，1987），「私たちの青空裁判」編集委員会『私たちの青空裁判』（光陽出版，1994），朝生邦夫『大気汚染訴訟あおぞら裁判』（合同出版，1991），正義が正義と認められるまで刊行委員会『正義が正義と認められるまで　倉敷公害訴訟を闘った人びとの記録』（1989），その他新聞記事などより，筆者作成．

年にはアメリカ合衆国で自動車排気ガスの基準を定めたマスキー法の実施が延期され、日本でも七六年排気ガス規制が延期された。

一九七七年二月、経団連は公害健康被害補償制度を改定し、公害指定地域を解除するよう意見書を政府・自民党に提出する。さらにかねてから鉄鋼、自動車、電力など業界や通産省から圧力があった二酸化窒素の環境基準につき、七八年環境庁はこれを緩和する告示を出す。当時、硫黄酸化物の大気中濃度などは改善していたが、窒素酸化物や浮遊粒子状物質についてはほとんど変わっていなかった(140)。環境中の窒素酸化物の影響について、疫学調査などの研究が進められているさなかの、基準緩和であった。

その後、窒素酸化物や浮遊粒子状物質を主体とした大気汚染の、種々の危険性が明らかになっている。一九八六(昭和六一)年に報告された東京都複合大気汚染健康影響調査では、七八～八四年に、都内測定局の半径一キロ以内での一〇年間の肺癌、その他の癌、虚血性心疾患による死亡率と窒素酸化物・硫黄酸化物暴露量の間に高い相関があるという(141)。

一九七七年には、水俣病の認定基準が再度改訂され、一九八七年には、ついに公健法の改定が成立し、大気汚染指定地域四一カ所の解除と公害患者の新規認定打ち切りが決定された。この時期の動きについては、第9章で改めて述べる。

(d)　低成長期と公害病

高度成長期におそるべき規模で公害を生み出した構造は、低成長期に入って、公害を防止する方向に変わっていったのだろうか。チッソ水俣工場のように操業が止まったところもある。大気汚染のように、一部の有害物質については減少しているものもある。しかし、企業側の公害防止の努力による効果はその一端にすぎない。

チッソの場合は水俣工場を閉鎖するのが企業の生き残り戦略であった。大気汚染の変化も、産業構造が変化して国内の素材供給型工場の生産高が減ったことが、要因としてむしろ大きいかも知れない。低成長期の公害の構造をみるには、オイルショック以後のわが国の中心的な産業が、公害防止に成功しているかをみる必要がある。

(e)　ハイテク汚染

低成長期以降の代表的産業である半導体生産は、大量の地下水、多種多様な新しい化学物質を生産・貯蔵・利用する。廃液を貯蔵する地下タンクからの漏液事故や有害廃棄物の処理過程で、地下水汚染など重大な環境破壊が起こりうる。すでに一九八三年には兵庫県太子町で、八七年には千葉県君津市で、井戸水から発ガン物質のトリクロルエチレンが検出され、君津市では池の鯉の異常や、障害児の発生まで報告された。いずれも汚染源として半導体工場が特定されている。

このような地下水汚染は、熊本、宮崎をはじめ全国に広がっている。しかも、四大公害事件と同様、企業と行政が公害隠しに奔走するという例も後を絶たない(142)。かつて公害をうみだした社会の構造は変わっていないのである。

(f)　生活のなかからの公害

廃棄物の焼却によって発生するダイオキシン類による汚染が、母乳中の濃度で測られるようになって久しい。環境ホルモン（内分泌撹乱物質）は、自然環境で動植物に影響を与え、食器などから溶け出すケースが報告されるなど、生活の奥深く入り込んでいる。

このように、企業活動によって大気や生活用水が汚染される公害だけでなく、製品として生活に入り込むものが汚染されてきている。新築の建物の建材、壁紙、接着剤などから出るアルデヒド類による「シックハウス症候群」もその例である。遺伝子操作技術の食品をつうじての人体への影響は、未知の部分が大きいまま、市場に拡散しつつある。

さらに、企業活動のみでなく、生活ゴミの処理過程で生じる環境への影響が、問題になっている。一九九六年四月頃から、東京都杉並区の不燃物中間処理施設・都杉並中継所の周辺で、目やのどの痛み、皮膚のかぶれ、頭痛、倦怠感などの症状を訴える人が、数多く出現し「杉並病」と呼ばれるようになった。規模は数百名とみられ、廃園に追い込まれた保育園や転居した住民もある。中継所は不燃ゴミを集め、圧縮して効率的に遠方の処理場に運ぶための施設で、圧縮時の熱でプラスチックなどが変化する可能性がある。しかし都や区は中継所との関連性は不明として、対策をとっていない(143)。

産業廃棄物も一般廃棄物も、その「最終処分場」のある地域は、海辺の埋め立て地や、長野県の美しい自然の中、瀬戸内海豊島のような島である。大量生産、大量消費、大量廃棄という流れによって、それらの地域が汚染されると、有害物質は環境中に放たれ、水や食物連鎖を通じ人の生活・身体に入ってくる(144)。

かつてレイチェル・カーソンは、農薬などの化学薬品による環境破壊について「アメリカでは、春がきても自然は黙りこくっている。そんな町や村がいっぱいある」(145)と述べた。いまや、産業と生活の最終廃棄物によって、もっと日常的で間断のない、それだけ取り返しのつかないかたちで、自然環境の破壊が達成されようとしている。

二〇世紀の公害は、資本主義国・社会主義国をとわず、工業化をすすめた国で広く問題になった。前世紀の末からは、途上国の開発や先進国のゴミ処理目的に、公害の輸出・国際化が問題になっている。

公害の予防や汚染物質の処理をめぐっては、それを経済に組み込むのか、環境を破壊しない「内発的発展」をめざすのか、理論的な検討が行われている(146)(147)。決定的な解決策のないまま二一世紀に受け継がれた環境問題が、いま正念場を迎えていることは確かである。

(1) 川上武『現代日本病人史』(勁草書房、一九八二年)三頁。
(2) 佐久病院史編集委員会『佐久病院史』(勁草書房、一九九九年)。
(3) 若月俊一「某工場に於ける災害の統計的並に臨床的研究(上)(下)」「民族衛生」第一〇巻第五号、六号、一九四二年。
　若月は災害発生が秋に多かったことを見いだし、その理由として以下のように述べた。「『臨時雇』が秋期に多く雇入され且つこの時期に生産速度が甚だ高かったであろう事が大体推測されるのである。丁度この頃はかのノモンハン事変直後に当る事を思えば、かかる工場の著明なる生産拡大もよく理解できる様に考えられる。」(出典：若月俊一『農村医学』勁草書房、一九七一年、五一〇頁)。
(4) 野口悠紀雄『一九四〇年体制』(東洋経済新報社、一九九五年)。
(5) 前掲(4)一三三―一三四頁。
(6) 藤本武『労働災害』(新日本新書、一九六五年)一五二―一五三頁。
(7) 前掲(6)一五三頁。
(8) 中央労働学園『労働年鑑　昭和二三年版』(出典：(6)一五三頁)。
(9) 前掲(6)一五三頁。
(10) 有沢広巳監修『昭和経済史　中』(日経文庫、一九九四年)七三―七六頁。
(11) 前掲(10)一〇〇頁。
(12) 前掲(6)一五七頁。
(13) 藤本武「労働災害」『世界大百科事典第二版 CD-ROM 版』(日立デジタル平凡社、一九九八年)。
(14) 「一九四五～五一年の炭鉱災害件数」『炭労十年史』より(出典：前掲(6)表Ⅳ-6)。
(15) 森広太・原田正純『同時代ドキュメント　三池炭鉱　一九六三年炭じん爆発を追う』(NHK出版、一九九九年)三六―三七頁。
(16) 前掲(6)一五六―一五七頁。
(17) 敗戦直後から全国の炭鉱労働者の蜂起・争議が広がるなかで、三井美唄炭鉱にはじまった生産管理闘争が、三菱美唄炭鉱・三井北炭系一〇鉱、常磐高萩炭鉱などに拡大した。「体験談が伝えるところでは、生産は鉱山局に指導をあおぎ、保安はGHQが厳しく管理する下で採掘・運搬に従事し、送炭から販売まで手掛けていく鉱夫達のエピソードが、闘いの挫折にもかかわらず一様に誇らし気であることが共通している」前掲(15)五九－六〇頁。

(18) 前掲(6)一五七頁。

(19) 前掲(15)七八頁。

(20) 奈賀悟『閉山　三井三池炭坑一八八九～一九九七』(岩波書店、一九九七年) 一四八－一四九頁。

(21) 前掲(20)一五九頁。

(22) 前掲(15)六六－六八頁。

(23) 前掲(15)六六頁。

(24) 前掲(15)二七〇－二七一頁。

(25) 前掲(20)二四七頁。

(26) 細川汀「戦後の産業発展と労災職業病の歴史からの視点」「月刊いのち」第二〇二号 (日本労働者安全センター、一九八三・七) 三二頁。

(27) 山田信也「労災職業病四〇年　第一回　職業病との出会い」「労働と医学」一九九六年九月号、東京社会医学研究センター、四八頁。

(28) 前掲(10)一九二－一九三頁。

(29) 国勢調査「職業大分類別従事者数」一九五〇年～一九九五年総務庁ホームページ。

(30) 前掲(10)二一二頁。

(31) 前掲(10)二一三－五頁。

(32) 昭和三〇～四〇年代に導入された外国技術の内容をみると、「わが国で戦前から産業として確立していた分野(鉄鋼・造船・硫安など)、欧米では戦前から産業として確立していた(が)わが国では未発達の分野(家庭電器・乗用車など)、欧米でも新しく企業化された分野(エレクトロニクス・合成化学・原子力など)に大別される」。前掲(10)二一三頁より。

(33)『総合衛生公衆衛生学（第一版）』（南光堂、一九七八年）三六八頁。
(34)細川汀『職業病と労働災害』（労働経済社、一九六六年）一五〇－一五一頁。
(35)山田信夫『現代の鉛中毒』（医療図書出版、一九七七年）。
(36)広瀬俊雄『労働・生活環境をさぐる問診法』（あゆみ出版、一九八四年）三四頁。
(37)前掲(26)三八頁。
(38)前掲(34)二頁。
(39)戸木田嘉久『現代の合理化と労働運動』（労働旬報社、一九六五年）二三八－九頁。
(40)前掲(39)二三八－二四九頁。
(41)前掲(33)五三〇頁。
(42)青山英康編『頸肩腕障害――職場におけるその対策』（労働基準調査会、一九七九年）三六－四四頁。
(43)前掲(42)二二八－二二九頁。
(44)中村美治編著『あなたの健康問題――業務疲労・ストレス・職業病からの解放』（学習の友社、一九八六年）一三五－一五七頁。
(45)山田信也「山林労働と白ろう病」『社会医学双書1　人災と健康』（光生館、一九六七年）一六二頁。
(46)林野庁『平成一一年林業白書』の要旨 http://www.rinya.maff.go.jp/PURESU/4gatu/hakusyo.pdf
(47)林野庁の「林業労働と機械化の現状分析と将来の方向」（一九六三年）（出典：全林野労働組合「ぜんりんや」四八号、一九七〇年）二一頁。
(48)前掲(45)一八四－一八五頁。
(49)全林野労働組合編『この痛みを知れ　白ろう病患者の訴え』（土曜美術社、一九七六年）一二二－一二三頁。
(50)山田信也「労災職業病四〇年――『現代の労働と健康』第四回」「労働と医学」五四号、一九九七年、四八頁。
(51)前掲(50)七七頁。
(52)前掲(50)七七頁。
(53)前掲(33)五七四－五七五頁。

(54) 前掲(2)二四四頁。
(55) 前掲(2)二五一頁。
(56) 松島松翠『農村医療の現場から――農薬・健康管理・食生活』(勁草書房、一九九五年)二頁。
(57) 農薬中毒事故集計(厚生省薬務局監視指導課)(出典:前掲(56)五頁)。
(58) 前掲(56)一三―二四頁。
(59) 若月俊一『農村医学』(勁草書房、一九七一年)一六一頁。
(60) 前掲(10)一八五―一八六頁。
(61) 前掲(59)一六一頁。
(62) 天間征『離農』(NHKブックス、一九八〇年)一七五―一七六頁。
(63) 前掲(62)一七〇頁。
(64) 前掲(59)一八二頁。
(65) 前掲(2)二四六頁。
(66) 「第六章 労働条件・生活条件と病人」「三 ヨロケと鉱山労働者」川上武『現代日本病人史』(勁草書房、一九八二年)四二八頁―。
(67) 同盟会(鉱山の労働組合)の蘇原松次郎代表は、復興のために地下資源の開発、加工、優秀な機械の輸出が必要と訴え、「そのためには、第一にヨロケのない職場を作ることである。第二には罹患者や家族に対し、完全なる国家補償が実施されることでなければならない。そして全労働者が安心して力一ぱい働くことの出来る社会を作ることが、敗戦日本の再建への最も近道であろうと考えるものである」と述べた。足尾銅山労働組合編『足尾銅山労働運動史』足尾銅山労働組合、一九五八年より(出典:三浦豊彦『労働と健康の戦後史』(労働科学研究所、一九八四年)一四一頁)。
(68) 前掲(67)三浦豊彦『労働と健康の戦後史』一四六―一四七頁。
「一 日本の鉱山労働者の珪肺患者数は、内輪に積つても、全坑内労働者数(二万五千人)の約一九%、四千八百人、坑外を加へれば五千六百人といふ大数に達するものと推定されること。

二　珪肺にかかつてゐる労働者の大部分は、不幸にも、鉱山の医学的設備の不十分と労働法規の不備のために、正確な診断の下に正常な治療的処置と、従つて十分な補償とによつて、憲法第二十五条で保障されている『健康で文化的最低限度の生活を営む権利』を享受することなく、極めて不満足、不安な状態におかれていること。

三　かかる現状を放置しておくと、鉱山労働者の生活の安定と労働意欲の高揚とは到底望み得べくもなく、またかかる労働者の不幸と惨害とによる労働不安が鉱山に厳存する限り、鉱山経営は永久に明朗な発展を期し得ず、経営の経済的倫理的基礎は確立し得ない」。

(69)　海老原勇「じん肺運動史（戦後編）(5)」「健康会議」（医療図書出版社）一九七四年一一月号、五五頁。
(70)　海老原勇「職業病運動史戦後編(13)」「健康会議」一九七五年七月号、四五頁。
(71)　前掲(67)二〇五－二一三頁。
(72)　細川汀『職業病と労働災害』（労働経済社、一九六六年）一五七頁。
(73)　前掲(72)一五七頁。
(74)　前掲(10)二一〇頁。
(75)　前掲(10)二四八頁。
(76)　三橋規宏・内田茂男『昭和経済史　下』（日本経済新聞社、一九九四年）八〇頁。
(77)　宮本憲一『昭和の歴史一〇　経済成長＝増補版』（小学館、一九八九年）四二〇－四二一頁。
(78)　鎌田慧『自動車絶望工場――ある季節工の日記』（講談社文庫、一九八三年）三六－三七頁。
(79)　前掲(42)一八九頁。
(80)　前掲(42)一七八頁。
(81)　上畑鉄之丞「ＶＤＴ労働の健康対策――ＭＥ技術革新下の保健対策」「月刊いのち」第二〇九号（日本労働者安全センター、一九八四年）三頁。
(82)　前掲(77)四二三、四三一－四三二頁。
(83)　暉峻淑子『豊かさとは何か』（岩波新書、一九八九年）一〇五頁。
(84)　小倉一哉「『リーディングス日本の労働４　賃金と労働時間』第三章労働時間　解題」（日本労働研究機構、一九九八年）二九九頁。
(85) 宮野伸介「過労死と労働組合」過労死弁護団全国連絡会議編『ＫＡＲＯＳＨＩ［過労死］国際版』（窓社、一九九〇年）七二頁。
(86) 川人博『過労自殺』（岩波新書、一九九八年）一五六－六三頁。
(87) 日野原重明『「生活習慣病」がわかる本』（ごま書房、一九九八年）一九頁。
(88) 神岡浪子『日本の公害史』（世界書院、一九八七年）九三頁。
(89) 前掲(88)一〇一頁。
(90) 前掲(88)七頁。
(91) 清水みゆき『近代日本の反公害運動史論』（日本経済評論社、一九九五年）九〇頁。
(92) たとえば、反「公害」運動史論の立場で、足尾銅山や別子銅山の公害事件を詳細に検討した前掲(91)でも、被害農民の健康被害については言及されていない。
(93) 原田正純『水俣病はまだおわっていない』（岩波新書、一九八五年）三頁。
(94) 矢吹紀人『あの水俣病とたたかった人びと』（あけび書房、一九九九年）一七頁。
(95) 水俣病被害者・弁護団全国連絡会議編『水俣病裁判』（かもがわ出版、一九九七年）三四－三五頁。
(96) 石牟礼道子『苦海浄土　わが水俣病』（講談社文庫、一九七三年）三六－三七頁。
(97) 宇井純『公害原論』（亜紀書房、一九七一年）八六頁。
(98) 前掲(95)一二三頁、一九七一年の熊本大学第二次研究班の調査。この調査では、汚染が対岸の天草におよんでいること、慢性水俣病の存在などが新たに明らかになった。
(99) 前掲(94)一九〇頁。
(100) 前掲(96)二〇三頁。
(101) 前掲(95)四三－五〇頁。
(102) 前掲(97)一一六頁。
(103) 前掲(93)五－一一頁。

(104) 前掲(96)一二一－一二二頁。
(105) 原田正純「水俣のイメージ　『未来の命』汚染する怖さ学んだか」「東京新聞」二〇〇一・三・一五夕刊。
(106) 前掲(95)七〇頁。
(107) 坂東克彦『新潟水俣病の三〇年――ある弁護士の回想』（ＮＨＫ出版、二〇〇〇年）二一頁。
(108) 前掲(107)二四－二七頁。
(109) 前掲(107)二九頁。
(110) 前掲(107)三一頁。
(111) 「四日市公害学習案内ガイドブック第一号　四日市公害ぜんそく4死んだ海」「四日市再生「公害市民塾」ホームページ」http://www.cty-net.ne.jp/
(112) 「四日市公害学習案内ガイドブック第一号　四日市公害ぜんそく5公害ぜんそく」前掲「四日市再生「公害市民塾」ホームページ」。
(113) 前掲(112)。
(114) 萩野昇『イタイイタイ病との闘い』（朝日新聞社、一九六八年）四二－四三頁。
(115) 八田清信『死の川とたたかう』（偕成社、一九七三年）四九－五二頁。
(116) 前掲(88)九九頁。
(117) 前掲(114)二一－二二頁。
(118) 前掲(88)一二六頁。
(119) 「イタイイタイ病のはなし」「神通川を清流に　神通川流域カドミウム被害団体連絡協議会ホームページ」http://www.micnet.ne.jp/idsa/
(120) イタイイタイ病対策協議会『イタイイタイ病のはなし』（イタイイタイ病対策協議会、一九八二年）三四頁。
(121) 庄司光・宮本憲一『日本の公害』（岩波新書、一九七五年）。
(122) 前掲(121)三一－三二頁。
(123) 前掲(121)三四頁。

(124) 前掲(121)三六頁。
(125) 前掲(121)三九－六六頁。
(126) 新潟水俣病裁判原告第五準備書面第一編第一章より：出典は前掲(88)一〇九－一一〇頁。
(127) 新潟水俣病被災者の会会長であった近喜代一の日記より。出典は前掲(107)四八－四九頁。
(128) 宇井純（東大、都市工学）、山田信也（名古屋大、衛生学）、木村安明（農薬研究家）、丸山博（大阪大、公衆衛生学）、久保全雄（新日本医師協会、医師）、斉藤恒（沼垂診療所、医師）、宮本憲一（大阪市立大、地域経済論）、庄司光（京都大、環境衛生学）、吉村功（名古屋大、数理統計学）らが加わった。前掲(107)四〇－四一頁。
(129) 前掲(88)一二七頁。
(130) 前掲(88)一一〇、一一四－一一五頁。
(131) 前掲(88)一二二頁。
(132) 前掲(93)。
(133) 前掲(93)六七－九六頁。
(134) 前掲(93)一三九頁。
(135) 溝口勲「油症」前掲(13)『世界大百科事典第二版 CD-ROM 版』。
(136) 川名英之『ドキュメント――クロム公害事件』（緑風出版、一九八三年）。
(137) 前掲(121) v－vi頁。
(138) 宮本憲一『沼津市民運動の歩み』（日本放送出版協会、一九七九年）。
(139) 星野重雄「沼津市・三島市・清水町住民の勝利」武谷三男編『安全性の考え方』（岩波書店、一九六七年）七八頁。
(140) 小山仁示『西淀川公害――大気汚染の被害と歴史』（東方出版、一九八八年）二三〇－二三八頁。
(141) 前掲(140)二三八－二三九頁。
(142) 吉田文和『ハイテク汚染』（岩波新書、一九八九年）。
(143) 「〈追跡・杉並病〉不燃ごみ圧縮施設周辺で目やのどの痛み」『毎日新聞』一九九九・一二・九。
(144) 関口鉄夫『ゴミは田舎へ？』（川辺書林、一九九六年）。

(145) レイチェル・カーソン、青樹簗一訳『沈黙の春』(新潮文庫、一九七四年)。
(146) 地球環境経済研究会『日本の公害経験——環境に配慮しない経済の不経済』(合同出版、一九九一年)。
(147) 宮本憲一『環境経済学』(岩波書店、一九八九年)。

第8章　薬害・医原病の多発とその背景

一　はじめに　二重の犠牲を強いられた病人たち

医療にかかることには、危険を伴う。あってほしくないことだが、否定できない現実である。健康をとりもどしたいと願って受診・受療しても、医療者のミスや怠慢、医療技術のもつ限界、医療システムの欠陥などによって、ある確率で被害がおこる。いずれの場合も、被害にあった病人は、もともとのケガや病気に加え、医療による被害・後遺症を負わされ、二重の犠牲という理不尽な状況に苦しむ。

もとの病気のみならず、医原病の補償・癒しにも、診断、治療、リハビリテーションが必要である。医原病の場合に共通しているのは、病人にとって癒しを期待される医療が、ときに加害者としてあらわれていることである。医原病の被害者が病人としてかかえた、特殊でかつ過酷な状況といえる。

「医療事故市民オンブズマン・メディオ」代表の阿部康一は、「医療事故被害者の心を癒す最大の要因は、加害者からの心からの謝罪と医療事故再発防止策の提示」(1)だという。戦後の病人史には、さまざまな形で医療により被害を受けた人々が登場し、心の癒しを求めて、多大な時間とエネルギーを費やしてきた。

医原病の病人史は、医療による被害を規定する要因によって、時期区分される。その要因には、第一に医療技術の水準がある。戦後史には何段階かの技術革新があるが、この場合、技術の「進歩」は必ずしも安全性の向上を意味しない。手のとどかなかった病気に新たな医療技術が登場すると、新しい被害もうまれる。薬の副作用がその例である。医療技術が健全に発展すれば、新たな危険性が安全性の向上という課題をうみ、次の技術革新に繋がる。しかし現実の戦後病人史は、必ずしもそのようには発展してこなかった。

第二に、医療の供給や医療費の支払いなど、医療制度も大きな要因となる。戦後では国民皆保険や老人医療制度による受診機会の増加が〝過剰診療〟の基盤となったのは、その最たるものである。

第三に、病院の大型化、専門分化、医師をはじめ医療専門職の養成など、医療供給制度の発展も戦後の特徴である。なかでも医師や看護婦など医療技術者が、安全性を確保するためにどのように養成・確保・配置されてきたか。保健・医療機関で、安全のための仕組みがどのように扱われてきたかが、医療被害の戦後史をみる上で問題となる。

第四に、医療者と病人の関係がある。この面では、人権意識が広がるとともに大きな変化が、戦後起こった。

医原病と医療事故、医療過誤、薬害などの用語について、本書では以下のように扱う。

荒記俊一によると、医原病は「本来、医師の言動に対する患者の心理的反応（誤解、自己暗示など）によって起こる疾患をさすが、現在は、広く医療行為が原因となって不可抗力的に発生する傷病のすべてを包括する言葉として使われる」(2)。

また黒田満によれば、医療行為が「予想もしていなかったような意外な結果に終わ」り、「患者は不満をもつ」とき、医療事故と呼ばれる。そのなかで「医師や病院の側に過失があったとされたものが医療過誤といわれ、避けることができなかったであろう（不可抗力）とされたものを狭義の医療事故ということもできる」(3)。「過誤」と「事故」の区別が困難な場合も多いが、いずれも広義の医原病に含まれる。しかし、戦後病人史においては、医療者の故意で行われたと考えられる被害の例もある。

さらに薬害のなかには、現場で薬物を使用した医療従事者のみでなく、企業や国家の責任が問われるケースがある。「薬」以外の医療材料による被害で、同じ構造をもったケース（乾燥ヒト硬膜によるクロイツフェルト・ヤコブ病など）もある。いずれも被害者からみれば、医療を受けたことによる被害である。

本章では、これらをも含めた最も広い意味で、「医原病」を用いることとする。

二　第一次医療技術革新と医原病

欧米では一九二〇〜三〇年代に気管内麻酔が普及し、四〇年代には保存血輸血の技術が確立され、抗生物質も量産・実用化の段階に入っていた。日本国内ではこれらの普及は遅れ、戦前・戦中まで、胃切除や開胸手術なども腰椎麻酔で行われていた。

このころ、結核の治療で人工気胸や胸郭形成術などの虚脱療法が行われた。とくに肋膜外剝離合成樹脂球充塡術は、一九四九（昭和二四）〜五〇年には一世を風靡したが、化膿などの合併症からのちに摘出されることが多かった。

このような効果に乏しく合併症の多い治療法が普及したことを、砂原茂一は「あれほど流行したのは、いろいろな大型な薬害が日本で度々起こったということと関係あるのかもしれません。日本の医学のクライメート（風土）の問題」(4)と述べている。

こうした治療を受けた結核患者の中には、後年とくに高齢期を迎えて低肺機能となった人が少なくない。慢性呼吸不全の病名で、今日、入院・退院を繰り返したり、在宅酸素療法をうけている人のなかにも、虚脱療法の既往をもつ人々が多い。

抗生物質が普及すると、肺炎や消化管感染症、手術後の創部化膿など、細菌感染症に対し画期的な治療法となった。

ところがペニシリンの生産・使用量が増加すると、ペニシリンによるショック死もまた問題となった。とくに一九五六（昭和三一）年、東大法学部長の尾高朝雄氏の死亡事故はマスコミが大きくとり上げた。実はペニシリンによるショック死は、それまでに一〇〇名に及んでいた。高野哲夫は「マスコミなどで問題にされなければ放置しておくというこうした行政姿勢は、今日でも踏襲されており、薬害多発の重要な要因の一つになっている」と指摘している⑤。

三　予防接種禍の歴史

(1)　予防接種の拡大とその被害

予防接種は、「戦前からいろいろと試みられ、部分的には成功していた分野だが、戦後になって、一気に開花結実した」(6)技術である。なかでも種痘は、一九〇九（明治四二）年の「種痘法」によって、戦前から国民の間に定着していた。一方、種痘による事故、とくに種痘後脳炎は深刻で、「一九四八年までには、医師の間でかなり知れわたった事実であった」(7)という。次はある種痘禍被害者である。

……生後六カ月で受けた種痘のあと、一〇日ほどたった四七年四月八日、突然大声を上げてけいれん発作をおこし、四〇度にも及ぶはげしい熱を出した。九大病院に入院して治療を受けたが、診断名は種痘後脳炎であった。……再々にわたるけいれん発作と高熱で、彼の脳はひどく破壊されてしまった。四〇日ほど経ってかなり回復はしたが、その時は正常な機能は失われ、ただにこにこと美しい笑みを見せる子供に変っていた(8)。

戦後も種痘による被害は、無視できない規模にのぼっていた。吉原賢二によれば、一九四七年と四八年の強力痘苗による犠牲者は約六〇〇人と推計され、この二年間の天然痘患者数（四七年三七四人、四八年三一人）を上回った。また、天然痘患者は大人が多かったのに対して、種痘禍の犠牲者は圧倒的に赤ん坊に集中した(9)。腸チフス・パラチフスのワクチンでも、戦中から学校や軍隊で接種され、死亡を含む事故が見られたが、戦時下には大きく報道されなかった。とくに「軍隊内の事故としては不名誉なことなので、ほとんど公表もされなかった」(10)という。

敗戦後、伝染病の流行に、GHQの指導でさらにいくつかの予防接種が実施される。たとえば、インフルエンザ・ワクチンは、一九五〇年に製造が開始され、五七年ころ任意接種として普及していたが、六〇年には学童にたいする集団接種が開始され、行政指導による強制接種が行われた(11)。

一九四八（昭和二三）年「予防接種法」では、定期接種を行う疾病として痘瘡、ジフテリア、腸チフス、パラチフス、百日ぜきおよび結核が、臨時の予防接種を行う疾病として、発疹チフス、ペスト、コレラ、猩紅熱、インフルエンザ、ワイル病が、規定された(12)。これは占領軍兵士を守る速効性ある対策としてとられた性格がつよい。このため上下水道など都市基盤を衛生面で整備する施策が後景に追いやられたことも否定できない。いきおい、予防接種事業は強制接種の拡大という、社会防衛的な色合いの濃いものとなった。

(2)　ポリオ闘争

これにたいして、病人、大衆の側の運動によって実施されるにいたった予防接種に、ポリオ生ワクチンがある。その後の予防接種禍の病人史に入る前に、ポリオ闘争の輝かしい病人史的な意義に触れておきたい。

ポリオは、ポリオウイルスによって筋肉のマヒをおこし、重い障害をのこす伝染性の疾患である。欧米では一九世紀から流行がみられ、世界的な小児の保健問題であった。

日本でも一九三八〜四〇年に阪神地方で流行したころから、問題になりはじめた。戦後、一九四七（昭和二二）年に届出伝染病に指定され、一九四八年以降は、毎年一〇〇〇〜四〇〇〇人以上のポリオ患者の発生が届け出られていた。

一九四九（昭和二四）年にウイルスが分離培養されると、世界で研究がすすみ、一九五四（昭和二九）年にはソーク（Salk）ワクチンが、一九五七（昭和三二）年以降にはソ連のSabinによる弱毒性ワクチンが開発される。

これにたいして、日本政府は一九五九年ころになっても、僅かなソーク・ワクチンを輸入するのみで、国内での製造は行っていなかった。また、「大部分の医師、医学者たちは、……ことあるごとに、他に問題にしなければならない疾病が沢山あるのになぜ罹病数僅か数千人のポリオを取り上げなければならないのか」(13)という態度をとっていた。

一九五九（昭和三四）年、青森県八戸市でポリオの集団発生が起こる。僅かなソーク・ワクチンしかなかったため、厚生省は、本来一ミリリットルを三回接種すべきところを〇・一ミリリットル一回接種という、場当たり的な措置をとった。それを知った母親たちは、ワクチンを大量にもっているソ連からの輸入を要求した。新日本医師協会（新医協）、日ソ協会らの働きかけで、ソ連から六〇〇リットルのソーク・ワクチンが輸入される。厚生省ははじめ、その検定も使用許可もしなかったが、全国からの抗議によりようやく使用を認めた。

一九六〇（昭和三五）年には、全国各地でポリオが大規模に集団発生したが、ワクチンの大量入手も、検定体制の整備も行われず、行政による対策はほとんどうたれなかった。新聞がスクープして社会問題になった北海道では、自衛隊によるDDTや石灰の撒布が行われた。ワクチンは不足し、一回数千円から一万円の高値であったという。

これにたいして、同年八月の日本母親大会の身体障害者分科会で、ポリオが大問題となった。幼児の全員無料接種、そのために米ソいずれのワクチンでも大量に輸入する、後療法施設の充実などの要求が、全体集会で決議され、全国で署名・陳情活動が広がり、総評なども運動に加わっていった。

一二月一日には「子どもを小児マヒから守る中央協議会」（会長・石橋湛山）が結成された。運動の中で、生ワクチンを子ども・青年全員（八五〇万～三八〇〇万人）に接種することが要求されていった。生ワクチンによって十分な効果が上がることは、WHOなどで当時すでに認められていた。

一九六一（昭和三六）年になっても、流行は激しかった。厚生省は、ソーク・ワクチンの使用、九〇万～三五〇万人規模の接種に固執したため、陳情・抗議行動が連日繰り広げられるにいたった。

医師、医学者の間では、生ワクチンを危険とみる者が多かったが、「母親たちは学者を責めず、研究費の欠如と視野の狭さに同情し、自分たちの力で研究費の大幅拠出（ゼロから五七〇〇万円）を闘いとり、学者に生ワク研究をさせることに成功した」(14)。

六月二二日に古井厚生大臣は、一千三百万人への生ワクチン接種の実施を声明する。ポリオ生ワクチンは、当時の法律では薬品としては輸入できなかったため、キャンディーとして輸入された。

同年後半から、ポリオの流行は急速に下火となり、届け出数は六〇年五六〇〇人から六二年二八九人、六五年七六人、七〇年には八人と激減していった。

ポリオの生ワクチンをめぐる運動とその経過は、市民が母親・病人の立場から伝染病の発生を予防するべく行政に迫り、動かしていったこと、運動の中でワクチンに関する医学的知識が広がり専門家をも動かしていったこと、政治体制の違いを越えた科学的な立場で要求がまとめられたことなどの点で、画期的であった。

医学者のなかで、運動の先頭に立った久保全雄（新医協）によれば、「これらはすべて母親たちを中心にして、民主団体及び労働団体などの共闘の力であって、学者、研究者、官僚の計画ではなかった」(15)。

病人史の立場からみると、ポリオ闘争は予防接種の光の部分をめぐる一幕であるが、その教訓は、影の部分である予防接種禍の歴史をみるうえでも示唆に富んでいる。

(3)　危険な接種の実態

強制接種を行う場合、ワクチンの安全性が不十分なときには、より安全・慎重な方法で実施されるべきである。しかし実態はそれと大きくかけはなれていた。たとえば一九六四（昭和三九）年に茨城県で行われた集団接種に、実施体制の無理（被接種者七〇〇名に二〜三時間で接種するにあたり、医師一名、看護婦四名、助産婦一名、保健婦一名）、医師以外の者による接種、不十分な問診、針を変えずに接種、不正確な注入量、マスクの不着用など、多くの問題点が指摘されている(16)。これらは予防接種実施規則および要領違反であり、七〇年に行われた被害者へのアンケートでも同様の実態がみられた(17)。

針を替えずに複数の被接種者に接種するやりかたは、わが国におけるC型肝炎の多発の原因と考えられている(18)。一部の医師は、最近までこの方法を行っている。医療技術革新がすすむ中で、この悪弊が医師の技術のなかから根絶されなかったのは驚くべきことであり、安全性への無頓着さというわが国の医学の一面を示すものである。

こうして予防接種は、伝染病の防止に効果を上げたものの、深刻な事故を多発させた。一九四八年には、京都でジフテリア予防接種による大規模な事故がおこった。ジフテリア明ばんトキソイドによって、六〇六人が発病した。「接種後、三、四日で注射局所の発赤腫脹が強くなり、三九度に及ぶ発熱を伴い治療を受ける者が続出した。咽頭マヒ・横隔膜マヒ・心不全等の典型的なジフテリア毒素による中毒症状があらわれ、入院患者二一九名、死亡者六八名という結果を生じた」「同様な事故は京都だけでなく、一九四八年一一月島根県においても発生し、三二二名の患者を出し、うち一五名が死亡した。……一時全国でジフテリアの予防接種は中断され、全面的に再検討された」(19)という。

(4)　被害の否定・隠蔽

それ以外のワクチンによっても事故は起きていたと考えられるが、その実態はかならずしも明らかでなかった。国・行政機関や医学者は、「特異体質」によるもの、因果関係が医学的に十分証明されていないなどとして、被害者をかえりみなかった。その一方、人口動態統計に載った種痘事故の死亡数と厚生省防疫課による種痘死亡事故死届出数に大きな解離があった。当然ながら、厚生省は事故の存在を知る立場にあった（表18-1、18-2）。

また一九五三〜四年に厚生省防疫課にいた蟻田功によれば、その頃は腸チフス・ワクチンの事故が多く、事故の集計表は机の引き出しにしまってあり、「これはもう絶対に公表しない、一番関係の深い人たちだけが見る」状況だったという(20)。このころから事故を隠蔽する体質が厚生省にあったことは確かである。

表18-1　年代別種痘事故死

1951	1952	1953	1954	1955	1956	1957	1958	1959
9	13	7	7	17	14	13	8	11
1960	1961	1962	1963	1964	1965	1966	総計	
12	10	10	10	9	7	7	164	

（人口動態統計）

表18-2　年代別種痘事故死届出数

1951	1952	1953	1954	1955	1956	1957	1958	1959
−	−	−	−	−	−	−	−	−
1960	1961	1962	1963	1964	1965	1966	総計	
−	3	1	1	0	1	0	6	

注　1951-60年は公表されず.　（厚生省防疫課発表）
出典　吉原賢二『私憤から公憤へ』（岩波新書）p.122.

(5)　「種痘禍」騒動（一九七〇年）

死亡したり重い障害をかかえた被害者やその家族は、接種を強制した国から、なんらの補償も援助も提供されなかった。

一九七〇年、北海道小樽市の種痘後遺症被害者が、国を相手取って損害賠償の訴訟を起こす。同じ年、全国の被害者の親らによって、「全国予防接種事故防止推進会」が結成され、「予防接種事故防止のための諸活動を行うとともに、事故発生の場合には国家・地方公共団体が誠意ある態度を示すことを要求し」(21)運動をはじめた。会の活動のなかから、被害者・家族による手記集『予防接種禍を訴える』（七二年）や、雑誌「ワクチン禍研究」がうまれ、被害の実態を紹介していった。新聞やテレビの報道に全国から大きな反響があって、運動は急速に盛り上がり、「種痘禍」をはじめ予防接種事故の実態が広く知られていった。七〜八月には種痘接種が全国的に中断され、接種年齢の見直し、個別接種の奨励、問診票の使用など改善策がとられた。

また同年九月に東京都品川区で、三種混合ワクチンによって生後二カ月の女児が死亡する事故がおこり、担当医が書類送検された。これに対して品川医師会が集団接種をボイコットすると、この動きは全国に広がった。この結果、個別接種への切り替え、全国統一の問診票作成などが厚生省と日本医師会で一一月には合意された。また、東京都を先頭により安全なワクチン株への切り替えが進められるなど、安全対策が進みはじめた。

しかし国の救済制度には「認定」などをめぐり多くの問題があり、被害者の親たちによる被害実態の解明と長期間の運動が必要となった（第9章参照）。

(6)　なくならない予防接種被害

多くの児童が感染し、死亡率も高かった麻疹（はしか）は、一九六〇年代から不活化ワクチン（Kワクチン）、生ワクチン（Lワクチン）が用いられていたが、効果が弱く、副反応は強かった。七〇年に高度弱毒生ワクチン（FLワクチン）が導入され、ようやく予防効果があがるようになった。そして、七八年にこの麻疹ワクチンが法定予防接種に採り入れられると、麻疹患者は激減していった(22)。

一九七〇年頃から新三種混合ワクチン（麻疹、流行性耳下腺炎、風疹：MMRワクチン）の研究・開発がはじまり、阪大微生物病研究会・北里研究所・武田薬品工業三社の「自社株」ワクチン及び「統一株」ワクチンが八九年四月全国的に導入された。使用されたのは「統一株」で、国立予防衛生研究所麻疹ウイルス部長杉浦昭が中心となって、

「最も優秀な、実績のある」といわれたワクチン、すなわち麻疹（北里）・流行性耳下腺炎（阪大微研）・風疹（武田）を組み合わせたものであった。

このMMRを導入後、無菌性髄膜炎が全国的に大量に発生し、重篤な副反応として、群馬県前橋市医師会、大阪などから厚生省に報告された。原因は流行性耳下腺炎ワクチンであることが、被害者の検査から判明している。厚生省は当初、被害の発生率を見誤り、MMR接種の推進を指示し、前橋市医師会をはじめとする数々の臨床データによって「慎重に接種」と方針を変更したが、一九九三年に「当面接種見合わせ」とするまで使用を継続したのである(23)。

その後ワクチンの安全性の情報を提供し、行政に働きかける活動が毛利子来（小児科医）や山田真（小児科医）らによってとりくまれ、一九九〇年には市民組織「ワクチントーク全国」（代表・毛利子来）が活動を開始している(24)。

四　薬漬けの時代へ：国民皆保険と薬害

一九六一（昭和三六）年に国民皆保険が達成されると、医薬品使用量は急増していった。小坂富美子によると、六一年には国民総医療費のうち、薬剤料の割合は二五％であったが、七〇年には四三％となる。この間、国民総医療費は五四六二億円から二兆五五三四億円と五倍近く増加している。国民総医療費の九割が医科として、薬剤料の割合を乗じてみると、薬剤金額は一二三四億円から九九二八億円と、八倍もの伸びを示している。これが個々の薬の値段の上昇による費用の増大ではないことは、薬価は下がりつづけたこと、また、医薬品生産の急成長からもはっきりしている(25)。医薬品の生産・供給量からみると、六〇年代の医薬品産業の生産額の伸び率は、製造工業はもちろん、化学工業の伸び率に比べても異常に高い数字を残した。とくに国民皆保険の達成以来数年間は、年平均成長率二〇％台という驚異的な伸びをみせた(26)。

疾病構造が感染症・結核から成人病へと変化していた時に、医療技術の面では、結核時代の長期療法がひきつがれていった。成人病は慢性病であり、これにたいする薬物療法は結核の場合のような決定的なものではない。にもかかわらず、開発の段階で治療の対象とされた疾患から、無関係な慢性疾患に適応症が拡大される薬剤があいついだ。その結果として多剤、大量、長期の薬物療法が一般化していった。

これらの背景には、皆保険制度における出来高払いによる診療報酬のもとで、薬の使用量が医療機関の収益をあげたこと、市場の拡大によって成長を遂げた製薬企業、それを支えた薬事行政の利害関係が働いていたことも明らかである。

(1)　サリドマイド事件

一九五四（昭和二九）年にスイス・チバ社が開発したサリドマイドは、西ドイツ・グルネンタール社によって催眠作用が認められ、五七年に睡眠薬（コンテルガン）として発売された。日本では大日本製薬がいちはやく特許を買い、西ドイツより一カ月早くイソミンとして発売された。世界一早い発売であった。新薬調査会は「すでに英米独仏において発売され、顕著な効果をあげているもの」という事実誤認のもと、わずか一時間の審査で認可した。

一九六〇年からあざらし奇形（フォコメリア）の発生が報告され、六一年一一月にはドイツの人類遺伝学者レンツが、サリドマイドが原因ではないかと警告する。日本では、じつはレンツ警告以前の一九五九～六一年に都立築地産院で三例のサリドマイド症が発見され、報告されている(27)。

同年のうちに各国で回収処置がとられる。しかし日本では、六二年には亜細亜製薬のサリドマイド剤が新たに認可されていた。学会でも「サリドマイドは、一つの原因であっても主原因ではない」との意見があり、被害の拡大防止を妨げた。レンツ警告以後、翌年わが国でも回収となるまでに五四九名が被害を受け、これは全体の過半数にあたる

（図36）。

この結果わが国では、ドイツに次いで世界で二番目に多い被害者が発生した。しかも、「わが国の場合、生存率がわずか二〇－二五％にすぎない」「西ドイツでは六二・五％、イギリスでは八〇・七％が、生存していることを考えると、極めて特異であるといわざるをえない」(28)。『重症の障害者として生かしておいても不幸だ』と、闇から闇に葬られた被害児がどれほどいたことだろう」と高野哲夫は述べ、障害者差別、貧困な福祉行政による二重の被害を受けたと指摘している。

一九六二年末までに、サリドマイド被害者が広島・京都などで法務省人権擁護局に訴えたが、人権侵害の事実なしとされた。被害者は翌六三年、損害賠償訴訟に踏みきらざるをえなかったのである(29)。

図36　サリドマイド児出生数（1970年現在）

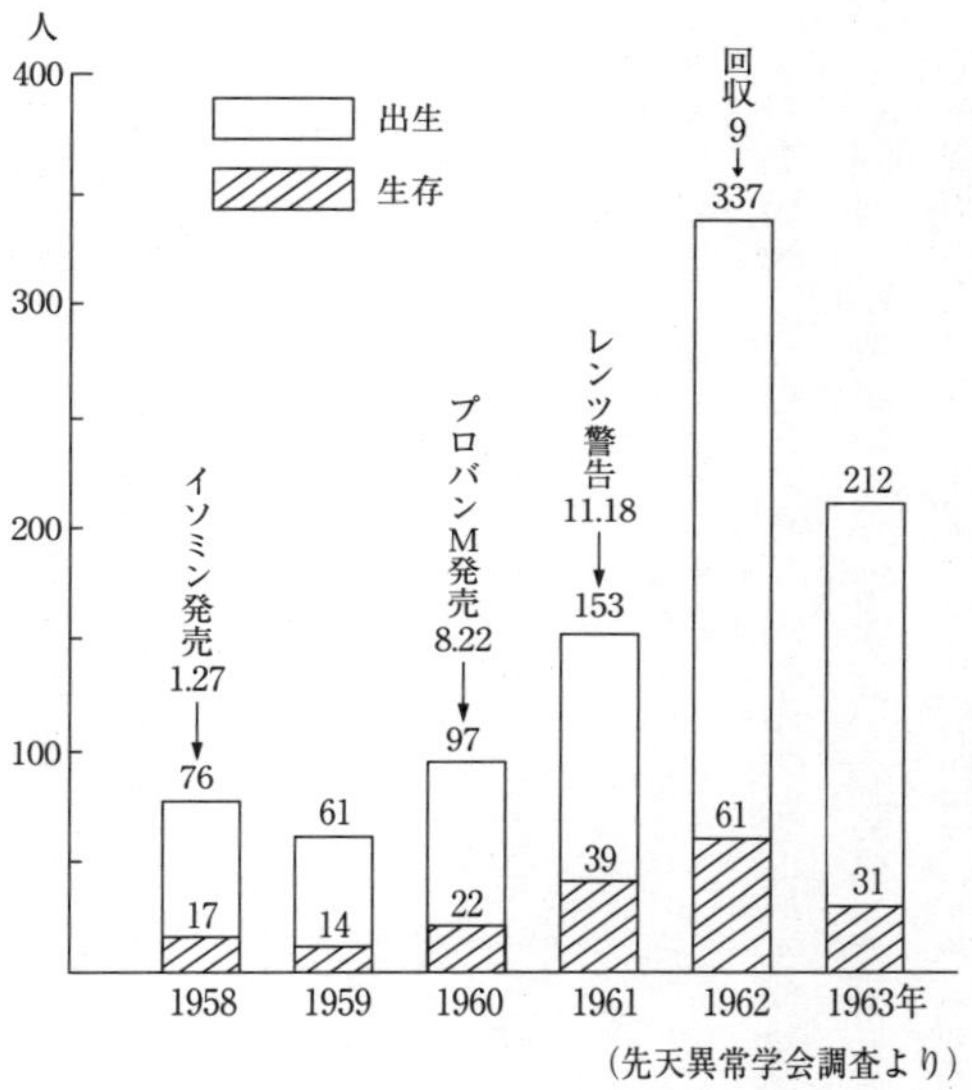

出典　高野哲夫『日本の薬害』（大月書店，1979）p.33.

(2)　キセナラミン事件と南光病院事件

一九六二（昭和三七）年に抗ウイルス剤キセナラミンの合成に成功した興和株式会社は、臨床治験の自覚症状調査を、社員一〇四人に同剤を投与して行った。しかし、医師の立ち会いはなく、事前の健康診断もなく、薬は職場の上司が配布したため被験者の任意意思は配慮されない状況での人体実験となった。二週間の服薬後、七六名が発熱など数々の症状を訴え、一七名が入院、うち一名は卵巣癌の骨転移、急性気管支炎で死亡するという悲惨な結果となった(30)。この事件は内部告発によって明らかになったが、同様の人体実験は製薬企業内では日常的なことであったという。

一九六五年には、岩手県の県立南光病院で、てんかん患者四二名にたいして、抗てんかん剤エピアジン（吉富製薬）を投与する人体実験が行われ、二名の死亡者、約一〇名の重体者を出した(31)。

(3)　注射の過剰使用と筋短縮症

大腿四頭筋短（拘）縮症は、一九四六（昭和二一）年にはじめて報告され、四七年にはすでに筋肉注射が原因と推定されていた。この障害は六一（昭和三六）年頃から増加し、六二年には静岡県伊東市で多発、泉田病と呼ばれていた。六九年には福井県今立町で多発（今立病）、七三（昭和四八）年には山梨県南巨摩郡で足の不自由な児童が多発し、同年一二月高橋晄正（東大）らにより山梨県で自主検診運動がはじまってから問題化していった。一九七四年六月には、第七七回日本小児科学会学術集会での高橋の報告をきっかけに、同年八月には全国自主検診医師団が結成され、全国で被害者が四〇四九名に及ぶことが判明した。

関寛之（国立霞ケ浦病院整形外科、現在国立身体障害者リハビリテーションセンター院長）らによると、注射時の診断名は、「一七三八名中、かぜ六八・〇％、胃腸障害一五・八％、肺炎・気管支炎一三・一％、新生児期疾患一〇・九％、扁桃炎・中耳炎一〇・八％、発熱一〇・一％、麻疹七・一五％、喘息六・五％、自家中毒四・四％、けいれん・ひきつけ四・三％、皮膚疾患三・九％、外傷・炎症・手術三・七％、その他重篤疾患五・一％、その他一〇・〇％」(32)となっている。注射という投薬方法が過剰に行われていたと考えられるのは明らかである。

注射液の生産額と筋短縮症発生数は並行して増加しており、社会的背景がみてとれる（図37）。被害者・家族の運動もつよまり、一九七四年五月には「筋短縮症の子どもを守る全国連絡協議会」が結成され、責任を追求し補償を求めることとなった。七八年一月、山梨、福島、愛知で、ついで京都、滋賀で、国、製薬企業、日本医師会、医師を相手取った損害賠償訴訟が提起された。裁判は山梨で八九年に和解に至ったほか、九〇年代に各地とも和解が進んだ。九六年には残った京都・滋賀の裁判が、一月に医療機関、日本医師会と、三月に一部製薬企業、国と、そして六月に残る製薬企業との間で和解が成立し、終結した。

被害者の要求とかけ離れた和解ではあったが、この運動で医療現場から筋肉注射が減少し、とくに小児科領域では滅多に行われなくなった(33)。

図37　注射液生産額と筋拘縮症発生数

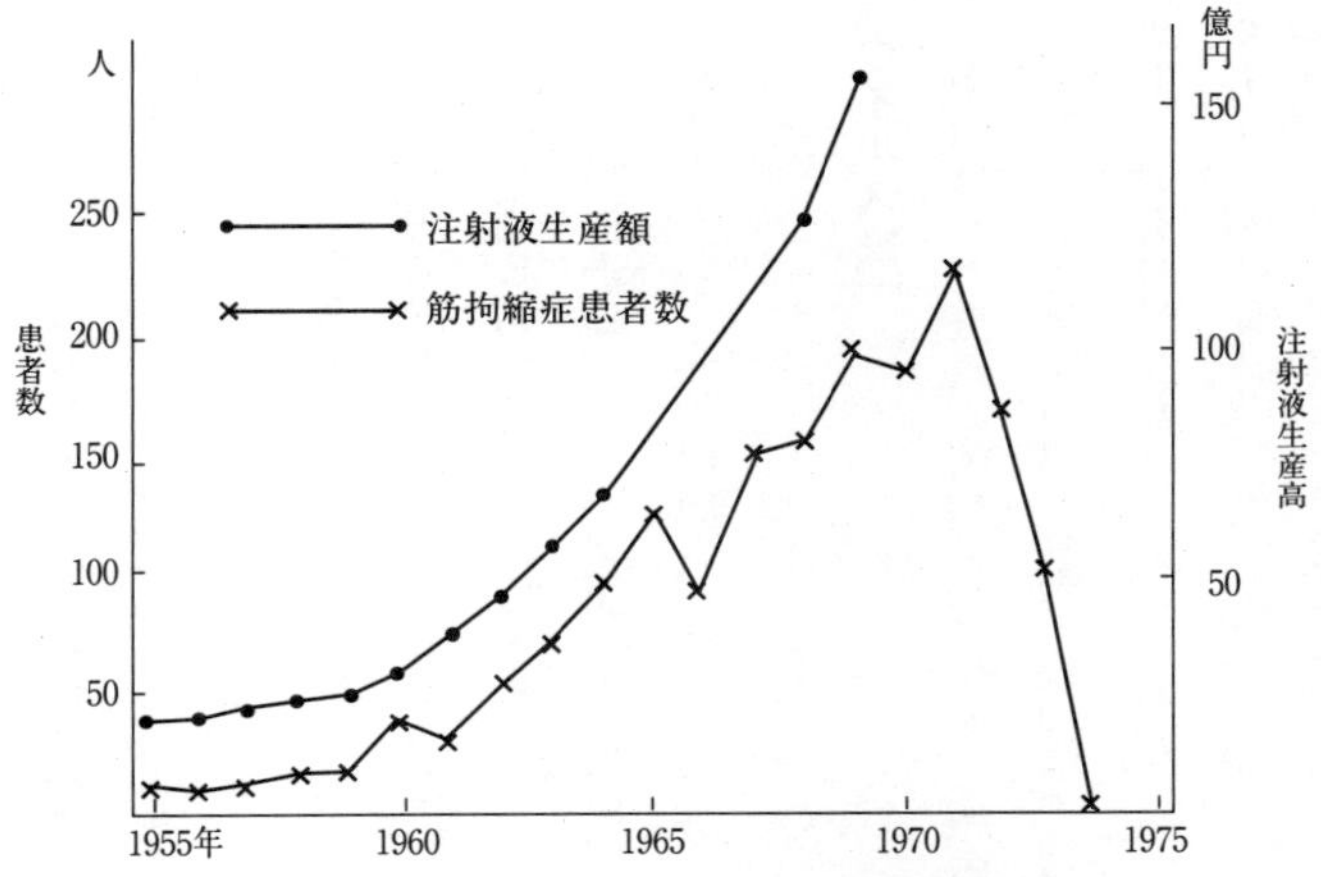

（自主検診医師団による）

出典　図36と同じ，p.83.

(4)　薬害スモン

(a)　スモン患者の発生

キノホルムは一八九九（明治三二）年、チバ・ガイギーの前身バスラー化学工業によって開発され、外用防腐消毒剤として発売された。日本へは、一九一三（大正二）年に三共合資会社が、吸収されない安全な防腐消毒剤として輸入した。内服は二九（昭和四）年に梶川静夫が、腸結核、急性大腸カタル、疫痢、胃癌、胃潰瘍などに使用したのがはじめで、「動物実験ぬきで直接ヒトに内服させたきわめて乱暴なものであった」(34)。

一九三五（昭和一〇）年にキノホルムによる両下肢マヒな

どスモン様の症状が、アルゼンチンですでに報告されている。日本でものちに三八年のカルテの調査から、キノホルム服用者で下肢のしびれなどを生じた例が確認されている。にもかかわらず一九三九年、日本はスモンの劇薬指定を解除した。中国、東南アジアに侵略する日本軍の防疫上、欠かせない安価な抗アメーバ剤として用いられたのである。

戦後再登場したとき、キノホルムは「アメーバ赤痢」の特効薬としてではなく、「一般下痢」「腸疾患」の薬、「整腸保健薬」として製造申請された。欧米では、この時期キノホルムの毒性が問題になり、店頭販売を中止、適応をアメーバ赤痢と外用に限る処置がとられていたのに、わが国では一般の下痢止め薬とされた。厚生省自ら先頭にたって適応拡大をなし崩し的に進めたのである。

一九六四（昭和三九）年「埼玉県北足立郡戸田町と隣町の蕨市で、去る五月頃からひどい腹痛と下痢のあと、腰から下がマヒするという症状の患者が続発」(35)と報道された。下肢のしびれ、マヒのほか失明する患者もあった。

(b)　「ウイルス説」

同様の患者は一九五八（昭和三三）年から報告されており、六四年に日本内科学会総会で、椿忠雄教授（東大）によってスモン（SMON＝亜急性脊髄・視神経・神経障害）と名付けられる。

病因として当初は感染説が有力とされた。一九六八〜六九年の岡山大調査で地域・家族集積性が認められたこと、七〇年に井上幸重（京大ウイルス研究所）がウイルスの分離に成功したと報告すると、マスコミはウイルス説が決定的と大きく報道した。スモン患者にとって、ウイルス説は「身体的苦痛に輪をかける精神的・社会的苦痛であり、また実際に経済的・社会的被害をもたら」(36)した。

「近所の人が大変おそれている」「家の門の前を、人が逃げるように通った」「仲のよい友達も来てくれなくなった」「家作を出てほしいと云われた」「家を売って立ち去れと言われんばかりの仕打ちを、近所の人達にされた」「村八分寸前だった」「商売にも悪影響があった」「妹の縁談がだめになった」(37)。

岡山大や京大の感染説を新聞が報道したあと、店(駄菓子屋)にばったり人が来なくなった。とくに京大の井上という人のウイルス説の記事のあとはひどかった。……古くから親しくしてきた近所の女の人たちも、外で顔を見ても挨拶もせず、顔をそむけて通るようになった(五一歳の女性)(38)。

こうした苦痛に耐えきれず、自殺する人も出た。患者はスモンに罹っていることを他人に(ときには家族にも)いえず、悩みを聞いてもらう相手のない患者も多かった。

(c) キノホルム説確立まで

その一方患者同士が手を取り合う動きもうまれた。一九六七(昭和四二)年には山形県米沢地区の「スモン患者同盟」をはじめ、各地でスモン患者の集まりや患者の会ができていった。これらが結びつき、同年一一月には全国スモンの会が結成された。

厚生省は一九六四年に「下痢を伴う脳脊髄炎症の原因及び治療の研究」班をつくったが、成果の上がらないうちに「スモンは下火になった」と六六年にこれを打ち切る。ところが、六六年以後スモン患者が増加したため研究を推進せざるをえなくなり、六九年「スモン調査研究協議会」をつくる。結果的にこの組織は医学、薬学、保健社会学など学際的な研究の場となり、七二年には特定疾患＝難病研究のモデルとなっていった。

この研究協議会のなかで、豊倉康夫(東大)らはスモン患者の舌苔・便の緑色に注目し、一九六九〜七〇年にはそれがキノホルムの鉄キレートであることを確認した。これをうけて椿忠雄（新潟大）は、ただちにスモン患者のキノホルム服用状況を調査し、キノホルム原因説にたって厚生省に報告し、同時に新聞社にその内容を伝えた。

厚生省は一九七〇年九月、中央薬事審議会の「本病発生に対してキノホルムがなんらかの要因になっている可能性を否定できない」[39]という答申にもとづき、ようやくキノホルム製剤の販売を一時中止し、使用を見合わせるよう警告する措置をとった。この結果、当月からスモン患者発生は激減し、スモンの原因がキノホルムであることが証明される結果となった。ただし、厚生省の措置は使用禁止ではなかったため、それ以後にスモンを発症する人も出た。

(d)　薬害スモン訴訟へ

キノホルム説が有力になると、国、製薬会社、医師らにむけた被害者＝患者の怒りは爆発した。一九七一年五月二一人の東京のスモン患者によって、第一次スモン訴訟が東京地裁に提起された。続いて同年七月には、井原市の二人の患者が東京地裁に提訴する（第二次訴訟）。第一次訴訟は、国、製薬会社、処方した医師とその使用者を相手取り、第二次訴訟ではこれに、医師を指導する任にあった大学医学部の教授・助教授を加えていた。

同年一一月には第三次訴訟が、原告一五五人によって提訴されるが、ここでは医師・病人は被告からはずされていた。これは「スモン発生の本来の責任は国と製薬会社にあるという立場や、治療に努力してくれた医師を訴えたくないという気持、さらにまた医師を相手とすると投薬証明書の入手が困難になるなど訴訟遂行に支障をきたす、むしろ医師の協力を得た方がよい」[40]等の理由によった。

販売停止後、新らしい患者はほとんどでなかったが、患者数は一万一〇〇七名（一九七六年三月）に及び、全国に分布した。とくに中部・中国・四国に多かった。六九～七三年の死亡者は五七〇名であった。この他に潜在患者もいたと思われる（表19、図38）。

(e) スモンの会と裁判闘争

患者同士の支え合いを目的に結成された全国スモンの会は、キノホルム説の確立によって闘う組織に変貌していき、その過程で運動方針、訴訟の方法、会の運営をめぐって意見の食い違いを生じ、除名処分などで分裂していった。相良会長らはスモン訴訟原告協議会を結成して東京地裁一括提訴をすすめた。除名された人々は「全国スモンの会の姿勢を正す会」をつくり地元地裁に提訴、どちらにも加わらなかった人々も独自に地元地裁へ提訴した。七六年までに全国一八の地裁に総勢二八〇〇人の原告によるスモン訴訟が提訴される。東京地裁のスモン訴訟は、この三グループに分かれてすすめられていく。その間、被害者の交流や再統一の機運が生じ、一九七四（昭和四九）年三月には「スモンの会全国協議会」（略称ス全協、相馬公平議長）が（「全国スモンの会」をのぞいて）結成された。

　裁判のなかで被告は、「服用していない患者が一五％いる」「一九六四年以前や外国では発生していない」などと反論を試みた。しかし、戦前にも患者がいた可能性が高いことやアルゼンチンでの報告例など、事実がつぎつぎと明らかになった。その後ウイルス説は追試による確認ができず、キノホルム説が確定していった。一九七五年末になると被告企業は、個々のス

表19　スモン患者の主要症状と有無の割合

（　）内%

症状	あり	なし	計
	人	人	人
腹部症状	2,425 (98.8)	30 (1.2)	2,455 (100.0)
知覚障害	2,433 (97.7)	57 (2.3)	2,490 (100.0)
異常知覚	5,224 (94.8)	288 (5.2)	5,512 (100.0)
下肢の筋力低下	3,915 (73.1)	1,443 (26.9)	5,358 (100.0)
下肢の深部知覚障害	1,445 (67.0)	712 (33.0)	2,157 (100.0)
両側性視力障害	1,357 (25.0)	4,061 (75.0)	5,418 (100.0)
膀胱直腸障害	1,011 (19.6)	4,152 (80.4)	5,163 (100.0)
脳精神症状	190 (8.1)	2,152 (91.9)	2,342 (100.0)

1972年3月までに全国から報告された9,249人のうち，診断が「確実にスモン」とされた5,839人について，症状の記載が不明なものをのぞいた割合を示した.

出典　亀山忠典ほか編『薬害スモン』（大月書店）p.56.

図38　年月次別スモン発生数

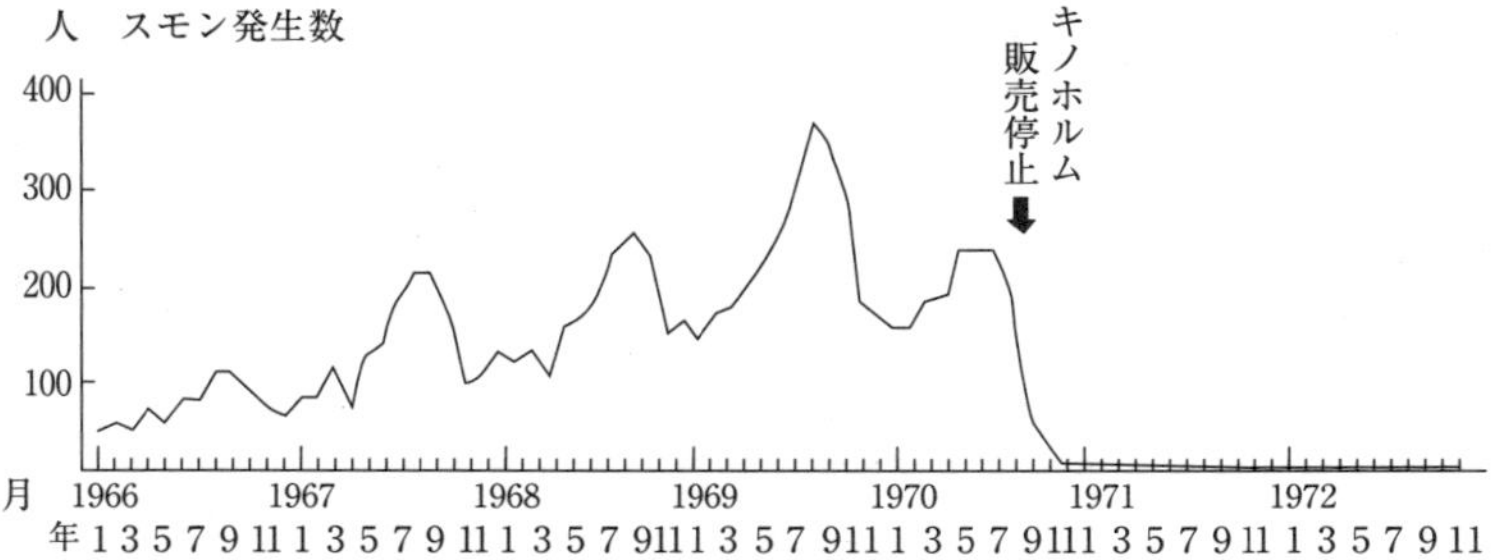

出典　表19と同じ，p.54.

モン患者の症状とキノホルム服用の因果関係を個別に鑑定するようカルテを申請し、裁判所はこれを認めた。このため患者は重症度別に四段階に分類され、一五四名の鑑定に四カ月を要した。この間も、ス全協を中心に被害者は、国会の集中審議に参考人として出席したり、恒久補償の要求を掲げた署名運動などで世論に訴える活動をすすめた。

一九七六年六月には追いつめられた製薬三社が突然和解申請を行うが、患者側はこれを拒否し、同年九月には東京地裁による職権和解案（可部和解案）が勧告される。このとき和解を受け入れるグループもあったが、和解案が患者にとって不十分なものであったこと、和解する場合には投薬証明書のとれない患者の救済ができなくなる欠点もあったこと、「これだけ身も心もボロボロにするほど苦しめてきた加害者の責任をきっちりさせたい」[41]という思いから、判決を選択するグループもあった。

一九七八年には、金沢地裁、東京地裁、福岡地裁の順に判決がでて、原告の勝訴、企業・国の責任を認め、損害認容額の増額、投薬証明のない患者も国が補償する方向が定まった。

薬害スモン裁判は、その被害規模の大きさを反映してもっとも大規模な薬害裁判となった。全国三三地裁、八高裁で訴訟が行われ、原告数は合計七五六一名に達した。和解で補償を受けた被害者は六四七〇人、和解額は約一四三〇億円にのぼる[42]。患者側の勝訴の圧力のもとで、一九七九年「薬事二法」が制定され法的に決着していったが、補償の実行をめぐってはその後も患者の運動が必要であった。
いま、スモン患者は治療方法の見付からぬまま高齢化が進み、厚生省研究班によると、和解した約六五〇〇人のうち約二〇〇〇人が既に死亡している(43)。

(5)　クロロキン薬害

クロロキンは、キニーネに替わる合成可能なマラリアの特効薬として、一九三四年にドイツで開発されたが、毒性が強く実用化されなかった。一九四三年にアメリカで独自に開発を開始し、四六年から抗マラリア薬として診療現場に登場した(44)。のちにクロロキンの抗炎症作用が注目され、円板状エリテマトーデスにも用いられるようになる。日本では、一九五五（昭和三〇）年に吉富製薬から「レゾヒン」という銘柄で発売され、当初からマラリアとエリテマトーデスが適応症とされた。この時点ですでに、円板状エリテマトーデスのみでなく、全身性エリテマトーデスへの適応拡大がある。

クロロキンによる目の障害は、開発当初から知られていた。一九五七年に角膜障害が報告され、網膜の変性による視野欠損を呈するクロロキン網膜症を生じることは、一九五八年にホップスらが報告し、六一年には日本でも報告があった。

この間に、しかし、わが国ではクロロキンの適応拡大が進んだ。一九五八年には、「対照群なしでわずか一〇例の腎炎患者に対して有効とした辻昇三氏（当時、神戸大学教授）の研究を根拠に」(45)、腎炎・ネフローゼが適応症に加えられた。さらに、同年慢性関節リウマチに、さらに気管支喘息、てんかんへとつぎつぎ適応が拡大され、他社からの発売も六二年まで続いた。こうして多くの慢性炎症性疾患患者に投与された結果、一九六〇年代前半には国内の眼科関係の学会等で、クロロキン網膜症の報告があいつぎ、数百例が報告された。

一九六五（昭和四〇）年三月、医薬品の安全性を担当していた厚生省の豊田勤治製薬課長は、服用していたクロロキンを中止した。これは、日本製薬団体連合会（日薬連）の安全性委員会委員長からの情報によるものだった。しかし職務上とった行動は、六七年にようやく要指示薬（販売に医師の処方箋が要る薬剤）に指定したのみであった。六九年、クロロキン網膜症の危険性を添付文書に記載する薬務局長通知が出た。しかし、数カ月でも起こること、不可逆的であることなど被害の深刻さは医療現場に伝わらず、使われつづけた(46)(47)。

クロロキンによる被害の規模は、「被害者の会」の調査によれば一〇〇〇人以上におよぶ。症状は視野の中心部分しか見えなくなり、「漢字はおろか、ひらがなさえも判読できない。活字はまだよいほうで、手書きの文字になると数字さえもよみずらいといわれる。人の顔も判別できない。鼻を見れば鼻の頭だけ、目を見れば片方の目だけしか見えない。したがって顔のイメージがつかめない」(48)という。

一九七一年、被害者のひとりが厚生大臣に直訴する。「朝日新聞」がそれを報道してはじめて社会問題化し、「クロロキン被害者の会」が結成される。一九七三年、横浜市大病院の投与で失明した被害者が横浜地裁に提訴し、七五年被害者一〇〇名が医師・医療機関、製薬会社、国を相手に損害賠償を求め東京地裁に提訴する。

こうしたなか世論も盛り上がり、一九七四年クロロキン製剤は製造中止となる。

(6)　薬害の告発運動

一九六〇～七〇年代に、薬への社会の注目をあつめる役割をはたしたのが高橋晄正（東京大学）らの運動である。六〇年グロンサン研究会で「使った・治った・効いた」という非論理的な「三た論法」の薬効判定を問題とした高橋らは、薬効検定の研究に取り組み、六一年には二重盲検法の必要を説いた。これをきっかけに、東大生協はグロンサンの効果検定を実施した。六六年に東大五月祭でアリナミン無効説が発表され、高橋は七〇年に有害説を発表。その過程で大衆保健薬の許可基準に関する公開質問状を提示し、同年衆議院決算委員会に参考人として出席、大衆保健薬の再評価をもとめた(49)。

これに応えるかたちで私的諮問機関が設置されたが、高橋はそのメンバーに異論を唱え、「薬を監視する国民運動の会」を組織、一九七一年には「反医学会総会―日本の医療を告発するすべての人びとの集い」を開催した。この運動によって薬害などの被害者の声が表面化し、薬の副作用・濫用に対する認識はひろがっていった。その後医薬品のチェックが厳しくなってきているのは、薬害の被害の重みもさることながら、高橋らの運動の役割も大きいといわれている(50)。

五　第二次医療技術革新と「医療の告発」

一九七〇年代にはいると、予防接種禍、薬害のほかにも、さまざまな医原病が社会問題になっていった。第一次医療技術革新（全身麻酔、輸血、抗生物質など）によって治療方法が拡大し、国民皆保険でそれが医療現場に普及したのが一九六〇年代とすれば、一九七〇年代には、第二次医療技術革新による診断技術（血液自動分析装置、各種X線診断装置、超音波断層装置、CTスキャンなど）が登場し、普及していった。医療技術が進歩したことは、医師・医療従事者による病気への働きかけの可能性が増したことを意味する。これらが病人の運命に肯定的に作用したことは、第2・3章で詳しく述べた。

しかし、進歩した医療技術もまた限界を持っていた。新しい技術も、副作用や事故などの危険性をはらんでいた。また、新しい技術が全ての医療機関に同時に普及するわけでもなかった。その結果、医療現場には新たな矛盾と医療被害がもたらされた。

(1)　過剰診療による被害

技術革新の時代の医原病の典型のひとつに、過剰診療によるものが挙げられる。過剰診療の増加は、国民皆保険制度のもとでの現物給付・出来高払いの医療費支払い方式にあったのは、薬害の項でふれた。その基礎に、医療供給システムにおける自由開業医制があり、診療行為を増やすほど医師・医療機関の収益が増すことが、実際の医療行為に影響することは避けがたかった。

過剰診療が増加する要因としては、他に、病院と診療所の機能が分化されていない、一般医と専門医も未分化である、強制的な医薬分業が実施されていないなど、技術システム上の問題もあった。薬や検査の過剰使用が、医師の技術のありかたとして当たり前になっていったという、技術自体にまで分け入って追究すべき問題もある(51)。

薬害の発生にも過剰診療の構造が作用したが、ほかにメスの濫用による被害もあった。林正秀によれば、メスのつくる病気には医療過誤と無縁なものと、紛らわしいものがある。①医療過誤と無縁なものとは、外科手術の場合「メス以外に有効な治療法がなければ、手術にともなう弊害を承知の上でメスをふるわざるをえない。したがって、このさい起こりうる障害・後遺症は、医学・技術の発達の制約からくる止むをえないもの」である。②医療過誤とまぎらわしいのは、胃・十二指腸潰瘍に対する胃切除術や虫垂炎切除術など、薬物療法によって治癒できるかどうか見極めが問題となるケースである(52)。後者では、手術すべきかどうか判断が微妙で、手術に伴う危険が少ないと判断された結果、経営上の要請がはたらいて手術に踏みきるケースは、数多く存在する。

大鐘稔彦によれば、日本では虫垂炎の手術を受けた人の比率は、諸外国と比べて著しく高率だという。また、医療機関における全手術数に占める虫垂切除術の割合は、外科医が交代することなどを機会に、大幅に低下することがあるともいう（表20）(53)。こうした手術の結果、残った癒着によって腸閉塞やさまざまな便通の異常、胃切除によるダ

表20　各医療機関における全手術数に占める虫垂切除術の割合

手術内訳＼医療機関・年	A院（個人）		B院（企業体）			
	1971年	79年	61年	63年	78年	80年
全手術	204	457	603	526	414	302
虫垂切除	119	229	399	324	65	30
（比率）	(58.3%)	(50.1%)	(66.2%)	(61.6%)	(15.7%)	(9.9%)

手術内訳＼医療機関・年	C院（厚生連）		D院（医療法人）				E院（医療法人）	
	71年	76年	77〜82年	83年	84年	85年	71〜73年	77〜84年
全手術	392	159	766	179	197	187	120	1,286
虫垂切除	211	20	405	135	100	96	67	145
（比率）	(53.8%)	(12.6%)	(52.9%)	(75.4%)	(50.8%)	(51.3%)	(55.8%)	(11.3%)

出典　大鐘稔彦『外科医と「盲腸」』（岩波新書）p.73.

ンピング症候群など、手術後の合併症に悩まされている人は少なくない。

ほかに、一時的に流行のごとく数多く実施されたが、いつのまにか消え去っていった手術療法がある。先述した肺結核に対する肋膜外充填術のほか、「喘息に対する頸動脈毬の剔出術……、精神病にたいするロボトミー（前頭葉切截術など）、慢性胃炎や胃下垂の手術、前ガン疾患の名のもとに行われた手術など」があり、これらは「治療という名の人体実験」であると指摘される(54)。

(2)　富士見産婦人科事件

医療法人芙蓉会は一九五七（昭和三二）年に埼玉県所沢市で産婦人科を開設し、七一（昭和四六）年には超音波断層診断装置を導入した市内最大の産婦人科専門病院になっていた。そこで医師資格のない理事長北野早苗が超音波検査を行い、判定を行っていたことが八〇（昭和五五）年九月に明るみにでたのが、富士見産婦人科事件であった。埼玉県警保安部と所沢署が理事長を医師法違反の疑いで逮捕し、理事長北野早苗が医師法違反、院長北野千賀子が保健婦助産婦看護婦法違反で起訴され、一九九〇年最高裁で有罪判決が確定した。しかし患者への被害には、刑事上の罪は問われなかった。

民事裁判では、一九八一年から三次にわたって、被害者が損害賠償請求の提訴を行い、乱診乱療の実態が明らかにされ、九九年原告勝訴の東京地裁判決がでた。これを受けて、被害者は医道審議会に処分を検討するよう求めたが、同審議会は刑事事件不起訴を理由に、二〇〇〇年四月、行政処分を見送る判断を下した。

その後も被害者たちは、子どもを産めなくなったこと、それによる差別、ホルモンの異常によるさまざまな症状や骨粗鬆症、性交のトラブルなどで悩まされている(55)（第６章参照）。

(3)　未熟児網膜症

医療技術の進歩によって発生し、その対処方法について確立した技術の開発が遅れたため、社会問題化した医原病に未熟児網膜症がある（第５章を参照）。

一九七〇年代以降、この病気によって視力障害をうけた人・家族が、医療機関を訴える裁判が数多くおこってきた。この裁判では未熟児網膜症という、診断・治療技術が確立普及する時代の医原病に関する医療水準をどうみるかが大きな争点となった。判例では、厚生省のガイドラインが定まった七五年を境に、光凝固法による治療を医療水準として扱う傾向が強い。最近、同じ時代でも医療機関によって責任を負うべき医療の水準は異なるという判断もでている(56)。

(4)　医事紛争の増加と「医療告発」運動

医療を受けた結果が、患者の期待したとおりでなかった場合、医療側の対応に患者側が不満をいだけば、紛争になりうる。医療にかかる機会が乏しかった時代には、紛争になることはごくまれだったが、皮肉なことに、医療技術革新と国民皆保険の時代になって医事紛争が増加していった。このあらわれは、裁判になったケースの推移である（表

21)。

表21は、各年代の判決数だが、一九五六（昭和三一）年以降、明確な増加傾向を示している。これは、都道府県医師会が医事紛争処理特別委員会をつくって対処しはじめた（東京都医師会は六〇年から、大阪府医師会は六二年から）時期にあたる。

また一九六〇年代後半からは、医師側の賠償責任ありとされる判決の割合が増加している。これに対して、一九六三年には安田火災海上保険が医師賠償責任保険制度を新設し、医師個人と契約をむすびはじめた。補償額の高額化に対応して、七三年には日本医師会による団体加入の保険の日本医師会医師賠償責任保険（日医医賠責）が発足する。

表21　年代別民事判決件数

（昭和48（'73）.4.9まで）

年　　代	医師側の賠償責任		計
	無	有	
明　　治	3件	0件	3件
大　　正	2	3	5
昭元('26)～10('35)	14	6	20
昭11('36)～20('45)	8	3	11
21('46)～30('55)	0	8	8
31('56)～40('65)	29	22	51
41('66)～48('73).4	19	32	51
計	75	74	149

出典　渡辺良夫「医療裁判と賠償保険」『ジュリスト臨時増刊　特集・医療と人権』1973年11月25日号 p.319より．

背景には、医療技術の高度化、医療需要の増大、受療機会の増加によって、医療事故そのものが増加してきたことによる面もある。また、医療事故被害者となった病人が、医師に対してとる態度が変化しはじめたことにもよる。この点について川上武は、統計上の医療事故が明治から一九六〇年頃まで少なかったのは、事故があっても紛争・訴訟になりにくかったためで、その後増加したのは患者・市民の人権意識の向上や、医師・患者の人間関係の疎外のためとした(57)。

この時代、刑事事件にもなった医療事故に、一九七〇年の千葉大採血ミス事件がある。これは、採血の際に自動吸引器を使用したところ、操作のミスから血管内に空気を送り込み、患者を死亡させてしまった事件である。吸引器を操作した看護婦が担当医師とともに罪に問われ、民事裁判では一審（千葉地裁佐倉支部・一九七一年）で一億円余の損害賠償が認容された。刑事裁判では、一審（千葉地裁・一九七二年）で罰金刑、控訴審（東京高裁・一九七三年）では禁固刑の有罪判決がでている(58)。この背景には、吸引器を採血に使用するという危険な方法がとられていたこと、ミスを誘発させた医療現場の人手不足、操作を医師ではなく看護婦が行わされていたことなどの医療問題が存在していた(59)。

こうした問題が社会に提起されるうえで、一九七一年の「日本の医療を告発するすべての人びとのつどい」など、医療を告発する運動が一定の役割をはたした。これは薬害に関する六〇年代からの高橋晄正らの運動、六八〜九年の医学部闘争で生まれた青医連運動、医療事故や公害・労災職業病の被害者、市民運動が集まったものであった(60)。

六　薬害エイズと九〇年代

(1)　エイズの発見

一九八一年ＣＤＣ（Center for Disease Control）が、男性同性愛者五名についてエイズ患者の最初の症例報告を行った(61)。同様の患者はほかにも多数報告され、八二年、ＣＤＣはこれをＡＩＤＳ（Acquired Immuno Deficiency Syndrome）と命名する。男性同性愛者、麻薬常習者、血友病患者などがハイリスク・グループであると、当初から知られていた(62)。同年、アメリカで三人の血友病患者がエイズを発症していることが確認され、エイズは血液を通じて感染する病気であると推定された。

アメリカ合衆国連邦政府は、翌八三年三月、血液製剤をつくっている製薬会社に、エイズに感染している可能性のある人の血液を使用しないよう勧告する。同じ年、病原体と推測されるウイルスを不活性化しようと、加熱処理された製剤が開発された。

一九八三年、エイズ・ウイルスが発見され、ＨＩＶ（Human Immuno Deficiency Virus）と命名された(63)(64)。日本ではほじめ、発症者が確認されていないこともあり、一般には「アメリカで流行っている奇病」と受けとめられた。しかし、約五千人の血友病患者は、大半がアメリカから輸入した血液製剤を使用していたため、大きな不安をもった。一九八三年夏に、血友病の患者団体は、加熱製剤の使用をもとめる要望を厚生省に出している。しかし日本で加熱製剤が認可されたのは一九八五年（第八因子製剤が七月、第九因子製剤が一二月）で、その後も非加熱製剤は使用禁止とされず、八八年まで使用されていた。この間日本の血友病患者の約四割、二千人がＨＩＶに感染したといわれる(65)。

(2)　エイズ・パニック

一九八六（昭和六一）年長野県松本市でフィリピンからの出稼ぎ女性が、エイズの抗体検査で陽性だったことがわかると、風俗産業で二カ月間働いたその女性の実名が報道された。

翌一九八七年一月、厚生省は神戸市で初めて日本人女性のエイズ患者が確認されたと発表する。マスメディアはセンセーショナルに報道し、女性の実名、顔写真が写真週刊誌などに掲載された。不安にかられて電話相談に問い合わせた人の数は、半月間に神戸だけで一万五千人あまりにのぼったという。

翌月、高知県でエイズに感染した女性が妊娠し、まもなく出産するというニュースが流れた。この女性は、ＨＩＶに感染していた血友病患者の男性と交際していたことがあった。このときも、個人のプライバシーにたちいった報道がされた。

三つの「事件」のたびに、それぞれの地域はパニックとなった(66)。

(3)　差別と迫害、そして「社会防衛」

このエイズ・パニックは、日本でもエイズの拡大が現実の問題となっていることへの、過剰な反応であった。本来は、エイズを予防し、感染者・発病者を理解し支えるための知識の普及が必要で、それを進めようとする人々もあったが、一方では不当で危険な動きも目立った。そのひとつがエイズ患者や、HIV感染者、そのリスク・グループとされた人々への差別である。血友病の患者も、さまざまな差別、迫害にさらされることになった。「血友病患者は感染の有無に関わらず……病院での診療拒否をはじめとして、職場、学校、地域などで差別や排除が始まっていた」「血友病患者は社会から身を隠し、息をつめて暮らしていかなければならなくなった」。就職が決まっていた大学生が「会社からエイズに感染しているかどうかの医師の診断書の提示を求められた」り、「幼稚園への通園を拒否された」「京都や静岡の保健所では、血友病の専門医を通して血友病患者を呼び出し、抗体検査を勧める動き」などもあったという(67)。

もうひとつは、HIV感染者や「感染している疑いのある」人々を把握・管理していこうという、社会防衛的な施策の推進である。一九八七年一月神戸のエイズ・パニックの最中に、兵庫県エイズ対策本部は、エイズ感染防止対策の法制化を、厚生省に要望する。同年二月、政府はエイズ対策関係閣僚会議を設置し、①正しい知識の普及、②感染まん延状況の把握、③相談・指導体制の充実及び二次感染防止対策の強化、④国際協力及び研究の推進、⑤立法措置を重点とする「エイズ問題総合対策大綱」を決定する。

これにもとづき、三月にはエイズ予防法案の要綱が発表される。そこには、「医師の患者にたいする指示、都道府県知事への報告等、感染者であると疑われる者に対する都道府県知事の健康診断の勧告等、関係者の守秘義務」などがもりこまれた(68)。この法案は医師に、感染者の性別、年齢、感染原因の報告のみならず、指示に従わない場合はその氏名と住所を報告する義務を負わせた。また、都道府県職員には、感染経路を調査する権限があたえられることになっていた。

この要綱には血友病患者団体をはじめ、医師、法曹界、女性団体などから、「感染者を危険な者とみており、人権侵害の危険がある」と、反対の声が上がった。

「一九八五年からエイズ専門外来と電話相談を行ってきた東京都立駒込病院では、法制化の動きが出てから抗体検査を申し込む人のキャンセルが増加し、五〇％にな」り、「検査の拒否や「もぐりの検査所を教えてほしい」という人も出てきたという」(69)。社会防衛的なエイズ対策が、かえってＨＩＶ感染者・エイズ患者の潜在化をまねき、まん延を促すことが明らかになっていたのである。

(4)　薬害エイズ

一九六〇年代から血友病の治療に、血液凝固成分をふくむ血漿がつかわれるようになり、血友病患者の寿命は延長した。そのころのクリオ製剤は生成に手間と時間がかかったが、第八因子と第九因子の濃縮製剤が開発され、日本では一九七八（昭和五三）年から導入された。

この背後には血液ビジネスの歴史がある。朝鮮戦争開始直後の一九五〇年九月、株式会社日本ブラッドバンク（のちのミドリ十字）が、七三一部隊、石井機関出身の内藤良一らによって創立されたのがそのはじまりであった。ミドリ十字は一九五四年にはヒト免疫グロブリンの、六〇年にはアルブミン製剤の製造承認をとり急成長をとげると、一民間企業でありながら血液ビジネスのトップシェアを占めた。一九六四年の閣議決定で公的企業の血液製剤製造への参入をおさえるなどの場面では、ミドリ十字や日本血液製剤協会が厚生省の天下り先だったことの力がフルに発揮された。

図39　日本の血漿分画製剤使用量（原料血漿換算）

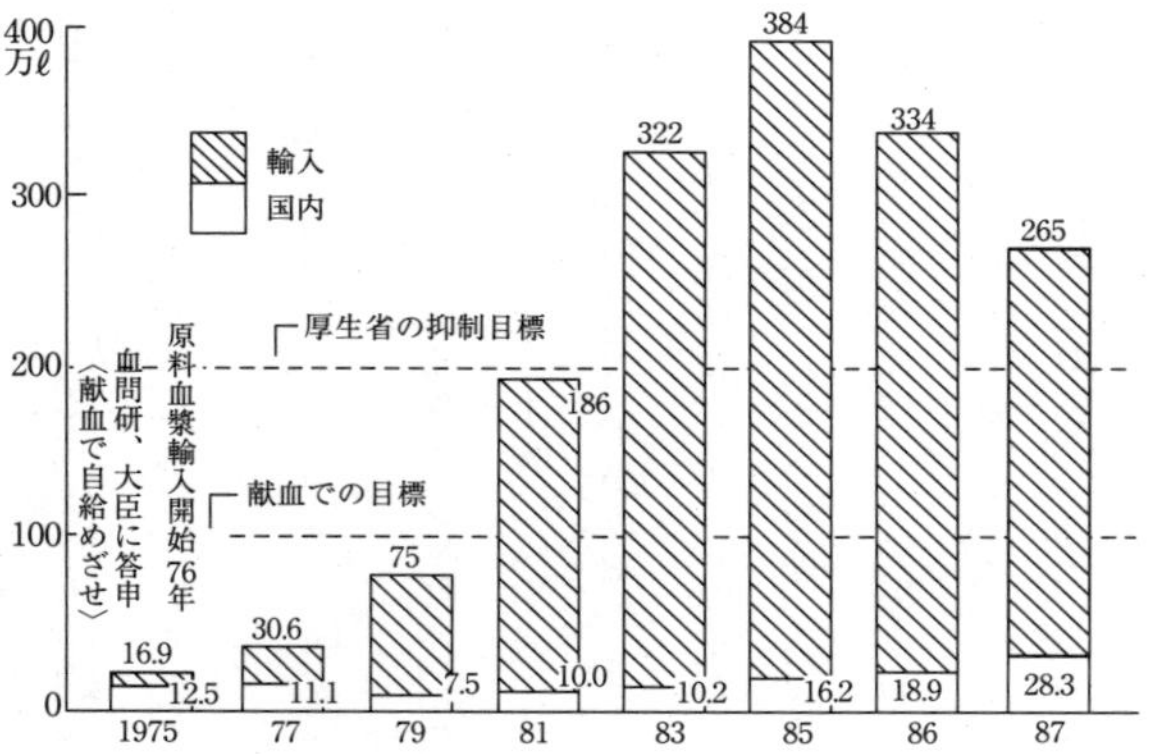

注　　青木繁之・献血供給事業団理事の論文をもとに作成．
出典　毎日新聞社会部編『隠されたエイズ』p.84．

その後、治療用血液の確保が国際的に困難になる。その一方で、ライシャワー事件で輸血を受けた大使が肝炎になったことなどをきっかけに、原料血の確保では売血をやめ献血によることとなり、一九七四年には保存血の全献血化が達成される。しかしその裏で製薬企業は、一九七六年に海外から大量の血漿を輸入しはじめ、海外の売血で供給された血液製剤を大量に供給しはじめる(70)。

この時期から、国内の医療現場では、各種血液製剤の使用量が急増していった（図39）。「栄養補給」のために、本来適応のないアルブミン製剤が大量に使用される光景は、どこの病院でもみられた。各種の薬害でみられた「適応の拡大」そのものである。

血友病患者のなかで一九八〇（昭和五五）年には、すでにＨＩＶに感染した人がいたことが、のちに行われた保存血清の抗体検査で判っている(71)。アメリカでは一九八三年に連邦政府の勧告に従って、トラベノール社がＨＩＶに汚染された製剤を回収した。にもかかわらず日本では、危険な濃縮製剤の禁止、国内でつくられた安全なクリオ製剤への緊急避難、加熱製剤の緊急輸入のどれ一つもなされず、国内での加熱製剤の製造認可は一九八五年まで遅れたのである。一九八三年の時点で、血液製剤にかかわる行政担当者や血友病専門医の間で、血液製剤によるエイズ感染の危険性、国内の血液を原料にした製剤への転換が必要なことは周知されていた。厚生省「エイズの実態把握に関する研究班」（八三年六月に設置）の班長であった安部英（帝京大副学長）(72)や厚生省薬務局生物製剤課長（当時）だった郡司篤晃の発言(73)も、これを裏付けている。

じつは安部のもとには、一九八一年から発熱などの症状を呈してエイズと疑われる患者がいた。八三年にはエイズ研究班の会議に報告された（いわゆる帝京大症例）が、検討の結果エイズではないと結論されている(74)。のちの八四年、安部は患者五〇人分の血清の抗体検査を依頼し、二三人が陽性であることが判明した。この時点で二名がエイズを発症しており、前記の患者もこのなかに含まれていた(75)。その一方で、加熱製剤の治験にあたって製薬メーカーに多額の研究費を請求するなど、安部とミドリ十字とのあいだに利害関係が存在していたことも知られている(76)。

血友病患者がエイズに感染する危険が現実のものであることは、隠され続けた。エイズ研究班に替わって一九八四年九月に発足したＡＩＤＳ調査検討委員会（委員長・塩川優一順天堂大名誉教授）と厚生省の担当課は、帝京大症例がエイズであることを否定し、八五年まで国内でエイズ患者との診断を下さなかった。委員会が第一号患者としたのは、ロサンジェルス在住の男性同性愛者の患者だった。

安部をはじめ血友病の医療に影響力の大きい一部の専門医らも、血友病患者への講演などで、感染の危険を否定ないし過小評価する発言を繰り返していた(77)。血友病患者のなかにＨＩＶ感染が多発していることが明らかにされたのは、「第一号患者」を認定する前日、一九八五年三月二一日に、スクープによって帝京大の二人の患者、二三名の感染者の存在が明らかになったときであった。

血友病患者の約四割を感染させた薬害エイズは、戦後の薬害をうんだ構造が変わっていないこと、幾多の薬害の教訓が活かされていないことを示した。

(5)　エイズ患者をとりまく状況

エイズ・パニックののちも、ＨＩＶ感染者・エイズ発症者はさまざまな差別や迫害を受けてきた。この点について、血友病友の会を通じての匿名アンケート（一九九二〜九三年、対象者計三四七人、回収数一四八人）と東京ＨＩＶ訴訟の原告への面接（一九九二～九三年、対象者四七人）による牧野忠康・片平洌彦の調査がある(78)。

匿名アンケートの回答者のうち、HIV陽性が五五名あり、生活上の影響について、「就職・仕事」一六人、「恋愛・結婚」一一人、「親戚・近所とのつき合い」四人、「学校生活」三人、「家庭生活」二人、「その他」九人が、あると答えている。

具体的には、「偏見を恐れ就職活動をあきらめた（二三歳）、何人か好きな女性がいたが、深い交際ができない（三〇歳）、妻子への感染防止に気をつかう（四二歳）、周囲の人に疑心暗鬼の目で見られる（一九歳）、高校の友人に感染を打ち明けたら、三人とも電話もしてくれなくなった（二三歳）、学校でクラスメイトにバイ菌扱いされた（一五歳）、親が、友人宅で「あなたがお茶を入れたらエイズがうつるからね」といわれた（四〇歳）、自分も妻も医療拒否、差別にあった（五二歳）、幼稚園入園児、病名をいったとたん、とりあってもらえなかった（七歳）、小学校入学で学校から入学を拒否された（一一歳）、高校進学のとき、私立学校のどこででも病人は困るとすべて拒否された（二三歳）、血友病と言うだけで恋人の両親に交際を拒否された（三二歳）、血友病が理由で就職を何度も断られた（二七歳）、二〇年前、「君のような大人が血友病であるはずがない」と診療を拒否された（四八歳）、血友病というだけでいじめられた（二三歳）」。

面接調査では、そのほかに、「HIV汚染血液製剤を「安全」と（結果的に）偽り、無断検査をして結果を伝えない医療にたいする不信・怒り」や、「「二次感染」により他人にうつしたことに伴う苦しみ・被害」が明らかになっている。

『薬害エイズ原告からの手紙』で、ある二五歳の男性は、「この不景気の中で、健康な一般の人々でさえ就職するのは大変なのに……どこの会社に就職するにしても、たいてい血液検査などの健康診断はあり、仮になかったとしても、入社後、健康保険などで莫大な費用がかかるため、すぐに分かってしまい、辞めさせられるという危険がついてまわる。……それに結婚問題。……自分の本当の姿を相手に言う勇気は僕にはなく、隠せば隠すほどギクシャクした関係になってしまう」(79)。

医療機関で受けた差別・迫害に、次のような例がある。「感染者であることが病院の外に漏れたために、近所から村八分にされた」「急性虫垂炎になった三〇代の感染者が、県東部の病院に入院したが、「現状の施設やスタッフでは対応できない」と手術を断られた」等々(80)。

また、多くの患者が、製薬会社や国だけでなく血友病専門医を告発している。「私、十何年間生きてて、初めて分かった。お医者さんって、病院って、人の命短くするところだったんだ……。病気の人に、プラスして、関係ない病気を加えるトコだったんだ。しかも、薬じゃ治せないような病気を……」(81)。「ぼくは告知を受けて以来、医者が信じられず、まして医者の提供する製剤など恐ろしくて二度と使いたくなくて、現在までに一回も使っていない。使わなくてもやっていけるのだ。それなのに、医者は中学二年生の僕に自己注射を勧め、家でつけていた注射の記録を点検して、注射の回数が少ないと、もっと増やすようにと注意した」(82)。

被害者の怒りは一九八九年、大阪つづいて東京の「ＨＩＶ訴訟」となってあらわれる（第9章参照）。

七　医療事故の多発と被害者

(1)　増える医療過誤訴訟

「医療の告発」運動（一九七〇年代）、富士見産婦人科事件（一九八〇年）ののち、医療事故の被害者が、泣き寝入りせず裁判に訴えることが増加していった。医療過誤などによる訴訟の件数をみると、年間の新規件数は一九七〇年代

図40　医療過誤訴訟事件の処理状況

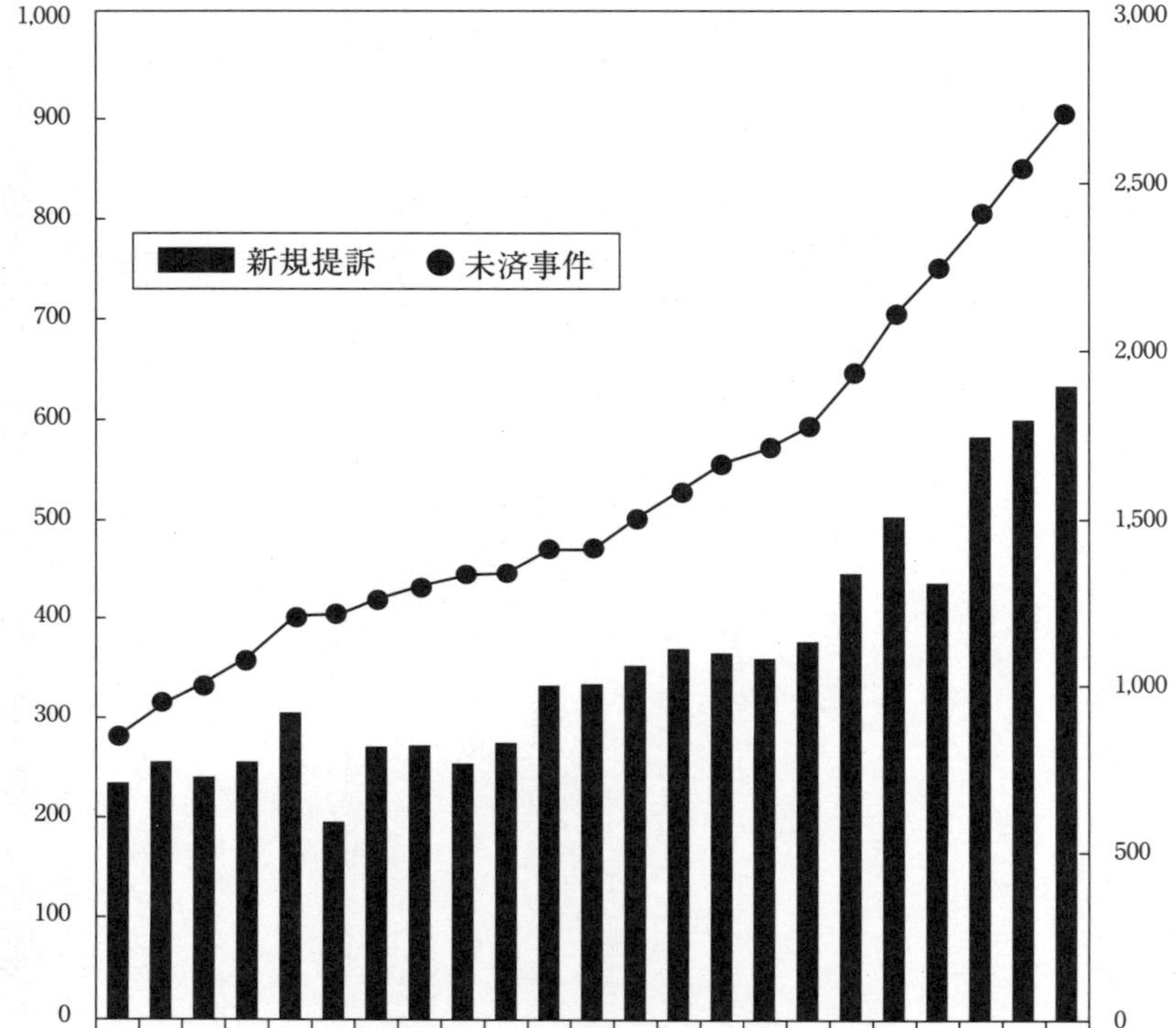

	76	77	78	79	80	81	82	83	84	85	86	87	88	89	90	91	92	93	94	95	96	97	98
新規提訴	234	257	238	252	310	195	270	271	255	272	335	335	352	369	364	357	373	444	504	434	581	595	629
未済事件	844	948	1002	1075	1209	1209	1243	1290	1326	1336	1404	1435	1508	1576	1658	1705	1775	1927	2103	2244	2393	2553	2700

資料　「医療過誤関係民事訴訟事件執務資料」(最高裁事務総局)，メディオ「1999年度シンポジウム資料」
http://www.hypertown.ne.jp/medio/sympo/99/suits.html

の二〇〇件台から、八〇年代後半には三〇〇件台、九〇年代後半には五〇〇件台となっている。未済の件数では、一九九〇年ころまで一五〇〇件くらいだったのが、九〇年代後半には二五〇〇件ほどと、増加の一途をたどっている(83)(84)。図40のとおり医療過誤訴訟事件の数は、新規提訴、未済とも着実に増加している。

　弁護士で医療事故情報センター理事長の加藤良夫によれば、医療過誤訴訟には「三つの壁」があるという。第一が医療が高度に専門化された分野であること(専門性の壁)。第二が医療事故について事実経過を把握すること自体が容易でなく、カルテなどの資料を病人側が入手するのも困難であること（密室性の壁）。第三が「医療の世界では医療過誤に関し相互批判の精神は乏しく、同僚かばいの傾向が強い。このため、患者側に有利な見解を隠密な形では聞くことができても、鑑定意見書や証書の形ではえられにくい」こと（封建制の壁）。さらに、原告側に立証責任が負わされているという実情もある(85)。

かりに裁判で賠償を勝ち取れても、被害者の苦しみが償われるとはかぎらない。被害者が医療事故によって、生活上どのような影響を被るかについての、Vincent らの研究(86)では、「医療事故にあった患者は苦痛をともなう記憶に苦しみ、交通事故にあった人や、死別や暴行を経験した人よりも、さらに重篤な心的外傷を被るという調査結果」が示されている。そして、「医療事故からの患者や家族の精神的な回復がうまく進むか、あるいは精神的に厳しい状態が続くかどうかには、①事故の内容や傷害の程度はどのようなものだったか、②事故後の説明が納得できるものだったか、③ソーシャルサポート（対人関係のなかでの他者からの支援）があったか、④他者を非難する気持ちが強すぎないか、⑤訴訟を起こしているかどうか、の五つの要因が深く関わっている」と指摘されている(87)。

裁判が長期化することで被害者の負担は重くなる。あるいは補償がとれても、「金めあて」などの心ない言葉を世間からあびることもある。これらは、数多くの労災・職業病、公害、薬害などの裁判で、被害者である病人が乗り越えてこなければならなかった状況とよく似ている(88)。

裁判のほかに、被害者やその家族のなかから、自らの体験を通じて医療のあり方に疑問を抱き、追究し、同様の事故を再びおこさないよう要望し、提言する動きがあらわれている。食道静脈瘤の手術後、MRSAによる院内感染で夫を亡くした富家恵海子は、著書『院内感染』で、大学病院の医療のありかたに数多くの鋭い批判をなげかけた。「病院だからいろいろな菌がいるのは仕方がないのか？」「落ちついて話せるコミュニケーションルームが欲しい」「治療を担当する医師が途中で交代して、説明の引き継ぎが不十分だった」「リカバリー・ルームの扉が開きっぱなしで、（処置用）ワゴンが人通りのなかにある」「不十分な院内感染対策」「耐性菌を生まない抗生物質使用方法の不徹底」「研修医はじめ受持医師の超多忙」「外来検査センターに依存した細菌検査」「横断的に起きることに弱い専門家集団」「セクショナリズムで、十分に機能しない院内感染対策委員会」「人の痛みを知らない医師たち」などなど(89)。

これらをうけとめることが、医療のあり方を変える出発点になるのはたしかである。

(2)　被害者を支えるネットワーク

医療過誤訴訟に取り組む弁護士らが中心になって、一九七〇年代の後半から医療事故の被害者を支援する運動がおこってきた。七七年に、加藤良夫（弁護士）らが設立した「医療事故相談センター」は、その後「医療事故情報センター」（九〇年）となり、ニュースや裁判での鑑定集を発行するなどの活動を行っている。一九八四（昭和五九）年に発表された「患者の権利宣言案」は、こうした活動を通じてできた弁護士や医療関係者の共同研究グループが起草したものである。

一九九〇年代にはいると、医療事故の被害者組織や彼らを支える市民団体も結成された（表22）。多くの組織で、医療事故をあつかう弁護士が中心的な役割を担っている。これらの運動が、現在に至るまで医療事故被害者の裁判を支えてきた。

(3)　激発する医療事故、その背景

一九九〇年代の後半になり、医療事故が頻回に報道されるようになった。これらの事件のうち、すでに述べた薬害などを除き、一九九七年から二〇〇〇年一二月までに新聞報道されたものをまとめたのが、表23である。事故や医原病とその原因となった医療行為は、診察・がんノイローゼから、血管造影検査のカテーテルによる血管損傷、麻酔事

表22　小年表　医療被害者支援団体

1977年	「医療事故相談センター」（弁護士加藤良夫ら）設立
1980年	「富士見産婦人科病院事件被害者同盟」結成
1981年	「医療を良くする会」（名古屋の市民グループ）結成
1984年	弁護士・医療関係者の共同研究グループが「患者の権利宣言案」発表
1989年	乳ガン体験から医療を考える市民グループ「イデアフォー」設立
1990年	「医療事故情報センター」（理事長加藤良夫）設立 http://www3.ocn.ne.jp/～mmic/
1990年	「ささえあい医療人権センターCOML」（代表辻本好子）設立
1991年	「医療過誤原告の会」結成 http://www.cypress.ne.jp/takaoka/genkoku/main.html
1994年	「日本子宮内膜症協会（JEMA ジェマ）」設立 http://www.interq.or.jp/japan/jema/
1995年	「医療事故調査会」（代表世話人森功・医師）設立 http://www.reference.co.jp/jikocho/index.html
1996年	「医療情報の公開・開示を求める市民の会」結成 http://homepage1.nifty.com/hkr/simin/siminnokai.html
1997年	「医療事故市民オンブズマン・メディオ」設立 http://www.hypertown.ne.jp/medio/
1998年	「医療改善ネットワーク mi-net」（世話人藤田康幸）発足 http://www.mi-net.org/index.html
1998年	「陣痛促進剤による被害を考える会」発足 http://homepage1.nifty.com/hkr/higai/
1999年	「患者の権利オンブズマン」（理事長池永満・弁護士）設立 http://www.patient-rights.or.jp/
1999年	「全国薬害被害者団体連絡協議会」発足 http://homepage1.nifty.com/hkr/yakugai/

㈶いしずえ，MMR被害児を救援する会，大阪HIV薬害訴訟原告団，東京HIV訴訟原告団，スモンの会全国連絡協議会，㈶京都スモン基金，CJD薬害訴訟を支える会，陣痛促進剤による被害を考える会，京滋筋短縮症の会

故、手術時の患者取り違え、手術器具の体内置き忘れ、術後の院内感染、管理分娩による母体・胎児の障害など、多岐にわたる。

報道される医療事故のなかでは、大学病院などいわゆる一流の大病院でのケアレス・ミスがかなりの割合を占めている。もちろん危険を伴う医療行為は、設備や人員体制のより整っていない一般病院にも普及しており、そうした病院での医療事故、訴訟も数多い。

厚生省の研究班による看護職員約一万千人を対象にした調査によれば、一九九九年までに、医療事故につながるおそれのあった「ニアミス体験」が、約一万一一五〇件報告されており、注射・点滴業務（三一・四％）、転倒・転落（二五・七％）、飲み薬の投与（一二・九％）、チューブ類のはずれ（六・三％）となっている。また、全体の三分の二が「医師の診療の補助」で生じたという(90)。東京医療関連労働組合協議会のアンケート調査によれば、看護婦の九割以上が医療現場でミスやひやりとした体験があるという(91)。

訴訟や日医医賠責で扱われたケースが、いくら増加

表23　新聞報道された医療事故の件数・内訳と事例（1998～2000年）

	報道された事故	病院の種別／病院名	記事の要約（報道日・引用したメディア）
1998年	17件	大学3件 国公立4件 公的1件	
	事例1）	札幌市内の病院	がん告知，1年働けぬ重圧　札幌地裁　誤診に1137万円賠償命令（1991.9・朝日）
	事例2）	伊豆逓信病院	医師不在で妊娠中の母子死亡　病院など3者に8000万円賠償命令　静岡地裁支部判決（1989.4.8・朝日）
	事例3）	竜岡門クリニック	がん患者用リンパ球　無免許で採決し投与　容疑の診療所社長ら逮捕（1997.10～1998.4・日経）
1999年	24件	大学3件 国公立9件 公的5件	
	事例1）	横浜市立大付属病院	肺を手術予定の患者と心臓を手術予定の患者とを取り違え，それぞれ手術していた（1999.1.11・毎日）
	事例2）	都立広尾病院	消毒液？注入し女性患者が死亡，看護婦が点滴液を間違う（1999.2.11・朝日）
	事例3）	国立琉球大学付属病院	心臓手術で針放置　3年前患者らに知らせず（1996・朝日）
	事例4）	市原市の産婦人科病院	不適切に陣痛促進剤を投与したため，仮死状態で誕生，重度の被害被ったと（1996.8.5・朝日）
2000年	68件	大学22件 国公立22件 公的6件	
	事例1）	国立循環器病センター	先天性心疾患の6歳の女児に，手術で心筋保護剤を使わず，1ヶ月後に死亡（1999.11・朝日）
	事例2）	国立京都大学付属病院	人工呼吸器の加湿器にエタノールが入れられ，神経系の病気の17歳の女性患者が中毒で死亡（2000.2.28・朝日）
	事例3）	杏林大学付属病院	4歳の男児，転倒して綿飴の割り箸がのどに刺さり救急受診，脳に残った割り箸を見逃し死亡（1999.7・日経）
	事例4）	豊島区の美容形成外科	わきが治療で局所麻酔注入直後血圧低下し，死亡（1999.5.14・朝日）
	事例5）	新潟県立がんセンター	がんがある患者の左胸ではなく，異常のない右の乳房を切除した（1998.8・毎日）

していると いっても、医療事故や「ニアミス」全体からみれば、いまだに氷山の一角に過ぎないであろう。その一方で、訴訟においては、被害者の勝訴する比率が増加しつつあり、被害者への経済的な補償は、従来よりも認められやすくなってきた面もある（図41）。

それまでに多くの被害者＝病人が法廷で苦労を重ねてきたことも、社会病の病人がたどった道と似ていることを、重ねて指摘しておきたい。

図41　全国の地裁・簡裁での医療過誤訴訟原告勝訴率の推移

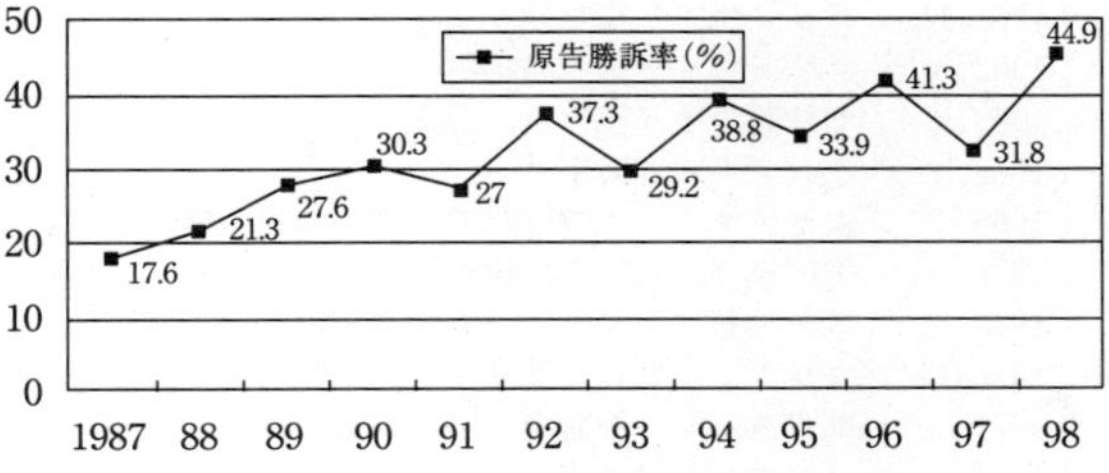

出典　図40と同じ．

(4)　社会病としての医原病・医療事故

病人史としての類似性に加えて、戦後の医療技術革新が、その導入にあたり十分な安全管理、人的な体制をともなわなかった点でも、医療事故は労災・職業病や公害、薬害などとおなじく、社会病ととらえられる。

病院を例にとれば、マンパワーが欧米の何分の一かという貧困な状態を放置したまま、数々の医療技術が導入されてきた。いまや一般病院で日勤帯五～六名、夜勤帯二人の看護婦が、四〇数名の入院患者を看なければならず、その五～六名の患者に一〇数台の点滴・注射用ポンプや人工呼吸器が装着されているのは珍しくない。北米の病院の救急部門で、いかに多くのスタッフが働いているかをみると、日本の救急病院を同じ名称で呼ぶことにためらいを覚えるほどである。日本の救急病院は、じつは北米の病院のイミテーションでしかないのかもしれない。

こうした病院のあり方は長く放置され、いまなお現実的な改革の道筋は示されていない。このため、たとえカルテの開示が患者・市民の要求として強まっても、現

表24　小年表　医原病の戦後病人史

1956. 5	ペニシリン・ショック死事件
1961.11	サリドマイドにたいするレンツ警告
1962. 9	サリドマイド回収の指示
1963. 6	サリドマイド被害者，提訴
1965. 2	アンプル風邪薬事件
1965. 3	キセナラミン人体実験で，被害者が人権侵害申し立て
1970. 4	種痘禍で，被害者の親が提訴
1970. 9	スモン事件（キノホルム中毒で，販売中止）
1970.11	コラルジル薬害で販売中止，患者の会が提訴
1971. 5	薬害スモン，被害者の会が提訴
1971. 9	ストマイ難聴被害者，提訴
1971.10	クロロキン被害者，厚生省に直訴
1971.11	エタンブトール中毒に大鳥ら警告
1972. 8	エタンブトール中毒被害者，提訴
1973. 2	クロロキン薬害で提訴
1973. 6	ワクチン禍，被害児の親らが提訴
1973.10	大腿四頭筋短縮症多発
1974.10	サリドマイド訴訟，和解
1975. 7	クロマイによる再生不良性貧血で，提訴
1978〜79	スモン裁判，原告勝訴
1979	薬害スモン，確認書による和解
1980	富士見産婦人科事件
1983. 4	ホパテによる副作用で死亡
1983. 7	薬害エイズで，血友病患者が死亡
1989. 6	予防接種後肝炎で提訴
1995〜	病院での医療事故多発

状の医師、看護婦、医療技術者が欧米並みのカルテ記録を残すのは、極めて困難である。こうした光景は、産業技術が労災・職業病や公害を引きおこす同じ場面を想起させる。東海村臨界事故でみられた、放射性物質を取り扱う際の原則から幾重にもはずれた裏マニュアルの存在する核技術の現場と同じ事態が、医療現場でも進んでいる。

一方で、医療事故のおこる現場は、本来は生命を救い、病から解放するための対人援助の場である。医師・医療従事者は加害者であると同時に、ひきつづき病人を援助する職業人でもある。病気と医原病で二重に苦しむ病人を、家族や法律関係者、市民団体などの参加をえながら、直接支えていく責任が医療従事者にはある。加害者となる危険性からのがれることのできない医療従事者が、それをのりこえてゆく唯一の道でもある。

病院の改革、カルテの開示、医学教育の改革などに、医療の専門家が加わっていくとき、その出発点は被害者＝病人と向き合うところにある。医療の質を向上させるためには、マンパワーを中心に相当の社会的費用が必要であり、その費用を負担するのが結局のところ市民、病人であることからも、これは明らかである。

(1)「医療事故被害　光明を求めて五関係者・専門家にきく」「日本経済新聞」二〇〇〇・一二・二二。
(2)荒記俊一「医原病」『世界大百科事典 CD-ROM 第二版』(日立デジタル平凡社、一九九八年)。
(3)黒田満「医療過誤」前掲(2)。
(4)砂原茂一・上田敏『ある病気の運命——結核との闘いから何を学ぶか』(東京大学出版会、一九八四年)一八二—一八三頁。
(5)高野哲夫『日本の薬害』(大月書店、一九七九年)二八頁。
(6)川上武『技術進歩と医療費』(勁草書房、一九八六年)一二五頁。
(7)吉原賢二『私憤から公憤へ——社会問題としてのワクチン禍』(岩波新書、一九七五年)五六頁。
(8)前掲(7)五七頁。
(9)前掲(7)六一頁。
(10)前掲(7)六二頁。
(11)由上修三『予防接種の考え方』(大月書店、一九九二年)二五頁。
(12)『厚生省五十年史』(一九八八年)六九九—七〇〇頁。
(13)久保全雄『増補改訂版　生きる条件——健康・環境破壊の階級的認識』(医療図書出版、一九七一年)補章一頁。
(14)川上武『現代日本医療史』(勁草書房、一九六五年)五三三頁。
(15)前掲(14)。
(16)前掲(7)二九—三三頁。

(17) 前掲(7)一一三頁。
(18) 「広がるC型肝炎、三割が「陽性」の地域も」「読売新聞」二〇〇〇・二・九。
(19) 前掲(7)。
(20) 『予防接種制度に関する文献集』二五一頁。出典：前掲(7)六四頁。
(21) 前掲(7)七九頁。
(22) 前掲(11)七五頁。
(23) 栗原敦「MMRワクチン『人体実験』論」第三七回社会医学研究会（弘前大学）一九九六・七・二〇〜二一（出典「予防接種情報センターのホームページ」http://www.ne.jp/asahi/vaccin/kyo/mmr1.htm)。
(24) 「こども研究会たぬき先生のお部屋ホームページ」http://www.tanuki.gr.jp/main.htm
(25) 小坂富美子『医薬分業の時代』（勁草書房、一九九〇年）五〇－五一頁。
(26) 前掲(25)一〇六－一〇七頁。
(27) 高橋晄正「都立築地産院でのサリドマイド処方の分析」増山元三郎『サリドマイド――科学者の証言』（東京大学出版会、一九七一年）二〇九－二三二頁。
(28) 高野哲夫『日本の薬害』（大月書店、一九七九年）一三三頁。
(29) サリドマイド事件については、青木英雄・木田盈四郎編『薬品公害と裁判――サリドマイド事件の記録から』（東京大学出版会、一九七四年）、全国サリドマイド訴訟統一原告団、サリドマイド訴訟弁護団編『サリドマイド裁判』（総合図書、一九七六年）。
(30) 前掲(28)四四－四九頁。
(31) 前掲(28)四九－五一頁。
(32) 前掲(28)八二頁。
(33) 筋短縮症については、注射による筋短縮症から子どもを守る全国協議会編『筋短縮症』（績文堂、一九七七年）、津山直一・高橋晄正・小林登・赤石英・砂原茂一『注射の功罪』（東京大学出版会、一九七六年）、注射による筋短縮症全国自主検診医師団『注射による筋短縮症』（三一書房、一九九七年）。

(34) 前掲(28)六九頁。
(35) 亀山忠典ほか編『薬害スモン』(大月書店、一九七七年)一二頁。
(36) 前掲(35)二四頁。
(37) 『スモン調査研究協議会研究報告書五号』一九七一年、五一頁(出典:前掲(35)二四頁)。
(38) 前掲(35)二六頁。
(39) 前掲(35)三六頁。
(40) 前掲(35)三九頁。
(41) 「スモン運動史」スモンの会全国連絡協議会編『薬害スモン全史第三巻運動編』五七頁。
(42) 栗岡幹英「薬害SMON」MI-Net医療改善ネットワークのインターネット・サイト薬害資料館ネット版
http://www.mi-net.org/yakugai/dacases/smon/smonmain.html
(43) 「〈奪われた未来〉(2)スモン 目を返せ!足を返せ!青春を返せ!」「毎日新聞」一九九六・六・二六。
(44) 浜六郎『薬害はなぜなくならないか』(日本評論社、一九九六年)二二一三三頁。
(45) 前掲(44)二六頁。
(46) 「〈奪われた未来〉クロロキンの悲劇」「毎日新聞」一九九六・六・二七。
(47) 前掲(44)三〇頁。
(48) 前掲(44)二四—二五頁。
(49) 朝日新聞社編『現代日本朝日人物事典』(朝日新聞社、一九九〇年)九三四頁。
(50) 前掲(25)一一三—一一四頁。
(51) 前掲(6)三〇六—三二四頁。
(52) 林正秀『外科医の告白』(三一書房、一九七〇年)三七—四四頁。
(53) 大鐘稔彦『外科医と「盲腸」』(岩波新書、一九九二年)六三—七六頁。
(54) 前掲(52)一二八頁。
(55) 富士見産婦人科事件被害者同盟編『わすれない 富士見産婦人科事件』(晩聲社、一九九〇年)二九頁。

(56) 丸山英二「未熟児網膜症事件」『別冊ジュリスト医療過誤判例百選』（有斐閣、一九九六年）一六二－一六七頁。
(57) 川上武『日本の開業医』（勁草書房、一九七八年）一五八－一五九頁。
(58) 日曜詩人上杉晴一郎のページ http://homepage 1.nifty.com/uesugisei/iryoukago.htm
(59) 高橋晄正編集代表『日本の医療を告発する』（亜紀書房、一九七二年）二二六－二三〇頁。
(60) 前掲(59)。
(61) CDC "Pneumocystis pneumonia-Los Angeles" MMWR, 30, 1981a, p.250～252.
(62) 当初は、「４Ｈの病（Homosexual 同性愛者、Heroine 麻薬中毒者、Haitian ハイチ人、Hemophilia 血友病患者)」と呼ばれた。坂口志朗「薬害エイズ」『通史日本の科学技術５　国際期』（学陽書房、一九九九年）八五七－八六六頁。
(63) 原田信志『エイズをどう救うか』（中公新書、一九九七年）一－一八頁。
(64) 宗像恒次『エイズの常識』（講談社現代新書、一九九三年）三一－五〇頁。
(65) 安藤宏三「加熱製剤販売開始後の非加熱製剤の扱いについて」東京ＨＩＶ訴訟原告団『薬害エイズの真相究明に関する弁護団中間報告書』一九九六年、五九－六二頁（出典：前掲(62)八六〇頁）。
(66) 池田恵理子『エイズと生きる時代』（岩波新書、一九九三年）二〇－二六頁。
(67) 前掲(66)二九－三〇頁。
(68)『昭和六二年度版厚生白書』一四六頁。
(69) 前掲(66)五一－五二頁。
(70) 毎日新聞社会部編『隠されたエイズ』（ダイヤモンド社、一九九二年）六三－九七頁。
(71) 前掲(62)八六〇頁。
(72) たとえば「毎日新聞」一九九六年四月一七日の記事に、八三年から八四年にかけて、「『エイズにり患した可能性のある人達から採った血液製剤を輸注した血友病患者にも（エイズが）発症するようになった」（八三年九月、「免疫と血液」）、「わが国の血友病治療にアメリカより輸入された製剤を用いざるを得ない実情からみれば、日本にとって無関心で通るわけにはいかない」（同年一二月、「帝京医学雑誌」）と、非加熱製剤の危険性を具体的に指摘。さらに

「病原体混入の危険がある血液製剤は使用しないことが必要」「血友病製剤は……できるだけ国内の献血血液を材料としたものを用いることが望ましい」（八四年二月、「メディカル・テクノロジー」）などと主張して」いたとある。
(73) 前掲(70)一二三頁。
(74) 保坂渉『厚生省AIDSファイル』（岩波書店、一九九七年）一四〇―一四六頁。
(75) 前掲(74)二四八―二五四頁。
(76) 前掲(70)一三六―一四〇頁。
(77) 前掲(70)一五三―一五六頁。
(78) 片平洌彦『構造薬害』（農文協、一九九四年）二四―四四頁。
(79) 東京HIV訴訟原告団『薬害エイズ原告からの手紙』（三省堂、一九九五年）四六―四七頁。
(80) 前掲(66)七三―七四頁。
(81) 前掲(79)三四頁。
(82) 前掲(79)四七頁。
(83) 山内桂子・山内隆久『医療事故　なぜ起こるのか、どうすれば防げるのか』（朝日新聞社、二〇〇〇年）四五頁。
(84) 池永満『患者の権利　改訂増補版』（九州大学出版会、一九九七年）二七頁。
(85) 加藤良夫『医療過誤から患者の人権を守る』（ぶどう社、一九九三年）二二頁。
(86) Charles Vincentほか、安全学研究会訳『医療事故』（ナカニシヤ出版、一九九八年）一七三―一九〇頁。
(87) 前掲(83)一八六頁。
(88) 「司法改革　長引く民事訴訟　失うもの多い　代議士川田悦子さん」「朝日新聞」二〇〇〇・一二・二一。
(89) 富家恵海子『院内感染』（河出書房新社、一九九〇年）。
(90) 「看護職員の事故「ニアミス」体験」「日本経済新聞」二〇〇〇・六・二七。
(91) 「看護婦の九割〝危なかった〟体験」「朝日新聞」一九九九・五・一二。

第9章　「認定」と「補償」の責任論

一　病人史における社会病の「認定」と「補償」

労働災害・職業病や公害病は、加害者の存在する病気である。被害者である病人は、その償いをもとめる権利があり、加害者は国家や企業である。

その存在を社会が認知するまでに、社会病は多くの病人を苦しめ、生命を奪い、差別の対象とした。その被害の大きさが広く知れわたり、世論が被害者に同情をよせ、国家が「救済」のために動いてもなお、病人の苦しみがやわらぐことはなかった。

病人の苦しみを癒し、闘病生活を支える前に、「認定」制度という国家の「救済策」が病人たちの前に立ちふさがった。病いからの解放と、加害者による謝罪、償いを求めた病人たちに対し、加害者は「認定」制度を口実に救済を怠ろうとした。このような役割を果たした「認定」制度が存在している点では、核兵器や原発等による被爆も、薬害を中心とする医原病も、共通である。

病人に残された道は裁判に訴え、企業や国と対決することである。命を削るこの闘いによってはじめて、社会病の「補償」の多くがかちとられていった。この点では、戦争による国内外の犠牲、とくに七三一部隊に代表される人体実験の犠牲も社会病と共通性がある。

戦後病人史の中で、「認定」問題と国家賠償訴訟が存在することが、社会病をきわだたせる特徴であるとすれば、ここにあげた全ての被害者は社会病の病人である。

第1章、第7章、第8章では、それぞれの社会病がいかに登場し、認知されたかを述べた。本章では病人史のその後を、「認定」と「補償」の問題に焦点をあてながら、追ってみたいと思う。

二 「認定」制度のはじまり

社会病の「認定」制度は、いくつかのルーツをもっており、いずれも敗戦直後から高度成長期のはじめにかけて成立していった。

(1) 労働基準法の「業務起因性疾病」

その一つは、一九四七(昭和二二)年に施行された「労働基準法」の施行規則第三五条一号から三六号によって、業務上疾病が規定されたことである(1)。この病名のリストは一九七八(昭和五三)年まで改訂されなかった。つまり高度成長期に多くの有害作業や環境が出現するなかで、業務上の認定制度は旧態依然として残っていたのである。

また列挙された病名にあてはまらない場合は、三八号で「その他用務に起因することの明らかな疾病」として規定された。これについて実際には、業務上・外を定める認定基準が、労働省から数多く通達された。

新しく健康被害を受けた人は、それが業務に起因するのが明らかであることを自ら立証しなければ、補償をうける権利が発生しない。この考え方は、ほかの全ての社会病にも広がっていった。

(2)　「原爆医療法」の認定疾病

一九五七（昭和三二）年には「原子爆弾被爆者の医療等に関する法律（原爆医療法）」が成立し、被爆者（被爆時広島・長崎市内又は隣接地域、爆心地からおよそ四キロ以内にいた人、早期入市者、胎内被爆者）への、「原子爆弾被爆者健康手帳（被爆者手帖）」の交付、無料健康診断の実施、原爆に起因すると認められる疾病（認定疾病）について審査の上で医療費を国が負担することが定められた(2)。

原爆症という未知の部分が多い疾患について、恣意的とならざるをえない認定制度を設けたこの法律には、本質的な医学的欠陥があった。この点について、病理学者の杉原芳夫はつぎのように述べた。

この法律の欠陥はすぐに暴露しました。誰も仕事を休んでまで、遠方にある指定検査機関に出向く者はおりません。ましてや、放射線によって、どんな病気が発生するかもわからない現状で、どの病気を原爆症と認定するかは、専門家から医療審議会の委員がきめることになりましたが、神様でもない医者が、わけのわからない原爆症をとにかく決定するのですから、その結果はいとも奇妙なことになりました。認定されたものも、認定されなかったものも、その根拠を明示することは困難でした(3)。

「原爆医療法」は認定条件を「放射線が直接の原因で被爆者の負傷や疾病が生じたか、治癒能力に放射線が影響を与えた場合」とした。「爆心地から二キロ以内の被爆者を特別被爆者とする」など、被爆者の受けた傷害のうち放射線を多量にあびたことによるものを扱うという考え方である。現在では日米の研究者が核実験データからコンピューター解析で一九八六（昭和六一）年に作成した「ＤＳ８６」（被爆放射線量を爆心地からの距離で推定する計算式）を、重要な判断の目安としている。しかしこれには、爆心地から一キロ以遠の中性子線量が過小評価される問題があるとする有力な批判がある。

このような認定制度の制約から、一九八八年三月末の認定者数は二〇九二人と、被爆者総数約三一万二〇〇〇人（ともに生存者数）の約〇・七％にとどまる(4)。

このような認定のしかたは、被爆者の苦しみの実態とかけ離れている。そこを争った裁判に「長崎原爆松谷訴訟」がある。被爆当時三歳だった松谷英子が、爆風の瓦による頭部外傷・右半身麻痺の原爆症認定が却下されたことで、一九八八年に国を訴え、一審・二審に続き、二〇〇〇年七月には最高裁で原告勝利の判決が出ている。

(3)　水俣病の「見舞金契約」

公害病が、医学的診断ではなく行政の設置した機関によって「認定」される制度のルーツは、一九五九（昭和三四）年にチッソと水俣病患者家庭互助会が結んだ「見舞金契約」にある。それは厚生省が設置した「水俣病患者診査協議会」で、補償の対象となる病人を「認定」するもので、裁判提起時水俣病患者と「認定」されたのはわずかに一一二人だった。

認定には患者・家族の申請が必要で、差別をおそれ申請しない者も多かった。また認定のための検診という場は、申請者・被害者＝患者と医師との関係を傷つけた(5)。認定機関の管轄・名称・法的根拠・メンバーは変わってきたが、この制度は現在までつづいている。

三　社会病の拡大と「認定」問題

高度成長期にはいる前後から、社会病の「認定」は拡大されていった。その理由は、被害者やそれを支える市民運動、労働運動が活発になったこと、労災・職業病や公害の被害が広がって社会病の被害が拡大したことであった。

(1) 被爆者「認定」の経緯

「原爆医療法」（一九五七年制定）は、一九六〇（昭和三五）年に改正され、特別被爆者制度（爆心地から二キロ以内での被爆者について、認定疾病以外の疾患に関する医療費の、社会保険で給付されない部分を国が負担する）と、医療手当（認定疾患を有する被爆者（認定被爆者）で一定以下の所得の者に支給）が新設された。一九六八年には「原子爆弾被爆者に対する特別措置に関する法律」（被爆者特別措置法）が成立し、「特別手当」「健康管理手当」「介護手当」（のち「保健手当」）ができた。

しかし制度の適用では、先述のような被爆とくに放射線と傷病との因果関係の認定を要し、爆心地からの距離、現在の所得などで制限され、死没者や遺族は省みられなかった。これに対し被爆者は、「被爆者援護法」による国家保障を求めて運動を進めた。一九六六年日本被団協は、沖縄、ビキニも含む全ての被爆者への健康手帳の給付と医療の保障、交通費の支給、指定病院の増設、認定制度の廃止、治療研究機関の拡充、遺族や障害年金など各種手当を要求した（『原爆被害の特質と被爆者援護法の要求』）(6)。

その後「原爆医療法」「被爆者特別措置法」（旧被爆二法）は、改正が重ねられ、「特別被爆者」の条件・範囲など、認定・給付範囲は徐々に拡大されていった。

(2)　塵（じん）肺の「認定」問題

一九四六（昭和二一）年栃木県足尾町で「ヨロケ」（珪肺）撲滅が決議されるなど、塵肺症は戦後もっとも早くとり上げられた職業病である。しかし、その認定・療養をめぐっては、問題も多かった。

一九五一年の「塵肺措置要綱」策定以降は、X線写真の所見で認定され、軽度のうちから配置転換される方向となったが、配置転換後の補償は不十分だった。また、転換後に重症化するというこの病気の特性にもかかわらず、補償にあたってはそれを配慮しなかった。このため労働者は配置転換による生活困難をおそれ、珪肺の罹患が死を意味すると知りながら働き続けざるを得なかった。労災保険では三年間と療養期間が短かったこと、休業補償給付の基準がすでに肺機能が低下し労働能力が低下していたときの平均賃金で算定されるなどの問題もあった。

一九五五年に成立した「珪肺及び外傷性脊髄障害に関する特別保護法」（珪肺等特別法）は、これらの問題点を放置し、その後も法改正を要求する運動が続いた。一九六〇年には「じん肺法」が成立・公布され、対象が珪肺以外に広げられたが、予防対策上は従来となんら変更はなく、保障給付はさらに切り下げられた。

(3)　白ろう病の「認定」問題

白ろう病が発生、拡大してきた一九六〇（昭和三五）年、全林野労働組合長野地本は職業務上疾病として認定するよう長野営林局に求めた。しかし管轄する林野庁は、寒冷な気候、本人の体質によるという管理医の診断を根拠に、これを退けている。じつは一九五七年に林野庁林業試験場が、チェンソーの振動・騒音への対策が必要なことをすでに報告していたが、黙殺されていた(7)。六三年には林野庁が委託した調査で三浦豊彦（労働科学研究所）は、白ろう病が全国に広がっており、さらに調査が必要とした。林野庁はこの内容も五年以上秘匿し、全国調査も実施しなかった(8)。

一九六四年一二月から翌年二月にかけて、全林野名古屋地本の依頼で山田信也（名古屋大学衛生学）らが岐阜県付知町の国有林で調査を行い、白ろう病がチェンソーによることを明らかにした。六五年にはＮＨＫテレビ「現代の映像　白ろうの指」が放映され、白ろう病は社会問題化する。同年、日本産業衛生学会の局所振動障害研究会（委員長・三浦豊彦）ができ、各地で実態調査・医学的な研究が進められた。全林野と協力する医師団も結成され、九四年まで労働者の健康を守るための協力活動をつづけた。

世論や国会での追求で労働省は、一九六五年五月、白ろう病が職業病にあたることを認める。しかし人事院は六六年七月まで公務災害の指定を拒んだ。その後も人事院・林野庁は患者の公務災害認定を狭く規制し、療養補償を認めず、治療手段や入院を厳しく制限したうえ、受診する医師を林野庁の管理医師に制限するなど、被害者救済を怠り続けた。

当時、病像をめぐる医学論争があり、白ろう病をレイノー現象のみにしぼってとらえ被害者数を過小評価しようとする林野庁に対し、労働現場に足を運んでいた山田信也らは、発症のしかたはさまざまでも放置すれば典型的な白ろう病へ発展するとした(9)。根岸竜雄・勝沼晴雄（東大）は「心因性説」をとなえ、患者が職場ごとに集積しているのを根拠に、症状の大半を「集団心理的特性」によるとし、「伝染して歩く人（クレイムメーカー）」を減らすなどの対策をあげ、これが林野庁等の姿勢の根拠となった(10)。

全林野労働組合の中央執行委員を務めた前川哲夫は、「ある営林局の厚生課長は団体交渉の席上で『蒼白になった時が発病で、自然に回復した時は治癒だ』と堂々と非常識な発言を」したとし、営林局の姿勢を告発している(11)。経験年数によって発症率が上昇し、かつ年次のすすむほど経験年数が少なくとも発症しているという研究結果（北海道大学渡部真也）(12)などによって、心因性説は学問的に否定されていった（図42）。

(4)　CO中毒後遺症の病人史

一九六三（昭和三八）年におきた三井三池炭鉱炭塵爆発事故をはじめ、炭鉱爆発事故を生き延びた人々の中には、一酸化炭素（CO）中毒後遺症に苦しむ人々が多数発生した。昏睡などの重い意識障害から一見回復したようにみえてもなお、罹災者はさまざまな神経症状、精神症状を残していた（第7章を参照）。事故後三年経過すると、「一部の入院重症者を除いて大多数のものは他覚的所見が殆ど認められないし、また認められてもごく軽い障害を残すにすぎない。そのほかに全く正常とみられるものも少なくない」という「三池災害一酸化炭素中毒患者医療委員会」の「医学的意見」が出される。労働省は八二二人中七三八人を治癒認定し、労災を打ち切った。

事故一カ月後にできた「CO患者家族の会」や三池労組は、患者を救済する特別立法を求め、患者をかかえた主婦等の一四四時間にわたる坑底座り込みで闘う[13]。しかし一九六七年成立した「炭鉱災害による一酸化炭素中毒症に関する特別措置法」（CO特別立法）は、「CO患者ということで差別的取り扱いをしない」という内容にすぎず、重症患者以外にとって骨抜き同然のものだった。しかも八八年経営悪化を理由に導入された基準退職制では、この規定は逆手にとられ、三五名のCO中毒患者が解雇された。

一九六八年には「患者家族の会」と三井鉱山の間で、

図42　チェンソー使用経験年数別・年度別にみたレイノー現象発生率の推移
（北海道）（渡辺）

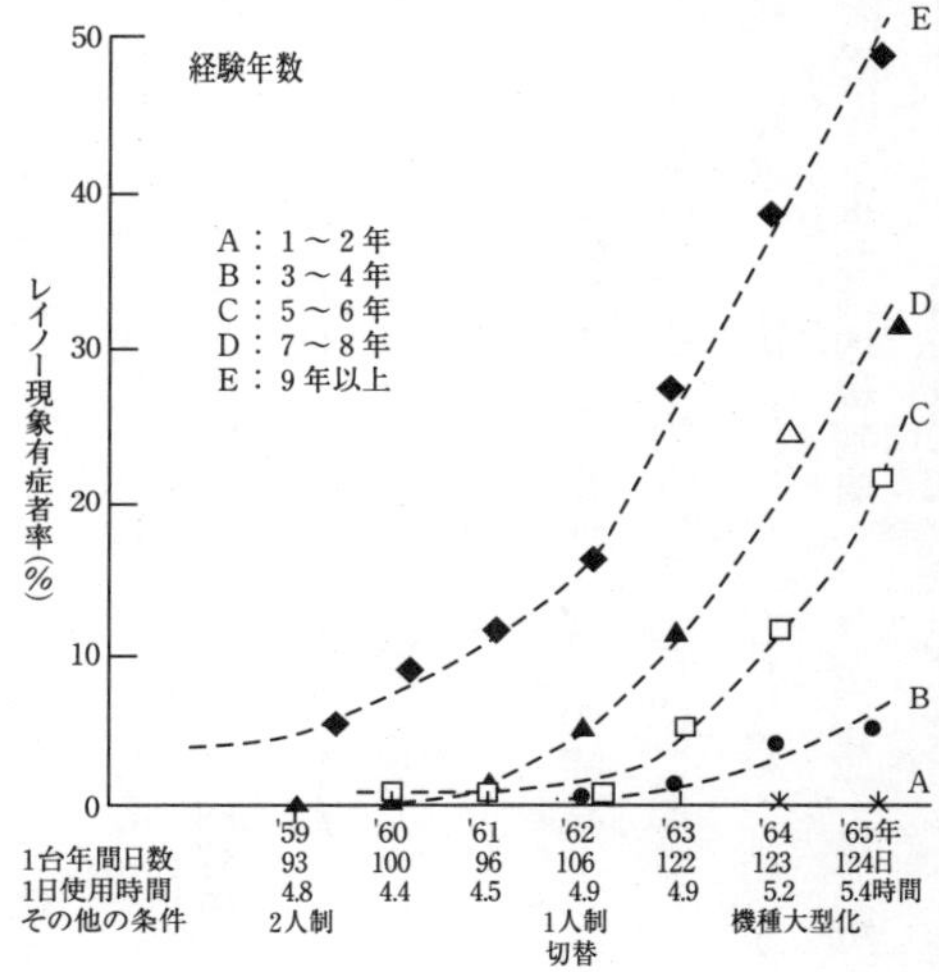

出典　『社会医学双書1　人災と健康』（1967）p.202.

「CO患者及び家族の取り扱いに関する協定」(CO協定)が結ばれる。内容は患者解雇の制限、治癒認定者の原則現職復帰、遺族に社宅の居住を認める、入院患者の会社による送迎などである。しかしこれもなお頭痛、耳鳴りで転げ回る患者やそれを抱えた家族の苦しみを償う内容ではなかった。

一九七二年、企業責任を問う民事訴訟が提起される。これは、水俣病裁判(六九年提訴)を傍聴したCO中毒患者の家族らがおこしたものであった(家族訴訟)。これとべつに三池労組による裁判(マンモス訴訟)もほぼ同時に提起された(八七年和解)。

裁判では、炭塵爆発の企業責任、現在の症状がCO中毒かどうかなどが争点となった。「堆積炭塵説」を示した荒木忍(九州工大教授)、CO中毒患者を長期に追跡して病像を医学的に明らかにした熊本大学医学部神経精神科(立津政順教授、三村孝一、原田正純ほか)の意見書・証言が、被害者を支えた。

家族訴訟の一審福岡地裁判決(一九九三年)は、堆積した炭塵が事故を原因し、三井鉱山の責任を認めたが、損害の認定は低く、とくに家族の損害は全く認定しなかった。

一九九六年には、CO協定の破棄が三井鉱山の後継会社である三井石炭鉱業と労組の間で合意された。三池炭鉱閉山への動きの中で、なお入院している重症患者をはじめCO患者とその家族を、会社と労組は切り捨てたのである。

(5) 農業災害補償の運動

労働災害については、労働基準法(一九四七年)が事業主の責任を認めていたのに対して、農業に起因する疾病や障害には補償制度が存在しなかった。農業病の増加を背景に、一九六四(昭和三九)年には静岡県の農協青年部が「労働者なみの労働災害補償制度を農民にも」という要求をかかげた。この要求は全国の農協にひろがり、同年一一月の全国農協大会で「農業労働者災害補償制度の確立」が決議された。七月には、ILOから「小規模農園の所有者に対する労災の給付を拡大しなければならない」という勧告も出された。

一九六五年六月、労働者災害補償保険法の改正によって、職業起因性疾患にかかることは珍しくなかった中小事業主、一人親方等の特別加入制度が新設され、農業災害にも労災保険適用の道が開かれた。全国農協中央会と農林省が「農業者労災保険研究会」（会長福武直）を設置したが、一一月に公布された労働省令では、自走式農業機械を使用した場合だけに適用を限るように決定された。

農業災害の被災者が保険制度の適用を受けられるようにはじめてなった反面、農民の過労性疾患、農薬中毒などへは認めないという問題をもっていた。研究会メンバーであった若月俊一は、「日本の農民の大部分が法律的に自営業者であって、労働者ではないという論議はとにかく、その経営がすこぶる零細であり、健康を犠牲にしての激しい業務に従事している勤労者であることは厳然たる事実である」とし、国の責任での補償制度、農民が職業安全に取り組むねばり強い運動を求めた(14)。

(6)　新しい職業病の「認定」問題

有害物質の慢性中毒や過労性障害など、高度成長期以後の新しい労災・職業病は、ともすれば見失われがちだという共通点をもっていた。その原因は第一に、災害による外傷などと異なり、病気のおこるようすが目に見えにくいことである。たとえば頸肩腕障害の場合、上肢・頸部・肩甲周囲の痛みやこり、手指のしびれなどの局所的な症状のほかに、不眠、倦怠、易疲労や不安・抑うつなど精神症状をともなう。多彩だが、各々はありふれた自覚症状である。医療機関を受診しても、通常の臨床検査では明確な所見がないため、医師は訴えを「不定愁訴」とみなしやすい。診断には仕事の内容や作業環境などの「問診」が重要である。しかし病人自身が症状と仕事の関係に無自覚だったり、医師の診断能力が及ばないなど、診断は遅れがちとなる。

第二に、職業病として認定される疾患は、労働基準法施行規則の定めるものに限定された。しかも職業起因性疾患が増加した高度成長期に、業務上疾病の範囲は拡大されなかった。一九四七年に決められた疾病のリストは七八年になってようやく改訂された。

明るみにでた職業病をどう診断・治療するか、医学的にも問題となったが、その進歩は速やかではなかった。たとえば、一九七二年の日本産業衛生学会頸肩腕症候群委員会による提唱で、ようやく職業起因性を明確にした頸肩腕障害の概念が確立された。六〇年代はじめ、腱鞘炎や頸肩腕症候群といった病名で扱われたときから、十数年を経ていた。

労災を申請しても、労働基準監督署は労働省通達等の基準で判断する。このため、新たな障害の職業起因性を明らかにする作業は、被害者である病人・労働者に課せられた。

第三に、したがって問題が顕在化するかどうかは、病人が職業起因性であると自ら主張できるかどうかにかかっていた。一般的には、雇用主側は職業起因性と認めず、詐病や不満分子に多い症状であると抵抗した。明白な労働災害にすら「労働者不注意論」が主張された。行政側も、労災・職業病の責任を、事業者側のみならず労働者にも課す考え方をとった(15)。労働者や労働組合ですら、所属する企業に気をつかって労災の申請をためらったり、避ける傾向をもっていたことも、無視できない。

このような理由で、業務起因性疾患のうち労災・公務災害として認定・補償されたのは一部だったが、一九六〇年代後半~七〇年代に認定患者数は増加した。

(7) 過労性疾患の労災認定

もともと過労による疾患は、電信手、速記者の痙攣および書痙のみが職業病として認定されていた。しかし患者が増え社会問題化すると、認定の対象となる疾患は増えていった。「(キー) パンチャーの誕生によって一九六四年腱鞘炎・腱周囲炎が認定されるようになった。その後、六八年邦文タイピスト（名大・山田意見書）の認定を契機に「頸肩腕症候群」が認定され始め、同年には労基署が認定した患者を事業者が業務上と認めないことで争いになった大分銀行、滋賀銀行裁判（関西医大・細川意見書）が行われる中で、それを反映して労災認定基準の改正が六九年に行われた。以後は、労災認定患者は急激に増加し、六八年の約二〇件が七五年には五四六件までに増えた」(16)。職場に労働組合があるか否か、その組合がどのような姿勢をとるかは、職業病の認定を申請・獲得できるかに大きく影響した。

(8)　隠蔽される原発被曝

一九七〇年代に「原発ジプシー」と呼ばれる原発労働者の健康障害が起こっても、国や原発企業はこれを認知しなかった。労働省は、一九七六（昭和五一）年に放射線被曝による疾病について、「相当量の電離放射線（おおむね一年間に五レムまたは三ヵ月間に三レム以上の線量）に慢性的に被曝し、被曝開始後数年経過後に発生することが多い」などの認定基準を定めていた(17)。こうした認定基準の決め方は、有害因子の暴露の許容範囲は「安全な範囲」ではなく、暴露される個人にとって「そのものを利用するとき受ける有害さと、利用しないとき存在する有害さとのかね合い」による社会的概念であり、その意味で放射線には許容量はないという「安全性の論理」(18)を無視している。この点で原爆症の「認定」と同じである。

一九七四年、最初の原発被曝訴訟が提起される。一九七一年に敦賀原発の原子炉建屋内で冷却水の配管工事に従事し「放射線皮膚炎」となった岩佐嘉寿幸が、原子力損害賠償法に基づく損害賠償を親会社である日本原子力発電（原電）にもとめた訴訟である。

下請という不利な立場から、「原発ジプシー」の人権をまもる闘いは困難であった。「中高年齢者の再就職は原発以外にない」「現金収入の道としては一番手っ取り早い」など社会的状況に押し流されてこの仕事に就いたことや、「放射能を防ぐマスクは苦しいから外して働いた」など放射線防護の知識の不十分さもあった。背景には地域の産業基盤の弱さ、それを誘発しつけ込む原発産業側の動きがある(19)。

(9) 四大公害病裁判から「公害健康被害補償法」へ

一九七一～七三年、四大公害病裁判の判決で原告＝患者側が勝訴し、全国的に公害反対運動が広がるなか、一九六七年に「公害対策基本法」が成立した。六六年には「公害に係る健康被害の救済に関する特別措置法」（旧救済法）も制定されており、医療費の自己負担分が給付されることになった。七三年には「公害健康被害補償法」が成立し、加害者の費用負担で補償が給付されることになった。対象地域・疾病は、大気汚染の著しい「第一種地域」・「慢性気管支炎、気管支喘息、喘息性気管支炎、肺気腫など」、特異的疾患の発生している「第二種地域」・「水俣病、イタイイタイ病、慢性砒素中毒」と定められた。

この制度で、「第一種地域」の大気汚染による公害病は非特異的な診断名で認定され、広い認定を可能にした。それに対し「第二種地域」の公害病の認定は、主治医の診断ではなく国の定める基準によって認定された。特に水俣病では、申請しても認定されない患者（未認定患者）が多かった。

申請を棄却された川本輝夫等の被害者が、第一次訴訟提起と同じ日に「水俣病認定促進の会」を結成し、自主交渉の運動を起こした。川本らはのち行政不服審査を請求し、一九七一年には認定を勝ち取った。この結果、同年の「疑わしきは広く救済する」という環境庁次官通知がでて、疫学的条件を重視する方向へと認定基準は改訂される（表25）。

表25　認定制度のあゆみ　　（　）内は%

年	認定者数	棄却者数	保留者数	
1956	50	－	－	審査制度以前 主治医・専門医による診断原因究明・見舞金契約
57	14	－	－	
58	4	－	－	
59	11	－	－	
60	5	2	－	水俣病患者診査協議会 胎児性以外認定なく開催されず
61	2(胎)	－	－	
62	16(胎)	－	－	
63	0			
64	5(胎4)	1	－	
⋮				
68				政府“公害病認定”（9月）
69	5(胎1)	?	－	いわゆる旧認定の最後
70	5(16.1)	11(35.4)	15(48.3)	公害被害者認定審査会（1.26）
71	58(89.2)	1 (1.5)	6 (9.2)	環境庁裁決，次官通知
72	154(78.1)	10 (5.0)	33(16.7)	武内審査会（8.7）
73	298(59.3)	42 (8.3)	162(32.2)	熊大二次研究班 第一次訴訟判決（3月）
74	73(40.7)	32(17.8)	74(41.3)	第三水俣病シロ判定 審査会改組，審査会開けず
75	128(22.7)	24 (4.2)	410(72.9)	大橋審査会
76	110(15.6)	90(12.8)	503(71.5)	
77	174(19.0)	92(10.0)	648(70.8)	認定要件の設定（7月）
78	143(12.9)	296(26.8)	662(60.1)	次官通知（7月）
79	117 (9.1)	601(46.8)	566(44.0)	第二次訴訟判決
80	52 (4.0)	845(65.7)	385(29.9)	検診拒否運動拡がる
81	51 (6.0)	448(53.3)	340(40.5)	
82	66(11.6)	319(56.1)	183(32.2)	

注　胎は胎児性，61年は剖検.
出典　原田正純『水俣病は終っていない』（岩波新書，1985）p.46.

また、一九七三年一月に提起された水俣病第二次訴訟では、原告一四一名に未認定患者が多数加わり、裁判は認定基準の誤りを問うものとなった。

⑽　予防接種禍の救済制度

予防接種禍の救済制度は、全国予防接種事故防止推進会の厚生省への陳情により、一九七〇年七月に、医療費支給・後遺症者見舞金支給・死亡者弔慰金支給などの「予防接種事故にたいする措置」がようやく閣議決定された。これには、額が低い、年代の古い死亡者への減額、医療費支給が最近の人に限られるなどの問題があった。

この制度のもと「予防接種事故審査会」（委員長・高津忠夫杏林大学教授）がつくられ、認定作業が行われた。委員一五人のなかには、わが国初の重度心身障害児施設、島田療育園の初代園長小林提樹も加わった。

発生から一〇年以上たったケースも多く、必要な診断書が医師の死亡や拒否で入手できなかったり、市町村の窓口で受け付けを拒否されるなど、申請にも「壁」があった。こうした壁を越えて、多くの申請がなされ、一九七一年末には一〇〇〇件を突破し、七四年末には二〇〇〇件以上となった。その一方、書面審査で認定外とされた中には、細菌性髄膜炎による死亡例のように、接種との因果関係を認めるべきものも含まれていた。

しかし、厚生省は被害の実態を公表しなかった。「予防接種事故審査会」によって、一九七二年までに厚生省に届け出た一一〇五件の被害実態が明らかにされ、「ワクチン禍」創刊号に、吉原賢二執筆の論文として掲載された。そこで、六九年生まれと七〇年生まれで死亡が極端に減少していること、すなわち七〇年に実施された改善策が有効だったこと、戦後二五年間の被害者数が五四〇〇人と推計されることなどが明らかとなった(20)。

救済制度をはじめ制度改革の要求はつよかったが、厚生省はこれを怠り、被害者・家族は困難な申請作業、困難な暮らしを余儀なくされつづけた。

⑾　予防接種禍集団訴訟

そして、一九七三（昭和四八）年六月一九日、国家賠償法による損害賠償を求めるワクチン禍集団訴訟が東京地裁に提起された。予防接種の犠牲となった子供の親たち二六家族、被害児も含めて六七人が、国を相手に総額九億三二八〇万円の損害賠償を求める訴訟であった(21)。のちの追加提訴もあわせ、原告は被害者六二名中訴訟提起前の死亡者を除く三六名、その両親らの家族一二四名、合計一六〇名となった(22)。

関西では、ワクチン禍被害者の母親と森永ヒ素ミルク事件の弁護団らが話し合い、「予防接種事故研究会」がつくられ、被害者の交流や国の責任追及の方向が固まっていった。そして、一九七五年七月一二日「『関西予防接種被害者の会』（河島二郎代表幹事）を代表する三〇家族四二人が国を相手に総額一五億九七八六万一一〇〇円の損害賠償請求訴訟を大阪地裁に起した」(23)。東京の裁判と異なる点は、民法第七〇九条による不法行為責任を要求したこと、未認定患者をも含む訴訟だったことである。その後七九年には福岡、鹿児島両県の被害者と遺族ら七家族一八人が国に総額七億五九〇〇万円の損害賠償を求めた九州予防接種禍訴訟がおこされた。

これらの裁判は、多くで原告の勝訴となったが、国が控訴・上告したため、八〇年代を通じて争われ、決着は九〇年代にもちこされた。

四 国・企業の巻き返しと国家賠償訴訟

(1) 職業病認定打ち切り

一九七〇年代半ば、日本経済が低成長期に入ると、労災による補償を打ち切る動きが強まる。まず七二年に長期補償給付を年金に移行するよう労災法が改定される。七五年には頸肩腕障害の認定基準が改定され、症状は三カ月で消退するという通達が出る。七七年には一年半以上治療を受けた人に詳細な届書・診断書の提出を義務づけた。これによって、症状固定＝治癒の診断が促進され、療養給付が打ち切られる患者が続出した。

一九八〇年代にはいると、労災保険収支赤字を背景に、白ろう病の労災認定の規制、鑑別診断の強化、症状が固定した患者は治癒とみなす労災の打ち切りが進められた。病人・労働者側は、各地に「職業病対策連絡会議」などの組織をつくり、困難な情勢の中で労災認定の運動や裁判による闘いに立ち上がった。しかし、一九八〇年代後半には、労働運動再編成の動きが強まり、一九六七年から活動していた日本労働者安全センターが八九年に解散するなど、労災・職業病をめぐる運動は大きな影響を受けた。

こうして一九八〇年代に、新規の労災認定は減少していった。

(2) 水俣病認定基準の再改訂

一九七七（昭和五二）年には、前述のように、水俣病の認定基準が再度改訂された。「第三水俣病」問題を「引き起こした」とされる熊大第二次研究班のメンバーに批判が集中し、水俣病の審査会から排除された。さらに同年、症状の組合わせによって判断するという「昭和五二年判断条件」が、環境庁によって示された。これにより新たに水俣病と認定される数は目立って減り、棄却が増加する(24)。一方で七八年、経営困難から補償金の支払いが困難になったチッソに、国は県債の発行による金融支援を決定している。

(3)　公健法改定への動き

一九七七年二月、経団連は公害健康被害補償制度を改定し、公害指定地域を解除するよう意見書を政府・自民党に提出する。さらに七八年、鉄鋼、自動車、電力などの業界や通産省によるかねてからの圧力で、二酸化窒素の環境基準を、環境庁は緩和する。当時、硫黄酸化物などの大気中濃度は改善していたが、窒素酸化物や浮遊粒子状物質はほとんど変わっていなかった。環境中の窒素酸化物の影響については、疫学調査などの研究が進められているさなかの基準緩和であった(25)。

その後、窒素酸化物や浮遊粒子状物質を主体とした大気汚染の種々の危険性が明らかになった。たとえば、一九八六年に報告された東京都複合大気汚染健康影響調査では、七八〜八四年に、都内測定局の半径一キロ以内での一〇年間の肺癌、その他の癌、虚血性心疾患による死亡率と窒素酸化物・硫黄酸化物暴露量の間に高い相関がある(26)。

政府、財界は「現在の大気のもとでは被害者の発生はありえない」という立場で、公害病補償の打ち切りをすすめた。一九八七年第一〇九臨時国会で、ついに「公健法」の改定が成立し、大気汚染指定地域四一カ所の解除と公害患者の新規認定打ち切りが決定された。

五　国家賠償を求める病人たち

(1)　国家賠償請求

四大公害裁判は加害企業の責任をはじめて裁いたが、七〇年代に入ると公害の差し止め、環境基準の遵守、新規の施設建設差し止めまで求める裁判がおこってきた。これらには、環境権訴訟といわれる公害による被害が出る前に提起された裁判の影響があった。

七〇年代後半からは、国の責任を問う裁判があらわれてきた。一九七八年の大阪西淀川公害訴訟が大気汚染裁判としてはじめて国を被告に加えた。また、八〇年に提起された水俣病第三次訴訟も、ついに国・県を相手にした訴訟となった。その後八〇年代に、国を裁くよう求める公害裁判が次々と提起される。これらは公害病補償の打ち切りを進める国の政策と、対決する性格をもつものだった。

(2)　過労死・過労自殺の「認定」問題

過労死が初めて業務上疾病として認められたのは一九七四年だった。被害者はクモ膜下出血で六九年に二九歳で亡くなった新聞労働者である。労災申請は所轄労基署で棄却、再審査請求と五年におよぶ運動で、中央労働保険審査会でやっと認定された(27)。その後、過労死した労働者の遺族、労働組合、各地の職業病対策組織や、弁護士、労働衛生学者・医師らによって、過労死の診断と業務上認定の事例が積み重ねられていった。

一九八八年六月には、大阪過労死問題連絡会と、東京を中心としたストレス疾患労災研究会に参加する弁護士、医師、労働運動家が中心になって、「過労死一一〇番」全国ネットが開設され、過労死の労災補償の相談活動をはじめた。「第一回統一相談日の六月一八日には、東京、大阪など全国七カ所の相談窓口に電話が殺到し、この一日だけで一三五件の相談があった。相談の多くは、未亡人である妻からの相談であり、夫を失った悲しみ、残された遺族の苦しみ、会社や労働行政の冷たさを訴える内容であった」[28]。九一年六月までに、二四七四件の相談が寄せられた（表26）。

この報道によって、過労死の問題は日本国内に留まらず、Japanese Karoshi として国際的に大きな関心と反響を呼

表26　「過労死110番」全国ネット相談内容

●全国集計結果●（1988.6.18−1991.6.15）		
1）　合計相談件数	2,474件	
内容		
労災補償相談	1,856件	(75.0%)
(内　死亡事案)	1,250件	(50.5%)
その他の相談（予防相談）	618件	(25.0%)
2）　項目別累積合計		
以下(1)〜(2)については合計相談件数	2,474件	
(3)〜(5)については労災補償の相談についての内訳	1,856件	
※　その他には，いずれも不明を含む		
(1)　相談者	——2,474件中——	
本人	462件	(18.7%)
妻	1,284件	(51.9%)
その他親族	444件	(17.9%)
労組	21件	(0.9%)
その他	263件	(10.6%)
(2)　年齢	——2,474件中——	
30歳未満	132件	(5.3%)
30〜39歳	264件	(10.7%)
40〜49歳	637件	(25.7%)
50〜59歳	638件	(25.8%)
60歳以上	133件	(5.4%)
不明	670件	(27.1%)
(3)　被災者の職種・地位等における発生件数	——1,856件中——	
＊　これは特徴的なものを挙げたものなので，合計数は合計相談件数とは完全に一致しない		
会社経営者・役員	82件	
会社管理職	326件	
現業労働者	450件	
営業・事務職	390件	
運転手	177件	
技術職	137件	
公務員	126件	
(4)　病名（相談者の述べた病名に基づく）	——1,856件中——	
脳　脳出血	302件	(16.3%)
くも膜下出血	315件	(17.0%)
脳血栓・脳梗塞	124件	(6.7%)
心臓　心筋梗塞	188件	(10.1%)
急性心不全	339件	(18.2%)
その他	588件	(31.7%)
(5)　被災者の性別	——1,856件中——	
男　性	1,771件	95.4%
女　性	61件	3.3%
不　明	24件	1.3%

出典　川人博『過労死社会と日本』（花伝社，1992）pp.34-35.

んだ。

過労自殺では、一九九六年に東京地裁が自殺した社員に対する賠償を命令する判決を出した。被災者は二四歳の広告代理店社員で、「睡眠時間も満足にとれない労働条件で、過労からうつ病になったのが自殺の原因」としたものだった。この判決は、過労自殺に関するはじめての司法判断であり、遺族側の全面勝訴となったことで大きな反響を呼んだ(29)。こののち「過労死一一〇番」への自殺の相談が相次ぎ、過労自殺の広がりが明るみにでていった。

(3)　原発被曝の社会問題化

「原発ジプシー」の問題では、一九八三（昭和五八）年にようやく「原発下請け労働者の権利を守る会」が結成された。その数は当時、全国で約五万人といわれた(30)。九〇年一一月には、元原発配管技師や弁護士、医者、反原発市民グループらが民間団体「原発被曝労働者救済センター」（平井憲夫代表世話人）を設立した(31)。

一九九三年、原発労働者の被曝による労災に初の認定がおりる。七九～八〇年の一一カ月間に東電福島第一原発で、配管類の点検作業に従事した男性で、八八年に白血病のため三一歳で死亡していた。同年五月に労災認定第一号が明らかになると、五月一九日には原発立地三九市町村でつくる全国原子力発電所所在市町村協議会（会長・高木孝一福井県敦賀市長）は、通産・労働両省と科学技術庁に、原子炉等規制法などで定めた許容される放射線被曝線量値の引き下げを求める要望書を提出する(32)。六月には、原発元作業員一七〇人が、白血病などを被曝の被害として集団労災申請する(33)。

一九九三年には「労災申請相談窓口」が、一九九六年には神奈川、大阪、北海道で「原発被曝労働ホットライン」が開設され、原発労働者の被曝問題は原発に反対する市民団体のテーマにもなってきた。

その一方、犠牲者は続いていた。一九九一年、中部電力の孫請会社である協立プラントコンストラクトで、八年半、原発の保守・点検管理に従事した嶋橋正秀が白血病で死亡した。九三年、遺族は労災を申請し、被曝線量を記録する放射線管理手帳を会社側が改竄する等の妨害を乗り越え、労働組合などの支援を受けて、九四年労災認定をかちとる(34)。支援組織の「浜岡原発労災の早期認定を目指す県民の会」は、原子炉等規制法の被曝限度「年間五〇ミリシーベルト（五レム）」の基準引き下げも求めた(35)。

その後、原発労働者の被曝への労災認定は増加し、白血病だけで労災認定は五件（申請されたもの一〇件：二〇〇〇年一〇月現在）にのぼる(36)。

今日、老朽化した原発施設を廃炉にする時期が迫っている。商業用軽水炉としては国内で最も古い敦賀第一号炉をはじめ、一〇年後には解体する計画のものがいくつかある。「放射能に汚染された膨大な廃棄物の処分や、解体作業をする労働者の被曝対策など、国内初の廃炉には未解決の問題が多く、建設以上に難しい」(37)という。

(4)　スモン裁判と薬事二法

一九七八年の薬害スモン訴訟判決の後も患者側勝利の判決が続き、患者たちはこれを力に国や世論に働きかけていった。一九七九年二月には「医薬品副作用被害救済基金法案」と「薬事法の一部を改正する法案」（薬事二法）が国会に上程され、四月には製薬三社とス全協の直接交渉が実現した。五月にはスモン被害者、弁護団、支援者が厚生省前にすわりこみを行い、年金補償の獲得、薬事二法案の修正を要求・獲得していった。

同年九月薬事二法が成立し、また厚生省・製薬三社と被害者の間で和解調書（確認書）が調印された。キノホルムとの因果関係や加害者の責任を認め、「遺憾の意」の文言、薬害防止策が盛り込まれた。賠償一時金、恒久補償として健康管理手当、遺族弔慰金が誓約され、投薬証明のない患者の救済にも厚生大臣署名の確認文書が交わされた(38)。

薬害スモン裁判は、その被害規模の大きさを反映してもっとも大規模な薬害裁判となった。全国三三地裁、八高裁で訴訟が行われ、原告数は合計七五六一名に達した。和解で補償を受けた被害者は六四七〇人、和解額は約一四三〇億円にのぼる(39)。患者側の主張が全面的に認められて法的に決着したが、恒久対策や投薬証明のない患者救済の実行には、その後も患者の運動が必要であった。そして、その後の薬害エイズなど薬害事件がおこるたびに、一九七九年の誓約は守られていないと、怒りの声が挙がる。

クロロキン薬害の裁判では、一九七八年九月には東京地裁で、七九年には横浜地裁で、医師・医療機関、製薬会社の責任を認める判決がでた。しかし製造・販売の承認・許可権限をもち、薬害の情報を徹底すべき国の責任は否定された。国の責任を求めて控訴・上告審が争われたが、八八年の東京高裁判決、九五年の最高裁判決はいずれも国の責任は認めなかった(40)。

(5)　薬害エイズの認定・補償問題

一九八八（昭和六三）年二月、「全国ヘモフィリアの会」（会長代行・保田行雄弁護士）は、薬害エイズの完全救済を国と製薬企業に求める方針をきめた。同年六月には、国会審議中の「エイズ予防法案」の成立阻止と、薬害エイズの原因究明、患者救済のため、「東京ＨＩＶ訴訟弁護団」が結成された。原告のいない中での弁護団結成という異例の出発であった。

一九八九年一月、政府は「血液製剤で感染した血友病患者に対してのＨＩＶ感染者救済事業」を発足させた。厚生省の指導のもとに、医薬品副作用被害救済・研究振興調査機構に委託して実施されるもので、感染者・発症者が「エイズに関連する疾病により一月に八日以上入院した場合」に医療手当（月額約三万円）、発症者に特別手当（一八歳以上月額約二〇万円、一八歳未満約八万円）、死亡者の遺族に遺族見舞金・遺族一時金・葬祭料などを支給するものである(41)。この内容は被害者の怒りをかい、とくに発病前の感染者には救済策が乏しく、「死ぬまぎわの、本当の末期にならないと、エイズ患者と扱われないから、特別手当というのは「死の支度金」だ」といわれた(42)。

「やはり裁判しかない。見て下さいよ、この救済策を。俺たちを全然救う気がないんですよ。国と企業は今まで薬害でも公害でも、責任をとったことがない。俺たちにもツベコベ言わずに、早くに死んでくれと言っている。裁判をやれば絶対、勝てる。国もメーカーも汚染した血液製剤とわかっていながら『大丈夫だ。安心しろ』と言っていたんですからね。回収の指示も出さなかった。俺たちはエイズの危険があるとわかっていたら使わなかった。製剤も何もない時代の痛みを経験してきたんだから、我慢できた。勝つ自信はある。困るのは裁判に時間がかかること。答えを聞く前に俺なんか死んじまうだろうし、プライバシーをさらけ出すことになる、という二点だけだよね」(43)。

これは、一九八八年に日本のＨＩＶ感染者として初めて氏名を公表してテレビに登場した赤瀬範保の発言である。この年から審議されていたエイズ予防法案は、血友病患者らが反対運動に奔走するなか、強行採決によって八九年二月に成立した。法案を推進した丹羽雄哉代議士は、「法規制で血友病患者への差別が強まるという不安をもつ気持ちもわかるが、悪質なエイズ患者を野放しにして、他の人にうつしてもいいのか。現行では勧告・助言すらできない。これはベストではなくベターな法案だが、代案がない。やらざるをえません」と語ったという(44)。血友病患者は、感染状況がすでに把握されているとして、管理の対象からはずす修正が加えられた。

六 社会病の「和解」と戦争責任

一九九〇年代は、社会病の病人史で重要な時代となった。それは戦後の各時代に発生した被害を訴え、国家の責任を追及したいくつもの運動が、広く市民の注目の中で「決着」を迎えていったからである。

(1) 「被爆者援護法」の制定と問題点

一九九四(平成六)年、村山富市自民・社会連立政権のもとで「被爆者援護法」が制定される。その内容は、死因を問わない「特別葬祭給付金」(二年償還の国債で一〇万円)や所得制限の撤廃など改善点も認められるが、国家補償の法律とはならなかったため、「ふたたび被爆者をつくらない」「核兵器は国際法違反」という国の態度が明確でなく、施策面でも特別葬祭給付金の受給資格者を被爆者手帳を持っているものに限るとか、外国人被爆者を排除するなどの矛盾、欠陥が残ったと、日本被団協は評価している(45)。

一九七四年の厚生省公衆衛生局長通達を根拠に、「被爆者援護法」のもとでも、住所地を国外に移した在外被爆者に手当等は給付されない。在外被爆者数は、各被爆者協会などへの登録数によると、韓国約二四〇〇人、アメリカ約一〇〇〇人、朝鮮民主主義人民共和国(北朝鮮)約五〇〇人、南米約二〇〇人、中国約三〇人などとされる(46)。

帰国を理由に長崎市が被爆者援護法に基づく健康管理手当を打ち切ったのは不当とした在韓被爆者らの訴訟が、近年起こっている。

(2)　水俣病の「和解」

公害病についてみると、八〇年代に提起された国家賠償を求めた公害裁判は、九〇年代につぎつぎと判決をむかえた。多くは国の国家賠償責任を認めなかったが、水俣病第三次訴訟と西淀川公害第二～四次訴訟では、国の責任を認める判決がおりた。また、二〇〇一年四月二七日には水俣病関西訴訟控訴審で、高裁としてはじめて国家の責任をみとめる判決がおりている。

どの裁判でも原告の公害病被害者たちは、病をおしての闘いであり、長引く裁判で高齢化していた。闘い半ばで亡くなった人も少なくなかった。そうした事情から、裁判所による和解勧告もあいつぎ、多くの裁判では和解による決着がつけられていった。

水俣病では、第三次訴訟を審理する福岡高裁が一九九三年に提示した、疫学的条件と四肢末梢優位の感覚障害のある患者を対象とする最終和解案を国が受け入れず、和解は困難と思われていた。しかし、村山連立政権が成立すると、一九九五年はじめから水俣病の「最終決着」が世論となった。患者団体も激しい運動をつづけ、環境庁や首相官邸、国会につめかけた。環境庁や一部議員の抵抗するなか、九月に連立与党三党（自民、社会、新党さきがけ）は与党解決案をまとめ、政府は閣議でこれにもとづく政府解決策を決定、村山首相が次のような談話を発表した。

一、早期解決のため、苦渋の決断をした被害者団体、関係者の努力に敬意を表する。

一、苦しみと無念の思いの中で亡くなった方々に深い哀悼の念をささげる。

一、多年にわたって筆舌に尽くしがたい苦悩を強いられてきた多くの方々のいやしがたい心情を思うと申し訳なさでいっぱいだ。

一、政府はその時々においてできる限りの努力をしてきたが、新潟での第二水俣病発生を含め、原因確定や企業への的確な対応までに長期間を要したことを率直に反省する。

一、政府は総合対策医療事業、チッソ支援、地域再生・振興を地元自治体とともに推進する(47)。

この談話は、歴史上初めて、公害問題で政府が公式に謝罪したものとされている。具体的には、水俣病と認定されていないものでも救済の対象とする点で従来の政策を転換しているが、救済対象者を水俣病と認定しない問題を残している。ほかに、医療費を負担する総合対策医療事業、チッソが国の金融支援を受けて一時金二六〇万円、患者団体への団体加算金、総額二五〇億円を支払うというものだった。いずれにしても各患者団体はこの提案を受け入れ、水俣病問題は「解決」にむかって進み出した(48)。

水俣病患者が発生してから認定を申請した患者は、熊本、鹿児島両県だけで延べ一万七三八三人(申請取り下げなど除く)におよんだ。認定されたのは二二六〇人、うち一二〇〇人は既に死亡していたといわれる(49)。

(3) HIV訴訟

一九八九年五月、大阪で九名の原告が国と製薬企業(ミドリ十字、化血研、バクスター、バイエル、日本臓器製薬)を相手取り、訴訟を提起(以後九六年までに一六次、一八二人が提訴)、一〇月には東京で一四名が提訴(以後九六年までに一一次、二一八人が提起)し、HIV訴訟がはじまる。九〇年には「HIV訴訟を支える会」が結成され、支援活動がとりくまれていった。

一九九四年にはNHKスペシャル「埋もれたエイズ報告」などで、関係者・機関・企業の責任が明るみにでた。同年、患者らが安部英を殺人未遂容疑で東京地検に告発する。

ＨＩＶ訴訟は、原告が匿名で参加できるよう配慮され、法廷で患者は原告番号で呼ばれていた。川田悦子（原告川田龍平の母、のち国会議員）は、当時の原告団のようすについて、以下のように述べている。

　その頃の原告団は、数人の「世話人」が名簿を管理していたが、差別や偏見に囲まれて実名を公表できぬなかで、みんながバラバラの状態であった。時おり、裁判で顔を会《ママ》わすことはあっても、誰が原告なのか分からないままであった。……第五次提訴の原告から「仲間と連絡をとりあって話をしたい」という意見が出されても、「原告はプライバシーが漏れることを恐れているので、そんなことはできない」と世話人から言われ、それぞれの原告は、互いに連絡をつけることができないままでいた(50)。

のち患者のなかから運動を進めるためにあえて実名を公表し、メディアにも登場する人々があらわれた。先の赤瀬をはじめ、一九九一年には石田吉明（輸入血液製剤被害者救援グループ代表）、九四年一一月には川田龍平が実名を公表し、各地で発言、アピールを行った。『薬害エイズ原告からの手紙』（九五年）では、手紙の執筆者六〇人のうち、四名が実名である(51)。

一九九五年七月には厚生省前で「厚生省・人間のくさり・あやまってよ、九五」の抗議行動に三五〇〇人が参加する。

一九九五年一〇月に東京・大阪の両地裁から「被告らには原告らのＨＩＶ感染に重大な責任がある。被害の特性を考慮すれば和解による早期かつ全面的な解決を図ることが望ましい」として、第一次和解案の提示と勧告がされた。

一九九六年二月、橋本内閣の菅直人厚生大臣のもとで、省内から新たな九冊のファイル（うち一冊は郡司篤晃の個人ファイル）が発見、公表されると、厚生省前で原告の座り込みがはじまった。菅厚生大臣はそこで、原告患者二〇〇人と面談し、国の法的責任を認め、謝罪する。あらゆる薬害事件ではじめてのことであった。

同年三月に、第二次和解案がでて、被告企業のうち四社が「お詫び」をし、被告国・企業と原告の間で和解が成立をみる。

同年秋には、大阪地検が歴代のミドリ十字社長を、東京地検が安部英と松村明仁（加熱製剤承認後に非加熱製剤の使用禁止をとらなかった当時の、生物製剤課長）を逮捕する。薬害事件で官僚が刑事責任を問われるのは、これがはじめてであった。また捜査の過程で、九六年には出ていなかった新たな厚生省内の資料が検察によって押収され、九六年に出た資料にはさまざまな改竄があったことも判明した。

(4) 戦後史の底流にある「責任回避」

以上に挙げたほかにも一九九〇年代は、七三一部隊犠牲者に関する中国側からの告発、三井三池CO中毒訴訟やトンネルじん肺訴訟がマスコミの注目を集め、一応の「決着」をみた時代となった。

しかし、問題の責任が明るみにだされ、しかるべき人物や組織が誤りと罪を認め、処罰を受け、償いを実行するという意味で、正当な決着に至ったとはいいがたい。その理由の一部には、どの被害者も健康問題を抱えており、発生から長期間たって高齢化しているため、早期の決着を選択せざるをえなかったという、被害者側のやむをえない事情もある。

しかし最大の問題は、社会病の被害者にたいして、日本の国家や加害企業が、上記のような意味での、まともな責任をとろうとしなかったことにある。そして、このことは、社会病をうんだ構造がなにも解決されていないことを意味している。これは二一世紀を迎えた日本社会にとって、痛恨の歴史的事実である。

たとえば、九〇年代に「和解」にいたったどの国家賠償訴訟でも、和解文の文言に「謝罪」のはいることはなかった。これについて川田龍平は、以下のように述べている。

事実を明らかにして、責任を認めることでしか謝罪にはならないわけで、事実が隠されていたのでは、最初から「謝罪」になるはずがなかったのです。「謝罪」という言葉と「お詫び」という言葉の持つ意味の違いは、責任を認めた上で謝るか、それとも責任をはっきりさせずにおくかということだと思う(52)。

この指摘は、すべての社会病で、いまなお被害者に「謝罪」しようとしない国家、そのことを不問にするメディア、事件を忘れ去ってしまうわれわれ自身の意識までもいいあてている。
じつは、国家や社会が、自ら冒した罪に対して責任をとろうとしないことは、社会病の問題にとどまらない。この構造が戦争責任の問題にまでつながっていることを、同じく川田が次のように指摘している。

他国に対して侵略した責任だけでなくて、国内で、たとえば沖縄の殺されていった人たち、戦場で殺されていった人たち、もっと早くに負けを認めていれば殺されなかった広島や長崎の原爆の被害者に対する責任は、やはり天皇にあったと思う。そういう責任が曖昧にされたというところが、薬害エイズまでずっと繰り返されている(53)。

一九九〇年代が、ともすれば沈黙しがちであった社会病の犠牲者が、自分たちの力で声をあげ、市民の注目するなかで国家の責任を問い、ぎりぎりまで追いつめた、はじめての時代だったことはたしかである。そしてこの意味で、ハンセン病訴訟において、厚生大臣および国会の過失、国の賠償責任を認めた熊本地裁判決（二〇〇一年五月一一日）

表27 年表・ハンセン病訴訟の経過

1907. 3	法律「癩（らい）予防ニ関スル件」制定，隔離政策始まる
9	現在の菊池恵楓園（熊本県）を含め，全国5カ所の公立療養所開設
16	療養所長に入所者への懲罰を認める懲戒検束権を付与
31. 4	癩予防法（旧法）制定，全患者が隔離対象に
43.11	米国で治療薬「プロミン」の効果発表
47. 5	日本国憲法施行．国内でプロミンの使用始まる
48. 9	優生保護法施行．ハンセン病患者の断種，堕胎を認める
52	WHOが隔離政策の見直しを提言
53. 8	入所者の反対闘争の中で，らい予防法（新法）制定，隔離政策を踏襲
60	世界保健機関（WHO）が差別法の撤廃，ハンセン病の外来診療を勧告する報告書
81.10	WHOが多剤併用療法を提唱
95	厚生省の「らい予防法見直し検討会」が法廃止を求める報告
96. 1	菅直人厚相が法廃止の遅れを謝罪
3	らい予防法廃止
98. 7	熊本，鹿児島の療養所入所者ら13人が初めて熊本地裁に提訴
99. 3	東京地裁に21人が提訴
9	岡山地裁にも提訴
2001. 5 .11	熊本地裁が国に18億円の賠償命令．原告・弁護団が厚生労働省・衆参両院に全面解決と控訴断念を申し入れ
14	原告・弁護士が厚生労働相と面会
16	原告らと国会議員の懇談会が首相に控訴断念の申入書を提出
17	厚生労働相が初めて，公式に厚生行政の責任認める．原告・弁護団が法務省に人権救済を申し立て．法相にも控訴断念を要望
21	東京，岡山，熊本地裁に計923人が追加提訴．官房長官が会見で，控訴後和解の方針を示唆
23	原告が首相と面会．政府が控訴断念の方針を決定

資料 「朝日新聞」2001. 5 .11夕刊,「日本経済新聞」2001. 5 .24などより筆者作成.

に対する控訴を政府が断念したことは、大きな事件であった。

医学的な理由ではなく、法律の規定によって、病人が隔離という人権侵害を受けつづけた点で、本章でとり上げた病気とハンセン病は、病人史としての共通点をもっている。社会病の「認定」が救済策からの排除をもたらしたのに対して、ハンセン病の「認定」が社会からの隔離をもたらしたといってもよい(表27)。

ハンセン病患者にたいする国と国会の責任が容認された以上、ほかの社会病についても、その論理が波及するのが本来は当然である。しかし、小泉首相の決断で控訴はされなかったが、他の社会病については楽観は許されない(54)。

実際、ハンセン病判決・控訴断念に先立つ二〇〇一年四月には、水俣病関西訴訟で水俣病を発生、拡大させた法的責任は国と熊本県にもあるとした大阪高裁判決を不服とし、上告している。同じく六月には、在外被爆者の補償問題では、離日した被爆者の手当支給継続を求める訴えに対して、これを認めた大阪地裁判決を不服として、厚生労働相と大阪府知事が控訴している。

社会と国家が冒した罪の責任を、ほんとうにとる時代をつくるかどうかは、いまこれから、われわれすべてに与えられた課題である。

(1) 労働省安全衛生部監修『労働衛生関係法令集』(中央労働災害防止協会、一九八一年)八九二―八九六頁。
(2) 厚生省『厚生省五〇年史』(一九八八年)一一二三頁。
(3) 杉原芳夫「病理学者の怒り」山代巴編『世界の片隅で』(岩波新書、一九六五年)九七頁。
(4) 「毎日新聞」一九九八・一二・一一中部夕刊。
(5) 認定の検診で患者と医師の関係がどう傷つくかは、原田正純『水俣病はまだおわっていない』(岩波新書、一九八五年)一三七―一四〇頁に詳しい。
(6) 日本被団協専門委員会のパンフレット。山手茂・伊藤壮・小川政亮・庄野直美ら執筆(出典:高橋昭博『ヒロシマいのちの伝言』(平凡社、一九九五年)一〇〇―一〇一頁)。
(7) 一九五七年には「林業機械化協会(林業関係の企業が中心になり林野庁関係者が協力して構成されている組織)の機関雑誌「林業機械化」に」報告されているという(出典:山田信也「労災職業病四〇年―『現代の労働と健康』第四回」「労働と医学」第五号、一九九七年、七六頁)。
(8) 前掲(7)七七頁。
(9) 山田信也「山林労働と白ろう病」『社会医学双書1　人災と健康』(光生館、一九六七年)一九三―一九六頁。
(10) 根岸竜雄「局所振動障害」「日本医師会雑誌」五六巻九号、一九六六年、九九九―一〇一〇頁。
(11) 前川哲夫「白ろう病闘争の総括と課題」全林野労働組合「ぜんりんや」第四八号、一九七〇年、二八頁。
(12) 前掲(9)二〇二頁。

(13) 総評・炭労・三池労組「(パンフレット) 生命あるかぎり CO特別立法化のたたかい」一九六五年、一九六七年。
(14) 若月俊一『若月俊一著作集第二巻 農村医学の展開』(労働旬報社、一九八六年) 二二五―二四四頁。
(15) 一九七二年に制定された労働安全衛生法第四条に、「労働者は、労働災害を防止するため必要な事項を守るほか、事業者その他の関係者が実施する労働災害の防止に関する措置に協力するように務めなければならない」とある。
(16) 青山英康編『頸肩腕障害――職場におけるその対策』(労働基準調査会、一九七九年) 五六頁。
(17) 「電離放射線に係る疾病の業務上外認定基準について」五一年基発第八一〇号 (出典:労働省労働基準局補償課編『新・業務上疾病の範囲と分類』労働法令実務センター、一九八二年、一五頁)。
(18) 武谷三男『現代論集5 安全性と公害』(勁草書房、一九七六年) 一七三頁。
(19) 「朝日新聞」一九八三・七・一七。
(20) 吉原賢二『私憤から公憤へ――社会問題としてのワクチン禍』(岩波新書、一九七五年) 一七四頁。
(21) 前掲(20)一七九―一八〇頁。
(22) 町村泰貴「薬害資料館判例研究室 予防接種ワクチン禍集団訴訟」「MI―Net医療改善ネットワークのホームページ薬害資料館ネット版」http://www.mi-net.org/yakugai/dacases/injection/injmain.html
(23) 前掲(20)一八七―一九一頁。
(24) 前掲の表16を参照:原田正純『水俣病はまだおわっていない』(岩波新書、一九八五年)。
(25) 小山仁示『西淀川公害――大気汚染の被害と歴史』(東方出版、一九八八年) 二三〇―二三八頁。
(26) 前掲(25)二三八―二三九頁。
(27) 上畑鉄之丞・田尻俊一郎編著『過労死――脳・心臓系疾病の業務上認定と予防』(労働経済社、一九八二年) 三頁。
(28) 川人博『過労死と企業の責任』(現代教養文庫、一九九六年) 一六頁。
(29) 川人博『過労自殺』(岩波新書、一九九八年) 一九―二〇頁。
(30) 鎌田慧『六ヶ所村の記録――核燃料サイクル基地の素顔』(講談社文庫、一九九七年)。
(31) 「共同通信」一九九〇・一一・一六。
(32) 「朝日新聞」一九九三・五・二〇。

(33)「朝日新聞」一九九三・六・五。
(34)嶋橋美智子『息子はなぜ白血病で死んだのか』(技術と人間、一九九九年)。
(35)「朝日新聞」一九九四・一・九。
(36)「河北新報」二〇〇〇・一〇・二六。
(37)「朝日新聞」一九九四・一〇・六。
(38)「スモン運動史」スモンの会全国連絡協議会編『薬害スモン全史第三巻運動編』一三二頁。
(39)栗岡幹英「薬害SMON」前掲(22)より。
(40)野村一夫『ほうとう先生の自省式社会学感覚　第22章薬害問題の構造』http://www.honya.co.jp/contents/knomura/lec/lec74.html
(41)『厚生の指標臨時増刊　国民衛生の動向二〇〇〇年版』(厚生統計協会、二〇〇〇年)二四八頁。
(42)池田恵理子『エイズと生きる時代』(岩波新書、一九九三年)一一九—一二二頁。
(43)前掲(42)一二〇頁。
(44)前掲(42)五九—六〇頁。
(45)「日本被団協の四〇年の歩み(略史)」(日本被団協ホームページ http://www.ne.jp/asahi/hidankyo/)
(46)「毎日新聞」一九九八・一二・二九地方版・兵庫。
(47)「共同通信ニュース速報」一九九三・一二・一五。
(48)水俣病被害者・弁護団全国連絡会議編『水俣病裁判』(かもがわ出版、一九九七年)。
(49)「毎日新聞」一九九六・五・一。
(50)川田悦子『龍平とともに——薬害エイズとたたかう日々』(岩波書店、一九九七年)ⅴ頁。
(51)東京HIV訴訟原告団『薬害エイズ原告からの手紙』(三省堂、一九九五年)。
(52)川田龍平・高橋哲哉「対談　責任不在社会をどう変えるか」「世界」一九九九年一二月号、六〇頁。
(53)前掲(52)六九頁。
(54)ハンセン病熊本地裁に関する首相談話・政府声明(二〇〇一・五・二五)は次のとおり(引用は「日本経済新聞」

二〇〇一・五・二五夕刊)。

〔首相談話〕

一、ハンセン病の患者、元患者が強いられてきた苦痛と苦難に対し、政府として深く反省し、率直におわびする。

二、患者、元患者全員を対象にした新たな立法措置を講ずる。

三、名誉回復・福祉増進に可能な限りの措置を講ずる。

四、患者、元患者と厚生労働相の協議の場を設ける。

五、らい予防法が廃止されて五年が経過するが、過去の歴史は消えるものではない。政府としては、ハンセン病問題の解決に向けて全力を尽くす。

〔政府声明〕

一、熊本地裁判決は故意がない国会議員の不作為に対して法的責任を認めている。司法が国会議員の活動を過度に制約することとなり到底認めることができない。

二、民法は損害賠償請求権は二十年を経過することにより消滅すると規定しているが、本判決は四十年にわたる損害の賠償を認めるもので、法律論としてゆるがせにできない。

〔補注〕 本文であげた他に、二〇〇〇年には大気汚染公害訴訟(尼崎、名古屋南部)で、二酸化窒素(NO2)および浮遊粒子状物質(SPM)の健康にたいする影響とそれにたいする国、道路公団、企業の責任を認め、自動車と工場排ガスの差し止めを命じる判決がでている。

第10章　精神障害者と「こころを病む」人びと

一　はじめに

病人史で精神病者をとりあげる立場として次の二点があげられる。ひとつは、精神病者の処遇に低医療費政策の矛盾が直接的に表われ、経済的に不利な立場である(1)。もうひとつは、精神病者の診断と治療は病気に即して社会条件に左右される面が強い。というのも、精神病の診断は非常に微妙なもので、臨床経験の積み上げのうえに形成された診断学によるため、患者の不穏な言動・行動、とくに自傷他害に焦点がおかれ、社会防衛の観点からは、他害の方がより問題にされる。たとえば、凶悪事件がおこると、犯人の精神状態がまず問題にされる。この場合、罪として責任能力を問うことができるかどうかが焦点となる。精神病者であると鑑定された場合に、世論は罪を犯した個人にではなく、精神病者一般の管理強化を求める方向へ動きやすい。また、社会の流動性が高まる時代においては精神病者を排除する思想状況が生まれやすい。こうした場合、精神病者の病人としての立場がなおざりにされ、治療が二の次にされることが起こりうる。結果として、精神病者は病苦のほかに経済的・社会的に三重の差別を受け、人権侵害を受けやすい立場に追い込まれる。この点から、その処遇の歴史は病人史でも重要な部分を占めると思われる。

明治から昭和前期までの精神病者の処遇については、川上武『現代日本病人史』(勁草書房、一九八二年)の第四章、小坂富美子『病人哀史』（勁草書房、一九八四年）の第五章にくわしい。また、精神病院に対象を限って記述したものとして、小俣和一郎『精神病院の起源・近代編』（太田出版、二〇〇〇年）が大学病院精神科の歴史にも触れており興味深い。この章では、おもに戦後の文献をとりあげて、病人史をできるだけ客観的に記述する立場をとった。また、ある程度疾患の概念の確立した精神分裂病や内因性そううつ病・神経症以外の「こころの変調」としか形容しようのないものについても、その社会的比重の増大を考慮して記述を試みた。

二　戦中戦後の精神病者

戦中戦後の精神病者のおかれた状況はきびしいものであった。病院に収容されていた病者の状況を記述したものとして次のようなものがある(2)。

日中戦争前の松沢病院における年間死亡総数は平均して七三名前後であったが、一九三八（昭和一三）年には一二二名となって、以後多少の波はあっても増加しつづけ、敗戦の一九四五年には四七八人に達した。一九四五年に一日でも入院していた人の総数は一一六九人で、その四〇・九％にのぼる死亡者があったのである。そのころ男の平均体重は四一キログラム、体温は三六度以下がふつうであった。戦災でよその病院からうつってきた数十人の患者は、二ヶ月たらずで全滅した。棺桶もないので死体をまとめて収容するためにほった穴に、ほった当人がその翌日おさまることもあった。死人があると、〝その着物はおれのだ〟と、まだシラミがうごめいている着物をほかの患者が死体からはがしていった。とざされた社会にすむ精神病患者は、食糧事情の苛酷さを身をもって証明していったのである。

わが国で最も伝統のある精神病院でさえ、このような状態であった。他の代用病院(3)や私宅監置されている精神病者の状態はさらに悪いものだったと思われる。しかしながら、当時の客観的な状況を知る文献はとぼしい。もともと、日本の精神病者は私宅監置が一般的だった。相馬事件をきっかけに制定された精神病者監護法（一九〇〇年）にしても、不法監禁を防ぐことが主で、医療立法というよりは治安立法の色彩の強いものであった(4)。また、一九一九（大正八）年制定の精神病院法においても対象者は貧困者と治安上問題のあるもので、一九四一（昭和一六）年度において私宅監置の数は届け出のあったものだけで五九〇〇、実際には六万四八〇九人が放置されていたという(5)。しかし、大正時代の私宅監置の状況を伝えている文献である呉秀三・樫田五郎による『精神病者私宅監置ノ実況及ビ其統計的観察』（精神医学神経学古典刊行会、一九七三年(6)）によると、精神病院に収容されている患者よりも「家人の待遇」の方が良好である例が多いと記述されており、「私宅監置イコール劣悪な環境」という表面的理解のみでは短絡的のようである(7)。

一九五〇（昭和二五）年制定の精神衛生法はこうした終戦直後の精神病者の置かれた状況の改革を意図したものであった。精神衛生法と、それまでの精神病者監護法および精神病院法との相違点については、松沢病院で診療にあたっていた岡田靖雄が編集代表となってまとめた『精神医療』のなかの、次の記述が要を得ていてわかりやすい(8)。

（1）精神病院の設置を都道府県に義務づけたこと、つまり従来の精神病院法では主務大臣の命令があるときだけ、都道府県が精神病院を設置すればよかったのであるが、精神衛生法では精神病院設置が都道府県の義務として課せられることになり、精神障害に対し公共のおうべき責任が明確にされた。

（2）精神障害の発生予防、国民の精神的健康の保持向上の考え方が新しくとりいれられ、精神衛生相談所や訪問指導の規定などが示された。

（3）精神障害者を拘束することが必要かどうかを決定するために精神衛生鑑定医の制度が設けられた。それまでは、単に医師の診断だけにもとづき、精神障害者を拘束したり、または都道府県の指定医の診断だけにもとづいて、精神障害者を入院させたりしていただけであったが、精神衛生法では厚生大臣の指定する鑑定医の制度を設け、強制的な入院、保護拘束および保護義務者の同意による入院の場合に、それぞれの要否を判定するため二人以上の鑑定医に診断させることとなった。これは不当な拘束による人権侵害を防止するためであった。

（4）医療・保護の必要がある精神障害者について、国民のだれでもが知事あてに診断および必要な保護を申請することができるようになった。

（5）精神障害者の特殊性を認めて仮入院、仮退院という特殊な制度が設けられた。

（6）私宅監置制度が一年限りで廃止された。

ここにあげられているように、精神衛生法は理念としては高いものをかかげていた。しかし、実際の運用にあたっては幾多の困難があり、現実に妥協するかたちでなしくずしにされた部分も少なくなかった。また、「精神病院」の定義がされず、どういった施設を「精神病院」とするかがあいまいにされたことが、精神障害者をたんに収容しておくだけの病院の存在をゆるすことにつながった。というのも、医療法からは「精神病院」は医療法上の一般病院より低い人員基準でよいとする解釈が次々に出されたからである。一九四八（昭和二三）年制定の医療法施行令第四条の六において、「精神病、結核、癩その他厚生大臣が定める疾病の患者を収容する病院は医療法第二一条によって厚生省令で定める従業員の基準によらないことができる」とされ、五八年一〇月二日の厚生事務次官通知一三二号は特殊病院としての人員基準をさだめたが、同年一〇月六日の医務局通知八〇九号は、この基準は事情によっては満たされなくともよい、とした(9)。看護人員を減らして、治療よりも収容を意図する病院が多数生まれてくる遠因がつくられてしまった。

三　分裂病の戦後病人史

(1) 向精神薬の登場

病識がなく治療が困難な分裂病と、病識があって治療への渇望がある神経症・うつ病といった「心の病」を、「精神病」とひとくくりにしてしまうことは病人像の把握を誤らせ、病人史としての記述をあいまいにさせる危険がある。しかも分裂病に関しては、命名者のブロイラーの定義じたい「精神分裂病群」というもので、「基本的な精神症状を共有して精神の機能が障害されるという点では同じであるいくつかの疾患群」とされており、分裂病の本態や病因については一致した見解がない状況である。不治で遺伝性があるという医学的には根拠のない通念がまかりとおっており、そのために分裂病の病人は差別を受け、治療をさまたげられてきた(10)。したがって、精神分裂病については独立して記述する必要があると思われる。

まず、分裂病について向精神薬導入以前の治療法について概観してみる。戦前は、呉秀三が導入し、森田正馬、加藤普佐次郎、菅修らによって発展してきた作業療法に加えて、一九三〇年代に導入された電気ショックや、インシュリンによる低血糖誘発といった療法が主流であった。こうした各種のショック療法は、戦後もかなり長く行われていた。向精神薬の代表格であるクロルプロマジンが使われ始めた頃の様子を、当時東大の精神神経科にいた浜田晋は次のように語っている(11)。

（前略）それからぼくは岡田君とちがって市中病院にいってた。総合病院にもいってましたし単科精神病院にもずいぶんいってました。そこでは薬つかってなかったですね。最良の治療はインシュリン治療であると、ただこれにはお金がかかる、高度な医学的技術が必要だ。インシュリンをやることによってコーマをおこして一時間たったらそれをさまさなくてはならない。それを上手にやんなくてはならない。ということで医者の技術がつよくとわれていて、インシュリンを注射して意識障害をおこしてさますときの、さまし方、患者に対する呼び掛けがひじょうに大事だといわれたりしてました。電気治療は外来で、お金がなくてインシュリン治療ができない人に非常に安直に、患者がうける傷など一切かんがえないで、ただおちつかせるという意味でつかってたようにもいますね。今薬物が大量につかわれている状況ににてるのではないかとおもいます。

また、一九四七年に松沢病院で開始されたロボトミーは、またたくまに全国の精神病院にひろがり、五〇年には精神外科が日本精神神経学会の宿題報告として取り上げられ、戦後の一時期はその全盛期であった(12)。梅崎春生の短編「黄色い日々」（一九四九年五月「新潮」掲載）には、ロボトミーがさかんなころの精神病院の様子が描写されている(13)。しかし、五五年ごろより向精神薬が使われるようになると、その効果が顕著だったこともあって、ロボトミーはそのマイナスの面－人格変化をともなう脳障害の存在があきらかにされて批判にさらされ、急速に治療法としての生命を失った。それだけ向精神薬は精神の病の治療に画期をもたらしたといえる。向精神薬による薬物療法は、それまでの治療法に比べ手軽で、しかも効果が現れやすかっただけに、安易な投与や大量療法へ結びつくことにもつながり、薬物一般に共通する弊害を生み出すことにもなった(14)。しかし、それまで「治せない」として医学的対象の外におかれていた精神の病を、「治せる」可能性があるものとして、治療への積極的取り組みを引き出した点で、向精神薬の導入は革命的なできごとであった。

(2)　作業療法、遊戯療法、生活臨床

一部の国立病院や療養所で試みられていた作業療法と、その延長線上にある生活療法は、向精神薬の開発後に全国の私的な精神病院に普及することとなった。この背景には、向精神薬が患者を覚醒状態において鎮静させる効果があるため、電気ショックやインシュリン療法と違って、少ない人手でたくさんの患者を管理することが可能になったことがある。とはいえ、そこには限界もあった。たとえば、浜田晋は、生活療法が全国に広まる以前の、一九六〇年ころの松沢病院の様子を次のように描写している(15)。

それに大講堂という作業場があった。そこにあちこちの病棟から（当時松沢病院は分棟式病棟で、患者は重度別に分けて収容されていた）選ばれた患者が、集合し、約三〇〇人くらいが（正確ではないが）、一斉に袋貼りや荷札通しなどの手作業をやっていた。壮観！　戦時中、学徒動員で働かされた工場が私の眼に浮かんだ。各病棟でも食堂に患者が集められ、同じような作業が課せられた。十年一日のごとく、常同的な「作業」をやることが、作業療法の主流であった。そしてそこから落ちこぼれた患者は「どうしようもない重症者」として放置されていたのである。

この「どうしようもない患者」を一〇名集めて浜田晋が試みたものが「球遊びによる遊戯療法－遊び治療」である。この試みはさまざまな知見をもたらしたものの、「遊戯療法」を受けている患者が病棟内でいじめにあっているという事実をつきつけられ、再検討を迫られることになった(16)。

生活臨床とは、群馬大学精神科において、江熊要一を中心にすすめられた「分裂病の再発予防を目的とした精神医療のあり方」である。生活臨床ということばが初めて現れたのは、倉田克彦「慢性精神分裂病における境遇的環境的意味の変貌について－院内生活臨床への一つの企図」（『精神神経誌』第六三号一六七頁、一九六一年）においてであり、その論文のなかでは「慢性精神分裂病者について、生活諸場面での異常生活徴候を含めた日常言動様態を手がかりとして、その人間像を精神病理学的に理解しようとする臨床態度を仮に生活臨床と呼ぶ」と定義された。一九五七（昭和三二）年に群馬大学へ赴任した臺弘の唱えた「分裂病再発防止五ヶ年計画」に呼応するもので、活動の場面は、はじめは病室を中心としていたが、五九年に江熊要一が佐久総合病院から群馬大学へ戻ってからは、「分裂病予後改善計画」と名称が改められ、治療の舞台も外来、あるいは在宅という地域医療の場へひろがっていった(17)。

この生活臨床の考え方は、地域精神保健にかかわる人々に大きな影響をあたえ、六七年には群馬大学精神科の江熊らのグループや岡田靖雄などが中心となって地域精神医学会が設立された。この地域精神医学会は、その後の精神病院の開放化、精神科診療所開設運動、保健婦の精神衛生活動への参加の活発化などに影響をおよぼした(18)。

(3)　病院病床の増加

戦後の精神病床数および結核病床数を追ったものを図43に示す。薬物療法が導入された一九五〇年代なかばから精神病院数・病床数ともに急速な伸びを示している。一方、結核療養所数・結核病床数は、同じ時期に減少が始まっている。このことを、精神衛生運動にも深く関わった精神科医である秋元波留夫は次のように解釈している(19)。

精神病床の増加は、結核病床の減少が結核患者の減少にもとづいているのとは異なって、必ずしも精神障害者が実際に増えたからではない。精神障害に関する配慮や施策がきわめて貧弱であることは明治時代から呉秀三ら

図43　戦後の精神病床数・結核病床数の推移（1945〜77，2年毎）

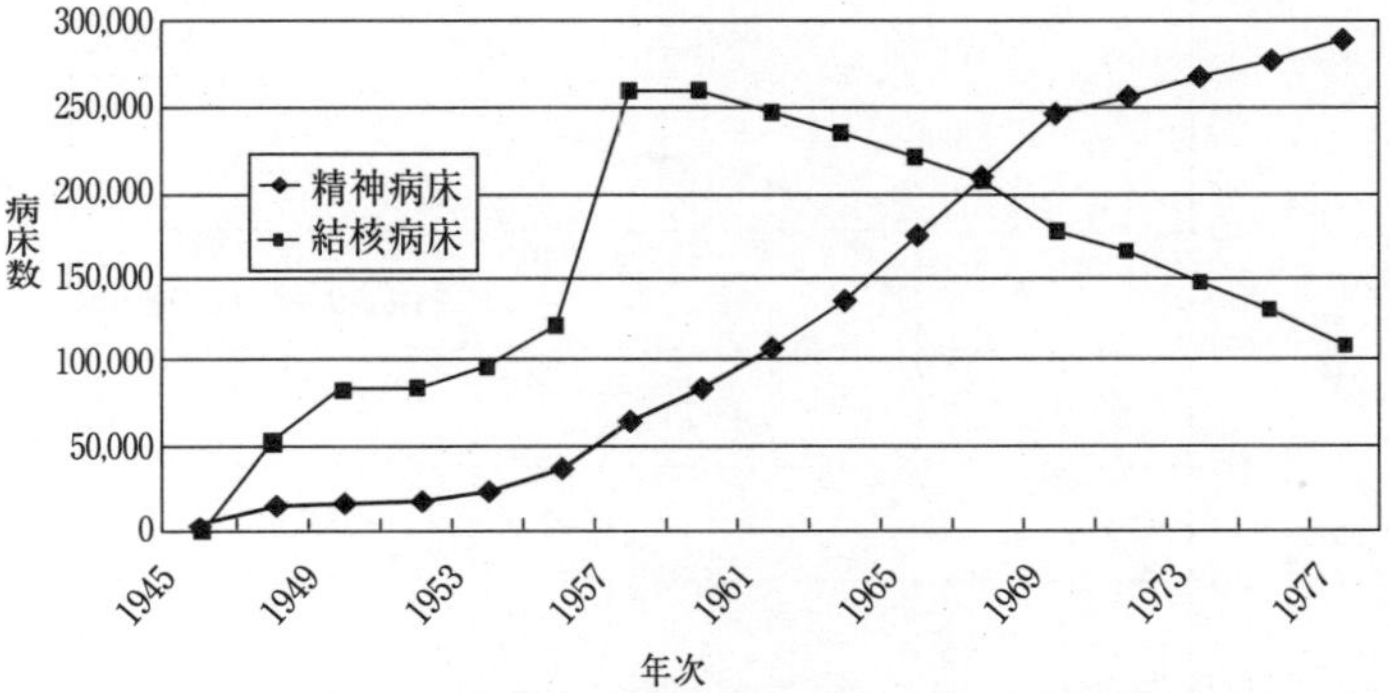

資料　『厚生省50年史・資料編』（厚生問題研究会，1988）p.703の表の数値から筆者作成.

の先覚者によって指摘され、その強化が要望されていたのである。それにもかかわらず、精神障害に対する施策はみるべきものがなく、精神病床は戦後の一〇年間は二万台から四万台にとどまり、多くの患者が入院治療をうけることができなかったのである。それが、昭和三〇年代以降急速に増加をきたしたのには、何といっても結核病床が空いてきたという事情が最大の要因として働いていることは否定できない。当時、精神病院ブームという言葉がはやったが、このブームの主役は結核病床の衣がえであったといってよい。もちろん、精神科医療の重要性を自覚して病院を設置した精神科医も少なくはなかったが、総括的にみれば、戦後の精神病床の増加は、精神障害の医療を国民の要求に応えて充実しようという国の行政の積極的な計画にもとづいて実現したものではない。

また、一九五四（昭和二九）年に精神衛生法が一部改正され、非営利法人の設置する精神病院の設置および運営に要する経費に対して国庫補助の規定が設けられたこと、医療法上の規定からは、一般病院よりも精神病院のほうが確保すべき医師や看護要員の数が少ないことも、新規の精神病院の開設に影響した。「薬物療法の導入により精神病者も以前に比べればあつかいやすくなった」と考える一部の経営者が、精神病院の安易な開設に踏み切ったともみられ、このことはのちの精

図44　精神病院と精神病床を有する一般病院数の推移

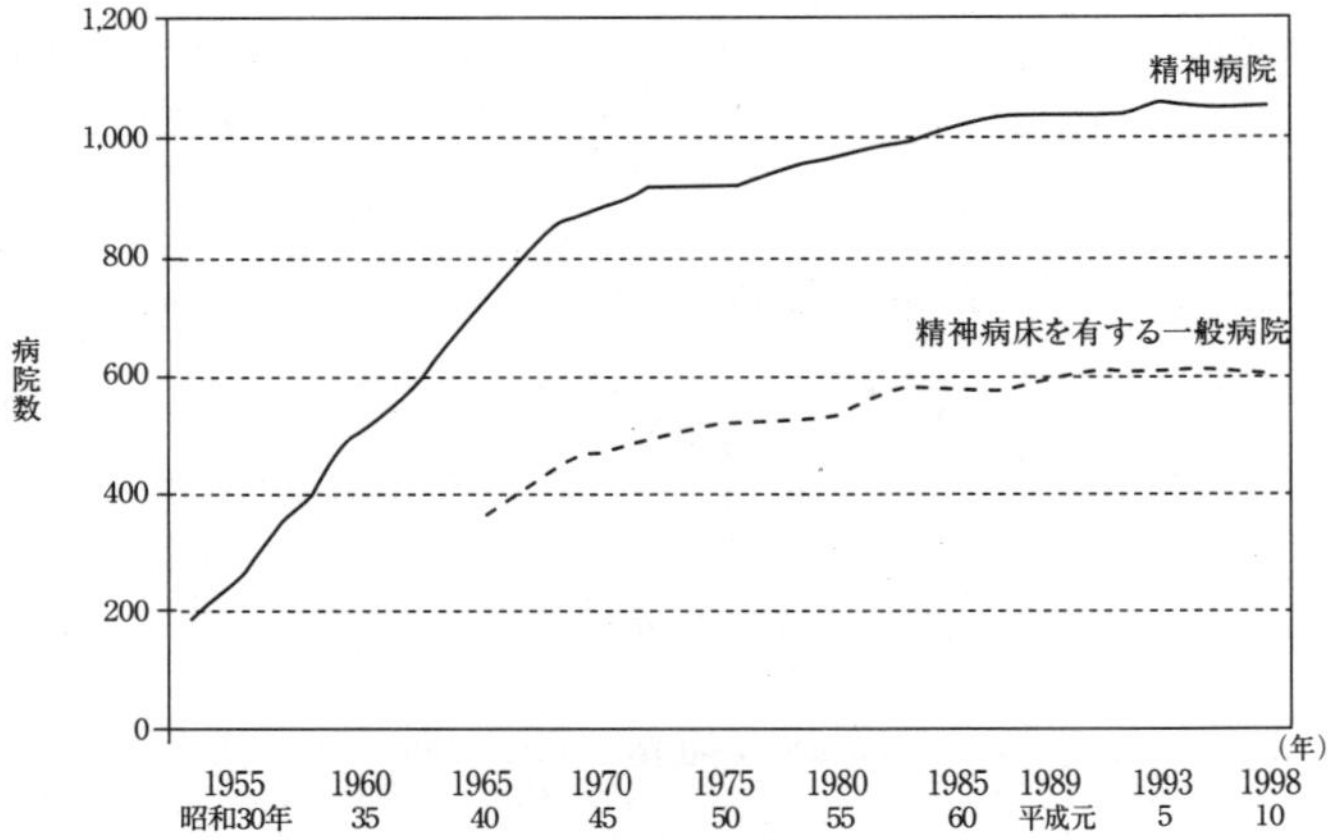

出典　精神保健福祉行政のあゆみ編集委員会編『精神保健福祉行政のあゆみ』（中央法規，2000）p.692 より．

神病院を舞台とした不祥事件の遠因となった。

精神病院および精神病床の、この時代の急激な増加は、一九五三年から九八年までの精神病院数の推移を追った図44を見ても明らかである。七〇年代には増加は止まり、九〇年代にはほぼ横ばいとなっている。

(4)　精神衛生実態調査

精神病者の実態把握のため、第一回の精神衛生実態調査が行われたのは、一九五四年七月のことだった。結果として、精神障害者は全国推定四五万人、有病率は人口千人あたり五・二という結果が得られた(20)。二回目の調査は六三年に行われ、精神障害者は全国推定五七万人、有病率が人口千人あたり五・九人という結果だった。

このときの調査は大規模なもので、その特色について、当時厚生省の精神衛生課において調査の中心となった大谷藤郎が、次のように述懐している(21)。

普通の役所の実態調査は、「数がどれだけあって、どうだ」ということぐらいですけれど、あの実態調査の特色は、報告書である『日本の精神障害の現状――昭和三十八年精神衛生実態調査報告書』（大蔵省印刷局、一九七四年)(22)を見ていただければ分かりますように、「精神障害者がなぜ家庭に放置されているか」「精神障害者に医療を与えれば、どれだけ改善できるのか」など遅れている政策の問題点を科学的に究明しようとしたことです。これは、まさに社会医学研究会での理論の実践そのものなのです。貧困と精神障害の関係、環境と精神障害との関係、畳数何枚の家に何人住んでいるかとか、そういう問題まで徹底的に調べたのです。実際に、小さな家や貧乏な家に患者が多くて、お金持ちには余りいない。当時の社会の問題点がきれいに出ているんです。

この調査の結果は、二年後の精神衛生法改正にも生かされた。しかし、七三年に実施された第三回目の調査は、東京都・大阪府・京都府・滋賀県・奈良県で実施できず、全国の実施率が五四・五%という結果となり、失敗に終った。この種の調査は精神障害者の人権侵害のおそれがあり刑法改正にともなう保安処分新設の動きにつながるとする、一部精神科医・患者家族らの反対がはげしかったためで、抽出母体を国内のすべての世帯とする大規模な精神衛生実態調査はその後行われることはなかった。八三年にも精神衛生実態調査は行われたが、これは医療施設において医療を受けている患者を対象としたものであり、しかも一〇都府県(東京・大阪・埼玉・神奈川・滋賀・奈良・兵庫・徳島・福岡・長崎)で実施が見送られ、全国の実施率も五〇・四%にとどまった(23)。結果報告の一部に「社会的入院が全入院患者の二〇%で、条件が整えば三十三万人の入院患者のうち十万人が退院できる」とあったことは、その後の精神保健法改正にも生かされたが、当時の新聞報道で「退院可能であったとしても家族が引き取れない。家族の協力があれば入院を回避できる」という表現をされたために、高齢化してきた家族の現状を無視したものとして、反発の声もあがった(24)。

(5) 精神衛生法改正

一九六四（昭和三九）年三月二四日、ライシャワー駐日大使が精神に障害をもつ少年に刺され重傷を負うという事件が発生した。このとき、政府は翌二五日に早川国家公安委員長を辞任させ、警察庁から厚生省公衆衛生局長に四月二八日「精神衛生法改正等についての申し入れ」を行わせた。この申し入れによって、厚生省は精神衛生法改正に取り組まざるをえない状況に追いこまれたが、そのねらいは、「危険な精神障害者」の排除と隔離の強化であった。すなわち、精神病者の治療にあたる人々が長年運動してきた精神障害者の治療と社会復帰の場をととのえるという方向とは、まったく逆行するものであった。こうした改悪への動きに対しては、日本精神神経学会を中心とした反対運動が形成され、世論もこれを支持した。管理強化に対するこれら反対意見も取り入れ、政府は五月に精神衛生法の全面改正について精神衛生審議会に諮問した。審議会は、日本精神神経学会の要望をいれて委員を更新し、学会から理事長および臨時委員が参加した。七月に中間答申、六五年一月に最終答申が出て、厚生省はこれらの答申にもとづいて改正案を作成し、第四八回国会に提出、同年六月に成立した。

この改正によって、従来の入院中心主義から通院治療と社会復帰支援の活動重視の方向が打ちだされた。しかし、措置入院制度について、入院患者が無断退去した場合に警察への届出義務を課したこと、自傷他害の程度が著しい精神障害者の緊急措置入院制度を設けたこと、警察官・検察官・保護観察所長および病院の管理者に精神障害者に関する申請通報制度を強化したことなど、旧来の保安監置優先の思想も根強く残っていた(25)。また、地域精神医療の拠点を企図して「精神衛生センター」の設置が推進された。六六年に東京に設置された都立精神衛生センターには栃木県で保健所を中心に地域精神衛生活動を実践していた小坂英世が精神科医として就任した。その後をついで七〇年から勤務した浜田晋は、七〇年五月一日からの二年間の、自身の日記の抄録を公開するかたちで、地域精神医療の困難な実態を描いている(26)。

(6)　地域精神衛生活動への道

小坂英世は一九六一（昭和三六）年に栃木県の精神衛生相談所を皮切りに地域精神医療の実践に入った。栃木県での地域活動ののち、松沢病院を経て東京都精神衛生センターと移ってから、荒川区の診療所で精神科ナイトクリニックを開設し、分裂病者の治療「技術論」－小坂理論の構築を開始した。その内容の紹介は浅野弘毅『精神医療論争史』第七章「小坂理論の波紋」(27)にゆずるが、地域精神衛生活動の前線にいる保健婦からの支持は絶大なものがあり、全国各地の患者および患者の家族から相談が殺到するようになった。こうした要望に応えるため、彼は家族会「東京あけぼの会」を結成し、「小坂教室」を開いて自身の治療論の普及を開始した。七〇年四月には、東京都世田谷区に個人診療所を建てて活動を拡大(28)。しかし、翌七一年に、小坂はとつぜん診療を打ち切り、地域活動からも撤退してしまう。浜田晋『私の精神分裂病論』におさめられた七一年後半の日記には、小坂の異常な高揚と挫折のありさまが触れられている。

(7)　地域の精神病者たち

七四（昭和四九）年に東京の下町に精神科クリニックを開いた浜田晋は、地域にこそ「精神分裂病者の生々しい暮らし」がある、という発見を、『病める心の臨床』（医学書院、一九七六年）、『街かどの精神医療――続・病める心の臨床』（医学書院、一九八三年）などの著作にまとめてきた。それらに描かれた精神病者の状況は、「地域」にこそ精神分裂病者の問題点が集中して現れることを如実に示している。さらに、二〇〇一年に医学書院から出版された『私の精神分裂病論』は、日記の抜粋の形をとっているため、地域の精神分裂病者の生きざまと、それにインパクトを受けて変わっていく精神科医の告白がストレートに表現されている。その中からいくつか引用してみたい。

三三歳、男。発病は中学三年生の時。精神衛生センターの近所の棟割り長屋。入退院を繰り返しているある古い分裂病患者が両親と住む。狭い。四畳半の部屋に三人が顔つき合わせて暮らしている。むしろ父親が病的。「何しに来た！帰れ！」とどなったかと思うと、「早くその気ちがいを入院させろ。それがお前たちの仕事だろう。この税金泥棒」とくってかかるという。それでも精神衛生センターの相談員が入れ替わり訪問し、関わっていた。私も五月一二日行ってみる。彼は確かに生硬な表情、緊張、話はまとまらない。印象的なのは父に対するまなざし（父は横むいて冷笑的、医者にも不関の態度）、攻撃と抑制の入り混じった複雑な表情。母に対してはあからさまな嫌悪感。「俺は何をしたらいいんだ！ここにじっとしておられねえよ！」とどなる。ごもっとも。しかし出るに出られない彼。働いても長続きはしない。母が横から「上野公園へでも散歩しといでよー」と間延びした声でいう。「ばかばかしい。そんなことしていられるか！」と。

今、方針を出すとしたら「入院」しかあるまい。しかしそれでどうなるものでもなかろう。かりによくなって帰ってくるのは、また「この家」。

私は途方にくれる。相談員に「ほっとけ……今は何も出来ないよ……」と話す。彼らは「そんな無責任な！」と反論する。（後略）(29)

H相談員とYMCAへ訪問。四六歳と四〇歳の姉妹。遺産土地問題を機に妄想的になり、家を出て、ホテルを転々。一か月半前からYMCAに住みつき、なにかとトラブルをおこし、YMCAはお手上げ。妹と会えた。一見すると正常。しかし、すっかり妄想世界に住む。（中略）

……話を聞いてもらおうとする。「先生がたを信用しないならこんな話はいたしません……」と立て板に水と、姉妹がいかに迫害をうけてきたかの顚末を話しだす。私たちはこの患者をどうやって入院させるばかり考えているのに。哀れ。

――精神科医はやはり患者にとって「敵」と言う存在でしかありえないのか。

もっともこの人、敵側という弁護士を気に入っていて「敵……敵……」と言いつつも「とても立派な人格者で、私たちは何でも相談しております」と言う。

口先で「私たちはあなたがたの味方……」と言うのはやめよう。敵だっていいじゃあないか……こういう緊迫した人間関係の場に直面すると、まだまだ私もきちんとした対応ができない。精神病院の中ではいばっていられても、こういう状況では胸がどきどきしたり、どぎまぎしたり、それは精神科医として初めての体験。妄想患者と対決させればその精神科医の力量がわかる。どぎまぎしてうつ手がなくなると、権力でねじふせて精神病院に入院させることができる「あやうい存在」(30)。

午後、センターから訪問。三六歳の女性。

下町の古い家並み。小さな自転車屋。狭い急な階段を上がる。西向きの高窓のある薄暗い三畳の間に布団をしいて全裸のまま彼女は寝ていた。一〇年以上入浴していないという。異様な臭気。不潔。一〇年来の糞尿失禁状態でおしめをあてている。坊主頭。ひどい虎刈。眉をひそめ、陰気で奇異な表情。青白い。口きかぬ。ただ身体診察には応ずる。全身の関節が腫脹、動かそうとするとひいひいと泣く。膝関節は三〇度以上は伸ばせない。固まっている。熱もありそう。薬を拒否するという。父が生きているうちはよかったが、去年父が死んで継母が看るようになってからひどい。

若い頃、松沢病院に三年、S保養院で脳手術を受け、当時の金にして三〇〇万円使ったというが不治。その後自宅で放置となる。

このような症例は、公立病院で診てもらうしかないとの判断で、H相談員を介して都立松沢病院と交渉。一度は了承してくれたが、七月二四日、「夏休みに入って人手がないからお受けできなくなった」との電話。「三週間待たせておいて今さら、夏休み……とは何事か！」と喧嘩になる。「一体何のための公立病院か、それではこのような患者をとってくれる『劣悪精神病院』へ送らざるをえなくなることをどう考えているのか、院長とも相談の上、受け入れられない公式見解をはっきりさせてください！」と私。

その結果は「明日連れてきてください」となった。（後略）(31)

東京周辺地区D保健所から訪問。当時巨大なニュータウンの誕生にからんで、ある古い分裂病の患者が浮かび上がった。

荒涼たる風景。遠くに林立する一五階建ての団地群。まだ開発途上。前方に開ける荒野。ゴミ処理場がすぐ近く、砂ぼこりをあげて、清掃車が突っ走る。暑い！

駅からしばらく歩くとぽつんとバラック建ての小屋。今にも崩れ落ちそう。元は下町で時計や職人をやっていたという六七歳の男性が暮らしている。小柄で丈夫そう。よく働く。戦闘帽をかぶり身なりも整っている。私たちの顔を見ると（私と地区保健婦）、すぐに気づき一方的に大声で激しくどなりだす。「体中に電気をかけてきやがって、体をメチャメチャにしやがる。家にもぶつかってきて壊そうとする。アメリカはじめ九か国が狙っている。あの建物——巨大な団地群をさす——は総連（国連か？朝鮮総連か？）が作っている。けしからん」話は支離滅裂だが迫力がある。すごい剣幕。しかし表情はむしろおだやかで、愛嬌がある（これを私の一目ぼれというのだろうか。運のつき)。数年来の立ち退き命令にもめげず、この地に頑張っている。土地は都清掃局が持ち主。公団はそこに道路をつくりたくてじいさんの家が邪魔である。再三の話し合いにもまったく応じない。外観と違って家の中はきちんと整理されており、見事な生活ぶり。自転車にのって水をどこかにもらいに行く。近郊近在の農家(まだ当時はかなり田畑があった)を回って時計を直しては米や野菜をもらってきている。小金はもっているらしい。たばこも飲んでいるようだし、たまには外食もしているらしい。健康状態はよい。生活保護は拒否しつづけているのに福祉事務所のヘルパーさん(中年の女性)とは唯一接触がとれているという。彼女は時々訪問して継ぎ物をしてやったりしている。

どっこい生きている分裂病。開発が進まねば何の問題もなくここで「生」を終ったのであろう。不幸にして地域開発が及んだ。すぐ横を流れる新河岸川の清水(昔彼はそこの水車小屋の番人であったともいう)は、工場廃水で汚れきってしまった。

保健婦(中年)曰く「うらやましいなあ。何の人間関係のわずらわしさもなく、ここにこうしてずっと時計をなおし続けている人……。優雅な生き方だと思いませんか」と。

犬猫をほうりだすように強制執行はさせたくない。この人なりの人権はやはり守ってあげなければならない。権力は彼を「病気」だとして精神病院に隔離することもできよう。それだけはなるべく避けたい。(後略)(32)

山の手A保健所へ。福祉事務所のワーカーと保健所相談員と訪問。

五四歳の女の分裂病。六〇歳すぎの老婆のように見える。食事もろくにしていない。パンぐらいは食べているらしい。全く火の気のないところ、お湯をわかした形跡もない。ガスも電気もとめられてしまっている。やや被害的な構えだが、接触はとれる。

彼らはふたりして一年間も関わって見守っている。よくも一年……パンぐらいの食事で生きてこられたもの。髪の毛は抜け落ち、体はやせ細り、顔色も悪い。そしてなによりもこの自閉的な生活に耐えられる精神の強靭さに舌をまく。分裂病者の底力を感じる。

座布団をすすめてくれる。ぽつりぽつりと答える。これから冬を迎える……やはり身体がもつまい。やんわりと入院をすすめてみる。しばらく間があって「今さら……」と本人がつぶやく。それもそうだが……。「強制は出来ないでしょう……」とこのワーカーは言う。誰か大臣が「枯れ木に水をやることが福祉ではない」と言った言葉を思い出す。このままここで死なせてやる方法を取るか、多少強制しても病院に入れるか……迷う。相談員「本人の意思を尊重したい。自己決定権があるはず」と聞いたようなことを言う。無性に腹がたつ。結論出せず。「医師であるならば当然出せる指示」を出すことに私は戸惑いだした。（後略）(33)

そして、日記をまとめる作業を経てのち、浜田晋は次のように結論せざるをえない(34)。

それからすでに三〇年の歳月が流れた。しかし分裂病者がひとまとめに精神病院に隔離収容され市民権が奪われる一方で、社会の片すみにバラバラに放置され続けるという二極構造は、残念ながらいまなお今日的状況といえよう。地域医療が声高に叫ばれているものの、一九一八年（大正七年）、呉秀三が明らかにした社会の中での私宅監置の実状とは、大筋において変わっていると私には思えない。

三〇年前の地域の精神分裂病者との苦闘の記録を、あえて「精神分裂病論」として世に問う著者の気持ちがこの文章に集約されている。

(8)　家族の努力

精神障害者に対し、社会は異質なものとして排除しようとする傾向がある。総理大臣官房広報室が一九七一（昭和四六）年八月に行った精神衛生に関する世論調査でも、「精神病患者」のイメージとして恐ろしいと感じるものが一六％おり、その四〇％強が精神病は治らないと考えていた。

こうした社会の偏見・差別に対してともすると無力な精神病者の家族が、精神病者の治療支援のために創り出した組織が家族会である。一九六〇年頃から各地の病院で結成されだし、六四年のライシャワー事件とそれにともなう精神衛生法改悪への反対運動を通じて家族会の全国組織結成の機運がたかまり、六五年九月に「全国精神障害者家族会連合会（全家連）」がつくられた。結成大会で読み上げられた政府当局、国会、各政党、各都道府県知事、各病院長あての要請文では、さきの精神衛生法改正で成し遂げられなかった次のような項目があげられた(35)。

一　医療費の全額国庫負担
二　社会復帰施設（アフターケア）の即時実施
三　社会的偏見除去をめざす啓蒙運動の強化
四　保安中心でなく医療中心の衛生法の実現
五　精神科医療の研究開発の強化
六　精神科医療施設の国庫負担による充実
七　精神科医療職員の待遇改善と増員
八　精神障害者に対する年金支給

全家連はその後財団法人となり財政基盤を確立し、その活動は活発につづいている。八五（昭和六〇）年一〇月から翌年三月にかけて、八三年の厚生省の精神衛生実態調査を補う目的で、自ら「精神障害者とその家族の福祉ニーズに関する調査」を実施し、調査報告書『精神障害者と家族の生活実態白書』（全国精神障害者家族連合会「ぜんかれん」号外、一九八六年）として刊行した(36)。精神障害者自身の患者会の全国組織化も進み、一九九三年四月一七日には全国精神障害者団体連合会が発足した。

(9)　患者虐待の実態

薬物療法の導入、生活療法の発展、地域リハビリテーションの普及など治療のさまざまな取り組みがなされる一方で、一九六〇年代末に、精神病院でのさまざまな不祥事件の告発があいついだ。六九（昭和四四）年一二月二〇日には日本精神神経学会が次のような異例の声明を出すに至った(37)。

「精神病院に多発する不祥事件に関連し全会員に訴える」

最近各地の精神病院で入院患者の処遇に関し、言語同断の事件が次々と明るみに出た。学会理事会はこの事実を確認し、これは精神医学の社会的実践を著しく阻害し、ひいては精神医療の質的低下を助長するものとして深く憂慮する。精神障害者に対する一般社会の根強い偏見の残っているなかで、このような不祥事件の発生は、精神病院全体の医療に対し世の誤解を招くおそれがある。

理事会は昭和四十四年十一月以降この件を討議したが、会員が関心を示し且つ自覚するように広く全会員に呼びかけることにした。我々はこの種の事件に対し長期的構えを以て臨み、有効適切に対処することを決定した。

（後略）

さらに、朝日新聞の大熊一夫記者がアルコール中毒者を装って入院し、都下のある精神病院の実態を告発したリポートが七〇年三月五日から「朝日新聞」夕刊社会面に掲載され、世論をゆるがした(38)。精神科医の側からは斎藤茂太に代表される「新聞のキャンペーンは患者の家族を不安に陥れ、また患者の受診意欲を鈍らせる」(39)という趣旨の反論が大勢であった。その中でも、精神障害者の人権に踏みこんで論じた秋元波留夫の文章が重要と思われ、少々長くなるが引用してみたい(40)。

(前略) 私はかつて次のように書いた。
「心の病人は、もちろんそのすべてではないが、症状によって、自分が病気であることが自覚できなかったり、まわりから病気だといわれることに対して抗議することがまれではない。心の病人のこのような態度はおそらく心の病気を病気とは認めないという時代精神の常識と無関係ではないだろうが、身体の病気と異なった、心の病気の病気否認の態度が、心の病気への医学の接近を困難にしてきたし、そして現在でも困難にしている重要な理由である。身体の病人は医を求めるのに、心の病人は医を拒否する (これはもちろん傾向としてではあるが) という事実を無視して心の病気とその医療の問題を論じることはできない」(引用者註：出所は「心の病気と社会」『心の病気と現代』六頁)。

精神医学がどんなに進歩しても、心の病気、とくに分裂病が存在する限り、このような病人の側の姿勢は変わらないだろう。自分は病気でないといって医療を拒否したり、まわりの人たちをあやまった認識にもとづいて敵視したり、暴力的攻撃を加えようとする場合に、本人の意思に反して入院その他の処置を加えることが果たしてその人の人権を侵害することになるのだろうか。人権とは、個人の精神が自由であること、いいかえれば権利とともに義務の遂行が可能であることを前提としている。この可能性が疾病によって侵害されていることが明らかであれば、それを回復させることが人権をまもる道であり、逆説的ではあるが、精神病の人たちについて、ある場合にはその人権を守るために、人権をおかす（強制入院、拘束、本人の意思に反する与薬、栄養補給など）ことがあり得る。うつ病患者の自殺企図を「本人の意思に反して」防止する処置をとることが人権の侵害だと主張するものはまず存在しないだろう。他の精神疾患の場合でも事情は同じだと思う。

さきごろ、いわゆる「悪徳精神病院」告発が流行した。この告発には、わが国の精神科医療にひそむ病弊を摘発する意味があったことは否めないが、いま述べたような精神疾患に特有といってもよい医療拒否の基本的態度の無理解と無視にもとづく偏見があったことも確かである。これに対して、精神病院で働く人たち、とくに攻撃と拒否の顕著な患者ともたえず接触しなければならず、ときには暴力にあって負傷することだってまれだとはいえない看護者から悲憤の声があがったのも無理からぬことである。

とはいえ、精神病院という閉鎖的な空間の中で、容易に看護者や医師は権力者と化すのであり、医療者側に「患者の人権」を守る意識が欠如していると患者の虐待は起こりうる。必要なことは「患者の人権」を正面に見据えた医療者と社会の徹底的な論議のように感じられる。七〇年前後の「悪徳精神病院」告発のうねりがおさまったあとも一部の精神病院の体質は変わらぬままで、八四年には入院患者を看護人が集団でリンチし、死に至らしめた「宇都宮病院事件」が明るみに出た(41)。

⑽　長期入院患者の問題

病院の長期入院患者の過半数を精神病院の入院患者が占めることは、医療経済学を論じるもののあいだでは常識であった。二木立は、長期入院患者の大半が老人患者であるかのように装った「厚生省高齢者介護対策本部」の統計資料の欺瞞性をつくための論文「老人の「社会的入院」医療費の推計」において、一九九三（平成五）年において七〇歳未満の六カ月以上入院患者三四・六〇万人のうち、一九・三四万人（五五・九％）が精神病院の入院患者であることを示した(42)。

川上武も、医療費の分析から日本医療システムの問題点をついた著作『技術進歩と医療費』（勁草書房、一九八六年）のなかで、精神病院の入院患者は短期入院患者と長期入院患者に二極分化しており、前者では病院と地域を行ったり来たりする〝回転ドア現象〟が、後者では家族的社会的要因により退院できず、病院に沈殿しているグループが問題であるとしている。とくに、長期入院患者の高齢化は、精神病院の入院医療費が老人保健施設や老人病院より安いという事実があるため、安易な医療費削減の手段に使われる可能性がある。

図45　患者の社会適応を示す諸項目と経過年数

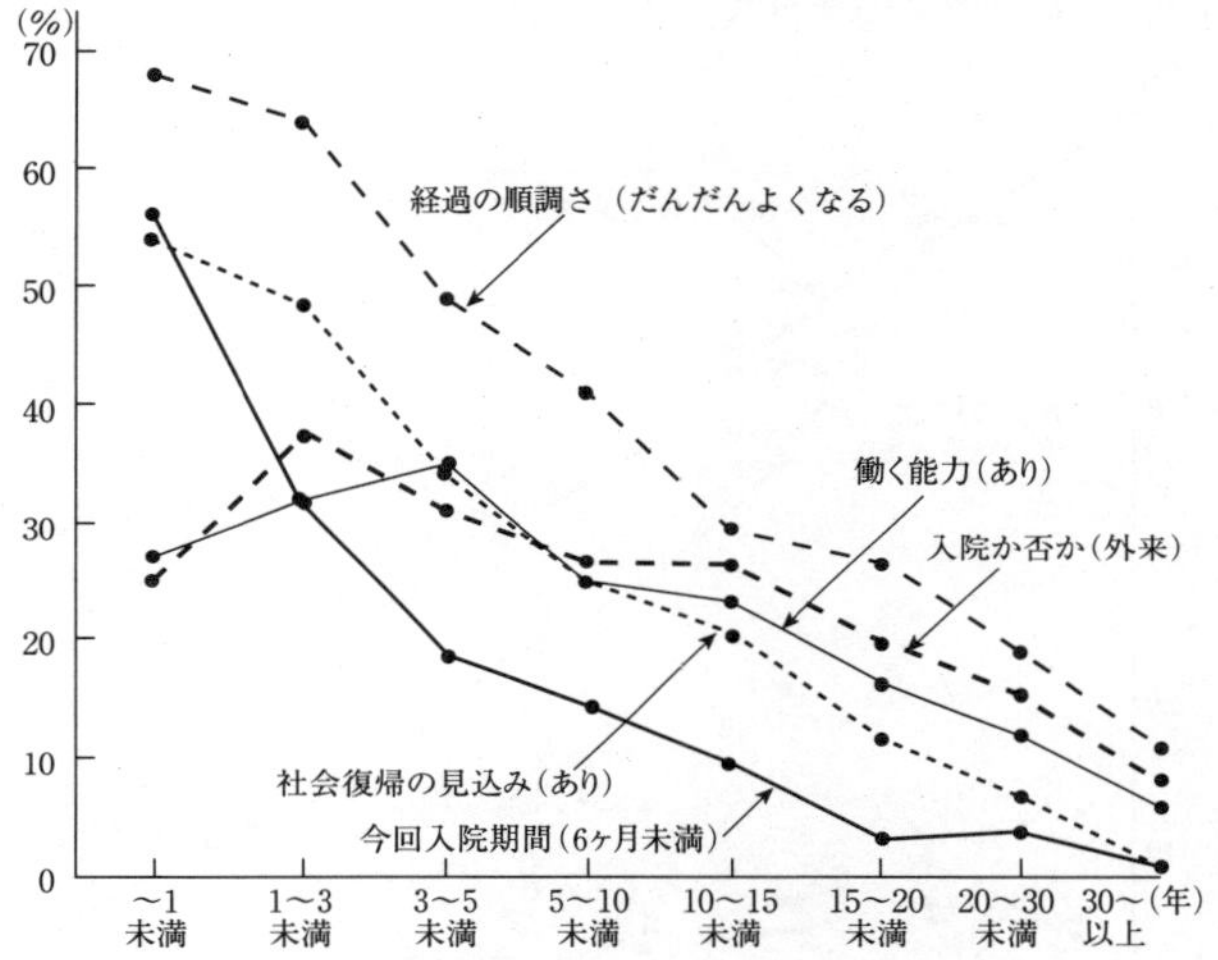

資料　「精神病の長期化と家族の対応」「精神衛生研究」第28号（1982）
出典　石原邦雄「精神障害者と家族の問題」岡上和雄・大島巌・荒井元傳編『日本の精神障害者』より．

　全家連の前述の調査でも、のべ入院年数を比較すると現在入院中のものが平均一三・九年、在宅療養のものが平均五・三年、最近五年間の入退院状況をみても、現在入院中のものは七〇・〇％が「ほぼ全期間入院」など超長期入院の傾向があきらかである(43)。長期療養患者と家族の対応を論じたものとしては、石原邦雄「精神病の長期化と家族の対応」（「精神衛生研究」二八号、九一～一

図46　発病からの年数別社会人としてやっていける見込み
患者の生活基盤についての家族の考え

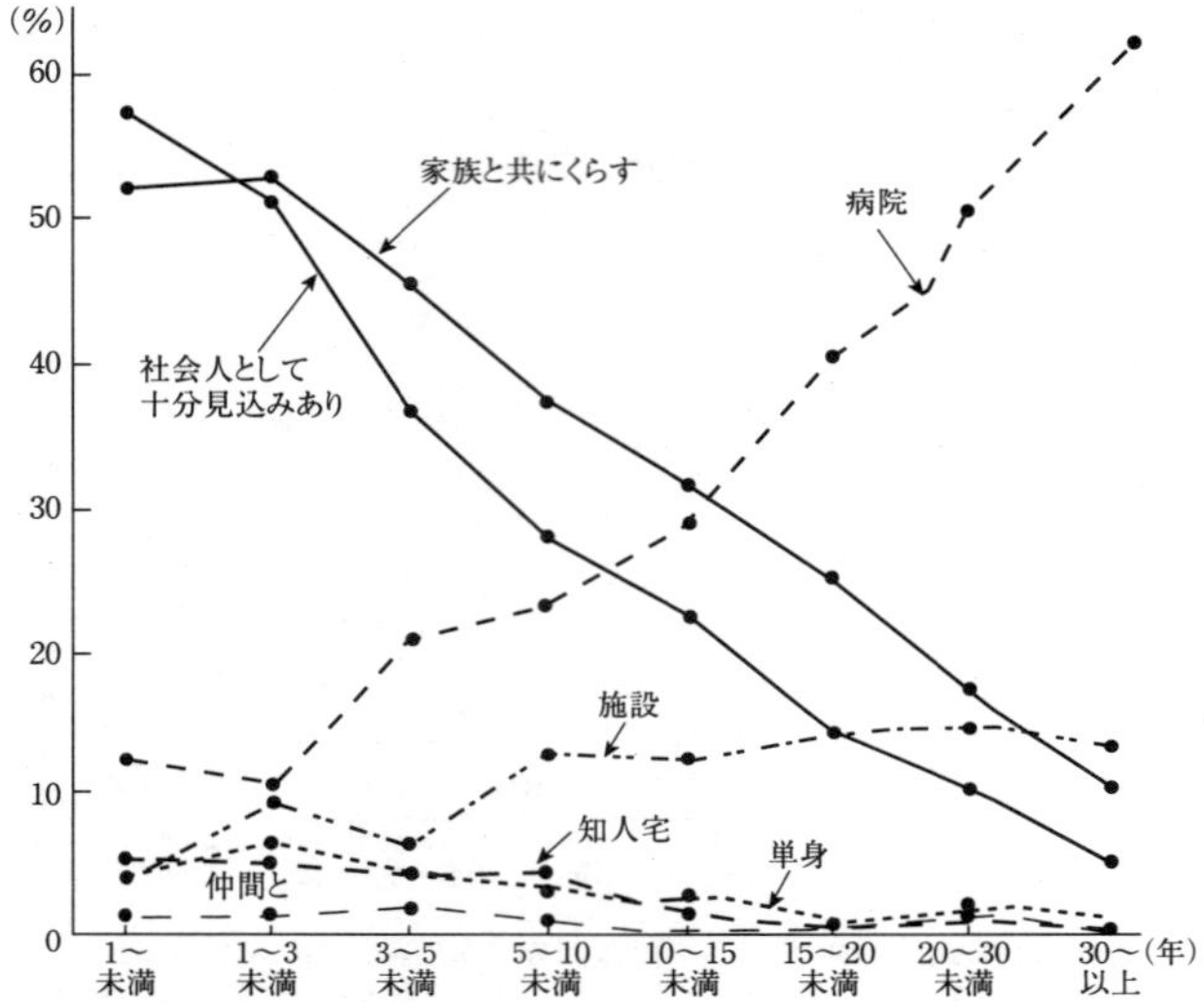

資料・出典　図45と同じ.

〇五頁、一九八二年）がある(44)。それによると、精神病の発症から経過年数が長くなるにつれて患者の社会的適応を示す諸指標の値は低下し（図45）、患者の生活基盤を病院に求める家族の意向が強くなる（図46）。

長期入院患者を退院させ、地域での生活を可能にするには、グループホーム、デイケア、ナイトケア、共同作業所といった施設の充実、医療面をサポートする精神科医の存在が不可欠である。浜田晋『町の精神科医——精神科診療所開業のすすめ』（星和書店、一九九一年）、日本社会事業大学をかこむ地域連絡会・全国精神障害者家族会連絡会『精神障害者の地域福祉——試論と実践最前線』（相川書房、一九九七年）などがこうした問題を論じている。

(11)　開放化へのこころみ

一九七〇年ころから、それまでの閉鎖病棟を廃して、開放化をこころみる動きが出始めた。松沢病院を経て、六八年群馬県太田市に全開放型の三枚橋病院を開設した石川信義は『心病める人たち』（岩波新書、一九九〇年）のなかで、精神科医となって初めて見た閉鎖病棟に対する衝撃を次のように記述している。

N病院の閉鎖病棟……。鍵の中に入ったとたん、顔をしかめて私は棒立ちになった。異臭がプーンと鼻をついた。吐き気が胸にムカーッとこみあげる。ひどい悪臭と、重く淀んだ空気のなかに百名ちかい患者がうようよとひしめいていた。

内部は「人間倉庫」だった。

百数十畳もあろうかと思われる仕切りもなにもない大部屋。ささくれてどす黒くなった畳。板張りの廊下が走り、すべての窓にガッシリと赤錆びた鉄格子……。

人の住むところではなかった。

(中略)

便所のそばでは、両の手のひらで思わず顔をおおった。トイレの戸が無いに等しかった。五〇センチ幅くらいの戸はついていたが、しゃがむ患者の下半身が外から丸見えであった。

看護士は、これは事故防止のためですと言い、当然、という顔をした。

事故防止の名のもとに、そこでは、人間としての誇りが踏みにじられていた。彼らの心への思いやりのひとかけらもない。トイレの戸がそれを語っていた。

こうした精神科医としての原体験が、石川を全開放型病院の開設へ向かわせるエネルギーとなった。三枚橋病院の実践の記録は『開かれている病棟』(星和書店、一九七八年）としてまとめられ、開放化運動の進展のなかで「生活者としての患者」という視点が確立されていった。しかしながら、日本の精神病院の開放率はいまだ三〇％台にとどまったままである。

(12)　精神衛生法から精神保健法へ

精神衛生法の欠陥を改正する動きは、一九八四（昭和五九）年三月に発覚した報徳会宇都宮病院事件に対する内外の世論の高まりにより、再燃した。宇都宮病院は、その密室性、警察・福祉・保健所などの行政組織、特定の大学医局との密接な関係などから、けっして特殊例ではなく、日本のどこにでも存在しうる精神病院の不祥事件として、行政側にも構造的改革の必要性を痛感させた。

改正によって、精神衛生法は精神保健法と名称が変わった（さらに、一九九五年に精神保健及び精神障害者福祉に関する法律―精神保健福祉法となった）。従来の精神衛生鑑定医制度を見なおして精神保健指定医制度を設け、指定後も五年ごとの研修を必修としたこと、同意入院の規定を見なおし「任意入院」「医療保護入院」を規定したこと、精神科救急に対応するため「応急入院」を新設したこと、入院の際に必要な事項を患者本人に告知すること、都道府県に精神医療審査会を設け入院患者の病状報告に関する定期の報告などにもとづき入院継続の要否に関する審査を行うこと、入院患者の行動制限のうちで人権上とくに重要なものについては行うことを禁じたこと、法律の目的等に精神障害者の社会復帰の促進に関する事項を盛り込んだこと、日常生活に適応するために必要な訓練及び指導を行う生活訓練施設ならびに自活のために必要な訓練と職業を与えるための授産施設を精神障害者社会復帰施設として法律上規定したこと、などがおもな変更点である(45)。全体としては、入院患者の人権を守り、長期入院患者の社会復帰を目ざす方向での改正がなされた。こうした動きの中、精神障害者自身の声を表現する活動もすすんでいる。全国精神障害者団体連合会・財団法人全国精神障害者家族会連合会編集の『こころの病――私たち一〇〇人の体験』（中央法規、一九九二年）は、患者自身の肉声がつまった画期的な報告集として反響を呼んだ。

しかしながら、二〇〇〇年に、薬物の過量投与や身体拘束を乱用し、食事をとらない患者には中心静脈栄養を行い、高額の診療費請求を行っていた埼玉県の朝倉病院の事例が明るみに出るなど、精神病院の不祥事は後を絶たない。朝倉病院の入院患者の四割が生活保護を受けていたが、全国的にも生活保護を受けている入院患者約一三万人のうち半数が精神病院の入院患者である(46)。生活保護じたいは、精神障害があり社会生活が困難である場合受給はやむをえないこともあるが、地域の受け皿が不足しているため精神病院に長期入院せざるを得ない側面も無視できない。さらなる地域精神医療体制の整備が望まれる。

(13)「精神障害者保健福祉手帳」について

全家連は、精神障害者への福祉制度の確立を求めて結成当時から粘り強く運動を続けてきた(47)。その成果が、一九九五年の「精神保健福祉法」の制定である。これにより、精神障害者も身体障害者と同様の福祉の対象となる途が開かれたが、さまざまな社会福祉サービスを受ける際に、障害者であることの証明が必要であることから、「精神障害者保健福祉手帳」の交付がされることとなった。

手帳交付は医師の診断書をそえて保健所に申請し、都道府県知事により行われる。精神障害のため生活能力がそこなわれているという観点から、次のような三つの等級に分けられる。

一級―精神障害者であって、日常生活の用を弁ずることを不能ならしめる程度のもの

二級―精神障害者であって、日常生活が著しい制限を受けるか、又は日常生活に著しい制限を加えることを必要とするもの。

三級―精神障害者であって、日常生活若しくは社会生活が制限を受けるか、又は日常生活若しくは社会生活に制限を加えることを必要とする程度のもの

手帳を受けると、通院医療費の公費負担申請の際に審査が省略される、行政の保健福祉施策を受けるにあたって参考資料となる、所得税・住民税の障害者控除、生活保護の判定の参考資料となる、公共施設の入場料や公共交通機関の運賃割引が受けられる、などのサービスが提供される。一九九七年一月現在、全国の手帳交付者数は六万人弱である(48)。

四　「心の病」の戦後史

(1)　「心の病」と精神障害

「心の病」という表現は共通した定義もないまま頻用されている傾向があるが、この項で扱う「心の病」は、気分変調性障害（そううつ病）、パニック障害（急性不安神経症）、対人神経症、強迫神経症といったものに限る(49)。かつてこれらの病は神経衰弱とかノイローゼとよばれ、分裂病のような精神障害と同様に入院治療が試みられていた。しかし、分裂病とこれらは病気の質がちがい、入院治療では効果があがらなかった。薬物療法が登場するまでの「心の病」の治療の代表となるものが、欧米ではフロイトの創始した精神分析であり、日本では森田正馬の「森田療法」である。

「森田療法」は一九二一（大正一〇）年頃確立された神経症の治療法である。創始者森田正馬自身が死の恐怖から心臓神経症と思われる症状に悩み、それを克服した経験から生み出されたもので、いわゆる「神経質」(50)を基盤とする不安神経症、強迫神経症、対人神経症および心身症の治療に一定の成果をあげてきた(51)。その流れは現在の心療内科の治療にも生かされている。フロイト派の精神分析は日本では主流とはならなかったが、ユングら後継者が発展させた力動精神医学の成果は境界例の治療などにさまざまな形でとりいれられている。

「心の病」のうちでも、内因性うつ病はトフラニールやトリプタノールといった薬物がよく奏効し、薬物療法導入以後、病像は軽症化した。これに対し、神経症や拒食症、境界例にたいして薬物は充分な効果をあげていない。

(2) うつ病の多様化

従来「躁うつ病」として扱われていた病像の多くはアメリカ精神医学会の『精神科診断統計マニュアル』第四版(原著は一九九四年発行)では、気分障害に取り入れられている。その中でも、「気分変調性障害」と定義される軽症の「うつ病」が増えており、そうした状態におちいった病人の多くが一般内科を受診する。精神科外来を「心の悩み外来」と自称する精神科医野村総一郎のまとめによると、その割合は少なくとも数%、アメリカにおける調査では一〇%に達する(52)。心身症として治療されている患者の中にも、「うつ病」の身体症状が強くでている場合が見られる。心身症の定義では「うつ病」は除外項目となっているが、実際の臨床でこの両者を区別することはかなりむずかしい。いずれにせよ、時代の精神状況を反映するかたちで、「うつ病」はありふれた病気となっている。すなわち、本来の内因性うつ病に加えて、森田神経質の傾向のある人が周囲の精神状況に感応しておこす神経症性うつ病や、職場や学校から受けるストレッサーによって起こる反応性うつ病が増えてきている。この二つの「うつ病」は内因性うつ病とちがって薬物が効果をあらわしにくく、病人のおかれた環境の調整が重大な課題となってくる。

一九九八年から自殺者が急増し、年間三万人を越えた。九九年も三万三〇四八人に達し、とくに経済・生活問題を原因とする例が二七七九人と、前年より三三七人増えている(53)。過労死問題に積極的に関わってきた全国の医師・弁護士が中心となって作られた相談窓口である「過労死一一〇番」にも、自殺したと思われる事例の相談が九七年度より急増してきた。過労死問題に早くから取り組んできた弁護士の川人博によると、精神科において治療歴のある自殺者は少ないが、自殺後の聴きとりでは「うつ病」に特有な症状を呈していた者がほとんどであるという(54)。すなわち、「過労自殺」とも呼べる事例が増えている。「過労自殺」は企業内で隠され、雇用者側は遺族に対してきわめて冷淡に対応することが多い。また、遺された家族も自殺であることを誰にも言えずにひっそりと暮らしている。そんな状況の中で九一年八月に自殺した大手広告代理店「電通」の社員の遺族が損害賠償を求めていた裁判の東京高裁判決が九七年九月二六日にあり、原告側の勝訴となったことは、同様の「過労自殺」の遺族に勇気を与えた(55)。同年一〇月一八日に実施された「自殺過労死一一〇番」には、一日だけで一四六件の相談があった。「過労自殺」によって遺児となった子どもたちの文集『自殺って言えない』(自死遺児文集編集委員会・あしなが育英会編)が二〇〇〇年四月に発行されて反響を呼んだ。

児童期・思春期に大人のうつ病とは形をかえた「うつ状態」があり、特に不登校の子どもの中にうつ病がふくまれているといわれている。不登校の場合は後述する神経症に由来するものもあり、精神科的対応も異なってくるので、小児精神科医の適切な診断が必要である。また、精神分裂病の初期の病像とも区別がつきにくく、経過を追って個別に対応することが必要になる。さらに、産後うつ病から母子心中や子殺しにつながる事例が増えてきている。背景には、戦後の急激な都市化と核家族化の中で母親が育児のすべてを引き受けることが要請され、「母性神話」が強調されていることがある。妊娠・出産は女性の身体ばかりでなく精神にも大きな影響を与え、産後はうつ病の好発期であることに対する理解が必要である。さらに、高齢者のうつ病は痴呆との鑑別がむずかしいが、うつ状態による一時的な知的機能の低下を老人性痴呆として治療せずにいることは自殺につながることがあり、高齢化の進行にともない、そうした面での理解も必要である。

(3)　パニック障害

不安神経症のなかで、予想もしないときに突然はげしい不安感におそわれ、それにともない自律神経の混乱を思わせるような多彩な身体症状が出現し、現実でない感じ、離人症状、自身の精神のコントロールを失い発狂するのではないかという恐怖感、死ぬことに対する恐怖などの精神症状もともなう。芥川賞作家南木佳士は自身のパニック発作の経験を「ある朝、突然に」という手記にまとめているが、第一線の臨床医でもあった彼が結局、病棟医療には戻れず、外来診療と健診業務を中心に仕事をしている(56)。

パニック障害という診断名が使われるようになったのは、一九八〇年にアメリカ精神医学会が『精神科診断統計マニュアル』第三版で、急性不安タイプの神経症をさすものとして定義して以来である（なお、慢性不安タイプの神経症は全般性不安障害と命名されている）。

こうした呼称を使うことで、不安神経症の患者のなかで急激な不安発作を示すタイプの人々の病像がより明確になり、治療の検討がしやすくなったことは事実であり、抗不安薬や抗うつ薬の適切な処方で治癒する場合も増えてきた。しかしながら薬物療法が有効でない患者も存在し、従来の不安神経症という命名と何がちがうのかと反問する精神科医もおり、パニック障害を起こす生物学的・生化学的異常が特定されていない以上、まだ流動的な疾患概念といえる。

(4)　対人神経症・強迫神経症と不登校・社会的ひきこもり

敗戦直後にあった生活のための不登校とは性格の違う「登校拒否・不登校」の問題が、高度成長が終結した八〇年代に顕在化してきた。

文部省の定義では、「学校ぎらいを理由に年間三〇日以上欠席した児童生徒」を「登校拒否児」という。一九八〇年頃から増加し、九八年度には一二万八〇〇〇人（小学生二万六〇一四人、中学生一〇万一六八〇人）、九九年度には一三万二〇八人（小学生二万六〇四四人、中学生一〇万四〇六四人）に達している(57)。法務省は「何らかの心理的・環境的要因によって登校しないか、登校したくともできない状態にある児童生徒」を「不登校の状態にある」と定義している。研究者によってどちらかの用語を採用しているが、ここでは現象面を記述した用語である点から「不登校」を用いる。

「不登校」は幼稚園・保育園から大学までのすべての場面で起こる。しかしながら、幼児期・小学校低学年の「不登校」が親ばなれ・子ばなれのできない親子関係（母子分離不安）によるものが多いことに対し、小学校高学年・中学生の「不登校」は優等生が過剰な親の期待に無理に適応しようとして挫折する場合が多く見られる。高校生・大学生の「不登校」は過去に「不登校」を経験した者の再発のことが多いが、精神疾患の初発症状のこともあり、対応には注意が必要である。母子分離不安による「不登校」は対処をあやまると、トラウマとなって成人後に心理的問題を起こすことになりかねない。また、中学生・高校生の「不登校」は家庭内暴力・非行や自殺につながることがある。「不登校」が遷延した場合に「社会的ひきこもり」を起こしやすくなるといわれている。「社会的ひきこもり」とは、思春期・青年期の精神病理を専門とする精神科医斎藤環の定義によると次のようである(58)。

> 二十代後半までに問題化し、六ヶ月以上、自宅にひきこもって社会参加をしない状態が持続しており、ほかの精神障害がその第一の原因とは考えにくいもの

この定義によると、うつ病や精神分裂病にともなうものは除外され非常にあいまいな概念となるが、あえて別に定義しなければならないところに、この問題の深刻さがある。社会的ひきこもりにおちいった青年の精神症状として、

「対人恐怖症状」「強迫症状」「不眠・昼夜逆転」「子ども返り」「被害関係念慮」「希死念慮・自殺企図」があげられる。これらは、思春期から青年期に陥りやすい精神病理として以前から指摘されていたものであるが、九〇年代になってにわかに「社会的ひきこもり」が注目をあびた理由のひとつとして、家庭内暴力の深刻化－ひきこもりしている青年が親を殺したり、子どもの暴力に耐えかねた親がひきこもり青年を殺してしまう事件があいついだことがあげられる。そこには、ひきこもりをしている青年と社会の断絶だけでなく、ひきこもりの場である家庭が社会から孤立している現状がある。「ひきこもり」青年の家庭内暴力に対して適切な相談・指導のできる専門職の養成が急務である。

「ひきこもり」の実数はあきらかでないが、「全国引きこもりＫＨＪ（強迫性神経障害・被害妄想・人格障害）親の会」という家族会が二〇〇〇年に結成され、厚生労働省に全国実態調査の実施を要請している。この会によると児童相談所などの対応機関がない一八歳以上の「ひきこもり」が深刻で、長期化し親が高齢化している場合の対策が急務であるという(59)。

こうした「不登校」「ひきこもり」をおこす青少年の中には、古くから存在する「対人恐怖」に陥っている者が多いといわれる。森田神経質の中心的病態はこの「対人恐怖」であり、森田療法が有効な神経症のひとつである。森田正馬自身は、「対人恐怖は強迫神経症の一型である」としていて、その原型である赤面恐怖について詳述している。もともと日本特有のものと思われていたが、欧米でも、「社会恐怖」とよばれる病態があるとの観察が報告されるようになり、『精神科診断統計マニュアル』第三版からこの「社会恐怖」（社会不安障害）が記載された。その内容は、わが国の「対人恐怖」によく似ており、その後欧米のみならずアジア圏の諸国でもこうした病態の存在を示す報告がされ、病因をさぐる努力が続けられている。また、一九九六年一一月に家庭内暴力のはてに実の父親に殺害された少年の例では、明らかに強迫神経症の症状を示していたようである(60)。強迫行為は身近な家族にとって苦痛になることが多く、強迫神経症の治療には患者のみならず家族もふくめてのサポートが必要である。

五　戦後の依存症の歴史

(1)　アルコール依存症の現状

日本のアルコール消費量は成人一人当たりの純アルコール消費量として、一九八五年の八・四リットルから九〇年の九・二リットルへと増加している(61)。アルコール依存症の専門病棟に入院する患者数は横ばい状態であるが、ベッド数がこの間増えておらず、しかもアルコール依存症患者への偏見からアクセスが悪く、かならずしも実態を反映していない。一般病院入院患者に対する調査では、飲酒問題に起因した身体障害で入院した患者が全体の十数％にのぼるという(62)。また、職場の問題飲酒者（いわゆる、ネクタイアル中）もかなりの数に達するという指摘もある。

近年、未成年者の飲酒問題が増加してきている。鈴木健二らの調査によると、高校生の一割以上が週に一回以上飲酒している(63)。アルコール飲料の消費を拡大しようとする企業の宣伝・広告などの販売促進活動はますますさかんになっており、とくに日本特有といわれる酒類の自動販売機の無制限な設置がこうした未成年者の飲酒機会をふやしているると思われる。また、未成年者で喫煙や飲酒習慣のある者は、他の薬物依存におちいる場合が多いとされ、その点からも対策が必要である。さらに節度を知らない「イッキ飲み」の強要が若者のあいだで広がっており、それによる急性アルコール中毒による事故死も跡を絶たない。以下では、アルコール依存症に限らず薬物依存もふくめて戦後史を概観してみたい。

(2)「無頼派」の時代

敗戦直後は、旧秩序崩壊の社会的混乱の中で、人々は食物のみならず文化や芸術にも飢えていた。戦争中の禁欲的な生活の反動であるかのように多くの文芸誌が出版され、それとともに一群の「流行作家」が生み出された。なかでも『堕落論』を書いて「価値観の転換」を高らかに宣言した坂口安吾、時代精神に合致した数々の作品で若者の共感を得た太宰治、大阪の風俗を描いて秀逸な織田作之助らは、「無頼派」といわれる文学史の一時代を形成した。

「無頼派」の作家たちに共通していることは、アルコールや薬物の依存にとりつかれたことであった。当時は、アルコールの供給も十分ではなく、カストリ焼酎のような粗悪な酒が手に入ればいいほうで、薬用のアルコールをうすめて飲用する者さえおり、なかには有毒のメチルアルコールを飲んで失明する者さえ出た。

一方、戦争中に、夜間の歩哨・哨戒・防空などに従事する兵士や、軍需工場で長時間労働を強いられた工員の志気高揚・疲労感の除去・眠気の防止などを目的として、中枢神経興奮作用を持つ覚せい剤－メタアンフェタミン（通称ヒロポン）が、半ば強制的に用いられた。ヒロポンは、眠気をとって夜間も起きていることを可能にすることから「猫目錠」、あるいは特攻隊員に戦意高揚のため飲ませたことから「突撃錠」なる異名も使われた。軍隊と製薬会社が保有していたこれら覚せい剤は戦後、統制のないまま社会にばらまかれ多くの中毒者を産んだ。相次ぐ原稿依頼に心身をすりへらしていた無頼派の作家たちが、アルコールに続いて覚せい剤におぼれるようになった。結果として、織田作之助は早世し、坂口安吾は精神病院での入院治療が必要になった。戦前からバルビツレート系の薬剤の中毒者だった太宰治も、ついには心中事件で自らの命を絶った。『オリンポスの果実』で文壇の寵児となった田中英光も、作家生活のなかで「眠くなるからヒロポンをのんではっきりする、はっきりしすぎて不眠になるので、アドルムをのんで寝る、眠気が残るのでヒロポンを使う」（平野威馬雄による表現）という悪循環におちいり、敬愛していた太宰治の墓の前で自殺した。

覚せい剤が幻覚や妄想を中心症状とする精神病状態をひきおこすことは初め軽視されていたが、次第に社会問題となり、一九五一（昭和二六）年には覚せい剤取締法が施行された。しかし、禁酒法時代のアメリカがたどった歴史を繰り返すことになり、取締法施行以後覚せい剤の製造・販売ルートは地下に潜って、暴力団関係者の手にわたり、かれらの重要な資金源となっていった。

覚せい剤依存を原因とする犯罪が多発し、とくに五四年四月に起こった「鏡子ちゃん事件」は、覚せい剤依存者が幼女を強姦のうえ殺害したもので、社会に与えた衝撃は大きかった。この事件をきっかけに政府は覚せい剤問題対策本部を設置、全国民規模で覚せい剤の取締りを強化、啓蒙運動を展開した。法律も罰則を強化する方向で改正され、以後覚せい剤依存者は減少し、七〇年ごろまでは沈静化していた。

五五年ころから六〇年代初頭までは薬物依存症の空白期といわれる。当時、慶應義塾大学医学部精神科医局に入局した中村希明（のちに薬物依存治療を専門領域とした）は、当時の精神病院の状況を次のように述懐している(64)。

> 薬物療法がやっと始まったばかりで、まだ患者さんの頭に一〇〇ボルトの電気をかけて人工的に痙攣発作を起こさせるという、聞くだに恐ろしい電気ショック療法が幅をきかせていた。
> そんないやな電気係は当然新入りのアルバイト医師である筆者にまわってくる。（中略）
> 午前中に、そのいやな電気当番が終わり、まずい外来の病院食を食べ終わると、「先生、コートの準備ができましたから、やりましょう」と、引き取る家族がないので、なんとなく病院に住みついてコートの整備係をもって任じている、てんかんの患者さんの張り切った声が医局の窓の外から響いてくる。これもテニスが大好きな分裂病の青年に、この病院の建ち上がる前の材木番をしていたとかいう古手の看護人と副院長以下、筆者をいれて

も三人の医局員との六人で三時過ぎまでダブルスのプレーを楽しみ、おわると風呂上りのビールとなる。（中略）

こちらがテニスをしているときに、そのころはまだエリート階級のスポーツだったゴルフのショート・アイアンをふりまわしている患者さんが、アドルムを問屋から大ビンで仕入れて飲むので当院にあずけられた社長御曹司である。彼がその病院ただ一人の薬物中毒の患者さんで、ほかにはアルコール症の患者さんすら一人もいないという、まさに薬物乱用の空白期であった。

しかし、この時代も、アルコール依存に関しては、飲酒に寛容な日本社会の構造もあいまって、その深刻さがおおいかくされていた可能性が高い。東京において最初の断酒会が結成されたのが五三年であり、五八年には高知市にもできた。

(3)　高度成長の時代

高度成長の始まった六〇年代を特徴づける薬物依存症は、ヘロインや精神安定剤のような気分を落ちつかせるタイプの薬剤の乱用によるものである。高度経済成長にともなう社会変動の波が、人々の心を落ちつかなくさせていたと考えられる。このうち、ヘロインは高度成長期に東京・大阪に流入してきた建築土木関係の季節労働者を中心に依存症患者がひろがった。とくに、二大国際貿易港である横浜・神戸の周辺に多かった。一方、五〇年代末にあいついで開発された向精神薬の乱用がこの時代に蔓延した。このうち、緩和精神安定剤や睡眠剤の一部は大衆薬として薬局でも手軽に買うことができたため、六〇年代後半にハイミナールなどの睡眠剤を服んで「ラリる」、いわゆる「睡眠薬遊び」が青少年の間に流行した。また、不安神経症になっていた主婦層を中心に精神安定剤メプロバメートの乱用が起こった。これらの向精神薬が医師の処方箋なしには買えない要指示薬となるなどで販売規制がかけられると、青少年たちはあらたな薬物をいろいろと試み、ついには有機溶剤であるシンナーを吸入する「シンナー遊び」が始まり、入手が容易なことからまたたく間に全国にひろがった。

高度成長期にはいってアルコール依存症の増加も深刻な社会問題となっていった。企業戦士である男性の依存症患者の増加もさることながら、女性の依存症が目立ちはじめた。一九五九（昭和三四）年に行われた全国精神病院調査では、アルコール依存症の入院患者に女性が占める割合は三％程度であったが、七七年の調査では約七％と倍増している(65)。

六一年に国は「酒に酔って公衆に迷惑をかける行為の防止等に関する法律」を制定し、この法律に基づき国立療養所久里浜病院に、六三年末に日本で初めてのアルコール専門病棟が開かれた。ここの初代の担当医師となった医師が河野裕明、堀内秀（なだいなだ）の両医師で、行軍治療や患者自治会の発足など新たなこころみがなされ、久里浜方式として全国にその成果がひろめられた(66)。このアルコール病棟担当医師の第二世代であった斎藤学は、アルコール依存症を生む家庭背景に注目し、アメリカでアルコール依存症治療の理論化の過程で考案された共依存の考え方を導入し、アルコール依存症患者の治療に一石を投じた。また、アルコール依存症の家庭における暴力の常態化にも目がむけられた。

患者の自助組織も発展してきた。伝統的な断酒会のほかに、アメリカを起源として匿名性を重んじ自覚の高まりをめざす組織であるＡＡ（匿名アルコール依存者の会）の活動が七〇年代中頃よりさかんになってきて、断酒会に適応しきれない人々をひきつけた。アルコール依存症のこうした動きは他の依存症の治療でも応用されることとなり、一九八五年には薬物依存者が薬物からの離脱をめざすＤＡＲＣ（ダルク、ドラッグのＤ、アディクションのＡ、リハビリテーションのＲ、センターのＣの頭文字をつなげた略称）が結成され、一定の成果を見せている(67)。

(4)　九〇年代の薬物汚染——薬物依存の低年齢化——

薬物依存に関して、九〇年代にはいって低年齢化がいわれている。とくに、覚せい剤は第三次乱用時代といわれるが、その主体は外国人の売人から少量の覚せい剤を安い値段で買い取って乱用する青少年である。日本で流通している薬物は、国内に一部自生している大麻がときに利用される以外はほぼ百％海外から輸入されたものである。九〇年代に入って、世界的な麻薬汚染の拡大のなかで、日本はアメリカにつぐ麻薬の有望な市場としてねらわれており、国際的な密輸組織が暗躍している。現状は、厚生省関東信越地区麻薬取締官事務所・小林潔主任情報官の発言（室生忠の聞きとり）によると、次のようである(68)。

一言でいって、現在は供給過剰の状態です。ブツ（麻薬類）が密輸で大量に入ってきていて、当局の取り締まりが間に合わない。取り締まれるのは年間約一万七、〇〇〇件で、それが捜査の限界です。つまり、当局の手から逃れた荷が市中にダブついて、供給過剰になっている。日本はそれほど、新しい麻薬市場として狙われているわけです。

そのため、麻薬一般の末端価格が大幅に値下がりをして、青少年にも購買可能になっていることが、覚せい剤のみならず各種薬物依存の低年齢化の一因であると言う。さらに、こうした薬物を始めるきっかけも多様化している。いわゆる暴力団関係者が、風俗店などを舞台に覚せい剤依存を拡大するという古典的な薬物汚染がなくなったわけではない。しかしながら、低年齢層の場合は、たまたま外国人の街売りの売人から手に入れた薬物を集団で試すかたちで薬物初体験をしたり、「レイブ・パーティ」と呼ばれるテクノ音楽や最先端の踊りの集まりで酒や麻薬の味を覚える場合が多い。「レイブ・パーティ」と呼ばれる集まりも、資金集めを目的とした暴走族が計画するものとはちがって、音楽好きや踊り好きの一見ごくふつうの集まりであるように見えるため、抵抗なく参加し、熱気のなかファッション的な感覚で麻薬を受け取る。こうした場合、ほとんど罪の意識がなく麻薬に手を出し、次第に依存的になっていく場合が多い(69)。依存症を生み出す背景の「心の問題」を解決しないことには、こうした薬物依存の低年齢化も止まりそうもない。

六　子どもの処遇——変わりゆく家族の中で——

(1)　戦中・戦後の子どもの状態

一九三三（昭和八）年四月一日に児童虐待防止法が公布された。この法の制定に力をつくした東京市幼少年保護所の草間八十雄の調査報告によると、都市下層民衆の間では棄児・子殺し・堕胎はめずらしくなく、古典的な意味での児童虐待はあちこちに見られた(70)。太平洋戦争の開戦ののち、戦況が不利になり、米軍機による空襲が常態となると、弱者としての子どもの犠牲が拡大してきた。対策として、地方への強制的な集団疎開がとられたが、疎開先で子どもたちを待っていた状況は、厳しい生存競争であり、飢えとの戦いであった。むきだしの権力闘争が子どもたちの間でもおこり、いじめと暴力が日常的となった(71)。

戦後の一時期はさらに飢餓の問題が先鋭化した。野坂昭如の『火垂るの墓』はこのあたりの状況を独特の饒舌な文体で綴った短編である(72)。大陸にわたっていた日本人の引揚げにおいて状況はさらに酸鼻をきわめた。戦後五〇年を経てもいまだに解決されていない中国大陸の残留孤児の問題も、自ら手を下したり餓死させたりするよりも、中国人に労働力として提供した方が子どもにとってもしあわせであろうという親の判断に基づく処置の帰結であった。飢餓の問題が収束してのちも、子どもをめぐる環境はきびしいものがあった。五〇年代後半になっても、生活のために学校に行けない子どもが一定数存在した。一九五六（昭和三一）年当時、一年間に五〇日以上学校を休んでいる子どもは約二六万いると推計され、中学生の不登校の多くは「家計の手だすけ、ノート代や給食費がない、などの経済的な理由」にあるといわれていた(73)。

(2)　高度成長期の子どもたち

一九六〇年代から本格的となった高度成長の波は、伝統的な地域社会の枠組みをこわし、それまでの家族制度を変質させることとなった。戦後復興期の民主主義教育の実践として名高い「山びこ学校」の子どもたちのその後を追った佐野眞一の『遠い「山びこ」』（文藝春秋、一九九二年）は、高度成長期にどのような運命が彼らを待ち受けていたかを克明に描写している(74)。東北や山陰・北陸を中心とした地方から、中卒の子どもたちが首都圏や関西圏へ続々と集団就職した(75)。工業の振興が優先され、農業政策は一貫しなかった。こうしたなか、離農して都会へ移住する家族も増え始めた。高度成長期は大規模な人口移動の時代であった。

東北地方では農業専業では十分な収入が得られず、農閑期に季節労働者として都会へ働きに出ることがあったが、高度成長期になると、農業機械化の掛け声のもと、農協が貸し付けて機械を購入することが一般化し、その支払いのための現金収入の確保に出稼ぎに出ることが常態化した。一年の一定期間、父親不在という状況が生まれた。父親不在という点では、都会へ出てサラリーマンとなった人々の家庭でも同様であった。企業の成長が優先され、長時間労働や単身赴任があたりまえの時代、父親は育児に参加する余裕は無かった。それでも、収入の不安定な農業に見切りをつけ、都市サラリーマンをめざすことが農家の子どもたちの目的となり、農業は深刻な後継者不足に陥る。農作物の国内自給率は下がりつづけ、九〇年代には主食のコメでさえ、五〇%を割った。

(3)　受験戦争の時代——いじめの深刻化——

集団就職で都会へ出た子どもたちが実感したことは、日本社会における学閥の存在であった。学歴のないことは、競争社会ではスタート台から困難を背負い込むことになった。こうした経験が、彼らが成長し家庭を持ったときに強烈な学歴信仰となって、その子どもたちへの教育熱へつながった。受験戦争とよばれる状況が子どもたちの心をむしばみ、途切れることなく続くストレスは、校内暴力やいじめを産んだ。

いじめられる子どもたちは集団のなかで、どこか他の子どもとちがった個性をもっていることが多い。その個性も、おとなしい、運動動作が鈍い、話についていけずワンテンポ遅れる、身体や服装が清潔でない、というマイナス・イメージの個性のことが多く、そのことに対して、いじめる側が過剰な嫌悪感を抱き、自分たちと同じでないからいじめるといった心理状況におちいる。心理的に抑圧され不安定になった集団は、こうした行為をおこしやすいともいえる。そうした意味で「いじめ」は集団の心のやまいを反映している(76)。「いじめ」を傍観する子どもたちの存在も「いじめ」をエスカレートさせる要因のひとつであるが、一瞬の関係性の変化で「いじめ」の対象が変わる場合もあり、自己防衛からそうした「傍観者」となる場合が多い。「いじめ」は年齢や時代に限らずあらゆる集団におこる現象であり、集団における心理学的分析が必要な分野である。

(4)　孤立する子どもたち

高度成長時代のあとに続いた金融の膨張は、結局バブルとして崩壊し、九〇年代に日本は長期の不況の時代に入った。しかしながら、高度成長時代の価値観はすぐに変わるものではなく、産業間の国際競争の激化もあって、長時間労働は是正されなかった。父親の育児参加は困難なままだった。しかも、バブル崩壊で確実にくずれさったものは、既成の権威に対する信頼であった。企業トップや官僚のあいつぐ汚職、警察の不祥事、学校の形骸化、父なるものへの信頼感は大きく揺らいだ。

家庭の中に家長としての父が不在であり、母親たちは母として妻として生きることよりも一人の人間として生きることをめざす。子どもたちはその中で孤立し、携帯電話やインターネットを通しての表面的な交流に閉じこもる。他人とコミュニケーションをとる訓練がされない。テレビゲーム相手では、気に入らない状況になればいつでもスキップ（直面している困難な状況を飛ばして先へ進んでしまうこと）やリセット（それまでの経過を消去して初期状態にもどること）、ターン（失敗してしまった過去を繰り返しやりなおすこと）が可能である。さらにコンピューター関連技術の発達で、戦争や暴力を仮想現実として経験させる機器が豊富に供給されている。現実のなかで孤立してしまった子どもたちは、仮想現実のなかに安住の地を見つける。これらの影響なのか、九〇年代後半に起こった青少年の犯罪には空想と現実が融合してしまったような精神状態で起こされたとしか思えないものがふくまれている。

(5)　新たな学級崩壊の時代

学校という既存の権威に反抗するかたちで、教師を否認することが学級崩壊につながることは七〇年代から存在した。こうした事例はおもに中学校や小学校高学年でみられた。しかしながら、九〇年代に入って教師たちが直面している事態は、社会化されずに小学校に入学してくる児童の増大が、教育の場としての学級さえ成立させないという、それ以前の問題である。こうした新たな学級崩壊を尾木直樹は次のように定義した(77)。

小学校において、授業中、立ち歩きや私語、自己中心的な行動をとる児童によって、学級全体の授業が成立しない現象を『学級崩壊』という。

すなわち、社会生活をおくる上では必ず必要なルールを、どこでも教えられて来なかった子どもたちが多数入学してくることにより生じる現象であるというのである。最低の社会的ルールさえ教えられないほど家庭も地域も機能不全になっている。保育園や幼稚園における幼児教育も混乱している。家族のありかたを問い直し、地域社会がどこまで家族の機能を補完できるか議論すべき状況である。

学級崩壊だけでなく、学校が教育が崩壊しているという論者もいるが、そうした表現は問題の所在をかえってあいまいにするという反論もあり、教育論は百家争鳴という状況である(78)。

七　「こころを病む人」の戦後史

(1)　「こころ」の時代

精神分裂病や内因性そううつ病・神経症とはちがった、「こころ」の変調としかいいようのない精神状況が生まれ、その比重を増しつつある。一見、正常な社会生活を営んでいるように見えながら、実は「こころを病む人」が増えつつある。高度成長が終わりを告げ、科学研究においても宇宙開発や巨大建設プロジェクトのような外へ向かう関心が逆転し、脳や遺伝子のような内へ向かう関心が高まっている状況の中で、「こころ」に眼を向ける人々が増えてきた。この領域は未確定の部分が多く、治療者の間でも論争の多いところではあるが、その重要性にかんがみ、代表的な病理について記述を試みることとした。

(2) 拒食症から摂食障害へ

拒食症（神経性無食欲症）は古くからその存在が知られている病気である。約三〇〇年前の一七世紀に、イギリスのモートンが少年と少女の各一例ずつを報告したことが、臨床医学の場でこの病態が検討された始まりである。その後、臨床報告が散見される程度であった拒食症は、第二次大戦後になって急速にその数を増したかのように、病気の存在を報告する医師の数が、欧米でも我が国でも増大した(79)。そして、拒食症の古典的病像ともいえる「社会階層の高い、裕福な家庭に育った、知的な娘が成熟を拒否して減食する」という典型的なものから、その出自が階層の別なく普遍化し、しかも拒食ばかりでなく経過中に過食に陥る例が少なくないことがわかってきた。現在では、拒食症（神経性無食欲症）と過食症（神経性過食症）は摂食障害という病態の二つの相をそれぞれ現すものとしてとらえることが一般的である(80)。

摂食障害には背景に家族の問題があることを臨床医の多くが気づいていた。とくに、父親のかげがうすい家庭で母親が患者を依存対象とし、患者が父親の代理のように母親の情緒的支持者となっている例が多い(81)。アルコール依存症の治療から嗜癖問題の治療へ進んだ精神科医斎藤学は、自己達成感を持てない母親が娘を自分の愚痴の聞き役、人生の相談役にしたてあげ、「母・娘カプセル」を作り上げてしまうと、成長してそこから逃れようとする娘がこうした行動障害におちいると分析している。そして、摂食障害は「食に関する嗜癖行動」ととらえ、現実逃避のアルコールに対する嗜癖と同根と考えた(82)。

患者は「自分の居場所がない」と感じており、こうした拒食・過食の患者のために斎藤が立ち上げた自助グループが「ナバ（NABA─日本アノレキシア・ブリミア協会）」である(83)。

(3) 境界例

境界例ということばは分類不能な「心の病」を容れる「ごみ箱」ではない。もともとは、アメリカの精神分析家による「精神分析の失敗例」の蓄積の検討によって確立された概念である。一見、典型的な神経症に見えながら、伝統的な自由連想法による精神分析療法を行ったところ、治療者との関係のなかで転移性精神病の症状を発現し治療が続かない、分裂病やうつ病・人格障害との境界領域の病態、「境界例」があることが認識されたのである。これら患者のケースの反省的検討から、精神分析家たちの多くが境界例の治療に取り組み、精神分析的治療ばかりでなく、精神科臨床医の行う支持的精神療法や入院治療も併用するようになった。境界例研究によって、力動精神医学と一般精神医学の相互影響、浸透、交流が活発になった(84)。

境界例治療の臨床的努力の過程で、二つの重要な観点が明らかになった。ひとつは、パーソナリティへの注目である。従来、パーソナリティ（人格）は遺伝的・生来的・固定的なものであり、人格障害の診断は、かつての精神病質概念のような負のレッテルはりと同レベルの治療ニヒリズムにつながりかねなかった。しかしながら、境界例の考え方が精神分析にも導入され、動的なパーソナリティ論が展開されたことから、人格障害とされた人々も力動精神医学の対象とされるようになった(85)。もうひとつは境界例の病因論的検討において、幼児・児童期に虐待の経験が存在することが多いという問題である。

(4) 児童虐待

「心の病」を引き起こすトラウマとしての児童虐待への関心は、九〇年代に入ってたかまりを見せた。とくに、境界性人格障害とよばれる疾患単位との関連は確実視されている。すなわち、感情の調節障害（刺激に過敏で、容易に抑うつ、希死念慮、空虚感、イライラ感などを生じる)、衝動の統制障害(止めようのない怒り、自傷行為やその他の嗜癖行動)、一過性の現実見当障害(ときに精神病様の錯乱)、激しく揺れ動く対人関係、孤立することへの恐怖(痛みを伴う寂しさの感覚)、自己同一性の障害(良い自己と悪い自己の分離)といった境界性人格障害の徴候を持つ人々の過去をさぐると、児童虐待を受けていた割合が高い(86)。児童虐待の実際の頻度を把握することは非常に困難である。子どもをとりまく社会が、児童虐待の存在に気づこうとしない限り見過ごされることが多い。身体的虐待や育児放棄(ネグレクト)などの場合は、小児科医や児童精神科医の努力、児童相談所の介入などで比較的発見されやすいが、性的虐待となると、その実態は隠蔽されやすく十分に把握されているとはいえない。このことについては後述する。

(5) 少年非行の深刻化

社会病理の指標として少年非行をとりあげてみる。戦後の少年非行の推移を殺人・強盗・暴行・傷害・恐喝のような暴力非行に注目してみてみると図47のようである。戦後すぐの混乱期を除くと、これら暴力非行は一九五〇年代末をピークにして減少に転じたが、七五年を境にして下げ止まり、その後は件数としてはほぼよこばいの状態である。しかし、女子少年に限ってみると九〇年代末には五〇年代の約一〇倍と件数が増加しているという(87)。

九〇年代の暴力非行に特徴的であることは、共感性の欠如としかいいようのない残酷な事例が増えていることである。他の暴力非行もふくめて、暴力が安易に使われ、その使われ方が過激であり、暴力の対象が自分たちより弱いものに向かう傾向がある。戦争直後の混乱期にみられた生存競争のはての非行や、権力への反抗がかたちをかえて噴出した高度成長期の非行とはちがう、衝動的で動機のわかりにくい非行が多い。非行を犯しても、罪責感情がなく、他人の痛みがわからない自己中心的なパーソナリティの少年が多い。

個人的空間を第一とし、人間関係は刹那的・表面的。そのような考え方が青少年を中心に広がっている。それが精

図47　少年の暴力事件の推移

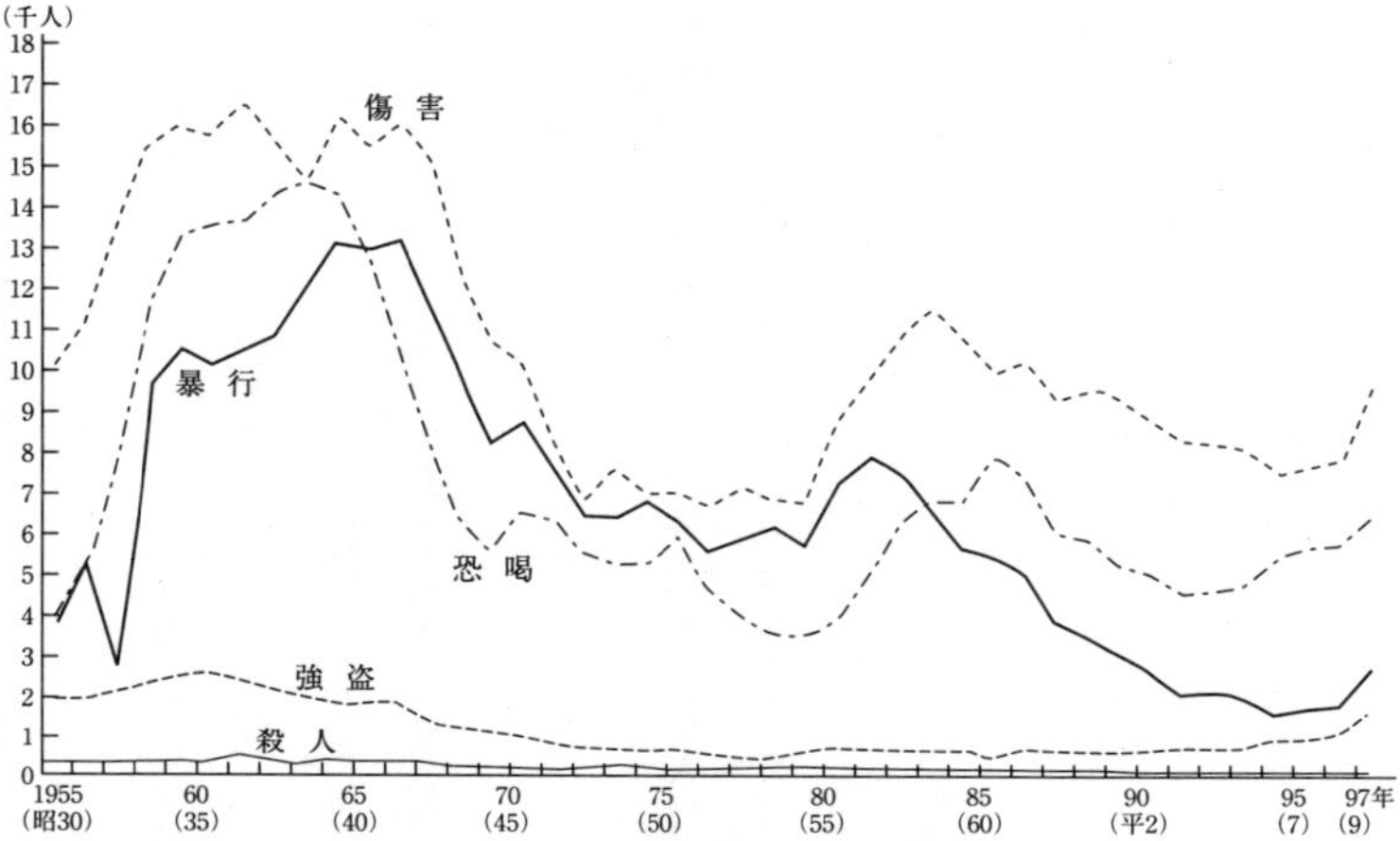

出所　『警察白書』各年版による．1997年は，警察庁生活安全局少年課『少年非行等の概要（平成9年1月～12月）』による．
出典　桑原尚佐「暴力非行－失われた他者感覚」清水賢二編『少年非行の世界』（ゆうひかく選書，1999）p.69より．

神病理現象であるかどうかは議論の多いところであるが、九一年に「コミュニケーション不全症候群」という命名でこうした傾向を考察したのは、文芸評論家・作家の中島梓（栗本薫）である。中島梓によると、それは次のような特徴を持つという[88]。

一　人のことが考えられない、つまり想像力の欠如。
二　知り合いになるとそれがまったく変わってしまう。つまり自分の視野に入ってくる人間しか人間として認められない。
三　さまざまな不適応の形があるが、基本的にはそれはすべて人間関係に関する適応過剰ないし適応不能、つまり岸田秀のいうところの対人知覚障害として発現する。

こうした少年たちが、暴力に許容的な社会や家族の中で育つことが少年非行の凶悪化をまねいていないだろうか。

(6)　犯罪と精神障害

凶悪な罪を犯した者が精神的にどのような状態であるかを

問うものとして、司法精神医学という分野がある。残念ながら日本では、この方面の治療研究の蓄積が著しく不足しており、治療中の精神障害者が重大な罪を犯した場合の治療計画もきちんとしたものがない。保安処分の問題が何度も浮上してくるのも、こうした分野での検討が不十分なためと思われる(89)。

保安処分とは、もともと「将来犯罪を起こす可能性のある者に対して適用される予防的な方策」であり、一九六一(昭和三六)年法務省提出の「刑法改正準備草案」でとりあげられて以来、司法の側からたびたび「草案」が提出されてきた。この「刑法改正準備草案」の土台となっているものが、一九四〇年の「刑法改正仮案」であり、そこにおいては、精神障害者に対する「監護処分」のほかに、不適正な飲酒などの習癖のあるものに対する「矯正処分」、浮浪者に対する「労作処分」、刑罰を受けたことのあるものの再犯を予防する「予防処分」までふくまれていた(90)。「刑法改正準備草案」が出された六一年から七〇年代半ばまでが保安処分がくりかえし検討された一時期であるが、この時代の、精神医療界の側の対応についてまとめられたものとして、青木薫久『保安処分と精神医療』(社会評論社、一九七五年)がある。

平成に入って、それまでとは様相の異なる凶悪犯罪が繰り返されたこともあって、再度「保安処分」の問題が浮上してきた。そこには、精神鑑定で責任能力なし、とされた者を精神医療だけで対応できるのか、司法と医療双方からの問いかけがある。

また、現行の制度のもとでは、精神鑑定で責任能力ありとされた者は、精神障害があっても拘置所に入れられ、いったん拘置所に入ると、治療が必要な場合は刑の執行停止などの煩瑣な手続きが必要であり、治療の機会が奪われている場合もある。そうした状態の改善の意味からも、司法と医療の連携が必要である。とはいえ、凶悪犯罪が起こると、社会防衛のためには予防拘禁やむなし、という世論を形成しようとする動きがあり、検討には慎重な姿勢が必要であろう。

八　幼時虐待とトラウマ

(1)　幼時虐待への関心のたかまり

「こころを病む人たち」の背景に幼い時の虐待の経験があるという考え方が、一部の精神科医、心理療法家の間で主張されている。もともと、こうした考え方の起源は一九世紀末の精神病理学者たちの仕事にさかのぼる。一八九六年発表の『ヒステリー病因論』(91)においてS・フロイトは、幼い時に性的虐待を受けた記憶が抑圧され、「ヒステリー」の原因となるという洞察を示した。しかしながら、のちにフロイトはこの発見を撤回し、こうした性的虐待の記憶は患者の空想であると解釈し、一九〇〇年発表の『夢判断』(92)で「エディプス・コンプレックス」の概念の確立に至る。その後、「こころを病む人たち」を幼児・児童虐待と関連づける流れは一時的に途絶えてしまう。

その後、二度の世界大戦、ベトナム戦争の経験から、PTSD（心的外傷後ストレス障害）の概念が確立され、女性のための軽費グループ療法センターで夫やパートナーによる暴力の被害者からの聴き取りを行っていたジュディス・L・ハーマンが、幼時の性的虐待の問題に再び脚光をあてた(93)。八〇年代のアメリカは、フロイトの初期の洞察を再発見するような多数の事実を発掘する時代であった。

日本においては、アルコール依存症の治療にあたっていたグループが「こころを病む人たち」と幼時の虐待との関係に気がついた。斎藤学は、アルコール依存症の治療にあたるうちに依存症の家族におけるさまざまな問題に気づく。おりしも同時平行的にアメリカにおいて、アルコール依存症者のいる家庭における暴力の蔓延に目がむけられるようになり、夫の妻に対する虐待（バタード・ウーマン）、親の子どもに対する虐待（バタード・チャイルド）が明らかにされた。そのなかで、アルコール依存症のいる家庭に育った子どもが成人して「こころ」を病む状態におちいったときに、その病のなりたちを説明することに有効な概念として導入されたものが、「アダルト・チルドレン」であった。この考え方は、斎藤学らの治療グループによって日本でもひろめられた。

斎藤学は、アルコール依存症者の家庭において児童虐待が一般家庭より高率に見られることに着目し、その実態を掘りおこすことに力を注ぐようになった(94)。その仕事の過程において、単純な暴行や育児の放棄ばかりでなく、性交の強要をふくむ性的虐待がかなりの頻度にのぼることが明らかにされた。調査と治療のこころみのなかで、斎藤は家族の機能という観点に立って、さまざまな心の病の背景にある家族関係の病理を追及すべく、家族機能研究所という私的な研究機関を開くに至った。

児童虐待に対する関心は次第にたかまりを見せ、各地に子どもの虐待で電話相談を受け付ける民間のネットワーク機関がつくられている。また、虐待の第一発見者となることが多い小児科医と精神科医、児童相談所、児童養護施設の連携も図られてきている。さらに、二〇〇〇年五月二四日には児童虐待の早期発見・介入を目的とした「児童虐待の防止等に関する法律」が公布された。

(2)　古典的幼児虐待

「子ども」の概念の成立自体、近代西欧の産物であるという歴史家の分析があるが、西欧においても「子ども」の人権は容易に確立されなかった。「子ども」は親の自由になる所有物であり、「しつけ」の名のもとに精神的・肉体的虐待が行われていた。一八九九年にウィーンにおいて親による「子ども」の殺人、虐待死事件が連続して起こり、児童虐待へ関心が集まったが一時的なものであった。L・ウルフの『ウィーン一八九九年の事件』(晶文社、一九九二年)はその際のウィーン社会の反応を描き出した作品であるが、そこに描写されている虐待は性的なものでなく肉体的なものである。

こうした古典的虐待といえる行為は、いつの時代どこの社会でも起こりうる。日本においてもこうした行為は古くから存在した。しかしながら、近親間の性的虐待はタブーとして明らかにされてこなかった。近親間の性的虐待が少なからず存在することを「発見」したのは、フェミニズムの興隆を経た七〇年代の女性活動家たちであった。

身体的虐待やネグレクトは、性的虐待にくらべれば発見されやすい虐待であるともいえる。マスコミで大きく報道される虐待の多くも、虐待の結果として被虐待児の死にいたるような重度の事例である。もちろん、こうした虐待をいかに早く発見し、深刻な事態におちいる前に介入する体制を整備することは重要である。しかし、性的虐待や心理的虐待もまた、被虐待児の心に与える影響は大きい。だが、これらの実態はかならずしも明らかにされてきていなかったのである。

(3)　カムアウトする性的虐待の被害者たち

幼時における性的虐待の心理的影響の深刻さが認識されるようになったのは、当の被害者が被害の事実をひろく訴えるようになってからである。個人の権利意識が強く、被害者に対する保護も確立しているアメリカに比べ、日本においては過去のつらい記憶を語る被害者は多くなかった。一九九三年に漫画家の内田春菊が義父による性的虐待を扱った小説『ファーザーファッカー』(文藝春秋社)を出版。また、九四年には実兄による性暴力を告発し、精神的後遺症からの回復を模索する穂積純の記録『甦える魂』(高文研)が出版された。

また、集英社の雑誌「ＹＯＵ」に九四年九月から連載された漫画『凍りついた瞳』(原作：椎名篤子、作画：ささやななえ)には性的虐待もとりあげられ、大きな反響をよんだ(95)。各地の電話相談には、性的虐待の被害者からの連絡もされるようになり、匿名性を守りながら実態を明らかにする作業が進行している状況である。

(4)「偽りの記憶」論争

性的虐待の記憶は抑圧されて長期にわたって無意識の領域に追いやられることが多い。無意識の領域にあってもその記憶が「心の病」の原因となることに気づいた心理療法家や精神科医は、抑圧された記憶を甦らせることに力を集中する。しかし、甦った記憶は真実の記憶なのか、あるいは心理療法家や精神科医が植え付けた偽りの記憶なのか。このことはヒステリー研究の初期において、フロイトがカタルシス療法を施した患者が語った近親者からの性的虐待を半信半疑で記述したときから、くり返し問い直されている問題である。

アメリカにおいては性的虐待の被害者たちが次々と自身の経験を語り始めた七〇年代後期以降、心理療法家の間ではクライアントの心理的問題の背景に性的虐待が存在するか否かを確認することは必須となってしまった。そして不適切に精神分析が利用された場合に、実際にはなかった性的虐待の記憶が植え付けられる場合も皆無とはいえないようである。かくしてアメリカにおいては、性的虐待の記憶を「実際にあったもの」として治療にあたる心理療法家・精神科医と、「偽りの記憶」として否定する心理学者・精神科医が対立する状況が生み出されている(96)。その背景には、幼時に虐待を受けた人々が加害者（近親者）を告発するという訴訟社会アメリカならではの現象の急増がある。

日本においては、性的被害者たちがようやく自身の体験を語り始めた状況であり、彼らの語りをほぼ事実として認めて、その社会的認知を行うことが優先される。その点で斉藤学の述べる次の観点が参考になる(97)。

> 治療者がアダルト・サヴァイヴァーに「捏造した事件を植え込む」ことなどできるはずがないが、それでは患者の語ることのすべてが事実かというと、そうではない。（中略）被害を誇大的に言い立てる場合には、これを弁別することは困難である。しかし臨床家は、その事実に配慮しすぎて裁判官の役割をとってはならないと思う。

（中略）治療者は傾聴に徹すればよいのである。

患者はやがて治療者の関心が自分の被害や症状にではなく、自分自身に向けられていることを理解し、被害を誇大化することをやめるようになる。いずれにせよ、臨床家が外傷体験を含む過去を聞き続けるのは、親への憎悪をあおるためではないし、大人の責任から逃れて他人を非難する者たちに手を貸すためでもない。話し手が過去から解放されることを助けるためである。

こうした見方は在野の民俗学者赤松啓介が、社会調査の結果を評価するにあたって述べている次の言葉と共通する重要な認識と思われる(98)。

私は人間が人間を調査する場合に、絶対に間違いなくできるなどと信じない。どのようにやってもいろいろ間違いはおこる。調査側でも、被調査側にも、いろいろと違い、意識したウソもあれば、タテマエのこともある。

近親者による性的虐待の存在という問題はあまりに重いが、すべてを無批判に信じること、あるいはすべてを偽りと断ずることは、どちらも何も生み出さない。事例のひとつひとつを批判的に検討することと、目の前で起こっている事実に対しては目をそむけない勇気が必要である。

九　世紀末の精神状況から二一世紀へ

バブル崩壊に始まった平成大不況はその長さと規模において、昭和初期の大不況に匹敵するものとなった。「大学は出たけれど」就職できない若者が増加し、一九九九年度には大卒者の就職率は前年度比四・三ポイント減の五五・八％にまで落ち込んだ。おりしも大世紀末といわれる一千年期を迎え、終末思想が青年層の一部をとらえた。八〇年代末から活動が活発になった新興宗教のなかには、オウム真理教のようにあからさまに世界の終末を説くものが現れた。オウム真理教の場合、その教義が一見論理的に構成されていたこともあって、従来の制度化した科学に飽きたらないが神秘主義に無警戒な高学歴の青年たちをひきつけた。そのことがまた、オウム真理教の活動に科学技術が悪用される結果を招いた(99)。オウム真理教の活動は、一九九五年の地下鉄サリン事件をきっかけとした一斉摘発で一時沈静化しているが、組織自体は消滅しておらず、将来も警戒が必要である。

世紀末の精神状況を考える際にもうひとつ考慮しなければならないものが、九〇年代初期に大衆化され、瞬く間に世界中に広がったインターネットである。インターネットは開発当初こそ「核戦争が起こっても確保できる通信手段の開発」を目的とし、アメリカの軍事研究と密接な関連をもっていたが、八〇年代半ばにアメリカ政府の科学振興政策の推進機関である全米科学財団に、その運営と基幹ネットワークの構築が託され、一気に全米の大学・研究機関にネットワークが拡大した(100)。冷戦終結後の九〇年代になると、全米科学財団も基幹ネットワークの運用から手を引き、インターネットは商用化され、国家の管理をこえた世界的なひろがりをもつにいたった。

インターネットの普及にともない、インターネット依存症ともいうべき精神状態の存在が注目されるようになった。それも、インターネットでネットサーフィンをしたり電子メールのやりとりに時間をとりすぎるといった単純なものではなく、コンピューター上に展開される仮想現実の世界に没入するあまり現実の世界にリアリティを感じなくなる、インターネットの匿名性に溺れて、チャット上で仮の人物を演じているうちに自己のアイデンティティを拡散させてしまうといった、人格崩壊につながりかねない精神障害を起こす人々が出てきている点に関心が集まっている(101)。

インターネット自体、からっぽの洞窟でありそこに流れる情報の大半は無用のものであるとする見方から、インターネットはグローバル・ブレインであるというきわめて楽観的な見方までが錯綜している(102)。仮想現実にしても現在のところはよほど感受性の強い人でないかぎり深刻な影響を受ける段階ではない。とはいえ、子どもたちの心理にテレビゲームの提供する仮想現実が影響をおよぼしていることは確実である。いずれにせよ、インターネットや仮想現実といったものが、人間の心のありように何らかの変容を迫る潜在力をもっていることはたしかであり、二一世紀の心の問題を考える場合には欠かすことのできないファクターである。

精神医療に対してもかつてないほど広範な関心が集まってきており、精神科医の発言にも注目が集まっている。大脳生理学や精神薬理学・生化学の発達は精神医学の領域にも影響を及ぼし始めた。世紀末現象ともいえる混沌とした状況から何が生まれるか、二一世紀が真に「こころの時代」となりうるか、注意深く見守ってゆく必要がある。

(1)　厚生省「患者調査」において、一九九六年度の入院患者総数の約五分の一が精神障害者であるのに対し、総医療費のうち精神科の占める比率は五・一％である。

(2)　岡田靖雄編『精神医療』（勁草書房、一九六四年）四〇頁。第一章の「精神医療の歴史と現状」のなかの記述で、この章は、吉岡真二・佐藤壱三・江熊要一・岡田靖雄の四人の共同執筆とされている。

(3)　一九一九年制定の精神病院法では、第一条で各府県と北海道に監護のための公立精神病院の設置を命じていたが、第七条で「主務大臣必要ト認ムルトキハ期間ヲ指定シ適当ト認ムル公私立精神病院ヲ其ノ承諾ヲ得テ第一条ノ規定ニ依リ設置スル精神病院ニ代用スルコトヲ得コノ場合ニ於テハ第二条乃至第五条ノ規定ヲ準用ス」とされ、民間の病院が本来公的に設置されるべき精神病院の代用をはたすとされていた。

(4)　精神病者監護法のもつ意味については、川上武『現代日本病人史』（勁草書房、一九八二年）の二九四―二九五頁のまとめが簡潔である。

(5)　数値は厚生省医務局編『医制八〇年史』（大蔵省印刷局、一九五五年）の八〇二―八〇三頁によった。

(6)　現在入手可能なものは、『文献選集　教育と保護の心理学　明治大正期第一一巻』（クレス出版、一九九七年）に再録されたものである。
（7）石原邦雄「精神障害者と家族の問題」岡上和雄・大島巌・荒井元傅編『日本の精神障害者』（ミネルヴァ書房、一九八八年）一八―一九頁。なお呉秀三・樫田五郎の調査報告の原著は一九一八年（大正七年）の発行である。
（8）前掲(2)四二―四三頁。
（9）この部分の記述は、富田三樹生「精神病院論・断章II」『精神病院の底流』（青弓社、一九九二年）によった。
（10）この部分の記述は、岡上和雄・清水順三郎・福井進・山角博『市民の精神医療』（勁草書房、一九八八年）「第一章発症のさまざま　一　精神分裂病圏」によった。
（11）岡田靖雄『歴史からみた日本の精神科医療の問題点』（八戸ノ里クリニック、二〇〇〇年）第2部討論における浜田晋の発言。
（12）ロボトミーに代表される精神外科の一時的な興隆と転落の歴史については、岡田文彦『精神分裂病の謎――精神外科の栄光と悲惨』（花林書房、一九九八年）が、最新の大脳生理学の知見もとりいれ、精神分裂病の病因解明にもとりくんでいて面白い。
（13）梅崎春生「黄色い日々」は講談社文芸文庫版『ボロ家の春秋』（講談社、二〇〇〇年）に再録されている。
（14）薬物療法の客観的な評価がされている論文として、富田三樹生「薬物療法とは何か――精神分裂病の薬物療法をめぐって」「精神医療」第一三巻三号（精神医療委員会、一九八四年）をあげたい。この論文は文献(9)に再録されている。
（15）浜田晋『私の精神分裂病論』（医学書院、二〇〇一年）五頁。
（16）浜田晋の試みた「遊び治療」の経過については、文献(15)一三―三四頁。
（17）浅野弘毅『精神医療論争史』（批評社、二〇〇〇年）五七頁の記述を参考にした。
（18）前掲(17)第6章「地域精神医学会の興亡」が学会小史となっている。
（19）秋元波留夫「現代の精神科医療と精神病院」『心の病気と現代』（東京大学出版会、一九七六年）一七九頁。
（20）厚生省二〇年史編集委員会『厚生省二十年史』（厚生問題研究会、一九六〇年）五六七頁。
（21）橋本正己・大谷藤郎『対談・公衆衛生の軌跡とベクトル』（医学書院、一九九〇年）八四頁。

(22) 復刻版が『大谷藤郎著作集』（フランスベッドメディカルサービス株式会社、二〇〇〇年）第一巻におさめられている。
(23) これらの精神衛生実態調査の概要は精神保健福祉行政のあゆみ編集委員会編『精神保健福祉行政のあゆみ』（中央法規、二〇〇〇年）の第四章にまとめられている。
(24) 全家連三〇年史編集委員会編『みんなで歩けば道になる――全家連三〇年の歩み』（全国精神障害者家族会連合会、一九九七年）九七－九八頁。
(25) 一九六五年の精神衛生法改正の経過といきさつについては、大谷藤郎『地域精神衛生活動指針』（医学書院、一九六六年）に詳しい。なお、復刻版が『大谷藤郎著作集』第三巻におさめられている。
(26) 前掲(15)の第Ⅲ章がそれにあたる。
(27) 前掲(17)七六頁以降。
(28) 谷口憲郎『民間精神病院残酷物語』（有朋堂、一九七二年）一八二－一八三頁。
(29) 前掲(15)五四－五五頁。
(30) 前掲(15)五六－五七頁。
(31) 前掲(15)七〇頁。
(32) 前掲(15)一三七－一三九頁。
(33) 前掲(15)一六六－一六七頁。
(34) 前掲(15)四七頁。
(35) 前掲(24)二九頁。
(36) その概要と調査結果の分析については、前掲(7)岡上和雄・大島巌・荒井元傳編『日本の精神障害者』の「II　精神障害者と家族の現状」にまとめられている。
(37) 日本精神神経学会理事会決議（一九六九〈昭和四四〉年一二月二〇日）「どうして仲間うちを告発しなければならなかったか――精神病院に多発する不祥事件に関連し全会員に訴える」。
(38) のち、『ルポ精神病棟』としてまとめられ出版された。現在は朝日文庫版として入手できる。

(39) 斎藤茂太「日本の精神科医」「J・F・M・H（日本精神衛生連盟）」第一巻第一号（一九七四年）による。
(40) 秋元波留夫「精神科看護を考える」『心の病気と現代』一二八―一二九頁。
(41) 「宇都宮病院事件」関連の記録としては、大熊一夫『新ルポ精神病棟』（朝日文庫、一九八八年）、安井健彦『悪魔の精神病棟』（三一書房、一九八六年）。後者は宇都宮病院に入院していた患者の体験記である。
(42) 二木立「老人の「社会的入院」医療費の推計」「社会保険旬報」一〇九一号（社会保険研究所、一九九五年）、二木立『日本の医療費』（医学書院、一九九五年）に再録。
(43) （財）全国精神障害者家族会連合会『日本の精神障害者と家族の生活実態白書』（ぜんかれん号外、一九八六年五月三一日発行）三〇―三二頁。
(44) 前掲(7)二四―二八頁に著者自身の引用として図表つきで再録されている。
(45) 厚生省五〇年史編集委員会『厚生省五〇年史・記述編』（厚生問題研究会、一九八八年）一六六〇―一六六一頁。
(46) 「朝日新聞」二〇〇一・二・八より。
(47) 精神障害者福祉法の実現をめざした全家連の活動の記録としては、文献(24)の七二頁から一二九頁にまとめられている。精神障害者福祉法・精神障害者手帳については批判的な団体も多数存在したが、その団体の主張も併記されており、客観性を重視した記述として評価できる。
(48) 精神障害者保健福祉手帳についての記述は前掲(24)一一二―一一四頁によった。
(49) アメリカ医学会の精神科診断統計マニュアルでは第三版（原著一九八〇年）から「神経症」という呼称が消滅してしまい、不安性障害、身体表現性障害、解離性障害、摂食障害（拒食症）、適応障害といった症状による分類がされている（この方針は九四年の第四版でも引き継がれている）。しかし、一般的な流通概念として「神経症」ということばは有効と思われ、本章ではこの語を用いることとした。
(50) 「神経質」という用語じたい論議があるが、この項では「森田神経質」とよばれるものに限定して論じている。「森田神経質診断基準案」が「森田神経質の診断基準委員会」で作成されており、「こころの科学」第八九号（日本評論社、二〇〇〇年）の中村敬「森田療法における診断と治療面接の進め方」で紹介されている。
(51) 森田療法によって「神経症」を克服した人々の手記として、辻村明編『体験・森田療法』（ごま書房、一九九五年）、岡本常男『新版　私は森田療法に救われた』（ごま書房、一九九九年）が入手しやすく、読みやすい。また「こころの科学」第八九号は特別企画として「現代人の悩みと森田療法」を組んでおり、それぞれの論稿が参考になる。
(52)　野村総一郎『内科医のためのうつ病診療』（医学書院、一九九八年）八頁。
(53)　「朝日新聞」二〇〇〇・八・一八より。
(54)　川人博『過労自殺』（岩波新書、一九九八年）五九頁。
(55)　ストレス疾患労災研究会・過労死弁護団全国協議会編『激増する過労自殺』（皓星社、二〇〇〇年）三三—三九頁。なお、この本には裁判闘争を選択した家族の記録がまとめられている。
(56)　南木佳士の手記は貝谷久宣／不安・抑うつ臨床研究会編『パニック障害に負けない』（日本評論社、一九九九年）に掲載されている。この本には、同様の症状に悩んだ七人の患者の手記がまとめられている。
(57)　「朝日新聞」二〇〇〇・八・五より。
(58)　斎藤環『社会的ひきこもり』（PHP新書、一九九八年）二五頁。
(59)　厚生労働省が全国の保健所・精神保健福祉センターなどに対して行った調査によると、全国の各施設に寄せられた相談が一九九九年度の一年間で六一五一件あった。「ひきこもり」本人の年齢は、二一〜二五歳の層が二一％で最多であるが、三一歳以上も一九％。「ひきこもり」が始まってから五年以上たつ例が二三％あり、「一〇年以上」も八％あった。「ひきこもり」にともなう問題行動として「親への暴力」が一八％に達していた（以上の数値は、「朝日新聞」二〇〇一・五・九による）。
(60)　後藤和夫・鳥越俊太郎『うちのお父さんは優しい』（明窓出版、一九九九年）は、この事件を追ったノンフィクションだが、被害者となった少年の強迫神経症の症状に注目している。
(61)　烏帽子田彰・重盛憲司「アルコール問題の現状と対策」河野裕明・大谷藤郎編『我が国のアルコール問題の現状』（厚健出版株式会社、一九九三年）一頁。
(62)　前掲(61)に同じ。
(63)　鈴木健二『子どもの飲酒があぶない』（東峰書房、一九九五年）一五頁。
(64)　中村希明『薬物依存』（講談社ブルーバックス、一九九三年）一二〇頁。

(65) 比嘉千賀「女性と飲酒」斎藤学・柳田知司・島田一男編『アルコール依存症』(有斐閣、一九七九年)一八二頁。
(66)「アルコール医療研究」(星和書店)の第五巻三号(一九八八年)に「〈特集〉久里浜病院の二五年」として関係者の回顧が掲載されている。
(67) 近藤恒夫『薬物依存を超えて』(海拓舎、二〇〇〇年)にダルクの設立に至る経過から活動の歴史がまとめられている。
(68) 室生忠『制服少女が堕ちるドラッグ快楽の地獄』(三一書房、一九九八年)三五頁。
(69) レイブ・パーティについては前掲(65)九五―一一六頁の記述が参考になる。
(70) 草間八十雄の業績の手引きとしては安岡憲彦『近代東京の下層社会――社会事業の展開』(明石書店、一九九九年)がくわしい。
(71)「暮しの手帖」第九六号・特集「戦争中の暮しの記録」(暮しの手帖社、一九六八年)には、「飢えたるこどもたち」「恥の記憶」と題して、集団疎開時のつらい生活をふりかえる読者の文章が集められている。
(72) 野坂昭如『アメリカひじき・火垂るの墓』(新潮文庫、一九七二年)に収載。
(73)「家のために働く」『われら日本人』(平凡社、一九六〇年)六二頁の写真キャプション。
(74) 無着成恭編『山びこ学校』は岩波文庫版が入手容易。
(75) この時代に集団就職で都会に出た農家の子弟の社会経済学的分析を試みたものとして加瀬和俊『集団就職の時代』(青木書店、一九九七年)がある。
(76)「いじめ問題」の包括的な研究として、森田洋司・清永賢二『新訂版いじめ――教室の病い』(金子書房、一九九四年)が参考になる。初版は一九八五年刊行である。
(77) 尾木直樹『学級崩壊をどうみるか』(日本放送出版協会、一九九九年)三〇頁。
(78) 現場の中学校教師である河上亮一の『学校崩壊』(草思社、一九九九年)、芥川賞作家で、インターネットでJMM(Japan Mail Media)というメールマガジンを配信している村上龍が教育問題について論じた『「教育の崩壊」という嘘』(NHK出版、二〇〇一年)などが、問題提起の書として興味深い。
(79) 下坂幸三『拒食と過食の心理』(岩波書店、一九九九年)三一―五三頁。

(80) この部分の記述は野上芳美「摂食障害とは何か」野上芳美編『摂食障害』(日本評論社、一九九八年)によった。
(81) 前掲(79)一八二―一八九頁。
(82) 斎藤学『家族依存症』(新潮文庫、一九九九年)一〇九―一二七頁。
(83) ナバの会報に掲載された患者の手記をもとに構成された斎藤学編『カナリアの歌』(学陽文庫、一九九七年)がその歴史を語っている。
(84) この部分の記述は成田善弘「境界例が精神医学に問いかけるもの」河合隼雄・成田善弘編『境界例』(日本評論社、一九九八年)によった。
(85) アメリカ医学会の『精神科診断統計マニュアル』は第三版でパーソナリティ障害の項目に境界型パーソナリティ障害の項目を付け加えて検討を要請している。
(86) 斎藤学「児童虐待というトラウマ」斎藤学編『児童虐待〔臨床編〕』(金剛出版、一九九八年)二五頁。
(87) 桑原尚佐「暴力非行――失われた他者感覚」清永賢二編『少年非行の世界』(ゆうひかく選書、一九九九年)七〇頁。
(88) 中島梓『コミュニケーション不全症候群』(ちくま文庫、一九九五年)三八頁。
(89) こうした触法精神障害者の治療システムに関する議論として、竹島正・荒井元傳・大谷藤郎・吉川武彦・仙波恒雄・松本義幸「座談会・精神保健行政のこれまでとこれから」精神保健福祉行政のあゆみ編集委員会編『精神保健福祉行政のあゆみ』の二二〇―二二三頁が精神科医の意見表明として貴重である。
(90) 白石大介・中山研一「「保安処分」を考える視点」『世界』二〇〇一年八月号、岩波書店、五七頁。
(91) 『フロイト著作集第十巻　文学・思想編Ⅰ』(人文書院、一九八三年)収載。
(92) 『フロイト著作集第二巻　夢判断』(人文書院、一九八三年)収載。
(93) ジュディス・L・ハーマン『父―娘相姦』(誠信書房、二〇〇〇年)は、この問題を初めて世に問うた著作である(原著はアメリカにおいて一九八一年に出版された)。その後の被害女性に対する精神療法の活動を通じて得られた知見をまとめて一九九二年に原著が出版されたものが『心的外傷と回復〈増補版〉』(みすず書房、一九九九年)である。この本の三頁から四五頁の記述は、PTSDという概念の確立の歴史を物語ったものである。

(94) この過程における斎藤学らのグループの集大成として、『児童虐待［危機介入編］』（金剛出版、一九九四年）、『児童虐待［臨床編］』（金剛出版、一九九八年）を挙げたい。

(95) 集英社文庫『凍りついた瞳』（一九九六年）、『続・凍りついた瞳』（一九九九年）にまとめられている。

(96) 性的虐待を「偽りの記憶」とする代表的論客がエリザベス・F・ロフタスである。ロフタスに対しては、『父―娘相姦』の補遺「あれからの二〇年」（ジュディス・L・ハーマンが日本語訳の出版に際して寄せたもの）、および訳者である斎藤学の解説「児童期性的虐待の研究と治療に関する日本の現状」の中で厳しい批判がされている。

(97) 斉藤学『家族の闇をさぐる』（小学館、二〇〇一年）一九八―一九九頁。

(98) 赤松啓介・上野千鶴子・大月隆寛『猥談』（現代書館、一九九五年）の大月隆寛による「あとがき」に引用。原典は赤松啓介『書簡論集』（ゼロックスによる私家版、一九八二年）。

(99) オウム真理教をめぐる一連の事件と裁判の状況については多数の著作が書かれているが、その精神状況を深く掘りさげたものとして、ロバート・J・リフトン『終末と救済の幻想』（岩波書店、二〇〇〇年）、瀬口晴義『検証・オウム真理教事件』（社会評論社、一九九八年）をあげたい。

(100) インターネットの初期の歴史については村井純『インターネット』（岩波新書、一九九五年）が詳しい。

(101) こうした心の問題を追求した著作として、シェリー・タークル『接続された心――インターネット時代のアイデンティティ』（早川書房、一九九八年）に展開される議論が非常に興味深い。

(102) 双方の立場を代表するものとして、クリフォード・ストール『インターネットはからっぽの洞窟』（草思社、一九九七年）、立花隆『インターネットはグローバル・ブレイン』（講談社、一九九七年）が面白い。

〔追記〕　日本精神神経学会は、二〇〇二年一月一九日に理事会を開き、精神分裂病の名称を「統合失調症」に変更することを承認した。精神分裂病が「精神全体が分裂しているような印象を与え、差別と偏見を助長する」などとして、患者や家族の要望もあり、六五年ぶりの変更となったものである。病名変更は日本独自の取り組みだが、社会的に定着するまでには法令改正など行政的な手続きや、一般市民への周知などが課題となってくる（『日本経済新聞』二〇〇二・一・二〇）。病人史的にみれば、〝らい病〟を〝ハンセン病〟と名称変更したのと同じであり、似た問題が残されている。**（六〇七頁へ続く）**

第11章　重症心身障害児（者）の歩み

一　重症心身障害児医療の黎明

(1)　はじめに

重症心身障害児対策は、一九六三（昭和三八）年、脊椎破裂の子を持つ作家水上勉の「拝啓　池田総理大臣殿」が「中央公論」(1)に掲載されてから、大きく進展した。それまでにも、家族・関係者の血の滲むような努力があった。それから四〇年、国・自治体の施策も〃充実〃し、人権意識も変化した。障害者を見る目も、差別・偏見が薄らいだのはたしかである。

しかし、「ああいう人達に人格はあるのかね」という石原都知事発言（九九・九・一七）や、札幌で知的障害のある弟を絞殺、兄も自殺を図ったが死にきれず(2)、などの報道も跡を絶たない。「障害者」問題の多くは教育・福祉関連領域で取り扱われている。だが「重症心身障害児（者）」は、普通に生きるのに〃医療〃が欠かせない場合が多く、重度・重症であるため、かえって児童福祉法による施設にも入れない状態が長く続いた。一九五七年に問題が社会的に取り上げられ、その後の改正で、医療法の施設であると同時に児童福祉施設(3)となる、という経過をたどった。

(2)　重症心身障害児（者）問題登場の背景と現状

重症心身障害児問題が社会に浮上したのは、戦後も十数年を過ぎてからであった。顕在化した原因は、重症心身障害児が多くなり、障害が重複、しかも重度・重症のため児童福祉法に基づく福祉施設や既存の施設や病院でも受け入れてもらえず、また、核家族化してきた家庭での療育も困難となり、解決が求められるようになったからである。

これまではどうであったのか。時代を遡ってみる。この問題は古くからのものであった。しかし、次のような社会的事情で表面にはでず、悲しい歳月が経過してきた。農業生産性が低く、天災（冷害、旱魃）ですぐに飢餓状態になり、産児調節技術もない時代においては、〝多産多死〟が普通で、条件のわるいときの出生児は〝間引き〟が日常的に行われていた(4)。出生時に障害児とわかれば、〝間引き〟を悪とは感じない時代であった。戦後しばらくは病院出産のなかでも〝間引き〟が行われたといわれるが、問題の性格上、闇の中である。だが、前の時代とは様子がちがってきて、重症心身障害児の問題が、社会、医療、福祉の場に登場してくる。これは戦後の人権意識の向上、医療技術の進歩、少子化と家族などの複合要因に負うところが大きい。それは、重症心身障害児の問題が社会化する軌跡をみればはっきりしている。平成一二（二〇〇〇）年度版『障害者白書』(5)などによると、障害を持っている人は厚生省などで、身体障害者三一七万人、知的障害者四一万人等と推計されている。

(3)　重症心身障害児（者）問題が社会問題に——くるま椅子の歌——

戦後においては、充分とはいえないまでも、物質的な〝豊かさ〟、人権意識の向上、そして医療技術（救命技術・未熟児医療・抗生物質）の進歩が、障害を持っている子どもの出生と生存を可能にしてきた。

一九四六（昭和二一）年一一月には、糸賀一雄、田村一二、池田太郎(6)らによって早くも滋賀県に近江学園が開設された。一九四七年一二月に児童福祉法が制定され、同法により、翌四八年に滋賀県立（公的精神薄弱児施設第一号。のちにびわこ学園がここを基盤に誕生し、糸賀らの発達保障の理論が導きだされる）に移行されるなど画期的な動きがあった。「戦前、一般国民の中の身体障害者に対して、公的扶助は存せず、主として民間社会事業のしかも局部的分散的な職業補導等がみられたにすぎなかった（最初のものは、大正一一（一九二二）年東京市の設けた職業補導会によるもの）。軍人に対しては昭和一四（一九三九）年に設置された軍事保護院のもとに傷痍軍人に対する医療訓練・職業補導等、一連の援護事業があった。児童保護面では救護法のもとに児童虐待防止法〈一九三三年〉、母子保健法など限られた範囲ながら公的扶助として発展する傾向を示していた。身体障害者福祉対策は戦後にようやく公的扶助の一環として取り上げられるようになった」(7)。しかし、重症心身障害児対策はさらに遅れて、一九五六（昭和三一）年の『経済白書』が日本は〝もはや戦後ではない〟と宣言したあとになる。

一九五〇年以降すでに東京日赤産院小児科に、同産院で生まれた奇形児や、今の重症心身障害児達が家庭に引き取られないままに収容されていた。一九五六年にこの障害児に対し、健康保険や医療扶助の停止措置が取られることになった。裕福な家庭は別にして大部分は入院料の自己負担は不可能であり、病院が負担せざるを得なくなってしまう。その数年前から担当医小林提樹(8)の指導で組織されてきた「両親の集い」があり、重度障害児の親であった島田伊三郎(9)の熱意から始まった施設づくりは、小林を中心にした特別な医療施設建設へと模索されていった。一九五六年六月島田の土地提供により、具体的に歩みが始まる。これから後「両親の集い」などが、社会へ積極的な働きかけを進めることになる。一九五八年、東京都社会福祉協議会に「重症欠陥児対策委員会」が設置され、重症欠陥児・不治永患児・多障害児などの名称を統一して「重症心身障害児」と呼ぶことになった。この言葉は、多少の概念のあいまいさを残しながら、それまで児童福祉法で取り上げることの出来なかった障害児たちを包括する形で、公的にも使用されることになった。

一九五八（昭和三三）年に「島田療育園」の経営主体・日本心身障害児協会が発足、一九五九年に重症心身障害児施設の草分け「秋津療育園」が草野熊吉理事長で発足した。一九六一（昭和三六）年島田療育園開設の準備が整い、運営補助にあてるべき研究委託費四〇〇万円が予算に計上され、行政がようやく重症心身障害児対策に一歩踏み出した。五月に日本で一番目の重症心身障害児施設として、日本心身障害児協会島田療育園が発足した。この動きと平行して、滋賀県立近江学園（精神薄弱児施設）を母体にしたびわこ学園が、重症心身障害児の専門療育施設として一九六三年四月に誕生した。

その六月「中央公論」に作家水上勉の「拝啓　池田総理大臣殿」が掲載された。重症心身障害児対策に、自分が年間支払う税金〈一一〇〇万円〉より少ない四〇〇万円しか使われていない……と、国の施策を痛烈に批判した内容であった。翌月号に総理大臣代理として、黒金官房長官が返書をのせた。「池田総理は、若い頃〝天疱瘡〟で苦しんだ経験があり、水上の訴えを人ごとと思えなかったという。障害者問題の解決に向けて施策推進を関係機関に指示するとともに、黒金泰美による返書を掲載させた」(10)。また、この時期に伴淳三郎ら芸能人による身体障害児のための「あゆみの箱運動」が進められた。親・関係者、世論に後押しされて「重症心身障害児療育施設実施要綱」（事務次官通達）が出され、島田療育園・びわこ学園がこの指定を受けることになった。重症心身障害児対策は関係者のそれまでの地道な努力の積み重ねに、水上の「拝啓　池田総理大臣殿」とそれに続く『くるま椅子の歌』(11)（一九六七年）などが点火し、国や地方自治体の施策の中に芽をだし、枝を伸ばしはじめた。

水上勉は「寺泊」（「展望」一九七六年五月号から連載。川端文学賞受賞作）(12)で「ぼくの次女は先天性の脊椎破裂症で、重症の部類に入る障害児だった。この娘が誕生してから、障害児施設の増設を政府に進言した。妻は子が三歳の時に、自分の腰の骨をピース箱（タバコの箱）二つぐらい切り取って、子の骨盤部に移植した。手術は別府の病院(13)で三年近い歳月を費やした。その骨が成長すると共に、立つことが出来、松葉杖で歩き、学校へも行けた。妻は子の障害の完全快癒はあきらめていた。子もまたその覚悟で生きていた」と述べている。

一九六一年に「島田療育園」が難産の末開設されたが、国立の重症心身障害児施設は皆無であった(14)。身体障害者に関する国立の施設も、一九四九年国立身体障害者更生指導所（神奈川県相模市、後に新宿区戸山の国立身体障害センター）だけであった。一九六七年の児童福祉法の一部改正（第二七次）で、①重症心身障害児施設が法定化され、②国立療養所に重症心身障害児が入所できるようになり、③満一八歳以上の重症心身障害者もそれらの施設に入所委託できることになった。これにより、重症心身障害児施設が初めて広く社会的に認知されたといえる。実際には、これより前一九六三年七月「重症心身障害児療育実施要綱」（厚生事務次官通達）で、重症心身障害児施設に入所させる児童の規準が示され、すべての児童福祉施設に準ずる形をとり、若干の特殊性にもとづく配慮が取り入れられていた。

障害者に対する行政の関心は、戦前戦後を通じて一貫しており、戦前は〝兵力〟、戦後は〝労働力〟として利用できるかどうかが基準になっていた。そのため、職業指導の〝更生指導〟や〝更生医療〟〝育成医療〟など、比較的短期間の入院あるいは外来治療で機能回復が期待できる場合の施策にのみ限定されていた。そのために重症心身障害児はその範疇から大きく外れていて、実態の把握も充分に行われていなかった。

『くるま椅子の歌』のなかに「新聞を読んでいたら、厚生省は、日本全国の重度障害児の数を摑んでいないそうだ。どうして大蔵省に施設を作る費用など請求できるものかね。……まったく、障害者に対する温かさが欠けているな。……重度障害者家庭に生活補助月一〇〇〇円を出す法案を通したのは美挙にみえるけれどもね。実際は台東区に三人しか該当者がいなかったなんていうのは……笑い話だよ。……」とあるが、一九六〇年代当時の実情を端的に示している。

一九六一（昭和三六）年度の『厚生白書』は、重症心身障害児療育施設の項で、「重度の肢体不自由、盲、ろう、奇形、精神薄弱などの障害を二つ以上あわせもっている重症心身障害児は全国におよそ二～三万人いるものと推定されるが、これらの児童については、従来の児童福祉施設に入所させることは困難であるので、昭和三六年度から治療・教育などの研究を委託する（四〇〇万円）。ここに重症心身障害児対策はようやく緒につくことになった」と書いている。これは確かに喜ばしいことであった。しかし、〝重症心身障害児は二～三万人と推定〟という記述には、他の調査の数値と異なりどのような調査で把握したものかの言及もなく根拠の弱いもので、『くるま椅子の歌』の会話を裏付けるものであった。

(4)　敗戦直後の〝身体障害者（児）〟福祉

明治以降、我が国の身体障害者に対する行政は生活困窮者に対する行政の中で取り扱われ、一般身体障害者を援護する制度はなかった。ただ、傷痍軍人に対する施策は、国の特別の意図の下に積極的に行われてきた。この手厚い援護行政も一九四五年八月一五日以降、連合国軍の非軍事化、民主化政策のなかで解体された。一九四八年以後国際情勢の変化につれてＧＨＱの対応も転換、傷痍軍人に対する制約も緩和された。この夏ヘレン・ケラー女史が来日、これを契機に、身体障害者対策について基本的な立法を行い、行政の積極的展開を図るべきという声が高まり、厚生省社会局に身体障害者厚生事業を専管する更生課が新設された。そして、翌四九年一二月に「身体障害者福祉法」(15)が成立した。

戦争は、児童に対しても痛ましい結果を残した。戦災で両親を亡くしたり、はぐれたりして孤児・浮浪児となるものが多かった。この浮浪児は失業問題とともに大きな社会問題となった。飢えた孤児は浮浪児となって街に集まり、物乞いをしたり、犯罪を働いたり社会の秩序を乱すこととなった。対策が閣議決定され緊急に積極的に行われた。街頭等の浮浪児を補導・養護施設に保護するいわゆる〝狩りこみ〟による貧困児対策が中心であった。また、乳幼児死亡率の高さ、保育所の不足などもあり、児童保護の抜本的解決の必要を政府に痛感させるにいたった。GHQも児童は将来の民主主義を担うものであるから児童保護を推進すべきとして積極的に支援した。こうして一九四七年一二月「児童福祉法」として誕生した。この法律は要保護児童の対象から次代を担う児童一般の健全育成など幅広いものになった(16)。

人権意識の変化や多くの要望を実現する必要から、この法律は制定直後から毎年のように一部改正が繰り返されている。

(5)　東京都立梅ケ丘病院——私が働いていた病院——

はじめに

梅ケ丘病院をとりあげるのは、個々の重症心身障害児施設に立ち入って述べることは難しいので、私の経験を例として、病院の流れに沿って紹介してみたいからである。院内に学校（青鳥養護学校の分教室）・教育治療棟・プール・体育館のある〝子ども専門の精神科病院〟。現在「自閉症」「家庭内暴力」「注意欠陥・多動性障害」「家庭内暴力」や、「思春期情緒障害」「強迫神経症」「分裂症」などの治療を行っている。

(a)　梅ケ丘病院のはじまり

歌人・斎藤茂吉院長の青山脳病院が、第二次世界大戦の末期（一九四五年三月三一日）に東京都に移管された（都立松沢病院梅ケ丘分院）。同年五月空襲のため殆ど全焼したが、六月に復興に努め（七〇床）、一九四八（昭和二三）年から児童入院がはじまった。戦災孤児や浮浪児が多く、一九五〇年には患者九〇名中六八名（七五・五％）が小児であった。重度の子、行動上、種々な問題を持つ子が集ってきたものと思われる(17)。

一九六〇年、東京都精神衛生会が行った実態調査（都内精神病院に在院する精神薄弱児）の結果を、小野貞子医師が発表した。三三病院一万四八人中、精神薄弱児は七二〇人（七・二％）。そのうち、梅ケ丘病院には一三七人（全患者二九七人中）が在院し、生活能力が低い、歩行が出来ない、言葉がなく、食事も排泄も自分で出来ない子が多かった。合併症や異常な行動があり精神病院での治療・保護が必要な者が五七・二％。他は精神病院以外の施設でもよい。医療・看護の行き届いた精神薄弱児病院が必要と述べ、最後に、「それにしても精神薄弱児が精神病院に入院していれば一日の食費が一二五円、施設に入所すれば八〇円そこそこといった事態—吾われはここでも医療行政の壁に当面してしまうのである」という(18)。

「反芻・嘔吐・放尿・放便・便こね・弄便・噛み付き・頭突・破衣など」が、〝普通〟に繰り返される。子どもが遊ぶためのカラーボール（ビニールの柔らかいもの）を飲み込んでしまい、開腹手術して取り出すこともあったという。三〇名を超える集団に三〜四人の職員しかいないため、後始末に追いまくられる。「とてもこんなところで働けない」と、就職して一日で辞めた看護婦もいた。しかし大多数の看護婦は、「この子らがいとおしい」と、一寸の変化、発達を喜びとして働き続けた。医療・福祉施設での〝人手不足〟が社会的に問題になった時期、取材に訪れた記者に「こんなに大変なのに何故条件の良い所に移らないの？」と問われ、二〇代の看護婦が「私達は移ろうとすればうつれる、けれども、この子たちは移るところはない、だから辛くても働いています」と応えた記事が掲載された。

(b)「とてもここでは働けない」から「……だから辛くても働いています」までの間のことなど

(イ)　私が梅ケ丘病院に来た動機

私は一九五七年北大医学部付属の看護学校を卒業した。梅ケ丘の案内書を見て、定時制大学へ行けるという希望をもって上京した。だが、現実はきびしかった。初めて勤務した病棟は精神薄弱児が中心で、てんかんや肢体不自由児など三〇数名を一〇人足らずで看ていた。寝るところも日中過ごすところも、同じ畳の部屋。子どもたちには、遊ぶものは何もない。娯楽的なものといえば、家族が寄付してくれたTVが神棚のように高いところに金網に覆われてある（手が届くと壊してしまう）だけであった。

一九五六年から一〇数名が臨時職員で採用されていた。殆ど新卒で同年代であった。この現状に満足できず、昼間だけ畳をはがして、なんでも出来るスペースを確保した。そして先ず朝、そこで全員集合の〝点呼〟、お話しや歌をはじめた。子どもたちは〝そと〟（散歩）に行きたがった。けれども、人手が揃わず散歩に出られない日もままあった。かれらは自分の要求をコントロールしない。集団から離れて、どこへでも行ってしまうのだ。病院の周辺を散歩中に「自由行動」。職員が必死に探したけれど発見できず、小田急電車にはねられてしまった子もいる。だから散歩させるのは大変なこと。死に至るような最悪のケースでなくても「始末書」を提出しなければならないのだ。しかし、〝散歩〟に出られなかった日の夜は荒れる。一人夜勤なのだから、互いにその辛さは経験済み。だから、〝出す〟様々な工夫が試みられる。長い梯子（木製）を使いマスメの中に一人ひとりいれ、汽車ポッポを歌いながら歩くとか。子どもの腰と看護者の腰を紐で結わえ、時には一人で二人三人とつなぐ場合もあった。オモチャもないので入浴で使う石鹸の空き箱を貯めて「積み木」にして遊ばせるなどの工夫をつづけたが、すぐ限界がきた。そこで、建物整備・オモチャの充実・職員増員などの要求や、あれもしたい、これもとの希望がスタッフからでた。病院に対する要求が強くなる、その矢面に立つのは婦長（科長）であった。「東京都ではそんなことは出来ません。やりたかったら婦長になってからやりなさい」との返事しかかえってこなかった。

臨時職員のままの状態が一年半・二年と過ぎた。どうしてくれるんだ、という空気が院内に漂った。臨時のまま辞めてしまう人もいた。そんな状態の一九五九年末に、正規職員の人達がお金を出しあって私達に五〇〇円づつカンパしてくれた。年が明けてから私達は衛生局に直接出向き、本採用にするよう訴えた。副院長や婦長も同道、課長や部長に頭をさげてくれた。その半年後、本採用になった。それまで「労働組合」について関心もなかった。だが、カンパや採用、そして子ども達の願いをかなえるには、現場での工夫や努力だけでは限界があり、皆の力で東京都の予算を獲得しなければ、と思うようになった。

(ロ)　看護婦を中心にしたスタッフの悩み・苦しみと飛躍

一九五四年に一八歳で梅ケ丘病院に就職したAさんは、その当時の状況と自分の心の変遷を話してくれた。「百余名の患者さんに看護婦は一四名、暗くて・狭く・汚い病室に沢山の障害児が収容されていました。所を選ばずウンコをして、体や壁に塗りつける、年に一〜二回は赤痢が出る。……希望してきたものの、私にはあまりにも厳しい日々でした。何回逃げ出そうと考えたことも。こんな苦しい中で先輩から、子ども達にとって私達がどんなに大切で必要かを教えられました。また、西洋院長（斎藤西洋・楡家の人々の一員）から『梅ケ丘にいる自分の名前も判らない子どもも、普通の人も、命の重さは同じ。この子達を大切に出来ないようでは、誰もが幸福になれないのだ。この子たちを守って行くのは、貴女たち看護婦さんだから、宜しく頼みますよ』と言われたことが、看護婦としての行き方を方向づけたんですよ」。

その五年後、一九五九年重症心身障害児病棟にいきなり配置された新卒の看護婦も、想像もしなかったことに次々に出合ったという。ある子が便を漏らすと、周囲にいる子が、皆手を伸ばし〝食べる〟のだ。そんな毎日が続く。昼食が終わり、職員の休み時間になると、看護婦がひとりになる。オムツを持って駆け回ることになる。てんかんの発作を起こした子がいたが、その子のところへ行けず死亡（解剖の結果、気管に痰がひっかかっていた）という不幸な出来事もあった。精神薄弱児のこと、重症心身障害児のことについて、実践的教育を看護学校で受けたり経験した人は皆無であった。私達は臨時職員の時から、休みの日に数人で秩父学園(19)などの施設に見学にゆき、そこで行われていた実際と工夫などを日々の仕事と比較し、取り込めるものはどんどん使わせてもらった。

(ハ)　退職者の増加・人手不足――もともと少ない配置人員がさらに減る――

退職者が続き、一病棟に五～六人の看護婦しかいないという時期があった。新採用もままならず、病院の管理職は、その場しのぎに少し看護婦が多くいる（七～八人）病棟から助けに行く「助勤」体制を考え出した。はじめの頃は同意していたが、この方法ではじりじりと真綿で自分達の首をしめているようなものだ（この人数で一人夜勤の三交代）。助勤は止めようとの意見が大勢を占めた。しかし、助けてもらう方も必死だった。勤務が終われば食べて寝るだけ、ギリギリの生活だった。助勤をするから、管理職も何とかなっているとしている。衛生局に予算をつけてもらおう（臨時職員の採用）、そのためには助勤をそのまま続けていては駄目だと、助勤を受ける病棟と分会役員が、両方とも泣きながら膝を突き合わせて話し合った。私達も不退転の気持ちで、派出看護婦の採用を迫った（都の臨時看護婦の予算では少なくて来てもらえない）。衛生局は総務局とも相談、予算を増額した。これ以降、私達は退職しないよう働きかけるだけでなく、同級生や友人・知人にも「梅ケ丘病院で働きませんか」と声をかけられる、誇りの持てる職場にしようとすすむことになった。看護婦募集の手書きのポスターを、病院の塀や近くの銭湯、沿線の駅に貼らせて貰ったりした。

そのころ、都立病院の中で初めて「生理休暇」を取り始めた。当初には干渉があった。精神薄弱児にたいし、看護婦の体調の良い日は「いいよ」と認め、イラついたり気分の悪い日は同じことでも「ダメ」と認めないのでは、子ども達には理解できず一貫した指導ができない、子どもを混乱させ伸ばせないということが、その出発だったので、干渉に負けずに進むことができた。週休二日になってからは生休取得を留保している。

働き続ける環境の整備も精力的に行われた。症例研究や労働条件の改善が、院内外で進んだ。一九五七（昭和三二）年当時、東京都の看護婦は全寮制であった。梅ケ丘でも、結婚していたのは一人だけ、外泊届けを出して夫の元へ帰っていた。職場が開放的になり民主化され、子持ちの看護婦が働き続けるために必要なのは「保育所」であった。

ゼロ歳からの保育を院内ではじめた。一九六三年私の長男を〝寮〟の空き部屋の一室にベビーベッドを置き、無人保育をはじめた。体動がではじめると病院も心配し、区（世田谷）に掛け合ってくれ保育ママを確保してくれた。退職しなくてよい条件として院内保育所造りがスタート（都立病院で初）、場所だけ病院が提供、費用は親が負担。一九六七年、美濃部知事が梅ケ丘病院を視察して保母を正規職員で採用することになった（視察前は臨時職員の予定）。次には、区立保育園を地域の人々の先頭に立って作った（一九六五年近くに三園）。病院の付近に看護婦が移転してくるようになった。学童保育所も必要になり、一九七一年大車輪で小学校に付設の学童保育所を作った。とにかくすごかった。母親看護婦はやれることはなんでもした。家族会も多面的に応援した。「この子たちに、あたたかい手を、良い看護を」は共通のねがいであった。

(c) 〝専門性〟を否定する都の人事制度——障害者の現場で技能が定着せず——

重症心身障害児病棟では、下痢を続ける子が多く、おむつをしていても漏れる。看護婦はオムツを手に後始末に手がかかり、遊び相手もしてあげられない状態が続いた。そこで「食材」と下痢・体重との関連について調査・観察し、生活全般の改善をめざした。病棟主任（現在の婦長）が自分で長い間パン食を実験しその効果を確かめ、提案、仮説を立て実際に試み、「食パンをサイの目にして牛乳をかけた」ものを主食とするようになってから便性は著しく改善された。これを当時I食と名づけた(20)。

衣服をズタズタにする子、壁に自分の顔・頭を打ち付け生傷が絶えず手を拘束している子、食後反芻をし（このとき満たされた表情をする）、すきを見て水を飲み（トイレの水でも、散歩中どぶ水・溜まり水でも不思議なほどの力を出して手をふりほどき突進して）、そのあと噴水のように噴出してしまう子。この子は一一歳で体重一九キロと一〇キロ減少し、五〜六歳児の体重になってしまった時期もあった。医師をリーダーに医療チームが改めて学び、働きかけた。二年後にこの子は二八キロに回復し一三歳九カ月には三三・五キロとなり、中二として養護学校に通学するようになった(21)。

都職員研修所では、医療・福祉系の職域毎の研修が行われる。グループ討論になると、梅ケ丘病院から参加している看護婦・保母などがリーダー役についている。何故か？　研修所の職員が職場を回りスタッフと話しあった結論は、「何時も討論し、自分達の頭で考え仕事をしている。自分達で判断し、責任を持つのが当たり前のようになっている」ということであった。これには、古い人・若い新しい人が隔たりなく話し合える環境が整えられつつあったことと、院長が「失敗を心配しないで、どんどん仕事をして下さい。責任は持ちましょう」という前提があった。一九七九年鈴木都知事になってから、東京都の人事管理制度が改悪された。例えば、衛生局から水道局、都立A病院から養育院の老人病院へなど、看護婦も一定の年数で異動させられる。そのため、職場の技術リーダーである婦長が配置先で力を発揮出来ない。総合病院外科勤務看護婦が児童精神病院に突然配属される。すでに触れたような特徴を持つこの病院で、専門看護のリーダーを務めるのは困難である。そのため、蓄積されてきた療育の技能が定着できなくなっている。

(d)　親の願いと運動

一九五四（昭和二九）年に保護者会が誕生した。初代会長は「手をつなぐ親の会」発足に参加し活躍した人だが、精神薄弱児の権威であった梅ケ丘の副院長を知り、子を入院させた。「同じ悩みを持つお母さん方と話し合い、慰めあって行きましょう」と、副院長と婦長が毎回相談役を務めた。はじめの頃は、お母さん達は涙で話も出来ない。苦しみを持つ親の気持ちが通じ合い、慰め励ましとなって、やがて立ちあがり、子供たちのために、明るく病院の職員と手をとりあって進んだ。一九六九年会則を持つ家族会に改められた。

家族会長は、「三〇年前は戦後の混乱期もやっと落ち着き、私などは世のしがらみも辛さもわきまえぬままに、生き生きと青春を謳歌していた頃でした。時は流れ、どのような神様の思し召しか十数年後に梅ケ丘病院の門を叩くことになり、なんとしてもこの病院で我が子の教育をしていただこうと、体当たりで外来を訪れました」(22)。梅ケ丘病院に通院したり入院するために、他県から都内に転居してきた親も多かった。記憶にあるのだけでも十数件。信州大学病院に入院していたO君は、勤務していた保母が梅ケ丘病院に転職して来ると、一緒に転院してきた。当時は新幹線や高速道路など整備されていなかった。面会に来るのも大仕事で、都内に集合住宅の一部屋を購入した。少しでも良い治療・教育をと、藁をも摑む想いの親、その親（家族会）と職員（組合）、管理職が力を合わせた。

(e)　この子たちにも教育を

親も頑張った。署名・陳情・要請行動、次々に取り組んだ。教育庁の担当課長のところへ、医師にも同道してもらった。一九七二（昭和四七）年に青鳥養護学校梅ケ丘分教室が開設された。さらに、一〇八床の病棟を作る予定が変更され、三階建ての教育治療棟が完成した。

「重症の子たちにとって教育とは、一体、何でしょうか?」と自問しながら、かかわって来た親は大喜び。しかし、頑張って来た親たちの中には、無念の涙を流した人も少なからずいた。この親たちの子は現行制度・規準が壁になって、現場の教師などの熱意だけでは受け入れることができないのである。教育を受ける機会を退けられた重度・重症で年齢の高い子の親ほど、懸命に取り組んだのに（一九七九年から、養護学校への全入が制度化された）(23)。美濃部都政という恵まれた条件下で、知事や都議会要請、衛生局交渉を重ねた。老朽化し、汚く暗く危険な病院が新しくなり、看護体制も特2類となり充実されていった(24)。

(f) 体育研究と〝継続〟による効果――変化も永いスケールで――

朝に会っても、夕方でも「おはよう」。ご機嫌でも怒っている時でも、「バカー」と叫んでいる三〇歳のA君。それまで、〝ウンチ〟〝おしっこ〟を日に何回も漏らしていた。その回数がぐんと減った。何故か振り返ってみた。長く続けて来た（九年間）〝体育指導〟で、四月まではマット運動で横にゴロゴロしか出来なかった。ところが、介助されて普通の前転が出来るようになっていた。精神薄弱児（発達遅滞）は運動障害も伴なっていることが多い。全身を動かせるようになると「頭が良くなる」わけではないが、運動機能が円滑になるだけでなく生活、情緒面でも変化がみられるのだ(25)。

(g) 新たな発展の糸口・ハードもソフトも充実へ

梅ケ丘病院の転機が訪れたのは、一九六五（昭和四〇）年九月都議会本会議からだった。後藤マン都議（医師）が、代表質問で梅ケ丘病院の実態をとりあげ、そのリアルな内容に議場も静かに聞き入った。改善を迫られた東都知事（医師）は、現場を見て善処したいと答弁した。この約束は履行され、同年一一月に知事が視察、続いて鈴木副知事、そして都議会衛生経済常任委員会の視察と重ねられた。一二月には兼ねてから梅ケ丘病院の組合が提出していた請願（設備の改善・増員）も全面採択された。そして異例中の異例で、一九六六年度から改築の予算が急遽計上されることになった。

その後美濃部都政になり、看護婦の増員と子どもの発達に必要な保母・心理技術・福祉指導などの職種も採用された。現在の梅ケ丘病院の姿は、このような父母・職員が一体になって求めたことの結実であった。だが今、梅ケ丘は「児童精神病院」として存亡の危機にある。東京都の財政問題がその発端である。都立病院で〝経営効率〟がもっとも悪い（費用一〇〇〇円に対し、収入四二二円、一九九九年度）のである。

二〇〇一年七月一三日「都立病院改革会議」は、石原都知事の諮問に対して都立病院の統廃合・民営化の報告を行った。同報告は梅ケ丘病院・清瀬小児病院・八王子小児病院を統合、「小児総合医療センター」とし、都立府中病院に隣接して設置することが望ましいと、梅ケ丘病院の廃止を押し出している。

(6) 重症心身障害児施設・施策は何故出遅れたのか

充分とはいえないけれど、心身障害児一般の施策はそれなりに進んだのに、重症心身障害児対策は何故進まなかったのか。他の施設に比べてはるかに巨額な資金をつぎ込みながら、建設だけでなく運営にも大きな財政支出を必要とする療育効果の薄い重症心身障害児に対して、果たしてそれだけの社会的意味があるのか？　という効率優先の考えが根底に存在していたことが伺える。

端的な表れは、国・地方の財政難という理由から、障害者に対する医療も福祉もサービスをカットしていることである。『精神薄弱者問題白書』（一九七〇年版）(26)は、最も基本的な福祉の問題点としてこのような問題提起をしている。「障害者に対して、その能力・生産性に基ずいて評価するのではなく、障害の程度にかかわらず、ひとりひとりが生き甲斐の有る人生を送りうるように、お互いに努力すべきと言う考えの上に立って、処遇を立案・実施するような社会の人々の価値観の変更を求めなければならない」。

(7) 「重症心身障害児」問題はどのような力で前進したのか

(a) **親が中心に**――「障害児（者）」団体の運動――

松田道雄は『くるま椅子の歌』の解説で、「……奥美濃の土蔵の金網窓に、白い手をつかえて、おれをにらんでいた戸越の娘をみた時に、ここに友だちがいると思った。……あの座敷牢は、戸越の家の施設だったんだ。……戸越はああして、あの娘を養うしか術がなかったんだ。この友だちを救いたいと思うようになった」という要助の話をうけて、重症障害者の対策を同情にたよってすすめようとする人頼みはだめだと思う人間が、同じ考えの人間と友達になってやるしかないのだ、だがそのことは、けっして重症障害者の肉親だけが努力すればいいということではない、重症障害者が今日困っていることを自分の問題だと思う人はすべて友達である、と述べている。連帯と協同、障害を持つ子の親たちの、この子達を何とかしてやりたい、出来ることはなんでもしたい、という気持ちから「親の会」が造られ、一九六〇年代に入り地域や施設単位であった親の会が全国組織として次々に結成され、粘り強い運動を展開した。世論の支持も得ながら政治的な影響力を拡大し、行政制度を拡充強化してきた。

戦後「障害者」運動の最初は、一九四六年に鉄道弘済会の助成で結成された国鉄傷痍者団体連合会の肢体障害者の運動といわれている。占領軍の政策によってそれまでの軍人に対する〝特権的処遇〟が廃止され、自らの力で自分たちの生活を防衛しようとする運動であった。四七年「全日本ろうあ連盟」、四八年「日本患者同盟」、四九年「全国コロニー協会」が結成された。一九五二年「手をつなぐ親の会」(精神薄弱児育成会)、五七年に「青い芝の会」、その後一九六〇年代に「全国肢体不自由児父母の会連合会」「言語障害者を持つ親の会」「日本筋ジストロフィー協会」「先天性異常児父母の会」「全国重症心身障害児を守る会」「自閉症児親の会」「全国精神障害者家族会」などの障害別親の会が続々誕生し、保健・医療・福祉改善予算獲得のため、署名や陳情など活発な運動をはじめた。

さらに親の運動だけでなく、一九六七年に日教組第一五次教研集会での提案をもとに、「障害者の生活と権利を守る全国連絡協議会」が結成され、このような動きの中で、一九六八年の第二七次児童福祉法の改正で施設が作られることになり「重症心身障害児」の居場所が確保された。しかし、国は独立した重症心身障害児（者）対象の施設は作らず、多くは民間に委ねている。児童福祉法の改正後、国立療養所に重症心身障害児専門病床と進行性筋ジストロフィー専門病床を設置するようになった。この推移のなか、親の会の努力により議員立法で一九七〇年に「心身障害者対策基本法」、同年一二月には「中央心身障害者対策協議会」が設けられるなど、成果をあげている。一九七四年児童相談所の調査によると重症心身障害児は一万八九九八人、厚生省の推定は一万六五〇〇人であったという。これに対し重症心身障害児施設は三八ヵ所、定員四三五九人、国立療養所委託五四ヵ所五二八〇人、進行性筋ジストロフィー専門病床は二〇ヵ所一八六〇人となり、年々増加した。しかし多くが民間立であり、「スタッフの確保（特に医療スタッフ）」に一苦労し、そのため働く側にも経営側にも大きな困難が強いられることになった。一九七六年度末には重症心身障害児施設が全国で一万三〇〇〇床整備され、数の上では希望者が全員入所出来る体制ができた。このように「親の会」の運動により様々な要求が施策化された。

また、障害者に優しい政治への転換を求める強い願いにより、市民が地方政治の革新に参加することも多くなった。一九六七年に美濃部都政が誕生、シビルミニマムの実現をめざした都政が進められ、数年後の都予算は教育費が土木費を逆転して上回ったことで明らかなように、都民の生活に密着した医療福祉教育の充実が目指された。「東京都に革新都政誕生によって、その後の福祉施策に大きな影響を与え、国も「福祉なくして成長なし」の理念のもと「福祉優先」が施策の基本課題となり、昭和四八年は福祉元年といわれるほどであった」(27)。

(b)　「この子らを世の光に」——糸賀一雄らの思想——

一九四六年に開園された近江学園は、精神薄弱児が中心であった。一九五三年に特に医療を必要とする児童のための療育グループ「杉の子組」が園内に編成された。同胞援護会と社会事業協会の共同運営で設立された学園が県立に移行した後も、その精神を永久に残そうと「近江学園大木会」が結成されて、近江学園が内部だけで解決できない問題を社会的に追求し続けた。その一環として「総合研究所（近江学園研究室）」が設置され、「発達保障」の道筋を明らかにしたと糸賀一雄は『福祉の思想』(28)の中で述べている。

さらに「発達保障」について、一七〇頁で次のようにいう。

私達は精神薄弱児対策から出発することによって〝不治永患〟と言う考えを捨てた。肢体不自由児は整形外科手術によって回復し、社会復帰することもできる、それにのれない脳性小児麻痺は不治永患として一応除外しなければならない、そういう思想系譜は重症児対策に取り組んだとき軽視できない問題をはらんでくる。重症児が普通児と同じ発達のみちを通るということ、どんなにわずかでもその質的転換期の間で豊かさをつくる、治療や指導はそれへの働きかけであり、その評価が指導者との間に発達的共感をよびおこす、それが源泉となって次の指導技法が生み出されてくるのだ。そしてそういう関係が、問題を特殊なものとするのではなく、社会の中につながりを強めて行く契機になるのだということ、そこからすべての人の発達保障の思想の基盤と方法が生まれてくる。

「手をつなぐ親の会」は「軽いものには自立を、重いものには保護を、親なきあとの保障を、そして、予防と早期発見、早期対策を」を、スローガンにかかげている。重いものには保護をといっても、私達は保護という飼い殺しを願っているのではない。コロニーが必要だからといって、そのコロニーが世間から隔離されたもので、そこで生涯安のんに暮らせれば、本人も幸福であろうし、健全な社会にとっても損害が少なくてすむ、という考えだとすると、それは根本から考え直してみる必要がある。社会に不適応だからと隔離するのではなく、外の働きと有機的なつながりを持ってほしい。保護は自立と対立するものではなく、保護の中にも自立が芽ばえ育っている。この子らが、世の片隅、山峡の谷間に放置されて来たことを訴えるばかりではいけない、どんなに重い障害をもっていても、だれと取り替えることの出来ない個性的な自己実現をしている人間と生まれて、その人なりの人間になってゆくのである。その自己実現こそが創造であり、生産である。私たちの願いは、重症な障害をもったこの子たちも、立派な生産者であることを認めあえる社会をつくろうということである。「この子らに世の光を」あてててやろうというあわれみの政策を求めているのではなく、この子らが自ら輝く素材そのものであるから、いよいよ磨きをかけて輝かそうというのである。「この子らを世の光に」である。生まれながらもっている人格発達の権利を徹底的に保障せねばならないということなのである。

この考えに、多くの親が、福祉・教育関係者が、確信をもち、励まされ、幾多の困難を乗り越え、明日にむかって歩みつづけてきたのである。

二　ひととして生きようとする障害者に〝壁〟

(1)　親・兄弟による「障害者」殺しと〝無理心中〟

ことの顚末は、新聞などマスコミの報道で知られるのが殆どである。敗戦直後から今日まで、これらの「現象」で共通しているのは、それまで熱心に介護・看護してきた親・兄弟・姉妹も高齢になり、そして自分の死後面倒をみる人がいないということであった。また、ある場合は、長い看護の中で疲れ果てたり、改善の見通しがなく神経症になった、などが動機である。どの例も悲惨であり、同情に値するように思われる。充分に愛と光を届けない「政治」の産物である、ともいえる。しかし「障害者」にとってそれは、どういう意味を持つのだろうか。『福祉の医学』(29)のなかで上林靖子は「昭和四三年に、重度障害者の我が子を殺した老医師に対し、裁判所は無罪を言い渡した。だが、新たな波紋を呼んだ。殺された障害児の生命の意味はどうなるのか。貧困な福祉行政の下では、殺されてもよい存在なのか……。生存権の保障もないのである。障害児の権利の侵害は実に多方面に及んでいる」と述べている。

この痛ましい事件が発端になって「読売光と愛の事業団」(30)が発足、二〇〇〇年までの三〇年間に、重症心身障害児（者）の療育に関する研究助成三六八件及び優秀な研究を対象に顕彰金を贈呈している（助成額は一九九九年度までに約一億六〇〇〇万円になるという）。しかし、この「問題」の解決は簡単ではない。経済的負担や精神的悩みに対する解答だけでなく、「人について」「人のあり方」についての根源的問いも含まれているのだから、容易でないのは当然ともいえる。

一九七五年神戸と姫路で身体障害者と父親の無理心中が相次いであった日の六月一七日、「朝日新聞」のインタビューで、「大阪青い芝の会」副会長松井義孝さんは「兄弟をもうこれ以上殺すな」と怒りを込めて訴えている。一九七六年一月、障害のある娘を餓死させ、執行猶予付きの判決後自殺した銀行の支店長に対し、二九日の「毎日新聞」の特集には、「支店長にも同情するが障害者にも生きてゆく権利があることを忘れているように思う、子どもと共に重荷を背負って人生を歩んで行く覚悟がほしかった」と、一八歳の障害児を持つ茨城の主婦ほか多数の投稿がよせられた。

この年、希望すれば入所できる物理的条件は出来たと政府は表明している。重症心身障害児は一万二九九八人（一九七四年三月）、重症心身障害児施設と国立療養所専門病床に五二九〇人、在宅七七〇〇人、これまでの施設重視型から自分の手元で育てたいという、在宅を希望する親が多くなったと、厚生省児童家庭局が話しているという記事も一緒に掲載されている。「施設収用主義」に反対（自立したい）という風潮も生まれてきているのは事実である。しかし、それだけではない。びわこ学園や東京都の府中療育センターなどの公的施設、また島田療育園などの民間施設で、職員の腰痛、病欠、退職、人手不足の悪循環から労使関係・入所児に対する処遇・経営状態が深刻な状態になっていた。そのような中で一九七三年五月に重症心身障害児施設で初めてのストライキが島田療育園で行われている(31)（具体的なことは後述)。そのため実際は入所できなかったり、〝処遇〟が不安で入所をためらい、子どもを手元に置いて頑張った人々も多かったようである。

(2) 障害者の要求・「人間として生きたい」

(a) びわこ学園の吉田君

「オムツをしてでも学校へ行きたい」。一九六九年一六歳で第二びわこ学園のベッドで世を去った吉田厚信君の叫びであった。強度の肢体不自由で病弱だったが知能レベルはかなりあり、負けん気の強い彼はその生活がたまらなかったようだ。話し相手・友達がほしかった、外へも出たかった。しかし、医師や看護主任は健康状態を理由に許さなかった(医療保護が優先)。体は自分の意思通りには動かないため、〝言葉〟を通じて他人に訴えるしかなかった。自分の気持ちを職員に記録(日記)してもらっていた。しかし「しゃべるのにものすごいエネルギーを使う。体に悪いからと、やめさせよう」になってしまった。深刻な人手不足は子どもの生活に直接響いた。彼のような要求の多い子は、口うるさく手間のかかる子になり、病院管理・患者管理・安全が先行してなおざりにされている。びわこ学園の前身は、同胞援護会と社会事業協会の共同運営の民間施設で、全職員が園長を中心に、各人が月給を全部出し合って家族的な生活を営み「障害者」のために尽くしてきた伝統あるところであった。組織が大きくなり、しかも人手不足などの悪条件が重なると、〝志〟だけでは子どもたちの発達の保障が困難であるという面もあるが、彼の希望がかなえられなかったのは返す返すも残念なことであった(32)。

(b) 一円玉をほしい――体の利く部分をつかって――

「僕の汗と、血と、思い出が入っている、一円玉がほしいと、毎日、仕事をしたいと考えていた。……いま、週に五回行っている。僕は足の力が強い。その足を使って花台を磨いている」。福岡の作業所「自立の家・大地」で働く、まったく手の使えない益池睦さんの文である。この作業所では二人の指導員と四人の障害者が、木製の花台、粘土の箸置やブローチを作っている。四人とも寝たきりで、三人は手が使えない。足で板を磨き、後頭部を使って型押しをしている。「障害が重度でも、仲間と一緒に働きたいという願いは、私達の想像以上のものがある」と、大野智也は『障害者は、いま』(33)の中で述べている。

(c) 別府・太陽の家

一九六五年一〇月五日大分県別府市亀川に、日本で初めて障害者の雇用施設として太陽の家は誕生した。玄関の壁に掲げられたモットーは、「世に身体障害者（児）はあっても、仕事に障害はあり得ない。太陽の家に働くものは被保護者ではなく労働者であり、後援者は投資者である」(34)。この施設について「大分合同新聞」の解説(35)を引用させてもらおう。開所した「太陽の家」は「人的機能活用センター」ともよばれ、日本で類のない身体障害者のための本格的リハビリ施設。身体障害者の残存機能に応じた仕事を与え、一般企業なみに独立採算制の生産部門と、共同生活しながら保護したり、社会復帰への職業訓練をする残存機能強化部門の二本柱。生産部門は木工、竹工などをおき、一三〇人が働くことになる。

「太陽の家」は、一九六四年のパラリンピック東京大会で日本選手団長を務めた中村裕（整形外科医）(36)と水上勉が「身体障害者だけで商品を製造し、その売上で自活して行く〝身体障害者の工場〟」として作ったもので、「身体障害者たちも適切な職場が与えられれば、十分に自活できることは外国でも実証ずみ。保護対策も必要だが、このような能力活用も大切。自立の意欲を持ち、ある程度技術がある人なら、誰でも受け入れる。経営は独立採算とし、収益は能率に応じて配分する」。動き出したこの〝工場〟について、「それは、ふしぎな光景だった。両足のない人、筋ジスの人、脊椎損傷で下半身マヒの人など、身体障害者福祉法でも一級、二級にあげている重症身障者が、ピアノを弾き、旋盤や木工で、一日七時間半の労働で、給料をかせぐ。苦役でないことはこの人たちの顔色が物語っている。……」(37)。「太陽の家」が誕生して三五年、「世に障害者（児）はあっても仕事に障害はない」が生きつづけ、オムロン、ソニー、本田技研工業などと共同出資して、大分、愛知、京都の三府県に八工場で約一七〇〇人の身体障害者が働いている。二〇世紀最後のパラリンピックに「ホンダ太陽」から陸上、水泳に四人の選手が参加した(38)。

(d)　**「入浴拒否します」洗い場に男子職員**――精神病院にも同じ場面が――

「身障施設の女性　もう一カ月も入浴していない」。一九七四（昭和四九）年七月の毎日新聞。

東京都府中療育センターでの出来事。一人では入浴できない身体障害者。施設では男性職員が抱えあげて入浴させるが、裸身を異性の前にさらすのはイヤだと拒否している女性がいる。将来を約束した男性もいるという二九歳。その恥じらいは当然といっていいが、かといって女性職員だけで抱き上げるには〝重荷〟すぎて、それでなくても不足気味の職員からまた腰痛患者を出しかねない、と施設の側はいう。「同性の世話を」と求める身体障害者がわがままなのか、福祉が貧困すぎるのか？　一九七一年に群像新人文学賞を受けた小林美代子の『髪の花』(39)に登場する精神病院での女性患者の入浴シーンと殆ど同じなのには驚くばかり。「人権無視」という共通する結果がそこにはあった。

(e)　**結婚・出産・仕事**(40)

一九五四（昭和二九）年脳性マヒ同士で結婚、周囲の反対を押し切ってともかく一緒になった。センターで修得した時計の修理でなんとか食いつなぎ、一年目に妻が妊娠。「育てられないから」との周りの反対で三カ月で中絶。しかし、ふたりともどうしても子どもがほしかった。日本産科婦人科学会に、「脳性マヒ同士から生まれた子どもは、遺伝的に見て問題があるか。脳性マヒ者のお産は不可能なのか（当地の二人の医師は不可能という）」と問い合わせた。「今の日本に例がないので一の問題は不明。二つ目の問題は個人的条件で決まるので一般的には出産可能」という回答があった。国立センターの医務課長に産婦人科医を紹介してもらい、「帝王切開すれば大丈夫」と励まされ、無事長女の出産ができた。泥棒と強盗の他はありとあらゆる仕事をし、三〇数回転職したが、健常者と競争して勝てるような仕事は見あたらなかった。小学校さえ一年もいっていない者は社会が受け入れてくれない、けれども、他人から頼りにされるような仕事をしようと決心して家庭相談所を開設。障害者相手のつもりだったが、そのうち家庭一般を対象とするようになった。

(3)　生活・医療の場か研究の場か――府中療育センターの場合――

(a)　「府中テント闘争」

一九七二年九月一八日、東京都庁前にテントを張り、座り込みが始まった。動機は、府中療育センター入所中の重度身体障害者・重度精神薄弱児・者を、新設の施設へ移転させる計画にあった。発表は一九七〇年一二月。計画の第一番目は、一九七三年一月に重度身体障害者を多摩更生園に移転させる。一〇年後一九八三年に該当する障害程度の一七名を残して終了する、というものであった。多摩更生園は府中療育センターより人里離れた遠隔地で、〝島流し〟のようなもの。面会も少なくなり、人間らしい生活が否定される、という物理的条件もあった。だが、もっと根源的要求がそこにはあった。

一九七二年一一月一七日の「朝日ジャーナル」に、新田絹子さんの「私達は人形ではない」が掲載された。

ただ、多摩更生園に移されるから反対しているのではない。障害者は自分の意志をまったく殺されてきた。なにかひとつでもいうと、「わがままだ。ひとの世話になっているのだから、文句をいうな」とすぐ押さえつけられて、嫌なことをいやだという意志さえ出せなくさせてしまう。私達が目の前にいるとわずらわしいと、新しい施設を作り放り込んでゆく。……そのなかで、しいたげられ、邪魔にされ、生きることの喜びも知らずに、廃人同様にされ、一生を終らされるのだ。それには我慢できないのだ……「障害者は施設に入るべきだ、そこでしあわせに暮らした方がいい」という。世の中の人は施設の中を全く知らない、施設の中とは、人間を人間として見ないところである。……わたしたちは、人間なのだ。社会の中で生き、人との触れあいの中で生活していきたいのだ。……

そして様々な経緯を経て、知事との直接交渉、衛生・民生局長交渉、都議会議長の斡旋案が出るなどして、一年九カ月後にテントは撤去された。「府中療育センターの重度棟（一階部分）は民生局に移管する。要求項目は、第三者構成の協議会で協議する」との点で合意が成立し、その後民生局移管部分の変更があったりした。

この運動は「青い芝の会」がリーダーシップをとり進められたので、社会から誤解されるような面があったのは否めない(41)。しかし、それまでの〝障害者〟運動にない、障害者本人の行動であった。また、施設運営の問題点が世に問われたり、障害者も地域で生活したいし、出来るという運動を進めたことも貴重であった(42)。

(b)「近代的な養護施設を求めて」

娘さんに良い療育条件のあると思われる東京に、関西から移転してきた母親が書いた本の一節である。

おそらく不可能と思いましたが、東京・府中市内にできた、近代設備と医学博士ぞろいの都立養護施設（府中療育センター）に、申し込みをしました。冷暖房完備で今まで見学したどの施設より優れている。私達親に事故があって、春代の面倒をみられなくなったらと……一抹の不安を持ちながら入院させた。何度も春代を見舞って様子を観察した。最初は新しい所に馴染もうとしていた。部屋の配置換えがあったりして春代が変化、反抗的になり医師のいうことも聞かなくなった。それを鎮めるために、保母さんたちの強硬な反対があったのに注射をつづけた。三〇数キロの体重が七〇キロ、胸囲、胴囲が九〇センチから一メートルになってしまった。肥大の原因が薬に、精神状態の変化が環境の変化であることは、経験から分かります。どうして博識な医学博士にわかってもらえないのでしょうか。歩行が困難になり、心臓に負担が。そして、失禁状態。「春代ちゃん、お家に帰るの。本当によかったわね」と看護婦さんが声をかけてくれました。後で知ったのですが、先生達は、治療として、研究の材料にしているというのです。どこまでが治療で、どこからが実験かは分かりません。……噂が立つこと自体、本当に福祉施設の治療を担当する医師として芳しくない。建物が立派で博士の肩書きずらりでも、障害者に本当の愛情がなければ、……退院し薬を止め一週間でウエストが一五センチ、二週で二五センチ減り、二月あまり後にほぼ元に戻った。……後遺症は残った(43)（府中療育センター初代院長は、東京都参与、東京大学白木博次教授である）。

(4)　地域で暮らしたい！　施設から在宅へ

中村医師らの努力で一九六四（昭和三九）年に東京で行われたパラリンピックは、「身体障害者の競技大会」であったにもかかわらず、それにとどまらず様々なことを、日本と日本の障害者や家族、関係者に教えた。外国からの参加者の殆どは、職業を持ち、地域で自立して堂々と生活していたのだ。日本の参加選手は、ほとんど施設からの参加者であった。「障害者は施設で」という常識が打ち砕かれた（職業のことは、前述の「別府・太陽の家」などのようにすぐ具体化された）。

一九六〇年代に熱心に施設造りが行われたが、これを契機に、施設収容だけでなしに通園・通所施設の増設の要望が高まり、共同作業所づくりや家庭での生活援助にホームヘルパー派遣などの在宅対策の比重が増してきた。経済的な面からの支援として障害者手当の新設・増額、対象範囲の拡大などもすすんだ。雇用対策は不況による失業率が高まる中で障害者はリストラの最初のターゲットになり、働く人びと全体の底上げなしには障害者問題の解決は難しいことをあらわにしている。

〝地域で〟暮らす上で欠かせない条件の住まいの問題で、これまで公営住宅法では、常時の介護を必要とする重度の障害者は「公営住宅への入居が適切でないもの」として単身入居の対象外であった。しかし、一九八一年の国際障害者年以降の取り組みによって、二〇〇〇年七月国会で公営住宅法の政令を改正、「常時介護を必要とする高齢者、身体障害者であっても、居宅において介護を受けることにより単身入居が可能な者について、できる限り公営住宅へ単身での入居資格が認められるよう規定の明確化を図る」として、単身の重度障害者の入居を可能にした。

(5)　施設の中での生活、障害者をみる職員の目

(a)　府中療育センターでのこと

一九六八（昭和四三）年に府中療育センターでの絹子さんの体験談(44)より。

入所一日目、看護婦が着ているもの下着まで全部脱がせ、ねまきに。ストレッチャーにのせられ検査……。その夜の七時半ごろトイレに行きたくなり「鈴」をならした。が、なかなかこない。やっと来たと思ったら「あんた行ったばかりじゃあないの、何時間たったと思っているの」と。最初からこんな風だったので泣いた。一〇日

目ごろ写真をとるから、と。何の気なしに行った、あっというまに裸にされた。仰向け・立位・座位三枚の写真をとられた。人間を人間としてみない、女性を女性としてみないこういうことがなお今も続けられて……。

一二月にX子さんが手術をした。大ショック。「しかたがないのよ、はいるときに、なんでも従うて書くんだから」。それを聞いて生きた心地がしなかった。涙を流すX子さん見ていると辛い。もう治らないとわかっているのに切るなんて……。ここを出たい。一二月二二日、X子さんが先生に、手術を何度もやるんですか、ときいた。「ああ何回でもやるよ。ここには入った以上医師に従うことになっている。それが成功、不成功にかかわらず……」。いくらこばんでもだめだという。人間として扱ってくれないのなら死んだほうがまし。もういや……。

一九六九年四月看護助手が話している。「結婚するんだってよ……へえ、ふざけているよ。寝たきりで何も出来ないくせに……」。目の前でのはなし。こういう人達の世話になっているのは、本当に情けない。やはり金がめあてなのか……。「障害者」は普通の気持ちを抱いてはいけないというのか……「障害者」だって人間なんだ。そういう気持ちを持つのが当然のことだろう。

今から三〇年前のこと、と通りすぎることができるだろうか。

(b)　施設での虐待

(イ)　体　罰

ここ数年、児童養護施設での〝体罰〟が表沙汰になっている。児童福祉施設には、親に虐待されたり、親に療育能力がなかったりなどの子どもが保護されている。施設の子どもは他に行くところがなく、不当なことをされても内々に処理されることが多い。

問題が外に出てからも、解決までになお数年もかかった例も報道されている。虐待から助けを求める児童養護施設「恩寵園」の子どもたちの訴えは、四年間も放置された(45)。〝園長〟が殴る、刃物で脅かすなど体罰をくり返し、職員の意見には全く耳を貸さない横暴さだった。また、園児一三人が集団で児童相談所に駆け込み助けを求めたが、千葉県は適切な対応をしなかった。「行政に捜査権はなく調査には限界がある」「運営する社会福祉法人の主体性を第一に考える必要がある」と、指導権限があるのに毅然とした態度を取らず、二月（二〇〇〇年）にようやく改善勧告を出した。この例のような〝施設丸ごと〟は少ないが、指導員レベルの不祥事は紙面に載ったものだけでもかなりある。

(ロ)　体罰は養護学校でも

会話ができない重度知的障害の四人の男子生徒に、給食やトイレ指導中、教室移動の時動かなかったと、生徒の尻をひざけりや平手打ちをするなど、体罰を繰り返していた。保護者の訴えに広島県教育委員会が男性教諭三人に確認、保護者に謝罪した(46)。

(ハ)　性的虐待

「恩寵園」では、体罰の外、指導員（園長の次男）が少女への強制わいせつ容疑で再逮捕されている。京都の「積慶園」では、主任指導員が宿直勤務の際に、横で仮眠するふりをしながら、寝ている女児の体に触ったり服を脱がせるなどしていた。担当が変ってから女児が保母に「恥ずかしかった、仕返しが怖かった、殺されるかも知れないと思い話せなかった」と語り、そのショックの大きさを示している(47)。さらに〝社会〟が驚かされるようなことが施設内で進められていたのである。女児から話しを聞いた職員が園長に訴えた。しかし、園長は取り合わず、問題は先送りされた。職員の抗議で、この指導員は依願退職した。だが、この直後に園側は問題を追求した職員四人を降格処分や配置換えにした。職員が反発して組合を結成、本格的に追求する姿勢を見せたため、園は市へ報告した。施設という〝密室〟での性被害や体罰などが潜在化しているのは、職員の人権を否定する非民主的な施設の運営にも大きな問題がある。

「神奈川県立ひばりが丘学園」（知的障害者施設）での出来事。職員の連絡用ノートに「体毛が剃られている。いたずらなら許されないことだ」と記入されていたため、明るみにでた。男性職員が、「ほんの軽い、いたずら心でやった」と認めた。県知事は被害児三人の両親を訪ねて謝罪、「人権尊重の精神にもとる行為、報告を受けて愕然とした。管理、監督責任も含めて厳正な処分をし、深くお詫びしたい」とコメントを出した（二〇〇〇・三・二六）。

障害者に対する性的虐待は古くからあったようだ。着任して三カ月目、〝人間寮長〟と謳われ善行を施してきたといわれていたある寮長のこと。「あの寮長は必要以上に女性の体を撫でまわしすぎる……」と入所者の間でささやかれるようになった。九時、消灯のベルとともに、男女一組の宿直が一室毎に「おやすみ」と声をかけ見回る。戸口からのぞきこむのは通常は寮母である。寮長の場合は型破りであった、ツカツカとベッドの間に入り、「薄いシミーズからはだけた乳首を……しつづけるのだ」(48)。

三　光と影――施策の歪み：重症も一八歳以上も受け入れ。しかし予算は少ない――

(1)　あれから一〇年（一九六三～一九七二）新たな受難の時代

私事で恐縮だが、私の次女は十年前は歩行困難で、一生ダメだと思いつめていたのが、松葉杖でゆっくりだが歩けるようになった。……この子が靴をはいて歩き、足先が痛いとつぶやいた。靴の中に小豆大の石が。妻は絶叫せんばかりに喜んだ。……健康者の感覚では考えられない世界が、障害者にはある、このことを教えるのは人間のすばらしいいのちである。

……在宅重症心身障害児七七〇〇人を、即座に国民は近隣の座敷牢から解放し……各政党が今日ほど福祉福祉と叫ぶのも珍しい、政治家がまれに頑張って施設を増やしてくれたとしても、そこで働く人がいなければ廃墟に等しい、看護婦不足で空ベッドのある施設をいくつも私は見てきた。福祉とは人間教育から始めなければならないように思う。

水上勉は「朝日新聞」で述べている(49)。

「朝日新聞」は一九七三年一月〝「福祉元年」その現実〟というシリーズを連載した。六回目は、「待たれるヘルパー」。自宅で不自由な生活をしている重症心身障害児・者六万四〇〇〇人に対し、ヘルパーが一〇〇人増員された(国全体で九六七人に)、不足は深刻である。一九七二年一〇月、東京都で七六歳の老人が三七歳の身体障害者の息子を絞め殺した。この悲劇も原因はヘルパー不足で、老人は一人で息子の面倒をみていた。

七回目は「施設の中で」。「ここまできたら、入院の子どもを減らさなければどうにもなりません。精も根も尽き果てました」。七〇歳の草野熊吉理事長はいった。「秋津療育園」を開設して一五年。一九六七年まで国の援助もなく「質屋通い」の苦境もなめ、やっと切り抜けてきた老理事長はため息をつく。「厚生省に聞いても、東京都に聞いても、人手確保に妙手はないという。もうつぶれてみせるよりしようがないのでは」と、島田療育園の小林園長はいう。東村山の肢体不自由児施設「東京小児療育病院」では、看護婦の欠員が補充できず、一カ月間三七名(九七人中)を自宅に引きとってもらった。国は「指導費」の名目で補助金をだしている。一九七二年度で一日一人一二九三円。七三年に一二五円アップだけととても低い。東京都は一万八〇〇〇円(一人一月)の指導特別加算を行っている。重症心身障害児施設は、一〇年前国立はゼロだった。法人立の秋津療育園と島田療育園のみから、一九七三年四月に国立五三、公立・法人立三二、計八五施設九一三七床になっている。しかし、国立は療養所の専門病床だけ、民間が大部分を背負っている。その民間の存立が危ないのだ。

(2)　運営費・職員の待遇と確保

国立施設の場合、給与規定による給与と一般手当のほかに、重症児病棟勤務者は特別手当が職種によってつく。看護婦の場合は二〇％。民間の場合、給与規準はまちまち。施設の支出しうる費用が異なるため、いずれも年間総支出の六〇～七〇％を人件費が占める。そのため、ただでさえ困難な職員の確保がさらに難しい。入所の児童に待ってもらい、空床のまま運営している所が多い。特に重症心身障害児（者）施設の場合、医療職員が多いため、他の一般病院との給与格差は職員確保に影響する。

民間施設の運営費は、一九六九年国の予算上、医療費一人一日一一二七円＋指導費一日四八四円。これを合計すると、年間五八万八〇一五円となる。これでは、年間一人一〇万円以上の赤字になってしまう。しかも、児童福祉施設は原則一八歳まで。父母の強い要望で児童福祉法の第二七次改正で重症心身障害児（者）の入所の年齢制限がはずされた。そのため施設内の重症心身障害児が成人になり、その割合が増加している。成人になれば、体重が増加する。重症心身障害児（者）の療育も介護も、移動や体位の交換が必要であるために、職員に腰痛症が多発し、配置を厚くしなければ運営が難しい。このため、重症心身障害児（者）施設は二重・三重の困難に直面している(50)。

(3)　嘆きの天使

福祉元年といわれた一九七三（昭和四八）年、『経済白書』は「財政面において、福祉充実への方向転換が強く打ち出された」と強調した。しかし福祉の現場、特に重症心身障害児（者）施設は最大のピンチであった。一九六五年秋田県の重症児が東京の施設で生活するようになったのをきっかけに、娘さんたちが東京にきて重症心身障害児施設で働き、「おばこ天使」と呼ばれるようになった。けれども、腰痛になるような重労働の割に処遇もいまいち。働き甲斐だけでは続かない、年々先細りで今年（一九七三年）は三人になった。仕事がきついから人が集まらない。ふみとどまっている〝天使〟たちに一層負担がかかる。悪循環である。ついに「びわこ学園」が入園児の三分の一、六五人を退園させた（一九七三年八月）。

(4)　重症心身障害児（者）施設で初めてストライキ

施設開設数年後から、重症心身障害児（者）施設の苦難は続いた。奉仕の精神や忍耐だけで働きつづけることは困難、「我慢できぬ人手不足」で、働く側も、園児も、経営側も、横一線で苦しみを味わわされている。「子どもと職員に人間らしい生活を！」と一九七三年五月三一日には島田療育園でストライキが行われた。一九七四年春から秋にかけて、各紙が重症心身障害児施設問題について書き続けた。「朝日新聞」は四月一六日に、〝福祉無策に疲れはて〟島田療育園小林園長辞職を伝えた。二二日の「毎日新聞」には、「力尽きて廃園（富士学園）、個人経営で一四年・物価高、保母も去り、知恵遅れの子の家」。三〇日には「島田療育園の周辺、〝奇蹟の奉仕〟は去った、問われる福祉」。五月に入り二日の「朝日新聞」は、「身体障害者施設、危機全国に広がる。腰痛・退職・人手不足。そして、奉仕で看護果たせぬ。国の補助貧弱、強いられる過重労働」と報じ、全国的規模で問題は広がり続けた。この深刻な事態に美濃部革新都政は五月末に、島田療育園に大幅な補助を行うことを決めた(51)。園児一人に月二万四〇〇〇円。この補助は他の都施設にも緊急増額された。

重症心身障害児（者）施設問題には、経営問題と同時にもう一つの課題があった。例えば、「僕は外へいきたい歩きたい　だけども足が悪くて歩けない　もしボクが歩けたらみんなをだっこして　外へゆきたい」（島田療育園児の詩）。ここは「福祉は人の善意で支えられる」という小林園長と共鳴した障害児を持つ親たちで作った。「はっきりいって、園長は考え方が古く、若い人との間に断絶があった。私達は子どもを少しでも社会に近づけようとしたが、園長は〝外に出すべきではない〟との考えだった」（元職員）。こういう思いは、ここで働く職員だけではなかった。ある写真家が全国を巡って障害者の姿を撮り、障害者問題の理解に力をそそいだ。島田でも許可を得て撮影、発表前に園長のもとに持参した。後日訪れると「発表するのはやめてくださいとのこと。その時の会話は省略しますが、あとで分かったことですが、園長はその写真を厚生省に持参しその意見をいれ私に返事をしたのでした」(52)。園長は日赤病院に長く勤め、重症心身障害児問題に取り組んだ先駆者のおひとり。しかし、立場が変わり、そのための苦労もあり、やむをえない限界であったのだろう。

小林園長の後任、菅野重道園長は、職員と共に運動会を多摩ニューセンターの公園で行った。「子どもを人目にさらしたくない」父母の尻込みもあった。しかし、団地の主婦たちが子連れでまわりのベンチにすわり、幼稚園児も飛び入り参加するなど、明るい声援が飛びかった。二重・三重の障害をもった児達もボランティアに助けられ、強い日差しに目を細めながら「キャッ、キャッ」と喜びを表していた。そして、消極的だった父母が「心身障害児はへんな目で見られてきた。今後反省会を開いて勉強し、勇気を持って社会と交流できるようにしていきたい」と心境を語っている(53)。

(5)　悲惨な欠員状態――『谷間の生霊たち』(54)にみる――

この作品の舞台は重症心身障害児施設・山麓病院。暮れも押しせまったある日、日ごろから腰痛を訴えていた看護婦たちが一度に五人も退職届をだした。「トラックまで雇ったというので、説得にいったが駄目だったわ……こんなに人が足りないのにどうしたらいいのでしょう……」。婦長は涙をながしている。看護婦は町へ出れば条件の良いところがあるから。「大晦日までにまだまだ退職者が」「病棟閉鎖より手はないな……」「親許へ帰すのですか」「年末年始を控えて、受け入れてくれる施設はないからね」と院長代理と婦長の深刻なやり取り。クリスマスの翌日、C病棟の看護婦三人が腰痛で自宅療養となった。入浴介助やオムツ交換で、殆どが腰痛にかかっていた。非常事態ということで、全国の家族に電話や電報がうたれた。それに応じたのは軽症児の三家族だけだった。二八日にはB病棟の二人が休職。病院は遂に病棟閉鎖に踏みきった。大晦日の前日、急性肺炎を起こし婦長が倒れた。……

四　障害者に対する〝見方〟

(1)　本人の主張

(a)　たとえ『一匹のあり』(55)であっても

『一匹のあり』の佐藤常男さん（一九四四年生）、脳性小児マヒ、四歳の誕生日がきても、歩くことも話すことも出来なかった。その彼が、一九七八年五月から東京都葛飾福祉工場で、プラスチック成形加工部門のリーダーとして働いている。妹や母に教えてもらい、不自由な左手で庭の土に、長い釘を使って覚えた「ひらがな」で、二三歳までの生活体験を書き上げた（一九六九年）。一日に四〇〇字の原稿用紙七枚が精一杯であった。それが八六〇枚にもなった。

原稿を毎日書き直した。僕に書けるのはヒラ仮名ばかり、泣きたくなることもあった。「体験記」が役立つかも知れないとゆわれると、辛くても止める気になれない。一人でも元気を出してくれたら嬉しいと思い頑張って書き続けた。脳性小児マヒは、訓練すれば、治ったも同様に軽くなるということは僕が責任を持っていえる。

五歳の時、庭のムシロで遊んでいると、庭にあった真赤なイチゴを妹は思うままに食べ、二個口に入れてくれた。もっと食べたいが、それ以上くれない（話しかけることができなかった）。一粒のイチゴも取って食べられず秋になった。どうしたら歩けるようになるかばかり考えていた。アリが沢山通るのを見ていたら、片方足のないのが同じように歩いていった。家に入り、柱・障子・戸にすがり転んでは立ち立っては転ぶ、秋から冬も過ぎ、春に、三歩、歩けた。それ以上は駄目で倒れてしまった。三歩、歩けたと思うと嬉しく、それからも懸命に歩くことに励んだ。……

暫く歩いていると子ども達とすれちがった。僕の顔をじっと見てから「こいつ、馬鹿だぞ、皆でヤッツケロ」と一度にかかってきた。たたく奴足でける奴、僕が動けなくなるまで散々ランボウしてから、どこかにきえた。

(b)　『歩け礼子よ！』(56)

一九三九年一月生れ、脳性小児麻痺。重度心身障害児として生きて、幾多の困難にもめげず、母の後押しもあったが、弟とも勉強で競い合いながら、自分を〝障害者〟の殻の中に閉じ込めず果敢に挑戦。日本福祉大学で学び、卒業後、児島美都子教室の研究生として障害者福祉にかかわって行く。

(c)　ゴールまでは

障害者は、様々な援助を求めている。と同時に〝自立〟に向けて、無用な援助を拒んでいる。一九八一（昭和五六）年国際障害者年に際して「障害（児）者を励ます歌」が募集された。多数の応募があった。一七歳の重度脳性マヒの少女、歩行がほとんど不可能だが、電動タイプを足指で打って書いた詩が入選した。「遠くで私を見ていてください、ゴールまで、あるくまでは、たとえこけても、……なんにも手伝っていらないの、それが私の願いなのです、……ゴールで、拍手してください」(57)。

自己の確立に向けて、自己を主張する。自分で出来ること、自分で出来るようになることに向かって全力を出す。この意欲は生きる力の源泉だ。

(2) 親、兄弟・姉妹からみた〝障害者〟と医療・医師について

(a) **障害（児）者の母親が、わが子を産み育てるなかで〝感じて〟来たこと、〝思い〟**

『私には蒼い海がある』(58)、『ふれあいの愛の中で』(59)、『悲しみと救いと』(60)の中で、著者である三人の母が共通して述べていることがある。それは、どんなに障害が重くても育てたいということである。世の中の人が廃人といっても、社会に役に立たないといっても、〝この子たちは生きている〟と自信をもって彼女たちは我が子を愛している。教育・訓練によって、障害を少しでも軽くしたい。少しでも自立させたい。親が他界した後、生き易い条件を拡大しておくための努力。医療・医師との出会いでも、府中療育センターの設立当時の、〝人体実験〟的な人権を無視した研究に対する憤りや、信頼して受診していた医院が繁盛し、新しく来た医師が重症心身障害はフィラリヤが原因と我流の診断を下し、怪しげな薬の処方を押し付けるのを中止させるなど、自分の知識と、子どもの状態とその変化を熟知して、医師に不信を抱きながら、それを食い止めるなど、なかなかのものである。けれども親は、こんな決断にも迫られる。「春代・一六歳」、施設に入れるために(一九七〇年頃)一六歳の娘に子宮摘出手術を受けさせるのだ(61)。三人の母と医師との出会いは、恵まれた出会いより悲しい場面のほうが多かった。

(b) **お母さんの日記から**

生まれて一ヵ月入院、退院する時医師から脳性マヒだといわれた。眼も見えないでしょうといわれたとき、もう一生寝たきりの障害者だと思った。その医師から〝首をしめて殺すわけにもいかないし〟といわれたことが、

病名をいわれたことよりショックが大きく、寝たきりでも生きていてよかったと思えるようがんばろうと思った(62)。

(c) 大江健三郎・〝光〟親子のこと

『個人的な体験』(63)の中で、大江は息子光の誕生当時の様子を、脳ヘルニヤ（実は誤診であった）と言われてから、手術を決断する（障害が残っても）までの悩みを語っている。また、『新しい人よ目ざめよ』(64)では、光の出産に立ち合った三人の医師に対する不信と、光を手術し、それ以降主治医として信頼を寄せた医師について述べている。そして、大学病院に行くために救急車に添乗してきた一九三五年生まれの医師は、「この赤ちゃんのためにも、ご夫婦のためにも、早く死んだ方がいいと思いますね」と言い、「僕は解剖に立ち合わせてもらう積りです。そういう積み重ねが医学の進歩を助けるのです」と言ったと、多様な医師の姿をリアルに描きだしている。

大江の数々の作品の中には、大江夫婦と妹・弟達が〝光〟を中心にして育んだ、彼らにすれば当然な、人に優しい「障害者」感が滲みでている。

(3) 医師の〈多様な価値観〉

(a) 「合理主義」的な立場

(イ) 『神の汚れた手』(65)に登場する医師

この作品に登場する産婦人科医・野辺地貞春医師は、神父に次のように話している。

「……僕たちは生命を生かすための医者なんですからね。はっきり言うと、何もかも、どいつもこいつも生かすことなんですよ。大学者や有能な政治家だけを残すんじゃないからね。将来泥棒する奴も、汚職する奴も、殺人鬼になる奴も、精神病院を出たり入ったりする奴も、どんな可能性を持つ人間も、全部ひっくるめて、こみで、生かすことなんですよ。人間社会はすべて〈こみ〉なんだよ。ナチスはユダヤ人をこの地球上にいて欲しくないと何百万人も殺した。ヒットラーのこと悪く言うけど、ヒットラーみたいな奴は、まだ幾らでもいるよ。いらない子だから堕ろしてくれ、といわれると、お金頂戴して、その通りする奴が一人いる。しかし、体に欠陥のある子なら暗に生かさないでくれ、と望む心が、もしそれほど特異なものでないとしたら、実は僕はかなり普遍的な心情だとおもっているけれども、そういう人たちもナチスと五十歩百歩なんだよ」。

(ロ)　耳に残るあの言葉

ある山梨の主婦が、交通事故で意識障害が残った夫の主治医に転院を促された時、信じられない言葉を聞かされたという。「長生きされたら困るんだろう」。「オンオン泣いた。主人が亡くなった今も、あの一言が耳を離れない」(66)。医師の〝人権意識〟の欠如、心ない一言がひとを傷つける。

(ハ)　『谷間の生霊たち』(67)

重症心身障害児施設の山麓病院。

「院長の考えに賛成できません。重症の健ちゃんたちは、死んだ方がずうと幸せですよ。死なせてやるべきだと思います」

「白痴でも、四重苦、五重苦の患者でも、キャンディをなめてよろこぶ子なら、まだ夢も希望もありますよ。しかし、健ちゃんたちには、救いがないではありませんか。見えない、聞こえない、喋れない……スプーンで歯をこじ開けて、強制的に食事を与える光景なんて、まるで拷問だ。罪もない子らが、三度、三度、拷問にかけられているようなものですよ。それで、快復の可能性があるというなら、救いもありますよ」。

看護職員の〝悲惨な欠員状態〟のこの病院で、クリスチャンの院長と応援に来ている甥である医師との会話の一部分である。深刻な人手不足のなかで、極めて良心的な医師たちが苦悩する姿が、残酷に描写されている。

(b)　**「人道主義」的立場**——別府・太陽の家の中村医師——

中村医師は一九六〇年二月、先進国のリハビリを研究・視察した（厚生省より派遣）。それによると脊損患者の八五％が六カ月の治療・訓練で就職している。訓練の一つがスポーツによる機能回復であった。帰国後身体障害者体育協会を組織し、一九六九年東京パラリンピックを誘致した。この大会が果たした啓蒙的効果は大きかった。身体障害者自身は勇気付けられた。彼自身もここで一つの決心をした。外国選手のほとんどが職業をもち、自活の自信に支えられた笑顔で参加している。日本選手は病院・療養所暮らし、自活の希望もない悲しい顔であった。水上勉と相談、保護だけでは障害者は幸福にならない、訓練と適切な環境を整えれば、どんな仕事でも可能である。手内職的な仕事だけではなく、堂々と自活できるものを身に付けられる施設を！　と寝食を忘れて大奮闘し、別府・太陽の家を設立した（前述四八八頁参照）。

(4)　ヴァイオリニスト・千住真理子

重度の障害者がクラシック音楽を聴きたがっている、と家族の希望からチャリティ・コンサートが開かれた。大勢の重度の障害者に囲まれて、私は足が震えた。この驚きは何だろう……。曲を弾き始めた。夕焼けこやけ、あかとんぼ、春の小川、……彼らは不満げだ。もっと何かを、もっと真剣に……と彼らの魂の叫びが聞こえたような気がした。「曲目を変更します」。私は心の軸を一点に集中させ、バッハの無伴奏バルティータ第二番を弾きはじめた。それまでうなっていた人、奇声を発していた人、動きにくい身体が痛むのか終始体をくねらせていた人、……誰もが息をひそめた。弾き続ける私と、魂を研ぎ澄ませた彼らとの、真剣勝負の〝対話〟がはじまったのを実感した瞬間でもあった。弾き終わったとき、今までにないくらい真剣に向き合った〝人間と人間〟が確かにそこにいた。

ヴァイオリニスト・千住真理子の感動が伝わってくる。

健全な肉体に健全な精神が宿るという。何が健全な肉体なのだろう。五体満足であることと、人はいうかもしれない。本当にそうだろうか。病んだ精神が、「現代病」といわれる病んだ精神が昨今、一見めぐまれた身体をもつ。いまや健全な精神こそが、人間として守り育てなければならない大切な財産ではないだろうか(68)。

五 「障害者の権利擁護をすすめる」施設で働く福祉労働者

(1) 職場のノーマリゼーション到達度評価

全国福祉保育労働組合重症心身障害児部会では、外出着・普段着・下着が個別化されているか、オムツ交換時・トイレ使用時・更衣時にプライバシーが守られているか、個室・一人になれる空間があるか、個人の外出・成人の飲酒の自由や呼び捨て禁止など人権は守られているか、食事の開始時間・入浴回数・時間帯、就床時一部屋当たり最大人数等を、参加施設ごとに競い合い、改善に取り組んでいる。また、「危険を予測し、利用者の安全を守る」ための対策の検討と確立について、経験の交流を行いながら、職場で地道に実践しながら、運動として発展させている(69)。

(2)　賃上げから「賃上げも・入所者の人間らしい生活の保障も」へ

一九五五年にはゼロであった重症心身障害児施設は、一九九八年に八八施設（公営は一桁）八七九一名（定員）となった。一九六五年には施設入所者二九五名に対し職員は二三八名であった。賃金、労働条件が劣悪で、腰痛など職業病が続発、人手不足のため閉鎖した施設や入所者を退所させる施設もあり、労働条件改善、増員を求めてストライキが行われるなど社会問題となった。一九七五年にようやく入所者より職員数が上回った。一九九四年には入所者八〇一五名、職員九七七九名と一・二倍(70)になった。とはいえ、大部分が民間経営のため労働条件の改善は牛の歩みであった。それは入所者の処遇にも直接影響をもたらしてきた。そんな中で、入所者の人権を守り、働き甲斐のある職場にしようと、労働組合を作り運動を進める施設が少しずつ出てきた。処遇改善は、職員のためだけでなく、春闘要求に入所者の人権擁護を求める項目が掲げられた。

また、家族と病棟職員が共同で療育研究会を続け、相互に意見の交換を行うなど、重症心身障害児（者）に対する諸課題の改善の努力も進められている。このような運動は全国的に進んでいる。前に問題として取り上げられた開設当時の「府中療育センター」も、読売光と愛の研究助成を受けたり、日本医療労働組合連合会が中心になって、毎年行う医療研究「全国集会」(71)に参加したり、がんばっている。

おわりに

科学技術の進歩は、重症心身障害児の生存を可能にした。そのため、一九五〇年代以降新たな社会問題としての対応が迫られてきた。時は流れ技術がさらに進歩、ゲノムの解析が行われ、遺伝子診断や出生前診断、胎児エコー診断などが日常生活の中に〝浸透〟し始めている。「遺伝子検査」が一九九九年一年間に二万三〇〇〇件行われた(72)。検査によって異常があれば中絶されるのか、厚生省の身体障害児実態調査によれば(73)、脊損I(対麻痺)は二六・三%、脊損II(四肢麻痺)は四二・一%減少している(一九九一年と五年後の一九九六年の比較)。遺伝子検査をする側も受ける側も、十分な体制が整っていない中で(74)、新たな不幸も生じている。生命保険に加入していたが、診断結果で遺伝病が発見されたりすると、保険金の支払いが拒否される事例(75)なども既にある。「もし親となる男女に先天性障害を引き起こす遺伝子が見つかったら、中絶して命を絶ったり、障害を除いたり修正したりして《優秀》な子どもだけをつくるのでしょうか。……命が大切なものではなくなる将来に思えてなりません」(76)。

新しい文明への挑戦として、技術が開く未来への扉として役立てることができるのか(77)、〝効率〟のみを追求し、ナチスの優生思想と同じ事態になるのかが問われている。今から二〇年前に、上智大学渡部昇一教授に「劣性遺伝子を生まないのは社会に対する神聖な義務である」と、その刃を向けられた血友病の息子二人を持つ作家大西巨人は、「まるでヒットラー礼賛だ」と反論。国立遺伝学研究所人類遺伝学部長も、「社会のための選択ではなく、あくまで夫婦間の基本的人権にかかる選択であり、他人が口出しできる問題ではない」(78)と述べている。しかし、〝研究〟の急速な進歩や〝実用化〟の現状をみると、遺伝子操作など科学技術の人間への「適用」について、国民的合意によるルールの確立が急務になっている。そして何よりも必要なことは、障害やハンディを持つ人を受け入れることのできる社会を創ることである。

様々な問題もあるなか、『五体不満足』(79)のベストセラー化、パラリンピックでの障害者自身の頑張りと数々の感動の場面などがあり、「障害」に対するイメージの変化が進んでいる。その結果、障害者や家族のなかに、変化と新たな動きが各地で始まっている。「私達は頭部外傷後遺障害を持つ患者と家族の会です。一人で悩まず、みんなで語り合いましょう」(80)と、障害の種類や原因の違いを超えて助け合う。また、障害児を生んだショックから抜け出し、明るく子育てに取り組めるようになった〝体験集〟『仲間大勢いるよ』を編集した母親のグループ「マザー」(81)や、「ぼくの彼女は車いすですが」(82)を「朝日新聞」声欄に投稿した大学生は、「ほとんどの社会システムが、障害者を拒絶するか、過剰に優遇するかの、二つしかない。だから彼女はいつまでも「普通の人」として暮らせない」と述べるなど、前向きな姿勢が多く見られるようになった。

また、まだ数は少ないが、障害者自身や難病患者が自分の〝性〟の問題、悩みを卒直に語っている（語れるようになった）。肉体は自らの力（意思）だけでは動かすことができないのに、病気が進行しても性への渇望は消えない(83)。少し前になるが、女性障害者の〝性〟についても語られている(84)。人間として当然のこととはいえ、これまでは〝障害〟の蔭に隠れて問題にされてこなかった。解決はこれからの課題である。早期発見・早期治療で脳性まひなど（放置すれば重い障害を残す場合が多いが）、訓練によって歩ける、学校へも行ける。『一匹のあり』『くるま椅子の歌』でも実証されている。

障害者が社会の中で〝普通〟に暮らせるようになるには、差別を解消・根絶する必要がある。人がひととして尊重され、生涯を送ることを可能にするためには、「基本的人権」の基礎である日本国憲法の精神の空洞化を許さないことが必要である。そうすることよって、ひとはみな、同じ空の下で、ともに生きることができる。現実は理想（人権尊重）通りにいかないが、未来を信じて努力していきたい。

表28　小年表　重症心身障害者の歩み

1945年11月	新憲法公布　　11月近江学園開設
1946年５月	新憲法施行　　12月**児童福祉法制定**
1948年３月	近江学園・児童福祉法にもとづき滋賀県立となる（公立精神薄弱児施設第１号）
12月	世界人権宣言（第３回国連総会で）
1949年	国立身体障害者厚生指導所（神奈川県相模市）が国立身体障害者センターとなる
1949年12月	身体障害者福祉法公布
1950年５月	児童福祉法改正・虚弱児施設と肢体不自由児施設に分離
12月	**身体障害者福祉法施行**－満18歳以上の身体障害者の更生を援護する
1951年５月	**「児童憲章」制定**
1951年６月	**社会福祉事業法施行**　　12月厚生省・第１回身体障害者実態調査（以降５年に１回）
1952年	厚生省肢体不自由児実態調査
1952年７月	手をつなぐ親の会（全国育成会）結成
1952年11月	国立別府保養所（戦傷病者を医学的管理のもとに保養）→1964年国立別府重度障害者センターに改称
1953年	国立伊東保養所→1964年国立伊東重度障害者センターに改称
1954年10月	社会局更生課「全国身体障害者実態調査」推計78万5000人
1957年５月	全国社会福祉大会　「法によって措置されない矛盾」重症心身障害児の問題が提起された
1958年11月	重症心身障害児対策委員会が設置される（全国社協に）
1958年	重症心身障害児施設「島田療育園」の経営主体・日本心身障害児協会発足
1959年	重症心身障害児施設の草分け「秋津療育園」発足　草野熊吉理事長
1959年11月	「児童権利宣言」（国連総会）
1960年７月	身体障害者実態調査実施**・身体障害者雇用促進法公布施行**
1960年８月	「児童福祉行政の刷新強化の意見書」重症心身障害児に対する意見具申
1961年５月	島田療育園発足（重症心身障害児施設・厚生省研究費として400万円補助金）
1961年	障害福祉年金支給開始　　11月全国肢体不自由児父母の会発足
1962年	「重症心身障害児対策促進について」重症心身障害児対策促進協議会が答申
1963年４月	びわこ学園完成（近江学園より発展）
1963年５月	「児童白書」を発表（初） 全国言語障害をもつ親の会結成　・心臓病親の会発足
1963年６月	水上勉「拝啓　池田総理大臣殿」（中央公論６月号）　黒金泰美「拝復　水上勉様」（中公７月号）
1963年７月	「重症心身障害児療育実施要綱」（次官通知）重症心身障害児療育を行う施設に国庫補助
1964年３月	「日本筋ジストロフィー協会」　６月重症心身障害児を守る会発足
1964年11月	東京パラリンピック　　子供の未来を開く親の会発足
1965年４月	国立小児病院開設.　『くるま椅子の歌』（婦人公論）10月号（水上勉）
1966年７月	「特別児童扶養手当法」重度の身体障害児に拡大
1966年８月	重症心身障害児数17,300　脳性まひ・13,100　その他の疾患・3,400（児童家庭局）
1966年12月	国際人権規約AB，第21回国連総会で採択…1976年発効
1967年４月	**東京都に革新都政誕生，その後の福祉政策，国にも大きな影響を与えた**
1967年８月	児童福祉法一部改正（重症心身障害児施設の創設等）．重症心身障害児施設は医療法上の施設であると同時に児童福祉法上の児童福祉施設となった．「自閉症親の会」結成 国立療育所の重症心身障害児病棟に知事は治療を委託することができるようにした
1967年９月	厚生省・重症心身障害児対策五ケ年計画を発表
1968年４月	府中療育センター開設　　厚生省児童家庭局に「育成課」「障害福祉課」を設置
1969年12月	**心身障害者扶養保険制度実施**（親が死亡・重度障害になったとき障害者に年金を支給）
1970年５月	**心身障害者対策基本法公布**（議員立法）　　**心身障害者福祉協会法公布施行**
1970年10月	重症心身障害児数（全国推計数）総数7,700名（厚生省児童家庭局）
1971年	「社会福祉緊急整備５ケ年計画」重症心身障害児要収容の収容不足解消計画
1974年４月	東京都，親の希望があれば希望者全員就学制度（どんなに障害が重くても）
1974年６月	重症心身障害児（者）特別福祉手当
1975年12月	「障害者権利宣言」第30回国連総会採択
1976年	76年度末，約13,000床が整備され，施設入所希望者を全員入所させるようになった
1979年４月	障害児の養護学校就学義務化（文部省）
1981年	**国際障害者年開始**
1982年12月	**障害者に関する世界行動計画　第37回国連総会**
1989年11月	児童の権利に関する条約第44回国連総会
1993年	**障害者基本法に改める（心身障害者対策基本法を）**
1994年12月	**『障害者白書』総理府初めて発行**
1996年11月	身体障害者実態調査　293万3000人（厚生省）
2000年５月	**交通バリアフリー法制定**

筆者作成

（1）水上勉「拝啓　池田総理大臣殿」「中央公論」一九六三年六月号、黒金泰美「拝復　水上勉様」「中央公論」七月号。
（2）「北海道新聞」二〇〇〇・八・五より。
（3）児童福祉法第四三条四項「重症心身障害児施設は……これを保護するとともに、治療及び日常生活の指導をすることを目的とする施設とする」。
（4）深沢七郎『みちのくの人形たち』（中公文庫、一九八二年）。
（5）総務庁『障害者白書』二〇〇〇・一二。白書によると身体障害者三一七万人、知的障害者四一万人、精神障害者二一七万人、重症心身障害児三万七〇〇〇人となっている。
（6）糸賀一雄―一九三八年京都大哲学科卒。滋賀県各課長を歴任。一九四六年近江学園創設に参加・園長。
田村一二―一九三三年京都師範卒。滋野小学校で精神薄弱児教育に携わる。
池田太郎―一九二七年京都師範卒。衣笠小学校で教鞭をとる。
（7）厚生省医務局『医制百年史』（一九七六年）四六七頁。
（8）小林提樹―一九三五年慶応大医学部卒。日赤産院小児科部長―島田療育園・園長。
（9）島田伊三郎―東京駅（八重洲口）前でパチンコ店経営。
（10）『発達障害白書戦後五十年』（日本文化科学社、一九九七年）。
（11）水上勉『くるま椅子の歌』（中公文庫、一九七三年）。
（12）水上勉「寺泊」「展望」一九七六年五月号、『川端康成文学賞・全作品1』（新潮社、一九九九年）に収録。
（13）前掲(1)を読み水上を訪ね、意気投合し「別府・太陽の家」を一緒に作ることになった中村医師が園長をしていた別府整肢園。
（14）『厚生省五十年史』（厚生省五十年史編集委員会、一九八八年）。
（15）「身体障害者福祉法」身体障害者の法的規定、しかし、「職業更生」など……就職自立の可能な障害者だけを対象にし、可能性の無いものは初めから排除していた。
（16）この項の引用は前掲(14)と同じ。
（17）東京都立梅ケ丘病院院長・藤原豪「三十周年を迎えるにあたって」東京都立梅ケ丘病院『梅ケ丘病院三十周年記念

誌』（一九八七年）。

(18)「精神衛生会誌」（東京都精神衛生会、一九六二年七月号）。

(19) 秩父学園―一九五八年六月「国立精神薄弱児施設（教育・研究）」、全国の精神薄弱児施設の児童の保護及び指導の向上に寄与する機関として設置された。

(20) 梅ケ丘病院『精神障害児（者）の看護療育に関する研究 I』（一九五三―七〇年）一九七〇年。

(21) 坂爪紀夫「反すう嘔吐の激しい障害児の看護」「小児看護」（へるす出版）一九七九年四月号。

(22) 前掲(17)一三〇―一三一頁。

(23) 青鳥養護梅ケ丘病院分教室は一九七二年、小学部二学級、中学部一学級、教員五名で発足。一九九八年現在小学部六学級、中学部八学級、教員三〇名である。

(24) 梅ケ丘病院の入院患者数・職員数の変遷。一九六一年入院（実数）二五六名／職員総数一二八名／看護系六二名。一九八〇年入院（実数）一六二名／職員総数二四二名／看護系一四九名。一九九七年入院（実数）二一一名／職員総数二一三名（＋外部委託）／看護系一五四名。

(25) 鈴木鋭吉「重度知能発達障害児(者)の体育指導について」「小児看護」一九七九年五月号。

(26) 日本文化科学社『精神薄弱者問題白書』一九七〇年度版、一一〇頁。

(27) 厚生省児童家庭局編『児童福祉三十年の歩み』（財団法人日本児童問題調査会、一九七八年）二二頁。

(28) 糸賀一雄『福祉の思想』（NHKブックス、一九六八年）。

(29) 上林靖子「重症心身障害」川上武・岡上和雄編著『福祉の医学』（第五章）（一粒社、一九七三年）。

(30)「読売光と愛の事業団」。愛児を絞殺した老医師事件で、障害者問題に心痛めた栗原商船会長からの援護資金と読売新聞社の拠出で基金を設立。それまであった「光」と合併、一九七一年に「光と愛の事業団」として発足。

(31)「赤旗」一九七三・六・一。

(32) 本項の記述は、「朝日新聞」一九七一・五・一一―五・一八の特集記事と一五周年記念誌『びわこ学園の一五年』二六七―二六八頁によっている。

(33) 大野智也『障害者は、いま』（岩波新書、一九八八年）一一八頁。

(34) 小川恒夫・白川泰二『「太陽の家」の記録』（日本放送出版協会、一九六九年）二〇頁。
(35) 「大分合同新聞」一九六五・一〇・一四。
(36) 中村裕－九大医学部卒。一九五八年国立別府病院整形外科医長、一九六四年から別府整肢園園長兼務、一九六四年東京パラリンピック誘致・選手団長。
(37) 「朝日新聞」一九六八・一二・八、日曜版。
(38) 「毎日新聞」二〇〇〇・一〇・一九。
(39) 小林美代子「髪の花」「群像」一九七一年六月号、六－六七頁。
(40) 国立身体障害センター創立二〇周年記念・生活体験文集『程』（一九七〇年）より。
(41) 花田春兆『日本の障害者』（中央法規出版、一九九七年）を参照。
(42) 日本臨床社会学会編『施設と街のはざまで』（影書房、一九九六年）。
(43) 李早苗『私には蒼い海がある』（双葉社、一九七五年）二五三－二五九頁を筆者が要約。
(44) 前掲(42)に同じ。筆者が要約した。
(45) 「朝日新聞」二〇〇〇・四・一三。
(46) 「東京新聞」二〇〇一・二・二三。
(47) 「毎日新聞」二〇〇〇・三・一八。
(48) 簱田鶴子『神への告発』（筑摩書房、一九七七年）一三二頁。
(49) 「朝日新聞」一九七二・一二・七、「あれから十年　重症心身障害児の問題㊦」。
(50) 前掲(26)一一一－一一二頁を筆者が要約。
(51) 「朝日新聞」一九七四・五・三〇。
(52) 川上重治『その灯りを消さないで』（田端書店、一九七五年）二四－三二頁。
(53) 「朝日新聞」一九七四・一〇・八。
(54) 朝海さち子「谷間の生霊たち」「文芸展望」一九七四年夏号、第一〇回太宰治賞受賞（一九七四年）。
(55) 佐藤常男『一匹のあり』（社会福祉法人・太東町社会福祉協議会、一九六九年）（再販発行者・社会福祉法人東京コロニー理事、東京都葛飾福祉工場所長・荒川善郎、一九八一年）。
(56) 近藤礼子『歩け礼子よ！』（草土文化、一九六八年）。
(57) 前掲(33)二一五－二二六頁を筆者が要約した。
(58) 前掲(43)に同じ。
(59) 長沼雅美『ふれあいの愛のなかで』（中央出版社、一九八二年）。
(60) 北浦雅子『悲しみと愛と救いと』（佼成出版、一九六六年）。
(61) 前掲(43)二三八－二三九頁を筆者が要約。
(62) 堀江重信『障害乳幼児の発達と医療』（青木書店、一九八〇年）三一八頁。
(63) 大江健三郎『個人的な体験』（新潮社、一九六四年）。
(64) 大江健三郎『新しい人よ目ざめよ』（講談社、一九八三年）。
(65) 曽野綾子『神の汚れた手　下』（朝日新聞社、一九八〇年）四七頁。
(66) 「読売新聞」一九九九・一〇・二一。
(67) 前掲(54)に同じ。
(68) 千住真理子『聞いて、ヴァイオリンの詩』（時事通信社、二〇〇〇年）。
(69) 第二七・二八回医療研「全国集会」重症心身障害児分科会報告より。
(70) 『発達障害白書・戦後五〇年史』（日本文化科学社、一九九七年）。
(71) 医療研究「全国集会」、国民医療研究所・日本医療労働組合連合会共催、一九六九年第一回、二〇〇一年二九回。
(72) 「朝日新聞」二〇〇〇・七・二九。
(73) 『障害者白書』二〇〇〇年、表2-1-13「障害者の疾患別に見た身体障害児数」より。
(74) 「朝日新聞」二〇〇〇・七・九。
(75) 「朝日新聞」二〇〇〇・七・三〇。
(76) 「朝日新聞」二〇〇一・一・三一。
(77) 「日本経済新聞」二〇〇〇・七・一四、八・一五。

（78）「朝日新聞」一九八〇・一〇・一五。
（79）乙武洋匡『五体不満足』（講談社、一九九八年）。
（80）「世界」一九九九年九月号一一五－一一九頁「取り残される重度後遺障害者」家族の会・わかば。
（81）「朝日新聞」二〇〇一・一・三〇で紹介。
（82）「朝日新聞」二〇〇〇・一・三一。
（83）栗原征史『命の詩に心のVサイン』（ラ・テール出版局、一九九九年）、「毎日新聞」（一九九九・七・四）で紹介。
（84）前掲（48）に同じ。

第12章　寝たきり・痴呆老人の戦後史

「寝たきり老人・痴呆老人」は、二一世紀前半の日本がかかえる大きな社会全体の課題である。人口の少子化・高齢化に伴い特に要介護高齢者といわれる寝たきり老人・痴呆老人の社会的な処遇・対応が医療・福祉の対象としてだけではなく、政治・経済も含めた社会全体の方向性を決める鍵を握っているともいえる状況にある。

一　「寝たきり老人」「痴呆老人」の登場

寝たきり老人・痴呆老人問題を明確にするには、社会的発生から歴史的に振り返ってみる必要がある。

(1)　六〇年代後半～七〇年にクローズアップ

寝たきり老人の存在が社会の問題としてクローズアップされ始めたのは、一九六〇年代後半である。東京都社会福祉協議会（都社協）が全国に先駆けて初めて「寝たきり老人実態調査」を行ったのが一九六七（昭和四二）年(1)で、その後全国社会福祉協議会（全社協）(2)、厚生省(3)が実態調査を行う。そのきっかけとなったのは、第一には人口の高齢化が明らかになったことと、その中で最も重要な課題の一つが「寝たきり老人」であったこと、第二には家族内の問題とされた寝たきり老人の介護問題が家族内の私的な問題ではなく、社会全体で対応しなければならない課題だということが認識され始めたこと、第三にはマスコミで老人介護の問題がクローズアップされるようになったことが上げられる。

マスコミに介護問題がショッキングに取り上げられた記事として、一九六七年五月、大阪和泉市で中気の老妻を看護していた八〇歳の老人が、妻の枕元で急死したという事件や、また大磯の有料老人ホームで七二歳の老婆が死体のままで二週間以上も放置されたことなどがある(4)。

また、痴呆老人がクローズアップされるきっかけを作ったのは、有吉佐和子の小説『恍惚の人』(5)である。主人公が雪の中を歩き回り、家族を認識できなくて死に至る様は、人々に加齢・老化の先に痴呆状態という身震いがする状況があることを如実に示すことになった。これは有吉が外国の取材を元に、日本の現状から将来のあり方を予測したものである(6)。有吉は小説『複合汚染』でいち早く環境問題を国民に問題提起をしたが、その先見性と小説を通して国民にその実態を伝える重要な役割を果たしてきた。

一九八〇（昭和五五）年には市民運動として「ボケ老人をかかえる家族の会」が発足し、その活動が全国に波及していった。その後、一九八六年に羽田澄子監督の映画「痴呆老人の世界」で演技ではない痴呆老人の実態を国民は目の当たりにし、痴呆をより身近にしている(7)。

老人の介護から発生する事件を新聞・マスコミが大々的に報じた時期がある。いわゆる「老人介護事件」である。太田貞司が関東近県の老人介護事件を調査したが、次のような結果が出ている(8)。「一九七四年から一九八六年までの一三年間に東京近郊で起きた「老人介護事件」は二九件起きている。老人保健法が実施された一九八三年前後から目立って起きているのが特徴である」としている。その主なものは次のようなものである。

事件内容は心中（未遂を含む）十三件、殺人二件、自殺三件など。「死にたい」と嘆く病母を娘夫婦が近くの川へ連れて行き入水自殺を見届けて、後追い自殺を果たせなかったとされた事件（埼玉、一九七七年一二月）、脳軟化症の妻（七七）を元新聞記者の夫（八六）が「看病に疲れた」と絞殺、自分も自殺をはかったが死ねなかったとされた事件（神奈川、一九八三年五月）など。世帯構成は夫婦、または親子二人だけが一六世帯と圧倒的に多かった。援助を得られないまま破局を迎えたケースだ。介護期間は十年以上が六人いたのに対し、一年以内も六人いて介護の初期も危険なことを示していた(9)。

一九七〇（昭和四五）年に高齢化率が七％になり「高齢化社会」の到来といわれ、それ以降三〇年間は、全人口に占める高齢者人口の比率が年々急上昇し、一九九五（平成七）年に一四％になり「高齢社会」となった（図48、49）。医療技術の進歩に伴い平均寿命が延び長生きできる時代になったのに、そのことが人々の幸福感につながらずに、かえって社会問題となった。それは、老化に伴い身体的にも精神的にも自分自身を保てずに、誰かの〝世話〟〝介護〟が必要な状態、つまり寝たきり・痴呆状態になること、その〝介護〟を安心して受けられる社会的な体制がなく、どこで、誰の世話になるのかによって生きながらにして天国・地獄を味わうことを国民は身をもって知ることになるからである。

図48　総人口と65歳以上の人口数

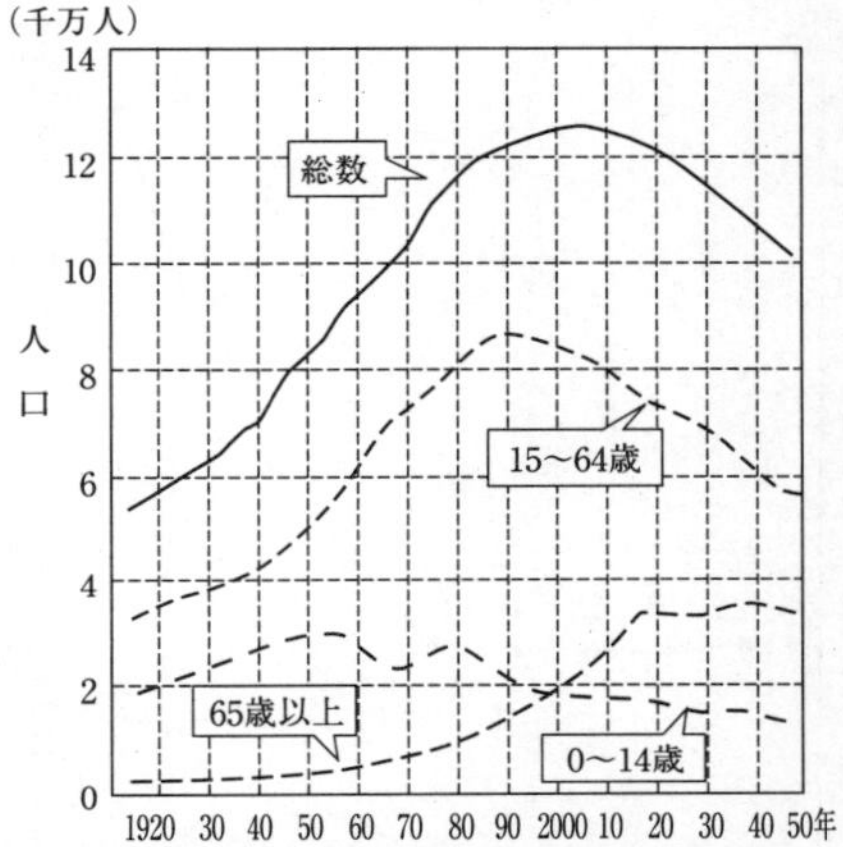

出典　総務庁統計局『国勢調査』，国立社会保障・人口問題研究所『日本の将来推計人口』(1997年１月)による．

(2)　一九五〇年代・六〇年代の状況

社会問題化する前の一九五〇、六〇年代には、寝たきり老人・痴呆老人はいたには違いないが不十分な調査しかなく前面に出て

図49　総人口に占める65歳以上人口の割合

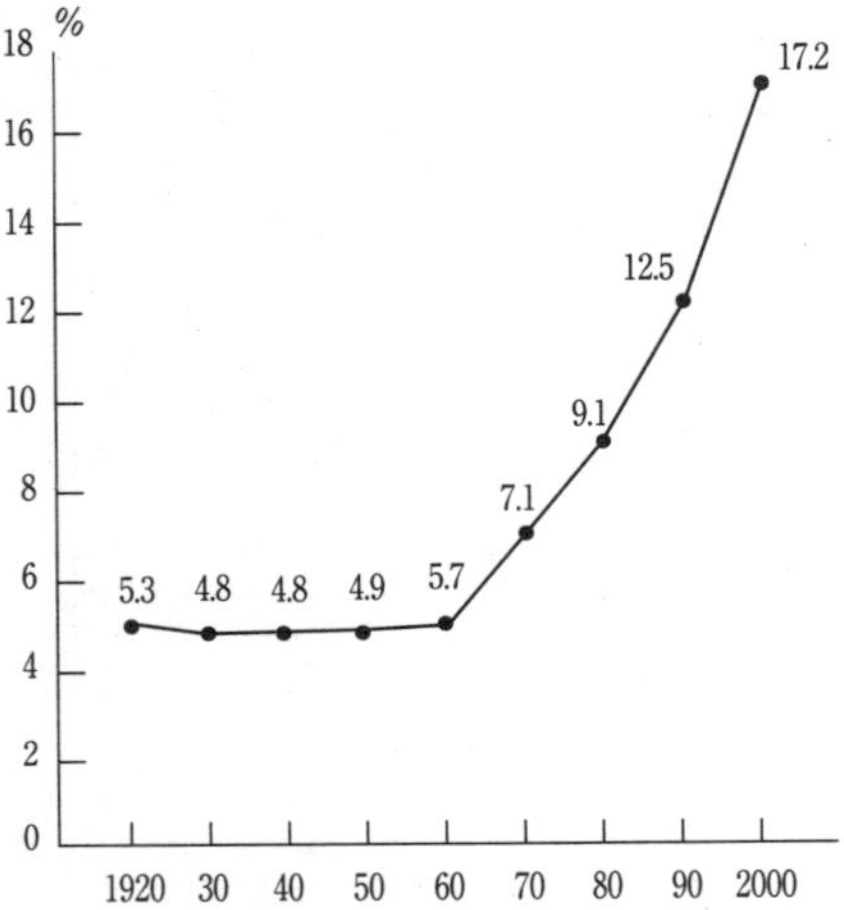

出典　図48と同じ.

こない。数少ない資料をもとに推測も交えながらその実態を明らかにしてみよう。

一九四五（昭和二〇）年、第二次世界大戦の敗戦によって日本の青年たちの多くは戦死・事故死・病死した。どの地域でも残ったのは女性と子どもと老人である。その老人が老いて寝たきり・痴呆になったことは容易に想像できる。まして信頼し期待していた息子や家族が戦死したことによる精神的ショックも加わり、生きる意欲を失い呆然とする老人も少なくなかっただろう。

そのほとんどの寝たきり老人は、在宅、つまり家で家族の介護を受け、そして家で死んでいくことが普通だった。寝たり起きたりと今でいう「虚弱老人」状態で隠居ということで長く生きる老人はいた。農家では、縁側に座って日向ぼっこしながら豆を乾かしたりしている様子はよく見かける光景だった。それがトイレまで自分でいけなくなった時点、あるいは他人による下の世話が必要になった状態では（介護保険の要介護度でいう「要介護四、五」）、長期間寝たきりになっていたのではなく、寝付いてから比較的早い時期に死亡していたようである。

(a)　放置、悪臭の老人室、家の中での姥捨て、自殺する寝たきり老人

たとえば、六〇年代までの寝たきり老人の世話について、岡本祐三は著書の中でこう書いている(10)。「高齢者は重い病気になっても、都市部でさえも病院に入院するということはほとんどなかったから、多くの高齢者は数日から数

週間自宅で床について亡くなった」。
青森県津軽半島で歴史研究家の話として、朝一家総出で田んぼへ行く前に、枕元におにぎりと水を置いておき、昼間は「なげておく」(放置しておく)のが普通で、全く起きられなくなったら、もう「終わり」というのが皆の了解だった。そうなると食べ物も水も与えないようにして、要するに苦しませないように死期を早めた。老人もそうなると覚悟を決めて、そういう扱いを黙って受け入れた。だから何年も床につくなどということはなかった。まして五〜一〇年寝たままなんてことはあり得ないといっている。
また、一九五〇・六〇年代の寝たきり老人の在宅療養の一端が、往診という形で医師が家を訪問した状況を記録した中にみることができる。一九六八(昭和四三)年に大学を卒業したばかりの若い都会育ちの宮原伸二医師が、秋田県の鳥海山麓の村で農村医療を実践した記録である『村づくり聴診記』の中でこう述べている(11)。

多くの寝たきり住民は、いわゆる老人室といわれる茶の間の奥の日当たりの悪い、じめじめとした部屋に寝かされており、中には、おむつをあてがわれ枕元ににぎりめしをおかれ、一日中放置され、部屋の中は、たれ流した大小便の臭いで悪臭がたちこめている例もある。私の調査では、日中の看護者がだれもいない寝たきり住民家庭が五〇%にもなった。

また、一九五三(昭和二八)年から山口県須佐町で開業してきた縄田皆夫医師の記録は、次のような内容を記している(12)。往診にいったところ八〇歳の老婦が死亡していたが、家族はほとんど無表情で本人には関心を示さず、死亡診断書を書いてくれることだけ期待されているようだった。死亡した翌日の夕刻、その家の前を通ると、たくさんの人影が障子にうつっていて、飲み食いが行われ、談笑の声が聞こえてきてやりきれない気持ちで胸がふさがったという。「むかしは、働けなくなった老人を山に捨てたという、姥捨の伝説が事実か知らないが、そういうものがあったと聞いている(13)(14)。現在の農村では、家の中で姥捨が行われているのである」。

北海道の社会福祉法人神愛園の「将来を語る」という座談会での記述では、寝たきり老人は母屋ではなく納屋に寝かされていたことが記述されている(15)。往診に行くと裏に回ってくれといわれ、いってみると火の気のない、玄関もない納屋にポツンと老人が寝かされている。母屋に移したほうがいいといっても、新しく建てた家には居場所がないという状態だった。

さらに深刻なのは、今井幸彦が『日本の過疎地帯』の中で述べている寝たきり老人の自殺だ(16)。

いずれにしても過疎の社会的影響の中で一番大きな問題は、その地帯に取り残された、あるいは残らざるを得なかった老人への配慮、対策である。……中国新聞編『中国山地』のなかに、過疎地帯における老人の悲惨な最後を調査したものがあるので紹介したい。場所は島根県の奥地邑智郡、そこで一九六六年の一年間に一〇人もの老人が首吊り自殺をしていることだ。同じ年、同地方での交通事故による死者が三人というからこの一〇人という数字の持つ意味は極めて重い。……中風などの半身不随の身体では、付添いでもなければ入院治療もできない。またそれほど経済的に余裕のある家庭は少ない。老人ホームもそうした重症の患者は入れてくれないのだ。からだの不自由な老人を家に残して出稼ぎにもいけない。といって、医療費や生活費はかさむ。その板挟みに苦しむ家族を見かねて老人は死を選ぶ。家族がいてこうなのだから、生活の底が浅い山村では働き手の夫や息子を失うと、たちまち生きる望みを失ってしまう。一九六八年初頭、新潟地方を襲った豪雪で、また数人の老人が自殺している……。

寝たきりになった老人全部がこういう扱いを受けたわけではなく、床の間の暖かい布団の上で長年、妻や嫁の世話を受ける老人がいたことも確かではあろうが、多くの重度の寝たきり老人は長期間寝たきり生活を送ることはなかったようである。それにもまして貧困と医療保険制度が整わない状況の中で医師に診てもらうのは死ぬ時だけで、多くの要介護老人たちは、「老人室」や「納屋」での生活を余儀なくされ、さらに家族への負担を推し量って「自殺」をせざるを得なかった。

(b) 檻、座敷牢、不潔部屋の中の痴呆老人

痴呆老人は、寝たきり老人とは違った待遇を家族・社会から受けている。在宅での痴呆老人の待遇については、ボケ老人をかかえる会で介護する家族がリアルに実態を明らかにしている文献がいくつもある。著者が東京の千住地域での訪問看護を実践した中で出会った痴呆老人は次のようだった(17)。

タンスから荷物を出して「家に帰る」といって出ていこうとしたり、夜眠らずにウロウロしているとか、またヒモが好きでまわりにあるものをみんな手でちぎってヒモにしてしまう痴呆の女性を介護しているお嫁さんは、パートに行くとき部屋の外から鍵をかけていく。部屋は暖房は全くなく、プラスチックの板が壁にも床にもはりつけてあって氷のように冷たい。嫁さんは悪気があるわけではないが、そうしないと家中尿臭が激しいことと徘徊のために行方不明になるからである。まるで檻に入れられているように見えたし、残念なことに肺炎ですぐ死亡してしまった。

寝たきり老人は歩けないので納屋や老人室にいれられて他から見えないようにされたが、痴呆老人は歩き回り周囲に迷惑をかけたので「檻」とも「座敷牢」ともいえるところに閉じこめられた人も少なくなかっただろう。「座敷牢」と聞くと、すぐに思い出すのが、かつて精神分裂病などの精神障害者の待遇である(18)。精神疾患が忌み嫌われ、家の中の座敷牢で非人間的な扱いを受けた歴史である。こうした過去の歴史から学び反省することなしに、新たに社会

問題となった痴呆老人は精神障害者と同じように扱われてきた。

不十分ではあっても在宅で痴呆老人を介護できた家庭はまあよいのかもしれない。しかし共倒れ・家族なしの痴呆老人は、どこで誰によってどういう世話を受けたのだろうか。

痴呆老人が収容された可能性があるのは、精神病院と老人病院（一般病院）である。というのは、特別養護老人ホームが痴呆老人を受け入れ始めたのは一九八四（昭和五九）年からなので、それ以前は福祉施設に入所することは不可能で、痴呆老人は福祉の対象ではなく医療の対象とされていたからである。

そのことを知る手がかりの一つが、ルポライターの大熊一夫が一九七〇（昭和四五）年にアルコール中毒患者を装って精神病院に入院し、その実態をルポした内容の中にみることができる。これは密室での出来事で国民に衝撃を与えた(19)。精神病院という名の下に痴呆老人が鉄の柵の檻の中に入れられ、暖房もない〝不潔部屋〟で、介護もしてもらえずに人間としての表情を失い、生ける屍のようになっているようすが社会に露呈された。その内容は、一部屋八畳間に畳が六枚敷かれ、それに便所（といってもプライバシーもなく、部屋の隅に便器もなく、ただ穴が空いていてその下を水が流れるようになっているだけ）があるだけの部屋である。表情のない老人がトイレをしているその側で、その水を飲んでいる老人がいる。その部屋の外には「不潔部屋」と書かれ、外には鉄の柵がある。

これは一九七〇年の実話である。統計で把握するのが難しいのだが、一九七〇年には、明らかに精神病院に痴呆老人が入院している。その後それが明らかになりその比率が上がってくる。

(3)　実態調査が対策促す

寝たきり老人が社会問題化したきっかけの一つは、「寝たきり老人の実態調査」が行われてその実態がマスコミを通じて社会全体に明らかになったことである。

(a) 全国ではじめて「居宅ねたきり老人実態調査」行われる

一九六〇年代後半は、さまざまな団体が寝たきり老人の実態調査を始めている。ただ、その内容は高齢者実態調査のようなものが多く、その中で長野県社協が一九六七年に寝たきり老人の実態調査を行っている。

また、〝寝たきり老人〟とはっきりとした対象を「ねたきり老人実態調査」という名称で、しかも大規模な調査が行われたのは、一九六七年、東京都社会福祉協議会（都社協）が実施したものだった(1)。この時の調査の目的を見ると次のように記されている。「傷病などによる臥床老人（ねたきり老人）はその状況が長期にわたり継続し、しかも殆ど回復の見込みがない。このため本人はもちろん家族のうける物心両面における苦痛、損害は、社会保障、社会福祉の不備もあって計り知れないものがある。しかも老人人口の加速度的増大はこれら臥床老人の急増をもたらし、ようやく社会問題化しつつある。本調査は臥床老人の実態を多角的に把握し、今後における施策の資料を得ることを目的とした」。

寝たきりで介護が必要な状態が特殊な存在ではなく、しかも家族による介護ができない・されない状態があり、社会的な施策で対応すべきであることが認識され始めたのが一九六〇年代後半ということになる。

一九六八年に全国社会福祉協議会（全社協）が「居宅ねたきり老人実態調査」を行い、全国の民生委員が中心に調査した(2)。この中で明らかになった統計・数字が、その後の寝たきり老人施策のもとになっている。その概要は次のとおりである。全国の七〇歳以上の居宅ねたきり老人（病気・けがなどで日常ほとんど寝たきり状態にあること）を全国一三万人の民生委員が自宅訪問し面接調査した。その結果、全国の寝たきり老人数は二〇万人を超え、その発生率は一〇〇人につき五・二人となっている。六九歳以下を含めると三〇万人になるだろうと推測している。はじめて全国規模での寝たきり老人数が推定された数である。

その調査のまとめとして、「ねたきり老人問題の重要性とその対策」を強調している。老化に伴い身体機能障害のみならず精神機能障害も増える。寝たきり老人の問題点はそればかりではなく、自己負担が増えること、家族が働きにいけなくなり収入が減ること、家族の介護が過重であること、家族全体に与える精神面の影響の大きさ（家族でレジャーにいけない・陰鬱さ・病人特有の臭気のストレス）などをあげている。「一人のねたきり老人の存在が家族に物心両面に大きな影響を与え、家族崩壊の危機をもたらす原因ともなりかねない」と続けている。

そしてその対策として、寝たきり老人本人・家族・地域社会・国に大別して、介護方法の指導（木製わら布団でもよいからベッドの方がよいことなど）、特別養護老人ホームの拡充、国保医療の一〇割給付の必要性、家族に看護慰労金の支給、家屋改造費の補助、特殊寝具などの現物給付などを早急に考えられるべきだとしている。

この調査の結果を報道機関が取り上げ、社会の関心を喚びだすきっかけとなった。そして厚生省もその対策を一九六九（昭和四四）年度国家予算要求に踏み切った。ちなみに、一九五六年から刊行している『厚生白書』の中ではじめて寝たきり老人問題が取り上げられたのは、一九六九年版である(20)。寝たきり老人対策事業として、①居宅における老人対策　老人家庭奉仕員の派遣、特殊ベッドの貸与など、②施設収容対策　特別養護老人ホームの増床（一九六九年度中に二五〇〇床）などが掲げられている。一九六九年には、厚生省がはじめて全国の寝たきり老人の実態調査を行っている(3)。

(b)　東京東部地域ねたきり老人実態調査から見えてきたもの

しかし、社協や厚生省など行政が行った寝たきり老人実態調査では、正確な実態把握になっていないとし、正確な実態を明らかにしようと市民運動として取り組んだのが、東京足立区にある医療法人健和会柳原病院の増子忠道医師が中心になって行った「東京東部地域ねたきり老人実態調査懇談会」だった(21)。

この懇談会が発足したのは一九七六(昭和五一)年九月で、寝たきり老人の問題とともに訪問看護の制度化の運動が広がっている時期に、東京東部地域の寝たきり老人の実態を正しく把握し、その解決策を見いだしていくことを目的に行われた。足立、葛飾、墨田、荒川、江東、江戸川などの東京六区の保健所の保健婦や福祉事務所のケースワーカー、医療従事者、そして老人クラブなどの人が参加して行われたものだった。

この懇談会の活動の特徴は、①寝たきり老人発見運動であったこと、②市民の教育的な意味合いを持っていたこと、③寝たきり老人の定義の変更、④寝たきり状態の改善の可能性の調査、⑤この運動への参加層の厚さ、⑥調査数の多さ、⑦調査方法の独特さが上げられる。

この調査では、二万人余を対象に、一定の地域に住む六〇歳以上老人全員に一軒一軒訪問して調査した。その結果、老人人口の四・三%が寝たきりであり、この数字は同地域の行政に登録されている寝たきり老人(老人福祉手当受給者)の二倍を超える割合となった。さらに大きな問題としては、行政が把握している寝たきり老人と、この調査で発見した寝たきり老人のダブりが少ないというものだった。つまり、本当に寝たきりになっている人が行政に登録されていなく、それほど寝たきりでない人が登録されている可能性があるということだった。これらの結果は寝たきり老人の施策を作っていく上で貴重な内容を示唆するものとなり、マスコミで大きく取り上げられた。

この活動を通して見えてきたことは、大都市東京の東部地域の寝たきり老人が置かれている悲惨なまでの状況で、本人のみならず家族も疲労困憊で共倒れ寸前で、専門家のサポートも福祉施策も貧困な状況が明らかになった。

一九七〇年代後半は全国各地で寝たきり老人の実態調査が行われて、その老人がおかれている実態とともに、介護する家族の悲鳴にも似た実状が浮き彫りにされ、医療の分野でも福祉の分野でもその対策が徐々に講じられていく。

表29　人口高齢化速度の国際比較　（年）

国　名	65歳以上人口比率の到達年次		所要年次
	7％	14％	
日　本	1970	1995	25
アメリカ	1945	2015	70
イギリス	1930	1975	45
旧西ドイツ	1930	1975	45
フランス	1865	1980	115
スウェーデン	1890	1975	84

出典　『老人福祉の歩み』（厚生省老健局監修）より．

図50　65歳以上のいる世帯数の割合

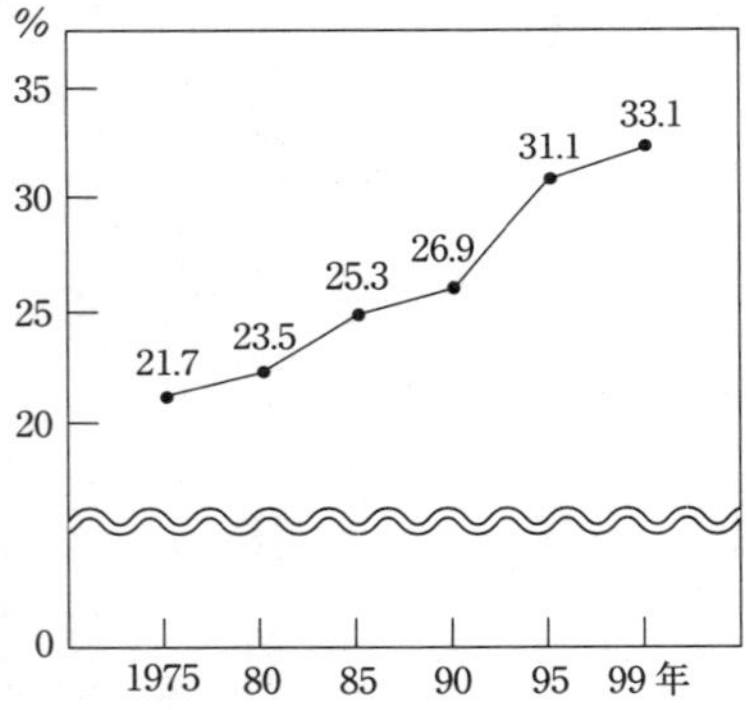

出典　厚生省『厚生行政基礎調査』『国民生活基礎調査』による．

(4)　寝たきり老人・痴呆老人が社会問題化した背景

家族に介護され、比較的早く自宅で死亡していた寝たきり老人が社会の問題として取り上げられ、対策を講じられるようになった背景は複雑に絡み合っている。

(a)　**急激な人口の高齢化**

六五歳以上の老人人口は短期間に急激な勢いで増えているが、六五歳以下の人口は一九九〇（平成二）年を境に減り始めている（図48、49）。全人口に占める六五歳以上の老人人口比率は、一九七〇（昭和四五）年に七%を超えて「高齢化社会」といわれ、「高齢社会」といわれる老人人口比率一四%になったのは一九九五年で、その間わずか二五年しかなかった。他の先進国と比較すると、フランスでは一一五年、スウェーデンでは八五年、短い国としてイギリスでも四五年かかっていて、その期間をかけて高齢化への国民的準備をしているところを、日本はわずか二五年という他の国に例をみないような速さで高齢社会を迎えた（表29）。また、七五歳以上の後期高齢者の急増も要介護者の増加に大いに関係する。国民の実感としては、六五歳以上の老人がいる世帯は、一九七二年には全世帯数の約二〇%で、五軒に一軒の割合で老人がいる家があるという状況だったのが、一九九五年には三一・一%、つまり三軒に一軒の割合で老人がいるという状況になっている。実感としても老人は急激に増えている（図50）。

(b)　**平均寿命・平均余命の延長**

平均寿命は急激に延び、一九七五（昭和五〇）年には、世界で最高の長寿国になった。敗戦直後にいわれた「人生五〇年」という平均寿命五〇年だったのが、四〇年後の一九八五年には男性七五歳、女性八〇・五歳になった。また乳児死亡を除いた六五歳の平均余命を見ると、敗戦直後には男性一〇年、女性一二年だったのが、四〇年後の一九八五年には男性一五・五年、女性約一九年となっている。長寿は喜ぶべき人類の幸福だが、それを手放しで喜べなかったのは、その多くが元気で長寿というわけではなく「老人病」「要介護状態での長生き」となってしまったからである（表30、図51）。

表30　平均寿命と65歳の平均余命

年　次	平均寿命		65歳の平均余命	
	男	女	男	女
1897（明治30）	42.8	44.3	10.8	11.4
1902（〃30）	43.97	44.85	10.14	11.35
1912（大正１）	44.25	44.73	10.58	11.94
1922（〃11）	42.06	43.20	9.31	11.1
1926（昭和１）	44.82	46.54	9.64	11.58
1935（〃10）	46.92	49.63	9.89	11.88
1947（〃22）	50.06	53.96	10.16	12.22
1950（〃25）	59.57	62.97	11.35	13.36
1955（〃30）	63.60	67.75	11.82	14.13
1960（〃35）	65.32	70.19	11.62	14.1
1965（〃40）	67.74	72.92	11.88	14.56
1970（〃45）	69.31	74.66	12.50	15.34
1975（〃50）	71.73	76.89	13.72	16.56
1980（〃55）	73.35	78.76	14.56	17.68
1985（〃60）	74.78	80.48	15.52	18.94
1990（平成２）	75.92	81.90	16.22	20.03
1995（〃７）	76.38	82.85	16.48	20.94
1999（〃11）	77.10	83.99	17.02	21.89

出典　内閣統計局『生命表』，厚生省『生命表』.

図51　寝たきり・痴呆症・虚弱老人数の将来設計

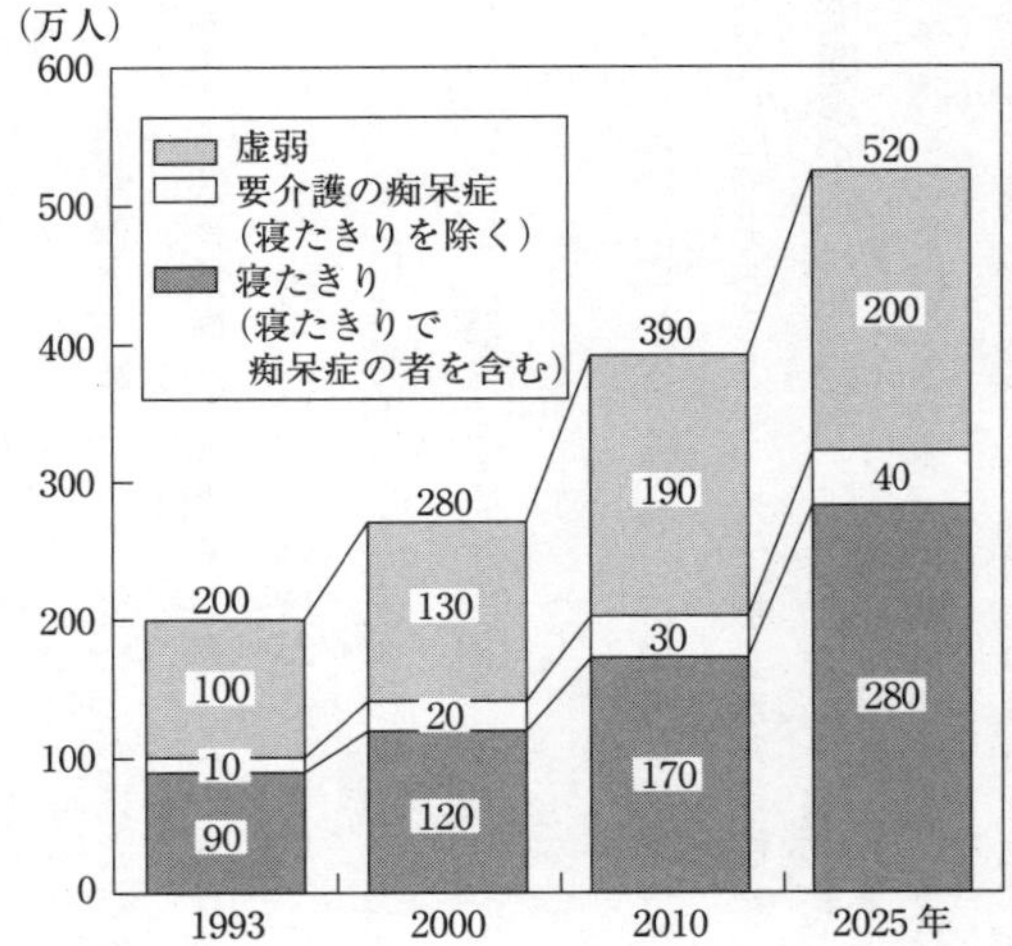

出典　厚生省推計

(c) 要介護老人の急増

老齢人口の急増、特に七五歳以上の後期高齢者人口の急増に伴って、要介護老人数も急増していったことは容易に推測がつく。そこで、年代別に寝たきり老人数とその生活の場（在宅か施設か病院か）を明らかにしたいと多数の資料(22)(23)を紐といたが、結局正確な数値は得られなかった。その時々により厚生省の統計の基準があいまいで変更され、「寝たきり老人」の定義が「半年以上寝たきり・寝たり起きたり」状態をいう時期と、介護する種類によって四種類の介護・三種類の介護などと分けられる時期もある。また、「要介護状態」「寝たきり」「要援護」「要支援状態」「虚弱老人」「痴呆老人」などの言葉の定義が統一されていない。

確かに、その実態を把握する難しい理由はいくつか考えられる。たとえば「寝たきり状態」が単純に病状や障害の程度で決まるのではなく、介護力や経済力など多様な要素がからんだ状態であることや、在宅療養が不可能になった「要介護」老人たちが多数入院したいわゆる老人病院・精神病院の実態が正確に把握できないなどである。

それにしても、大きな課題でさらに深刻化していくだろうことが予測される寝たきり老人・痴呆老人という社会問題に対して、対策を立てていく立場にある当時の厚生省がその実態すら正確に把握していないという責任は非常に大きいし、国民として腹立たしさを覚える。

そういうあいまいな部分があり限界があることを承知した上で、あえて「寝たきり老人数の推移」の推計をすると次のようになる。

要介護老人は、既述のとおり一九六八年の全国社会福祉協議会の調査から全国に二〇万人いると推計された。その後、一九八〇頃年には五〇万人、一九九〇年には六〇万人、そして介護保険開始の二〇〇〇年には一〇〇万人だろうと推測されている。この数字は今後も急増を続ける統計が示されていて、この時期に実態や国民が望む生き方に沿ったその対策を立てないと悲惨なまま次の時代を迎えることになる。

(d) 世話の仕方の変化

六〇年代までの寝たきり老人の世話については前述の通り、短期間の世話で静かに看取ることが中心であり、障害や病気をもった老人をきれいに寝かせきりでなく快適な生活を保障するという介護は少なかったようである。定時の寝返りをさせるわけでもないので床ずれもできただろう。寝たきり状態だったので肺炎にもなったし、誤嚥・誤飲による肺炎・窒息もあっただろう。抗生物質もまだ普及していないとすれば、そのことで命を落とすこともあっただろう。それをみようみまねで様子を見ながら見守るということだったと推測される。いいかえれば、放置しておくことが普通で、そうしておけば早い時期に命が終わったということだろう。

ということは、家族は障害をもった寝たきり状態の介護方法を知らないままに一九七〇・一九八〇年代を迎えることになる。

ところが、一九七〇年代から寝たきり老人の介護の仕方が少しずつ変化してきた。その要因は一つは国民生活が少しずつ豊かになったことと、もう一つはそれに伴って人権意識が高揚したことである。

一九五〇年代後半からの高度経済成長によって国民の生活はやや豊かになり、生活様式も変わり、家電製品の普及・上水道・ガスの普及などで家事労働もやりやすくなり主婦のゆとりも見え始めた。そんな折に寝たきり老人が家にいることになっても放置しておくことは良心からも近隣・親戚など対外的なことからも許されず、全く起きられなくなった寝たきり老人でも見よう見まねでできる限り世話をすることが風潮になっていった。また、マスコミを通して介護の方法を身近に知ることができるようになったことも影響があった。何より国民全体の人権意識が高揚した。

見よう見まねの介護とは、当時は医師の往診を受けられるかどうかという時代で介護の専門家の指導や介護そのものを受ける機会もなかったので、寝たまま食事を与え、おむつを交換し、月に一回の入浴をしてあげるのが精一杯の

図52　65歳以上のいる世帯の構成別割合

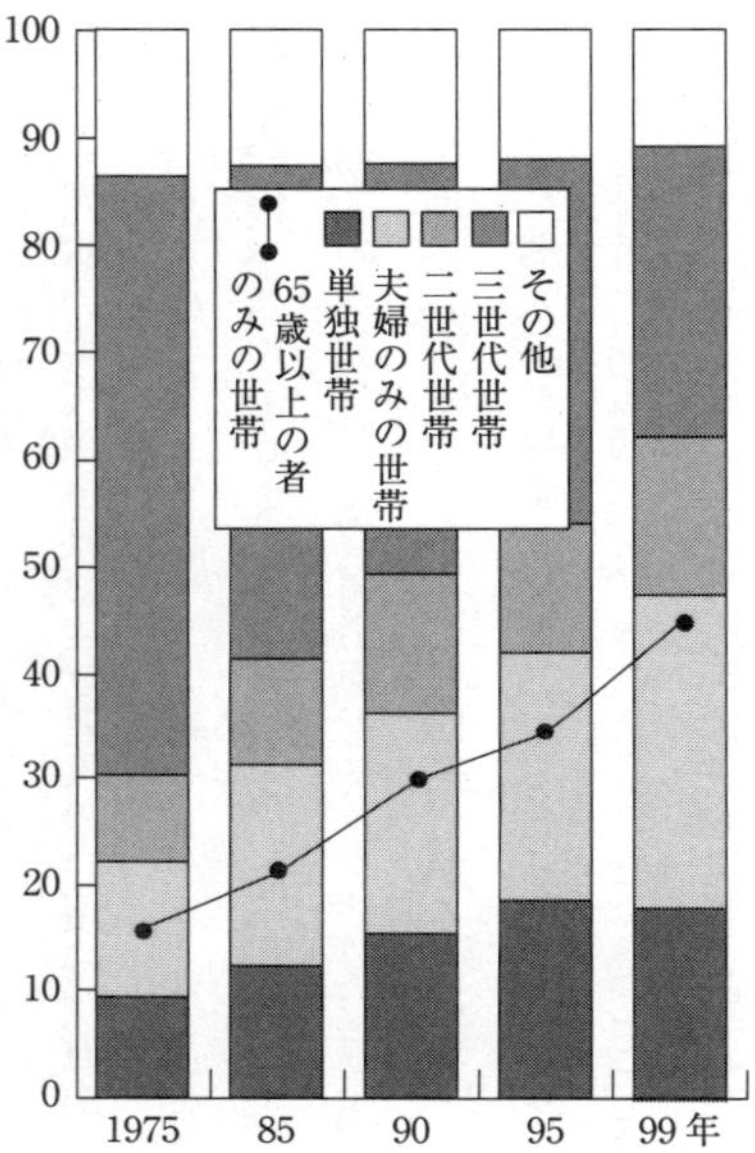

出典　図50と同じ．

介護だった。それでも大変な介護だった。それにしても、放置しておくことが普通という介護ではなく、それなりに生きるような介護を行うようになった。

(e)　介護する家族が家にいない
——家族構成の変化——

介護する家族が客観的に存在するのであれば、その介護方法の工夫や支援で何とかこの時代に対応できたのかもしれないが、そうではなかった。

寝たきり老人問題が社会問題化した最大の問題の一つは、介護する家族がいなくなったことである。子どもの養育と同様に、老人の世話は家族内で行うのが長年の日本の農村社会を中心にした家族制度の中の機能であった。それが高度経済成長で人口が都市に集中し、田舎では若者が都市に働きに行き過疎問題が深刻化し老人だけが残った。逆に都市では急激な人口集中で過密化し、〝ウサギ小屋〟と欧米人に嘲笑されるような狭い住宅に住むことになる。

(イ)　三世代同居が減り、核家族が急増

その結果、三世代以上の大家族は減少し、二世代の核家族が急激に増加する。六五歳以上の老人がいる世帯の中で三世代家族は、一九七二年には五五・八%だったのが、一九九八年には三〇・〇%となっている。また、三世代同居世帯の実数の変化はあまりなく、単独世帯・夫婦のみの世帯・二世代世帯が急激に増加している。結果として核家族率は急増の一途をたどっている（図52）。

(ロ)　一人暮らし・夫婦のみの世帯の増加

六五歳以上の老人がいる世帯のその構造を追ってみると、単独世帯（一人暮らし）が、一九七二年五〇万人（八％）だったのが、一九八〇年には九一万人（一〇・七％）、一九九〇年には一六〇万人（一五％）、一九九八年には二七〇万人（一八・四％）になっている。夫婦のみ世帯も同様に増加している。一人暮らし老人と夫婦のみの世帯の老人がいる世帯の半数弱は、介護するはずだった若い世代がいないのである。

(ハ)　隠れた存在「日中独居老人」の増加

さらに、実際に現場でよく遭遇するのは、住民票上は二世代・三世代家族なのだが、実際に日中に自宅を訪問してみると誰もいない、いわゆる〝日中独居〟老人の存在も見逃せない。増子らの東京下町での調査結果によると、要するに、独居・夫婦のみ・日中独居の老人を合わせると、おおよそ全体の三分の二が介護する家族がいないのが実態なのである。いない家族に介護を期待してもできるはずもない。

図53　雇用者数の推移（全産業）

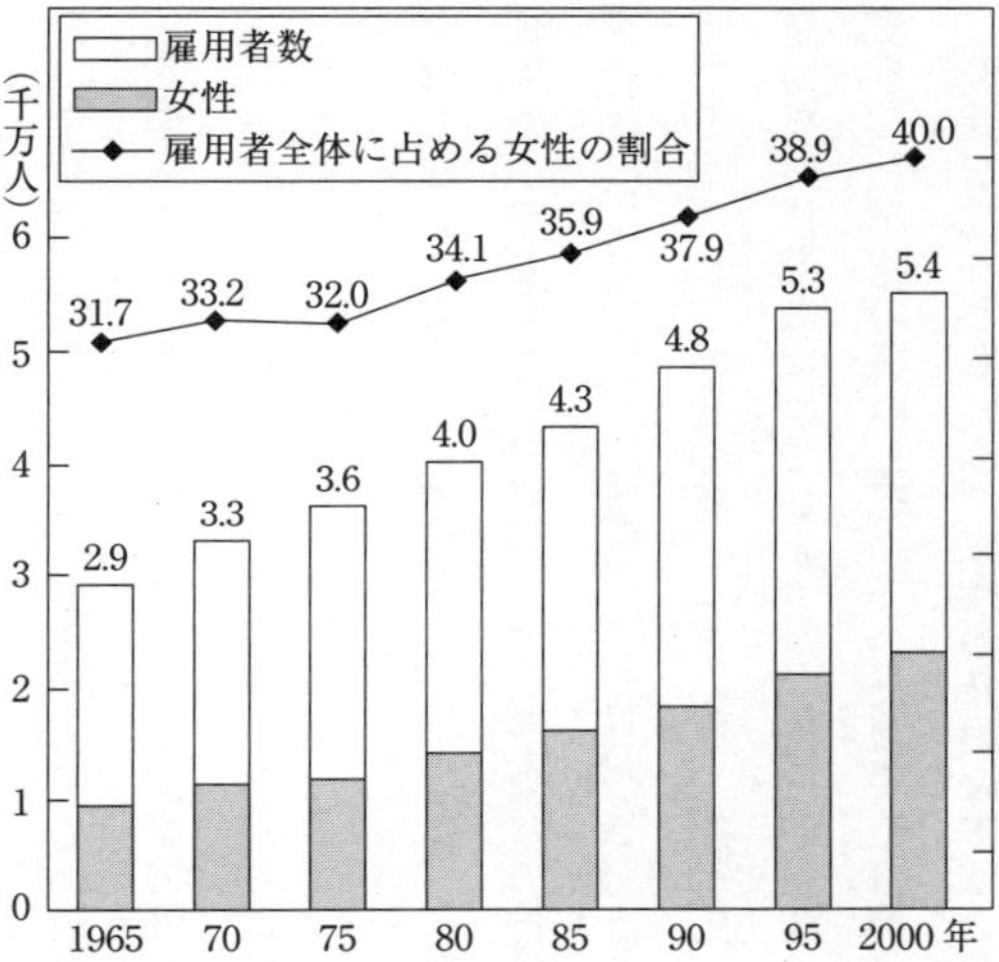

出典　総務省統計局『労働調査』

(ニ)　女性が家にいなくなった――女性の就業率の上昇――

これまでのさまざまな調査では介護者の八割は女性であった。その女性の就業率が上昇した（図53）。そのことが日中独居老人を作り、実際は介護する家族がいない状況になっている。

(ホ)　老老介護の時代——主介護者の変化——

在宅での介護の実態調査では、主介護者がだれかが統計がとられている。それを見ると嫁・妻・娘が圧倒的に多く、全体の八割を占める。その女性たちが仕事で家の外に出るようになったのである。だから、家で介護をするのは、年老いた配偶者になる。体力的に十分な介護は無理な状況なのに、介護している実態がある。

(f)　**介護しない・できない家族**——家族の意識の変化——

家族制度の中での女性（特に嫁）は、老人の世話は当然の役割となっていた。著者が接した八〇歳の女性は、夫の両親（舅・姑）の介護をし、その後夫の介護をして看取った。今度は自分が介護してもらう順番だと思っていたら、同居している離婚して単身の息子（五五歳）が脳卒中になってしまい要介護状態になってしまったので、その介護をせざるを得ない状況になってしまった。自分の生涯は人の介護に終始したといっていた。それでもその世代は家族の世話をすることが嫁の務めと思っていたのでその義務を果たした達成感はなくはないが、本当にこれでよかったのだろうかと疑問が残るともいう。家族の介護をすることが嫁・女性の義務と思っているのは、おおよそ戦前生まれの人間のように著者には見える。

寝たきり老人の世話を家族がしなければいけないかどうかというアンケート調査の結果を見ると、老人の介護を家族、特に女性がしなければならないと考える人が減っているし、また受ける側の老人の意識も年々変わっている。

また、介護しなければならないと思っていて介護する気も時間もあるのだが、どうしても下の世話ができないというような家族もいる。汚いことに接したことがない、生理的に介護ができないという家族もいる。

(g) **安心して快適に過ごせる場所がない**

このようなことから客観的に自宅での介護をしない・できない状態になってきたのに、そのことに対する社会全体の対策が遅れた。その意味は、在宅で家族の介護如何に関係なく本人が住み続けられる社会的な施策が全く不足していたことと、安心して入所・入院できる施設や病院が、量的にもその待遇の内容の質からみても圧倒的に不十分だったことである。

二 収容された老人たち

寝たきり老人・痴呆老人で家族がいない人や家族が介護できない人は、施設・病院に入らざるを得なかった。福祉分野では特別養護老人ホームや有料老人ホーム、医療分野では老人病院、精神病院などの施設・病院である。一九八九（平成元）年以降は老人保健施設も加わった。寝たきり老人・痴呆老人はそうした施設・病院に入所して世話を受けることになるが、そこではどういう処遇を受けていたのだろうか。その施設と介護内容が時代とともに変化していく。

(1) 養老院から特養ホームへ

(a) **救貧法による老人収容施設**

在宅で家族が介護することが基本だった「寝たきり老人」「痴呆老人」だが、身寄りのない老人などの待遇は、養老施設の歴史の中に見ることができる。

一九二九（昭和四）年に制定された救護法の中に、老人や不具廃疾のものを収容する養老院・養老施設その他救護施設が誕生した。これは、その後一九四六（昭和二一）年の旧生活保護法、一九五〇（昭和二五）年の新生活保護法に引き継がれる(24)。

たとえば、社会福祉法人浴風会は、一九二三（大正一二）年の関東大震災の罹災者の老廃者救護のための施設として皇族の恩顧事業として一九二五年にスタートした（設立当時は財団法人）。当時は五〇〇人の老廃者を収容する予定で、現在の上高井戸に浴風園を開設した。つい最近の一九九五年に阪神大震災で多大な被害を被り、家族を失い避難所や仮設住宅での老人の孤独死などで国民全体が心を痛めたが、七〇年前の関東大震災では二〇万人の被災者でさらに悲惨な状況ではなかっただろうかと推測される(25)。

そのような全国の救貧施設・老人収容施設が、身寄りのない老人が寝たきりになっても死ぬまで世話してきた。著名な老人収容施設は、東京市養育院（板橋）、東京養老院（滝野川）、東京老人ホーム（高円寺）、玉泉寺養老院（横浜）、横浜市救護所（横浜）などである。

特別養護老人ホーム（通称：特養ホーム）が、寝たきり老人の収容施設として誕生したのは、一九六三（昭和三八）年「老人福祉法」制定の時である。ただ、ここに収容される条件は、「老衰のため独立して日常生活を営むことのできない要保護者を収容して生活扶助を行う」とされ、低所得者の救貧政策の流れであった(24)(26)。岡本祐三は、「貧困者救済施策の一部として生活できなくなった老人を「生活保護者」として「養老院」に収容した……ここから高齢者対策すなわち貧困者対策、という枠組ができて、このイメージが市民のあいだにその後ながらく〝福祉の世話になるのは恥〟という観念を植え付けたといえよう。……」(27)という。

(b)　老人の入所施設位置付けた「老人福祉法」制定――一九六三年――

高齢者の福祉・待遇にとって大きな意味を持つ一つが一九六三年「老人福祉法」制定である。老人福祉法のもつ意味は、まず一つは、生活保護者・貧民だけではなく、所得に関係なく全老人が対象となったこと、二つ目には、老人の入所（収容）施設がきちんと位置付けられたこと、三つ目には在宅でのサービス（ホームヘルパー・家庭奉仕員）が位置付けられたことがある(28)。

一九六三年ころの社会状況を振り返ってみよう。一九四五年敗戦後の混乱を何とか乗り越え、一九五〇年代後半から国中が高度経済成長一色になって、農村社会も都市社会のありようも家族構造も一挙に変わってきた。農山村は過疎に、大都市は過密となり、核家族が多くなり、ふと気がつくと六〇年代の後半で老人問題が少しずつ見え始めてきた。

そんな時代に老人福祉法が制定されたのだが、そのいきさつは必然性はありながらも半ば強引な厚生省主導の法制定にもみえる。新たな問題への対応として法律を制定するときの背景として考えられるのは、国民からの直接的な要望であるが、この法律の場合はあまりなかったようで、①老人関連諸団体の動き、②政党レベルでの動き、③厚生省内部の動きが混ざったものだった(29)。

当時の厚生省社会局長・大山正は、長尾立子との対談の中で、「当時は、法律ができても中身がないのでは、といった議論もありましてにぎやかだったのですが、とにかく小さく産んで大きく育てるという考えでした。芽を出しておけば将来どんどん発展するだろうということで法律化しました」(30)と述べているとおり、国民自らが自覚し要望となり法律ができたという状況ではなく、高齢化社会を予測しその枠組み作りとして老人福祉法が出来上がったといえよう。

老人福祉法は、行政の高齢者に対する公的な責任を明らかにしたことに大きな意味がある。介護保険が開始された今、公的な責任から手を引こうとする行政の姿勢をみるにつけ、老人福祉法の基本的姿勢はますます重要で評価されていいものである。ただ、児童福祉法には虐待防止の法的義務があるが、老人福祉法にはこの視点が弱いことは、その後に禍根を残した。

(c)「看護老人ホーム」か「特別養護老人ホーム」か

寝たきり老人・痴呆老人の施設ケアのその後に大きく影響を及ぼしたのは、特養ホームのあり方である。特養ホームはその後種々の問題があり国民の期待に応えられないことが少なくなかったが、その要因の一つが制度の中に特養ホームが位置付けられる過程にある。

老人福祉法が制定される以前の養老施設での大きな問題が、病人と常時介護を必要とする人の世話のことであった。百瀬孝は、「……一九五〇年ごろの収容者の二三％は病人であった。……一九六二年に厚生省の養老施設調査でも、臥床中九％、常時介護を必要とする老人が一八％いることが確認され、医学的管理のもとに適切な処遇を行う必要が明らかにされ、ナーシングホーム、あるいは看護老人ホームの構想が練られることになった。「医療法の規定に準じた看護老人ホームの設置」が全国老人福祉事業関係者会議で決議され、老人福祉法制定の前に、一九六三年予算で看護老人ホーム施設整備補助金が計上されていた。しかし、看護老人ホームとは、看護婦が中心になるものであるが、折からの看護婦不足の中でとうてい実現できず、また医療関係者の同意も得られず結局特別養護老人ホームとして老人福祉法に規定された」(31)と述べている。

「看護老人ホーム」とは、欧米にある「ナーシングホーム」の日本語訳のことで、この構想は、イギリスが一つのモデルになっているという(32)。一九四七年にイギリスでNational Health Service（国民保健サービス）ができて、いわゆる〝ゆりかごから墓場まで〟の全国民に保健医療福祉が無料で提供されるようになった。その中にナーシングホームという老人の看護・介護中心の施設が位置付けられていたのである。厚生省内では一九六八年に新たに設けられた初代専門官である森幹郎などの、ヨーロッパの先進国の施策を日本に適した形での展開の模索があったと推測される。

それにしても、「看護老人ホーム」は実現しなかった。看護・介護の専門家である看護婦が中心になったケア中心の施設を作るのか、それとも素人が収容してお世話をするという域を出ない特養ホームにするのか、このことがその後の日本の要介護老人の施設ケアを大きく左右することになるのだが、その当時は後者になった。その理由は、前述のように、①看護婦不足、②医療関係者の同意を得られないことがある。医療関係者とは、具体的には日本医師会（武見太郎日本医師会長）のことで、当時の厚生省担当官が直接聞いた話では、「看護婦が独立した形での（主体での）福祉サイドのホームではおかしい（困る）」ということだったらしい(32)。その意味は、看護婦は医療サイドの専門職であり、それが福祉分野で施設の主体となるのがおかしいという意味と、医療サイドにケア中心・看護婦中心の制度を入れこむのは難しいという面があったようである。医師と看護婦の関係ももちろん関係していると推測できる。とにかく、老人の看護・介護中心の施設を医療法に準じた形では作れないということで〝特別〟をつけた特養ホームができたということである。そのため、人員基準は看護・介護専門家の配置や医療面が非常に薄れてその後の矛盾拡大につながっていく。

従来の救貧法以来の養老施設のイメージとは全く別な寝たきり老人の長期ケア施設を作る、いい好機を逸してしまった。

(d) **特養ホームの問題点**

老人福祉法で位置付けられた特養ホームは建前上は国民誰でもが入所（収容）できるようになった。極端なことをいえば、有資産家で家族介護が不可能な場合でも入所することができるようになったことは大きな成果であった。また、特養ホームは全国にすこしづつ増加し収容人数も増えていった。

しかし、国民・寝たきり老人・痴呆老人が求める施設ケアのありようから見れば、問題は多く、何ら解決の糸口が見えないままに時が過ぎ去っていったといっても過言ではない。

著者が出会った事例を紹介しながら、その問題点を列記してみよう。

《九二歳で特養ホームに入所した佐々木さん》

一九八〇年代の東京下町での話。九二歳で生活保護の一人暮らしの佐々木さん（女性）は、長い間六畳一間のアパートで暮らしていた。家の中を這って移動し、買い物と家事は週四回区役所から来るヘルパーが行い、医師の往診と訪問看護で閉塞性呼吸器疾患のため使用している在宅酸素療法の対応を行っていた。その佐々木さんが自宅での生活が継続できなくなったのは、アパートの老朽化のために肺炎になりやすく入院・退院を繰り返すようになったからである。本人は特養ホーム入所に非常に抵抗があった。理由は「養老院」のイメージがいやだったことと集団生活に馴染めないのではないかという不安からだった。しかし、やむを得ず半年後に一〇〇キロも離れた山の中にある、知人の面会も期待できないような特養ホームに入所した。九二歳の年である。特養ホームに持っていけるのはダンボール二個分の荷物だけなので、夫の位牌、写真数枚、夏冬の着替え、洗面道具、これだけでもう入らない。あとは思い出の品も全部処分しアパートも引き払った。

入所一週間後に面会に行ってみたところ、佐々木さんは別人のようになっていた。四人部屋のベッドの上にちょこんと正座し、ぼうっと宙を見ている。することが何もないし、見たいテレビも見ることができず、排尿のたびに周囲に気を使い、九〇歳を超えてからはじめて集団生活をするのはつらいと涙したが、もう帰る家はなかった。

佐々木さんの例を見ながら特養ホームの問題点を整理すると次のようになる。

(イ)　二年待ちの入所……つまり入所できない

「特養ホームに入るのには二～三年待たなければならない」「特養ホームに入るまでは、数カ所の老人病院を転々としなければならない。だいたい途中で死んでしまう。生き延びて特養ホームに入るような人は体力がある人で、入ったらそこで長く生きる。だから特養ホームは空かない」などというのが、市民の率直な声だった。

図54　特養ホーム等の入所者数の推移

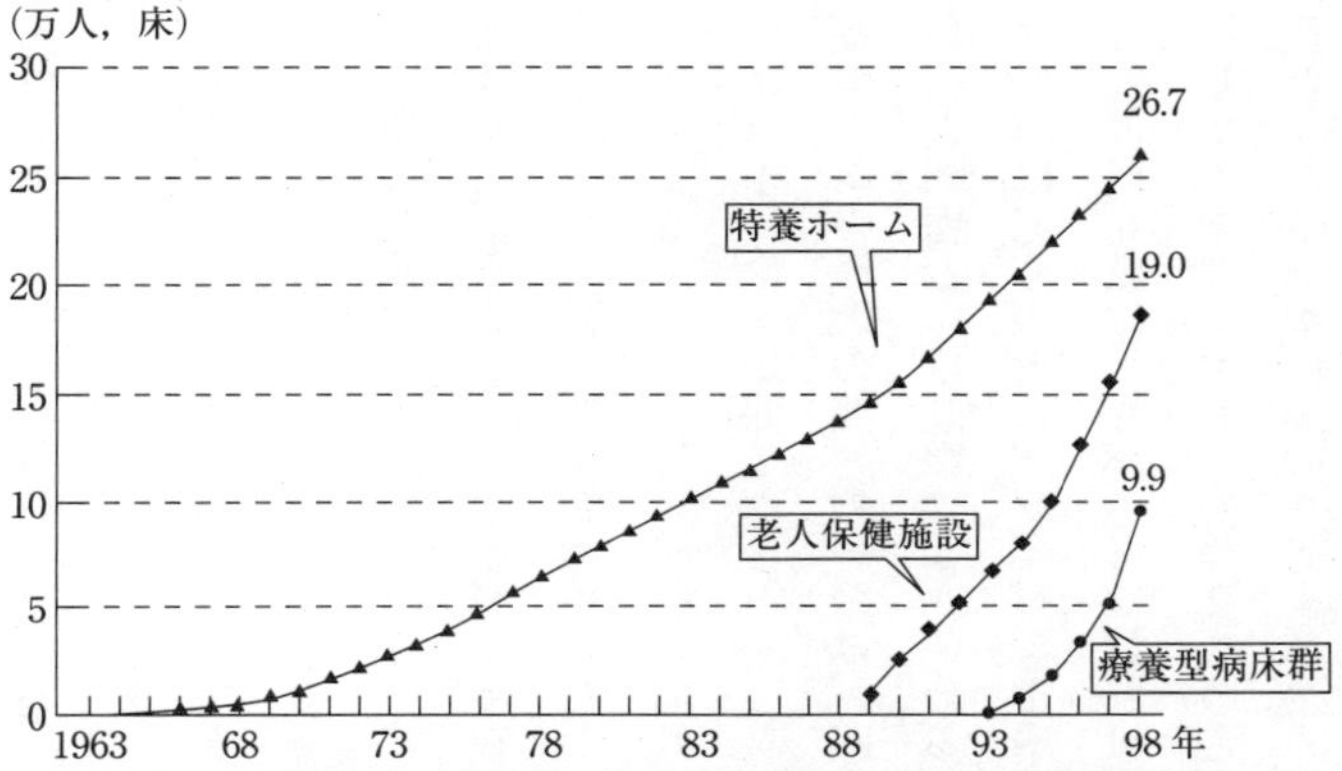

注　このほかに介護力強化病院の病床が134,417床，老人性痴呆疾患療養病棟の病床が5,360床ある（1998年　厚生省老健局調べ）.

出典　厚生省『社会福祉施設等調査』『老人保健施設調査』『医療施設調査』

どうして入所できないのか。それは圧倒的に特養ホーム数・入所定員数が少ないからである。一九七〇年に入ってやっと入所者が一万人、一九八〇年には約八万人、一九九〇年には一六万人、そして介護保険が始まる直前の一九九八年で約二七万人である（図54）。もちろん少しずつ増えてはいるが、隠れた需要から見れば必要数の三分の一もカバーされていないと推測できる。

(ロ)　痴呆老人が入所できない

特養ホームは、寝たきり老人を対象としてきたが、要介護老人のもう一つの柱である痴呆老人は、介護・ケア（福祉）の対象とはされず、医療の対象とされていた。そこで在宅療養が不可能な痴呆老人は、特養ホームには入所できず、精神病院や老人病院に入院するしかなかった。それが入所の対象となるのは、後述するように一九八四年からである。

(ハ)　人里離れた場所への設置が「姥捨て山」の印象に

特養ホームが住み慣れた地域の中にあれば、比較的抵抗なく入所を選ぶことも可能なのだが、一九八〇年代までは多くは土地の値段の安い遠隔地に作られることが多く、特に東京では、一九九二年でさえ二三区にわずか五三カ所（定員四五四三人）（六五歳以上高齢者の千人当たり特養定員は五・六四人）しかなかった(33)（都内全域では一〇・七四人、全国では一一・二人）。

㈡　養老院の印象が強く入所したがらない・させたがらない

貧者を収容するという意味での養老院という暗く不名誉な印象が国民に強く根付いているために、特養ホームになって所得に関係なく入所できるようになっても本人は入所したがらないし、家族も親戚などからの非難をあびるので入所させたがらなかった。本来なら在宅ケアが困難なときに入所する特養ホームなので、その需要が高くその入所定員不足が大きな社会問題となるのだろうに、そう大きな社会の声にならなかったのはそういった背景がある。その代わり後述する「老人病院」が陰に隠れてその数を増していく。

㈭　プライバシーが保てない

特養ホームの最大の問題の一つは、四人部屋基準になっているため、プライバシーが保てないことである。それは、原則が四人部屋という基準になっているからである。雑居ともいえる居室にダンボール二個分の私物しか持ち込めないというのは、その人のプライバシーや人格を尊重した待遇とはとてもいえない。また、前述の佐々木さんのように排尿も人の目を気にしながらしなければならず、それがいやなためにお茶までひかえているという状況がある。カーテンなしで人前でのおむつ交換という屈辱的な対応もどうしても納得がいかないことだった。

特養ホームの個室化が取り組まれ始めたのは、一九九〇年に入ってからである(34)。

㈬　医療が保障されない

特養ホームの入所基準は、「六五歳以上の者であって、身体上又は精神上著しい欠陥があるために常時の介護を必要とし、かつ居宅においてこれを受けることが困難な者」となっている。基本的に病気ではない者が対象となるので、人員基準では、医師は入所者三〇〇人に一人、看護婦は利用者一〇〇人に三人となっていて、あとは寮母が介護全般を担当するという基準である。医師も常駐が義務付けられていない（報酬上も）ので、提携医療機関との連携が中心となっている。定員一〇〇人に三人の看護婦では、看護婦の当直も不可能である。

しかし、実態は東京白十字ホーム園長の中川晶輝が、「私の勤めている特養ホームでも九割以上が服薬しており、皮下・筋肉注射は日に五ないし一〇件、時に点滴、静脈注射や酸素吸入など対重症者処置の必要なことがしばしばある……」[35]といっているように、要介護老人は、もともと慢性疾患をもっていて医療管理が必要なことと、急性疾患合併時の対応が特養ホーム基準では難しく、関連病院への入院という対処を余儀なくされる。

さらに、老衰などで死期が迫っていて、そのまま特養ホームで看取りたくても人員などの関係で病院に入院させざるをえないことも少なくなかった。死ぬまで特養ホームにいられないということも、入所している老人から見れば大きな問題だった。

(ト)　寝たきりのままの介護

特養ホームに入所してからの生活の質をみると、自力では全く動けなく寝たきり状態で入所した老人が、その後歩けるようになったということは事例発表などでよく聞く内容であり、適切な食事・環境・介護によって自立できる寝たきり群がいたことは確かである。

しかし、全般的に見た場合に、その生活の質は高いとは決していえない状況が続いている。生活の質を客観的に図ることは難しいが、三つの視点でみてみよう。入浴回数とおむつ交換の頻度と方法、それに日常生活の姿勢である。

中川は、「入浴回数は一人の老人が入れるのは週二回で、自由入浴、軽介助入浴、重介護入浴、機械入浴の四種類に分かれます。……」[36]とあるように、おおむね週二回の入浴回数になっているところが多かった。

また、おむつ使用・交換については、同様に中川は失禁老人のみならず尿意があるが歩行不可能という理由だけでおむつの対象者になり、その交換頻度は一日六回程度いっせいに〝おむつ換え作業〟として行われる。その間どんなに排尿排便があっても、定時まで放置される。それも、公衆の面前で下半身を裸にされ、プライバシーを守られないことも少なくなかったと述べている(37)。本来なら定時交換の回数の問題ではなく、排尿・排便のたびの随時にトイレで座った姿勢での排泄を保障しなければならないが、なかなかそこまでのケアはできない状態が続いている。

もう一つの視点である日常生活の姿勢は、多くはベッド上で寝たままの生活が中心で、食事もギャッヂベッドを背もたれだけ上げて介助する方法だし、排泄も前述のとおりおむつ交換で行う方法、つまり終日ベッド上で寝たきり生活だった。それを寝たままにせず、なるべく起きて車椅子に座った生活にしていこうという取り組みが始まったのは、一九七〇年代半ば以降である。

(チ)　自由がない

本人の嗜好や自由な生き方は、集団生活ではある程度制約があっても仕方ないと思ってしまう。ごく身近なことでは、〝酒を飲めない〟〝居室で好きなときにタバコを吸えない〟〝気分に合わない行事に参加を強要される〟などである。生きていく上での基本的な生活である食事・排泄・清潔・睡眠・移動などについては、それなりの解決方法があるかもしれないが、精神生活面での〝自分らしく自由に生きる〟ということをどれだけ特養ホームで保障できているかはなかなか計ることができないが、重要な問題である。その後少しずつ対応が変わっていく。

(e)　「収容」から「生活」の場への転換——一九七二年——

前記のような問題を解決すべく対策がとられたのは、一九七二（昭和四七）年一二月の中央社会福祉審議会老人福祉専門分科会中間報告「老人ホームのあり方」があってからである。この内容は、「入所者処遇及び職員処遇を重視し、老人ホームを収容の場から生活の場へ高めること。職員配置を充実すること。施設機能を地域社会に供与すること等を指摘」(38)している。一九七〇年代半ばでやっと〝収容〟から〝生活〟の場に変化しはじめた。この対策は、特養ホームに対してだけではなく、福祉分野全般に前向きの改善の施策が取り入れられていった中の一つである。

……厚生省の諮問機関である中央社会福祉審議会は、一九七〇年に「緊急に実施すべき老人対策について」、「老人問題に関する総合的諸施策について」の答申を行い、これらを受けて昭和四〇年代後半（一九七〇年代前半）は、社会福祉施設緊急整備五カ年計画の策定、経費老人ホームB型の新設、老人福祉法の一部改正による老人医療費支給制度の創設など、老人福祉制度施策の整備拡充の時期となった。

一九七三年の秋、わが国は第一次石油危機を迎え、石油価格の高騰は物価を急上昇させ、企業収益を圧迫し、経済の高度成長は終焉して安定成長へと移行することとなった。昭和三〇年代初め（一九五〇年代後半）から昭和四〇年代後半（一九七〇年代前半）までの二〇年間にわたり、わが国は高度経済成長の時代であった。この期間を通じてわが国の社会保障制度は充実、改善が図られてきたが、特に昭和四七（一九七二）年、昭和四八（一九七三）年度の政府予算では、福祉充実、福祉優先の政策がとられ、特に昭和四八（一九七三）年度は福祉元年と言われた……(39)。

このことが福祉現場での矛盾・問題点を改善していく一つのきっかけになった。入所している老人にとって具体的に変わったことは、生活の質がよくなったことだ。前述の三つの視点で見てみると、おむつ交換については随時おむつ交換が本来の介護のあり方だということが浸透してきたことと、それに「寝たきり起こし」が意識的に特養ホームで取り組み始められたことである。〝寝たきり〟は実は〝寝かせきり〟だということに気づき、寝かせきりにしないように車椅子で座って移動できる日常生活を基本にしようという取り組みは続いている。しかし、それを可能にするためには、職員の意識改革だけでは難しく、東京都のように独自に人員加算したところは別として、全国的には職員配置があまり変わらない中での大幅な改善はそうは期待できない状況だった。

(f)　痴呆老人が入所できるようになったのは一九八四年から

特養ホームで痴呆老人を受け入れるようになったのは、なんと一九八四（昭和五九）年からである。

厚生省が痴呆性老人の対策を本気で取り組み始めたのは、一九八六年からである。「……省内に「痴呆老人対策推進本部」が設置され、一九八七年に「痴呆性老人対策推進本部報告」をまとめ、その中で昭和六〇（一九八五）年における我が国の六五歳以上の老人人口全体に対する在宅の痴呆老人の出現率を四・八％とし、人口推計を用いて推計すると、昭和六〇年に五九万人、昭和七五（二〇〇〇）年には一一二万人、昭和九〇（二〇一五）年には一八五万人となり、一五年でほぼ二倍、三〇年でほぼ三倍以上に急激に増大することが予想される」(39)と新たな対策を打ち出した。

しかし、その直前の一九八四年度から特養ホームにおいて、痴呆老人を積極的に受け入れる体制を強化するため、特養ホームの寮母等に対して痴呆性老人の処遇に関する実践的研修を行い、処遇技術の向上を図る「痴呆性老人処遇技術研修事業」が実施されてきたが、一九八六年度よりこの研修施設の整備が全都道府県および指定都市で進められることとなった(40)。

こういう問題は現場でも施策上も少しずつ改善されていくが、基本的な問題は残ったまま介護保険に突入している。

(2)　社会的入院――病院が介護を代替――

社会状況の変化から寝たきり老人・痴呆老人は在宅で家族の介護を受けることが困難になっていった。かといって長期ケア施設と位置付けられている特養ホームはその量・質両面で国民から遠い存在であり、結局行き場のない老人たちは、老人病院・精神病院に入院するしかなかったのである。ちょうどその頃は、一九七三年の老人医療費無料化が実施され長期入院を容易にした。

川上武によると、「……その時期は日本の医療機関が高度成長する時期であり、日本の医薬品産業が高度成長する時期です。だから両者の相乗作用で医薬品産業にとっても病院経営にとっても、長期入院は好ましい現象ということで非常に多くなった。……日本の長期慢性の病人や障害者に対しては、福祉がなすべきことを医療が代行してきた。そのことは一面で日本の医療に大きな歪みを与えたということで『福祉の医療化』」といっている(41)。本来なら福祉政策として社会的施設、長期ケア体制を整備しなければならないのに「病院」という医療の場で介護を代替した。それは寝たきり老人の諸問題を顕在化することなくあいまいにした。その間に利益主義の悪徳病院が入り込む余地があり、〝必要悪〟という意味合いで老人病院への「社会的入院」が進行していった。

(a)　**社会問題化した「老人病院」**　――三郷中央病院事件がマスコミに――

小山秀夫は、「老人病院の社会的問題として、当時、埼玉県三郷市にあった『三郷中央病院』の事件は、忘れることができない。この事件は、老人病院に対する世論を喚起し、老人保健法の創設に強い影響を与えたからである」とし、この事件のことをおおむね次のように述べている(43)。この病院は一九八〇年一〇月二五日に七五床の病院として開設後五カ月足らずで一七七床に増床したものの、院内の内部告発で保健所の立ち入り検査を七回受けた。一九八二年二月五日「老人を食いものにした乱診乱療の悪徳病院」として新聞報道が開始され、元院長は詐欺の疑いで逮捕された。この事件が老人病院バッシングの世論が形成されるきっかけを作った。寝たきり老人を食いものにして、必要な介護をしないで儲けたということで社会問題化したわけだが、その後この病院の職員から聞いた話ではさらにこの問題の根が深いことを物語っている。それは、悪徳病院として連日報道された病院に、その後全国から電話が殺到したというが、それは抗議の内容ではなく、何と「ベッドが空いていないか」「今から入院させてくれないか」という寝たきり老人の家族からのものが多かったという。どうしてだろうか。サービスの質云々ではなく、寝たきり老人をかかえた家族が在宅での介護ができなく、かといって入所・入院できるところがなく苦慮している様子が伺える。

それにしても、これは氷山の一角であり、一九七〇年ころからこの病院のような「老人病院」が隠れた形で急増していき、一九八三年の老人保健法以降は、正式な形で「老人病院」と形を変えていく。医療の中で病院というところで行われていた介護・ケアがあまりに劣悪な状況が続いたことは歴史的にも無念なことであり、そのことはいまだ根本的な解決をみていない。

(b)　「老人病院」しかない

老人病院が正式に制度として位置付けられたのは、一九八三（昭和五八）年の老人保健法施行の時からである。それまでは、老人を介護のためにすぐに入院させてくれ、長く死ぬまででも入院させておく病院を俗称として「老人病院」と呼んでいた。著者が訪問看護婦として働き始めた一九七八年頃には、すでに東京の都市近郊に老人病院があった。在宅療養が困難になった老人の家族はまず福祉事務所に相談に行くが、そこでは特養ホームが満杯で都内なら二～三年待たなければ入所できないことが伝えられ、その代わりということで老人病院のパンフレットをいくつか渡されるというのが定番だった。そこで家族は、その老人病院にいき説明を聞き、施設の玄関を見、お世話料（保険対象ではない）の額を聞き、入院を決めるというのが普通だった。お世話料は当時最低でも八〜一〇万円だった。四〜五万円のお世話料だと下町からは遠く離れた三多摩地域の山の中の老人病院ということになった。

老人病院の介護の実態を地域で働く職員は大まかには知っていたのに、それでも老人病院を紹介するしかない状況だった。入院後の様子を聞き心が痛む事例がたくさんあった。

(c)　老人医療費無料化で老人病院が急増

俗称「老人病院」ができはじめたのは、一九七〇年頃からであろう。それが雨後のたけのこのように急増するきっかけになったのは、老人医療費無料化である。老人医療費無料化は老人の病気の早期発見・治療に貢献し大いに評価されるべき内容であるが、ケア体制が整っていない老人病院への長期入院を促進したという面があることも確かである。一九六〇年代後半から各地方自治体で無料化が行われ、全国の七〇歳以上の老人の医療費が無料化（医療費支給制度）されたのは、一九七三年である。このことによって寝たきり老人の入院を大幅に助長したことと、そのことを正当化していった。つまり、寝たきり老人の介護をできない家族は入院させることに何の抵抗もなくなり、寝たきり老人は特養ホームに入所させるのではなく病院と名が付くところに入院させるものなのだという認識が国民に浸透していった。

その要因は、①「入院させる」というのが、近隣・親戚との関係で世間体がよかったこと。福祉に預けるというと老人を粗末に扱っているように聞こえ、病院に入院させるというと老人を大事にしているような、そういう風潮があったからである。②医師の判断だけですぐに入院させてくれる、③手続きが簡単で福祉のように所得調査などない、④いつまでも入院させておいてくれる、⑤そのうえ、医療費が無料になったということである。ただ、お世話料と付添料の経済的な負担が問題だった。

老人病院の急増には、大きく二つの群がある。一つは、精神病院の病棟を一部内科（老人）病棟に変更し、あるいは、増床して老人病棟を作っていった。もう一つは、民間の一〇〇床前後の中小一般病院が、基準看護を取得した急性期中心の病院としてではなく、老人病院・病棟として寝たきり老人を受け入れていくようになる。

(d)　老人保健法以降の「老人病院」

一般病院や精神病院での老人病院化・病棟化での「社会的入院」は約一〇数年間続いた。正式に「老人病院」が登場したのは、一九八三年老人保健法施行によってである。老人保健法では、入院患者の六割以上を七〇歳以上の老人が占めている病院を「老人病院」とし、「特例許可老人病院」と「特例許可外老人病院」とに分かれる。その後、一九九〇年に介護力強化病院、一九九二年に療養型病床群が新たに作られていくが、どちらにしてもその介護内容はそれほどの改善につながっていない。基本的な問題はなんら解決していない。

(e)　ベッドに縛り付けられる！

老人病院の待遇・介護の実態は書籍・テレビなどマスコミで多数取り上げられたが、その多くはその劣悪さを告発するような内容のものが多かった。

(イ)　Sさんが老人病院より生還！

筆者は一九八六年にこんな体験をした。きわめて珍しい例として老人病院から退院したSさんにその入院中の様子を聞いたのである。

手すりにつかまってやっと歩くことができる独居のSさんが長期入院した。その老人病院の部屋は一〇人部屋で、カーテンもなくベッドが一〇個ぎっしりと並んでいる。付添婦は患者一〇～二〇人に一人だけで、食事介助・オムツ交換などの介護をしている。入浴は多くて一カ月に一～二回、オムツ交換は一日六回で、夜八時から翌朝六時まで交換しないので背中まで濡れたまま一〇時間放置される。食べられる人も患者は全員点滴をする。Sさんが入院した老人病院は特別に待遇が悪い病院でもない(43)。Sさんは、自ら廊下の手すりで歩行練習し自宅退院した。

(ロ)　身体拘束―一九時間の磔《はりつけ》

老人病院の実態をつかもうと取材した大熊一夫がみた老人病棟の実態の一部は、次のようである(44)。

昼間でもこんなに縛るのだから、人手の足りない夜はもっと盛大に縛っているに違いない、と疑って隠密に取材を続けてみた。この病院は、六時になると玄関も職員通路も完全に閉じてしまう。面会の人が入ってくる心配のない夕方六時を期して、夜勤のヘルパーが、ボケの強い老人を縛り始める。一番強固な縛り方は、本人を仰向けに寝かせて、まず一本のひもを脇の下―背中―脇の下と通して頭上のベッドに縛る。これで肩が固定される。次に、両手それぞれを側面の柵に。さらにウエストの部分を一巻きして結び、その端を側面の柵に。最後に両足それぞれを下方の柵に。つまりこれは磔スタイルで、身動きが全くできない。閉鎖病棟Kさんなどは、そんな格好のまま、翌日の面会時間が始まる午後一時まで放置されたこともある。実に一九時間の磔である。しかし、足まで縛るケースはまれで、多くは手・胴・肩どまりである。脳卒中で左手が麻痺していて、右手だけ縛られる人もいる。麻痺した手まで縛られることもある。……こんな目に会う人が、二階の一四〇数人の入院患者のうち多い日で五〇人近く、少ない日でも三〇人ちょっといる。

(ハ)　薬と味噌汁とご飯を混ぜた「ネコママ」

朝日新聞社の記者である生井久美子が一九九四（平成六）年、付き添いの取材のために老人病院に泊り込んだ記録の中にこんな一節がある(45)。

このまぜご飯はほかの病院でも見た。……タツオさん（八〇歳）の夕食のメニューは、豚肉と野菜のすき焼き風煮物、キュウリとハムの酢の物、漬物、ごはん（おかゆ）と味噌汁だった。……付添婦の佐藤さんが、大きなすり鉢に食事を全部ドサっと移してすりこぎでゴリゴリ回した。……佐藤さんは、「こうしないと、なかなか食べてもらえないからね」と屈託がない。わたしも一口食べさせてもらおうとしたら、佐藤さんが粉薬を二袋振りかけて、また、かき混ぜてしまった。食べる勇気がなくなった。コーヒー色になった夕ご飯を、タツオさんは黙々と食べた。これと同じおかずを家でまぜて作ってみた。どろどろで、酢の味が残る、とても食事とは思えない味がした……。

(f) 付添婦依存の介護——労働基準法適応外の過酷な労働——

老人病院での介護を担っていたのは、看護婦ではなく付添婦（家政婦）であった。付添婦とは、病人の介護のために本人・家族が私費で個人的に付き添ってくれることを頼む家政婦のことをいう。これは日本では敗戦直後から始まった制度であり、自宅でも病院でも個人的に家事や介護を依頼する先が「看護婦家政婦紹介所」である。紹介所は依頼元の需要に応じて家政婦を紹介する業で、紹介手数料（一割程度）が収入源となる。家政婦は住所・氏名・年齢などを記すれば登録できる。東北の女性出稼ぎ者やブラジルの女性の仕事として、あるいは死別・離婚後の女性の自立（労働条件を無視すれば、手っ取り早く高額の収入が得られる）の仕事として付添婦をしている実態があった。どの病院でも付添婦をつけるわけではなく、基準看護といわれる病院は基本的に看護婦が身の回りの世話まで行うので原則付添婦は付かなかった。基準看護を取得していない一般病院は、付添婦をつけることが多かった。その費用負担の一部を医療保険で補助するという仕組みがあった。たとえば、前述の生井は、「東京郊外の病院に入院したら、一日の部屋代（差額ベッド代）は、一万五千円。付き添い料は交通費などをも含め一日一万三千円かかった。……二ヶ月後、「もうどこも悪くないから」と退院させられ、東京郊外の老人病院に移った。十二人部屋に三人の付き添いさんがいた。付添料はひと月に二十四万円に膨らんだ。だが、ここは〝基準外〟の病院だったので、医療保険から補助（付き添い看護療養費）で約十一万円、さらに東京都からの補助（看護料差額助成費）の約十三万円が追加され、ほぼ全額戻ってきた」（一九九四年現在）(46)。

付添婦の仕事は、労働基準法適応外であったために過酷な労働が強いられていた。労働基準法適応外の理由は、個人同士の契約なのでお互いに了解すればそれでいいという内容であった。それで多くの付添婦は、①二四時間通し勤務で休憩なし、②休みは年一～二回で一～四週間づつ、③患者の側の簡易ベッドでの断続的な睡眠、④食事は合間を見て自炊（といっても簡便なものを買ってきて）、⑤入浴は銭湯利用で週一回程度、⑥プライバシーがなく、同室者の付添婦とのトラブルも少なくなく、⑦時にトイレ掃除など病院の仕事と思われるような仕事も強要され、⑧検温や点滴のボトル交換などの医療的な仕事もせざるを得なかった。もっとも重要なことは、本来の仕事である介護についてほとんどは、何ら教育や研修を受けることなく、見よう見まね、自己流でやるしかないという状況であった。ただ、報酬は悪くなかった。一人の患者付であれば、一カ月三〇～四〇万円、二人付きであれば一カ月五〇万円以上になった（一九九〇年当時）。

社会的な弱者である農村の女性や帰国女性、または離婚後の女性たちが経済的な自立のために滅私といえる状況で、さらに社会的弱者である寝たきり老人の世話・介護を老人病院・一般病院で行って支えてきた歴史である。その付添い制度は、一九九六年に廃止された。

(g)　高いお世話料

老人病院への入院の問題で家族がもっとも大変だと主張したのは、経済的な負担だった。ちなみに経済的な負担は次のような内容である。医療保険の中では、一九八三年の老人保健法施行以前は医療費としては無料、それ以降は、食事代などとして一日七〇〇円である。保険外の負担では、前述の①付添料（これは一日三七〇〇円を医療保険から補助がある。一九九四年現在。それと実費との差額をさらに自治体が補助する仕組みがあり、ちなみに東京都はほぼ全額補助した）、②室料差額（これは一日、三〇〇〇円程度から数万円までその病院・病室で違う）、③お世話料・おむつ代である。これについて、二木立の全国調査から明らかになったことは、実際のお世話料などは厚生省調査の全国平均二万二五〇〇円の二・九二倍の六万五七四四円であること、それも地域格差・病院差はあるもののおおむね三万〜一五万円の保険外負担であることだった(47)。

いつまで続くかわからない入院。退院できる目途もなく、本人・家族は一カ月少なくとも一〇万円の経済的な負担を強いられていた。それでも納得いく世話を受けられればそのお金も惜しくはないのかもしれないが、前述のような世話・介護の内容のところが多く、家族も葛藤が続いた。それよりも一番不幸なのは、寝たきり老人本人であった。

(h)　良心的で質の高いケアの老人病院

悪質な老人病院がマスコミの大問題になったが、良心的で質の高い介護を提供する老人病院があったことも指摘しておかなければならない。寝たきり老人・痴呆老人の介護問題は、貧富に関係なく起こり、経済的にかなりゆとりがある家庭では、家に二四時間泊まりこみの家政婦に介護を委ねることもあった。それが不可能な家庭や介護する家族がいない場合などは老人病院への入院を選択せざるを得なかったわけだが、高額の自己負担を支払えば比較的質の高いケアを受けられる病院があったことは確かである。お金次第でいい介護を受けられるという面はなくはなかった。

また、徘徊やおむつ外しが多い痴呆老人を抑制（身体拘束）する病院が多かった中で、〝縛らない病院〟として身体拘束をしないことを掲げて先進的に世論に働きかけた病院があったことも確かである。

社会が専門家の質の高い介護の体制をとる対策が遅れたために、貧富の差に無関係に場所を選び、どこにいても快適な介護を受ける状況になることはまだほど遠い。

(i)　中間施設としてスタートした「老人保健施設」

寝たきりや痴呆状態で介護を要する老人の介護施設が、特養ホームと老人病院だけでは質・量両面で不十分な状況が社会全体の認識となっていった。そのことが新たな形の介護施設として、一九八九（平成元）年より「老人保健施設」を誕生させた。在宅型と施設型の中間的な施設という位置付けで、医療保険の適応となり、老人にとっては、入所の選択肢が増えたことと、施設基準などから新築が多く快適な住環境だったこと、手続きが簡便になったことなどから、それ以前よりは利用しやすい状況にあった。ただ、利用料・食費負担が約五万円というのが、特養ホームと比較すると高額な負担となった老人が多い。

一九八九年の厚生省のゴールドプランでは高齢者のケアの柱として位置付けられ、特養ホームに匹敵する入所数を予定し実行に移されている。

三　家族依存の在宅ケア

在宅の寝たきり老人・痴呆老人のことを描いた書籍は多数ある。その多くは家族が介護体験をもとにその戸惑いや大変さ、行政のサービスの不十分さを述べたものだが、介護することによって得られたこと、家族の役割、あるいは寝たきりになっても生き生きと生きる本人の姿など教訓的な内容も多い。特に一九九〇年以降のものが多い。たとえば、向井承子『老親とともに生きる』、佐江衆一『黄落』、門野晴子『老親の介護で力尽きる前に』、上村達雄『夫婦が試されるとき』、沖藤典子『働きながら親を看る』、竹永睦夫『男の介護』など本人の立場から、あるいは家族の思いや置かれている状況がよく伺える(48)。

家で療養生活を送る寝たきり老人・痴呆老人は誰の世話を受け、快適に幸せに自分が望むような生き方ができたのだろうか。また、在宅の寝たきり老人をめぐる状況は改善しているのだろうか。そしてそれを測る指標を何に求めるか。

ここでは、自立した普通の人間が送る基本的な日常生活（食事・排泄・清潔・日常の姿勢・外出・趣味など生きがい）がどの程度保障されてきたのかに視点を当てて探ってみたい。同一地域で継続した視点での調査・報告が全国的に少ないので、筆者が二〇年実践してきた東京・千住地域を例にとって全国的な制度の変遷を組み込みながらその変化を見てみる。

(1)　在宅福祉の変遷

(a)　一九七〇年代後半の東京下町の〝寝たきり老人〟

典型的な二人の寝たきり老人を紹介しよう。二人とも八〇歳の女性でリウマチで寝たきり状態なのだが、家族の介護状況が正反対だった。

まずは、古田さんは夫がつきっきりで介護し、ギャッヂベッドを新調し、それを使って起こして日中はベッド上に端座位（ベッドから足をおろした姿勢での座位）で生活している。同じ敷地内に住む長男夫婦が全面的に協力し、長男の妻が食事を全部運んでくれる。入浴は、長男が週一回、日曜日に古田さんを抱えて入浴させてくれる。老夫婦のプライバシーが守られ、かつ自由にお互いがカバーしあって古田さんの介護をしていた。

もう一人の藤田さんは、ベッドもなく、湿った布団の上で寝たまま洗面器に排尿・排便し、部屋中いつも悪臭だった。介護者の長男の妻であるお嫁さんと折り合いが悪く、お嫁さんは一日二回おにぎりを運んでくることと尿器代わりの洗面器に溜まっている尿を一日一回捨てることしかしない。優しい言葉の一つもない。入浴も五年もしていない。社会的なサービスがほとんどない状況で、古田さんのように自由に生き生きと幸せに生きられる老人と、藤田さんのように家族との不仲のために十分な介護を受けられずに孤独で不快で不自由な寝たきり生活を送らざるを得ない老人とが、地域・在宅には混在していた。その鍵を握っていたのは、「家族の介護力」であった。本人の意思や努力とは無関係に家族次第で幸不幸が決まってしまう、そういう状況であった。

そういう寝たきり老人に対しての社会的なサービスは、大きく二つの方向から接近した。一つは老人福祉施策であり、もう一つは医療側からのアプローチである。どちらにしても、気がついた人が少しずつサービスを組み合わせていく、ないサービスを作り出すようにしていく歴史である。

(b)　物的な療養環境の整備

寝たきり老人が、寝たきりの生活ではなく、起きて快適な生活を送るためには生活療養環境の整備は欠かせない。代表的な三種類の介護用品の変遷は次のようである。

(イ)　ベッド

寝たきり老人を寝かせきりにしないで起きて普通に生活することを保障するには、どうしてもベッドの生活の方がやりやすかった。そのベッドは制度ができる前は個人で買う方法しかなかったのである。買うための経済的なゆとりがない場合には、高さを調節するためにビール瓶のケースを一〇数個並べてベッド代わりにしたり、大工さんに高さ四〇～五〇センチの台（ベッド代わり）を作ってもらうなどの苦肉の対策をとった。そうすることによって足を下ろした端座位が可能になり、寝たきりではなく座った生活ができるようになる。

「寝たきり老人特殊寝台貸与事業」という福祉施策として、ギャッヂベッドが寝たきり老人に給付されるようになったのは、全国的には国庫補助で一九六九（昭和四四）年からである。これは各都道府県・区市町村の事業として取り組まないと支給されない仕組みであったので、全国どこでもベッドが支給されたわけではない。ましてその自治体によっては、その年の予算で支給予定数が極端に少なくて実質上支給されないということも珍しくなかった。そういう問題はありつつもベッドでの生活がよりよいことが普及し、年をおうごとにベッド支給が当たり前になっていった。一九七二年には「日常生活用具給付（貸与）事業」として拡充され、ポータブルトイレ（簡易トイレ）など他の介護用品の給付も対象となった。

ベッドの種類による快適さ、介護の楽さも利用する側には重要な問題だった。一九八〇年代半ばまでは病院で使用しているギャッヂベッド（手動で背中と膝を持ち上げるもの）が支給の中心だったが、ベッドの高さは介護者にとっても寝たきり本人にとっても中途半端な高さになっていた。一九九〇年ごろからは高さ調節も電動のベッドが普及し、このころから自治体での日常生活用具支給は貸与（レンタル）に変わり、ベッドの種類も選べるようになっていった。デンマークの補助器具の経験を大いに学んだ。

このことは老人にとって自立と快適さの面で大いに改善された。たとえば、ある九二歳の女性はベッドの種類を変更することによって排尿全介助状態から自立できた。

また、長期間寝ていて布団が湿っていることに対する「寝たきり老人布団乾燥事業」（三カ月に一回程度布団を丸ごと洗濯・乾燥してくれるもの）が、一九八〇年ころから全国で開始された。

(ロ)　ポータブルトイレ

トイレまでいけない寝たきり老人にとって、寝床のすぐ近くで排尿・排便ができる道具は貴重だった。それは始めは尿器・便器だったが、一九七〇年代後半からポータブルトイレが頻繁に使用されることになった。スーパーでも売っている比較的安価なもので薄いブルー色のものだ。これはもともと建築現場での排泄のために考案されたものだと聞いているが、それが簡易便器として寝たきり老人に使用されるようになったのである。前述のベッド同様に日常生活用具支給品目として支給された。そう高価なものではないので、一九七〇年代後半から比較的容易に手に入るようになった。

しかし実は、この簡易便器が寝たきり老人（障害を持った）にとって使用しにくい用具だということがわかり始めたのは、一九八〇年代後半になってからである。立ち上がりにくく不安定で危険を伴うもので、もっと改善されたものを使用すべきことが分かってきたのだ。それが周知されない時期は、行政の施策として寝たきり老人に適合しない簡易便器が支給されていたことになる。その種類を選べるようになったのは一九九〇年代に入ってからで、手すりがついていて麻痺の状況に応じて左右取り替えることができて安定していて立ち上がりやすいというようなポータブルトイレが当たり前というように普遍化するまでには、十数年かかっている。

〈例　ポータブルトイレの種類を変更しただけで排泄が自立した女性〉

手すりのない不安定なポータブルトイレを使用していた七〇歳の女性（脳卒中後遺症）は、排尿の度にお嫁さんに介助してもらわなければならなかった。そのためお嫁さんは家を三時間以上空けることができず、夜中も必ず起こされていた。それが、ポータブルトイレの種類を変えただけで自力で排泄ができるようになり、お嫁さんは排泄介助から解放され外出もできるようになり、自分自身の生き方ができるようになった。

(ハ)　おむつ

乳幼児がオムツ（おしめ）を利用するように、老人でも尿意がない人、あるいは尿器等に自力で排泄できない人はオムツを使用して排泄していた。一九六〇年代までは布オムツが主流で、洗って干して再利用していた。それが紙おむつに変わり始めたのは、一九七〇年に入ってからである。乳幼児と違って臭いがひどいことや排泄物の量が多いことから、再利用しなくてよい紙おむつの普及は早かった。行政での紙おむつ支給制度が始まったのは、一九七〇年代中ごろからである。

寝たきり老人にとっての快適さから見ると、布オムツでも紙おむつでもすぐに換えてくれることの方が重要な意味があった。そのことに貢献したのは一九八〇年以降の紙おむつの質の変化で、在宅ではほとんどが紙おむつ使用に変わっていく。質の変化というのは、乳幼児の紙おむつ同様に逆流しないシート使用、つまり排尿しても冷たく感じることなく、しかも長時間当てていても濡れた感じがしない材質が開発されたことである。その上、長方形で単一の種類だった紙おむつが、利用者の状況によって選べるように形・大きさ・材質が開発されていった。たとえば、パンツタイプの紙おむつとか、小さい紙おむつを部分的に当てて取り替えるタイプ、ポケット式で集尿できるタイプなどである。

紙おむつの種類や材質の品質向上に伴って、利用する寝たきり老人の快適さは非常に改善された。オムツ交換の頻度もそれ以前に比較すれば少なくても、そう不快ではなくなった。自治体からのオムツ支給サービスにより、経済的な負担を気にせずに利用できるようになったことは大いに進歩だった。唯一の問題は、森林資源を材料とする紙パルプを使用することによる地球環境問題とゴミ問題であった。オムツの変化に伴ってオムツカバーの材質や種類も大幅に変わり、オムツカバーが不必要なオムツまで登場している。

このように物的な療養環境の整備の面では、ベッド・ポータブルトイレ・オムツなど寝たきり老人には必須の介護用品が、国の老人福祉サービスの推進によってずいぶん進歩があった。ただ、変更できなかったのは、冷暖房、専用部屋、風通し、日差しなどである。あまりの暑さに消耗しきっている寝たきり老人を目の当たりにして、冷暖房器のレンタル制度の必要性などを痛感したものだったが、いまだ実現していない。これは、国民全体の生活水準の向上による解決を待つしかないのかもしれない。

(c) 入浴の保障

寝たきり老人・痴呆老人がもっとも望むことに〝入浴〟がある。自力での移動が不可能なために浴槽への入浴ができなくなり、介護する家族にとっても最も介護負担が大きい一つでもある。そもそも自宅に浴室をもっていない家庭も少なくなかった。

行政の入浴サービスが開始されたのが一九七〇年代半ばであった。それまでは、家族が抱えて入浴させるのが精一杯であったが、著者の経験では（訪問看護婦など）試みにポータブル浴槽を持ち運び、二階までお湯を運んで五年ぶりの入浴を実現したのも一九七〇年代後半である。その時の寝たきり老人の「こんな体でお風呂に入れたなんて、もう死んでもいい」といううれしそうな顔が忘れられずに取り組んだ。こんな善意の試みが全国で行われていた。入浴サービス事業が制度化して、当初は一カ月一度入浴が可能になっていった。その後入浴回数は増えていったが自治体ごとにかなりのばらつきがあり、一カ月三〜四回程度の保障までだった。しかし、自治体によっては一九九〇年代に入ってもまだ入浴サービス事業を実施していないところもあり、所得制限があったりして全面的な保障にはなっていない。

入浴サービスのスタイルもおおよそ三種類で、①簡易浴槽を自動車に積み込み老人宅で組み立てて入浴させる方法、②送迎付きで特養ホームやデイサービスセンターの特殊浴槽を利用しての入浴、③ヘルパーや訪問看護婦が訪問時に老人宅の浴槽を利用して入浴を介助する方法があった。

この入浴については、一九七七年から始まった日本テレビの「愛は地球を救う　二四時間テレビ」がその募金の一部でねたきり老人のための「入浴サービス車」の寄付を実施し、市民への啓蒙や実質的に自治体や福祉団体への自動車の寄付で全国への普及に貢献した。

福祉施策として真っ先に取り組まれた入浴サービス事業は、寝たきり老人にとっては快適に生活する第一歩となった。

(d)　住宅改造・補助器具・福祉用具の普及

寝たきり老人のために自費で住宅改造をする家は、経済的にゆとりがある一部の家だけだった。それが住宅改造を少しずつ実施し始められたのは、身体障害者福祉の住宅改造費支給がきっかけになった。当初は補助額も少なく改造場所も限られていたが、徐々に改善していった。浴室・浴槽、トイレ、手すり、玄関の段差、バリアフリー（床面の段差解消）の改造に行政からの一定の補助が可能になったことが、老人（身体障害者の手帳を持っている寝たきり老人が多かった）の生活の改善につながった。入浴・移動を介護する者が楽にできるように、本人がなるべく自力でできるようにということが主だった。

ただ問題は、この分野の専門家が極めて少ないということである。福祉施策として要綱にある内容のみ認められたが、それは専門的な知識に基づいたものが条件ではなく、本人・家族と自治体の職員の判断によるものだった。

そういう状況の中で、専門家が加わって自立支援の立場でアドバイスし実行していくことが大事だとし、福祉先進国のデンマークをモデルに取り組みをはじめたのが著者の地域のグループだったが、それは日本での専門家が中心になった日常生活補助器具・住宅改造の初期の一つの実践であろう。一九八八（昭和六三）年からである。

(e) 自由に外出できる条件

寝たきりになってしまったらその部屋から出ることはできず、二階が居室なら一生一階の地上には降りられないことも少なくなかった。自由な外出ができるようになるためには、五つの条件が整わなければならないことが徐々に分かっていった。

一つの例を上げよう。著者の実践地域である北千住の東側の常東地域（人口約三万人）で、一九七七（昭和五二）年にはじめて寝たきり老人のお花見会を企画した。往診や訪問看護の対象者といっしょに桜の花を楽しもうと企画したのだった。ところが大きな問題にぶつかった。二階から一階に降ろすのは男性職員が背負えば何とかできたが、外出するための車椅子がないのである。その地域中の車椅子を探してやっと見つけたのが、自費で購入していた老人二名と病院外来の二台の合計四台だけだった。それで車椅子販売の業者に無理に頼んで数台貸してもらってお花見会を実施した。

(イ) 車椅子の数

それ以降、行政の日常生活用具支給制度を利用して車椅子支給者が急激に増えていった。三年後の調査では（一九八〇年時点）、その地域の訪問看護対象者約七〇名の中で車椅子を持っている老人が一二名に増え（六倍増）、その三年間に外出が可能になり外出が定着した人が二一名いることがわかった。

(ロ) 一人で乗れる車椅子

車椅子の種類も増加した。印象的だったのは、日中独居老人（一人で装具をつけていざって車椅子に乗ることができる）が、電動車椅子を子どもたちがお金を出し合ってプレゼントしてくれたら、指一本で行きたいところにいけるようになり、一日中それに乗って公園周りをするようになったことだ。その持ち物は、尿瓶とカップ酒と麦藁帽子。寝たきり老人が日焼けして真っ黒になって遊び歩けるようになったと、地域の評判になった。一九七八年の話である。

(ハ)　周辺の整備の必要性

このように車椅子の形も種類も増えて選べるようになった。それに伴って時代が変化していることを実感したのは、老人から車椅子用の雨具を探して購入してほしいという依頼を受けたときだった。雨の日でも外出しなければならない、あるいは外出したい用事・理由が出てきたのである（一九八一年ごろ）。その他車椅子ごと移動可能なキャリアカー（自動車）も普及した。

(ニ)　外出増えて新たな課題も

キャリアカーが普及した一番の理由は、デイサービス・デイケアが整ってきたことである。その他、歌舞伎に行く・お墓参りに行く・受診する・散歩・外食など家から出る機会・理由が増えていった。外出する機会が増えてみて次の課題が明らかになる。公衆車椅子トイレが少ないこと、駅のエレベーター・エスカレーターが少ないこと、歩道が傾いていて車椅子走行が危険なことなどだが、これもまだまだ始まったばかりだが少しずつ改善傾向にはある。

(ホ)　地域住民の意識の変化

車椅子で外出することが特殊だった時代には、周囲からジロジロと見られて恥ずかしいという気持ちになり、周囲の人も「あんな格好になってまで生きたくないわね」「あんな恥をさらさないで家でひっそり寝ていればいいのにね」などという偏見を持っていた。それが完全になくなったわけではないが、この二〇年間でずいぶん変化してきた。うれしそうに車椅子で散歩をしている老人を見た地域の元気な老人たちが、「寝たきりになってもああやって外に出られるんだね。寝たきりになるのが怖くなくなった」などと言う声も聞くようになった。寝たきりになっても家の中に閉じこもるのではなく、デイサービスやデイケアに通い、自分が行きたいところに行くことが当たり前なんだということが全国で少しずつ浸透してきている。

(f) **家庭奉仕員・ヘルパー派遣**（家事介護人派遣サービス）

在宅ケアの三大サービスといわれるヘルパー派遣サービスは、在宅療養する老人たちには欠かせない存在である。しかし、ヘルパーが必要な寝たきり老人全体に必要時に援助するという仕組みにはならず、何らかの条件があり、なかなか利用できなかった。

(イ) 東京の下町でのヘルパー派遣の実態

一九七八年の著者の地域で（往診や訪問看護を受けていた老人の中で）ヘルパー派遣を受けていたのは、七三名中一三名（一七・八％）だった。その老人を見ていると、ほとんどは虚弱独居老人と老夫婦世帯で、それも老人福祉施策と身体障害者施策の利用が半々だった。さらに、これは東京都の独自の制度である老人家庭家事援助者制度での派遣で、登録ヘルパー（家政婦紹介所所属のヘルパー）が介護券（金券）で派遣されるものだった。最大で週二四時間の派遣が可能で、地域では週六日毎日三時間ずつ援助するなどして、独居老人でも在宅での生活が可能となっていった。家族と同居していると、この制度を利用することが非常に難しかった。これは東京都の施策であり、またこれをフルに活用する地域も多くはなかったし、全国的に見れば人的家事介護サービスが最も多い特殊な地域といえるかもしれない。その地域でもこの程度だった。

(ロ) 家庭奉仕員とは

全国的に見ると、家庭奉仕員の始まりは一九五六（昭和三一）年長野県の一三市町村で家庭養護婦派遣事業が、また一九五八年に大阪市で老人家庭奉仕員制度ができ、一九五九年現東大阪市で独居老人家庭巡回奉仕員制度が作られた。続いて東京都では一九六二年に家庭奉仕員制度が発足し、国全体としては老人福祉法が制定される一年前の一九六二年度から老人家庭奉仕員制度に対して国庫補助が行われるようになった。ただし、その年の予算は全国でわずか二五〇名分の家庭奉仕員活動費であった。

一九六三年公布の老人福祉法で全国に家庭奉仕員制度が普及していった。これは市町村の固有の事業であったが、実際は国の補助対象の関係からその内容は画一化されていった。この制度で問題だったのは、その対象者が限定されていたことである。当初は要保護世帯のみで、一九六五年に低所得家庭も含むようになった。一九六九年には別に寝たきり老人家庭奉仕員制度が制定され、六五歳以上で常に臥床している低所得者（その属する世帯の生計中心者が非課税）で、家族以外のものに介護されているか、または家族が病弱などで介護できない場合に派遣されるものだった。派遣回数は、一回二時間で週二回程度であった。援助内容は家事援助が主で、入浴介助などの介護は対象にはなっていなかった。一九七三年の国庫補助では老人家庭奉仕員七〇六〇人分だった。

一九八二（昭和五七）年に対象要件が変更になり、所得税非課税世帯のみだったものを所得要件が撤廃され、派遣を要する世帯すべてに対象が広がり、それとともに負担能力に応じた費用負担制度が導入された。この時から一部負担をすればヘルパー派遣を受けることができるようになり、ヘルパーが身近になっていった。しかし、もともと低所得の貧困世帯に対するヘルパー派遣制度だったために一般国民はまだそのイメージから抜けられず、ヘルパー派遣が予想より進まない理由の一つになっている。

(ハ)　ヘルパーの技術と専門性

要介護者・寝たきり老人が安全で快適で確実なヘルパーによる介護を受けられるようになるためには、ヘルパーの質の向上が重要な課題だった。ヘルパー派遣によって日常生活がきれいにさっぱりと暮らせるようになったばかりではなく、生活に張りがでてきて信頼関係が強く家族以上の関係になって老人を支えているヘルパーも少なくなかったが、援助の姿勢や方法がまちまちで不満があっても、福祉にお世話になっている（措置されている）という負い目から我慢している老人も少なくなかった。

家庭奉仕員については、制度発足からその資質を重んじられ、老人福祉に対して深い理解と熱意があり肉体的にも精神的にも健全な人とされたが、その技術の向上に向けた研修などの取り組みは非常に遅れた。一九八二年費用負担制度が導入の段階で、家庭奉仕員の大幅な増員と資質向上のために採用時の七〇時間の研修制度が導入されたが、これは現在のヘルパー二級の一三〇時間から見ても不十分な内容である。

厚生省の在宅福祉充実のための施策のひとつとして、ホームヘルパーの質の向上のために一九九一（平成三）年に段階的研修制度が創設され、一級（三六〇時間）・二級（九〇時間）・三級（四〇時間）となり、それ以降時間数も増えている。また、それと前後して一九八七（昭和六二）年には社会福祉分野における我が国初の国家資格制度「社会福祉士及び介護福祉士法」が制定され、介護の専門家としての介護福祉士が初めて登場したのが一九八八年だった。一九八〇年代後半になって、やっと介護が専門的な知識と技術に基づいて行われなければならないことが認識され、教育が始まった。なんと遅いのだろうか。

㈡　二四時間巡回型のホームヘルプサービスの必要性とその破綻

在宅での生活を支援する寝たきり老人の中で、どうしても家にいることができずに本人は希望していないのに（あるいは嫌がっているのに）、施設への入所や長期入院せざるを得ないことが時々起こった。その理由は、一日一回のホームヘルプでは在宅療養ができない事態が起こったときで、①独居老人で一日数回の排尿介助が必要になったとき、②痴呆で火の始末などで危険が出てきたとき、③同居している家族が介護拒否をしたときである。そんな時に「どうして自分が家にいられないのか」と老人は悔しがり、さびしい思いで家を去る。

家族介護が不可能であっても、排泄が全介助であっても、家で暮し続けるためにはどうすればいいか。それは、施設同様に介護職が家に一日数回訪問して全部の介護を実施すればいいではないか。それが二四時間巡回型ホームヘルプである。筆者の地域ではそのことをデンマークから学び、看護婦とヘルパーの二人組で一日数回巡回する「巡回型二四時間在宅ケア」を開始したのが一九九四年である(49)。この効果は目を見張るものがあった。夜中もヘルパーが訪問して排泄援助などを行い、食事も起きた姿勢で自力で食べられるようになった人もいる。つまり本人のＱＯＬが向上し、ＡＤＬが良くなったことは予測したことだったが、何より効果があったのは、それまでのサービスしかなかったら在宅療養生活が不可能で施設入所せざるを得なかった老人が、家族介護なしに家にいられるようになったのである。

家族機能が弱体化している日本で在宅率を高めるにはどうしても全部の介護をヘルパーが行うシステムが必要で、このことがモデル事業で開始されたのが一九九三年である。それもそれまでの自治体の公的ヘルパーが実施するのではなく、介護保険に向けて民間主導で進めていくとした民間企業がシルバー産業育成の一環として実施した。この方向で進むかと思っていたが、このことは次に述べる介護保険で半ば破綻している。

総じていえば、この三〇年間で在宅での生活を助ける福祉サービスは少しずつメニューが増え内容も充実はしてきたが、もっとも大きな問題である家族介護を前提にしないでの社会的な介護サービス実現には至っていない。寝たきり老人・痴呆老人にとっての最大の人権問題である、生活の場の選択が保障されない状況で介護保険を迎えることとなった。

(2)　医療側からの接近

(a)　「定期往診」から「訪問診療」へ

寝たきり老人の状況をつぶさに見続けてきたのは地域の医師である。医師は往診という形態で地域・患者宅に行き診察・治療してきた。明治の医師制度ができてから、いや江戸時代から医師の往診はあった。だから国民は病気などで困ったことがあれば医師に往診を頼むということが周知のこととなっていった。ただ、国民皆保険が開始される一九六一年までは、一般庶民は医療費を支払うことができずに死に際に医師に診てもらうのが関の山だったという。それ以降は急病人からの依頼に往診という形で医師が夜中でも応じることが普通になっていった。

寝たきり老人が医師の診察を受けるには、現在では車椅子や寝台車で通院することも可能だが、一九六〇・七〇年代は不可能で、往診に来てもらうことが一般的だった。しかし家族が医師のところに行き病状を話し薬だけもらって内服させるという、いわゆる「無診投薬」が何年にもわたって続くこともまれではなかった。

往診の内容が変化してきたのは、一九七〇年ころからである。川上武は一九六七年に『内科往診学』の中で「患者は一日の大半を床にふしており、室内を歩き、いざるのが精一杯で、家の周囲を散歩できればよい方だといった程度である。したがって、外来で長く待つのが無理なばかりでなく、最小限必要なときにアポイントして外来に自動車でつれて来て精密検査をするのさえ無理なことが多い。このような老人・重症患者の医療については別の診療形態が考えられねばならない。つまり定期往診である。……」(50)と指摘した。急性疾患の初期対応のための往診ではなく、寝たきりで通院不可能な障害をもった病人の定期診察のための往診が、通称「定期往診」と呼ばれた（それに対して急病人対象の往診は「臨時往診」）。医師が一カ月に一～二回定期的に往診して診察し、家族状況などを聞いて介護などのアドバイスも行っていた。

このことは一九八一年、前述の増子忠道が衆議院社会労働委員会の参考人としての発言でその趣旨が伝えられ(51)、その後一九八六年の診療報酬の改定で臨時の「往診」とは別に、寝たきり老人の定期的な訪問による診療を「訪問診療」と別に位置付けられるようになった。それ以降、在宅寝たきり老人は望めば医師が一カ月に二回程度訪問して診療してもらえる仕組みになったのだが、ちょうどその頃は日本では往診・訪問診療をする医師数・往診件数とも激減してきているときであった。その理由は、開業医が高齢化していることや、患者が大病院志向になっていること（大病院は往診はしないところが多かった）、往診・訪問診療の診療報酬が低く〝労多く益少なし〟であること、二四時間体制で夜中まで責任を持つことは負担が重く、都会では昼間だけ診療するビル診療所が増えていたことなどが上げられる。

(b) 新しいタイプの「往診診療所」の誕生

開業医が高齢化し往診が減っている状況の中で、往診を奨励するかのように在宅医療についての診療報酬がかなり大幅に値上がりしたのが一九八六年である。それを受けて四〇歳前後の若い医師が、往診・訪問診療に重きをおいた診療所を開設する動きが出始めている。広範囲の地域を毎日往診しながら定期的な訪問診療と急変や臨時の対応をする。中心静脈栄養の患者や人工呼吸器使用の神経難病、また、がんの終末期の患者などのかなりの重症者・重介護者と同時に、寝たきりになっている高齢障害者の在宅ケア・在宅医療の一環としての診療を行う。二四時間体制で在宅での生活を支える医療の提供は、寝たきり老人にとっては安心と同時になくてはならぬ存在である。

(c) 訪問看護の芽生え

寝たきり老人が家族以外の専門家に介護・看護をしてもらうようになったはじめての存在は、訪問看護婦だろう。入浴介助や清拭（身体を拭くこと）、もちろん傷や床ずれの手当てなどの医療行為をし、その他家族状況や他人には言えないような愚痴を聞いて介護する家族をねぎらい、励ます。また、具体的な介護方法を指導し、他のサービスの利用方法をアドバイスして本人・家族の両者を支える。

筆者がはじめて訪問看護を目にしたのは一九七五（昭和五〇）年で、ちょうどそのころから日本中で訪問看護のさまざまな試みが始まっていった。

一九七七年からこの取り組みをはじめた筆者の地域である足立区千住地域では、この訪問看護活動によって次のような効果・変化が生まれた。①床ずれがよくなったことと巨大床ずれが減少したこと、②身体の保清が保たれるようになった、③家族の精神的負担がかなり減ったこと、④寝たきりだったのが車椅子で通院できるようになった人がいること、⑤看護婦が訪問することだけで張りが出て生き生きとするようになったなど、専門家としての看護婦の訪問の効果は大きかった。

(d)　二つの流れで全国普及

このように寝たきり老人の自宅に看護婦が訪問して看護・介護をするようになったのは、まだ二〇数年の歴史しかない。看護婦は、往診する医師にカバンを持って同行する存在としては古くから知られているが、それ以上の何を看護婦がするのかは市民はほとんど知らない状況だった。また看護婦も病院内の看護が中心で、病院外・地域での看護の必要性を感じて医師の往診とは違う訪問看護という独自の実践が始まるのは、一九七〇年代半ばになってからである。

一九七〇年代半ばはちょうど在宅寝たきり老人が適切な介護を受けられずにいることが社会の問題になり、看護・介護の専門家としての訪問看護が必要だと全国のさまざまなところでの試みが始まった時期である(52)。その一つの流れは、医療機関での訪問看護活動である。医師の往診同行から独立し、看護婦だけで訪問看護を行う。対象は寝たきり老人だけではなく若年障害者や神経難病、またはがんの終末期の人など多様だったが、最も多いのは障害をもった老人、いわゆる寝たきり老人だった。病院や診療所から看護婦が訪問し褥創処置や膀胱留置カテーテルの管理、リハビリなど医療行為に関係することと同時に、入浴介助や清拭など日常生活上のケアも実施していた。

これが制度化されたのは、一九八三年の老人保健法施行のときである。最初は訪問看護という名称ではなかったが、三年後からは「寝たきり老人訪問看護指導料」として正式に医療保険の中に位置付けられ、全国に普及していった。

二番目の流れは、自治体（役所や保健所）からの訪問看護指導事業で、日常生活上のケアを中心に家族への介護指導を主な目的として全国に普及していった。

(e)　訪問看護ステーションで身近に

寝たきり老人にとって訪問看護が身近になったのは、訪問看護ステーションができてからである。病院や役所で実施していた時期には点での実践でまだまだ遠い存在だったが、一九九一年の老人保健法改正により一九九二年より全国に訪問看護ステーションという看護職が中心になった事業所が開設されるようになってから、訪問看護は寝たきり老人の身近になっていった。

(f)　薄い福祉との接点

医療側からの接近は、医師・看護婦の他に、件数は多くはないがリハビリテーションの専門家である理学療法士・作業療法士が訪問指導をすることもあったし、歯科医師や歯科衛生士の訪問も制度化され実施されてはいたが、国民全体が認知するまでにはいたっていないといえよう。また、医療ソーシャルワーカー（MSW）の存在は大きく、寝たきり老人・痴呆老人を抱える家族はMSWに介護や施設入所の相談など多様な相談をした。医療の側にいながら実は福祉・社会保障の専門家であるMSWは、寝たきり老人・家族にとって頼りになる存在だった。

在宅の医師や看護婦の活動は、寝たきり老人にとってはそれぞれ重要な役割を果たしたし、わずか二〇年で大幅な前進を遂げることができたが、最大の問題は福祉サービス・分野との接点が非常に薄かったということである。その原因の一つは、法体系が違うために全く別なものとして接点が少なかったことと、また対象者がダブりはあったが違っていたこと、そして無意識に医療側の人間が福祉側の人間を差別的な姿勢で見てきたことも一因だろう。

一九七〇（昭和四五）年ころから社会問題化した「寝たきり老人」「痴呆老人」の処遇は、当初は全面的に家族依存であったが、その破綻から社会全体の問題として「福祉」と「医療」の両面から施策化されてきて、そして二〇〇〇年四月介護保険に引き継がれた。介護保険は介護の社会化の第一歩になったことは確かであるが、同時に介護の営利化への第一歩でもあり、それにより危惧されたことが開始後数ヵ月で現実化し始めている。

この三〇年間の「寝たきり老人」「痴呆老人」の処遇全体を見渡せば、かなり改善したといえよう。放置されていた時代から、ある程度の日常生活を送ることは施設でも在宅でも可能になってきた。ただ、痴呆老人の身体拘束はまだ取り組みが始まったばかりで、まだまだ施設・病院でも身体拘束は依然行われており、その処遇の方法がまだ未確立である。

また、人間はただ日常生活を送っているだけの存在ではない。個人として自由に生きていく権利がある。寝たきり老人や痴呆老人が自由に生活の場を選ぶことができ、外出でき、その人なりの生き方ができるようになったかという視点で見直してみると、制度の建前はそれが可能になったように見えるが、実はまだ程遠い状況にあるといえる。

(1)　サービスを自由に選べるようになったが、サービスを利用しない・できない現実

介護保険開始によってサービスは、〝措置〟から〝契約〟に変わったが、そのことにより老人・利用者・家族にとっては精神的に利用しやすくなった。介護保険以前は、福祉の諸サービスを利用するときに役所や福祉事務所に申請し、時に所得調査などでプライバシーを侵害され、行政措置としての「税金で施している」という態度のサービス

だった。それが嫌で「福祉の世話になりたくない」と必要なサービスを受けない老人もいたので、そういう屈辱感なしにサービスを利用できるようになったことは前進である。つまり、受けたいサービスを市民自ら選択することができるようになった。

ところが、サービスの利用が低く、介護保険の要介護認定者の八割弱の利用で、利用している人でも平均して支給限度額の五割弱のサービス量しか利用していない。これは詳しくは今後の分析を待たなければならないが、おおよそ次のようなことが考えられる。

一つは、自己負担の増大によってサービスをひかえていることである。自己負担は保険料が新たに増え、さらにサービス利用時に一割の利用料を支払わなければならない。その上二〇〇一年より医療費の自己負担増も加わり、老人・家族の出費がかなり増大したのである。低所得者ほどその負担は大きく、徹底した低所得者の負担軽減の政策化が重要である。

もう一つは、経済的な負担に無関係にサービスを利用しない風潮がある。ヘルパーやデイサービスなど無料なら利用するが、お金を払ってまで利用しないで〝寝たきり老人は家で寝かせておけばいい〟と、サービスを利用して寝たきり老人に豊かな生活を保障することに価値を見出していないことが一因である。また、お金をいくら払っても利用したいというサービス内容の面での課題があることも事実である。

今後の課題は、寝たきり老人を放置するのではなく、サービスを利用して豊かに生活し生きていくことに国民が価値を見出すようにすることと、サービス提供側はそれに見合ったサービスの質を保障することである。

(2)　民間企業任せでうまくいくかどうか

介護保険前後から利用するサービスの種類が増え、またその量も増えて寝たきり老人は自分にあったサービスを利用できるようになった。町を走る自動車を見ても、「○○デイサービスセンター」「○○介護サービス会社」「○○訪問看護ステーション」「○○巡回入浴車」とカラフルな装いで快走しているのをよく見かけるようになった。そして新たに開始した事業者は民間企業が多い。特に介護の大手民間企業が全国展開をして、テレビ宣伝などで企業による介護サービスをアピールした。介護保険開始前から自治体の委託を受けながら先行投資し、全国に事業所を開いてきた。

ところが、介護保険開始三ヵ月目でヘルパー事業の縮小化を打ち出し、ヘルパーを事実上解雇し事業所を撤退し始めたのである。それも多くは、過疎で利用者が少ない地域からの撤退である。また、ヘルパーの給与や労働条件・待遇の悪化も目立っている。

介護分野に民間企業が参入し自由競争でサービスの種類や量を増やし、そして質をよくしていくという構想自体が悪いとはいえない。ただ、民間企業は企業の性格から利益を優先するので、老人・利用者と被雇用者の立場を軽視した事業展開を強いられる。人口過疎地域で需要が少ない地域や企業としての採算が合わない事業内容（たとえば夜間・深夜帯の訪問サービスなど）の問題を、どう解決すればよいのか。日本中、どこに住んでいても受けたいサービスを受けられるようにしていくためには、自由競争の民間企業依存だけで本当に実現できるのだろうか。民間企業もさまざまなタイプがある。二木が指摘しているように、医療と結びついた民間企業、あるいは〝保健・医療・福祉複合体〟が増加するだろう(53)。その功罪の可能性を視野に入れて、地域に根付いた民間企業の育成や地域作りのために行政としての政策作りの責任は大きい。

(3)　ヘルパーが身近になったが、専門職・労働者としての確立が急務

必要なときにヘルパーによる家事・介護を受けるという意識が、日本ではまだ市民に定着していない。理由は、第

一には、ヘルパーはもともと行政から低所得の人にしか派遣されなかったことと、第二には、ヘルパーの印象が病院の付添婦や家政婦というあまりいい印象でなかったこと、第三には、他人に家の中に入られたくないという市民の意識からであろう。

それが介護保険実施前後から徐々に変化している。ヘルパーが無資格ではなく講座受講で有資格の職業になったこと、家事援助の家政婦的な仕事だけではなく、身体介護という新たなイメージが出てきたのである。また、介護福祉士という国家資格の専門職が一九九〇年に登場してからは、それまではヘルパーといえば四〇から五〇歳代女性が大半だったのが、二〇代前半の若い男女が介護の仕事につく機会が増えている。最近は特に底の見えない不況の中でヘルパー講座受講希望者は増えていて、リストラにあった中年男性も少なくない。介護は女性の仕事とされて女性だけが負担を負ってきた時代からみると、若者や男性の介護従事者が増えることは喜ばしいことである。ヘルパーの雇用の機会・量が増え、またその従事者が多様になってきたことは評価できる。

ところが、この介護従事者・ヘルパーを巡る問題は山積みされている。第一に労働者としての権利があいまいにされていることである。たとえば、常勤雇用が少なく非常勤（パート）雇用依存、利用者宅への移動の時間が労働時間として認められない、不規則・変則勤務の強要、賃金支払い遅滞など、長年日本の労働界が培ってきた権利・待遇が崩れている。

その中で最も改善が必要なものを二つ上げれば、一つは深夜の一人訪問である。在宅要介護者に対して夜間帯の訪問介護が計画されるが、それが介護保険開始前の厚生省モデル事業の時には、ヘルパーの安全性の問題からも二人での訪問が義務付けられていたが、介護保険ではそうはなっていない。それで採算性から深夜にヘルパー一人での訪問を業務として強要している企業もでてきている。これはすぐにでも改善が必要である。

もう一つの課題は、低賃金である。一定の教育を受け有資格専門職なのに、時給が無資格のスーパーのレジ打ちとそれほど変わらない。これでは有資格者が専門職として介護技術を向上して安定的に仕事を継続することにつながらない。ヘルパーの質が寝たきり老人・痴呆老人にとっては最大の問題であり、そのことは社会的評価である報酬にきちんと反映させなければならない。それに、専門職・労働者としてのヘルパーとボランティアのヘルパーの今後の方向性を整理することも必要である。

(4)　ケア技術の研究・開発と教育

在宅でも施設でも介護・ケア技術は、まだまだ未確立である。寝たきり老人といわれている障害高齢者の九割はベッドに寝ている必要はなく、起きて座って普通の生活が可能であることは先進国北欧などの経験で周知のことである。寝たきりのままの介護・ケアではなく、寝かせきりにせず起きた姿勢で自由に外出できるように、その人らしさを十分発揮して生きていけるようにするために、介護従事者（介護職や看護職）の新たな介護技術の開発や教育の徹底が急がれる。

(5)　痴呆性高齢者の支援の仕方

痴呆性高齢者のケアのあり方については、二〇〇〇年前後から大きく変わってきている。これまで、病院や施設で（在宅でも）身体的拘束という形で虐待同様の待遇をしてきたことは述べた。それは人権侵害で誤ったケアのあり方だったことが反省され、厚生省でも介護保険開始と同時に「身体拘束ゼロへの手引き――高齢者ケアにかかわるすべての人に」として対策をとり始めた。

介護の専門家として、痴呆性高齢者にとってどういう介護体制でどういうケアが望ましいのかを研究し開発し普及することが、今後の大きな課題である。

特に一九九〇年代後半から北欧の実践を継承して「痴呆性高齢者のグループホーム」の実践が日本でも普及し始めた。これまでの大規模施設での集団ケアではなく、小人数で家庭的な雰囲気で共同生活をすることによって残っている機能を生かして、穏やかに生き生きと笑顔で生活し、生き続けられるというものだ。痴呆介護の切り札のように注目されている。

そのケアのあり方は、これまでの家事援助や身体介護というような具体的に手を出して介護するということが中心ではなく、痴呆性高齢者のできる能力・できない能力を見極めた上で、日常生活そのものを自らの力でできるように支援していく方法だ。これまでの大型施設と違い、食事や掃除・洗濯など日常生活全般が施設側からの定式化されたサービスがあるわけではなく、入居者自らが自由に、自宅と同様に生きることができるように支援する。「介護」というよりは「生活支援」という新たな視点でのサポートだ。

この実践では、これまでにないさまざまな効果を見出している。たとえば、徘徊・夜間せん妄、弄便、異食などという問題行動といわれてきた症状がかなりの頻度で軽減して、穏やかにニコニコと生きていけるようになる。また、痴呆があっても炊事や掃除、その他の日常生活行動が可能で、そのことによって自信を取り戻し、より積極的に生きていくことにつながっていくこともまれではない。廃人同様に扱われてきた痴呆性高齢者が、生き生きと、さらに前向きな生き方ができるように支援する方法があることが実証されてきている。

その支援方法は、これまでの在宅での個別ケア（支援）と施設での集団ケア（支援）とは、異質のいわばグループリビングサポートとでもいうべき新たなアプローチである。

このことが、大型施設でのケアにも影響を与え、特養ホームなどで「ユニットケア」などと称して個室中心の少人数単位でのケア・支援も試みられるようになった。今後、痴呆性高齢者だけではなく、寝たきり老人（身体障害老人）のケアにも大いに関係していくだろう。

(6)　家族介護は破綻、本人中心の支援に

介護保険の最大の問題は、家族介護支援型にとどまり、本人支援型になっていないことである。厚生労働省は、自己決定を優先し本人が選ぶ生活の場で暮らしていけるようにするというスローガンを掲げたが、実際はそうなっていない。

事実、介護保険前には福祉サービスで一日五回、短時間単位でのヘルパー派遣を中心にデイサービスや訪問看護などで在宅療養生活が可能になっていた要介護四の独居老人が、介護保険になったと同時に在宅療養が不可能になって施設入所せざるを得ない状況に追いやられた。なぜかといえば、そのサービスをそのままケアプランにしたら支給限度額を一〇万円以上も超えてしまって、その分を自己負担することはできなかったからである。この老人が家での生活を継続するには、このサービスはどうしても減らすことができない必要最低限の内容なのに、それが介護保険の中では保障されない(54)。

つまり、一人暮らしで介護度の高い人は在宅での生活ができない構造になっている。厚生労働省は〝介護の社会化〟をスローガンとして掲げてはいるが、それは家族介護を補完する意味でしかない。家族介護を前提にしないで、本人の生き方や生活の場の選択を保障し本人自身中心の支援をするような構造に変革しない限り、介護保険は成功しないだろう。

また、市民の考え方・価値観も変革が求められている。介護保険の登場で介護ということについて市民が考える機会が増えて、〝介護は家族ではなくプロが行ったほうがいい〟〝介護を密室化しないで社会全体で考える〟など、介護の社会化が少し浸透したことは事実である。

しかし、実際に統計で見ても、地域の実感でも介護する家族がいないのに、介護は家族がするのが当たり前であり

家族介護を受けられることが幸せという価値観がまだまだ根強い。介護するゆとりがあり技術をもっている家族が十分に介護するのはいい。それを否定するのではなく、家族介護の破綻が寝たきり老人・痴呆老人問題の根本にある限り、そこにメスを入れることを政策的にも市民の認識としても行わなければならないことであろう。

(7)　後手後手の厚生行政

寝たきり老人・痴呆老人の処遇の歴史をみてきたが、多くの疑問がわいてくるのを禁じえない。「どうしてもっと早く特養ホームをたくさん作らなかったのだろうか」「どうして利益中心の老人病院の急増を食い止めることができなかったのだろうか」「家族介護が〝寝たきり〟を作り、家族崩壊に追いやり、施設収容せざるをえない状況をわかっているのに、どうして家族介護に依存しない在宅での介護サービスを確立しようと思わなかったのだろうか」と。

高齢社会の到来で予測される課題に対して政策化・予算化・制度化することが厚生労働省の役割であろう。その対策はこれまで指摘してきたように結果として後手後手の対策になってしまっている。「福祉の医療化」政策も是正されていない。見通しの甘さ、対策のあいまいさがまだまだ多くの問題を残している。

(8)　市民の主体的地域づくりと障害者運動・高齢者運動の結合を

介護保険を契機に地域住民による動きが始まっている。一つはNPO法人（非営利団体）などによる介護関連サービスの実施である。介護保険のヘルパーサービスのようにサービスメニューにあるものに加え、配食サービスその他独自のサービスを実施し始めている。農協が中心になってサービスを作り出しているところも全国各地で出てきている。

また、もう一つ動きは、「○○地域・高齢者の介護を考える会」「○○地域・介護をよくする会」などという市民グループの広がりである。地域ごとに介護をよくするために会を作り、勉強や調査をしたり、さらに自治体向けに要望するなどの活動を着実に行っている。そういう地域単位の会が全国に数百あるだろう。介護保険が地方自治体主導で行われるようになったこの時代に、市民が自らの地域の実情に合ったように提案・運営する、つまり主体的地域づくりをどう進めるかが今後の大きな課題である。

さらにその視線で地域を見てみると、寝たきり老人・痴呆老人だけではなく、身体障害者・精神障害者など同じような境遇にある集団の存在に気づく。寝たきり老人・痴呆老人もかなりの人は障害者手帳を持ち、障害者でもあるという認定も受けていることが多い。これまでは身体障害者福祉法や精神障害者福祉法・老人福祉法など、法律の違いによるさまざまな混乱と不平等が起こっていた。今後は、若い障害者・若い生活保護者なども含めて法律の体系にそって分断されるのではなく、同じように住みよい地域にするように一緒になって運動化していくことが最も重要なのではないだろうか。法律を策定する側も、その視点で制度を見直す時期だと思う。

(1) 東京都社会福祉協議会「ねたきり老人実態調査報告」(一九六七年)。
(2) 全国社会福祉協議会「ねたきり老人実態調査報告」(一九六八年)。
(3) 厚生省『寝たきり老人実態調査』(一九六九年)。
(4) 全国社会福祉協議会「ねたきり老人実態調査報告」(一九六八年)「まえがき」より。
(5) 有吉佐和子『恍惚の人』(新潮文庫、一九七二年)。
(6) 「朝日クロニクル週刊二〇世紀　女性の百年」二〇〇〇・一〇・一五号より。
(7) 羽田澄子『安心して老いるために』(岩波書店、一九九二年)。
(8) 太田貞司「在宅ケアの課題に関する私論――〝老人介護事件〟の検討から」日本社会福祉学会『社会福祉学』(一九八八年)。

(9)「朝日新聞」一九八四・一二・二九より。
(10) 岡本祐三『高齢者医療と福祉』(岩波新書、一九九六年) 三七、三八頁。
(11) 宮原伸二『村づくり聴診記』(合同出版、一九七八年)。
(12) 縄田皆夫『弥富村診療記』(現代ジャーナリズム出版会、一九七八年)。
(13) 深沢七郎『楢山節考』(新潮文庫、一九六四年)。ただし、この作品が発表されたのは一九五六年。
(14) 村田喜久子『蕨野行』(文春文庫、一九九八年)。
(15) 北海道の社会福祉法人神愛園の「将来を語る」という座談会 (一九七五年)。
(16) 今井幸彦『日本の過疎地帯』(岩波新書、一九六八年)。
(17) 大沼和加子・佐藤陽子『家で死ぬ』(勁草書房、一九八九年)。
(18) 川上武『現代日本病人史』(勁草書房、一九八二年) 二二九頁～。
(19) 大熊一夫『ルポ　精神病棟』(朝日新聞社、一九七三年)。
(20) 厚生省『厚生白書』(一九六九年)。
(21) 東部地域ねたきり老人実態調査懇談会編『だまって見てはいられない　その1　その2　その3』(一九七六、一九七七、一九七八年)。
(22) 厚生省『国民生活基礎調査』。
(23) 厚生省『厚生行政基礎調査』。
(24) 厚生省老人保健福祉局老人福祉計画課監修『老人福祉の歩み』(全国社会福祉協議会、一九九四年)。
(25)『浴風会六〇年の歩み』(社会福祉法人浴風会、一九八六年)、『浴風会創立四〇周年記念誌』(社会福祉法人浴風会、一九六七年)。
(26) 生活保護法第三八条。
(27) 前掲(10)八七頁。
(28) 大山正『老人福祉法の解説』(全国社会福祉協議会、一九六四年)、厚生省老人福祉課・老人保健課共編『詳説　老人福祉法』(中央法規出版、一九七四年)。

(29) 前掲(28)大山正『老人福祉法の解説』三〇頁。九州社会福祉協議会連合会の老人福祉法試案（昭和三六年九月一日）は、全文六〇ヵ条余に及ぶものであった。
(30) 大山正×長尾立子「老人福祉法制定は福祉普遍化に向けた第一歩――所得条件を撤廃した特養ホーム」（週刊「社会保障」一九九三・一一・二九）六－九頁。
(31) 百瀬孝『日本老人福祉史』（中央法規、一九九七年）一八七－一八八頁。
(32) 二〇〇〇年一二月、筆者の当時の厚生省担当官へのインタビューより。
(33) 厚生省大臣官房統計情報部『社会福祉施設調査』。
(34) 大原一興他『個室のある老人ホーム』（萌文社、一九九五年）。
(35) 中川晶輝『ここに問題が――老人の医療と福祉』（同時代社、一九八四年）八八頁。
(36) 前掲(35)一二一頁。
(37) 前掲(35)一〇一頁。
(38) 前掲(24)二七頁。
(39) 前掲(24)二八、二九頁。
(40) 前掲(24)七七、七八頁。
(41) 川上武編著『戦後日本医療史の証言』（勁草書房、一九九八年）一五－一七頁。
(42) 小山秀夫「高齢者の保健・医療サービス」小笠原祐次・橋本泰子ら編集『高齢者福祉』（有斐閣、一九九七年、一〇九頁）。
(43) 前掲(17)一六九－一七二頁。
(44) 前掲(19)一五－一八頁。
(45) 生井久美子『付き添って』（朝日新聞社、一九九六年）三一－三二頁。
(46) 前掲(45)六一頁。
(47) 二木立『九〇年代の医療と診療報酬』（勁草書房、一九九二年）一九八－二三〇頁。
(48) 本人・家族の立場で書かれた主な書籍には次のものがある。向井承子『老親とともに生きる』（晶文社、一九九三年）、佐江衆一『黄落』（新潮社、一九九五年）、門野晴子『老親を棄てられますか』（主婦の友社、一九九四年）、上村達雄『夫婦が試されるとき』（講談社、一九九二年）、沖藤典子『働きながら親を看る』（学陽書房、一九八四年）、竹永睦夫『男の介護』（法研、一九九八年）、本田桂子『父、丹羽文雄　介護の日々』（中央公論社、一九九七年）、舛添要一『母に襁褓をあてるとき』（中央公論社、一九九八年）、生島ヒロシ『おばあちゃま、壊れちゃったの？』（三笠書房、一九九九年）、上坂冬子『一度はあること』（中央公論社、一九八四年）、藤原瑠美『ボケママからの贈りもの』（ＰＨＰ、一九九五年）ほか。

(49)　増子忠道他『最期まで家にいられる在宅ケア』（中央法規出版、一九九五年）。

(50)　川上武『内科往診学』（医学書院、一九六七年）一二五頁。

(51)　三浦聡雄・増子忠道『東大闘争から地域医療へ』（勁草書房、一九八〇年）。

(52)　日本看護歴史学会編集『検証　戦後看護の五〇年』（メヂカルフレンド社、一九九八年）。

(53)　二木立『介護保険と医療保険改革』（勁草書房、二〇〇〇年）、『保健・医療・福祉複合体――全国調査と将来予測』（医学書院、一九九八年）。

(54)　宮崎和加子他「介護保険における支給限度額について――これまでのサービスがうけられない」医療法人健和会実態調査より（一九九九年）。

第13章　難病患者の苦悩と挑戦

はじめに

ついこの間
歩けなくなった
歩けない人に
仲間入りした

まだ歩けると
立ってみる
立てるには立てても
歩こうとすれば
たおれる

歩けないことが
こんなに
つらいことなのかと
はじめてわかった

（石川高広「はじめてわかった」　詩集『続車椅子の青春』所収）

「歩けなくなり、立てなくなり、寝返りがうてなくなり……。その病気の進行状況を、明日のわが身に訪れる試練を、病気の先行している仲間たちの病状の上にマザマザとみている闘病生活」(1)と、進行性筋ジストロフィー症の生活を表現したのは、澤地久枝である。

病気の種類が違っても、多くの難病患者が同じように困難な状況で病と闘い、生きている。そこにある問題を、たまたま難病に罹った病人だけの問題ととらえることは、病人史の立場では許されない。

人間は誰でも病気になったり、怪我をしたりすることがあるのです
この私の難病という病気は、
明日、あなたがなるかもわからないのです
だから、
難病患者が安心して生活できる社会というのはみんなが安心して暮らせるわけです

石川正一

石川は、短編映画（一九七八年制作）「難病と闘う」のなかで、この言葉を語った(2)。彼は一九五五（昭和三〇）年生まれの進行性筋ジストロフィー症の患者であり、一〇歳の夏に歩くことが困難となり、国や自治体の難病対策がとられ始めた前後の時期を難病と闘い、二三歳でその生命を閉じた。ここには、難病という理不尽な病の前に立つとき、病人といまだ病人ではない人との間を繋ぐ視点がある。そして難病患者の戦後史は、病気の原因を解明し、治療法をもたらす医療にとっても、病人の生活を支える社会福祉にとっても、多くの課題が残されていることを教えている。

一　難病とは

難病とはなにか。「原因が不明で、治療方法がよくわかっていないため治癒しにくく、ほとんど一生涯闘病をつづけてゆかねばならない病気であって、さらに、ときに軽快しても、視力障害や手足の運動障害などで社会や職場に復帰することが困難な病気」という定義(3)が、一般的にみた難病の性質をよく表現している。ところで、難病行政の対象となる難病、すなわち厚生労働省のさだめる「特定疾患治療研究対象疾患（特定疾患）」は、次のように定義されている。

① 原因が不明、治療法未確立であり、かつ、後遺症を残すおそれが少なくない疾患（例：ベーチェット病、重症筋無力症、再生不良性貧血など）。

② 経過が慢性にわたり、単に経済的な問題のみならず介護等に著しく人手を要するために家族の負担が重く、また、精神的にも負担の大きい疾患（例：小児がん、進行性筋ジストロフィー、腎不全（人工透析対象者））。

この定義は、一九七二年にスモンなど八疾患について定められたのがはじまりである。このときの「難病対策要綱」は、特定疾患に様々な病気を含めている。一般病のなかの難病だけでなく、明らかな原因を有する社会病・薬害スモン、クロイツフェルト・ヤコブ病も含まれている。

このように厚生労働省の「難病」とは行政用語であり、医学用語でも病人史的な用語でもない。実態として、行政当局の定める「特定疾患」は、診断技術が一応確立し、かつ難治度、重症度が高く、患者数が比較的少ないため、公費負担により受療を促進しないと、原因の究明や治療開発等に困難をきたすおそれがある疾患である。つまり、「特定疾患」は、病人の立場よりも、研究に携わる研究者の考えで選定されている。

とはいえ、医学研究の進歩により、原因不明であった疾患の病態が解明され、治療技術も進歩し、予後の改善が認められる疾患も、たとえば重症筋無力症などのように、みられている。

制度ができた当初、「特定疾患」は八疾患だったが、二〇〇〇年四月現在では四五疾患に広がっている。制度の対象となる患者の数も、「特定疾患医療受給者証交付件数」によれば年々増加し、一九九八年度末では四二万三一二四件に達している。特定疾患治療研究費予算額も年々増加してきている（表31、図55、56参照）。

しかし、本来は難病患者として支援されるべき病人で、「特定疾患」制度の対象になっていない人も少なくない。全体として国の難病対策は、医療費の自己負担の軽減、医療施設の整備、調査研究の推進を中心に進められてきたといえる。

関連する制度としてほかに、小児慢性特定疾患・更生医療・育成医療・重症心身障害児（者）措置・進行性筋萎縮児（者）措置などがある。

以上のように国の難病政策は、疾患別対策であるが、この点に対して、当初から批判があった。一九七二年衆議院社会労働委員会において、白木博次（東京大学教授・当時）は、次のように発言している。

（難病とは）原因の明・不明を問わず、その状態像の深刻さ、つまり、社会復帰が極度に困難か、それが可能であるかという事態からみても、日本という特殊な風土とのからみあいにおいても、医療・福祉、また社会のいずれからも疎外されつづけているという現実も加味した、医学的・福祉学的・社会学的総合概念にほかならない（4）。

表31　特定疾患治療研究対象疾患一覧

	疾患名	実施年月	1999年度末現在交付件数
	総数		438,985
1	ベーチェット病	1972年4月	16,713
2	多発性硬化症	73年4月	7,952
3	重症筋無力症	72年4月	11,966
4	全身性エリテマトーデス	〃	47,573
5	スモン	〃	2,048
6	再生不良性貧血	73年4月	9,875
7	サルコイドーシス	74年10月	17,835
8	筋萎縮性側索硬化症	〃	5,187
9	強皮症，皮膚筋炎及び多発性筋炎	〃	26,569
10	特発性血小板減少性紫斑病	〃	29,338
11	結節性動脈周囲炎	75年10月	2,948
12	潰瘍性大腸炎	〃	60,881
13	大動脈炎症候群	〃	5,170
14	ビュルガー病	〃	10,174
15	天疱瘡	〃	3,019
16	脊髄小脳変性症	76年10月	17,589
17	クローン病	〃	18,139
18	難治性の肝炎のうちの劇症肝炎	〃	360
19	悪性関節リウマチ	77年10月	5,493
20	パーキンソン病	78年10月	51,417
21	アミロイドーシス	79年10月	858
22	後縦靭帯骨化症	80年12月	18,462
23	ハンチントン舞踏病	81年10月	527
24	ウィリス動脈輪閉塞症	82年10月	7,618
25	ウェゲナー肉芽腫症	84年1月	791
26	特発性拡張型（うっ血型）心筋症	85年1月	11,037
27	シャイ・ドレーガー症候群	86年1月	596
28	表皮水疱症（接合部型及び栄養障害型）	87年1月	302
29	膿疱性乾癬	88年1月	1,141
30	広範脊柱管狭窄症	89年1月	1,401
31	原発性胆汁性肝硬変	90年1月	9,839
32	重症急性膵炎	91年1月	774
33	特発性大腿骨頭壊死症	92年1月	7,959
34	混合性結合組織病	93年1月	5,049
35	原発性免疫不全症候群	94年1月	1,126
36	特発性間質性肺炎	95年1月	2,621
37	網膜色素変性症	96年1月	16,917
38	クロイツフェルト・ヤコブ病	97年1月	202
39	原発性肺高血圧症	98年1月	342
40	神経線維腫症	98年5月	1,177
41	亜急性硬化性全脳炎	98年12月	—
42	バッド・キアリ（Budd-Chiari）症候群	〃	—
43	特発性慢性肺血栓塞栓症（肺高血圧型）	〃	—
44	ファブリー（Fabry）病	99年4月	—
45	副腎白質ジストロフィー	2000年4月	—

出典　厚生統計協会『国民衛生の動向2000』（厚生の指標臨時増刊，第47巻第9号）p.156より．

図55　特定疾患医療受給者証交付件数（患者数）の推移

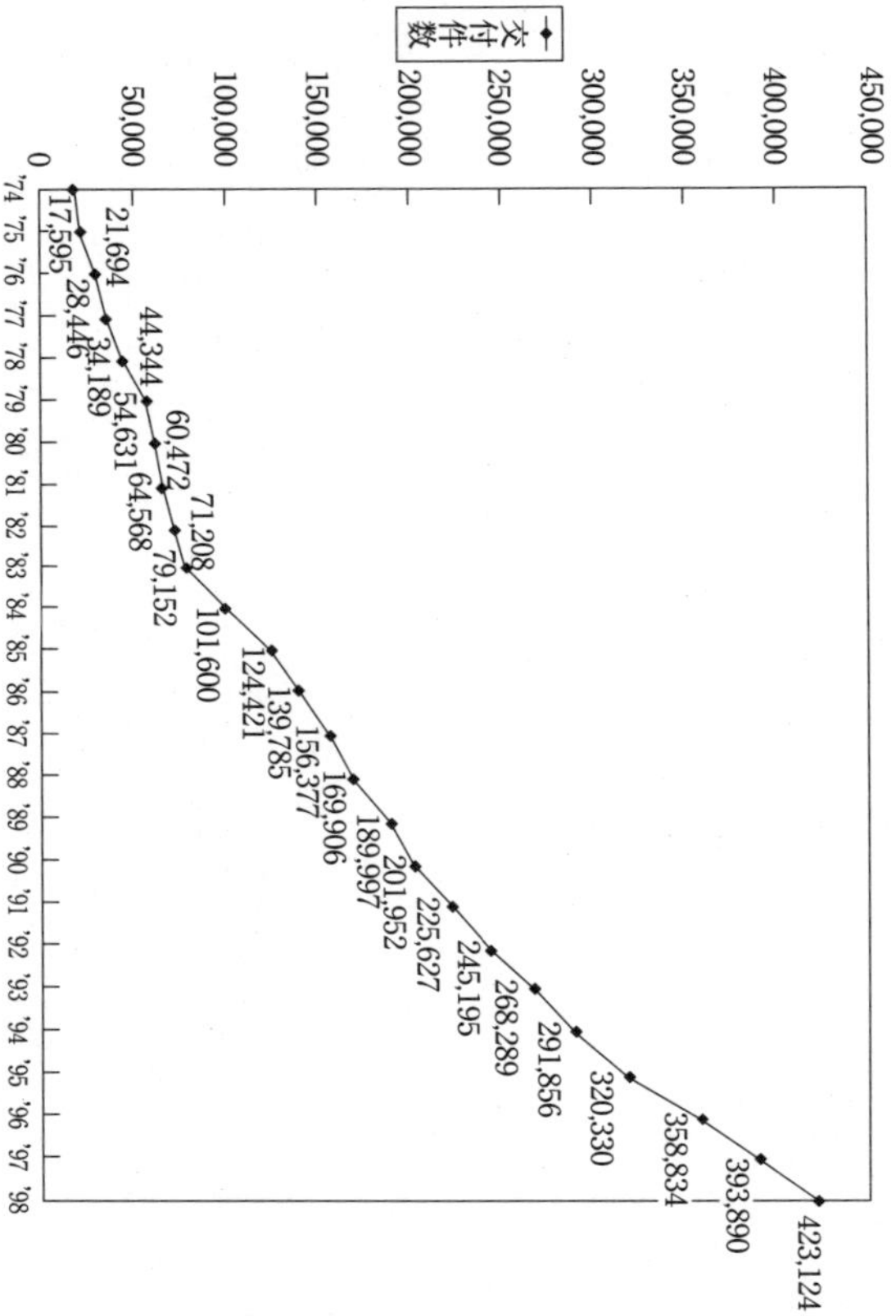

出典　大野良之・田中平三・中谷比呂樹・黒川清・斎藤英彦総編集『難病の最新情報』（南山堂，2000）p.12より．

年度	交付件数	前年度
1974	17,595	–
1975	21,694	123.3%
1976	28,446	131.1%
1977	34,189	120.2%
1978	44,344	129.7%
1979	54,631	123.2%
1980	60,472	110.7%
1981	64,568	106.8%
1982	71,208	110.3%
1983	79,152	111.2%
1984	101,600	128.4%
1985	124,421	122.5%
1986	139,785	112.3%
1987	156,377	111.9%
1988	169,906	108.7%
1989	189,997	111.8%
1990	201,952	106.3%
1991	225,627	111.7%
1992	245,195	108.7%
1993	268,289	109.4%
1994	291,856	108.8%
1995	320,330	109.8%
1996	358,834	112.0%
1997	393,890	109.8%
1998	423,124	107.4%

これは、疾病の種類によらず病人のもつ症状、生活環境に応じて、生きていくための施策をとることを求めたものである。

しかし、疾病単位の難病政策が進められた結果、ある疾患が「特定疾患」に指定されるかどうかは、病因の究明を主とした専門研究者の視点や、行財政上の事情に左右されたという。指定の内定から一転はずされた疾患もある。

例えば、日本医師会第四〇回常任理事会での、大島研三（日本医学会副会長・当時）の発言に、「予算面で頻度の多いものを（特定疾患から）削ったと思うんですよ」「患者のほうから見ると、自分と同じ病気の数が多いから（特定疾患に）入らないで、少ないから入ることになると、ちょっとおかしいような気がします」(5)とある。

このような批判があるように、特定疾患の指定基準が、必ずしも合理的かつ明確でなかったのも事実である。

もとより病人にとっては、原因が明らかであるか否かによらず、現代の医学で予後不良であれば、生活していくう

図56　特定疾患治療研究費予算額の推移（当初予算ベース）

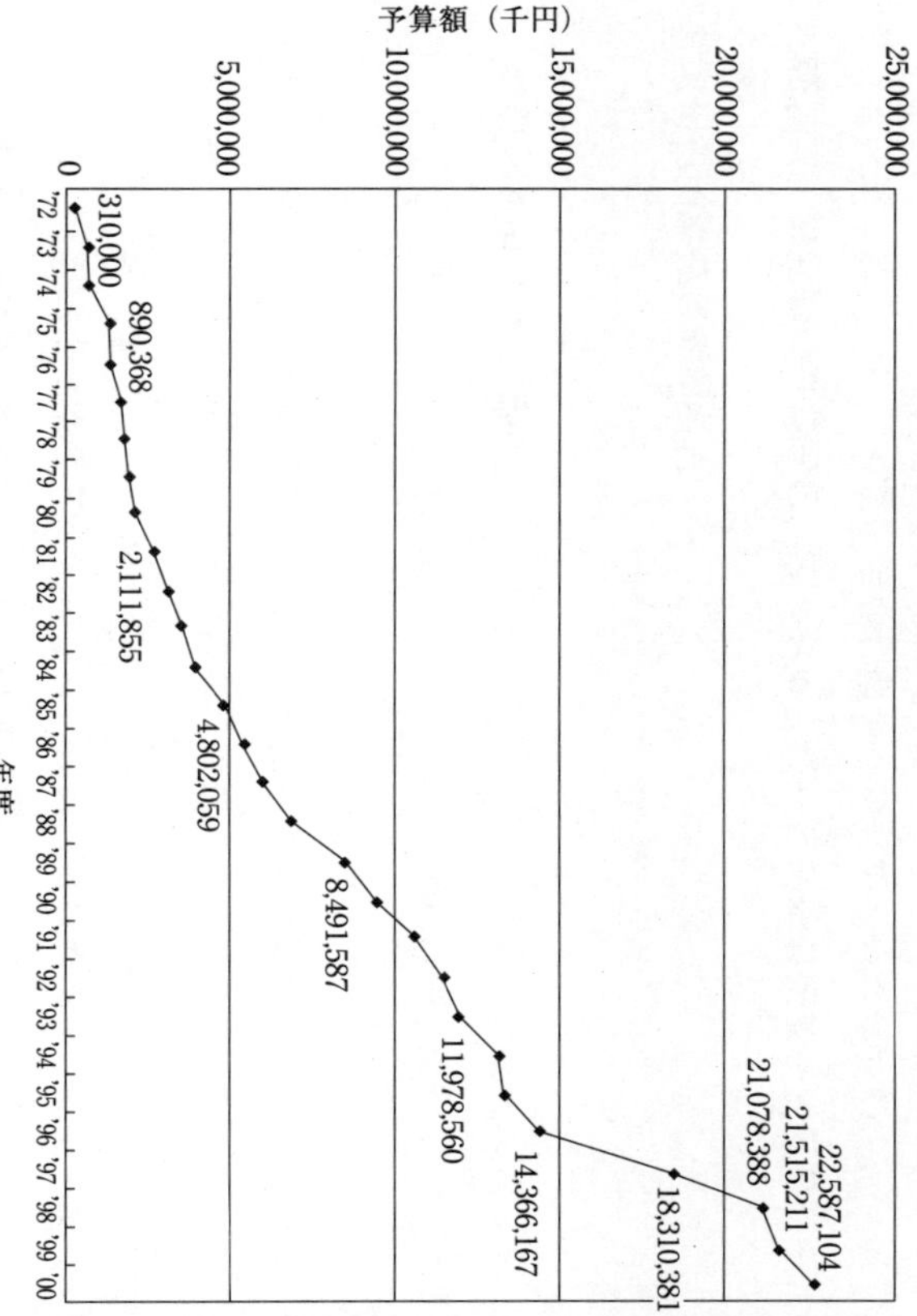

年度	予算額(千円)	前年比
1972	310,000	–
1973	636,169	205.2%
1974	674,524	106.0%
1975	890,368	132.0%
1976	1,277,445	143.5%
1977	1,577,458	123.5%
1978	1,724,779	109.3%
1979	1,862,366	108.0%
1980	2,111,855	113.4%
1981	2,522,780	119.5%
1982	3,374,111	133.7%
1983	3,472,879	102.9%
1984	3,895,916	112.2%
1985	4,802,059	123.3%
1986	5,249,331	109.3%
1987	5,893,631	112.3%
1988	6,840,035	116.1%
1989	8,491,587	124.1%
1990	9,441,414	111.2%
1991	10,504,272	111.3%
1992	11,354,082	108.1%
1993	11,978,560	105.5%
1994	13,098,148	109.3%
1995	13,361,476	102.0%
1996	14,366,167	107.5%
1997	18,310,381	127.5%
1998	21,078,388	115.1%
1999	21,515,211	102.1%
2000	22,587,104	105.0%

出典　図55に同じ，p.12.

えで様々な困難をともない差別を受けかねず、難病といえる(6)。

医療は歴史的に、治療第一主義の体質によって、往々にして治せない病気・病人・障害者に冷淡であった。このことは、癌の末期患者（第3章）や、病人の医学的リハビリテーション（第4章）の節でも指摘されている。

難病の病人には、戦後社会の輝かしい医療技術革新によってもなお治療上の期待に応えていない点でも、治らない病気をもつ病人の人間としての権利や生きがいが大切にされていないという点でも、戦後病人史の大きな宿題が残されている(7)。

二　難病の患者運動の歴史

(1)　戦後民主化と難病の患者運動

戦後の初期には、難病患者には国の支援もなく、多くの患者は家族や親族の保護にまかされ、社会から疎外されていた。なかには学用患者として、入院生活を余儀なくされた人々もあった(8)。

やがて、戦後の労働運動、安保闘争など民主化・反戦運動が発展するなかで、国民の生存権・健康権の意識も高まってゆく。一九六〇（昭和三五）年には朝日訴訟や「子どもを小児マヒから守る運動」がおこされる。公害病も顕在化してきていた。

こうした時代がうみだしたものに、難病の患者組織があった。一九六〇年には日本リウマチ友の会、一九六三年には日本筋ジストロフィー協会、全国心臓病の子どもを守る会などが結成された。

(2) リウマチ患者の調査から

難病患者がおかれていた状況を、一九七一年に行われた「リウマチ友の会」と府中病院神経内科医療相談室・川村佐和子らの、リウマチ患者を対象とする調査にみてみる。

療養期間は長期に及ぶものが多く、半数以上が一〇年以上とある。治療では、高度な専門医療を受けようと病院にかかっている人が多いが、ほかにハリ・灸・マッサージや温泉・漢方に頼る人も多い。長期にわたる医療費の負担も重かったようである。

生活に及ぼす変化で、最も大きなものは「仕事を続けられなくなり、失業すること」である。つづいて「転職」、「別居、離婚」があがっている。また、毎日の看護は、家族の誰かによるのが大部分であった。「今一番望むことは何か」という質問に対しては、「医療費公費負担」が最も多く、「専門医が身近にいてほしい」「治療法開発」が続いている(9)。

当時の患者は、専門医療機関が少ないため受診のため遠方まで赴かねばならなかった。一九七二年に府中病院神経内科の外来通院患者六〇〇名に実施されたアンケート調査によると、患者の居住地は東京都区部二四%、東京都区部以外の全地域五五%、東京都外二一%とある。通院時間が四時間以上かかる患者が一九%、六時間以上が七%にのぼり、病院近くの旅館に宿泊しているものもいた。信頼できる医療機関が難病患者の身近にないため、通院に苦労する患者の姿がわかる(9)。

(3) 小児難病への国の施策

患者会は、相互扶助的な活動とともに、医療・福祉サービスの保障を要求する社会的運動を進めていった。

これによって国の対応も進みはじめた。そのはじまりは、小児の難病患者に、治療、リハビリテーションの機会を与えることであった。重度の病気や障害をもつ児童の施設や費用の公費負担制度がつくられたが(10)、これらは小児慢性特定疾患として指定された病気の患児を対象としていた。

一九六三年には、重症心身障害児に対する民間福祉施設の長い歴史(11)を背景に、重症心身障害児療育実施要綱を定めた厚生次官通達が出る。上林靖子（国立精神衛生研究所）は、以下のようにこれを批判している。

第一に、「これが、決して政府の福祉対策の基本姿勢（社会防衛・社会効用）の転換の結果もたらされたものでない」ことである。当時、高度経済成長政策を展開してきた政府も、そこからくる矛盾を隠蔽するために盛んに福祉国家論を宣伝していた。それまでに先駆的な療育を積み重ねてきた人々、障害児の親たちの切実な訴え、ジャーナリズムのキャンペーンによって、それ以上重症児の問題を無視できなくなっていた。

第二に、「これらの対策は場当たり的に展開しており、しかも低福祉予算の原則が貫かれた」。したがって、重症児の療育などは無視されている。重症児施設として病院を指定し、医療費にわずかの指導費をつけたのみであった。結核病棟を転用し、つくった施設の運営は民間にまかせるなど、あらゆる経費節減が図られた。福祉施設の大半は、慈善事業の流れをくむ私的な経営者の手に委ねられていたという(12)。

成人の難病対策も、このような施策の延長線上につくられていった。芦沢正見（国立公衆衛生院疫学部室長・当時）によれば、「放置すれば重い後遺症を残すおそれの強い難治の小児病の患児に対し、治療、リハビリテーションの機会を与えることが主目的となっていたようであり、漸次その範囲がスモンの多発に触発され」、「成人の難治の疾病に拡がって」(13)いったと指摘されている。

(4)　スモンと難病対策

はじめに指定された「特定疾患」のなかに薬害スモンがあったことは、すでに述べた。第8章で詳しくふれたとおり、スモンは一九五五年ころから発生し、六四年には「研究班」がつくられた。感染症説による差別、混乱を経て、全国各地に患者会が結成され、一九六九年には「全国スモンの会」が結成されている。スモンの原因がキノホルム製剤であることが判明すると、一九七〇年にスモン対策費として、研究費五〇〇〇万円、患者への研究協力謝礼金五〇〇〇万円、計一億円を国は予算化した。

このスモン対策が、成人を対象とした難病対策のはじまりとなった(14)。

(5)　難病患者会の広がり

スモン患者は様々な症状に悩まされたが(15)、「全国スモンの会」は、難病で苦しんでいるものはスモン患者だけではないとして、難病患者団体と協力・連携をとるようになる。一九七二年四月には「全国難病団体連絡協議会」が結成された。このような運動を通じて、小児に限定されていた医療費の助成措置等が成人の難病にも拡大されていった。

一九七〇年には、全国のベーチェット病など難病の患者・家族や、治療にたずさわる医師らが、「難病対策基本法」(原因の究明と治療法の確立、生活保障を盛り込んだもの) の制定を求めて運動したが、結局同法は制定されなかった。

こうした経過から、難病患者の医療費公費負担は、水俣病の場合と同様に、「治療研究への協力謝礼金」という名目によることとなった(16)。

そこには、難病患者をモルモットとみる差別思想が現われている(17)。その後も、様々な難病の患者団体が作られており、それぞれの難病に関して理解を広げ、相互の支援、病人の声を社会に訴える活動を行っている (表32)(18)。

表32　主な難病の患者団体

団体名	対象	会員数	設立年	住所	TEL
全国難病団体連絡協議会	難病	110,000人	1972年	〒102-0071　東京都千代田区富士見2-4-9-203	03-3288-8166
日本患者同盟	医療全般(結核中心)	5,000人	1948年	〒204-0022　東京都清瀬市松山2-13-12	0424-91-0058
日本肝臓病患者団体協議会	肝臓疾患	10,000人	1990年	〒161-0033　東京都新宿区下落合3-6-21-201	03-5982-2150
スモンの会全国連絡協議会	スモン	約1,000人	1974年	〒160-0022　東京都新宿区新宿2-1-3　サニーシティ新宿御苑1001　スモン公害センター内	03-3357-6977
全国パーキンソン病友の会	パーキンソン病	7,000人	1976年	〒107-0052　東京都港区赤坂1-9-13　三解堂ビル内	03-3506-3355
㈳全国腎臓病協議会	腎臓病	102,555人(2001年4月1日現在)	1971年	〒171-0031　東京都豊島区目白2-38-2　紫山会ビル	03-3985-7760
全国多発性硬化症友の会	多発性硬化症	675人	1972年	〒175-0083　東京都板橋区徳丸5-1-5　坂本方	03-3934-3060
全国脊髄小脳変性症友の会(全国SCD友の会)	脊髄小脳変性症	1,500人(1999年6月現在)	1977年	〒170-0004　東京都豊島区北大塚2-16-10-1001	03-3949-4036 03-3949-2011
日本二分脊椎症協会	二分脊椎症	約1,900人(2001年4月現在)	1974年	〒173-0037　東京都板橋区小茂根1-1-10　心身障害児総合医療療育センター内　ＳＢ情報ネットワーク室	03-3974-1800
ベーチェット病友の会	ベーチェット病	1,400人	1970年	〒173-8605　東京都板橋区加賀2-11-1　帝京大学医学部内	03-3964-3315
全国膠原病友の会	膠原病	6,000人	1971年	〒102-0071　東京都千代田区富士見2-4-9　千代田富士見スカイマンション203	03-3288-0721
日本ALS協会(筋萎縮性側索硬化症)	筋萎縮性側索硬化症	約8,000人	1986年	〒162-0837　東京都新宿区納戸町7-103	03-3267-6942
低身長児・者友の会(ポプラの会)	成長ホルモン分泌不全性低身長，ターナー症候群	170世帯	1978年	〒165-0032　東京都中野区鷺宮2-15-10　星川方	03-3330-8612
㈳日本筋ジストロフィー協会	筋ジストロフィー	約3,000名	1964年	〒162-0051　東京都新宿区西早稲田2-2-8	03-5273-2930
㈳日本リウマチ友の会(リウマチ友の会)	主に慢性関節リウマチ	22,000人	1960年	〒101-0047　東京都千代田区内神田2-7-7　新内神田ビル3F	03-3258-6565

㈳日本てんかん協会	てんかん	7,000人(2000年現在)	1976年	〒162-0051	東京都新宿区西早稲田2-2-8　全国心身障害児福祉財団ビル	03-3202-5661
日本アレルギー友の会	アレルギー疾患	約2,500人	1969年	〒135-0002	東京都江東区住吉2-6-5　インテグレート坂口3F	03-3634-0865
胆道閉鎖症の子供を守る会(CBAの会)	胆道閉鎖症とそれに伴う肝臓移植	1,500人	1973年	〒170-0002	東京都豊島区巣鴨3-2-5　豊ビル202	03-3940-3150
つくしの会（軟骨無形成症）	軟骨無形成	450人	1982年	〒343-0825	埼玉県越谷市大成町7-236　野瀬立子方	0489-86-8059
日本AS(強直性脊椎炎)友の会 Japan Ankylosing Spondylitis Club (JASC)	強直性脊椎炎やその類縁疾患	304人	1991年	〒181-0004	三鷹市荒川1-11-5　井上久方	0422-45-7985
つばさの会(先天性免疫不全症患者と家族の会)(原発性免疫不全患者と家族の会)	先天性免疫不全症	250人	1991年	〒289-2714	千葉県海上郡飯岡町三川セ-4194-1　浪川淳子方	0479-57-6663
サルコイドーシス友の会(ザ友の会)	サルコイドーシス	約500人	1987年	〒529-1801	滋賀県甲賀郡信楽町勅旨599　小林弘幸方	0748-83-0748
網膜色素変性症の患者と家族の会	網膜色素変性症	950人	1990年	〒350-1131	埼玉県川越市岸町1-31-41　冨山方	0492-48-4834
SSPE青空の会(亜急性硬化性全脳症)	亜急性硬化性全脳炎	90人	1984年	〒245-0016	神奈川県横浜市泉区和泉町2813-8　中村一方	045-803-6410
川崎病の子供をもつ親の会	川崎病	約1,540人(2001年現在)	1986年	〒323-0016	神奈川県川崎市多摩区南生田6-34-16　浅井満方	044-977-8451
もやもや病の患者と家族の会	もやもや病	約980人	1983年	〒560-0081	大阪府豊中市新千里北町2-40 c 56-207	06-6872-3101.
日本ムコ多糖症親の会(MPS親の会)	ムコ多糖症	120人	1984年	〒232-0066	栃木県小山市扶桑2-7-15，7-310　田島直秀方	0285-22-6643
骨形成不全友の会	骨形成不全症	230家族以上	1989年	〒553-0002	神奈川県横浜市南区六ツ川3-80-3　奥田欣也方	045-711-2102
人工呼吸器をつけた子の親の会(バクバクの会)	人口呼吸器をつけた子及び同程度の医療ケアを必要とする子と親と家族	正会員；200家族 賛助会員；180名	1963年	〒161-0033	大阪府大阪市東淀川区北江口4-13-2　吉岡由美子方	06-6340-2274

出典　難病情報センターhttp://www.nanbyou.or.jp，患者団体一覧等を参考に筆者作製.

難病の患者団体が数多く作られ、活発に活動しているということは、それだけ多くの病気の治療法が解明されておらず、それによって多くの病人がいかに闘病生活や差別に苦しんでいるかを表している。

三　難病患者の実態

難病患者の病態は疾病により大きく異なり、症状の程度にも大きな違いがある。また、難病患者の置かれている生活上の苦境は、患者や家族などの当事者によって様々である。

ただ、難病患者にとって社会との交流の機会が乏しく、社会から疎外された状況に陥りがちなこと、看護、介護に追われる家族も時間的、精神的自由を奪われていること、職場や結婚など様々な場面で差別的な扱いを経験するなど、共通点も多い。

このような難病患者の支援に早くから取り組んできた施設に、東京都立府中病院がある。ここでは、一九七一年、美濃部都知事の福祉政策として難病が取り上げられて以降、在宅ケアを中心に難病患者への社会的援助を持続的に提供しようという動きが本格化していった。その当時、一九七二年頃の難病患者の様子を、神経内科医療相談室の記録からみてみたい⒆。

(1)　あるALS患者の体験から

Aさん（女性）は筋萎縮性側策硬化症（ALS）で、すでに身体の全自由を失っていた。手足の指すら自由に動かすことができない状態である。二〇歳になる娘が看護と家事を行っていた。入院で適切な医療を受けさせたいと家族は願い、Aさん自身は家族の負担を軽減させたいと、やはり入院を希望した。

いくつもの病院に入院を相談したが断られ、都立府中病院の神経内科医療相談室に相談する。

それまでに挙げられた入院が困難な理由としては、「①ベッド差額代がかさむ。②常時つきそいが要求されるが家族がつきそえない。③難病は診療・入所対象外なので難病の専門病院にいってほしい。④治らない病気だから、入院しても特に治療することがない。無駄ですよ。⑤満床です。⑥長期入院は認めません」などがあった。

重症化した難病患者を無条件で入院させてくれる病院は、容易に見つけることができなかった。これは現在でも同様である。

相談室で確認した自宅療養の利点としては、「①従来の生活をそのまま続けることが出来る。②家族が看護しているので、家族はAさんの病気について詳しく知っており、Aさんの身体の状態や気持ちを大変よく理解している。③Aさんが使う道具はAさんの趣味や家庭の様子にあわせて工夫し、つくられている。④入院すれば請求される医療費、ベッド差額代、つきそい費や間接医療費が少ない」などがあった。

一方、自宅療養上の困難としては、「①充分な（適切な）医療をうけられない。このことは、特にAさんが上肢を骨折したときに痛感させられた。さらに病状が進めば生命さえおびやかされてしまうだろう。②家族が独習で看護しているので、必要な器具や器材、技術が利用されていない。また娘さんが看護の担い手であるため、結婚できないし、夫は昼間の仕事と夜の看病で心臓に障害がでているなど、家族の生活に過重な負担がかかっている」様子があげられている。

(2)　難病患者の自宅生活を援助するには

このような場合、難病患者が自宅で暮らすのを援助するには、病院職員の患者宅巡回、地域の医療・保健・福祉職員との協力、訪問看護、中間施設、看護用品の供給などが必要とされる。これら数々の援助により、はじめて難病患者が自宅で落ち着いて生活することが可能となる。

また、自宅での生活の援助のみならず、短期または長期に入院する施設・病院を確保することも必要である。こうした援助の体制は、難病患者が住んでいる全国の各地域で求められる。しかし、当時はもとより、現在でもそのような体制はできていない。

冒頭で紹介した、進行性筋ジストロフィー症と闘った石川正一のケースは、在宅ケアが比較的うまくいった例である。彼の場合、日野保健所の保健婦が協力し、都立府中病院神経内科の専門医が在宅診療班を編成し、地域の開業医と協力して体制をとっていた(20)。「かかりつけ医師の週一回の往診」「入院処置が必要とされる際には神経内科専門医が引き受ける」「ボランティアセンターに登録した市民が、曜日ごとに支援する」など、その体制は手厚かった。このような、地域の医療、保健、福祉、ボランティアの協力なくして難病患者の在宅生活は成り立ちにくいのが現状といってもよい。

(3)　難病患者支援とプライマリケア

在宅ケアのネットワークを支える理念として、木下安子らは、次の四点を挙げている。

① かかりつけ医、保健所、保健婦は身近な存在に（近接性）
② 入院、在宅の専門職同士の連携（継続性）
③ 医師、ソーシャルワーカー、保健婦、ボランティア、各職種、各所属の人々の協力（包括性）
④ それぞれの専門性の立場から責任を果たす（責任性）

これらはプライマリヘルスケアの四つの特色にあたる(21)。すなわち難病患者が地域で生きる条件は全ての人が生きる条件と共通している。健康な人もやがては年をとり、障害や病を抱えて生きていかねばならない。難病患者の抱える悩みは、やがて誰もが経験することなのである。

最近では、国の難病対策も変化の兆しが見られる。①調査研究の推進、②医療施設等の設備、③医療費の自己負担の軽減といった従来どおりのもののほか、④地域における保健医療福祉の充実・連携、⑤ＱＯＬの向上を目指した福祉施策の推進（国、都道府県を主体としてモデル事業などの難病患者の地域保健医療推進事業や難病患者等居宅生活支援事業など）が国の難病対策に掲げられている(22)。④や⑤は、「（難病対策の）第四の柱として、在宅ケアとそれを支援する中間施設制度」として提唱されてきた（大谷藤郎・元厚生省医務局長）(23)ものである。

もっとも国の難病対策費用の多くは、医療費の一部負担軽減に費やされており、二〇〇〇年度の難病対策予算額九九一億円のうち、七六七億円がこれにあたる。在宅ケア推進の予算は、④が八億円、⑤が一九億円と微々たるものである(24)。

現状の国による難病対策は、全ての地域で難病患者を受け入れるネットワークをつくりだすにはほど遠い。難病患者にとって、原因が究明され、治療法が確立することも大切である。しかし、治癒が困難な現在は、まずもって日々生活していく上での援助、社会福祉やリハビリテーションが欠かせない(25)。その面での国の施策もまた、不足しているのがあいかわらずの現状である。

大谷藤郎の次の指摘が、難病患者の現状を突いている。

> 難病患者の処遇体系をどうするかの課題は、老人問題、障害者問題と並んで医療福祉の上でも人権的にも社会の大きな問題であるのにかかわらず、その制度的取り組みが国においても地方自治体においても十分になされていない。一般国民の方々にも、その重要性の認識がなされていない(26)。

四　現在の難病患者

(1)　延命やQOLの向上

あいつぐ医療技術の革新によってもなお、決定的な治療技術は開発されていないのが難病である。しかし、抗生剤、人工呼吸器、経管栄養、中心静脈栄養など、各分野の医療技術が進歩したことや、生活環境全体の改善によって、難病患者も延命され、あるいは生活の質の向上が部分的にせよもたらされてきた。

例えば、進行性筋ジストロフィーを抱えながらも出産する女性(27)や、言語的なコミュニケーションの困難なALS患者が、パソコンを使って意思疎通することが可能となっている(28)。

しかし、こうした技術、援助機関につながることのできる患者はまだ一部であり、難病であるがゆえの生活上の制限は未だ多いといわざるをえない。

さらに、難病患者の闘病を支援する施策の後退すらおこっている。

(2)　「特定疾患」医療費の抑制

「特定疾患」患者への医療費の支給は、入院時の差額ベッド代など保険外費用は、もともとは対象ではなかったが、申請による補助の制度はあった(29)。しかし平成不況が長引き一層深刻化した一九九七年、医療費が全額公費負担されているALSなどの三八疾患について、入院ならば月額一万四〇〇〇円、通院ならば月額二〇〇〇円を上限に、患者負担を導入するよう方針が転換された。その理由は、患者数の増加、医療費の高騰である。この決定によりそれまでの全額公費負担の原則がくずれ、スモン、クロイツフェルト・ヤコブ病、難治性の肝炎のうち劇症肝炎、重症急性膵炎の患者を除く特定疾患については患者の一部負担が導入された。これは国の難病対策が法律に基づかない措置であったという背景がある。

独自に公費負担していた自治体も、一九九八年より、国にならって患者負担の導入が進められている。小児の難病についても自己負担の導入が検討されている。また「重症度基準」を導入し、重症度という認定基準によって難病の医療費を削減することも検討されている。

医療費抑制のために、成長ホルモン分泌不全性低身長症（小児慢性特定疾患）の患者への治療費の公費負担を、身長が男性一五六・四センチ、女性一四五・四センチに達した段階で打ち切る方針が一九九八年に出されている(30)。身長がどの程度あれば十分かについては議論があり得るが、上記のような身長では、日常生活で支障を感じることが多いはずである。さらにホルモンの補充を継続するには、自費で年間五〇万円以上が必要となり、家庭への負担は大きい。成長ホルモンの薬価が、欧米と比べて最高で三倍にもおよぶほど高いこと(31)も、これに拍車をかけている。

(3)　風化の危機にあるスモン患者支援

スモンが難病行政の原点のひとつであることはすでに述べた。しかし、最近ではスモン患者の症状を知らない医師が増加しており、「特定疾患」の扱いをしてもらえずに医療費を自己負担させられる病人も出ている。

病人の社会復帰の問題も深刻である。例えば、二歳でスモンに罹患し、失明と歩行不能の重度の障害を負い、重度障害児の施設で過ごしてきたが、年齢制限を過ぎた三三歳になってもほかへ移れずにいるケースがある(32)。「しかしこの施設を出て、どこが責任をもって面倒を見てくれるのでしょうか」と母親が厚生省に訴えても、現地調査があっただけで、何の措置もとられていないという。

国は難病に対する総合的な対策をとってきたといわれているが(33)、それが一人一人の病人にまで届いていないのが現状であろう。

(4)　疾病ごとの難病対策か、病人の支援か

そもそも難病対策は、病人の病状に対してなされるのではなく疾患ごとになされている。「特定疾患」に指定されるかどうかは医学研究上の条件から決定され、患者団体は度重なる陳情によってこれを実現する必要があった(34)。そもそも難病患者個人を救済するという視点の弱い制度であるといえる。

「特定疾患」に指定されていない治癒困難な病気の患者も少なくなかったが、予算上の制限のため対象に入っていない病人はいまだ多い。

このように、難病対策が病人個人ではなく疾病ごとの対策となったため、どんな疾病に罹ったかにより、病人の待遇に格差が生じてきた。さらに最近では、自己負担の導入により同じ「特定疾患」の中でも医療費の補助額に格差がもうけられている。

二〇〇〇年に施行された介護保険によって、難病患者の介護問題は、実質上棚上げされた。ここでも、年齢によって、診断名によって、介護保険の給付対象になるかならないか、「特定疾患」の患者の中で、扱いの違いが生じている。一部の疾患の病人では、介護保険施行により介護サービスが受けにくくなる事態すら生じている。

これに対して、全国脊髄損傷者連合会、日本リウマチ友の会、日本せきずい基金、日本アビリティーズ協会は、「障害者福祉と介護保険制度研究会」を結成した。この会は、介護保険によって後退した障害者福祉の具体例を調査し、対応策を検討している。障害者の側から介護保険の問題点を見直す動きも始まっている(35)。

(5)　二一世紀に残された病人史の課題

二〇世紀にたしかに医学は進歩した。しかし、いまだに数多くの「原因が分からない」「治療法がない」病気が残っており、多くの病人が病苦に悩まされている。

病人史的視点から見ると、医療が輝かしい成果を挙げている、いわゆる先進医療にのみ目を向けることは許されない。むしろ難病問題こそ、二一世紀に残された病人史の課題であり、医療技術の面でも、社会保障、医療・福祉システムの面でも、大きな前進が急務とされる分野なのである。

(1)　澤地久枝『忘れられたものの暦』(新潮文庫、一九八五年)一二五―一二六頁。
(2)　嶺学・天本宏・木下安子編『高齢者のコミュニティケア』(御茶の水書房、一九九九年)一三九頁。石川正一の闘病生活の様子は、石川正一『たとえぼくに明日はなくとも』(立風書房、一九七三年)に詳しく述べられている。
(3)　川村佐和子・木下安子・山手茂『難病患者とともに』(亜紀書房、一九七五年)四―五頁。
(4)　前掲(3)五―六頁。
(5)　「日本医師会雑誌」第六九巻第八号(一九七三年四月一五日)一〇八八―一〇九三頁。
(6)　芦沢正見「難病対策の現状と、一、二の問題点」『ジュリスト臨時増刊・医療と人権』(有斐閣、一九七三年)二六六頁。
(7)　川上武・岡上和雄編『福祉の医学』(一粒社、一九七三年)三―二七頁。
(8)　吉村義正『無声の喋り』(清風堂書店、一九九九年)二〇―二二頁
(9)　前掲(3)九―二二頁。
(10)　厚生省五〇年史編纂委員会『厚生省五〇年史』(一九八八年)一―八八頁。
(11)　重症心身障害児の福祉の歴史をまとめたものとして上林靖子「重症心身障害」前掲(7)所収がくわしい。

(12) 上林靖子「重症心身障害」前掲(7)二一二頁。
(13) 前掲(6)二六五頁。
(14) 全国薬害被害者団体連絡協議会編『薬害が消される』(さいろ社、二〇〇〇年)六〇頁。
(15) 前掲(14)六九−七三頁。スモンの症状としては、「足を切り落としてしまいたい」と思うような下肢の知覚異常、起立・歩行障害、排尿・排便障害、視力障害、下痢・腹痛・膨満感などの腹部症状、易疲労性、性機能障害などがある。
(16) 衛藤幹子『医療の政策過程と受益者』(信山社、一九九三年)一二五頁。この著書は、行政学の見地からの論文を発展させたものであるが、難病対策の歴史を振り返ることに非常に役立つ。
(17) 川上武『現代日本病人史』(勁草書房、一九八二年)五八四頁。
(18) 黒田浩一郎編『医療社会学のフロンティア』(世界思想社、二〇〇一年)一五六−一六九頁。的場智子「第六章　現代日本における患者団体の機能」によると、患者団体の四機能として治療活動機能、対行政機能、医学研究機能、共同性機能が挙げられており、難病の患者団体は医学研究機能の志向が強いことが指摘されている。難病は病態が不明であることが多く、それを解明することが難病の治療に結びつくため、他の患者団体と比較すると医学研究を重視する風潮が見られる。
(19) 川村佐和子『難病に取り組む女性たち』(勁草書房、一九七九年)七二−一〇二頁。
(20) 前掲(2)『高齢者のコミュニティケア』一三九−一五一頁。石川左門(石川正一の父)からの相談を受け、西三郎(公衆衛生・医師)、川村佐和子(看護婦)、木下安子(看護婦)らを中心に、最初からケアを念頭に東京都立府中病院の医療相談室から始まったものである。地元医師会の協力を得て、地域医療としてうまくいった先駆例である。
(21) 前掲(2)『高齢者のコミュニティケア』一四四−一四七頁。
(22) 『国民衛生の動向二〇〇〇』(『厚生の指標　臨時増刊』)(厚生統計協会、二〇〇〇年)一五六−一五八頁。
(23) 大谷藤郎『現代のスティグマ』(勁草書房、一九九三年)二八五頁。
(24) 前掲(22)一五四頁。
(25) 前掲(17)五八四−五八五頁。

(26) 前掲(23)二八七頁。
(27) NHK厚生文化事業団編『キラッと生きている』(集英社、一九九九年)二八―四三頁。
(28) 比嘉栄達『つたえてください小指奮闘記』(医歯薬出版、二〇〇一年)。
(29) 健康保険組合連合会編『社会保障年鑑 一九九四年版』(東洋経済新報社、一九九四年)一四三頁。
(30) 「毎日新聞」一九九八・一・二二。
(31) 「毎日新聞」一九九八・三・二。
(32) 前掲(14)七三頁。
(33) 健康保険組合連合会編『社会保障年鑑 二〇〇一年版』(東洋経済新報社、二〇〇一年)七二―七四頁。
(34) 前掲(6)二六六頁。
(35) 「日本経済新聞」二〇〇一・七・一三。

(第10章の[追記]に続く) さらに、精神障害者をとりまく重要な二つの動きがある。

ひとつは、六〇年代後半に司法側から提起され、患者・患者家族および良心的精神科医療者の抵抗で一時は葬り去られた「保安処分」の再燃。前回「保安処分」が浮上したきっかけは六四年のライシャワー事件(本文四一四頁参照)だが、二〇〇一年六月の池田小事件に呼応して司法側からの再提起があり、政府は二〇〇二年二月に「重大な触法行為をした精神障害者に対する新たな処遇制度(案)」を発表。これをもとに「心神喪失者医療観察法案」を第一五四回通常国会に提出、法案の成立は見送られたものの継続審議となった。

ふたつ目は、過去のものとされていた「けいれんを伴う電気ショック療法」を一部の精神病院が常態的に施行し、しかも多くの例で患者の同意がなされぬままに行われていること(朝日新聞二〇〇一年七月八日報道)。ECTは、全身麻酔下に筋弛緩剤を用いてけいれんをおこさせぬ方法―改良型ECTが主流だが、この場合も記憶障害は必発であるという。従来のECTについては懲罰的要素が強く、施行した側にも心的外傷を負ったと感じるもの(浜田晋「電気治療のこと」『精神医療15号』、批評社、一九九八)がおり、総じて年長の精神科医ほど改良型ECTにも批判的、といわれる。

第II部　現代医療のパラダイム転換と病人・障害者

はじめに　第三次医療技術革新の特徴

私は戦後日本医療技術の発展を、技術論の視点から第一次医療技術革新、第二次医療技術革新、第三次医療技術革新の三段階に分けて検討してきた。そのなかで、技術を概念操作で技術自体と技術システムに分ける考え方を提起した。その結果、第三次医療技術革新はその特徴として、技術自体のなかに「倫理」、社会的価値観を含むことがはっきりしてきた(1)。

第一次・第二次医療技術革新も技術進歩としては画期的であり、そのなかに副作用の問題、過剰適用といったマイナス面の問題を含んでいたが、技術自体としての技術進歩イコール〝患者のため〟〝好ましい〟という理論的枠組みの上に構築されてきた。もちろん明治以降の技術進歩・医療システムの歴史をみても、〝医弊〟(2)のない時代はなかった。しかし、〝医弊〟は技術自体というより、医療システムの限界よりくるものであった。また、技術自体の進歩にしても、基本的には自然治癒に依存せざるをえない状態が長くつづいた。この時代には、流行病（感染症）が疾病構造の中心だったこともあり、技術システムによる代替（隔離、結核の場合の早期発見）が医療技術上の中核となっていた。そのために、いかに病人・障害者が社会的偏見（流行する＝うつる、遺伝する＝血筋を重視する結果、排除・差別が激化）のために苦難の道を歩まざるをえなかったかは、『現代日本病人史』（勁草書房、一九八二年）で詳述した通りである。

しかし、二〇世紀末に臨床の現場に登場してきた第三次医療技術革新では、医療を根柢で支えている理論的枠組みが、従来のパラダイムでは了解できない問題が多くなってきた。その典型は、脳死（死期判定の変更―心死から脳死へ）、生殖革命とよばれる受精技術の進歩である。これらは技術自体を進歩という視角からみた時にも、従来の医療技術のパラダイムでは了解できない。その開発・普及は医療の世界でたしかに画期的進歩だが、その社会的認知となると慎重な態度を要求されることが多くなった。具体的にいえば、脳死・臓器移植、生殖革命にしても、まだ医学者のなかでさえ、それを認めるのに慎重というよりむしろ反対といってもよい人が存在している。

また、脳死・臓器移植と生殖革命が内蔵している医療思想上の問題（優生学的思想、生命倫理学的問題、ジェンダーの立場からの批判など）について、少数の医学者は別として、多くはそれらが医療のパラダイム転換の上に成立してくる技術であることに気づいていない。むしろ、科学技術信奉の根源的性格として、一たび発見・開発された技術は、たとえそのニーズが少数だとしても、その技術適用を望む患者がいる限りは、前進をやめることはない。

その途上で、その医療思想としての限界、難点や、そのビジネス化について社会からのきびしい批判があったとしても、それを軽視していこうとする傾向がある。その根柢に何があるのかは、医者のみならず、第三次医療技術革新の成果の恩恵を望む患者の深層心理の分析を要請してくる。この両者のあいだに立っていま求められているのは、その適用限界とビジネス化を、生命倫理、人権、人類の進歩の視点で見直すことである。

第三次医療技術革新には、技術自体にまだ技術的に発達の余地がのこされているが、その根柢に技術的・思想的難点をかかえている以上、その技術的・思想的点検が必要になってくる。そして、その困難の究明のなかから、二一世紀の医療技術・医療思想の在り方をまったく新しい視角から構築する要請が生まれてくる。ただ、既存技術、医療思想といえども、社会の潮流と遊離して存在するものではない。そこに現在の社会情勢の世界的停滞期（現代資本主義にも社会主義にも存在）を打破するalternativeの提示が要請されている所以である。以上のようなマクロの視点をふまえて、脳死・臓器移植と性革命・生殖革命、生死観、IT革命、ゲノム革命について、病人史としての具体的問題点の追究をしてみたい。

（1）川上武編著『戦後日本医療史の証言』（勁草書房、一九九八年）三九〜四二頁。
医療倫理は古代の「ヒポクラテスの誓い」から始まり、第二次大戦中のナチスの生体実験、安楽死の実施といった医療犯罪の反省のうえにたって、「ニュールンベルグの倫理綱領」（一九四七年）、世界医師会の「ジュネーブ宣言」（一九四八年）に及んでいる。この系譜のなかでは、医師と患者との関係、医師と医師との関係の在り方に焦点があった。ところが、現代医学の進歩により、人間の生命（生と死）をみる眼が、従来の〝医療倫理〟の枠内のみでは解決しにくくなり、それにアメリカの人権運動のたかまりもあり、医療における個人の主権の問題が前面にでてきた。医療倫理、バイオエシックスは医療における人間の行為を倫理面から体系的に研究する学問体系として、有力な地歩をしめるにいたった。

これらについては、米本昌平『バイオエシックス』（講談社現代新書、一九八五年）、星野一正『医療の倫理』（岩波新書、一九九一年）、『現代社会学・14――病と医療の社会学』（岩波書店、一九九六年）、デイヴィッド・ロスマン著、酒井忠明監訳『医療倫理の夜明け』（晶文社、二〇〇〇年）などの一連の著書に詳細に論じてあり、教えられるところは大きい。

しかし、私は現代医療の技術自体の中に、〝倫理〟が参入してきたという事実より出発しているので、前記の著書とは同じ問題を扱っても、展開のしかたが少しちがってくる。とくに〝ビジネス化〟を射程距離にいれたのは、私の技術論が、技術自体と技術システムとを、概念段階で分離し、現実の医療の場では両面からのアプローチを重視した結果である。

（2）川上武『現代日本病人史』（勁草書房、一九六五年）三二八〜三三〇頁。

第１章　脳死・臓器移植の軌跡
――心臓移植の提起した問題――

一　南アのバーナード博士の心臓移植

南アフリカ共和国のクルータ・スキュール病院で、一九六七年末に人類最初の心臓移植が実施された。手術後一八日目に患者の死亡という不幸な結果に終わったが、この第一号心臓移植の実施は、世界の医学者、マスコミ、世論、宗教界に衝撃を与えた。このニュースが報道されると、米誌「タイム」が〝エベレスト完全征服―登頂から下山まで―〟と偉業をたたえ、ローマ法王さえ心臓は〝魂〟に関係ないからと賛意を表した。一部の心臓外科医（榊原仟教授）が批判的見解を発表していたが、マスコミはむしろ積極的に評価する立場をとり、世論をリードしようとした。この時点では、心臓移植が〝死〟のパラダイム転換をはかるほどの医学史、社会史での画期的事件であるという認識は弱かった。

だが、川上はアメリカで開発された心臓移植の技術が、何でも〝世界最初〟を誇る自国ではなく、人種差別のひどい〝アパルトヘイト〟の南アで実施されたことに疑問を感じ、心臓移植の技術論的分析を行い、いくつかの問題提起をした。その第一は、既存の移植技術（腎移植）との違いを明確にした上で、心臓移植は、成功の条件として生体の死と臓器の部分死との時間的ずれを前提にしているので、必ず〝死期のエスカレーション〟が起こるだろうと予測した。南アの心臓移植も、死期判定について川上は「脳波の停止をもって死の判定」と断定した。また、〝脳死〟という言葉が使われていない時期の問題提起である。第二は、適応拡大のおそれの多い技術的性格をもっていることである。第三は、提供者の人権問題である。心臓移植が一人の人間の不幸（交通事故死、銃撃死、災害死、重度疾患……）に依存している以上、そこに人権問題が起こる余地が十分に残されている。現に、アメリカは南アでの反響をみた上で、積極的に心臓移植にふみきり、アメリカ医学の特色の一つを形成していった(1)。

その後約三〇年間で、心臓移植は約四万例を数え、現在では欧米を中心に世界で年間約五〇〇〇例が実施されており、五年後の生存率も六五％を超えているという(2)。現在では心臓移植が技術的問題（死期判定、救命技術との相剋、免疫抑制剤による生涯管理の問題など）を残しながらも、先進技術の一翼として定着してきているのが、世界的傾向とみてよいであろう。

ところが、医療先進国の一つである日本では、この動きと少し違った経緯をたどっている。

二　日本の心臓移植で明確になった問題

(1)　和田心臓移植への不信

日本の心臓移植第一号は、一九六八年八月六日に札幌医大で和田寿郎教授によって行われた。ドナー（臓器提供者）は海水浴で溺れて脳死状態になったとされた青年であり、レシピエント（臓器受給者）は心臓の弁に異常のある少年であった。和田教授はその発表に際して、「二つの死より一つの生を」という説明をしたために、テレビ、新聞の連日の報道は礼賛調が目立ち、レシピエントへの激励調の報道が続いた(3)。

ところが、患者が八三日後に死亡すると、和田心臓移植についての不信が、医学界、世論から起きてきた。この心臓移植に医学面から疑問の声を発したのは、札幌医大の内部からであった。レシピエントの心臓を手術前に診断した内科教授は、僧帽弁を人工弁に置換することが可能との判断で和田外科に送った前後事情を、医学雑誌に発表した。また、病理解剖をした教授もその所見をめぐって、和田教授の手術に不信を提起した。和田移植は南アの世界第一例から数えて三〇例目といわれるが、ここにいたって報道のトーンはその技術、人間性の評価から技術不信、外科医の功名心・ウソへの批判に変わっていった(4)。

社会的にも、南アの心臓移植いらいその技術的問題に関心をもっていた有志の医学者（松田道雄・石垣純二・中川米造・川上など）は「和田心臓移植を告発する会」を結成し、世論に訴えた。このあと同年一二月には大阪府の漢方医ら六人が和田教授を殺人罪で告発した(5)。しかし、これらの一部の医学者、マスコミ、世論の動きを、医学界の大勢も検察当局も黙殺し、問題の所在をあいまいにしてしまった。

(2)　その後日本では心臓移植がなぜ行われなかったか

和田心臓移植（一九六八年）いらい三二年間、日本の心臓移植は空白時代に入る。世界的にはその間、何万例もの心臓移植が行われていた事実と比較すると、従来の医療技術導入の常識からみて確かに奇妙な現象である。しかし、この歴史的事実は必ずしもマイナスとは思えない。移植についての技術レベルは世界並みといわれながら、実施しなかった意味について検討する必要がある。「外科医に勇気がなかった」（和田）というレベルの発想ではすまされない。その根柢には、従来の医療観では了解できない〝医療と文化〟の問題があり、医学・医療のパラダイム転換にまで及ぶ近代医学史いらいの転換があった。そして、日本の医学者・思想家の中には、この問題に最初から最後まで慎重な姿勢を崩さなかった人々がいたからである。

この問題に入る前に、なぜ心臓移植の空白時代が発生したかについてのいくつかの要因にふれておきたい。

第一は、「二つの死より一つの生を」（和田）が、結果として「二つの生より二つの死に」に終わったのではないかという声なき世論が予想外に強かったことである。ドナーとなった溺死青年の救命・救急技術とレシピエントの少年の手術適応への不信に対して、検察も医学界もはっきりした姿勢をとらなかった。この検察と医学界の姿勢が日本の心臓移植実施の大きな障害となったのは事実である。

第二は、「東大ＰＲＣ（患者の権利検討会）」などの批判団体がその後の筑波大移植にかかわった三人の移植医を殺人罪で告発し（八五年一月一一日）、その後も批判活動を続けていたことである。これは、移植医療が前進するには、何か日本には大きな壁があることを痛感させていった(6)。

さらに、第三の決定的な要因として、日本人の生死観がこの問題に深くかかわっていることがはっきりしてきた。日本人の生死観は「死はこれを精神と肉体とにわけることはできない」（吉本隆明）がその核心をついており、精神身体一元論であるといってもよい(7)。

これに対し、欧米の生死観は、デカルト哲学的な精神身体二元論である。それもアメリカとヨーロッパではちがい、アメリカでは個人が承諾すればよく、ドイツはプロテスタント、フランスはカトリック、イギリスは国教会派が強いので、死期判定－臓器移植についてある種の価値判断が求められる。やはり教会を横目でみるといわれるという（米本昌平）。この場合、日本が臓器移植の推進・具体化にあたって、ヨーロッパの研究が必要であるという発想が根柢にある。これは適切な発言だと思う(8)。

三　医師が死期判定

(1)　心臓死の時代

脳死→臓器移植が技術的・社会的問題として登場する以前は、人間の死は心臓死（心死）が、明治期の医療の近代化いらい当然のことと医学でも一般でも受けとめられてきた。心死は〝呼吸停止、心拍停止、瞳孔拡大・対光反応消失〟の三特徴で長いこと判定されてきた。現実の問題として、臨床医が若い頃に「ご臨終です」と二回も言うという失敗をおかすことがあった。たしかに、患者が死の過程に陥ってから、短いが一定の時間が存在しているのは事実である。しかし、心死は素人でも納得できるぐらい明白なものである。

しかし、人間が出産・誕生によって社会に入り、死亡によって社会を去るにあたっては、その判定は法的には医師の判定イコール決定に委任されてきた。誕生―出産届も産婆・助産婦→産科医の届出が必要だが、死亡については、死亡診断書・死体検案書・死亡証明書、死体検案書の記載・内容・書式については、医制いらい医療法の関係法規の中で、きびしく規定されていた(9)。この死亡診断書を書けるのは社会から委託された医師だけの権利義務である。他の何人もこれを代行することはできない。医師は個人的には医療技術者としての責任を負うと同時に、社会的には生死、とくに死期判定を委託されていたわけである。この後者は重要な役割だけに、医師がプロフェッショナルとして、特別な処遇を受けてきた歴史的根拠はここにあるといってもよい。

昭和恐慌の頃、東北農村では死亡診断書が必要なだけに、生の最後に医師にかかるという儀礼が少なくなかった。さらに、死体の埋葬にあたっては、「埋火葬は死後二四時間経過後行いうるものとし、市町村長の認可を受けること」

たものである。

（10）という取締規則があった。この二四時間という時間は、死をめぐる犯罪、誤診などの不祥事の予防を意図してい

ただ、不思議なことに、明治近代化いらいの医事法制をみると、医師や関係者の資格、出生・死亡診断書などについては、詳細な規則が定められているのに、現代医療の重大事となっている死期判定については、心死を当然として何の規定もない。これが日本近代・現代医療史の事実であり、死（心死）は誰の眼にみても了承できることだったからである。このパラダイム転換を迫ったのが、脳死─心臓移植である。

(2)　脳死の登場

現在でこそ脳死による死期判定が医療・社会の生命観を一変させるものとして、その歴史的意義が一般にも徐々に了解されつつある。しかし、〝脳死〟と呼ばれる状態それ自体が医療の場で問題になってきたのは、敗戦後、いま一般が考えているより早い時期（一九五〇年代後半）からである。

この間の事情について、斎藤隆雄は「脳死を人の死としてよいか」の中で、次のごとく述べている。「昭和二〇年代の終わりころから徐々にではあるが、現在の方式に近い人工呼吸器（レスピレーター）が臨床に導入され、名称はさまざまだったが、集中治療室（ＩＣＵ）に相当するものが動き始めた。脳死と呼ばれる状態、つまり脳の機能を不可逆的に（後戻りがきかないところまで）喪失しながらなお人工呼吸器によって呼吸が維持され、心臓が拍動を続けている状態が登場した」(11)。

ところが、一九六七年に南アでバーナード博士が、「脳死」と呼ばれる状態を利用して、心臓移植第一号を実施するにおよび、脳死と人工呼吸器の関係が明確となり、人工呼吸器を切るかどうかが、その後の重大な決断をうながす契機となってきた。「脳死」状態になると、実際には数日中に心拍停止になる人も多く、長く人工呼吸器を続けてい

ると、脳がどろどろにとける「レスピレーターブレイン」になるという報告もすでになされるようになった。しかし、脳死論議が始まるまで、その現場にいた数少ない医師でもこの状態を〝患者がすでに死んだ状態〟と考える人は少なかった。まして、付添っている患者家族や見舞いの一般人にとっては、従来の心死の概念からみて、とても「死んだと実感する」のは困難であった(12)。

しかし、南ア→アメリカ→和田心臓移植とつづく心臓移植→臓器移植の流れは、「脳死」状態の医学的意義（判定）を明確にすることを要請してきた。とくに、日本ではこれをあいまいにしたままでの臓器移植は、移植医が殺人罪で訴えられるという事件もあり、その判定に慎重にならざるをえなかった。

四　臓器移植法の制定

(1)　日本人の海外での臓器移植の流れ

和田心臓移植への不信、医学者の慎重論もあり、日本では「脳死」状態からの臓器移植は行われなかったが、この間、アメリカを中心に臓器移植が医療技術の前面に登場してきていた。この動きをみて、日本の移植学者は条件の許す者には海外移植の道をすすめ、心臓移植適応の患者の家族の中には、一般からのカンパによって海外移植の道を選ぶようになった人もある。

しかし、松田暉阪大教授によると、一九九三年から九八年までの五年間に心臓や肺の移植でしか治療法がないとみられた患者は一三九人いたが、このうち海外で移植できたのは一〇人にすぎず、半数以上の七七人が死亡している。また、その他の推計によれば、年間一六九～三五五人の患者が、心臓移植の適応でありながら亡くなっているという

(13)。

この数字自体は死亡者数の比率としては僅かだが、この間に海外留学、動物実験などにより移植技術を習得した移植医の技術は世界的にも引けをとらない水準になっていた。それに、移植患者への免疫抑制剤の生涯使用は、シクロスポリンの開発いらい、医薬品メーカーにとっては魅力ある市場になった。これらの動きが、日本での臓器移植法への推進力となっていった。その時に最大の障害となっている、国民の了解する脳死判定基準が制定できるかどうかが、重要な鍵となってきた。

(2)　臓器移植法をめぐる動き

欧米でも最初は脳死が死であるというはっきりした断定はなく、〝生きた身体の中の死んだ脳〟〝脈の触れる死体〟などと表現されていた。その後、臓器移植を推進するために、死の定義、とくに脳死を死と認めるかどうかの論議が盛んになり、その主な成果として次のものがうまれてきた。ハーバード大脳死特別委員会の「非可逆性昏睡(脳死)判定基準」(一九六八年)、世界医学会の「シドニー宣言」(一九六八年)、英国王立医学連合会の「死の判定」(一九七九年)、米国大統領委員会の「死の判定のガイドライン」(一九八一年)といった経緯をへて、欧米では現在では脳死が個体の死であるという見解が医学的にも法的にも認められるにいたった(14)。

日本でもこれらの動きの影響もあり、移植医の間に脳死判定の法制化を要望する動きが強くなり、政治家を動かすにいたった。脳死判定の絶対的条件は、〝脳死は必ず心臓死に至り、再び生命を得ることは不可能〟ということである以上、医学的にその条件を明確にすることが緊急事になってきた。この段階にいたっても医学者、知識人の中には脳死→臓器移植に反対、慎重の声が強かった。

そのため中曾根内閣いらいの日本型政治手法をとって、九〇年三月に「臨時脳死および臓器移植委員会」(脳死臨調）が委員一五人、期間二年間の予定で発足した。委員の中には少数の反対意見の者がふくまれており、その論旨はするどかった。一時は、空中分解かと心配されたが、多数意見で脳死を「人の死」と認め、脳死者からの臓器移植を認めることを明記し、脳死を「人の死」と認めない少数意見を併記する形で、九二年一月に答申が出された。これにもとづき議員立法で提出された臓器移植法は、修正に修正をかさねたが、一九九七年七月一六日に「臓器の移植に関する法律」（臓器移植法）として、共産党議員と一部の反対者を除いて多数で成立した(15)。

しかし、付記された少数意見は賛成意見を圧倒する論理の力をもっており、それは現在にいたってもその力を失っていない。この中には、バイオテクノロジーの世紀をむかえた現在でも、聞くべき意見が多い。現段階での論者の主張の全貌は、梅原猛編『「脳死」と臓器移植』(16)にまとめられている。

(3)　厚生省脳死判定基準（「竹内基準」一九八五年）の要点

臓器移植法が成立し、日本でも臓器移植が行われるようになったが、その根柢となった「竹内基準」の要点にふれておきたい。

この基準は全脳死をもって脳死とし、原因の明らかな器質的脳病変により、昏睡および呼吸停止をきたしている例で、現在行いうる強力な集中治療、蘇生法が行われたにもかかわらず、全く回復の可能性がないと診断される例を脳死判定対象例としている。しかも、(1)六歳未満の乳幼児例、(2)脳死と類似した状態になりうる(a)急性薬物中毒、(b)摂氏三二度以下の低体温、(c)代謝、内分泌障害の例は脳死判定から除外している。

これらの前提条件の上に立って、次の神経学的所見を確認する。

(1)　深昏睡

(2)　自発呼吸の消失
(3)　瞳孔は固定し、瞳孔径は左右とも四ミリ以上
(4)　脳幹反射消失　a　対光反射　b　角膜反射　c　毛様脊髄反射　d　眼球頭反射（人形の目現象）
e　前庭反射（温度試験）　f　咽頭反射　g　咳反射

　そして、器質的脳障害の確認にはX線CTを、平坦脳波を三〇分以上にわたり確認する。さらに、自発呼吸の消失の確認には無呼吸テストと血液ガス分析を必須条件としている。また、これらの条件をみたした後、六時間経過を観察し、変化のないことを再確認し、はじめて脳死と判定する(17)。

　しかも、脳死判定に経験のある、移植医以外の医師が少なくとも二人以上で判定すると規定されている。これは、世界のどの国の脳死判定基準と比較しても、極めてきびしい基準であろう。しかし、実際には脳死判定ミスが頻発し（「朝日新聞」二〇〇〇・六・二九）、救命センターでは費用、人手の問題で悲鳴をあげているといわれている（「朝日新聞」二〇〇〇・二・二九）。

　問題を心臓死との関連においてふりかえった時に、その死期判定の心死から脳死への転換の根柢には、心臓死は〝死んでゆく者〟のための、脳死は〝レシピエント〟とその〝家族〟のための死期判定といってもよい、と川上は考えている(18)。したがって、現実には心臓死と脳死との二つの死期判定が共存するようになった。これは〝臓器移植法〟成立以後の動きの中にあらわれている。

五　臓器移植法の成立以降の移植例をめぐって

(1)　推進論者の思惑ちがい

臓器移植賛成・推進論者の論拠は大きく二つに分かれていた。「一つは、ここに臓器移植によってしか治らない患者がある。それなのに、臓器移植を許さないのはどういうわけだ。病人がかわいそうではないか。もう一つは西欧先進諸国はすでに脳死を死と認め、臓器移植を行っている。どうして、日本は先進国なのにそれを行わないのか」(19)である。彼らは、和田心臓移植いらい三一年もたっているのに、日本で脳死↓臓器移植が行われなかったのは、死期判定（脳死基準）が法的に明確にならなかったからだと考えていたと思う。したがって、〝臓器移植法〟が成立した以上、脳死↓臓器移植は容易に行われるようになると判断したにちがいない。

ところが、現実の事態はそんなに簡単なものではなく、臓器移植法が施行されてから九九年二月の第一例の実施まで一年四カ月待たねばならなかった。その時にも、高知日赤病院での脳死と臓器移植をメディアは一大ニュースとして報道し、その後もその経過を次々とつたえる状況は、和田心臓移植の時と同じであった。

ところが、この後の脳死↓臓器移植の実施は事前の予想を下回る少ない数字（わずかに八例、二〇〇一年で十数例）であった（表1参照）。脳死判定の「竹内基準」が認知せられた以上、脳死↓臓器移植も先進医療として臨床化すると考えていた者には、これは予想外であった。

それは何故か。第一は、移植論者が脳死↓臓器移植の流れの中で、脳死身体の臓器有効利用のみに目が向き、臓器摘出以降のネットワークの結成には力をそそいだが、脳死が発生する救命センターの人的、技術的、経済的整備が比

五　臓器移植法の成立以降の移植例をめぐって

表１　年表　脳死・臓器移植（2000年７月13日現在）

1967.12	南アフリカのクリス・バーナード博士が世界初の心臓移植
68．8	札幌医大の和田寿郎教授が日本初の心臓移植
10	上記の心臓移植の患者死亡
12	大阪の漢方医ら６人が和田教授を殺人罪で告訴
69．5	札幌医大の内科教授が患者の心臓はそれほど悪くなかったと論文発表
8	594日生きた南アの心臓移植患者が死亡，一時移植熱さめる
70．9	札幌地検が和田教授を不起訴に
71.10	札幌検察審査会が「不起訴は不当」と再審査を要請
72．8	札幌地検，再審査の結果も不起訴に
73.10	日本脳波学会が脳死判定基準の６条件を定める
79.12	米スタンフォード大が「心臓移植の生存率，飛躍的に向上」と発表
12	「角膜および腎臓の移植に関する法律」が成立
82.12	米ユタ大で「人工心臓」を移植，112日で死亡，時期尚早の批判も
83．9	厚生省の「脳死に関する研究班」が発足
84．5	新聞報道で手術費を集めた患者が渡米，スタンフォード大で心臓移植
8	全国500医療機関を調査，半年間に1300例の脳死判定があった
9	筑波大の岩崎洋治教授らが初の膵臓移植，殺人罪で告発される
85.12	厚生省「脳死に関する研究班」が脳死基準（通称，竹内基準）を発表
87．3	日本医師会が脳死を容認する見解を発表
88．4	日本弁護士連合会が脳死容認に反対する見解発表
89.11	島根医大で初の生体肝移植，つづいて京大，信州大でも
90．3	「臨時脳死および臓器移植調査会」（通称，脳死臨調）が発足
92．1	脳死臨調が答申，多数意見は脳死を容認，反対の少数意見を付記
94．4	臓器移植法案が議員立法として衆院に提出される
96．6	本人意思が書面で残された場合に限定して臓器移植を認めると修正
9	衆院解散でいったん廃案に
12	衆院に再提出される
97．6	臓器提供時に限って脳死判定をすると修正して衆参両院で可決，成立
8	日本移植学会と患者団体が臓器提供意思表示カードを配布開始
10	臓器移植法施行，日本臓器移植ネットワークが発足
98．6	公衆衛生審議会専門委が臓器提供病院を300以上に増やす
99．2	高知赤十字病院で臓器移植法による初の脳死判定，心・肝・腎・角膜が移植へ
5	東京の慶応大学病院で第２例，心と腎が移植へ
6	宮城県古川市立病院で第３例，心・肝・腎が移植へ
6	大阪府立千里救命救急センターで第４例，肝臓移植は摘出後中止，腎移植のみ
00．1	小児脳死判定の厚生省研究班が今年度内に判定基準の作成の方針を打ち出す
3	東京の日本大学駿河台病院で第５例，心・肺・肝・腎が移植へ
4	秋田県本庄市の由利組合総合病院で第６例，心・肝・肺が移植へ
4	東京の杏林大学病院で第７例，心・肝・腎と日本初の膵臓移植
6	愛知の藤田保健衛生大学病院で臓器移植法に基づく脳死判定，移植は断念
7	福岡県春日市の福岡徳州会病院で第８例，心・肺・肝・腎が移植へ

出典　柴田鉄治『科学事件』（岩波書店，2000）p．2の年表を一部改変し，坂口志朗作成．

較的軽視された。また、移植患者の処遇にしても、医療費、情報公開の方式をみても、そこにまだ戦前の〝学用患者〟(20)的思想が残っているように思われる。

第二は、〝脳死臨調〟の答申の際に明確にされた少数意見が、一般の人ばかりか医療関係者の共感をよんでいたという事実である。脳死－臓器移植を認めるにしても、〝やむをえない〟〝不条理の技術〟として、無理に納得してきたという経緯を軽視できないであろう。

第三は、メディアの報道姿勢とそれを容認した推進論者の態度である。最も〝密室医療〟を排除すべき脳死・臓器移植にあたって、メディアの取材がドナーとその家族のプライバシーを侵害することが多かった。当事者の家族は〝世間体〟〝差別感〟を意識せざるをえなかった。そのために、第六例の脳死患者の家族は一切の情報公開を完全にシャットアウトするにいたった。これが日本の臓器移植の将来にとって、暗雲とならなければ幸いである。この機会に情報公開の意味（誰のための情報公開か）を改めて問い直さねばならなくなっている。

さらに、成人のドナー不足もさることながら、臨床上では小児のドナーの必要性がたかまっている。小児の脳死判定はむずかしいと、臓器移植法制定の時には言及されなかった。ところが、三年後の同法の見通しを前にして、小児脳死判定が問題になってきた。この法律には、「三年で必要な措置をとる」という附則があり、二〇〇〇年は三年目にあたるので、〝改正・イエスかノーか〟の論議が高まった。

改正論者は一五歳未満の子どもが国内で心臓移植を受けられない問題などを指摘し、六歳以上一五歳未満の場合には、本人が生前に書面で臓器提供の意思を署名（ドナーカード署名）していなくても家族の同意のみで移植可能とする意見が強くなっている。もちろん、この意見に反対する研究者も少なくない(21)。事態はいっそう複雑になることが予想される。

(2)　ドナーカードと家族へのインフォームド・コンセントは

脳死判定をするには、救急患者が〝臓器提供意思表示カード〟（ドナーカード）（図1参照）を所持していることが、第一の重要条件である。それに加え臓器移植法では家族（遺族）の同意を前提としているが、現実にはこの段階でトラブルが発生し、脳死→臓器移植にいたらないケースが少なくないという。ここに立ち合う救急医にとってはつらい立場である。

　このような問題発生の原因について考えてみると、インフォームド・コンセントの重要性が叫ばれている今日、なかでも最も「インフォームド」が必要なドナーカードの署名の場合、当事者・家族の納得できるような形でなされているとは思えない。いまやドナーカード所持者はふえてはいる。日本世論調査会の〝臓器移植に関する世論調査〟（一九九九・一〇・二三〜二四）では、二〇歳以上の六％が意思表示カードを「すでにつくっている」と回答している。カードで意思を示している人の数は、少なくとも六〇〇万人程度に達すると推計されている（「東京新聞」九九・一一・七）。それにしては、臓器移植法以降の実施例はあまりにも少ない。その原因としてドナーカードの実体が形骸化していると思われる節が多い。レシピエントへのインフォームド・コンセントのレベルと比較すると、ドナーカードの所持者へのそれはまったく形式的になっている。今後、

図1　臓器提供意思表示カード

《該当する1.2.3.の番号を○で囲んだ上で
提供したい臓器を○で囲んで下さい》

1　私は、脳死の判定に従い、脳死後、移植の為に○で囲んだ臓器を提供します。　（×をつけた臓器は提供しません）
心臓・肺・肝臓・腎臓・膵臓・小腸・その他（　　　　）

2　私は、心臓が停止した死後、移植の為に○で囲んだ臓器を提供します。　（×をつけた臓器は提供しません）
腎臓・眼球（角膜）・膵臓・その他（　　　　）

3　私は、臓器を提供しません。

署名年月日　　　　年　　月　　日
本人署名（自筆）：
家族署名（自筆）：
（可能であれば、この意思表示カードをもっていることを知っている家族が、そのことの確認の為に署名して下さい。）

出典　「大航海・33」（2000.4）p.141より.

脳死身体の人体部品ビジネス化の実態が次第にわかってくるにつれて、日本人の生死観に抵触する場面がふえてくることが予想される。これは二一世紀の大問題である。さらに、それを加速するような予想外の事態が、救急救命医療の現場でおきてきている。

(3)　脳低温療法の開発と普及の限界

息子の自死→脳死移植のきびしい体験をもった柳田邦男は、自責の念をもって改めて脳死・臓器移植の現場を見直した。その時に柳田が最初に直面したのが、一九九四年九月二七日にトラックにはねられ二五日間意識不明に陥った主婦が、林成之（日本大学付属板橋病院救命センター・助教授）の脳低温療法により、救急入院から七八日目に何の後遺症も残さない状態で退院し、日常生活にもどっていったという、従来の脳死の常識からは了解できなかった事実である。

脳低温療法は元来はアメリカで開発された技術で、林たちが使用した治療装置もアメリカ製であった。林助教授はこの救命治療を確信をもって、〝脳死寸前と他の病院で見放された患者〟など、従来の救急・救命医療では絶望と考えられた患者について積極的にとりくみ、奇蹟と思われる成果をあげるにいたった。この頃に入ると、アメリカは脳死→臓器移植に医療の比重がうつり、救命医療はむしろ停滞期に入っていたといわれる。

柳田はこの技術の重みに注目し、救命医療の現場の取材をその後も続けて、その結果を『脳治療革命の朝』としてまとめた(22)。

柳田の取材結果は、ＮＨＫスペシャル「柳田邦男の生と死をみつめて－低体温療法の衝撃」（九七・二・二）として報道された。臨死の現場に付き添った家族が、「体は温かく、顔色もよく、脈もうっている」患者をみて、医師から脳死判定を告げられても、精神身体一元論的な日本人の生死観よりみて、躊躇する心情になるのは当然である。この柳田が問題提起した事実が、臓器移植法制定後の臓器移植の推進に何等かの影響を与えていたように思えてならない。しかし、脳低温療法の技術的限界、効率よりみて、広汎に普及するとは思い難い。ただ、救命医に〝脳死〟再生の新しい技術開発に挑戦する可能性が残されていることを示唆している点では重要である。

六　生体間移植の問題

(1)　腎移植の日本的特性

脳死→臓器移植が国際的にみると、日本ではほんの少数例なのに対し、逆に生体間移植は国際的にも比較的多いところに臓器移植の日本的特徴がみられる。生体間移植として比較的早く試みられたのは腎臓移植であるが、「日本でも年間における腎臓移植の七〇～八〇％にあたる四一〇～五〇〇例が生体腎移植である。一方、アメリカでは、年間三〇〇〇例のうち、生体腎移植は三〇％にすぎないという」(23)。

それに、心臓死より脳死や生体からの移植のほうが成果がよい。腎移植は一九三〇年代に試みられたが、一般に知られてきたのは太田和夫グループ（東京女子医大）が、一九七一年に腎移植を始めてからである（なお、第一例は六九年に東大で施行）。いらい太田は定年で辞めるまで三〇年の間に約一三〇〇例の腎臓移植を行ったという。なお、生体間腎移植が脳死に先行したのは、健康人（主として家族、親族が多い）からの移植が可能となり、生体と同じぐらいの循環が保たれていたからであり、同時に、失敗しても人工透析で延命できる技術であったからである。そのために、免疫反応の技術的壁はあったとはいうものの、生体間腎移植は、日本では早くから臨床化されてきた(24)。日本的家族制度は崩壊過程にあるとはいうものの、国際的にみると、まだ親子・親族の間での〝情〟としかいいようのない感性が残っているからである。ただ、その過程において、臓器提供側に心情的葛藤があったことを移植医は見逃してはならない。生体間腎移植がやっと普及しはじめたころ、「私は娘に腎臓を狙われている」とぐちった親の声を知っている（川上）。このケースも結局は実施されたが、その過程には親子でも心の葛藤があり、これが普通ではなかったかと思う。

げんに、「腎移植は、一九九八年には年間の移植例が生体腎五七三、献腎二六五、合計八三八例となりましたが、それをピークとして減り始めた」。とくに脳死臨調の論議が始まってからは、生体腎移植は減り、さらに腎移植ネットワークができると、死体からの移植も減り、死体からの提供は一昨年のデータで、一九八九年に比較すると、四九％も減少し、過去最低になったという(25)。

(2)　角膜移植の停滞

ドナー不足という点では、移植医療としては歴史の古い角膜移植も日本では似た事情である。

角膜移植は一八四〇年に試みられたという記録があるが、世界中でひろく行われており、アメリカでは年間四万五〇〇〇例以上行われ、成功率八〇％という。ところが、日本では年間二万眼が必要なのに対し、一五〇〇眼しか供給できない。この両者のちがいは角膜提供量のちがいの反映である(26)。

日本では、一九五八年に角膜移植に関する法律が施行され、岩手医大眼球銀行、慶応大眼球銀行、順天堂大眼球銀行（現・順天堂アイバンク）の三つのアイバンクが発足した。しかし、その後アイバンクは十分に機能せず、停滞気味で、この一〇年間はほとんど増えていないという。とくに、脳死問題が論議されてからこの傾向はより強まったが、角膜移植は心死のあとでも可能なので、新しい視角から見直すべきときにきている(27)。

(3)　生体間肝部分移植の登場・普及

ところが、生体間移植の問題で、和田心臓移植いらいのビッグニュースになったのは、一九八九年秋に、島根医大病院で当時一歳の男児に国内初の生体間肝部分移植が行われたことである。健康な肝臓提供者（ドナー）の体にメスを入れるその手法が、初めはきびしい批判をあびた。その後一例目の患者は六カ月で死亡したが、三歳で手術を受けた二例目は成功し、この技術は日本独自の発達をとげ、全国の病院での手術実績は計一〇〇例になろうとしているという。

生体間肝部分移植は、一九八八年にブラジルで初めて実施され、島根医大の手術は世界四例目だという。日本で生体間肝部分移植が成功・普及した背景には、日本の家族制度の問題もある。海外では最初批判的であったが、最近は外国にもひろがりだしたという(28)。それでも外国では脳死移植がいぜんとして主流になっていくであろう。いまや、日本の法律では、「移植していけない臓器」はなく、技術的にはすべての臓器が移植でき、肺臓、膵臓などでも実施されており、最近の脳死移植では肺・腎同時移植も試みられている（脳死・第七例目）。ただ、臓器によって拒絶反応のちがいが大きいので、すべての臓器とはいかないであろう(29)。

しかし、いずれにしても、ドナー不足は続くはずであり、長期、持続的技術としては限界をもっているであろう。そして、ドナー不足といっても、日本的特性が明確であり、そこに医療の全分野についての〝医療と文化〟の国際的差異が日本においても明確である(30)。したがって、臓器移植法により死期判定のパラダイム転換が行われても、日本では脳死が普遍化するとは思えない。それに、〝ドナーカード〟は普及してきたといっても、外国での脳死身体のビジネス化の実態がわかってくると、日本人の生死観と抵触するところがより大きくなるであろう。その結果としてドナー不足の状況はいぜんとして続いていくと思う。

七　人体部品ビジネスの国際化

(1)　臓器提供と脳死身体の資源化・リサイクル化

日本では脳死↓臓器移植という直線的理解が一般的である。ドナーカード所持者、家族でも、脳死身体が最終的にはどう扱われるかを了解しているとは思えない。メディアも脳死↓臓器移植の関連ニュースを、むしろ〝いのち〟の美談として報道する傾向が強い。脳死身体がすでに脳死先進国ではどう扱われているか、それが開発途上国にどういう影響を及ぼしているかの全貌を報道する試みが少ない。これは医学界でも同じである。しかし、ますます普及、拡大してくる脳死身体の利用をめぐる問題についての本質をついた意見の存在の重みを軽視することはできない。例えば、「臓器提供とは、効率化を目指す医療技術が要請するところの資源再生、人体のリサイクル運動なのだという本質をキチット国民が把握していれば、もっと論議が嚙み合うものになり……」(31)という中島みちの意見が一般に浸透していたら、その後の展開もちがってきたであろう。

そこで脳死身体が国際的にはどういう形で資源化され、リサイクル化↓ビジネス化されているかをみておき、日本の明日の他山の石としたい。その第一は、脳死身体の医学研究実験への全面的利用であり、第二が脳死身体のあらゆる臓器・組織の部品化であり、ビジネス化である。

だが、ただその技術を知り、企業化の内包している人権侵害を語っても、それで問題がすんだわけではない。日本の医学・患者もその利益をこうむる一面をもっているという事実の存在である。この決着は二一世紀の医学のあり方、生死観をどうするかの、重大な課題につながっていく。

(2)　脳死身体を医学実験に利用

脳死身体はすでに一九八〇年代に、フランス、アメリカはじめ日本でも、移植目的以外の実験材料として使用され、その成果はいくつかの医学論文として公刊されていたという。脳死身体をとことん利用しようとする現代技術の本性は、人工心臓の世界的権威、J・コルフ（アメリカ）が一九八一～八二年にかけて行った臨床実験に典型的にあらわれている。「コルフは、開発中の埋め込み型人工心臓の性能を調べるために、テンプル大学で、五人の脳死の人を実験台に使って研究を行いました。そして、その結果を、一九八四年に「人体に使われた人工心臓」という論文の中で発表しました－原論文名・略－」。その後、B・クラークがその性能をたしかめた人工心臓を、世界ではじめて人間に応用した。この人工心臓成功のニュースは、世界中の注目を集めた。しかし、その背後には、五人の脳死の人を使った人体実験があった。だが、当時はこのことはまったく報道されなかった(32)。

その後、日本でも森岡正博の示唆によりNHKで一九九〇年にその要点のみが紹介された。森岡はコルフらの人体実験の概要を紹介しているが、ここでは省略し、それについての森岡のコメントをあげておきたい。「脳死の人からの臓器移植を肯定する論理は、基本的には、ここまで突き進んでしまうということをクリアーに示しています」(33)。

ところが、人間の生への欲求と、あくことなく利潤を追求する現代資本主義の特性により、脳死身体の臓器、組織（部分）の全面的商品化への時代に突入していった。これらの事実について、医療関係者でも殆ど知らないに等しいというのが、私の自省をこめたいつわらざる感想である。

(3)　臓器売買の実態

日本では臓器移植法（第一一条、第一二条）で臓器売買等は禁止されているが(34)、現実には水面下で民間業者によって海外への〝移植ツアー〟が実施されているという。その実状についてフィリピンでの実例（機構、価格など）が報道されている（「毎日新聞」二〇〇〇・四・一二）。また、インターネットのサイトの「臓器売買友の会」と名乗るホームページには、「至急、腎臓を売りたい」などのメッセージがのっているという（「毎日新聞」二〇〇〇・四・一二）。その真偽は別として、臓器売買の動きがあるのは否定できない。

たとえ、日本での臓器売買は禁止されていても、海外での生体、脳死の臓器売買が行われている以上、日本でのドナー不足を前にして、〝移植ツアー〟に生命延長の願いをかける患者が出たとしても、驚くにはあたらない。アメリカでも「形の上では提供者への謝礼や臓器の売買そのものは禁じられている。ところが、技術料や保存料などさまざまな〝費用〟の支払いは認められているから、事実上は売買になっている。たとえば、アメリカ系の会社では一九八九年から有料の提供をはじめ、心臓弁ひとつで約八五万円、九八年の〝売り上げ〟は約五〇億円で、この二〇年間に四倍に伸びたという」(35)。

ましてや、死刑囚さえ臓器移植さらに売買の対象とされている中国、台湾、シンガポール、アメリカなどでは、主として腎移植が行われている。この間の事情と脳死身体の部品化↓ビジネス化を文献調査、取材により、詳細に報告しているのが、粟谷剛著『人体部品ビジネス――「臓器」商品化時代の現実』（講談社、一九九九・一二）である。

(4)　「人体部品ビジネス」の提起している問題

著者（九大理学部および法学部卒）は、「基本的に、人体の徹底利用や商品化には「人体」の尊厳ひいては「人間」の尊厳への挑戦、さらにそれらを汚すと思う。ただし、人体商品化より人体利用の方が人体と尊厳への侵害度は大きいと思う」（二七九頁）という立場にたちながら、その現実を客観的に確認するために取材をつづけ、実施論者の意見をも紹介するという姿勢で本書を執筆している。本書の中核が取材レポートにあるので、その概略や部分利用・紹介では、「人体部品ビジネス化」の実態を伝えにくい。
そこで、論文執筆としては正攻法とは思わないが、その著書の目次（詳細は略）を引用させていただく。脳死→臓器移植のみに焦点があたっている脳死身体の周辺でただならぬ事態が起きていることを紹介したい。

序章からしてショッキングである。アメリカの人体部品産業の旗手であるクライスライフ社の機構、事業（人体部品の売買）を技術面、営業面より詳しく紹介している。ＦＤＡ（アメリカ食品医薬品局）の規制下にあるとはいえ、同社は現在でもニューヨーク市場に上場されている。その事情を象徴的に示す技術は、世界最大の移植用心臓弁（および血管）の加工販売会社をもっていることである。ここで述べられている事業内容は、医療のもつ死のパラダイム転換をもこえてしまっていることを示している。この社の存在は二一世紀の医療にとって何を意味するのか、考えねばならぬ問題が多い。この事実は日本ではあまり知らされてこなかった。

さらには、二一世紀の医療が直面している問題が、途上国やマイノリティの社会ではすでに始まっている事情がよくえがかれている。そして何時も〝買う〟方は先進国の恵まれた階層であることもはっきりさせられている（表２参

表２　臓器売買が行われる国々

主として買う国	アメリカ，イギリス，ドイツ，日本，シンガポール，香港，サウジアラビア，クウェート，レバノン，ＵＡＥ……
主として売る国	フィリピン，インド，中国，タイ，スリランカ，バングラディシュ，エジプト，ロシア，トルコ，メキシコ，ブラジル，アルゼンチン，グアテマラ，ウルグアイ……

注　国として買っているのではなくて，その国にそういう人がいる（いた）ということにすぎない．
出典　粟屋剛『人体部品ビジネス』（講談社，1999）p.61より．

照）。それが医療本来のあり方として好ましいかどうかは、私は南アの心臓移植批判いらい一貫して疑問に思っていた。その疑問は本書により、その後の「臓器」商品化という事態を知ることによって、より強くなってきた。

さらに、臓器売買が主として倫理面より問題になってきたが、その技術的安全性という点でも、問題がないわけではない。最近、社会問題になっているクロイツフェルト・ヤコブ病もその典型の一つである。一九二〇年にドイツで最初の症例が発見された疾病で、発見者の名前をとって命名された。初老期以降に、記憶力低下の進行・視力障害が生じ、急速に悪化し、進行性痴呆、意識障害をもたらし、数カ月で無言・無動状態となり、一～二年で死亡する。現在では有効な治療法はない。日本では六七名の症例が報告されており（厚生省のホームページ）、大津・東京地裁で移植に使用するヒト乾燥硬膜の輸入を承認した国などの責任を問い、被害者二〇人の遺族らが総額一七億円の損害賠償を求める訴訟を起こしている。これに対し、衆議院からの予備的調査の要請を受けた厚生省は二〇〇〇年、「乾燥硬膜の危険予見は不可能」という調査結果を公表した。この経過をみると、臓器のビジネス化が安全性という点で問題が大きいことがわかる（以上全文は、「東京新聞」二〇〇〇・八・一二からの引用）。

ヤコブ病においても、血友病エイズ患者のときにみられたと同じ安全性への軽視、ときには黙殺がみられる。医療技術の開発、適応、使用後の副作用調査について、医学者は当面の効果の有効性のみを強調し、患者（被害者）サイドよりも企業サイドにたって行動してきた。

病人史としてはこれは医療人の姿勢を自戒させる意味をもつ一例である。

八　医療のパラダイム転換の下での病人像は

近代医学を支えてきたパラダイムは、死期判定の心死から脳死への認知、その方向の拡大によって、内側から転換してきている。これは次章以下でのべる〝体外受精〟〝遺伝子操作－ゲノム解析〟についてもいえる。

現代医療は根本の死期判定については心死と脳死が共存し、これは近代医療の成果である一連の高度医療と、その延長線上のパラダイムとしては了解しにくい一面をもっている。しかも、体外受精・遺伝子治療の臨床化とも共存していかざるをえない現実にたたされている。これらの問題をめぐって医学者の技術一辺倒の医療観のみでは、必ずしも病者の心、立場をくみとることはできない。医療のもっている文化論的意味、社会経済、法制的立場からのアプローチが必要になってくる所以である。

二一世紀の病人・家族、市民にとって、現代医療のパラダイム転換がはたして、患者の人権尊重、差別・不公正などの克服との関係でどうなっていくか、必ずしも楽観を許さないものがある。これにどう対処していくかは、脳死↓臓器移植などの新しい〝文化論〟的分野の開拓によって開かれていくにちがいない。画期的技術進歩といっても、病人・障害者にとっては二一世紀の医療・福祉が必ずしも明るい面だけではないことは確かである。

（1）川上武「心臓移植は人間を救うか――進歩と頽廃との間」『朝日ジャーナル』一九六八・一・一二号、『医学と社会』（勁草書房、一九六八年）に収録。

（2）坪田一男『移植医療の最新科学』（講談社、二〇〇〇年）二一一－二一二頁。

(3) 前掲(2)一六頁。
(4) 柴田鉄治『科学事件』（岩波新書、二〇〇〇年）一三一一六頁。
(5) 川上武『医療と人権』（勁草書房、一九七一年）三三五頁、前掲(4)二頁。
(6) 小松美彦「自己決定権の道ゆき」（『思想』二〇〇〇・二所収）一二八―一二九頁。
(7) 「現代の肖像――吉本隆明」（『ＡＥＲＡ』二〇〇〇・四・一〇）。
(8) 米本昌平×三浦雅士「クローンは記号か幻想か」（『大航海』二〇〇〇・四）一二〇―一二二頁。
(9) 厚生省医務局編『医制百年史・資料篇』（ぎょうせい、一九七六年）六五―六七頁。
(10) 前掲(9)一六一頁。
(11) 梅原猛編『「脳死」と臓器移植』（朝日文庫、二〇〇〇年）一九頁。
(12) 前掲(11)二〇―二一頁。
(13) 前掲(2)一六―一七頁。
(14) 前掲(11)四〇頁。
(15) 前掲(4)一九頁。〝臓器移植法〟が議員立法によった法的背景は、次が参考になる。前田達雄ほか『医事法』（有斐閣、二〇〇〇年）一一八―一一九、一三九―一四〇頁。
(16) 前掲(11)。
(17) 前掲(11)四二―四三頁。
(18) 川上武他『日本人の生死観』（勁草書房、一九九三年）一八四頁。
(19) 前掲(11)三頁。
(20) 川上武『現代日本病人史』（勁草書房、一九八二年）二二、二八頁。
(21) 「臓器移植法改正、イエスかノーか――森岡正博×町野朔」（『論座』二〇〇〇・八）。
(22) 柳田邦男『脳治療革命の朝』（文芸春秋、二〇〇〇年）。
(23) 太田和夫「臓器移植とは何か――一三〇〇例の移植手術の経験から」（前掲(8)『大航海』一三四頁）。
(24) 前掲(23)。

(25) 前掲(2)五一頁。

(26) 前掲(2)二六、一五〇－一五九頁。

(27) 「朝日新聞」二〇〇〇・二・八〝ルポ　生体間移植一〇年〟

(28) 前掲(2)二六－二七頁。

(29) 前掲(2)三二－三九頁。

(30) リン・ペイヤー著、円山誓信・張知夫訳『医療と文化』(世界思想社、一九九九年)。原著は一九八八年の刊行であり、事例は一九八〇年代のものが中心だが、医療思想、技術適用の実際、医療システムが、アメリカ、西欧先進国でもいかにちがっているかを実証した先駆的著作である。

(31) 中島みち「「見えない死」の立法化はできない」前掲(11)三六〇頁。

(32) 森岡正博『生命観を問いなおす』(ちくま新書、一九九四年)の第五章の記述に全面的に依存している。

(33) 前掲(32)一三八頁。

(34) 前掲(11)四八〇－四八一頁。

(35) 前掲(2)一五八－一五九頁。

第2章　性革命から生殖革命へ

一　人類の二大欲求――〝生と性〟――

(1)　不老長寿の願いと高齢化社会

古来から人類の二大欲求は〝生と性〟につきるといわれてきた。しかも、両者は表裏一体の関係にあり、人類の歴史はその追求によって進化・発展してきたといってもよい。医療技術はもちろん、宗教・文化・文学・芸能・生活・自然との関連なども、その根柢においては、〝生と性〟に深くかかわっているのは周知の事実である。それでいて、〝生と性〟を直視するのをさけて通っていこうとする一面が強かった。しかし、第三次医療技術革新の進歩は、〝生と性〟の問題を根源より直視させ、多くの人がいだいているいままでの既成概念の再検討をせまってくる。いわゆる〝生と性〟のパラダイム転換の要請である。

人間の〝生〟への欲求はとどまることはない。戦後日本が比較的早く世界一の長寿国（一九九八年で男性は七七・一六年、女性は八四・〇一年）になった背景には、社会保障の充実、生活水準の向上、公衆衛生の普及、社会基盤の整備などの上に、乳児死亡の低下の影響もあり、その要因も多元的である。なかでも医療技術の果した役割が大きかっただけに、その進歩への期待は大きい。しかし、話題の〝きんさん・ぎんさん〟の動向からみても、実際にはおよそ一二〇歳ぐらいで少数の百寿者をのぞいて、ほとんどの人が死亡するという生命設計になっている。

ところで、二一世紀は「高齢者の世紀」だといわれ、その対応策として介護保険法が施行された（二〇〇〇年四月より）。その場合に〝高齢化のマイナス面〟である〝痴呆－ボケ〟や、〝寝たきり老人〟の存在、増加傾向に焦点があてられ、その社会保障費の重圧のみが強調されている。しかし、半面では戦前、戦後と比較したとき、高齢者のＱＯＬ（人生・生活の質）は確実に向上している。

この経緯のなかで、若年から中高年で脳卒中・心疾患などの成人病（生活習慣病）で死亡しなくてはならない層が存在する以上、〝生〟への欲求は強く、それを可能にする医療技術の進歩への期待が大きい。古来からの不老長寿の願いの特効薬は見つからないものの、医療はその要請にこたえるために、あらゆる面で技術進歩をはかってきた。その行きついた先の一つが臓器移植である。さらに〝遺伝子治療〟〝ゲノム解析〟が臨床医学の明日の課題になってきたが、生命設計の限界から逃れることはできないであろう。

しかし、これらの多方面からの営為をつくしても、人間は最終的には死を迎えねばならない。死と宗教との関係は、古来からの人間の宿題だが、医療技術としても、死を戦前、戦後の心死レベルの技術で受け入れられなくなり、〝死への道〟が現代医学の重要な課題となってきた（後述）。

(2)　性の二面性（快楽性と生殖）

〝不老長寿の願い〟のなかには、性への欲求も内包されているという問題はあいまいにされている。人間の本能的欲求である〝性〟は、その発現・性行為の結果として生殖をさけることはできない。この〝生と性〟、その連続性が、人類の歴史形成の根源にあり、ある面ではそこに人類の英知を見ることができる。ただ、性行為は現場では多元的であり、性行為イコール妊娠ではないが、性行為の中心にある性交に生殖（妊娠・分娩）がつづくのはさけられない。もちろん、すべての性交が生殖につながるとは限らないが、この女性の体内の法則は厳然として存在している。

人間の本能的欲求である性の発現は、必ずしも生殖を目的としているわけではない。むしろ、〝性〟のもつ快楽性と生殖の二面性こそ〝性〟の本質であり、人間生活を豊かにしてきたといってもよい。また、正規の結婚状態にある男女関係においても、性交→受胎を全面的に受け入れているわけではない。性の快楽性の追求は求めても、その結果となる妊娠を何とか避けようとする場合も少なくない。ここに避妊技術への期待の発生する基盤がある。

その歴史的経緯をふまえて、ここでは、性の二面性をめぐる近年の医療技術の進歩が、従来の性科学（医学）の既成概念では了解しにくい段階に達したことの人間学的・医療思想的意味について考えてみたい。この実体を一言で表現すれば〝性革命から生殖革命へ〟である。

なお、それ以前に、性の快楽性については、「これからは女性だって男性と同じようにセックスをエンジョイして然るべき」という考え方のもと、謝国権（産婦人科医・日赤産院）が執筆した『性生活の知恵』（池田書店、一九六〇年）がベストセラーになった。ここにみられた性意識の変化に、〝女性の性革命〟とよばれた事態がおきていたのも見逃せない(1)。

技術進歩の実体からみると、性革命は〝性の快楽性〟追求が女性主体の下で、性と生殖の分離技術確立に成功したことである。生殖革命は、性交→受胎が当然と思われがちな世界で、実は〝不妊症〟という問題があり、その治療技術の開発が〝受精革命〟とよんでもよい段階に達したという現実である。だが、技術問題の他に、そこには生命倫理の問題が発生しており、事態を複眼でみない限り、その本質が明らかにならない。

二　性革命の実現過程――〝性と生殖〟の分離へ――

(1)　性の快楽性の追求

「ＳＥＸ」というのは、肉体というものを持っている人間を動かす、エネルギーなんだ。だからこれは、「生きることの核心」になる」（橋本治）(2)という一節は、性が人間の根源的欲求の一つであることを明快に示している。男性と女性が出会って、性を介してコミュニケーションをする過程には、いくつかの段階があるが、ＳＥＸになると、妊娠する可能性はさけることができない。この事情はわかっていても、性のもたらす快感のために、人間は快感（快楽性）の追求のみを目的としたＳＥＸを求めてやまない。いままでのＳＥＸが、とかく男性主導に傾いてきたのは、この男性の性の特性と父権主義とが結合していたからである。女性でもその自覚の程度、時期に少しの遅れがあるとしても、女性の解放、男女平等が進んでくると、この点について男女差を強調しても今になるとあまり意味はない。

ＳＥＸが妊娠につながることが、ＳＥＸの前提となるという理解の程度は、子どもの時からの性教育のあり方とかかわってくる。この点でも、性が解放されたといっても、まだ不十分であり、いぜんとして中高校生レベルでの人工中絶があとをたたないのは、それと無関係ではない。現代の性体験の低年齢化（高校生四人に一人は性体験ありという）を前にして、厚生省も中高生全員に「思春期の性と健康に関するハンドブック」（男女共通・全国共通ガイド）を二〇〇一年には配布するという。そのなかで〝性〟や〝ドメスティックバイオレンス〟〝セクハラ〟などについても解説するという（「東京新聞」二〇〇〇・六・一七）。

ところが、未婚女性（二〇歳以上）の世界では少しちがった現象となっている。第二五回全国家族計画世論調査

（毎日新聞が二年ごとに行う）の結果では、未婚女性の性体験率は一九九〇年には三四・九％だったのが、二〇〇〇年には五六・九％となっている。ただ、中高生とのちがいは、避妊実行率が九〇％をこえて、中絶は四・五％と減少してきていることである。この世代では、性革命が定着への道を歩み始めていることを示すものであろう（「毎日新聞」二〇〇〇・七・二〇）。

この両者の比較からわかることは、両者の避妊法への知識、実行のちがいであろう。その根柢には性教育がにがい実践でしか身につかなかったことが示唆されているように思う。

もともと、人間はＳＥＸ→妊娠の厳粛な事態を軽視していたわけではない。ＳＥＸをしても妊娠をさけたいという思いは、昔からいろいろの工夫をうみ、避妊技術の開発がなされてきた。性革命は避妊技術の開発と平行していたといってもよい。

(a)　避妊技術の開発からピルまで――性革命への道――

ＳＥＸの快感、快楽のみを追求し、その結果である妊娠をさけたいという人間の思いが、避妊法開発の原動力である。その一つである「膣外射精」や「オギノ式」や「女性用コンドーム」「銅付加ＩＶＯ」などの工夫により、避妊の目的がある程度は期待できたが、失敗も少なくなかった。最終的にはコンドームの使用にいきつき、避妊効果をあげることができるようになった。

しかし、それでも絶対とはいえず、男性の自然の快感を求める望みによって、女性としては心ならずも妊娠を強いられることも多かった。妊娠・出産についての自己決定権をもってよいはずの女性が、避妊の主体性を長いこと握ることができなかった。それが尿による妊娠の有無を早期に知ることのできる試験紙の開発により、その対応が早くなった。また、低用量ピルの開発、普及により、避妊に女性が主体性をもち、避妊技術としても確実になったといわれる。

さらにこれをすすめたのが夢の中絶薬といわれる〝RU486〟である。「フランスで開発され、すでに一九八九年にはフランスで、一九九一年にはイギリスで使用が認められているという。ステロイド・ホルモンの服用により、着床した受精卵ないし胎児を体外に排出するもので、ごく初期（八週）の妊娠の中絶に有効である」(3)。アメリカでも二〇〇〇年九月二六日に医療薬として許可された（アフター・モニング・ピル）。これにより、産児調節の失敗、偶発時、レイプなどによる妊娠をも防ぐことが可能になった。いままで男性の意思にまたねばならなかった避妊が、女性の主体性で解決され、また、女性は人工中絶という不安・苦痛の多い事態をさけることが可能になった。避妊技術の歴史からみて、これを性革命の達成とみるのも、あながち過大評価とはいえないであろう。

しかし、問題が完全に解決されたわけではない。ピルには副作用があらわれることもあり、その長期服用の予後がはっきりしていない。妊娠反応ペーパーにより早期に自己診断でき、女性の自己決定権は強まるが、その先の処置は医師の管理に依存することになる。ただ、〝RU486〟は一時的使用のため副作用は少なく、女性にとっては中絶よりはるかに好ましい手段だといわれている(4)。

(b) 性革命のもう一つの側面——勃起障害（ED）——

性革命のもう一つの側面は、ストレス過剰、高齢化による男性性行為の障害に対して、新しい医薬品の開発・使用によりその改善をはかることに成功してきたことである。女性の更年期も〝補充療法〟により改善され、性交期間も延長されている。とくに、ながいこと望まれながらきめ手を欠いていた男性のインポテンツ、勃起障害（Erectlic Disfunction＝ED）に、特効薬としてアメリカで開発されたバイアグラが予想より早く使用許可がおりたことも注目すべきである。

図2　降圧薬によるＱＯＬの変化
医師・患者・家族による評価の相違

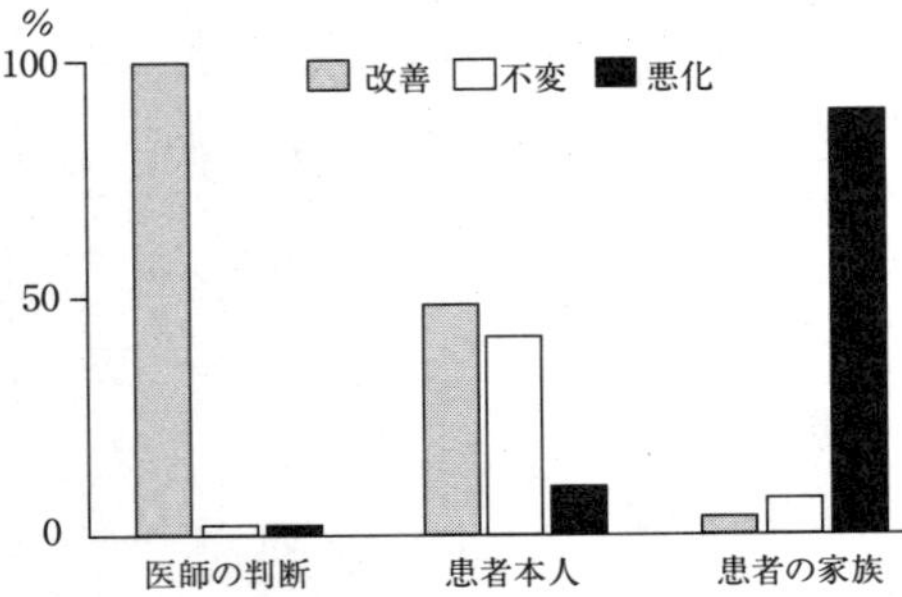

出典　「からだの科学・211」(2000.3) p.84より.

しかし、成人病の治療薬服用者には、バイアグラはリスクが大きく、その適用は限定されている。そのために、バイアグラもまだEDの〝夢の薬〟というには躊躇する問題が多いといわざるをえない。しかし、成人病・うつ状態などで降圧剤、向精神薬を使用している患者のQOLについて、その中核に性の問題があることに医療が気付き始めたのは、薬剤服用によりED傾向を強めている病人・患者にとっては好ましい傾向である。日常診療の場で、医師の問診が性生活にまで及んでいない現状をみると、バイアグラの登場は一つの波紋を投げかけたといえよう。

例えば、高血圧患者のQOLをとりあげ、降圧剤によるQOLの変化を医師・患者・家族の三者についてみたとき（図2参照）、「降圧薬を患者に投与し、降圧目標にまで血圧をうまくコントロールしたとして、患者のQOLがずいぶん改善したにちがいないと一〇〇%の医師が評価した場合でも、患者自身の評価では五〇%のみが改善したと感じ、患者の家族の評価にいたっては九〇%がむしろ悪化したと考えており……」という評価もでている(5)。ここには高血圧症の治療にとっても重要な問題が提起されていると考えられる。

この場合、家族といっても、妻の場合が多いことよりみて、〝悪化〟の実体は性的機能の低下と考えざるをえないことが多い。性的機能の低下（インポテンツ）に有効なバイアグラが登場した以上、その適用によるリスクとメリットの問題をどう考えるかが、医師と病人にとっては日常診療の重大問題となってくる。この次元では性革命の達成も、その入口にたったばかりであるといわざるをえない。

(2)　性のマイノリティの社会化

〝愛と性〟は男と女の間のコミュニケーションのみではない。数的にはこの関係が最大多数であり、一般には普通・正常と考えられている。しかし、〝愛と性〟が同性間に発生しても、その性格として不思議ではない。同性愛（ホモセクシュアル、レズビアン）は昔から存在していた。

文学の世界では、二〇〇〇年前期（第一二三回）の芥川賞受賞の藤野千夜の『夏の約束』は、主人公の二九歳の男性は身体は男で心は女、恋人は二七歳の男性である。同性愛を含めて性同一性障害者たちの、たんたんたる日常生活をえがいた作品である。

しかし、それも小説の世界にとどまり、現実には同性愛は隠すべき恥辱であるという考え方がまだ強いように思う。同性愛は、ヨーロッパなどでは社会に認知されてきている。これらの動向をみると、同性愛はマイノリティとして社会から疎外されていた存在であったが、現実はその変更を求め、社会的認知を求める声が強まっている傾向を感じとることができる。

また、新しく性同一性障害が問題になってきた。身体の性と性自認の間に何らかのギャップ、異和感を感じている人が日本でも数千人はいるといわれている。性転換手術は日本では優生保護法で認められていなかったが、一九九八年一〇月一六日に埼玉医大で初めて医療行為としての「性同一性障害」の患者の手術が行われた。しかし、性転換手術を受けられるようになったといっても、性的マイノリティの法的地位や人権が守られるかというのとは、まだ明らかに別の問題である。

性同一性障害でも、医療を必要としない人々もおり、患者という言葉には抵抗感をもっているということもある。病人史としても注意すべき問題であろう(6)。

以上のような何例かの事実からみても、日本も性革命の前夜にあるとみなくてはならない。

三　水面下で進行した生殖革命

(1)　生殖技術の三つの分類

生殖革命への道は、生殖技術の多年の多元的進歩の軌跡の反映である。生殖革命とよばれる段階に到達するまでには、人間は多方面からの技術的アプローチを試みてきた。

生殖技術を金城清子（法学者・女性学者）は大きく三つに分類している(7)。第一は、避妊・人工妊娠中絶など生殖力を抑制し、望まない子どもの出生を回避する技術（contraception）である。第二は、出産を望んでいるのに子どもをもつことができなかった女性に、子どもを生めるようにする技術（proception）である。これは不妊治療といわれ、最近になって発達してきた技術である。第三は、生命の質を選別するための技術で、第二の技術から派生したものである。その内容は第二の技術が生命操作への道を開いたのに対し、第三の技術は先天性障害児の排除、男女生み分けといった、病人史としてもきびしい課題をふくんでいる（表3参照）。第一の技術については、前述の〝避妊技術の開発からピルまで――性革命への道〟ですでにのべたところである。第二、第三の技術についても、それが〝生殖革命〟とよばれるにいたる過程をたどるなかで、人間とくに女性の立場からみて、いかなる意味をもっているかを、病人史的視角から展望してみよう。

(2)　生殖革命の定義

世界初めての体外受精の成功以降、〝生殖革命〟という表現が使われるようになってからすでに二〇年以上たっているのだが、それは体外受精の技術開発の成功のみを意味するものではなく、人間、社会（とくに家族）のあり方に決定的変化を及ぼすことの意味がより大きい。この点について、柘植あづみ（医療人類学者）は、次のように定義している。「生殖革命は男女の性関係と生殖との連続性を断ち切り、夫婦／カップルとその実子とされる子どもとの生物学的な親子関係と社会的（法的）な親子関係を複雑化したものである（中略）。最後は、誰を母と見做し、誰を父とするかは、単に法的な問題ではなく文化的な問題でもあり、価値観の再考をせずに決することは避けなければならないと思う」(8)。

この〝生殖革命〟の定義は適切だと思うが、生殖技術の進歩の過程のなかで、医師と両親とくに女性との関係、胎児についての関係がどう考えられてきたかを、より具体的につめていきたい。

表 3　生命倫理・事例年表

〈海外〉		
脳死	1967	南アフリカ・心臓移植
	1968	米・ハーバード基準
	1970	米・カンザス州脳死法
	1981	米・統一脳死法案
生殖	1978	英・体外受精児誕生
	1984	豪・凍結受精卵児
〈日本〉		
脳死	1968	和田心臓移植
	1983	厚生省・脳死に関する研究班
	(1983	厚生省・生命と倫理に関する懇談発足－85)
	1985	脳死竹内基準発表
	1987	日本医師会・脳死見解発表
	1990	脳死臨調発足
	1992	脳死臨調答申
生殖	1983	東北大・体外受精児
	1986	慶応大・男女産み分け
	1989	東京歯科大・凍結受精卵児

出典　森岡正博『生命観を問いなおす』（ちくま新書，1994）p.94より．

(3)　不妊症の治療技術の発展段階

(a)　**不妊症の定義と治療開始をめぐって**

一般に不妊症は、「避妊をしないでごく自然に性行為を営んでいるあいだ、二年たっても子どものできない状態をいう」といわれる（国際産科婦人科連合、国際不妊学会での定義）。ただ、不妊症といっても、妊娠しないという以外にはなにも身体的症状がないので、病気というより、「子どもが何としてもできない人にとってのひとつの症状」と理解してもよいのではないかという意見もある(9)。前者が医学的な定義なのに対し、後者は女性の心情を素直に表現したものであろう。そして、その女性が子どもがほしいと思い、産婦人科医のところ（不妊外来）を受診したところから不妊症の治療が始まる。不妊症の患者は現在、結婚しているカップルのうち約一〇%、つまり一〇組のうち一組は不妊症であるという(10)。

しかし、現実には子どもをほしいかどうかは、個人差が大きく、二年間と限定されるものではない。子どもがほしいという女性の希望の背後には、従来は父権主義、血筋尊重の家族論からの外圧が女性の行動を左右していた面が強かったが、最近では一部の女性の間に〝子どもを生みたい〟という欲求が強くなっている。不妊症治療を希望するカップルが年々増えているのはその反映とみられよう。ところが、その当然と考えられることが、不妊症治療の開始、生殖技術のレベルの高度化にともなって、不妊症治療を受ける女性の心情、自己決定権の行為をめぐって、外的要請（不妊への差別、血筋の尊重からの重圧など）と自発的欲求の狭間できびしい選択をせまられることが多くなる。

(b)　人工授精――AID（DI）とAIH――

〝受精革命〟というと現代医療の大問題になっているが、その前段階は男性側に原因のある不妊治療としての〝人工授精〟があり、これは、実は敗戦（一九四五年）から数年をへずに始められていた。一九四九年に慶応大学付属病院で非配偶者間人工授精（Artificial Insemination by Doner＝AID）によって出生した女児がその第一号である。AIDというより最近ではDI（Doner Insemination）といわれることが多い。他方で、妊娠→人工中絶（闇中絶）が産婦人科医の仕事の主流であったのもこの時代である。この二つの事象の間にみられるギャップは、人間の〝性と生殖〟とに対する欲求の反映とみることができる。両者を切りはなして、人間の〝性と生殖〟の本質を問題にするのは困難なことである。

この問題は〝性と生殖〟を男女の性差に焦点をおいて論ずるときに、微妙な影をつくっている。現実に女性が置かれてきた差別の歴史を直視すれば、その克服にジェンダーの主張、女権尊重の闘いが意味をもち、現実の力となってきたのは事実である。「生殖の過程はすべて女のからだのなかで行われていた」（産婦人科医・丸本百合子）(11)。そのうえに、生殖の出発点となる性行為が男女が同一の次元でいとなまれるという建前はあっても、女性が〝性〟をめぐり不遇、悲惨な事態においこまれてきた歴史を避けて通れない。だが、〝性と生殖〟の問題では、男女は人間として同じ欲求を追求したという原点もはっきりさせておきたい。

ところで、現代では女性は子どもを生むためだけに結婚するわけではない。結婚は性を介した男女のコミュニケーションであり、性愛の追求がのぞまれる。といっても、何年かして子どもがいないと、子どもがほしくなるのも事実である。戦後に比較的早くから慶応大学病院の家族計画相談所が中心になって、ＡＩＤが実施され、生まれた子どもは一万数千人に及ぶといわれている。今日では慶応大学病院以外の施設でも実施しているところは多いが、出生児の総数は発表されていないので、学会も厚生省もその実数を把握していない。慶応病院の場合には、安藤画一教授（当時）によって始められたのだが、精子提供者は慶応大学の学生のボランティア的行為によっていたという(12)。

ＤＩを受けた女性の動機は明らかではないが、父系重視の社会では男性の面目が先行しているのはたしかである。それだけに、ＤＩに対する人々の支持は必ずしも高くない。一九九六年五月の日本世論調査会が行った調査結果では「本当の子どもとはいえないから反対」が過半数を占めており、それは代理母（後述）の反対数と同じである。遺伝的な関係のない親子関係に強い拒絶反応を示したものだといえよう。

ＤＩで子どもを生んだ夫婦は、それを世間に秘密にしなくてはならない。そのことに法的にも遺伝面でも問題があり、生まれた子どもが実父を知る権利という点でも問題があるのはわかっていながら、日本の産科婦人科学会はガイドラインをもたず、慶応大学の倫理規定（戸籍上は夫婦の実子）を追認したのが一九九六年である。その結果として、不妊外来が増加してきたわけだが、精子提供者についての優生学的選別が問題になるのをさけることはできない。ここに精子バンクの出現への要望の基盤があるといえよう。ここにも〝受精革命〟のもつ重大な問題点がすでにあらわれている。

また、ＤＩより問題の少ない、夫の精子を子宮に送り込む配偶者間人工授精（Artificial Insemination by Husband＝ＡＩＨ）は多くの産婦人科医院で日常的に行われているが、ＡＩＨにしろＡＩＤ（ＤＩ）にしろ、技術レベルでは診療所（医院）外来ですむ程度のことである。最近では女性に排卵誘発剤を使うとか、排卵のタイミングをみて、男性の精子の運動能力を高めるなどの前処置が行われているが、妊娠率は五～一〇％といわれている(13)。

不妊の原因が男性にある場合でも、この程度の成功率であることに、限界があるのはいうまでもない。より新しい確定性の高い技術としては、〝顕微授精〟の開発をまたねばならなかった（後述）。この経過よりみて、女性側に不妊の原因がある場合には、より技術的に困難な問題をかかえていることがわかる。

(c)　**体外受精**――〝試験管ベビー〟の誕生――

女性側に不妊の原因があるかどうかを明らかにする診断過程は、技術的にも注意深い観察・操作が必要となる。もちろん、それに先立って男性側の精液検査が施行されるが、それで問題がないとわかったときでも、女性の不妊の原因を究明するのは、患者側（主として女性）にとっても重荷となるが、医師にとっても根気のいる技術過程である（表４参照）。それを厳密に行うのは、女性側にとっては肉体的・心理的苦痛が大きい上に、その成功率（出産率）は必ずしも大きいとはいえないことがわかった。

表4　ある病院の不妊症検査

「一般検査」	
男　性	
①精液検査	（4～5日禁欲後）
女　性	
①血液検査Ⅰ（全身状態），尿検査，血圧測定	（初診時）
②血液検査Ⅱ（下垂体ホルモン，他）	（低温6～7日め）
③卵管通気検査	（月経終了の2～3日後）
④頸管粘液検査	（基礎体温上昇の2～3日前より）
⑤性交後試験（フーナーテスト）	（排卵期，④により実施日を決める）
⑥血液検査Ⅲ（卵巣ホルモン，抗精子抗体，他）	（高温6～7日め）
⑦子宮内膜検査，クラミジア検査	（高温8～11日め）
⑧月経血培養，子宮卵管造影予約	（月経量の多い日）
⑨子宮卵管造影	（月経終了の2～3日後）
「特殊検査」	
①腹腔鏡検査	
②子宮鏡検査	
③下垂体負荷試験，他内分泌検査	

出典　宮淑子『不妊と向きあう』（教育資料出版会，1992）p.18～19より．

一九七八年七月にイギリスで卵子を体外で受精させる体外受精による妊娠・出産が成功し、「試験管ベビー・ルイーズ・ブラウンちゃん誕生」は世界的ニュースとなった。これはいままで生命操作の聖域とされていた分野だけに、受精革命の本格的夜明けとなった(14)。

現在の医療技術の世界では、どこかで新しい技術開発が成功したことがはっきりすると、それがすぐ普及していくところに特徴がある。げんに体外受精の場合でも、主としてイギリス、アメリカ、オーストラリアなどで研究が進められており、なかでもアメリカでの研究が最も進んでいたが、一九七〇年代にアメリカでは人工妊娠中絶をめぐる論議がネックとなり、イギリス、オーストラリアにおくれをとった。この開発成果はつぎつぎに各国におよび、日本でも例外ではなかった(15)。

日本では八三年に東北大で日本初の体外受精児が誕生して以来、急速に普及し、九七年には九二一一人になり、その年の日本の新生児（約一一九万人）の〇・八%弱に達している。九九年度には一万人を突破した。これで合計四万七四七一人の体外受精児が誕生したことになる（日本産科婦人科学会発表）(16)。精密な技術操作を要請される体外受精も、もはや不妊症の日常的な臨床技術となってきたことがわかる。

この体外受精の進歩の過程で、さらに不妊の原因が複雑な場合でも、体外受精が有効なことがはっきりしてきた。女性側の不妊の原因としては、卵管性の不妊が体外受精の対象であった。最近ではその他の不妊（男性不妊、原因不明）や免疫性不妊（女性の体のなかに抗体ができて妊娠できない場合）の存在も明らかにされてきた。不妊症治療としての体外受精はその技術開発にしたがってバリエーションが多いが、なかでも卵管に異常のない場合にはギフト法（配偶者卵管内移植）が行われるようになった。これも卵子と精子を採取する手法は〝体外受精〟と同じだが、その核心の操作はいわゆる〝試験管ベビー〟（体外受精）とはちがい、女性の肉体的・心理的・経済的負担はかえって大きい(17)。

この体外受精の技術的特徴を丸本百合子は次のように要約している。「体外受精児は俗に〝試験管ベビー〟と呼ばれる。専門家は試験管ベビーという表現は、妊娠の全過程が体外で行われるような印象を与えるようで不適切であるというが、この言葉は、体外受精という技術によって、女と胎児との関係の変遷を表すようで興味深い。ベビーが試験管のなか（体外）におかれるのは、実際には発生のごく短い間だけなのであるが、培養された胚がもどされる女の体は、胎児生命の源、生活者としての女ではなく、〝試験管としての女〟なのである」(18)。ここに女のからだが、女性の人間としての生活、感情が、〝子どもを生むことの技術化〟を優先する技術思想によってゆがめられていく危険性を感じる。体外受精を核として技術の発展方向が代理母、借り腹などへ向かうことへの問題提起と思われる。

(d)　**顕微授精の問題**

不妊の原因が男性の〝乏精子症・無精子症〟（原因はおたふくや感冒などの病気の後遺症、原因不明）の場合には、子どもをもつことはまず絶望と考えられてきた。ただ、自覚症がないので不妊技術の開発が始まってからその存在がはっきりしてきた。当然、女性側の原因を対象にした体外受精の適応の過程で、男性不妊への関心も深まり、同じ技術の応用が可能ではないかと考えられるようになった。

顕微授精技術の発想は、もともとはオーストラリアで生まれたが、法的問題の処理に時間をとられている間に、第一例は一九八八年にシンガポールで出産に成功した。顕微授精では精子を卵子の中に入れるのに三つの方法があるが、一九九二年にベルギーで開発された卵細胞質内精子注入法（ＩＣＳＩ）では、高度乏精子症、精子無力症、さらには無精子症のときでも精巣から未熟な精子細胞を採取して、顕微授精を可能にする。そういう意味では究極の体外受精といわれる所以である。日本には一九九三年の国際学会（京都）で公式に紹介されたが、それ以前から日本の医師もベルギーの技術を積極的に導入、普及をはかった。その結果、顕微授精で生まれた子どもは、一九九二年には三五人だったのが、一九九六年には二五八八人と激増している(19)。

同時に、この技術と平行して、女性の卵子が排卵されない場合にも、妻以外の卵子を使って体外受精が可能となる。生殖の技術的推移としてはＤＩ（第三者の精子を使う）と同じだが、卵子の場合には、日本の生殖の風土になじまない点がある。長野県の諏訪マタニティークリニックの根津八紘医師は積極的にこの技術に取りくんで、妻以外の卵子を使った体外受精→出産の技術を公表し、〝非配偶者間体外受精〟を推進することを宣言した。日本産科婦人科学会は一九九七年に遅ればせながらＡＩＤ（ＤＩ）を追認したが、一方で根津医師の学会除名をした。これに対して根津医師は、今後も続けると宣言している(20)。倫理、社会問題として、精子と卵子とを区別する基準の背景にあるのは何なのか。この新しく発生した問題への答が求められている。

また、男性不妊で第三者からの精子提供をうけるときに、セントマザー産婦人科医院（北九州市）では、義父（夫の父）からの精子提供による人工受精を行い、すでに何人かに成功しているという。これは長期的にみると人間関係を複雑にする危険性をもっている。医師の技術主義と父系尊重という思いこみにより行われる生殖医療である。小説の主人公が、自らの出生が祖父と母との間にあることを知ったときの葛藤と解脱を主題とした志賀直哉の名作『暗夜行路』の技術版現代版になる可能性もある（「毎日新聞」二〇〇〇・九・一四）。

(4)　胎児選別の問題――生命の質の選別――

金城の生殖技術の分類のうち、第三の、第二の体外受精より派生した技術、その後のゲノム解析の部分的応用により、生殖過程で生命の質を選別する技術が、現実の医療の場に登場し、人間はその選択をせまられてきた。いまや生殖技術の進歩によって妊娠中に胎児の障害の有無、男女の別もわかるようになった。妊婦の定期診察の時に出生前診断の技術として一般的には超音波画像診断やトリプルマーカー検査によって胎児のスクリーニングが行われる。これで異常の可能性の診断はできるようになった。次に確定診断として普及しているのが羊水診断で、羊水の染色体検査により妊娠一五～一六週で染色体異常や先天性代謝異常を診断することができる。最近では「絨毛検査」も一部では普及し、妊娠早期（妊娠八～一〇週）の診断が可能になっている。

問題は羊水診断も「絨毛検査」も副作用（流産、感染……）があることである。これに対し、重い遺伝病の時には、ゲノム解析の進歩が遺伝子診断に応用され始め、日常業務化する可能性が大きい[21]。この場合に問題になるのは、その際の母親とその背後の家族の態度である。

重篤な障害をもつ胎児の生命権に反対する理由は、「生まれてくるとかえって不幸になるから」が多く、妊娠している女性の五九・五％、健常児の母親の六四・六％、障害児の母親の五八・三％であるという（一九七八年の愛知県の調査）[22]。この健常児と障害児の母親の態度のちがいの背後に、障害児問題が医療の論理のみではいかないひとつの鍵があるように思う。基本は医療問題以前に社会問題であることを示しており、障害児問題を見通すときの有力な根拠となってくる。しかし、現実には障害児とわかったときには、人工中絶が行われるケースが多くなっている。

さらに、体外受精の場合は「受精卵診断」が可能となり、その結果、「選択的出産」が倫理問題として浮上してきている。体外受精の成功率は低かったが、「受精卵診断」により出産率を高めることが可能になった。しかし、受精卵診断の場合にも、障害児の出生問題は、最終的には出生前診断によらざるをえないといわれている。それには賛成も多いが、反対も少なくないという(23)。そのために、妊娠中の女性は、状況によっては出産するかどうかの自己決定をせまられることになる。その際に、未熟児医療・小児外科の進歩により、障害児の将来が明るくなっていることを医師が説明するカウンセリングが重要になってくる。その場合に、出生前診断と障害児の治療との間に技術レベルのギャップがあることをも知らせる必要がある。

この問題の解決は実際には生命倫理の建前通りにいかないことも少なくない。〝生命の質〟を選別する技術は、その目的によって、〝障害児の排除〟と〝男女生み分け〟になるのは前述の通りである。

(a) 障害児の排除――出生前診断の二面性――

生まれてくる子どもに染色体異常が発生する可能性は、女性の年齢が高くなるにしたがって急速に高まるので、日本では少なくともできたら三〇歳、おそくも三五歳までに第一子の出産が望ましいとされてきた。ところが、出生前診断技術の進歩によって、四〇歳になっても安心して子どもを産むことができるようになった。ハイリスク・グループの女性たちには出生前診断はその対処を事前に決定できるという点で福音になっていることは事実である(24)。なおゲノム解析の進歩により、出生前診断では染色体異常の遺伝子をもった者の早期診断が可能になってきている（後述）。

しかし、「いくら胎児診断が進んだって、障害児は必ず生まれる」（丸本百合子）(25)という事実の重みから眼をそむけることはできない。障害児との共生が必要になってくる社会的基盤はここにあるといわざるをえない。

(b) 男女の生み分け

父系血統を尊重する社会においては、後継ぎとして男児の出生を望む声が強い。かつての日本でも長男の嫁は男児を出産してはじめて、その家庭から認知されるという社会常識がまかり通っていた。核家族化した現在ではこの風潮は弱まったとはいえ、完全に否定されたとは思えない。

そのために、〝男女生み分け〟を標榜する方法が昔からいろいろ試みられてきたが、〝民間療法〟の域を脱することができなかった。その後人工授精や体外受精技術の進歩のなかで、人工妊娠中絶が許される期間内に胎児の性や異常を検査する胎児診断は、日本でもかなり広く実施されている。絨毛診断、羊水診断などであるが、これは妊娠後かなりの期間を経過してから行わねばならないので、そのうえで中絶するというのは精神的にかなりきびしい選択を迫られる。それに技術そのものが一〇〇%安全ではない(26)。

これに対し、着床前の受精卵診断は、これらの難点を解決することになった。しかし、受精卵診断は倫理面、費用の問題、女性の身体への侵襲、宗教的立場などから、母親にとっても、その実施には抵抗感が強いという。そのために、日本筋ジストロフィー協会では、二〇〇〇年二月五日に、シンポジウム〝受精卵診断〟を行い、この問題を多面的に論じており、「自主選択と個性の享受」「不自由な人にやさしい社会を」といった一応の結論をだしている(27)。

ところが、人工授精の日本での出発点となった慶応大学の飯塚喜八教授らによって、〝パーコール法〟が開発されてから事態は一転した。卵がX染色体をもった精子によって受精すれば女の子、Y染色体をもった精子によって受精すれば男の子となる。この原則と、X精子はY精子より微妙に重く、遠心分離によって女の子をつくる精子を分離して人工授精を行うことにより、女の子の生まれる確率が高くなり、徐々に開業医レベルにも普及していった(28)。同時に、技術自体の安全性への疑問と、「将来、男女のバランスを崩すことにつながらないか」「自然の摂理に反するのではないか」という社会倫理問題がなげかけられた(29)。自然の摂理によれば最終的には男児対女児は五〇対五〇になるといわれているが、人口政策、〝男女生み分け〟でこれを乱すと、いずれ中国の〝一人っ子政策〟にみられるような混乱が予測されるのは自明のことであろう。すでに中国の〝一人っ子政策〟では、男女差別の浮上、出生率の地域差、障害児の排除、高齢化社会に突入した時の社会的混乱が問題になっているという(30)。

さらに、〝男女生み分け〟は前述の問題の外に、女性により深刻な、X遺伝子によって引きおこされる遺伝病（血友病、デュシャンヌ型筋ジストロフィーなど約四〇〇種ほど特定されている）、伴性劣性遺伝性疾患といわれるものがある。「これらの遺伝病を引きおこす遺伝子があると、X染色体を一つしか持たない男性は発病するが、X染色体を二つもつ女性は、一つが健全ならばそれにカバーされるので、病気の遺伝子を持っているが発病しない（中略）。したがって血友病などの子どもを産む可能性のあるカップルも、女の子を生み分けることによって、これらの遺伝病の子どもの出産を回避することができるわけである」(31)。

この場合には性の選択が許容されるというコンセンサスが認められているが、これも何世代かの問題としてみると、将来、母親と同じ悩みがくりかえされるといわれ、根本的な解決にはなっていないという。それにしても、この種の問題が現在の社会に期待されている健常者と障害者の共生という問題の前進に、足枷となっているのを否定できない。とくに、色盲者の就学・職業選択とか、ダウン症児の教育など、即時に解決していかねばならぬ当面の問題が山積していることを見逃すことはできない。

四　女性の側からみた性革命・生殖革命

(1)　女性の性の主体性の確立と限界

性行為から生殖（妊娠・出産）が女性の身体の中で行われる以上、性革命の技術的達成により、女性と性の関係をも大きく変革しつつある。性革命は男性にとってもその影響は大きいが、性行為が妊娠につながる可能性の大きい女性にとっては、性革命の達成は今後の人生の質を豊かにするのは確かである。すでに現実には性の低年齢化と同時に高年齢化への動きが、社会風俗としてメディアの話題になっているのはその兆候といえよう。その場合でも、まだ男性ばかりか、女性も従来の〝性〟の枠を脱しきれないでいることが少なくない。性革命の成果と限界がいわゆる学校と家庭での性教育にまで浸透・普及していないために、女性の身体と心が傷つく事例があとをたたない。

たしかに、低用量ピルの開発・普及、RU486の開発が、性行為における女性の主体性を技術的には可能にした。とはいうものの、現実にはSTD（性病）の危険性は増大するし、妊娠中絶の減少という点でも期待される成果があがってはいないようである。逆に、ピルを解禁した国では中絶が減少しないばかりか、人工中絶実施率はかえって増えているともいう。とくに、イギリスの統計では若い世代ではピルが使用されるようになって、かえって中絶実施率が増えているという(32)。

日本での人工妊娠中絶数は、一九五五年には一〇〇〇人当たり五〇・二人だったが、その後は減少傾向をたどっていた。ところが、九〇年代以降から二〇歳未満で急増し、九八年には九・一人となり、とくに二〇歳代前半が一七・七人と最も多くなっている（「毎日新聞」二〇〇〇・七・二六）。その背後には低用量ピルの利用が進まないことがあり、使用者は二％未満という実状がある（「毎日新聞」二〇〇〇・七・二〇）。この限りでは、いまのところ性革命はまだ限界をもっていることが明白になってきた。これをみると性の本能的欲求を技術的に完全に克服しようとしても、もともと無理なのかもしれない。現状では性革命を妊娠↓人工中絶の減少という枠内でとらえる限り、とても〝革命〟とはいえないであろう。

(2)　女性と生殖革命

(a)　**科学技術と安全性の問題**

生殖革命は性革命以上に女性にとっては重大な意味をもっている。〝神の摂理に反する〟といわれる生殖革命の達成の過程には、技術的にも社会的にも女性にとってはむしろマイナスとしか思えないほどのリスクが存在している。卵子の採取の際の不安、苦痛、危険性はもちろんとして、その前段階で普通使われる排卵誘発剤が、人によっては副作用として〝卵管過剰刺激症候群〟（腹水・胸水による呼吸困難、血液が濃くなるための血栓症―脳栓塞……）をおこすことがある。安全性の面ではまだ問題があり、この克服は今後の重大課題である。

また、現代の科学技術の開発について、その社会的影響、とくにリスク面からも検討する傾向が強まってきた。それも科学技術者の良心という場からではなく、科学技術の社会的性格の検討からである。このような視角から科学技術をみる傾向は、われわれをとりまく環境破壊の問題にも及んできている。

放射線が人体とくに生殖機能に影響を及ぼすことは以前から知られていたが、原爆開発から広島・長崎への投下いらい身体の長期予後にも深刻な影響を及ぼすことがはっきりしてきた。

その後、有機水銀、ダイオキシン公害などが健康問題として社会化してきた。とくに、最近では産業・生活廃棄物の焼却炉から排出されるダイオキシンが精子減少をきたすのではないかといわれ、新しい社会問題になっている（杉

表５　新しい世代に影響を及ぼした主要な汚染の事例

年	汚染物質	事例
1945	放射性物質	原爆投下（ヒロシマ・ナガサキ）
1940ｓ～	放射性物質	核実験（アメリカ，旧ソ連，英国，フランス，中国，インド）
1950ｓ～	メチル水銀	水俣病事件（日本）
1961～70ｓ	ダイオキシン	ベトナム戦争枯葉作戦（ベトナム）
1940～71	ＤＥＳホルモン剤	流産防止剤使用（アメリカ）
1950ｓ～90ｓ	放射性物質	セラフィールド再処理工場（英国）
1960ｓ～70ｓ	ＡＦ２	食品添加剤使用（日本）
1968	ＰＣＢ（ダイオキシン）	カネミ油症事件（日本）
1976	ダイオキシン	セベソ事件（アメリカ）
1979	ダイオキシン	ラブカナル事件（アメリカ）
1979	放射性物質	スリーマイル原発事故（アメリカ）
1984	メチルイソシアネイト	ポパール事件（インド）
1986	放射性物質	チェルノブイリ原発事故（旧ソ連）

出典　綿貫礼子「リプロダクティブ・ヘルス」（『現代社会学・14』岩波書店，1996）p.84.

並区上井草）。この間の環境汚染と生殖機能の関係の推移をみたのが表５である。その核心が安全性の確認にあるのはいうまでもなく、文明論としても現代の重大課題になってきた(33)。

(b)　女性の人生を変える生殖技術——その生活と結婚への影響——

〝不妊症で悩む患者がいる限り私は続けます〟というのは、生殖革命の推進者の発想だが、その場合に技術重視のあまり、女性のおかれた立場への社会的配慮が弱いように思う。生殖革命を技術自体としてみたときにも、その成功の陰に女性が負っているリスクがいかに大きいかを考えるべきときにきている。

技術自体としてはその進歩により体外受精の実現を可能にしたが、その成功率という点では限界があるのを見逃せない。体外受精の実施過程で女性は体の苦痛、時には危険性がある上に、たえず心理的不安に悩まされる。体外受精が一回で成功するのはむしろ非常にめぐまれたケースで、多くは失敗→再手術のくりかえしになることの方が多い。費用の面でも、体外受精は原則として保険診療の枠外なので、全部患者の自己負担となってくる。現在では、体外受精の費用は一回二五万円から四〇万円が相場であるという。人によっては「不妊治療にかけた金は一〇〇〇万」と語る患者もいるくらいである。

しかも、不妊治療には「終りのないトンネル」とか「孤独なブラックホールにまっさかさまに落ちていく感じ」がつきまとっている(34)。これが不妊治療とくに体外受精をうける女性(患者)が負わねばならない重荷である。それでいて、不妊治療をやめてから自然妊娠→出産することもあるところに、生命の神秘を感じさせることがあるのも事実である。この生命の神秘をどう考えるかも、私達にせまっている。

(c) **不妊技術の背後にあるもの**——女性のリプロダクティブ・ライツ、自己決定権を阻害するもの——

結婚しても子どもの生めない女性が、不妊症の治療にふみ切り、前述のような苦難を承知の上で、あえて体外受精にまでいきつき、さまざまな技術的な事故、苦難にもめげず、体外受精の手術を何回もくりかえす心情の背景にあるのは何なのか。その心境に到達するまでの家庭的社会的背景というか、心理的圧力を問題にしないわけにいかない。〝子どもとくに男児〟の生まれない嫁がいかに差別、偏見の対象とされたかは歴史的には明白である。

たしかに女性の妊娠・出産の自己決定権を抑圧してきた社会的背景として、フェミニズム論者から「家父長制」「血統主義」や「母性イデオロギー」がきびしい批判にさらされているのは、人権尊重の潮流の具体化として当然のことである。ところが、現在でも、柘植あづみ(医療人類学者)の不妊症治療の聞きとり調査で一番多いのは「みんなが子どもを持っているから」で、第二が「跡継ぎが必要」であったという。より根本的なものは、むしろ近代以来のながい歴史的背景をもつ第二にあるとみてもよいのではないか。この点について柘植は次のようにのべている。

「敗戦後の新民法では、男性戸主(多くは長男)が家族に対する統帥権を有し、家名、家族、稼業を継承し、祖先祭祀を執り行う「家制度」は廃止された。しかしながら、戦後の戸籍制度においても夫婦同姓と戸籍筆頭者の制度が維持され、婚姻や祖先祭祀における「家」意識と「いのちを繋ぐ」という観点は現在でも色濃く残存している」(「生殖技術と女性の身体のあいだ」より。傍点は筆者）(35)。

この指摘の通りで、一時はフェミニズム、女性の社会進出の増加などの影響もあって、夫婦別姓を望む声、実践する方も増えたのは確かである。だが、最近では、また、女性の保守化というか家庭化がめだってきたように思える。

(d)　体外受精と女性の生命観——不妊症治療をどこで行えるか、減数手術は——

不妊症治療を一度始めてしまうと、どこで打ち切るかを決定するのに迷うのが実態のようである。現実には社会経済的条件で中止に追い込まれることが多いが、その際に妊娠・出産の自己決定権の問題をつきつめれば、〝妊娠失敗〟の挫折感を身をもって感じないですみ、〝子どもがほしいな〟から、古来の〝生みの親より育ての親〟といわれてきた人間の生き方に眼をひらかれていくであろう。また、子どものない夫婦でも、その人生観によっては豊かな人生を送っている先例に学ぶべき点があるのではないか。

さらに、不妊症の治療とくに体外受精を実施している女性のなかには、それをくりかえしている間に、初めの志とは相反する胎児の生命の軽視がおきてくることがあるといわれている。これは体外受精にともなう多胎受精の処理問題にあらわれてくるという。体外受精は排卵誘発剤を使う結果、多胎受精がおこりやすい。その際に減数手術（人工中絶）が問題になる。そのときに、体外受精がやっと成功し妊娠しても、お腹の子が双子だったときに、平然と片方を堕胎してくれという女性がいるという。これは体外受精を何度もしていると、生命への考え方がぞんざいになるからではないかといわれる(36)。ここまでくると、生殖の自己決定権とはちがった次元にうつってしまうのではないか。

生殖革命は優生学的思想と紙一重の関係にあるので、その推進には医療者、患者とも慎重な配慮が必要となってくる。とくに「非配偶者間体外受精」や生殖の高度化・ビジネス化には、性の倫理、社会倫理としても慎重に対応せざるをえないであろう。

五　性、生殖の商品化・ビジネス化

(1)　性の商品化・ビジネス化

性の性格として、個人レベルの男女交際の枠をこえ、女性の性が商品化されてきたのは古今東西をこえてかわりない。日本でも貧困な婦女子の人身売買を前提にした公娼制度が法的に認められてきた。そのために、たとえば公娼（娼妓）の身分に落ちた女性が、〝性の奴隷〟として〝性病〟の病苦にいかに苦しめられてきたかは、『現代日本病人史』（勁草書房、一九八二年）の第二章〝繁盛する梅毒病院と遊女〟（二六〇〜一九八頁）が詳細に論じている。その実態は形態こそちがえ、今日にも残っている。

このような状態に対して、戦前の婦人（女性）運動のなかで先駆者たちはきびしい運動を展開してきた。そのときの運動の旗印が、女性の参政権の獲得と売春禁止法の制定であった。

しかし、戦前の旧憲法体制の下では、先人の奮闘にもかかわらずこの目的を達することができなかった。一五年戦争の敗戦、一連のGHQ改革の流れのなかで、一九四五年一二月九日の衆議院選挙法改正により、婦人参政権が認められ、女性議員進出の道がひらかれた。〝売春禁止〟の方は進駐軍兵士のための売春施設を政府があっせんして設置していたこともあってか、その実現は一九五六年までまたねばならなかった。

売春防止法が公布されたのは一九五六年五月二四日だが（五七・四・一施行）、この年の前後を境として、医療の周辺でも〝時代が変わる〟という前兆がはっきりしてきた。前年の一九五五年は第一回日本母親大会・第一回原水爆禁止世界大会が開催される一方で、森永砒素ミルク事件が表面化（全国で一三〇名死亡）、薬害スモンが発生した年である。一九五六年には医薬分業が実施され、広島原爆病院が開設され、水俣病が公式確認（保健所への報告）された(37)。

売春禁止法が公布されたといっても、現実には売春の事実が解消されるわけではない。むしろ日本経済が高度成長への道をとり（神武景気の始まり）、社会の売春・風俗産業へのニーズは高まってきたとみられる現象がふえてきた。それでも、売春禁止法により公然たる人身売買ができなくなり、警察官が職務などで性の現場に介入できなくなった意義は大きい。人権意識としても画期的だったことは確かである。

その後、経済の高度成長から国際化への社会の流れにつれて、現実には風俗産業は形態こそ変わったとはいうものの、〝性の解放〟感もあり、実態としてはより多面的にビジネス化がすすみ、風俗産業として社会の中に確固たる位置を占めるにいたった。そのなかで、海外への売買春ツアーや外国人売春婦の存在が、いまや特定の大都市というのではなく全国的にひろがっている。戦前の日本の貧困家庭の若い女性が、海外とくに東南アジアに売られていった悲話の時代（山崎朋子『サンダカン八番館』参照）とは、様がわりしてきた。この問題は、ＳＴＤ（性病）としては重要な分野だが、水面下でおこっているので、病人史としては今後の課題として残されている。なお、江原由美子編『性の商品化』（勁草書房、一九九九年）がフェミニズムの立場よりこれについて多面的に論じており、問題点の所在を明らかにしている。

性をめぐる現代の病人史としては、近年の若者の性行動や幼児・障害者への性的虐待が、性の問題の枠をこえ、心の問題として重要性をおびてきている。

近年、メディアでとりあげられる機会がふえている中高生の〝援助交際〟という名の売春や、医科大学生までまきこんでいる集団レイプ事件、あるいは少年犯罪の凶悪化とその背後にひそむ心の闇、福祉施設での性的虐待など、性のからむ問題が激増している。それに青少年の〝ドラッグ問題〟がからんできていることも少なくなく、問題はより複雑になっている。

医師は性のモラルの判定者になることはできないが、性革命の技術的問題点と平行して、人間の精神・心に与えるその影響に心をくばらねばならない。それには医師の技術至上主義では限界のあることが明白であり、医の倫理をこえて人権尊重・フェミニズムの視点を個々に確立することが今後の重要な課題となってくる。

(2)　生殖革命の商品化・ビジネス化

(a)　**生殖技術と保険診療**

不妊症治療を受ける人の増大（現在、約三〇万人近いといわれる）とともに、不妊症治療の費用が社会保険の適用になるかどうかが、大きな問題となってきた。不妊症治療のうち、排卵障害に対する排卵誘発剤の投与や、卵管がつまっている女性への卵管形成術には保険が適用されている。

だが、人工授精・体外受精については、実施施設が約五〇〇カ所もある。戦後から始まった人工授精では一万人以上が生まれたといわれ、一九八一年に始まった体外受精（顕微授精を含む）で誕生したのは約五万といわれる(38)。なお、体外受精の初期の頃の成功率は三％ぐらいと低かったが、一九九五年には二〇％をこしたといわれ、統計のまとまった一九九六年までの累計出生実数は約二万八〇〇〇人になっているという(39)。この出生数のギャップにも体外受精の特徴（水面下、急速に拡大）がみられているように思うが、いずれにしろ医療技術としては軽視できない技術なことは確かである。

人工授精、体外受精の費用は自由診療のため、施設によってさまざまである。人工授精が一回で二～三万数千円、体外受精では一回十数万から数十万円とされ、顕微授精ではさらに五万～一五万円の上乗せが必要といわれている。新鮮な受精卵による体外受精にかかる医療費は、最低でも三〇万、高いところは一〇〇万といわれる。セント・ルカ産婦人科・宇津宮医師の試算によれば、医療費は器械の償却費を除いて、一回の体外受精に消耗品代は約一三万円である。これに人件費、器械償却費をいれた場合、相当の額になるのは確かである。

しかも、不妊治療の特徴として、一回で成功するとは限らないので、一人の子どもの出生にかかる費用が重圧となり、不妊治療を止める女性が多い。このような状況を考えると、人権としての生殖の自由、権利もさることながら、少子化対策が二一世紀の緊急事になっていることを考えると、保険診療の適用への道を開くのが適当であろう。医師の自由診療の枠内にとどめておくのは、生殖技術のビジネス化を拡大し、その特性よりみて、技術的将来としてみても好ましいとはいえないと思う(40)。

それにしても、当面の問題として絶対に必要なのは納税面の配慮であろう。体外受精で年三回で一四〇万かかった患者が税金の申告の時に、「何に使ったのかしつこく聞かれてとても不愉快でした」と話している(41)。不妊症への社会的偏見、世間体を考えたとき、原則として税務署のこんな処置は至急に改善すべきである。

また、宮城県岩沼市のスズキ病院には、不妊症治療を求める患者さんが全国からやってくる(42)。スズキ病院が地方の小自治体の活性化に果たしている役割は少なくないとみなくてはならない。

(b)　生殖医療のビジネス化

生殖ビジネスはアメリカでは一部の州を除いてほとんど規制がないが、ヨーロッパ諸国では法律による規制やガイドラインが定められている(43)。日本では現実には生殖医療は水面下で進行しており、不妊診療は産婦人科系の医療機関にとって重要な日常業務となってきている。日本で生殖医療の法的規制があいまいになってきたのは、日本医療のもつ独自の文化的背景によるものであろう。ところが、最近になって生殖医療のガイドラインが社会問題になってきたのは、アメリカの生殖医療ビジネスの日本への野望を軽視できなくなったからである。

生殖医療のビジネス化は、技術的には大きく二つの問題に分けられる。第一は精子・卵子・受精卵の売買にかかわり、第二は〝代理母出産〟の問題である。第一に精子については、アメリカで始まった精子銀行の設立は世界的な拡がりをみせているが、問題は卵子銀行の設立である。畜産技術の世界では日常化していた氷結技術が、一九五〇年代に生殖医療へ導入され、卵子銀行の存在が具体化してきた。卵子の氷結・保存が技術的に可能になることによって、女性の卵子採取にともなう苦痛、不安、危険を減少させ、最初の体外受精に失敗しても、次にはすでに採取し氷結保存しておいた卵子をとかして使用することができるからである。

さらに妻以外の卵子を使用した体外受精も行われるようになると、卵子銀行の内容が拡大されてくる。いわゆる第三者の卵子提供者の登場であり、この場合にも、人種・血液型・学歴・社会階層によってそのコストがちがうといわれている。血液型はもちろん、なるべく妻に近い容貌の女性が好ましいとされている。

五　性，生殖の商品化・ビジネス化

では、生殖医療のビジネス化が現実にはどんな形で進行しているかを、金城清子著『生命誕生をめぐるバイオエシックス』（日本評論社、一九九八年）の第一〇章「生殖の商品化・ビジネス化」をもとに、その要点を紹介させていただく。

アメリカが生殖医療の商品化、ビジネス化を主導しているが、ビジネス化では生殖医療は法的規制のない不妊診療の産業となり（リプロテック＝生殖産業）、年間数十億ドルの市場が形成されているなかで、商業的精子銀行の精子ビジネスは莫大な利益をもたらしているという。

アメリカでも精子提供による人工授精（ＤＩ）は一九世紀末から行われていたが、一九五〇年代に入り凍結保存技術が開発されてから一気にビジネスとして開花した。精子への需要はきわめて大きく、アメリカの商業的精子銀行は外国の医師にも精子を提供しているという。

カナダでも事情はアメリカと同じであるが、規模は小さいようである。フランスにも精子銀行は二〇カ所以上あるが、「人工授精を通じて、遺伝病の拡散するのを防止すること」が目的であり、無償が原則である。人間としての連帯の行為の一環としてあつかわれている。日本では慶応大学病院では最初から、ボランティア的に医学生からの精子提供を求めてきたが、一九九六年に日本産科婦人科学会が人工授精の登録報告制度を実施するとともに非商業的精子バンクを発足させた。ただし、水面下では精子の仲介業者があらわれ、これは業者にとってはうま味のある商売なために、その先行きは不明であり不安である。精子の売買価格はその質によって相当の幅があり、価格の三割は提供者、残り七割は仲介業者の収入になるという。

卵の凍結保存は精子よりむずかしいので、精子銀行のようにはいかないが、それだけに、アメリカでは卵子のビジネス化の拡大が要請されている。最近の凍結技術の進歩により、特定個人の卵子の凍結保存は可能性がふえている。女性の採卵時の苦痛、不安、危険性を考えると、今後便宜的な卵子凍結保存↓再使用の道はひろがってくると思う。この分野では、むしろ卵子提供者の確保が重要なビジネスになってくる。卵子の提供者は学生が多く、「二〇〇〇ドル稼げます」「不妊の夫婦の夢を叶えてあげましょう」といった広告が大学新聞にのることがあるという。日本からくる不妊のカップルには、日本人留学生の卵子提供が望まれ、実現されているという。

生殖医療のビジネス化の行きつく先は〝代理母〟である。これは生殖技術というより、女性の身体を孵卵器として使うという点で、人間の尊厳を傷つける本質をもつ上に、代理母となるのがマイノリティの女性であるといった社会の在り方がかかわってくるところに問題があるといってもよい。ブローカーの斡旋する代理母問題である。アメリカではすでに四〇〇〇人の子どもが生まれているというが、アメリカでも商業的代理母を禁止する州がふえてくる根拠である。だが、代理母は仲介業者に莫大な利益をもたらすので、水面下での進行をくいとめることはむずかしい側面をもっている。

さらに、卵子提供、代理母については、法律事件もおきており、この問題が技術問題、金銭問題のみでは解決できない側面が明らかになってきた。代理母については、八六年から八七年に全米の話題となった「ベビーM事件」がある。代理母が赤ちゃんを依頼主にいったん渡したあとで、取り返して、報酬の受取りを拒否したことから起こった事件である。裁判では州最高裁まで争われたが、結局、養育権は依頼主に、代理母には訪問権を認めるという裁定が下された。また、離婚した夫婦が保存してあった冷凍受精卵の所有権をめぐって争った裁判のニュースもある(44)。この問題は、もともと社会的に不条理な問題を内蔵しているので、関係者の信頼が崩れたときには、法的事件となることが多い。しかし、法的にはまだ過去にこの種の訴訟の判例がないので、断定的見通しをのべることはできない。

受精革命のビジネス化は「体外受精について優秀な技術をもつＩＶＦアメリカが、会社組織をとり、一九九二年六月には社の保有株のうち四二％を公開して、一九〇〇万ドルの資金を獲得した。ＩＶＦアメリカでは、この資金で全米にフランチャイズのクリニークを建設している。赤ちゃんビジネスのマクドナルド版を作りあげようというのである」(45)という事態に至っている。現今のアメリカ医療・看護の一部をみて、〝世界標準〟と思いこみ、積極的に日本に紹介し、日本の医療・看護界を再編成しようとしている研究者は、〝マクドナルド化〟という事態をどう理解し把握しているか、不安をおぼえる。

いま、アメリカでは、マクドナルドに具体化されている〝合理性・効率性〟を、社会システムの全分野にわたって展開しようとする動きがある。もちろん医療も例外ではなく、「誕生、死亡、そしてそれ以外」も、マクドナルド化の最先端分野として注目されている。その実体は〝人工ベビー〟から〝ベルトコンベアでの葬式〟に象徴されている(46)。このマクドナルド革命にいかに対処するかは、二一世紀の最も重大な課題となってくるであろう。

表6　生殖医療に関するガイドライン案の主な内容

①精子提供による人工授精，体外受精は認める．卵子，受精卵の提供を認めるかどうかは未定．
②精子や卵子，受精卵の提供を受けられるのは，法律上結婚している夫婦で，不妊症のために子供ができない場合に限る．閉経など高齢のために子供ができない夫婦は除外する．
③子供の法律上の父母は精子などの提供者でなく，提供を依頼した夫婦とする．
④精子，卵子，受精卵の売買は禁止する．
⑤子供の出産を第三者に頼む「代理母出産」は禁止する．
⑥三年以内にガイドラインを罰則付き法律として整備，提供による体外受精はその後行う．
⑦生殖医療を監査，管理する公的機関を作り，この機関が指定した医師，病院だけが提供による生殖医療を行う．

出典　「毎日新聞」2000・6・27より．

(c) 生殖医療のガイドライン作成
——やっと腰を上げた厚生省、生殖医療に関するガイドライン案——

日本では人工授精が水面下で進行したこともあり、体外受精の段階にいたっても、行政はもちろん、関係学会でも明確なガイドラインを提起、実行しないままに今日にいたったという歴史的経緯をもっている。しかし、現実のアメリカのビジネス化の動向や、日本にも「代理母出産情報センター」が設立され、米国での卵子提供を事業化する動きなどもあり、「非配偶者間体外受精」を実施する医師が登場してきたなどの動きがかさなり、脳死判定の時とは異なり、ひどく腰が重かった厚生省もついにこの問題に決着をつけざるをえなくなった。厚生省の「生殖補助医療に関する専門委員会」の作業班が二〇〇〇年六月に一応のガイドラインを発表した（表6参照）。ここでは生殖医療革命の根柢にある家族制度の壁、優生学的問題、出生前診断問題には深入りしないで、生殖医療の技術の在り方について、法律の狭い枠内でビジネス化の禁止に重点をおいて、一応のガイドラインを発表したものである。作業班が先送りした卵子提供については、日本の産科婦人科学会の倫理審議会が二月に、「法整備などを条件に将来的に認める」と答申している。それに対し、日弁連では第三者からの受精卵提供は、生まれる子と夫婦の間にまったく血のつながりがなくなるために、「実子とするのは実体との差が激しすぎる」と反対を表明している(47)。この問題は、第Ⅰ部で述べた〝実子特例法〟との関連もあり、今後法的にも調整が必要となってくる。ただ、臓器移植法のときよりも現実の事態は水面下で進行しており、小規模施設で実施できることから、生殖をめぐる日本的伝統の重圧・風土もあり、行政からの一本化した法的整備はむずかしい。ここでも議員立法によることになると思う。

医療・看護の〝マクドナルド化〟と優生学的発想については、人間の進歩を歴史的スパンで見たときに、安易な結論は出せない。この解答が今日にもちこされたところに、日本医療の文化的背景があることに、改めて思いをいたさねばならない。

六　脳死・臓器移植と生殖革命の共通性とちがい

(1)　医療技術の日本的特性——技術として文化として——

私は、技術が基本になる社会・経済問題に当面した時に、技術を技術自体と技術システムに分けた上で、その問題点の究明と解決策を探すのが好ましいと考えてきた。これまで、私は医療技術論の問題を日本医療の歴史的分析、現状分析に適用してきた(48)。

この考え方に即して、脳死・臓器移植と生殖革命の技術的要点を研究者の文献にもとづいて紹介した上で、病人・障害者の視点から、そのもたらす社会的影響とその根柢にある思想的意味について考えてきた。このなかで、その受けとめ方・適用が先進国の間でもちがいがあり、さらに開発途上国ではむしろその革命的技術の〝被害者〟的役割を担わされていることも明らかになってきた。

臓器移植、生殖革命のいずれも、技術自体としては、どこで誰が技術開発したかの問題を別にすれば、その診療水準には先進国では大差があるとは思えない。

すでに、この問題の背景にある医療の文化論的研究が一九八〇年代には始まり、〝科学的医療〟にも国境のあることが明らかにされている(49)。同じ傾向が臓器移植、生殖革命においてもみられる。例えばフランスは独創的発想においてすすんでいるが、その開発・普及はアメリカにまつことが多かった（試験管ベビーなど）。だが、それらの技術の法的規制ではアメリカよりはるかに厳しい。また、途上国では大都市には高機能病院が存在するが、それはごく少数のハイレベルの階層のためだけにある。民衆レベルになると、医薬品開発の臨床実験の対象となったり、臓器移植では生体腎が売買されたり、生殖革命では〝代理母〟を依頼されることはあっても、日常診療の面ではひどく遅れているのが現実である。

これに対し、日本は明治近代化いらい西欧諸国の先進技術の導入を国是としており、第二次大戦の敗戦後はその対象がアメリカに変わっただけで、技術史的構図としては大きな変化はみられなかった。先進国としては、日本はアメリカと西欧の間にあって、技術自体の導入・開発・改善・普及という点では、独自の位置を占めている。それを象徴するのは、人口がアメリカの半分の日本が、ＣＴの保有数においては一位になるという事実である。しかも戦後五〇有余年になるが、日本の独創的医学研究・技術として見るべきものは少ないように思う。ここに、二一世紀の日本医療が直面する厳しい現実がある。

ところが、脳死・臓器移植と性革命・生殖革命の問題になると、その適用においてアメリカ、西欧とはちがった様相を呈してくる。そこには社会全体を貫く日本的特性が明白になってくる。技術自体は国際的であり、〝国際標準〟にのっとるとしても、その適用にあたっては、技術レベルでは同じ次元にあるはずの臓器移植と生殖革命の間にも、共通面とちがう面があるのは注目すべきことであろう（表７参照）。そこに日本医療の日本的・文化的特性があらわれてくる。この現実をさめた眼で見ることが、二一世紀医療のもつ根源的矛盾を究明する突破口になるのではないか。

表 7　「脳死・臓器移植」と「体外生殖技術」のちがい

	脳死・臓器移植	体外生殖技術
技術の実施される場	・大型病院に限定 ・移植ネットワークが必須 ・関係する技術者も多数必要	・開業医レベルも可能(1) ・少人数のスタッフで可能
技術の社会的認知度	・マスコミの取材攻勢の中でプライバシーの保護に苦慮 ・まだ特別な技術という印象	・水面下で情報が先行 ・治療を希望する人々にとってはすでに日常的技術
技術適用の平等性	・男女の差別はない ・2000年現在では小児のドナーは不可(2)	・女性に対する侵襲度が高い ・男性は精神的な負担のみ
技術の再現性	・通常一回勝負（再移植は例外的）(3)	・成功するまでに頻回の反復が必要（いつ見切るかのほうが問題）
技術のガイドライン	・臓器移植法で一定の枠ができている ・脳死判定にかかわる救急医と移植医の間に認識のギャップがある	・水面下で既成事実が先行 ・学会レベルで現状を追認している状態 ・国家レベルでは議論になっていない
自己決定権	・ドナーとレシピエントそれぞれを考慮する必要がある ・ドナーカードを持つ当事者以外に家族の同意が必要	・当事者である女性に存在（男性の関与は第三者的） ・自己決定権をいかに確立するかが重要
生命倫理との関係	・「脳死」＝「死」であることは一定の合意あり	・生命の質の判断を避けてとおれない（障害児の早期中絶問題，男女生み分けの問題）

（川上武・坂口志朗作成）

（1）　プライバシー保護の点からは大型病院より有利．
（2）　今後は緩和される可能性がある．
（3）　拒絶反応の問題は移植手術とは別次元の問題である．

(2)　両者の共通性

(a)　**パラダイム転換としての共通性**

臓器移植の前提条件である死期判定の〝心死から脳死〟への転換は、医療の科学的、倫理的、法的枠組みを根本から変更するものである。これは従来の医療技術の発明、改善とは質的ちがいをもっている。この技術は医学の潮流からみてこんごも変更があるとは考えられない。しかし、現実に脳死が認められたといっても、技術的に脳死が心死を代替できるものでないことは、臓器移植法以後の救命救急センターでの八例の脳死判定で、移植が実施された五例のうち四例に手順ミスがあったという事実にあらわれている。マスコミではこれを〝揺れる脳死の現場〟として報道しており、〝厳正な手順〟〝甘い認識〟として把握している(50)。これを技術的過渡期と考えるか、生死観の日本的特性のあらわれと見るかは、別の次元の問題であり、脳死が法的に認められたという厳然たる事実から眼をそむけることはできない。

同じことが、生殖革命についてもいえる。結婚していて子どものないことを苦にしていないカップルが存在しているのも確かだが、不妊症治療の進歩の結果として生命操作を人工的・技術的に行うことが可能になったのは、〝生殖〟のパラダイム転換が可能になったことを意味する。これは従来の不妊症の治療と明らかに質的にちがう段階に入ったことを意味する。

(b) 日本的匿名性――情報開示の流れに逆行――

いま日本の社会・経済・政治の世界では、世紀末の停滞を打破する切り札の一つとして、情報公開が声高に叫ばれている。医療の分野でも情報開示→カルテ公開が、日本医療の閉鎖性という近代化いらいの積年の悪弊を解決する有力な方法になるという声がマスコミを通して流れてくる。日本の医師の法的「守秘義務」を盾とした閉鎖性、密室性を打破し、病人・障害者のプライバシー、人権を守るうえで、アメリカ流とはいえ情報開示が有効に作用することは事実である。ところが、日本医療のパラダイム転換をうながす第三次医療技術革新の花形である脳死・臓器移植の世界では、情報開示の流れに逆流が目立ってきた。

脳死・臓器移植についていえば、臓器移植法施行以降の第一例のときいらい、マスコミは脳死→臓器提供者や臓器移植を受ける患者のプライバシーを、その身辺、家庭内にまで立ち入って、さも大ニュースのように報道した。情報公開が絶対に必要なのは、脳死になった事故・アタックの原因、救命・救急センターの救急医療の実際、脳死判定の手順、脳死判定後の移植コーディネーターの活動による移植臓器の配分、レシピエントの状況といった医学的事実であり、その予後である。ところが、実際には、その各々の現場には、ＴＶクルー、多数の新聞記者がおしかけ、結果として患者・家族のプライバシー侵害となる状況が映像、メディアの上で公開された。この事態に対する受けとり方は、当事者と一般人ではまったくちがっていたように思われる。

その結果、患者が脳死・ドナーカード所持・家族同意で臓器提供に同意した場合でも、家族は医療機関に匿名性を前提として、臓器提供を認めるようになった（第四例から）。これでは、脳死判定、臓器移植の適応の是非という、最も情報開示が必要な分野が闇につつまれることになってしまう。この傾向は歴史的にみると、日本での臓器移植の普及にはマイナスに作用していくと思われる。脳死・臓器移植をめぐる医療関係者、一般人への意識革命が不十分であった結果と思われる。

同じ問題が生殖革命で不妊症の治療を受けているカップル（とくに女性）の身辺にもおきている。この場合には女性は二重の精神的・心理的圧迫を受け、プライバシーの点ではたえず不安・苦悩におびやかされている。子どもをもたないというのが、女性の自己決定権によるものであり、社会・世間がこれを差別、気にしないで受けいれる風土があれば、問題はないはずである。

ところが、子どもを生めない、生まない女性がいる家庭（従来）への、社会の眼は依然としてきびしい。それに、生殖革命には親と子の関係を公開させない部分もあるために、不妊症の治療を受け、体外受精の成果を期待する女性のなかには、防衛的に自己閉鎖的となる人もあり、結果として生殖革命の匿名性へとつながっていく。残念ながら、生の入口と出口での技術が、日本ではまだ匿名性の下に行われることが多いなかに、日本社会の限界がみられる。

(3)　両者のちがい

脳死・臓器移植と生殖革命は、現代医療にパラダイム転換をもたらすほどの技術革新であるが、両者を医療の現場とその社会的影響、生命倫理といった視点からみた時に、両者の距離が予想外に開いているのにおどろく。技術を社会・生命倫理（医療思想）の側からみる時に、各々の技術の特性に即して論じなくては、その本質に迫れないことは明確である。

(a)　**技術の実施される場所**

脳死・臓器移植が実施されるのは、脳死判定の技術的条件のある救命・救急センターが中心になるので、自ずからそこに一定の量的枠が生じてくる。さらに、臓器移植を実施する側も多数の専門家が必要となり、実施後の療養予定の場所から始まる患者の生涯にわたる管理が、患者はもちろん医療者にとっても重大な責務となってくる。高度の技術を要する臓器移植といえども、手術がすめばそれでよいのではなく、むしろ問題は術後にある。患者のＱＯＬを高め、社会復帰をめざすなかでの生涯管理は、従来の疾患（とくにガン）の予後追跡以上の技術的社会的困難をもっているといわざるをえない。

これに対し、生殖革命はその中核をなす体外受精にしても、技能的要素が強い手術とはいっても、施設としては開業医レベルで可能である。問題は技術水準の高いスタッフをどのぐらい集められるかである。患者の方としては見通しを失って止めるか、成功した場合にも生命倫理、医事法的問題は残るにしても、そこで医療者の手をはなれるのが現実である。

(b)　**技術的認知度と技術適用の問題**

技術的には両者とも高度医療の性格をもっているのに、患者・国民との距離は不思議なくらい離れている。脳死↓臓器移植が現在でも大きく報道されるのに、生殖革命の方は水面下で日常診療化している。この事実を、専門外となるとまったく知らず、患者の相談（娘の母親の場合もある）にのれない医療関係者も少なくないのが現状である。生殖革命の情報は、ニーズをもった患者のところには、〝口コミ〟〝専門メディア〟で伝えられている。

臓器移植に男女差はなく、臓器移植を必要とする男女、年齢不問の患者（高齢者は除外）が対象となる。そして、医学的侵襲度にも男女の差はない。最大の問題は、慢性的ドナー不足であり、とくに小児の場合にはいっそう困難が多い。現行のまま推移すれば、日本では臓器移植は〝学用患者〟の域を脱することがむずかしいように思う。

これに対し、生殖革命の方は、不妊症の女性が決意すれば、そのニーズに対応する医療機関を探すのに苦労はない。しかし、医学的侵襲度（苦痛、不安、危険性）という点では、女性に相当の忍耐、経済的負担を強いているのが実状である。

(c)　技術の復元可能性

患者がいかなる苦痛、不安をおしても高度の外科手術を受けるのは、万一の場合でも成功を期待しているからである。しかし、臓器移植の場合には一たび失敗した場合には、再手術（新たなドナーの出現）ということはまず例外的と考えてよい。技術的には一回限りの最終的手術と考えたほうがよいであろう。

これに対し、受精技術は受胎年齢の期間中はくり返し施行が可能であり、現実にはこの過程にくみこまれている患者が多い。その場合には、成功しない時は何時やめるかが患者の決断のしどころとなっている。

(d)　技術のガイドライン

脳死・臓器移植と生殖革命の場合には、他の医療技術一般とちがい、技術自体のなかに倫理（生命倫理面）的判断が内蔵されているので、その臨床化にあたっては、学界・行政・社会のチェック機能が必要となってくる。そのためには、〝ガイドライン〟が必須になってくる。

脳死・臓器移植の場合には、ながい議論のすえ、最終的には〝脳死臨調〟を設置し、その答申にもとづいて、〝臓器移植法〟の制定・施行へと公に脳死からの臓器移植が行われるようになったのは、前述の通りである。生殖医療の場合には、不妊技術が敗戦直後から水面下で進行していたという歴史的事実や、生殖技術が臓器移植の時の拒絶反応以上に技能的な領域が多い上に、法的問題・生命倫理としてより複雑な問題をかかえていたために、そのガイドラインの作成が先行した事実の追認に終りやすく、生殖医療本来の在り方をふまえたガイドラインの作成は困難をきわめていた。二〇〇〇年六月にようやく厚生省サイドから、生殖医療のビジネス化のチェックに重点をおいたガイドラインが発表された（表６参照）。しかし、ここでも生殖医療の核心である卵子提供問題は先送りされている。ただ、ここに生殖医療の日本的特性、〝生命の誕生〟についての日本の医療文化の歴史が反映しているのには注目しておく必要があるように思う。

(e)　**自己決定権の問題**

脳死から臓器移植にあたっては、ドナー（個人と家族）とレシピエントへの説明（情報開示）と、そのうえでの自己決定が必要不可欠である。ところが、現実には情報開示はお題目としてとなえられているが、ドナーカードの発行状況からみると、前述の通り完全に形式化（形骸化）している。そのために、現実に脳死患者が発生し、移植が問題になるときに、家族との間にトラブルが発生し、見送られることが少なくないという。

生殖医療の場合にも、当事者である女性の自己決定が、家庭や社会の外的重圧に左右されることが少なくない。女性の自立と生殖医療の自己決定権が同一の次元にない限り、生殖医療の長期の見通しは、社会・経済・倫理の面でまだ問題が少なくないように思う。

(f)　生命倫理との関係

保健・医療・福祉は、直接的に人間とかかわる仕事（サービス）であり、とくに医療は技術問題だけではない問題（主題は生命倫理、優生学――健常者と障害者の共生は可能か――）を内蔵しているので、こんごはこれらの分野との調整がより重要になってくる。脳死が法的に認められたといっても、一般人にとっては心死と脳死は眼で見る限り必ずしも同一ではない。そこに溝があることをとらえた上での脳死判定→臓器移植には、歴史的生命観の改革が要請される。また、生殖技術のもつ優生学的発想、男女生み分け問題になると、ことは技術問題に終わるものではなく、二一世紀の新しい時代をどういうビジョンをもっていくかが大切になる。その際に、〝健常者と障害者の共生〟〝マイノリティの人権尊重〟の旗を高くかかげないと、人間が人間らしく暮らす社会としては必ずしも好ましくなくなるかもしれない。そういう意味では、二一世紀医療はその出発点できびしい選択をせまられているといえよう。ここに病人史（障害者を含む）の存在理由もあるといえよう。

（1）産経新聞取材班編「戦後史開封」（産経新聞ニュース・サービス、一九九五・一）。
（2）橋本治『ぼくらのSex』（集英社文庫、一九九七年）一一頁。この文庫は中学・高校・大学生クラスの若者に向けて性の多元性と性病・妊娠などの問題について、文学者、人間としてすぐれた文体で書いている。
（3）金城清子『生命誕生をめぐるバイオエシックス』（日本評論社、一九九八年）四一－四三頁。
（4）前掲(3)四三頁。
（5）三上洋・萩原俊男「高血圧患者のQOL」（日本評論社「からだの科学」二〇〇〇・三）八四－八五頁。
（6）吉永みち子『性同一性障害』（集英社新書、二〇〇〇年）には、現時点での〝性同一性障害〟をめぐる問題点が要領よく整理されている。〝性転換手術〟の実際にとりくみ、取材により、その戦後事情はもちろん、手術適応まで詳細に述べられている。また、〝半陰陽〟の問題にもふれている。

橋本治「それを〝病気〟といっちゃうのか」（『天使のウィング』中央公論新社、二〇〇〇年、一八二―一九一頁）では、性転換手術を「本能の欲求」というより、〝本人の自由〟といっている。異性愛との関連で深い考察がある。
(7) 金城清子『生殖革命と人権』（中公新書、一九九六年）。
(8) 柘植あづみ「もうひとつの生殖革命」（『大航海』二〇〇〇・四）七三―七四頁。
(9) 宮淑子『不妊と向きあう』（教育資料出版会、一九九二年）一四―一五頁。
(10) 石原理『生殖革命』（ちくま新書、一九九八年）一四―一五頁。
(11) 丸本百合子「生殖技術と医療」（グループ・女の人権と性『ア・ブ・ナ・イ生殖革命』有斐閣、一九九一年に所収）。
(12) 与那原恵「徹底ルポ・不妊治療最前線――赤ちゃんが欲しい」（『文芸春秋』二〇〇〇・三号）、このルポは不妊治療→生殖革命への現状が、多面的かつ詳細に語られている。ルポだけに臨場感もあふれている。不妊症治療の実状を知るにはたいへん役立つと思う。
(13) 前掲(2)より。
(14) 柴田鉄治『科学事件』（岩波新書、二〇〇〇年）六八頁。
(15) 前掲(3)一二五―一二六頁。
(16) 「毎日新聞」（二〇〇〇・四・一九）より。
(17) 前掲(3)一二四頁。
(18) 前掲(11)八〇頁。
(19) 前掲(3)一二八―一二九頁。
(20) 根津八紘『悩む患者がいる限り私は続けたい』（工作社、一九九九年）。
(21) 前掲(3)八一頁。
(22) 前掲(3)八九頁。
(23) 前掲(3)八九頁。
(24) 前掲(3)八四―八五頁。

(25) 前掲(10)二三頁。
(26) 前掲(3)四八－四九頁。
(27) シンポジウム「授精卵診断」(「からだの科学」二〇〇〇・九) 一一七－一四七頁。
(28) 前掲(3)四九－五二頁。
(29) 毎日新聞社会部医療取材班『いのちがあやつられるとき』(情報センター出版、一九九五年) 九九～一〇〇頁。
(30) 堂本暁子「〝少産優先〟中国からの報告」(前掲(11)『ア・ブ・ナ・イ生殖革命』に所収)。
(31) 前掲(3)四八－五一頁。
(32) 前掲(3)三六頁。
(33) この種の著作としては、武谷三男編著『安全性の考え方』(岩波新書、一九六七年) を端緒として、現代では村上陽一郎『安全学』(青土社、一九九八年) が刊行されるまでにいたっている。ただ『安全学』では医療も重要な分野としてとりあげられているが、論議は〝社会病〟が中心であり、生殖革命・生命操作の問題には及んでいない。この点については、綿貫礼子「リプロダクティブ・ヘルス」(『現代社会学・14』岩波書店、一九九六年) が、環境汚染とリプロダクティブ・ヘルスの視角から分析している。
(34) 前掲(12)。
(35) 「思想」(岩波書店、二〇〇〇・二の特集〝生命観の政治学〟) 一八五頁より。この論旨には全面的に賛成だが、文脈の中で使われている〝統帥権〟という用語には、日本の近代史に関心を持つ者として異和感をおぼえる。統帥権については、半藤一利編著『昭和史が面白い』(文春文庫、二〇〇〇年) の中のトップにある「昭和史の〝バケモノ〟統帥権」(半藤・杉森久英・村上兵衛の鼎談) がその核心をついていると思う。石堂清倫『二〇世紀の意味』(平凡社、二〇〇一年) の「V 日本の軍部」一八六頁、一九七－一九九頁も参照。
(36) 前掲(12)より。
(37) 歴史学研究会編『日本史年表増補版』(岩波書店、一九九三年) 三〇九頁。
(38) 「保険使えても産むのは私――不妊治療を考える」(「朝日新聞」二〇〇〇・六・一五)。
(39) 前掲(3)二〇七－二〇八頁。

(40) 前掲(3)一九九―二一一頁。
(41) 御茶の水女子大学・生命倫理研究会『不妊にゆれる女たち』(学陽書房、一九九二年)二〇頁。
(42) 前掲(9)より。
(43) 前掲(14)七七頁。
(44) 前掲(14)七六―七八頁。
(45) 前掲(3)一八六―一八七頁。
(46) ジョージ・リッツァ著、正岡寛司監訳『マクドナルド化する社会』(早稲田大学出版部、一九九九年)。
(47) 高木昭午「生殖医療の指針」(「毎日新聞」二〇〇〇・六・二七)。
(48) 川上武『技術進歩と医療費――医療経済論』(勁草書房、一九八六年)。
(49) リン・ペイヤー著、円山誓信・張知夫訳『医療と文化』(世界思想社、一九九九年)。
(50) 「朝日新聞」(二〇〇〇・六・二九)より。

〔補注〕 人工授精、体外受精など、授精、受精の使い方は、人によって様々だが、本章では引用文も含めて、新聞などでの用法を参考に、人工授精、体外受精、顕微授精、受精技術のように統一した。

第３章　二一世紀の死と生死観

一　心臓移植とホスピスを〝対〟で考える

「一九六七年のセント・クリストファー・ホスピスの誕生は、もう一つの延命医療の窮極である心臓移植（南アフリカ）の年（一九六七年）と、対で把握しなければならない」（岡村昭彦）(1)という認識は、世紀末から二一世紀への死の特徴を、象徴的に表現している。突発死で脳死状態になってから心停止までに数日から二週間はある。これに対し、末期がんにしても脳死に比べると、ゆっくりと過ぎてゆく。この時間のずれは、家族、友人が死をどう受け入れるかに大きなちがいとなってくる。また、そこには日本人の生死観の変更をせまる必然的事態が存在している(2)。

たしかに、現代医療における死は脳死→臓器移植とがんのターミナル・ケア→死を〝対〟で把握することによって、現代の医療技術、システムや死の形が、それ以前とは明らかにちがった段階に入ったことがはっきりする。

死のパラダイム転換が進行しているとみてよいであろう。だが、現実には脳死→心臓移植からホスピスでの死の間には、多様な形の死が存在していることも見逃すことはできない。二一世紀の死を考えるときには、医療技術的アプローチのみではなく、病人がどんな状態で死を迎え、亡くなっていくかを究明することが重要になってくる。死がさけられない以上、生の終わりに悔いのない死を迎えるためには、何をなすべきかを考えるべきときである。個人として社会としてどう対処していくかという立場から接近しなくてはならない。個人としては、生死観や死の教育の問題が大切になるが、それ以上に、病気、事故で死を迎えざるをえない人々の、社会的基盤から考えていくことが重要になってくる。それには技術進歩の飛躍的発展とともに、医療・看護・介護システムの充実が大切になってくる。死を迎えざるをえない人間の運命は、たとえ二一世紀にゲノム解析－遺伝子治療が実用的段階に入ったとしても、さけることはできない。その時までには、死にともなう身体的苦痛の改善は大幅に行われるであろう。むしろ死んでいく者が死後に心配事・悩みを残さないような社会的配慮がどこまでできるかが重要になってくる。

この限りでは、二一世紀の死を考えるとき技術的対応以上に、人間らしく生きられる社会・経済基盤の整備が必要になってくる。高齢者ケアの問題にしても、高齢者がどういう生き方をのぞんでいるかから出発しなくてはならない。経済的事情や企業化の意図が先行したり、高齢者全体をゆとりのある層とみる発想からは、満足できる結果はえられないであろう。人間らしい生活をおくるにふさわしい生活、経済のミニマムの保障と同時に、どういう人生を送りたいかの心の問題にまで入っていかねばならない。この段階になると、家族、友人、医師、看護婦、介護者の生き方、人間性ともかかわってくる。そういう意味では、二一世紀の死は、死んでいく者の問題であると同時に、社会や看とる人々の問題ともなってくる。

二　死亡数急増の二一世紀(3)

生と死のパラダイム転換が行われ、バイオテクノロジーで人間の生命の延長が期待されているが、現実には〝死〟という点では二一世紀は世人の常識をうらぎる恐るべき世紀になっていく可能性が大きい。日本人の平均寿命は戦前、戦中には社会・経済的制約、技術進歩の停滞により、一九三五年で男性四七歳、女性五〇歳で、欧米諸国よりも一〇年は短かった。それが第二次大戦（一五年戦争）の敗北（一九四五年）により、平和憲法の下で、〃経済大国〃〃軍事小国〃を国是とした方向をとるようになってから、急速な生活条件の向上、医療技術の普及、公衆衛生の普及、社会経済の充実により、一九八〇年代には世界一の長寿国となり今日に及んでいる。

平均寿命延長の背後をみると、一九四〇年代から一九六〇年代にかけては乳児死亡率の低下による影響が大きかった。それが一九六〇年代に入ると「後期高齢者」（七五歳以上）の死亡率も低下するにいたり、日本人全体の平均余命の延長に寄与することになった。

図 3　年齢階級別の死亡数の推移と予測

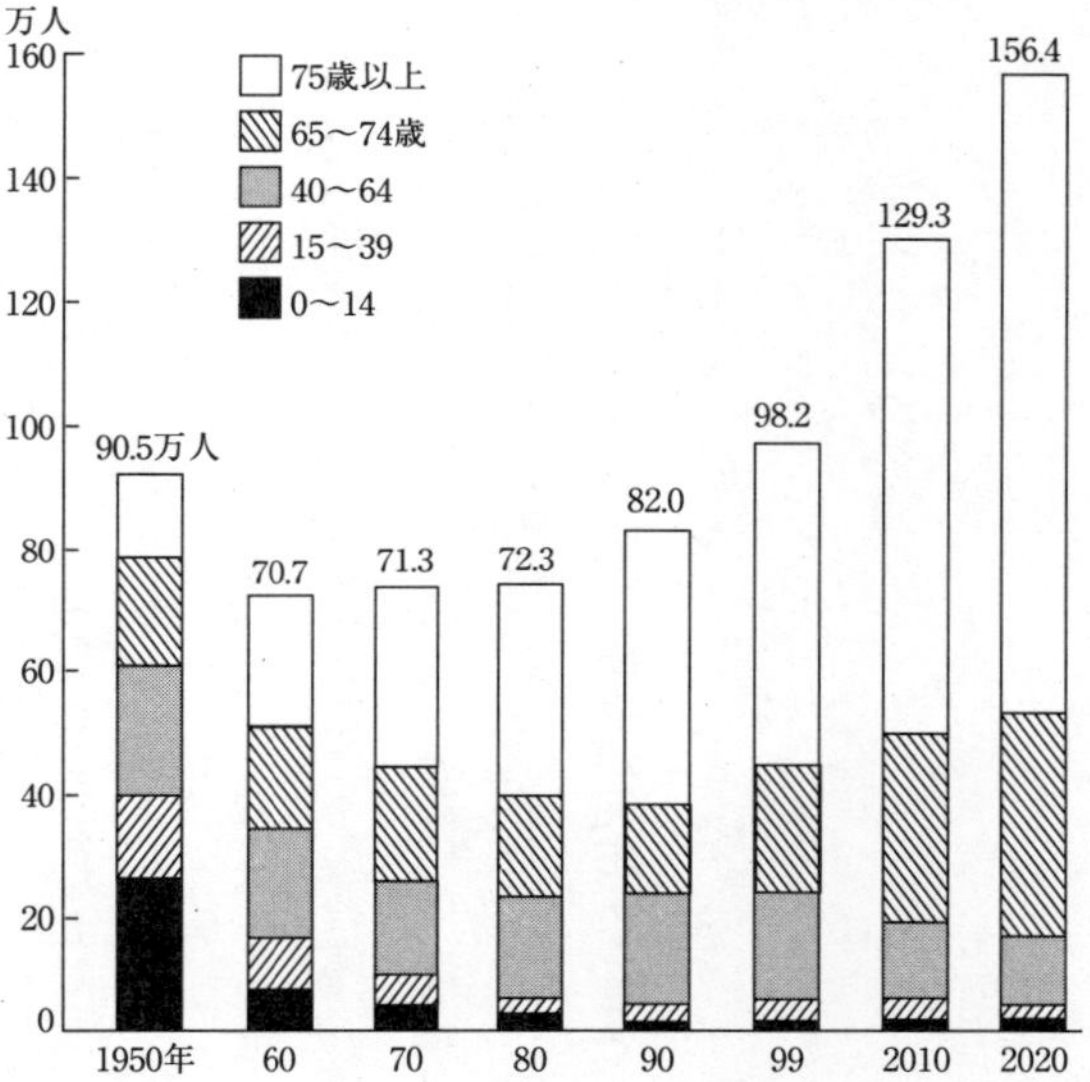

出典　1999年までは厚生省『平成11年人口動態統計』，2000年以降は国立社会保障・人口問題研究所『日本の将来推計人口』1997年1月推計．

一九六〇年以降は人口は増えるが、死亡率は低下しつづけたために、以後一九八〇年までの年間死亡者数は約七〇万人前後と安定的に推移してきた。それが九〇年代に入ると、再び死亡者数が増加しはじめ、今後さらに急増することが予測されている。一九九九年には一〇六万人、二〇一二年には一四〇万人をこえると推計されている（図3参照）。この一四〇万人という数字は、敗戦後の混乱期をのぞけば、大正時代に記録した最多死亡数であり、近代医療が経験した最悪の数字である。これが団塊の世代が高齢期に入ると問題はさらに複雑になる。

世界一の長寿国を誇っている裏で、このような事態が進行しているのは恐るべきことである。

さらに、死亡者の亡くなる場所の推移をみると、日本人にとっては畳の上（家）で死ぬことが理想であり、あたりまえであったが、一九七七（昭和五二）年を境として、在宅死より病院死亡の比率が上まわってきた(4)。現在、死因のトップであるがんなどでは、ほとんどの人が病院、施設で亡くなっているのが実状である。一九九八年では七六・二％が病院、施設で亡くなっている。一九五〇年には一一％にすぎなかったことをみると、大変な推移である。

以上、二一世紀の〝死〟に見られる二つの特徴、「後期高齢者」の死亡の急増と「病院・施設死亡」の増加が、医療システムの在り方の面でも、病院、施設内の人間疎外的な側面が強くなるという点でも、二一世紀の死を考えるときに見逃すことのできない問題である。その対策として、近年の医療改革がはかられてきたが、従来のパラダイムの枠内の改革なので、そこに限界、摩擦が発生することがはっきりしている。介護保険法の制定→実施は、この面での矛盾を明らかにしてきている。

三　死への二つの道

(1)　生死観をめぐる二つの立場

人間の死を生物学的にみれば、死は一つの事実である。病理解剖をして死の病因をきわめれば、数十の病因がはっきりするが、窮極の死への道は一つである。人間は出生と同時に、成長→死への道が規定されているのに、平生は死について考えることは少ない。それが一たび死を意識する状況におかれると、それ以降、死についての思いがさらず、死への恐怖におびやかされていく。

古来から現在にいたるまで、宗教の根柢には死への不安・恐怖があり、死にいたる病は、哲学・思想・文学の主題となることが多かった。人間は死への不安、恐怖を克服するために、なんらかの形で自己の生死観の確立を試みる。この点について、岸本英夫（宗教学者、東大教授、一九〇三－一九六四）が、一九五四年にアメリカで左頸部にがんを発見され、切除をうけて、一九六四年に死去するまでの一〇年におよぶがんとの闘病歴にもとづいて語った生死観は、ことの本質をついているように思う(5)。

岸本は生死観に大きく二つの立場があるという前提に立つ。第一は人類一般の死の問題について考えようとする立場である。これは宗教、哲学、生命倫理の分野につながるものである。これに対し、第二の、もっと切実な緊迫した立場として、「自分自身の心が、生命飢餓状態におかれている場合の生死観」をあげている。これは第一の観念的な立場とちがい、死への恐怖、生への執着が頭から去らなくなる。そして、生命飢餓状態の典型として、「生死の見通しが絶望になった時」の例として、「死刑囚の刑が最終的に決定するとか、神風特攻に出かけていく日が決まるとか、がんで手遅れを宣言されるとかいうような場合」をあげている。

(2)　生死観からバイオエシックスの死へ

岸本があげた第一の人間一般の死の問題については、実に多くの発言、信仰告白がだされている。無宗教者の立場に立つ中村真一郎の『死を考える』(6)のなかに紹介された著書をいくつかあげてみる。『ファイドン』（プラトン）、『自省録』（マルクス・アウレリウス）、『哲学をきわめること死ぬことを学ぶこと』（モンテスキュー）、『ルカ伝第七章、第一〇章についての説教』『マルテの手記』（リルケ）、『失われた時を求めて』（プルースト）、『論語』（孔子）、『正法眼蔵』（道元）、『思い出す事など』（夏目漱石）などであるが、これは中村のとりあげているほぼ半分にすぎない。これとても同じ課題を主題とした文献の一部にすぎず、この分野の古典的文献がいかに多いかがわかるであろう。

ところが、現代では生老病死の問題が、生命倫理の問題として直接論じられるようになった。しかし、いずれにしても死の事実、技術の〝解釈〟より出発せざるをえないので、現実にバイオエシックスの対象となる死者の精神、心とはズレがあるのは軽視できないことである。

このような前提にたって、バイオエシックスの直面しているという四つの「死」の問題が加藤尚武によってとりあげられている。①人工妊娠中絶、②新生児の死、③末期患者の安楽死、④臓器移植の四つであるが、「生・老・病・死」のなかで、この四つの問題に焦点があたるのは、その登場の背後に新しい技術進歩があるとともに、医療と「死」との間に従来とはちがう問題が発生したからである(7)。

(3)　死への二つの道

以上で、死の根柢にある生死観、死の新しい見方について、その要点を概括してみた。だが、それだけでは現代の死のもつ本質、特徴を明らかにすることはできない。そのためには、現代の死への道を医療技術的要因・社会経済的要因の複眼でみる必要が生じている。この立場にたったとき、現代の死が二つの形をもっていることがわかる。

(a)　**第一は医学的要因が主導する死**

最初に問題になるのは、突発死と救命救急医療技術の進歩の過程で発生した死の問題である。これに関しては〝脳死から臓器移植へ〟のところで述べた。〝心死から脳死へ〟の死期判定の変化もあるが、現在の高度医療を駆使しても十分な成果をあげなかった場合には、〝スパゲッティ患者〟〝植物状態の患者〟という悲惨な結果をまねくことが少なくない。このような状態を前にして、医師と患者家族がいかに行動し決断すべきかが、医療の新しい問題になってきた。これは〝一般病〟〝難病〟についても、その末期においては似た問題がおきてくる。がん患者や難病（例えばＡＬＳ）の末期的患者に対して、死を左右する技術の適用の選択権は医師の判断によるのか、患者の生死決定権や家族の意見との関係はどうかが、重大な問題になってくる。第二次医療技術革新、人工呼吸器の開発以前には考えられなかった問題である。

ここから最終的には尊厳死の問題がおきてくるが、従来の医療観のみでは説明できにくい事態も発生し、問題は予想以上に複雑である。

(b)　**第二は社会的要因が主導する死**

すべての死が最終的には同じことになるのに、あえて〝社会的要因が主導する死〟という一群をもうけたのは、それが医療技術の力の及ばないところでおきる死の問題だからである。その主なるものは、自殺、事故、孤独死、死刑などである。これらを死因順位としてみると、上位四位の悪性新生物、心疾患、脳血管疾患、肺炎及び気管支炎の一般病につづき、不慮の事故が第五位、自殺が第六位になっている（一九九八年）。この順位に著変はないが、不慮の事故が増加傾向にあるのが、世紀末から二一世紀にかけての特徴となっている。いずれも死の形としてはまったくちがっているが、死への道が社会的要因にあるという点では一致している。

図4　自殺者数の推移

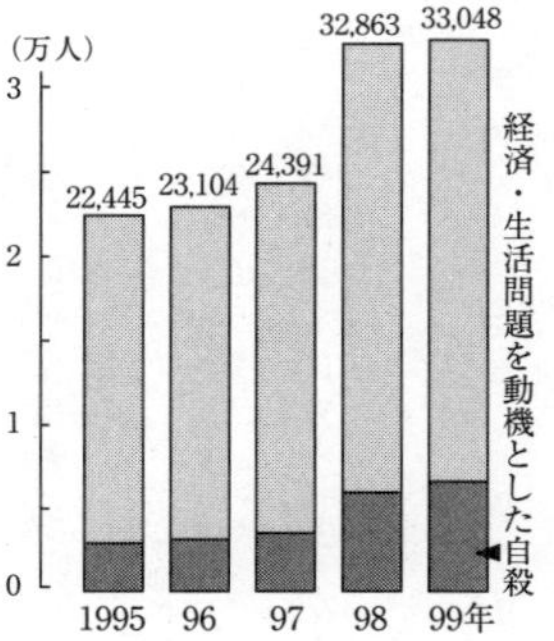

出典　「毎日新聞」（2000.8.18）より．

(イ)　自殺――その動向と特徴――

戦後の自殺者は一九五〇年代後半と六〇年代ごろをピークとして、その後は減少してきたが、バブル経済崩壊後の九五年から増加傾向に転じ、九八年では三万二八六三人で、初めて三万人をこえた。さらに九九年には三万三〇四八人になった（図4参照）。男女別では男性は二万三五一二人で、前年より四九九人増え、女性は九五三六人で、三一四人減少した。また、原因・動機別では、病苦などの「健康問題」が全体の約半数を占め、経済・生活問題は五人に一人（二〇・四％）という。経済・生活問題の内訳は、負債・借金→事業不振→生活苦→失業→転職失敗の順である。現代の経済問題のしわよせが中高年にきており、その典型は川人博弁護士のいう「過労死や自殺」(8)である。

なお、高齢者の自殺は一人暮らしより、家族と同居している場合の方が多く、「自分が家族の重荷になっているのではと不安を抱えているケースが多い」という(9)。これも日本型家族制度の崩壊過程の一つの前兆のように思われる。

(ロ)　アメリカの自殺についての一つの考え方——ジャック・キボキアンの論理——

アメリカでは六〇年代の公民権運動の影響が医療にも及び、〝自己決定権〟の思想が登場してきた。その中で、九九年現在で七一歳になる医師のキボキアンは、自ら考案・作成したマシントロン（mecintron）などの自殺装置を、安楽死希望者に提供することによって、一三〇人以上の自殺幇助罪で四度起訴され、医師免許を剝奪され、現在は九九年四月のミシガン州巡回裁判所の判決により服役中である。

また、キボキアンの「死の思想」では、死刑囚を医学研究に活用し、その臓器を移植に活用することをも積極的にすすめている。アメリカの医学界はキボキアンに猛反対したが、現実には脳死身体の部品化・企業化が行われている現状をみると、事態は複雑である(10)。

(ハ)　交通死

事故死は不慮の事故、災害死、航空機事故など社会要因によるものが主だが、なかでも交通死（自動車事故）が、二一世紀にも重要な意味をもってくると思う。近年では交通事故で生命を失った人は年間一万人をこえ、負傷者は九〇万人に及んでいる。これは阪神・淡路大震災の犠牲者が約六〇〇〇人なのをみても、大変な数である。しかし、それが毎年のことなので、交通死が死のなかで占める位置には特別のものがある。自動車が普及してゆく段階では、自動車の歩行者にたいする事故が多かったが、マイカー時代が到来し、貨物輸送の主力が鉄道からトラックに移ってからは、交通死のなかで運転者の死亡の比率が多くなってきた。

問題は、同じ交通事故死といっても、運転者の事故と、運転者の飲酒運転、居眠り運転、スピード違反などのために歩道を歩いていた人が受ける事故は、統計数字のうえでは同じ交通死だとしても、死者にとっての意味はちがってくる。前者は加害者であり、後者は被害者である。被害者の近親の立場から交通死をみると、事実としては同じ殺人なのに、法的には殺人ではない。交通事故で子どもや親を失った者の共通の感慨である。さらに、交通死で亡くなった者の〃逸失利益〃の評価においても、男女間格差があり、女性は差別されているのも見逃すことができない(11)。

二一世紀に入っても、いまのところ交通事故死が激減するとは思えない。交通事故死の問題ばかりでなく、環境汚染による自然破壊、人々への影響は、すでに公害喘息として訴訟にもなっており、排気ガスの発がん性の面でも注目をあびている。自動車問題を考えるときに、その社会的費用の外部的問題を考慮に入れることが重要になってくる所以である(12)。

医師の世界においても、交通事故をとかく救急救命の枠内のみで考え、最近では脳死→臓器移植の立場から、そのプラスとマイナスを考える方向も生じているが、これは危険なサインである。もちろん交通事故者の救急医療は二一世紀に入ると、より重要性を増すように思う。だが、それだけに止まらないで、交通事故、環境破壊による健康障害の予防面に、より積極的に力をそそぐべき時代に入ってきている。

㈡　孤独死

(i)　札幌母子餓死事件のこと　社会福祉事務所のSWの一番つらい仕事は、民間アパートで亡くなってから何日かたった人の処置だ。縁者を探してもみつからないので、結局はSWが火葬場に運び、無縁墓地にほうむるまでの一連の仕事が、実務としてもつらく、心に重いしこりをのこすという。この種の問題は、戦後から高度成長期にかけてもあとをたたなかったが、そのなかに一九八七年一月二三日に札幌市で起きた〝母子餓死事件〟がある。市営住宅に住む三九歳の母親が三人の子どもを残して餓死したことの真相がマスコミの報道で明らかになるにつれて、〝福祉社会〟といわれる現代で、なぜこんな事件がおきたのか、亡くなった母親は生前に福祉事務所に相談に行っていたにもかかわらず、適切な対応をとられず、生活保護も受けられないで、なぜこの〝飽食の時代〟に〝餓死〟への道をえらばざるをえなかったのかが追求され(13)、そこには現代社会のもつ深い歪みがあったことが明らかにされた。この「異常な死」が特殊な事件でなかったことをあぶりだしたのが、神戸災害である。

(ii)　現代社会の「異常な死」の背景　一九九五年一月の神戸災害は、天災の直接の犠牲者の他に、その後の〝復興過程〟で、大都市の高層ビル街の裏にかくされていた低所得者層のもつ矛盾をあぶりだした。地震直後に被災地全域で四万六六一七世帯であった仮設住宅も、五年後には四〇〇〇世帯に減ったというが、ここで無念の生を終えた者（孤独死）が二三一人に達しているという（兵庫警察発表）。そこには現代社会のもつ〝死の不平等〟が明白になると同時に、医療システムの限界が〝孤独死〟を生む社会的背景を明らかにした。

神戸災害を医療面よりみると、日常行政と一体化して運営されている地域医療システムの中核となる救急センター（基幹病院）は被災者の救護にはまったく無力であった。災害直後の救護から始まり、その後の仮設住宅に行った被災者の日常診療は、遠くからのボランティアの活動にも負うているが、長期にわたって責任をもったのは、地域の医療機関の献身的活動であった。その中で〝孤独死〟の問題点が明らかにされた。数の上で圧倒的に多い中高年の孤独死は、次の三つの特徴をもっているという。

①　一人暮らしの無職の男性
②　慢性の疾患を持病としている（その一つがアルコール依存症である）
③　年収一〇〇万円前後の低所得者（生活保護受給者が多い）

この孤独死とは別に、心血管系の慢性疾患を抱えた一人暮らしの高齢者が、急激な発作で突然死を迎えることがある。核家族化の進行のもたらす現象で、社会的背景としては孤独死とは現象的にはちがっている。しかし、高齢者が一人暮らしを強いられ、人間疎外の方向が進んでいる以上、これらは「独居死」というべきであろう。しかも、〝孤独死〟と〝独居死〟とは、死んでいく者にとっては、現実には紙一重のところにあるといってもよい。二一世紀に介護システムが整備されたとしても、完全にさけることは困難であろう。

また、神戸災害は心的外傷後ストレス障害（ＰＴＳＤ）の発生、存在をも明らかにした。多彩な身体的、精神的訴えの多いのが特徴であり、きめ細かい〝心のケア〟で対応する以外ない。天災、人災をまぬがれない以上、今後も続発するとみなくてはならない。現代医療の新しい課題である(14)。

(ホ)　死　刑

死刑を求刑された者は〝生命飢餓状態〟（岸本）にあるとはいえ、病人史の問題として扱うのは必ずしも適切ではないように思う。死刑求刑の背後には強盗殺人、レイプ殺人、近年の若年者の〝不条理の殺人〟などがからんでいることが多く、裁判過程では犯人（加害者）の精神鑑定が問題になるのが一般化している。犯罪史の一つの問題といえよう。

しかし、戦後の死刑事例をみると、そのなかに冤罪のまぎれこんでいることも少なくない。その典型は松川事件である（一九四九年八月一七日に東北本線松川駅付近で列車が転覆し、当初は共産党員が起した事件とされ、死刑五人、無期懲役五人、有期懲役一〇人の求刑があったが、作家・広津和郎などを先頭とした救援活動により、一九六三年九月一二日に最高裁で上告棄却、全員無罪が確定した）(15)。

また、人権の立場よりヨーロッパでは死刑はほぼ全廃されているが、アメリカではむしろ増えている。『無知の涙』（七一年刊）で知られている連続殺人犯・永山則夫の死刑が執行された一九九七年でも、完全に死刑廃止したのは五八カ国である。だが、建前と現実の間には、まだ溝があるのが現実である。病人史としては社会要因が主導する一つの死の形として、その存在にまったくふれないわけにはいかない(16)。

㈧　〃社会病〃の場合

また、その疾病の発生が一般病とは明らかにちがう〃社会病〃の一群も、このカテゴリーの中に入る。その実態はすでに〃社会病〃のところで述べたので詳細はふれないが、二一世紀に入って、この種の疾病（〃社会病〃）は減少するというより、二一世紀に予測される社会の形（情報革命時代、バイオテクノロジー、ゲノム解析の時代は、その医学面に、〃社会病〃は従来の枠を破り、精神、心の病や生き方の激変による新しい型をとってくるにちがいない。それだけに、対応がいっそうむずかしくなると考えなくてはならない。

四　現代医療の現場で――〃スパゲッティ症候群〃と病人・家族――

(1)　現代の病院医療――延命医療の実状――

第三次医療技術革新とかかわる救命救急センターでなくとも、いまや大型・中型病院ではＩＣＵ（集中治療室）は普通の医療装備になった。大型・中型病院での医療活動は大きく四つに分類される。①は入院患者又は救急車で来院した、死の危険性の大きな患者へのハイテク医療である。②は成人病・老人病患者の入院医療。なかでもがん患者は病院医療の枠内だけでは解決困難な患者・家族の心理の問題をかかえている。③は短時間で治癒することができる急性疾患の患者である。さらに、④として日本型病院の特性として、ベッド数が多くなればなるほど、外来患者が増加する傾向である。いわゆる悪名高い〃三分診療〃である。

この中で、医師、看護婦がもっとも心を痛めるのは、①の蘇生術を必要とする患者との闘いである。どんなに重症でも蘇生術で助かり生還する患者は少なくないので、医師は瀕死の患者をみた時に蘇生術をほどこすのが当然である。不幸にも完全治癒に成功しなかった場合には延命医療の処置をとらざるをえなくなる。

現在の医療技術水準は、六〇年代に入ってから第一次医療技術革新と第二次医療技術革新の成果を結合した総合的な運用が可能になったので、患者の受ける医療内容は複雑になってきた。とくに、第二次技術革新が成人病、老人病の診断面で非常に進歩し、がん、脳卒中（出血・梗塞）、心不全などでその病態、病期を科学的に把握できるようになった。しかし、治療面となると診断面との間に大きな溝があり、この溝が延命医療をうむ技術的基盤となっている。ＩＣＵは病院医療の花形、重点であるだけに、患者家族は技術進歩のすばらしさにおどろきの眼をむけると同時に、そこでの出来事に奇異の感をもつことが少なくない。その典型の象徴が〝スパゲッティ症候群〟である。

(2)　〝スパゲッティ症候群〟とは

いまや病院で死に直面している患者は、延命装置として〝スパゲッティ症候群〟の状態におかれることが多い。医療・看護の世界では〝スパゲッティ〟という言葉が日常的に使われることが少なくない。しかし、これは家族やお見舞い客にとっては気持わるい言葉である。

では、〝スパゲッティ症候群〟の実体はどうなっているのか。

山崎（章郎）　まず、点滴です。それから酸素吸入器、自分で呼吸できない人の場合には、喉を切開してそこに人工呼吸器の管が入ります。それに、おしっこを調べるための管が入りますね。また、心臓の状態を調べる管もあります。つまり、栄養を管理する管、呼吸を管理する管、排泄を管理する管、心臓を管理する管と、何種類も管がからだに入るわけです。最低でも。

永　（六輔）　最低で！

山崎　心電図のモニターだけでセンサーを三カ所に置きますから、二本のコードが出てきます。点滴は左右両方から入れれば二本の管がぶらさがるわけで……

永　つまり、そのような「スパゲッティ」とは、当人がもはや生きる機能を失い、代って機械が無理に生かしているという状態ですよね。

山崎　いや、必ずしもそうではありません。同じ状況で大きな手術をした直後の治ってゆく患者さんの場合もあることですから(17)。

二人の対話は、ICUのなかの患者の状況を見つめて、科学的に表現している。高度な手術でICUに入った患者で、治って生還した例が最近ではふえているが、時には実際には延命医療の連続におちいってしまう患者さんも少なくない。問題はこういう事態を家族がどうみるかである。「朝日新聞」〝声欄〟にのった患者家族からの投書を引用させていただく。

姉二人の死に延命治療を思う

無職　今井　きみ（岐阜県土岐市　七五歳）

二人の姉を最後までみとった経験から言って、私自身のよりよい死に方が気になって仕方がない。かかりつけのお医者さんには「延命治療は絶対に要らない」と、繰り返しお願いしている。最初の看護は、次姉だった。心筋こうそくで倒れ、医師から「もうだめだ」と宣告を受け、お寺さんまで紹介された。それから一カ月間生きた。意識はなく、採血や点滴で皮膚を傷つけ、体は管だらけの状態だった。

長姉は軽い脳こうそくの発作だった。病状が落ち着いたところで点滴をやめてもらい、途中から家庭看護に切り替えた。その後二回ほど近くの病院へ入院した。

痛み止めや栄養剤の補給は受けたが、短期間で家に戻った。過剰な投薬もされなかった。

次姉は寝間着が合わなくなるほど体が膨れて死んだ。長姉は孫の顔を見ながら静かに逝った。二人の死を比べて、延命治療と自然死の違いがくっきり表れたように思う。

自然死に理解をいただいたお医者さんに感謝するとともに、次姉には私の力不足で痛く、つらい思いをさせた、と思っている。


（「朝日新聞」二〇〇〇・二・一三）

ここには、延命医療について病院死亡と在宅死亡の二人の身近な体験が述べられている。この文面をみる限り、在宅死亡→自然死という理解で、筆者はそちらを望んでいることがわかる。在宅死亡を可能にする条件としての、家族介護、近所の理解ある家庭医（主治医）が存在しており、めぐまれていたことがわかる。だが、現実にはその条件がないために病院にとどまらざるをえず、最近では医療的理由というより医療経済の面から、大病院から中小病院に転医をせまられる患者も少なくない。このような延命医療の実態を、家族又は見舞客として見聞きする人が増えるにしたがって、〝スパゲッティ〟的延命医療に疑問をもつ人がでてきても当然である。

(3)　尊厳死とカレン裁判

延命治療の限界がはっきりしてくるにしたがって、最近ではそういう状態におちいったときにそなえて、家族に遺言して延命治療を放棄する人が増えている。これは〝尊厳死〟（「リヴィング・ウィル」）と呼ばれているが、本質は消極的安楽死である。〝尊厳死〟は機械的延命技術がつくりだした現代の新しい死の形であり、二一世紀の死への道としては避けて通れないときにきている。

〝尊厳死〟はもともとは〝安楽死〟法制化運動のなかから誕生した概念である。安楽死法制化運動の中心は最初はアメリカであり、一九〇六年にハントという人物によって、最初の安楽死法案がオハイオ州議会に提案された。これは不治の病気である自分の母親の安楽死を願ったものだが、最終的には否決された。以降、安楽死法案が次々に州議会に提案される動きがでてきた。この背後にあるのは、二〇世紀から始まった患者が医療技術・脳死を選択する際の基準となってきた「生命の質」「自己決定権」という概念である。これは二一世紀の医療のなかでは、よりその比重を高めていくであろう。

ところで、アメリカの安楽死運動も、第二次大戦中のナチス・ドイツの大量安楽死が明るみにでて運動は停滞期に入った。しかし、一九六〇年代以降に、第二次医療技術革新の開発、普及、延命医療の登場とともに、事態は新しい段階に入ってきた。この間に「消極的安楽死」と「積極的安楽死」の概念のちがいも明らかになり、消極的安楽死を尊厳死といいかえるようになってきた。この時点で、事態を一変させたのが〝カレン裁判〟である。

カレン・アン・クライランさんは友人の誕生パーティで突然昏睡状態になり、〝植物状態〟に陥った。その原因としては向精神薬の服用プラス飲酒が考えられるとされるが、問題はその後の延命治療の是非にあった。両親は延命治療の停止を求めて裁判所に提訴したが、州裁判所、高裁段階までは両親の主張はしりぞけられた。しかし、最高裁は逆転判決を出した（一九七六年）。この訴訟は〝カレン裁判〟とよばれ、全米中の論議をよんだ。社会的にも同じ極限的状況におかれ、その見通しをどうするかが社会的ニーズとして増大していたからであろう。

この判決の影響で、七六年にカリフォルニア州では「自然死法」が成立し、その後、同様な動きが各地にひろがっていった(18)。この判決の結果、カレンさんの生命維持装置ははずされたが、カレンさんはそれから九年以上、自力で生きつづけた。この事実は延命医療とケアとの問題として、技術的に、ケアとしてもすっきりできない問題を内包していることを提示した。技術的には二一世紀に残された問題であり、社会経済的判断を先行させて結論を出すことには躊躇せざるをえない。

(4) 日本の尊厳死の動向

戦前からの産児調節運動の先駆者・太田典礼は「葬式無用の会」をつくり、活動していたが、先細りになり、そこで会員の中から安楽死協会をつくろうという声があがってきた。有名な安楽死の名古屋高裁判決のでた翌年の一九六三（昭和三八）年のことである。この動きにのって、一九七六（昭和五一）年一月には日本安楽死協会を発足させ、安楽死の法制化を目指した。八月には東京で五カ国の参加をえて、国際会議を開くにいたった。第二回は一九七八年一一月、サンフランシスコ会議を開いた。太田はこの運動が大衆化すると判断していたが、一九七八年一一月に、知識人によって「安楽死法制化を阻止する会」が結成された影響もあり、その後の麻酔技術の応用による鎮痛医療の進歩、普及もあり、日本安楽死協会は間もなく日本尊厳死協会と改名した。一九八一年には運動方向も変更し、積極的安楽死の法制化の運動を休止し、その後は自発的・消極的安楽死（尊厳死）の普及と法制化を目指すことになった。日本尊厳死協会もやがて八三年には法制化の壁につきあたり、「リヴィング・ウィル」の普及に力をそそぐようになった。日本尊厳死協会の「尊厳死の宣言書」に署名した会員登録者数は、二〇〇〇年五月現在で九万人をこえている。なお、日本学術会議総会も、「死と医療特別委員会」の答申を承認し、九四年五月二六日に、①患者本人の尊厳死の意思表示を条件として、回復の見込みのない患者に対する過剰な延命治療は行わない、②人工呼吸器の装置、人工透析、化学療法、輸血、静脈注射による栄養補給を中止し、自然の死を迎えさせるための措置の方向を打ち出した(19)。

問題なのは、アメリカでは尊厳死が承認されてから、末期医療の手抜きや差別などのトラブルがおきてきていることである。こういう傾向をみると、「生命の質」と「自己決定」を尊重する尊厳死でも、その理解のいかんによっては、「社会的な弱者」の治療打ち切りの危険性があることから眼をそらすことはできない(20)(21)。

五　安楽死と二一世紀の死

二一世紀の死を考えるときに、今後重大問題となってくるのは安楽死である。ここでも従来の医療概念ではすまされない事態が発生しており、どう対処していくかである。

(1)　最近の二例の安楽死事件と名古屋高裁の判例（一九六二年）

日本医療の現場では延命医療への疑問はなげかけられても、安楽死（積極的）の発生はまれであった。それが、近年になり二つの安楽死事件が社会問題となった。

第一は、一九九一年四月、末期がん患者に、東海大学の医師（当時医学部助手）が〝家族の強い要請があった〟として、治療を中止し、塩化カリウムを注射して死にいたらせたものである。九二年七月に殺人罪で起訴され、本人は無罪を主張したが、九五年三月、横浜地裁は懲役二年、執行猶予二年の判決を下した。第二は、一九九六年四月に、京都府京北町の町立「国保・京北病院」で院長が末期患者に筋弛緩剤を投与し、呼吸困難により患者を死亡させた。これに対し京都府警は「同意なき安楽死」は殺人であるとして九七年四月二四日に京都地検に書類送検したが、結局、九八年二月二七日に不起訴となった。

この二例が契機となって、日本で安楽死が許されるいままでの法的条件として、六二年の名古屋高裁の判決がクローズアップされてきた。そこでは安楽死の許される条件として、次の六つの要件をあげている。①不治の病で死期が目前に迫っていること、②苦痛が甚だしいこと、③病苦の緩和を目的としていること、④意思を表明できる場合は本人の真摯な嘱託または承諾があること、⑤医師の手で行うこと、⑥方法が倫理的であること、となっており、以上の要件がすべて満たされたときには安楽死は合法であるとされていた(22)。現実にはこの要因をすべて満たすのは非常に困難であったことや、生死観の問題もあり、いままで日本では安楽死事件が少なかったとみてよいであろう。ところが、前述の安楽死事件の第一例と第二例の法的処置をみると、そこに微妙な変化を感じることができる。

(2)　〝安楽死先進国〟オランダの実態

オランダでは、一九九五年に三六〇〇人が安楽死している（自殺幇助者を含む）。その年に亡くなった一三万五五〇〇人のうち二・七％にあたる。四〇人に一人である。この数字の意味をどう考えるかによって、二一世紀への死の道の選択はちがってくる。オランダの安楽死には、医師が積極的に死の処置をする場合と、患者が医師の処方した薬を飲んで死にいたる〝自殺幇助〟の両方が含まれている。その実態は表8の通りである。後者は医師が直接に手を下さないだけで、生命倫理的にはまったく同じことである。

オランダでは二〇〇〇年一一月に下院で、国レベルとしては世界初の安楽死の合法化案が通過した。その時の条件は次の通りである（「朝日新聞」二〇〇〇・一一・二九）。

オランダ安楽死法案が医師を追訴しない主な条件

①患者が自発的に十分考慮したうえで安楽死を継続的に要請
②患者が死を回避できる望みがなく、耐え難い苦痛に直面
③安楽死を施す医師がほかの独立した医師と相談
④医学的見地から妥当な方法による安楽死の施術

表8　終末期における特殊医療決定率推計①

	1990年調査		1995年調査	
	アンケート②	面接③	アンケート②	面接③
安楽死	2,189(1.7)	2,445(1.9)	3,253(2.4)	3,018(2.2)
医師幇助による自殺	244(0.2)	380(0.3)	271(0.2)	542(0.4)
要求なしの生命終焉例④	1,030(0.8)		948(0.7)	
生命を終えさせる明白な意図でオピオイドを与えた例⑤		1,350(1.0)		1,896(1.3)
医師が実際に介在して起こさせた死亡例総数⑥	4,813(3.7)		6,368(4.7)	

①数値は死亡数を表し，括弧内の数字はオランダの全死亡数，1990年の12万8786人，1995年の13万5546人に対する割合．
②数字は調査のアンケート分に基づいている．1991年には総数6942件のアンケート表が郵送され，76％の回収率だった．項目は終末期における決定に多そうなケースに分けられている．
③数字は面接調査分に基づいている．1991年には405人，95年には別の405人の医師が面接調査を受けた．対象者は91年，95年ともに599人の無作為抽出例から選ばれている．調査参加を拒否したのは91年にはわずか9％，95年には11％だけで，他は追跡不可能や長期療養中だったり，調査対象基準外の人だった．項目は医師の終末期決定関与によくありそうなものに分けられている．
④数字の比較は調査のアンケート分のみで可能．
⑤数字の比較は調査の面接分のみで可能．
⑥死亡例総数の推計はアンケート分と面接分の両方に基づいている．
出典　ハーバート・ヘンディン『操られる死』p.141.

⑤安楽死を施した医師から当局への報告

二〇〇一年四月には上院で、賛成四六、反対二八で可決されて、合法化された。さらに、安楽死が認められる患者は一二歳以上で、一六歳未満の場合は親権者の同意が必要とされた（「朝日新聞」二〇〇一・四・一一）。

この条件を満たしていれば、原則的に医師は起訴されるおそれはない。この条件の中に「不治の病気」という条件は含まれていないが、実際に対象となるのは、がんなどの不治の病の終末期である。この流れのなかで次の点に私は疑問を感じる。それは「受容できない苦痛」について、肉体的な痛みだけではなく、精神的・心理的な苦しみも含まれると解釈されてきたことである。それも、オランダ精神医学協会、裁判例もこの理解を支持しているという。

さらに、安楽死（自発的）が、どこで、誰によって実施されているのか。病院ではなく、家庭医によるものが最も多いという。在宅安楽死である。この辺は日本医療の歴史、現実になじんだ者には異和感をおぼえる。

ただ、オランダでは死の選択肢の一つとして安楽死が選ばれたといっても、それに反対する一群の医師の存在することを見落としてはいけない(23)。

(3)　自殺幇助と安楽死――アメリカはオランダの後を追うか――

精神科医で一〇年前から、「アメリカ自殺予防財団」（自殺防止のための調査と教育計画が目的）の結成に参与していらい、ハーバート・ヘンデインは、苦痛のために医師の助けをかりて自殺したいと望む人に関心をもち、自殺幇助と安楽死の関係の研究をつづけてきた。その成果は『操られる死――〈安楽死〉がもたらすもの』(24)にまとめられている。その研究を始めた動機は、末期患者の自殺を助けることを、「自己決定権」(25)と生命倫理の立場より認めようとする社会的運動に対する疑問である。

「アメリカでも、自殺幇助と安楽死は、重い病に対して取らざるをえない慈悲深い行為として、大変な勢いで世の中にひろまっているという」が、そうした主張は果たして認められるだろうかという立場より、全体の問題にせまっている。そして、自殺幇助についてはアメリカでの傾向、安楽死についてはオランダの取材をもとにして、その論旨を展開している。

アメリカがオランダの安楽死に追従する根底にあるのは、市民の自己決定権絶対化意識ではないか。それを代表する医師は、ティモシー・ネル、ジャック・キボキアン、デリック・ハンフリーの三人である。彼等は一見、合理的な自殺幇助者のようにみえるが、そのいきつく先は安楽死法制化にあると、ハーバート・ヘンデインは考えている。そして、三人の医師のアメリカでの活動の状況を紹介している。

サイモン・モローは自殺幇助を医学界の問題としてとりあげようとしていたが、ミシガン州の「自殺医」のジャック・キボキアンは、一般に自殺幇助を推進し、「自殺幇助装置」の開発、使用に力をいれていた。キボキアンは結局、ミシガン医学会で医師免許を剝奪されたが、同州の裁判では三回とも無罪になっている。ミシガン州の法律には自殺幇助を禁止する規定がなかったので、処罰することができなかったのである。

自殺幇助も安楽死も、自からの死をコントロールする自己決定権を患者に与えるものとして紹介されてきたが、多くの人は安楽死法について、患者に致死量の麻薬を打つ医師を頭におき、それをはねつけてきた。とはいえ、誰かが死ぬのを見守るのは、患者の世話をする人たちには、たしかにつらいことである。この人々の心情に〝自殺医〟は訴えかけた。

しかし、自殺幇助の研究は、オランダの安楽死の調査なくしてはすすまないところにいたり、オランダの安楽死の調査・取材にむかう。ハーバート・ヘンデインは自殺幇助から安楽死も合法化する動きを調査して、その実権をにぎっているのが実は患者ではなく医師であり、安楽死は、患者ではなくて医師の支配権力を強化するものであることを知るにいたった。したがって、末期患者の看護者は安楽死を手軽な選択肢とすべきではないという結論に至る。さらに、永続的な植物状態（ＰＶＳ）とよばれる、昏睡状態のなかで緩慢な死を迎える患者についても、コスト意識が先行する医療システムにおいて、延命医療が不当に停止されるのは危険なことを再認識する（カレン裁判の例）。ヘンデインのいうように、〝もし〟末期・延命医療に人権尊重の立場よりも、コスト意識・効率性が導入されるとしたら、二一世紀の医療は完全に高度医療と〝楢山〟医療に二極分化されるであろう。

これをさけるためには、医療・福祉システムを〝キュアからケアへ〟転換することと、医師、看護者、福祉者が、生命倫理といった一般論だけではなく、いかに病人の立場にたって行動することが重要であるかを知ることができるかどうかが、二一世紀医療の重大な課題となってくる。これは医療文化論の問題であり、現行の医学教育では患者・病人の体験してきた人生の違いよりくる、患者・病人の心理の違いをどこまで知ることができるかが大切になってくる。

六　ホスピスは建物ではなく、ケアの哲学と運動である

(1)　ホスピスの暗いイメージ

「ホスピスは死にゆく場所ではなく、最後まで生きるのを援助するサービスであり、運動である」といわれている。だが、現実にはまだ多くの医者はホスピスを死にゆくための、最後の場所だと考えている。しかも、九〇年に「緩和ケア病棟入院費」に健康保険が適用されても、ホスピスに入所できるのは一部の経済的にめぐまれた層が主である。それに、多くの大学病院・がん専門病院では、がん患者の診断・治療システムのマニュアル化が進んでいる。早期診断が原則で、治療としては手術、放射線療法、制がん剤の投与を三つの柱として、その枠内ではがん診療に全力をつくし、社会復帰する者も少なくない。しかし、がんの特性として転移がある以上、一たびがんと診断、告知された患者のその後の人生は重苦しいものになっていくのが普通である。再発－転移への恐怖・不安はなかなか去らない。それに大型病院では、がん治療を一通り実施し、それでも好転せず、末期がんとなり予後不良と予測される時には、患者の心情を考えずに系列の中小病院へ転院させることが多く、その際にホスピスをすすめる傾向もふえてきた。病院での治療の打切りである。この時に患者は、医師のカウンセリングが十分でなく、経験的にホスピスに行った患者の末路を知っているので、ホスピスに暗いイメージをいだかざるをえない。いよいよ最期の時がきたと思うにちがいない。

医療技術としてみても、がん診療技術はたしかに日進月歩だが、技術論としてみると、中間的技術の域を脱していない。がん治療について本質的技術（結核治療技術レベル）が開発、普及されるまでは、現在のがん治療技術では限

界にくるのをさけることはできない。その時に、キュア中心の病棟が患者のQOLにとって好ましいとはいえない。その限りでは、患者の予後にとってホスピス的施設が必要になってくるのは否定できない。むしろ、キュアよりケアへの時期をどうすごすかが大切になる。

それに、この間のホスピスの側の進歩も見逃せない。ホスピスを特殊な場所・建物と考えるのではなく、哲学・理念に基づくケア・鎮痛技術であることが理解され、普及してきており、ホスピスは二一世紀の〝死への道〟の一つとして、その重要性がましてくると思う。しかし、二一世紀という単位で考えたとき、がん治療の本質的技術が開発される可能性も大きいことに注目しておかねばならない。

(2)　ホスピスのルーツ

日本ではホスピスの歴史が新しいために、その理念が「建物ではなく、ケアの哲学と運動」であるという理解がまだ十分ではない。しかし、ホスピスのルーツであるアイルランドのダブリンからイギリス・ロンドンの人権主義のホスピスの推移とその後の発展をみると、日本のホスピスの行方に示唆するところが多い。

ホスピス発祥の地をイギリスと思いこんでいる人が多いが、実は世界で最初の〈近代的ホスピス〉は、末期患者の死のケアを目的として、イギリスの植民地として苦しんでいたアイルランドの首都ダブリンに誕生した。一八七九年一二月九日のことである(26)。

「近代ホスピスの母」と呼ばれるマザー・メアリー・エイケンヘッド（一七八七―一八五二）は、「イギリスの植民地支配下で、各家庭の戸口の階段の下で救いをもとめ死んでゆく同胞の姿にひどく心を痛め、たとえ短い期間であっても、それらの人々が死に至る直前に人間らしい世話を受けられる家庭―〈ホーム〉とよぶ、安息の場所を提供し続けようとした」。これが〈近代ホスピスの原型である〉といわれている。

現在のダブリン郊外にエイケンヘッド修道女が一八四五年に女子修道院をたて、その死後〈近代ホスピス〉が開設されたのである。一八七九年一二月九日、死にゆく人々のためのホスピスが、アイルランド「愛の姉妹会」によって公式に開設された。この時に、「ホスピス」という言葉を選んだのは適切だったといわれる(27)。

(3) 近代ホスピスの誕生

ダブリンから起こったホスピスから長い停滞期を経て、一九六七年にシシリー・ソングース女史によって、ロンドン郊外にセント・クリストファー・ホスピスが設立され、近代的ホスピスの出発点となった。彼女は、結核の分野で半世紀以上にわたる蓄積された愛情深いケアと実践を学んでいた。その上に、死にゆく人々の科学的調査と教育によって、ソングース女史は近代的ホスピスの基礎を確立した。これに対し、セント・ビタース・ホスピスは市民運動によって実現した新しいタイプのホスピスである(28)。

さらに注目すべきなのは、市民・関係者がそれをホスピス運動に高めたことである。一九七〇年代から急速に世界各地にひろがり始めたホスピス運動を、「人権運動としてのホスピス」として総括し、一九八〇年にロンドンのセント・クリストファー・ホスピスで、世界最初の「ホスピス会議」(バ・ミツバ会議)が開かれた。そこでアメリカ代表のシスター・ジータ・マリー・コッターが報告し、その中で「患者の権利宣言」を発表している。この宣言の中には次のような権利があげられている(29)。

・安全で思いやりがあり、しかも丁寧なケアを受ける権利
・患者が希望するなら、診断・治療・予後に関し、それらがはっきり断定できる限りにおいて、十分な情報を与えられる権利
・情報を得た上で、診察・治療・薬物に関する承諾、あるいは拒否することができるよう十分な教えをうける権

利

・実験段階の薬や診断手続きを含む調査研究に患者としての協力を承諾するか、拒否するか、その決断を適切に下せるよう十分な情報を与えられる権利

・患者が自分の希望にそった形で精神的な支えや慰めを求める権利

（コッター）

ただ、欧米先進国のうち、ドイツは第二次大戦中のナチス・ドイツのアウシュヴィッツ・ゲットーの苦い体験もあり、ホスピス誕生は市民・社会の反撥をうけた。「死にゆく人を集めるところを作るなんて、何てことだ」「そんなものは要らない。出ていけ、やめろ」という声が強かった。

アーヘン市のホスピス・ハウスホーン（五三床）が一九八六年に完成するまでに、創始者の故トルクエ神父や、その遺志をついで施設長となったクレメンティーン・ルーベンたちは、八年間も反対運動と対峙しながら、その目的を了解してもらうことに成功したのである。やがて、これを契機としてドイツにもホスピス運動がひろがっていった。この体験により、ドイツのホスピスには霊安室はないのが一つの特徴である(30)。

デンマークで最初にホスピスが作られたのは九二年で、首都コペンハーゲン市にある。プロテスタントの聖ルーカス・ホスピス（一〇床）が最初であり、全体では合計で三カ所であり、これ以外に、コペンハーゲン市の自治体立病院内にも緩和ケア病棟ができたという(31)。

(4)　ホスピスのサービス形態の推移

ホスピスが設立され、それは建物ではなく、死の哲学であり、死を迎える場所もちがってきた。その推移がイギリス、アイルランドでどうなったかをみたのが、図5である。

サービス全体としても増えているが、なかでも在宅ケアが際立って増えているのに注目すべきである。この推移の背景にある医療システム・社会システムの変化は、鎮痛・緩和技術の進歩もさることながら、患者の〝家で死にたい〟という願望を反映したものである。日本の施設死亡の増加傾向（図6参照）も、イングランド（在宅死は日本同様減少しているが）のサービス形態の年次推移より判断すると、二一世紀には、その変更をせまられるであろう。この転機となるのは介護保険法のサービスのなかの〝二四時間ケア〟が、どこまで充実できるかにかかっているのはいうまでもない。

図 5　サービス形態の年次推移1965－1995
（イギリス及びアイルランド）

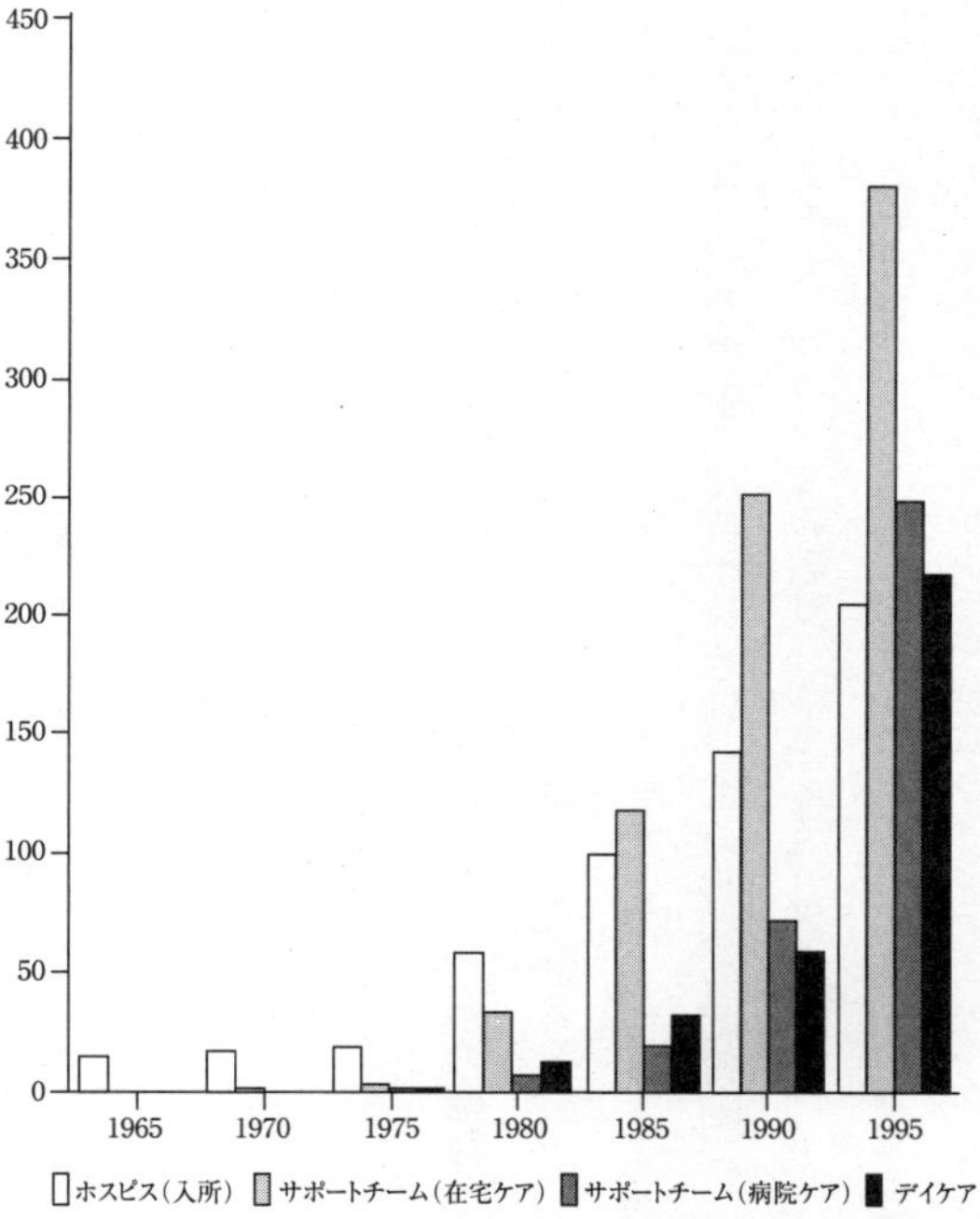

資料　*Health Care Needs Assessment : Pallative & Terminal Care.* Higginson, I. Radcliffe Medical Press Ltd. 1997.
出典　児島美都子・中村永司・杉山章子『国際医療福祉最前線』p.205.

図 6　場所別死亡者数

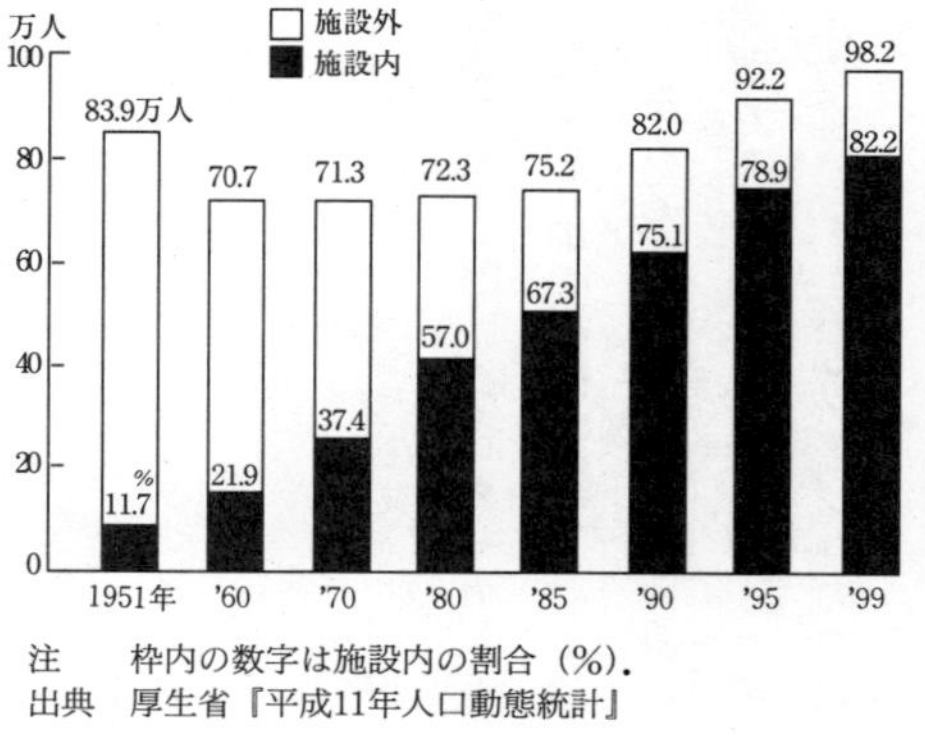

注　　枠内の数字は施設内の割合（%）.
出典　厚生省『平成11年人口動態統計』

七　日本でのホスピスの動向

(1)　ホスピス黎明期から現在へ

日本のホスピスはキリスト教系の医療施設で、欧米の「人権運動としてのホスピス」運動として登場してきた。日本で施設ホスピスとして最初に誕生したのは、一九八一年の聖隷ホスピス（院内独立型）である。つづいて一九八四年には淀川キリスト教病院ホスピス（院内病棟型）が誕生する。この二つのホスピスが日本での先駆的役割を果した。

この運動は、ホスピスの施設長（淀川では柏木哲夫―現・阪大教授）や神父、キリスト教者、医療従事者の献身によって進められた。その中で注目すべきは、この時期の岡村昭彦（ベトナム戦争の報道カメラマン、ルポライター）の活動である。バイオエシックスの教養をふまえて、アイルランド、イギリスのホスピス運動をルポルタージュの方式で取材した事実を主として看護婦に働きかけ、ホスピスの気運をもりあげてきた(32)。

しかし、ホスピスは最初からキリスト教系の色彩が強かったことや、経済的条件からの制約もあり、必ずしも初期の理念通りにはいかなかった。

日本の宗教の根幹をなしている仏教は、ながいこと〝葬式宗教〟といわれていたが、そのなかで、一九九二年五月に長岡西病院五階に〝ビーハラ病棟〟（二二床）が全国で九番目の緩和ケア病棟として開設された。日本の診療報酬制度では、ホスピスは正式には緩和ケア病棟と呼ばれている。医師、看護婦のほかに僧侶やボランティアに支えられた仏堂のある病棟である(33)。

在宅ホスピスは、ホスピスの性格として医師往診、訪問看護、チャプレン訪問、在宅酸素、点滴、モルヒネの持続的注入法、本人と家族へのカウンセリングなどを中心とした二四時間体制をとらなくてはならないので、実現には多くの困難をともなう。それでも、在宅ホスピス医療によって、最後まで患者さんが自宅ですごし、多くの家族が悔いのない看とりに成功しているところもでてきた（例えば、清瀬市の医療法人社団・中島病院）(34)。開業医レベルでもホスピスと名のらないが、実質的には末期のがん患者を自宅で看とるところもふえている。地方都市にその傾向がみられる。とくに、鎮痛剤としてMSコンチンが開発され普及してからは、痛みの緩和に相当ていど成功するようになった。また、足立区柳原地域を診療圏としている柳原病院では、一九七七年に地域限定主義で専門看護婦による訪問看護を開始し、一九八〇年には〝在宅ターミナル・ケア〟の実践を始め、「在宅で人生の結末期を過ごし、そして苦痛なく死を迎えられるための」医師往診、訪問看護も継続的に行っている(35)。さらに、一九九四年からは〝巡回型二四時間在宅ケア〟を実施し、今日に及んでいる。

介護保険法が拙速で出発し、その実践も試行錯誤をくりかえしているので、在宅死亡との関係を本格的につめ、その実施可能性の条件整備がまったくなされなかった。しかし、ここは在宅ホスピスと共通する面をもっているので、医療、看護、介護、家事援助、バリアフリーの住居、補助器具の活用などで、この連繋をシステムとして確立していけば、日本型在宅ホスピスの充実、拡大は可能なはずである。

(2)　ホスピスの現状

緩和ケア病棟として社会保険診療報酬の対象になってから、病院型緩和ケア病棟は増えているが、それでも厚生省認可のホスピスは約六〇施設、ベッド数は千床余りである。イギリスではホスピス病棟は二〇八で、三一八二床（一九九五年）であるのと比較するといかにも少ない。また、イギリスのホスピスは施設入所ベッド数が一二―六二床で、平均一五―二〇床で、規模が小さく、ＮＨＳの保健区域に配置されている（この点が重要と思う）。我が国では平均入所期間はホスピスによって異なるが、約二カ月である。ホスピスでの死亡は全国で六〇〇〇－七〇〇〇ということになる。一方、がんが原因で死亡する人は年間二五万人以上だから、死を迎える場所、最後まで人間らしく生きる場所としてのホスピスでの死亡は、まだ少ないといわざるをえない(36)(37)。

しかし、二一世紀の死の問題として、施設型ホスピス、緩和ケア病棟の増加と適応拡大も必要になる（今はエイズのみ）が、それ以上に、患者、家族や独居者（将来の問題として、その増加が予想される）が在宅で地域の医療・看護・介護関係者、友人、ボランティアの援助をうけて、尊厳ある死を迎えられる条件整備がより大切になってくる。

(3)　『死ぬ瞬間』の影響

(a)　〝死〟の研究の変貌の背景

心臓移植の実施、イギリスでのホスピス誕生、延命医療や人工妊娠中絶の是非をめぐって、〝生と死〟の研究も大きく変貌した。とくに死に関してはその特性として、その論議は宗教的色彩をもつが、生命倫理の枠内で語られることが多かった。死の問題の社会化、研究といっても、従来の積極的な宗教的哲学的思索にかわって、具体的な〝死にゆく人間〟の行動パターンや思考過程の心理学的実地研究が研究の場に登場してきた。

はじめは医療社会学の観点からの研究が中心になり、結局、〝死〟というものが、社会的相互作用をもたらす一変数として把握されるに過ぎなかった。その時に、キューブラー・ロスは、患者が自らの死にどのようにたちむかうかに焦点をしぼってアプローチしていった。六〇年代はじめにはアメリカでも、末期がんになっても、大多数の医師は告知を行わなかった。ところが、医療費の高騰と患者の権利意識の高揚の影響をうけて、七〇年代には、がん告知が普通になってきた。

このような、がん告知をめぐるアメリカ医療界の変貌を背景として、キューブラー・ロスは死を告知された人間が、どのような精神状態をへて自らの死に向かっていくかを、告知された患者本人へのインタビューを通して明らかにしていった。その研究成果が『死ぬ瞬間』である。

(b)『死ぬ瞬間』の内容

キューブラー・ロスはインタビューによる心理的実験により、死を告知された人間の心の動きを五つの段階に整理した。この内容を森岡正博は次のように簡潔に要約しているので、少し長いが引用させていただく(38)。

まず第一段階は「死の否認」である。自分が死に直面しているなんて真実ではないという否定の態度が最初に出てくる。これは、衝撃的なニュースを聞かされたときに人間がとる、心の緩衝装置である。第二段階は「怒り」である。どうして私が死ななければならないのだという怒りがこみ上げてくる。第三段階は「取り引き」である。たとえば、多少の延命と引き換えに神に生涯を捧げるという取り引きを、神に向かってしたりする。第四段階は「抑鬱」である。抑鬱には、告知の衝撃のあまり落ち込んでしまう「反応抑鬱」と、末期患者が世界との訣別を覚悟するために必要な「準備抑鬱」の二つがあると彼女は言う。この準備抑鬱の時期を経過することによって、患者はその後の死の受容と平和の段階に至ることができる。第五段階は「受容」である。受容の段階とは、死を受け入れた幸福の状態ではない。受容の段階とは、もはや自分の運命について抑鬱も怒りも覚えず、嘆きも悲しみも終わり、ある程度静かな感情をもって、近づく自分の終焉を見つめている状態である。そこでは、ほとんどの感情はなくなっている。患者は、そっとひとりきりにされたいと望む。患者は、親しい人の手を握り、黙ってすわっていてくださいと頼むだけである。

図7　死にゆく過程のチャート

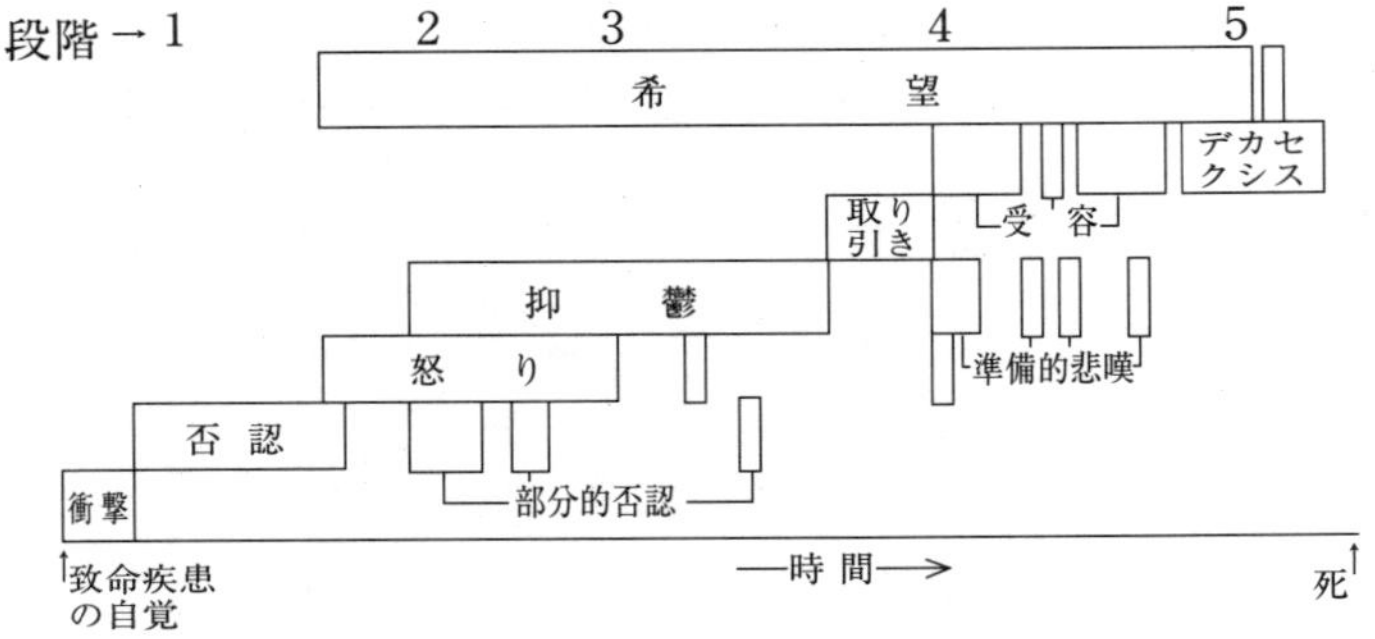

出典　E.キューブラー・ロス『死ぬ瞬間』p.290.

これを、キューブラー・ロスは『死ぬ瞬間』のなかで、図7のように整理している(39)。

(4)　延命医療からホスピスへ

(a)　「死の受容」の受けいれ方

ロスの死の受容五段階モデルの目的は、死に直面した人間の心の動きのプロセスの図式化に終るものではなかった。むしろ、がん末期患者やその家族の現実の苦悩を前にして、どのようなケア（援助）ができるかにあったといってもよい。ロスの理論は患者の心の動きにそった思考過程を明確に提示するもので、医療・看護の従事者にとって、眼前の混迷・悲嘆にくれている患者を看とるときに、ある見通しを与えたことは事実である。そして、ロスの研究は終末期医療の看とりにあたって、重要な指針となった。一九七〇年代には医療関係者への影響は深く、〝死の臨床研究会〟などが盛んになった。

しかし、「キリスト教系の看護婦さんたちの間では、どのようにして患者に死の受容をしてもらえるようになるか、また、クリスチャンと無宗教の人々では、どのように死の受容があるのか（中略）、だからどの病院でも宗教を取り入れなければならないという主張が出され」、担当医が悩まされたことがあるという。ロスの死の受容五段階がブームになった頃の一エピソードである(40)。医療者自身の学問的反省と自身の生死観についての考察を欠いたものだといわれる。

(b)『病院で死ぬということ』(41)の刊行

山崎章郎(一九四七―)は千葉大医学部を一九七五年に卒業、大学病院で八年間、消化器外科を研修した学園紛争の世代である。そのあと一年間、船医として勤務していた時に、キューブラー・ロス著『死ぬ瞬間』を読み、自分のいままでの診療体験をふりかえり、深刻な衝撃をうけ、生死観を一変させる。

帰国してから、一九八四年四月より千葉県八日市場市立病院に外科医として就任し、小自治体の地域病院の中で外科医として、がん手術や蘇生術、延命医療に従事しているなかで、悲惨な末期医療の現場に立って、『死ぬ瞬間』からのメッセージを実践することを決意し、一九八六年六月より、院内外の人と〝ターミナルケア研究会〟を開催するにいたった。その間の内外の体験をまとめて『病院で死ぬということ』(主婦の友社、一九九〇年)を出版し、これがベストセラーとなり、一般の人ばかりか医療・看護関係者にも、末期医療の問題の重要性を提起した。

この間に、がん末期患者の外泊許可よりえられた新しい見方や、キューブラー・ロスの理論を実践、確認するためには、地域病院では限界があることを悟った。同じ頃、淀川病院ホスピスの柏木哲夫や〝死の教育〟のアルフォンス・デーケン(一九三二年、ドイツ生れ、上智大学教授)などと知り合い、見聞をひろめた。その結果、外科医としてのポスト、役割をはなれ、山崎は九一年一〇月より、小金井市の聖ヨハネ会桜町病院に移り、ホスピス医として再出発するにいたった。

その後の山崎の活動は、ホスピスとは何かを啓蒙するとともに、日本のホスピスの質の向上にも寄与している。

八　二一世紀の生死観

(1)　スピリチュアルケアの背景

キューブラー・ロスの〝死の受容五段階〟を行動の根幹として、地域医療・延命医療の現場からホスピス運動に転身した山崎章郎は、一〇年弱にして一九九九年四月、桜町ホスピスの病棟部分の二階増設を機にホスピス研究所（一九九七年併設）を独立させた。その仕事としてホスピス医・看護婦の養成もあるが、最大の研究課題は〝スピリチュアルケア〟だという。これはホスピスの核心であると同時に、基本的には世界中の人たちの普遍的な問題だという。その意図は次の通りである。「死に直面していく時に感じた不安や恐れとか、存在の喪失というスピリチュアルペインは、民族、宗教、国境を超えて普遍的な問題でないかと思っていますので」、今後はこの問題に焦点をあてて仕事をしていきたいという(42)。

これだけでは、スピリチュアルケアの具体的内容はまだわかりにくいところだが、この点については、以前から〝死の教育〟の普及活動に力をそそいできたアルフォンス・デーケンは、中高年の生き方として次の六つの課題を提案している。

①手放すことを待つ。つまり財産などの物に対する執着を断つことである。
②ゆるしと和解――こころのケア（スピリチュアルケア）の大切さ。
③感謝の表現。
④「さようなら」を告げる。

⑤遺言状の作成。

⑥自分なりの葬儀万端を考えて、周囲に伝えておく。

なかでも、「死生学とは予防医学としての大きな役割もある。とくに患者の家族と遺族へのスピリチュアル（霊的）ケアのあり方は、これからの大切な課題の一つと考えている」と、スピリチュアルケアの将来の課題としての独自性を強調している(43)。

しかし、〝死の受容〟を、山崎やデーケンのように受けとめない人がいることも見逃せない。樋口和彦（一九二七年—、同志社大学神学科出身、現在は京都文教大学学長）は、〝死の受容〟について次のように素直に語っている。「正直に言って、この「死の受容」という言葉はきらいである。もっと極端に言えば、「死の受容」という美名のもとに、この言葉を発明することによって、医学をより処理しやすくするやり方ではないか、と疑いたくなるほどじつは好きでないのである」。さらに、「人間が死に対して受容的であるのが良いのか悪いのかは、じつは俄に決定できない。結論からいうと、死んでゆく人の自由が、もっと必要ではないかと思っている」。その後、「近代的な学問の深い反省と医療者自身の死生観に対する自己訓練が必要であることがわかってきた」と断言している(44)。

この見解は、人権運動としてのホスピスの役割を認めるとともに、それ以前に、病人・家族や医療・看護者にとっては、死にむかって生きていく時の哲学としての死生観（生死観）の重要性を強調したものと思われる。私もスピリチュアルケアの背景にあるものは、山崎やキューブラー・ロスの問題提起より、もっと人生に広汎な影響をもっている生死観の問題が根柢にあると考えたほうが適切なように思う。それも、ホスピス運動や〝死の教育〟の中核となっているキリスト教的死生観（生死観）だけではなく、より多元的なものであるにちがいない。普遍性と個別性の統合のなかで成立する生死観である。とかく、生死観というと患者・病人の問題と考えられやすいが、実際は医療者・看護者をもふくむ人間の生き方にかかわる重大課題である。

(2)　生死観の多様性

人が死を意識するのは、年齢、職業、性別、階層にはかかわりない。子どものときから死にいたる病にかかっていた人は、生と死についてするどい感受性をもつが、それも個人差が大きいのも事実である。

しかし、多くの青少年、成人はながいこと死を意識しないで、生→成長の方向にむかって走りつづけているので、その時に死を意識することは少ないであろう。

それが、中年から初老期にかかり、両親や親族、同級生の死に直面したり、両親の亡くなった年齢に達したとき、人は何となく死が身辺にせまってくるように感じる。さらに成人病や難病、とくにがんの発見、告知をされたときには、死が人生の前面に立ちふさがり、それにどう対処するかが大問題となってくる。ここに生死観が人生の問題になってくる基盤がある。基本的には、その人がいままでに生きてきた人生観に左右されることが多いが、この機会に新しい人生を発見する人もいる。

いずれにしても、生死観は基本的には個性的なものであるが、同時に生きてきた時代からの制約をまぬがれないのは事実であり、大きく二つに分けられるように思う。第一は世代間の差異であり、第二は世界的にみた時に生死観は一つではないことである。だがそれも固定的なものでなく、流動性のあるところに、人間の豊かな人生がある。

第一の世代間差異は、数が少なくなりつつあるが、戦争・空襲・原爆投下の経験を知っている世代と、戦争を知らない（知らされない→知る意欲のない）世代とでは、同じ日本人といっても生死観がちがってくるはずである。戦争で死に直面せざるをえなかったり、戦時下の生活で食糧不足→餓死におびえた者にとっては、その影響が生死観の形成にあたって、何らかの形で影をおとしている。もちろんこれも一概にいえないが、少年兵の体験をもった患者が、親族の高齢者の介護に最後まで力を貸し、自らは従容として死を迎えるのをみると、考えさせられるものがある。戦後五五年を余生と考えて、ながい人生を送ったのではないかと思いたくなる。また、戦争末期の特攻隊をとりまく生死観には、私はまだ心の奥深いところで了解しにくいものがくすぶっている。

(a)　特攻隊と遺書

太平洋戦争の末期、制空権も制海権も失った日本軍は、〝統率の外道〟といわれる〝十死零生〟の史上類のない戦術を強行した。四四（昭和一九）年一〇月二〇日、先にフィリピンに赴任していた第一航空艦隊司令長官・大西瀧治郎中将は神風特攻隊の「敷島」「大和」「朝日」「山桜」など四隊二四人に特攻攻撃を命令した。精神主義の倒錯的極致・特攻をもって最後の戦いをいどんだ。

特攻隊員がその前夜、基地で最後に絶唱したのは、映画「愛染かつら」の主題歌である「旅の夜風」（霧島昇唄う）と「森の小経」（灰田勝彦の持ち歌である）であったという。

また、その夜に書きのこされた遺書。特攻出撃の決定の間には、マインドコントロールがあり、エンジン故障で帰投した隊員に対する内務班的（軍隊的）しごきのあったことも事実である。だが、この二曲をCDで聴き、遺書を読んだ時には、感無量になる。

特攻作戦の戦死者は初期（四一・一二）の例から、四四年一〇月に始まった航空特攻を含めると、合計は五三二二人になる。とくに、四五年八月一五日に「終戦の詔勅」が下ってから、第五航空艦隊司令長官・宇垣纏《まとめ》中将は、一六人の若者を道づれに沖縄特攻を断行した。敗戦の翌日、大西中将は海軍軍令部次長として割腹自殺している。軍事科学の観点からは、弁解も弁明も許されない最大の歴史的悲劇なのは事実である。だが、特攻隊員の絶唱と遺書、〝十死零生〟の特攻を命じた特攻隊員に〝責任〟をとり自決した大西、宇垣の行動を、生死観という視角からみた時に、そこに何があるのか、日本人の生死観の一つの姿をみることができ、その意味については語れないが、私としては気にかかっている(45)。

また、ここでは戦争責任を問題にしようとしたのが私のいま一つの趣旨である。この点についてはジョン・ダワーによって、明確に天皇の戦争責任、戦後への影響が明らかにされている(46)。

いまや、原子力潜水艦、ロケット、核兵器の開発により、眼にみえにくい軍事力の増強が、強大国を中心にすすめられている。平和立国を建前にしろ実行してきた日本が、有事法制を提出するにいたった。この動きが、若者の生死観にどういう影響を与えるかも、二一世紀に注目すべき問題である。

第二の生死観の国際的立場の問題は、宗教の存立の基盤とかかわり、民族、国境をこえた普遍的な問題である。死をどう受けとめるかが、宗教、哲学の原点であり、その思索の深化、体系化は古来より営々として行われており、人類の文化の重要な遺産となっている。宗教は現在でも力をもち、社会・経済・技術などの進歩にともなう心の不安の増大につれて、新・新興宗教が現代社会の重大問題となってきている。

同時に、生死観の普遍性の一面で、個人、民族、国家によってちがった本質をもっているのも見逃すことはできない。現実の日本人の生死観を左右している実体は何かが、二一世紀の生死観の問題としては大切になってくる。それは、〝悟り〟〝諦め〟といった大ざっぱな割り切り方ではなく、その間に個人の歴史、社会的慣習によって、多彩なニュアンスをもってくるにちがいない。葬儀のあり方にしても、近年、従来の慣習を破る方式が世間の話題になってきているのは、その前兆と考えられよう。

また、国際化の進行のなかで、日本人の中にも外国を定住地として選び、そこの慣習にしたがって、死への道を選ぶ人も生まれてきている。

(b)　オランダで安楽死した邦人女性

朝日歌壇を毎週日曜日→月曜日には読むことにしている。なかでも中高年の人の戦中の体験や、獄中からの死刑囚の短歌に心をひかれることが多かった。ある時から、オランダのネーダーコールン靖子という方の短歌が紙面にでるようになり、その内容が心境風景から病と死にかかわる歌が多くなっていったように思う。

ところが、それが中断されてしまい、どうしたのかと思っていたところ、その後「朝日新聞」でその人生、生涯が報道された。ネーダーコールン靖子さん（一九四五―一九九七）は福岡県に生まれ大学ではフルートを専攻。大学時代のペンフレンドとオランダで結婚し、そこに定住するにいたった。八七年に甲状腺がんを発症し、二回の手術で体力が衰え、音楽は断念し、友人のすすめで短歌を始めたのである。病状は安定していたが、一九九六年に再発、がんは背骨に転移し、九七年七月に手術で患部を全部切除することはできず、激しい痛みに悩まされ、安楽死を考えるにいたる。その背景には、九四年に乳がんで三歳上の姉が、病名を知ることをさけ、周囲にも語らず、意識が混濁したまま亡くなっていたことがある。この光景に心を痛めていたので、靖子さんは一九九七年九月一五日に、医師の立ち会いのもとで契約書を書き、二日後に注射を受けて、家族に囲まれて息をひきとった。

その最後の作品を二首あげておく(47)。

死を語らず逝きし姉なり思いきり語り尽くして吾は逝きたく

何を流して欲しいかと息子の吾に聞く音楽のことならむ吾が葬送の

前に述べた〝安楽死先進国・オランダ〟では、今後日本で安楽死を医療の場に登場させてはならないことを中核とした批判的論旨を展開した。しかし、オランダに住み、オランダの慣習のなかに生きると、靖子さんの例のような事態がおきることからも眼をはなせない。死にむかう人の在り方は一様ではないことをしみじみと感じる。ただ、どうしても避けたいのは、〝誕生、死亡、そしてそれ以後〟の〝マクドナルド化〟である(48)。

(c) 〝大往生〟〝ポックリ寺信仰〟

小泉純一郎(元厚生大臣、五七歳)の〝my往生〟というインタビューは、祖父、父の死、自分の出所進退、心境を語っており、味わい深い内容をもっている(49)。

my往生　自然に衰弱して

元厚生大臣・小泉純一郎さん　五七歳

異形の政治家は、弘法大師の散り際にあこがれる。死期を悟り、絶食して死んでいったからだ。

動物は、群れから離れ静かに死を待つ。人間も自然な衰弱死なら苦痛は少ない、と考えている。

「何も食べられなくなったら、入院や手術は拒否したい」

意識のない患者が管につながれている。厚相のとき病院で出あった「悲惨な光景」が、そう思わせる。

「安楽死を認めないことが、人間にとって本当に幸せなのか」

「入れ墨大臣」と呼ばれた祖父・又次郎氏は、八六歳で亡くなる日の昼まで、一〇歳の純一郎少年と遊んでいた。夜、布団に入り、そのまま旅立つ。「理想的な死に方」だった。

「小泉純一郎必勝」。防衛庁長官を務めた父・純也氏は、選挙の直前に肺がんで亡くなった。死後、書斎の机の引き出しから、この色紙が見つかった。

「病名を知っていて、後を継げと言いたかったのだろう」

純也氏の死んだ六五歳に、政界引退の時期を決める。

「散りぬべき　時知りてこそ　世の中の　花も花なれ　人も人なれ」
関ケ原の戦いのとき自害した細川ガラシャの辞世の歌が好きだ。

ここには、日本人の死の美学が語られている。祖父はいわゆる〝大往生〟であり、父は〝病名＝肺がん〟と知りながら、衆議院選挙にのぞみ、選挙の直前に死亡。亡父の志・希望を尊重し、そのあとをついだのが小泉である。同時に、小泉は弘法大師や細川ガラシャ夫人の生死観を実践したいと思っている。これは小泉個人だけではなく、多くの日本人の死との関係をよく代弁している。

ながく臨床に従事していると、私程度の臨床医でも小泉の祖父、父のような事例に何回か出会っている。そのいずれにも心をうたれる。強いていえば、祖父の〝大往生〟の方が医師としては心が休まる思いである。これは家族も同じ心境である。死としては理想の在り方だが、現在では少くとも九〇歳以上に達しなければ、その条件は生まれてこない。これに対し、父の〝死〟の方が、後に残る者に強烈なメッセージをのこすのは確かだが、死のもつはかなさを感じさせるのも事実である。二一世紀の最も望ましい〝死〟が〝大往生〟にあるのはいうまでもない。永六輔著『大往生』（岩波新書）が超ベストセラーになっているのも、日本人の願望が背景にあるからであろう。

〝大往生〟への希求が強いためか、高齢者のなかには古くから〝ポックリ〟信仰がある。日本各地には〝ポックリ寺〟と通称されるお寺がかなり存在している。この信仰の背後には、ながいこと〝寝たきり〟になり、尿便の失禁になるのをおそれる心情がある。脳卒中で幸いにも生存しても、身体が不自由になり、痴呆がすすみ、自分で動作の自由がきかなくなっても生きていかねばならぬ余生へのおそれである。

〝ポックリ寺〟については、私と医学史研究の仲間であった中川米造（元阪大教授、故人）の、「死にゆく者」という論文のなかに、くわしくのべられている(50)。これは、〝寝たきり〟〝寝かせきり〟といったリハビリ不在の日本医療の風土が解消されないかぎり、二一世紀にものこっていくように思われる。

九　生死観と社会保障

臨床医になってから五〇年。戦後の混乱期・復興期に、めぐまれない地域医療の現場で働いてきた。その間に現代の医療システム、社会保障システムの下では想像できない何例かの死に立ち合った。当時は、敗戦後のGHQ改革、国民皆保険以前、国際的には米ソ両大国の冷戦のまっただなかであった。しかし、民主化の嵐、新憲法の平和国家・社会保障国家指向の動きも眼にみえるようになってきた。

そんな時代に、私は幾多の悲惨な死に立ち合うなかで、医療システム・社会システムについて、非常に素朴だが、三つの考え方をもった。

第一は、親のない子どもが世間なみの生活・教育をうけることが保障される。

第二は、子どものない夫婦や生涯単身者でも、老後を安心しておくることができる。

第三は、障害者や慢性の疾患のある病人が、安心して治療をうけ、人間らしい生活・仕事ができること。

なお、バブル崩壊以降の、中年男性の自殺が多いのをみると、失業の問題が生死観にかかわる一面があることがわかる。

以上の三つの条件が満たされれば、私はいかなる政治・経済体制でもよいのではないかという信条をもっていた。その後、医療問題、医療技術論、医療経済論などの勉強をするにしたがって、その実現のためには医療・福祉、介護、年金＝社会保障の機構整備がいかに重要であるかもわかってきた。

今度、〝二一世紀の死を考える〟〝生死観〟を考えるにあたって、また、私が心の底にいだきつづけていた人間社会の在り方についての素朴な信条がよみがえってきた。人間が死に直面したときに、身体的、社会的の両面より不安、恐怖に直面せざるをえなくなるのが普通である。第一の、死を前にして襲いくる身体的な苦痛、不安については、痛みには鎮痛緩和療法、呼吸困難には酸素吸入、脱水には点滴といった末期医療の技術が進歩しているので、安らかな死を迎える可能性が増大している。しかし、あまりの激痛に尊厳死を選ばねばならぬ人のいるのも事実である。

第二の問題も、医療・福祉、介護・年金システムの充実により、戦後からみれば非常な進歩をしている。それでも最近の年金改悪、医療・介護の企業化の進行によって、高齢者はその余生に不安をいだくにいたった。老々世帯や三世代世帯のなかでの老人の自殺があとをたたないのはそのあらわれである。子どもの社会的状況にしても、本来の子どもの生き方とちがう面がふえている。とくに、両親が事故、病気で若死した場合の、子どもの生活・教育面の保障は十分とはいえない。これらは、死を意識し、死に直面した人にとっては、病苦とならぶ不安、悩みである。

もし、この点が社会的に解決できたならば、生死観にも影響を与えてくるにちがいないと思う。死のかかえている重大問題の一つが、解決とはいえないまでも、心を軽くするにちがいない。

しかし、第一、第二の問題が軽快、解決されたとしても、死にゆく者には生者のはかりしれない何かが残るとみなくてはならない。それこそ生死観であり、死を意識し、死に直面してから問題になったり、他者（宗教を含む）依存で根本的に解決できるとは思えない。生死観はつきつめると、人間がどう生きたかによって決定されてくるにちがいないと思う。二一世紀は〝ゲノム解析－バイオテクノロジー〟〝情報技術（ＩＴ）化社会〟になると予想されているが、その中で人間がいかに生き、どんな生死観をもつかは、わかりにくいところがある。二一世紀には生死観は、より新しい形で人間、社会の問題になってくることが十分に予想できる。どうするかである。

（1）岡村昭彦『ホスピスへの道』（春秋社、一九九九年）三七七頁。
（2）「柳田邦男さんに聞く――脳死移植の課題」（「毎日新聞」二〇〇〇・八・一六）。
（3）この節の内容、統計数字は、岡本祐三『高齢者医療と福祉』（岩波新書、一九九六年）にその多くを負うている。
（4）若林一美「死を看取る者たち」（『現代社会学・14』所収、岩波書店、一九九六年）二〇四頁。
（5）岸本英夫「わが生死観――生命飢餓状態に身をおいて」（中村真一郎編『死を考える』筑摩書房、一九八八年に所収）。
（6）中村真一郎編『死を考える』（筑摩書房、一九八八年）。
（7）加藤尚武「現代生命倫理の考え方」（「仏教――特集・生命操作」一九九六・一）二七―三〇頁。
（8）警察調査による（「毎日新聞」二〇〇〇・八・一八）。
（9）上野正彦ほか「老人の自殺」（「厚生の指標」四五巻八号、一九九八）。「毎日新聞」二〇〇〇・七・一七より。
（10）小松美彦「「自己決定権」の道ゆき――「死の義務」の登場」（上）（「思想」二〇〇〇・二）。この大論文のなかではキボキアンの思想が詳細に紹介されている。さらにハードヴィックの「死の義務」の着想をめぐる問題も紹介されている。著者は論文の終りで、これらの思想の日本への到来は一抹の不安をおぼえると表明している。
（11）二木雄策『交通死――命はあがなえるか』（岩波新書、一九九七年）。
（12）宇沢弘文『自動車の社会的費用』（岩波新書、一九七四年）。
（13）久田恵『ニッポン貧困最前線』（文春文庫、一九九九年）一〇八―一九五頁。
（14）額田勲『孤独死――被災地神戸で考える人間の復興』（岩波書店、一九九九年）に以下の内容は全面的に依存している。
（15）歴史学研究会編『日本史年表・増補版』（岩波書店、一九九三年）。
（16）加賀乙彦『死刑囚の記録』（中公新書、一九八〇年）のなかには、死刑囚をめぐる精神医学、心の問題、死刑と無期懲役の問題など多面的に記述されており、ここには〝病人史〟としては独自の別の世界があることがわかる。「朝

日クロニクル　週刊二〇世紀　一九九七」（二〇〇〇・一一・二六）。
(17)　永六輔『大往生』（岩波新書、一九九四年）のなかの山崎・永の対談より、一六一―一六二頁。
(18)　天笠啓祐「〝死の自己決定〟がはらむ危険性」（「ＡＥＲＡ　ＭＯＯＫ　死生学がわかる」二〇〇〇・一一）に依存している。
(19)　木村利人『自分のいのちは自分で決める』（集英社、二〇〇〇年）一九一頁。
(20)　前掲(18)より。太田典礼『反骨医師の人生』（現代の理論社、一九八〇年）。
(21)　佐久総合病院編『自分らしく死にたい』（小学館、一九九六年）には、「死ぬときは自分の望む場所で」（清水茂文）で、在宅の尊厳死の例がとりあげられている。
(22)　前掲(19)一九三―一九四頁。
(23)　生井久美子『人間らしい死をもとめて』（岩波書店、一九九九年）。ホスピス、安楽死、「在宅死」の西欧諸国（英国、ドイツ、デンマーク、オランダ）の実状が取材によって具体的に明らかにされている。オランダの安楽死は世界で初めて合法化された（前述七〇三頁）。
(24)　ハーバート・ヘンディン著、大沼安史・小笠原信之訳『操られる死――〈安楽死〉がもたらすもの』（時事通信社、二〇〇〇年）、本節の記述はほとんどこの著書による。
(25)　前掲(10)参照。
(26)　前掲(1)から。日本では現在でも抗争がつづいているイギリスとアイルランドの問題について、よく理解していないが、岡村は本書の一四一―一六頁にかけて、この問題を要領よく解説している。
(27)　前掲(1)一六一―二五頁。ここの記述によっている。
(28)　児島美都子・中村永司・杉山章子『国際医療福祉最前線』（勁草書房、一九九九年）二〇九―二一〇頁。本書ではホスピスの起源として、イスラエルで一〇六五年頃に始まった、キリスト教の聖地を訪れる修行者が、旅先で人生を終る例があり、その人達の最後に、食事と寝所を提供する「もてなしの場」のことを紹介している（二〇一―二〇二頁）。また、ホスピスについての具体的紹介やＮＨＳ医の問題もくわしくのべられている（二一〇―二一四頁）。
(29)　前掲(1)三〇―三一頁。

(30) 前掲(23)七八－九八頁。
(31) 前掲(23)一七二頁。
(32) 前掲(1)の解説による。
(33) 木曽隆「ホスピス」前掲(13)「ＡＥＲＡ　ＭＯＯＫ」九八－一〇〇頁。
(34) 中島修平「在宅ホスピス」前掲「ＡＥＲＡ　ＭＯＯＫ」一〇一－一〇三頁。
(35) 大沼和加子・佐藤陽子『家で死ぬ』(勁草書房、一九八八年)。
(36) 村上國男「ホスピスで死ぬ意味」前掲「ＡＥＲＡ　ＭＯＯＫ」四二－四三頁。
(37) 前掲(28)二一七頁。
(38) 森岡正博「「死」と「生命」の研究の現状」前掲(4)『現代社会学・14』二二三－二四一頁。本論文には「死」の研究がより詳細に論じられており、この部分の執筆はそれに依存するところが多い。
(39) Ｅ・キューブラー・ロス著、川口正吉訳『死ぬ瞬間――死にゆく人々との対話』(読売新聞社、一九七一年)。
(40) 樋口和彦「死は生の中で常に成長している」前掲「ＡＥＲＡ　ＭＯＯＫ」三三－四一頁。
(41) 山崎章郎『病院で死ぬということ』(主婦の友社、一九九〇年)。
(42) 山崎章郎述『ホスピス宣言』(春秋社、二〇〇〇年)二三九、二四五頁。
(43) アルフォンス・デーケン「キーワードは希望・愛・ユーモア――死の心構え」前掲「ＡＥＲＡ　ＭＯＯＫ」一二五－一二八頁。
(44) 前掲(40)三三－三九頁。
(45) 「朝日クロニクル　週刊二〇世紀　一九四四」(朝日新聞社、二〇〇〇・八・一三)、蝦名賢造『最後の特攻機』(中公文庫、二〇〇〇年)、今井雅之『Ｔｈｅ　Ｗｉｎｄｓ　ｏｆ　Ｇｏｄ』(角川書店、一九九五年)、小沢昭一・大倉徹也『小沢昭一的流行歌・昭和のこころ』(新潮社、二〇〇〇年)、辺見じゅん編著『昭和の遺書』(文芸春秋社、二〇〇〇年)、城山三郎『一歩の距離』(角川文庫、二〇〇一年)、『指揮官たちの特攻』(新潮社、二〇〇一年)。この外、特攻隊に関する著書も数多く出版されている。ここでは最近の著書をとりあげた。映画としても、「月光の曲」「Ｔｈｅ　Ｗｉｎｄｓ　ｏｆ　Ｇｏｄ――零のかなたへ」や「人間の翼――最後のキャッチボール」が製作されている。生死観としては日本人にその歴史的事実、遺書が問いかけるものがあるからであろう。

(46) ジョン・ダワー著、三浦洋一・高杉忠明訳『敗北を抱きしめて』上下（岩波書店、二〇〇一年）。

(47) 「朝日新聞」二〇〇〇・九・二九より。

(48) ジョージ・リッツア著、正岡寛司解説『マクドナルド化する社会』（早稲田大学出版部、一九九五年）第九章。

(49) 「朝日新聞」一九九九・六・二八より。安楽死と尊厳死の関係について、誤解があると思われる。

(50) 中川米造「死にゆく者」前掲（4）『現代社会学・14』所収。

第４章　情報技術（ＩＴ）革命・ゲノム革命と病人・障害者

一　情報技術（ＩＴ）革命・ゲノム革命の可能性と問題点

インターネットの拡大、携帯ｉモードの爆発的普及の流れを見ていると、ＩＴ革命の前途は二〇世紀には見られない可能性の実現を予測させる。いまやＩＴ革命は消費者レベルから、その方向は金融・流通・企業・通信・教育など社会・経済・生活システム再編成に向かっている。もちろん、医療・福祉も例外ではない。ゲノム革命にしても医療技術革命の一環で、高速コンピューターと結合して初めてゲノム解析も第一段階を終ったといってもよい。

医療・福祉の場合には、広域情報通信ネットワーク（WAN－Wide Area Network）が完備されれば、医療機関の間の相互連絡・調剤薬局、保健所、福祉施設、医療関連ビジネスとの連携が技術的には可能になるはずである。そのためには施設内の情報ネットワークの整備や電子カルテの採用が前提となっている。現実には医療・福祉の現場でもその一部分が導入されているが、医療・福祉システムとしての全体の効率は必ずしもＩＴの本来の機能を発揮しているとは思えない。

また、情報技術は医療機器、福祉機器にも導入され、その質的向上が期待されている。これらの開発・導入が遠隔医療、ロボット化、バーチャル技術の具体化の条件となっている。

さらに、ゲノム解読にしても、二〇〇〇年六月にはほぼ終わったので、世界の製薬業界は〝ポスト・ゲノム〟としてゲノム創薬に向けて蛋白質の共同解析のステップに入ってきた(1)。ゲノム創薬により、現在の製薬市場の主流をなす幾多の成人病薬が、より本質的レベルに到達する可能性がふえたのは事実である。

これらのメリット実現の可能性は増大したが、同時に、医療・福祉の特性として、それらの前進の障害となる諸条件をも内蔵していることを見逃すことはできない。

(1)　ＩＴ革命は必ずしも省力化にはつながらない

医療・福祉の本質は人間の生命・一生を対象とした医療・看護・介護サービスであるために、ＩＴ化の効果には限界があると思われる。ＩＴ革命は医療効率の向上には役立っても、アメリカ型のＩＴ－インターネット主導経済は、医療・福祉経済にはなじまない点がある。ＩＴ革命の前身である医療のコンピューター化↓医療の高度化にしても、他の産業とちがい、医療・福祉分野では省力化どころか、マクロでは人員増になってきているのが普通である。医療・福祉の分野でＷＡＮが結成されれば、とかく医療・福祉費が減少するかと考えられているが、設備投資、メンテナンス、関連人員の増加を考えると、その費用の転換される部分はあっても、全体として減少傾向にむかうとは考えにくい。もし、ＩＴ化が効率のみを目的として省力化のみを追求すれば、医療・福祉の特性としてサービスの展開につれて人間疎外、患者の心の問題がないがしろにされる危険性が大きくなるように思う。

(2)　患者への情報開示と秘密保持の問題

いま医療の現場では、カルテ公開（情報公開）、インフォームド・コンセントが急速に拡がっている。その根本は患者の人権尊重の立場に立つので、情報公開の対象はあくまでも患者個人であるが、時には近親者のみに伝えることもある。とくに、がんの告知のときには、患者のショックを心配して従来は「家族優先」の場合が多く、現在でもその傾向はつづいている。しかし、最近、二〇〇〇年九月の「朝日新聞」の全国世論調査（面接方式）では、がんの告知を七六％が希望し、延命治療は七七％が望まないことがわかった。告知を望む声は年々高まっていることがわかる(2)。同時に、医師は患者の心身の情報の〝守秘義務〟を医療法で規定されており、いかなる場合にもこの義務・原則は守られてきた。

しかし、ゲノム解析が可能になり、総背番号制が実施され、情報技術革命によりそのデータベース化がはかられると、この医療における患者と医師との関係が一変する危険性も増大してくる。データベースへのハッカーの侵入により、患者としては世間・他人に知られたくない心身の情報が、時には営利目的で特定企業・団体にのみ開かれることになる。これは基本的人権の侵害であり、差別の増大につながっていく。この問題にどう対処するかは、医療・福祉分野の情報技術化の際に重要な問題になってくる。一片の法的規制ではそのチェックが困難であり、それを可能にする技術的進歩が必要になってくる。

(3)　ゲノム解析と優生学的判断

「生殖革命」の項で、妊娠・出産と優生学的判断による障害児の排除の問題点にふれたが、ゲノム解析が臨床化された暁には事態は一そう深刻になる。ゲノム解析が簡単な操作で、個人レベルの生来の遺伝子の特質が解明される可能性がはっきりした以上、この技術に医学、社会はどう対処するかが問題である。個人の将来の成人病、難病の発病要因が遺伝子レベルで解明されたとき、その情報がいかなる形で使われるか。ゲノム解析が二一世紀のバイオテクノロジー、創薬に果たす可能性が非常に大きいことは事実である。同時にゲノム解析の使われ方いかんによっては、個人の心身の遺伝的体質的情報が、保険、私的年金加入、就職、結婚などの際に使われるようになると、すべての人間は個人レベルで優生学的判断により、その生涯を左右されるようになるおそれがないとはいえない。ゲノム解析の最大の問題点がここにあるといってもよい。

この企業、団体の動きを法的に規制するといっても、よほどきびしい罰則をともなわない限り、有名無実になるのは、ゲノム解析とＩＴ革命の成果の結合、その利用により十分予測されるところである。この点については、臓器移植、生殖革命よりも影響が大きいので、二一世紀初頭にはその可能性・成果のみに眼をうばわれていないで、個人レベルの優生学的判断とどう対処していくかを、今からきびしく考えていかねばならない。もし遺伝子万能の社会になるならば、人間は最終的には何らかの疾病、障害で死ぬ運命にある以上、それをどう使うかである。いずれにしても、二一世紀は健常者（といっても疾病因子は事前にわかる）と、老人、障害者、高齢者が共存する社会になるべきである。ゲノム解析の結果が差別や運命論に行きつくことは、人間として望ましい社会とはいえない。それには当然、医学的対応策（予防、治療技術の開発）がとられるとしても、人々の人権尊重、意識革命がともなわない限り、社会的混乱をひきおこす可能性が大きい。

同時に、人間をとりまく自然、社会環境のなかには、進歩の名の下に遺伝子に影響する因子が年々増大してきた事実からも眼をそらすことはできない。その典型は放射能であるが、食品添加物・電磁波・排気ガスのなかの有害物質をどうしていくかである。ゲノム解析－遺伝子操作と平行して、環境・自然保護、環境医学の重要性を強調せざるをえない所以である。

二　二一世紀にもちこされた医療・福祉の構造改革

「〝ＩＴ革命〟は、技術進歩だけで実現するものではない。社会構造が変わらないかぎり、決して進展しない」（野口悠紀雄)(3)という。戦後五五年。医療・福祉構造は戦中・戦後とは一変したといってもよい。だが、現在の医療・福祉構造に「ＩＴ革命」の進歩を導入する条件がそなわっているかというと、この点では幾多の疑問がある。

この問題については、私は『二一世紀への社会保障改革』(4)で〝情報化社会〟を考慮に入れて、二一世紀を迎えるにあたって日本の社会保障改革の課題について、歴史的現状分析をふまえて全面的に展開した。すでにいま医療・福祉分野で大問題になっている介護保険法の問題点についても先行的な問題提起をしている。その限りでは敢えてここで追加すべき事項も少ない。問題の次元がちがうので、残念ながらその紹介は省略せざるをえない。

三　二一世紀に期待される健康・環境技術

ＩＴ革命・ゲノム革命が二一世紀技術の主流になることは確かである。問題はそれが企業・行政主導によって進められている結果、「技術は人間のためにある」「科学技術には限界がある」「人間は人間らしく」といった視角から、国民が二一世紀の科学技術の発展に何を期待しているかが軽視される傾向もめだってきたことである。実際、日本経済新聞社と日本産業消費研究所がビジネスマン千名を対象とした実施調査（回答率七七・六％）によって、国民は健康・環境関連技術の開発を期待していることが明らかにされた（図８参照）。二〇世紀の発明―自動車、飛行機、電話、コンピューターなどの発明は、人間の生活をより豊かにしてきた。ただ超々音速旅客機、東京―大阪間を一時間で結ぶ超高速列車、掃除・介護ロボットなどの技術を求める回答者は一割前後にとどまっていた。これは人間は人間らしい生活を求めるにあたって、いま何が必要かを自覚しているあらわれと思う。

これに対し、①～⑤は人間の生命、生活の質の向上のために、どんな技術を開発してほしいかを端的に反映している。〝一〇〇％効果があるがんの予防・治療技術〟〝アルツハイマー病の予防・治療技術〟が一位、四位にあるのは、

図8　実現してほしい「夢の技術」ランキング

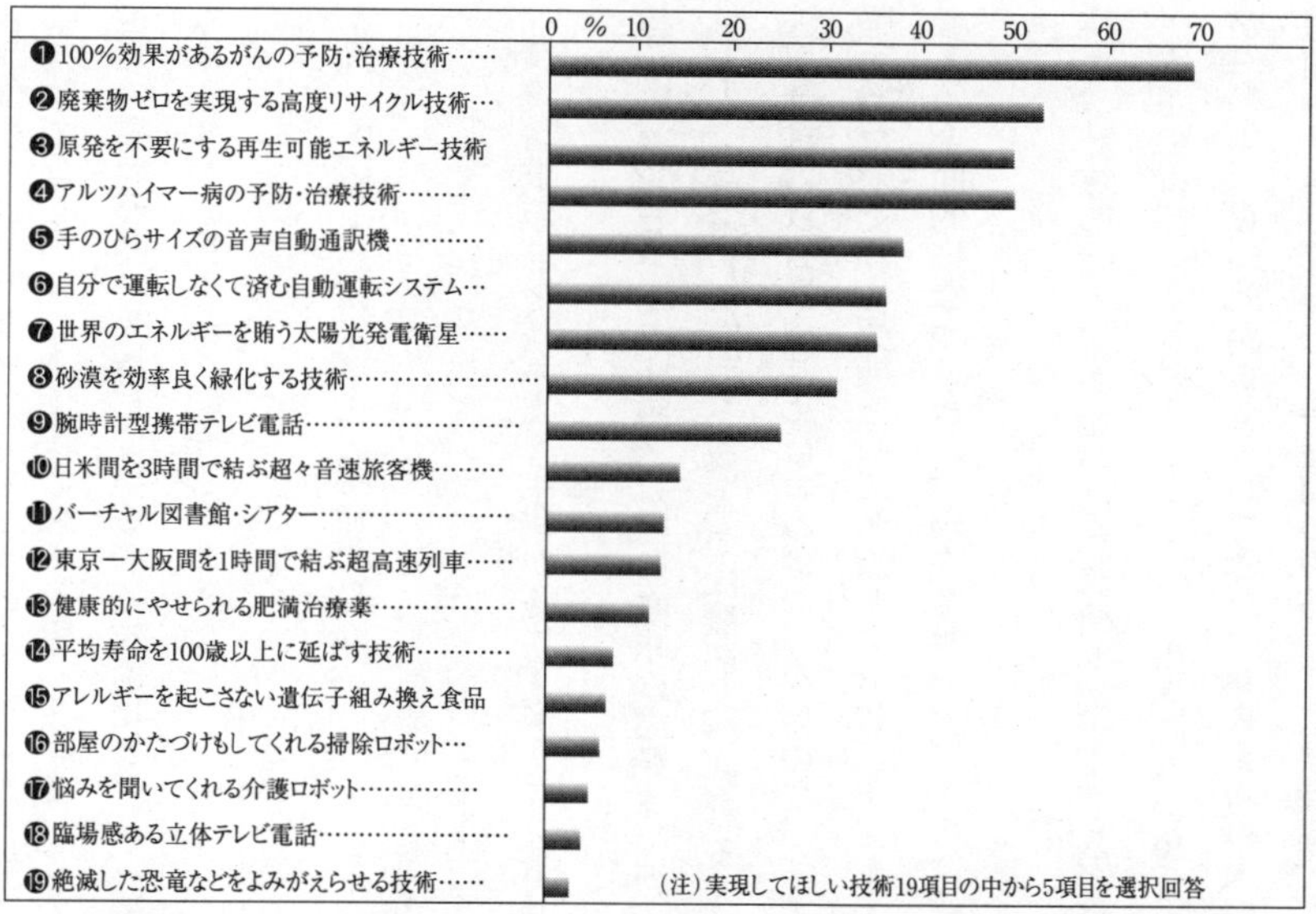

出典　「日本経済新聞」(2000.6.19) より.

現実の医療・福祉の世界の悩み、苦労から何とか離脱したいという願望が素直にでている。同じ医療でも〝健康的にやせられる肥満治療薬〟や〝平均寿命を一〇〇歳以上に延ばす技術〟にあまり期待していないのは、現在の生活習慣・労働条件の改善で解決すべきと考えているからであろう。

〝廃棄物ゼロを実現する高度リサイクル技術〟〝原発の代替技術の開発〟は、国民の眼、意識が生産力増大の方向から環境・自然保護に向かっていることを示している。また、外国語に弱いという日本人の弱点が、〝手のひらサイズの音声自動通訳機〟を望んでいるのも、国際化の進行した現在、痛切な願いであることがわかる。

この調査にみられる国民の二一世紀の健康・環境関連の技術への期待を踏まえると、医療・福祉の世界における情報技術化、ゲノム革命はいかに発展すべきかがはっきりしてくる。その根柢にあるのは、人と人との出会いへの重要性の再認識であり、〝不老長寿〟も技術によってまで達成しようと思っていない生死観である。同時に、いま医療の世界では年々軽視の傾向が強まっている公衆衛生に対して、その進展の方向を環境・自然保護に向けてほしいという国民の願いを示している。この点については十分にふれる余裕はないが、当面、医療・福祉の世界の技術展開を先導している情報技術化とゲノム解析・遺伝子操作の問題について、その要点を病人にとって何をもたらすかの視点から紹介しておきたい。

四　医療・福祉のＩＴ革命の動向

(1)　保険請求のコンピューター化からオーダーエントリーシステムへ

医療へのコンピューター導入は保険請求から始まった。三洋電機が一九七二年に、初めての「レセコン」（メディコＭＣ－１）を発売したのが、日本では最初といわれる(5)。従来の方式では保険請求が月末に集中し、医療機関は診療と医事請求の双方を同時に行わねばならないので、その重労働、混乱に悩まされていたので、「レセコン」への要望が強まった。それを契機として医療がコンピューター・メーカーにとって未来の成長分野なことがはっきりし、企業の参入が全面的になってきた。現在ではレセプトの八〇％がコンピューターで請求されるまでにいたっているという。

同時に、計算機同士、あるいは計算機と端末などの装置間の情報の伝達が、人手に頼らず自動的に行えるコンピューターの機能（オンラインシステム）の病院への導入がはかられた。発生源入力方式のオーダーエントリーシステムが一〇年ぐらい前から普及してきた。システム導入の主な目的は次の通りである。①会計待ち時間・投薬待ち時間の短縮や他科診療内容入手時間の短縮、②重複計算・重複投薬の防止による医療の効率化、③病院事務作業の軽減化および精度の向上、④病院経営の改善である(6)。その他、病院の外来混雑緩和の予約制の採用にも有効性を発揮している。これが医事事務の迅速化→経営効率の向上に寄与してきているのは確かである（その経費も軽視できないが）。医療関連機関（医科、歯科、調剤薬局、老人訪問看護ステーション）からの診療報酬請求書及びレセプトは翌月10日までに支払基金で受付け、これを基金の職員、審査委員がチェックする。請求件数は年々増大しているのに、審査にかかわる人員は一定なので、審査が形式化せざるをえない一面がある。

審査済みのレセプトを読み取り器にかけてからは自動化している。このギャップに問題があるのははっきりしているが、診療報酬システムが合理化されていないので、この作業のＩＴ化には限界があり、こんごの課題である。両者の納得する方式の開発の待たれる所以である(7)。

また、医療の質の向上という点では問題（限界）があるという意見もある（菅原熊本大教授）(8)。この点はいずれ医療・福祉のＩＴ革命についても病院・障害者の立場・疫学研究からみた時には、注意すべきと思う。

ところで、現在、日本の産業構造の変換をせまり、日本再生の鍵といわれているＩＴ革命は、医療・福祉の世界ではその特性上、従来のパラダイムでは問題になることが少なかったが、ここにきて急速にその実現を迫られている。その進展がどうなるかは、情報通信技術からの要請のみにしたがうばかりでなく、医療・福祉の技術論、人間論、文化論的視点から見直すことが重要になっている。

(2)　電子カルテ

(a)　**電子カルテの効用**

厚生省は、「電子カルテ」など医療情報のネットワーク化を中核として、ＩＴ革命を積極的に推進する方針を打ちだしてきた。片方で高騰する医療費の抑制策の遂行を至上命題としながらも、長期の眼で見た時に、ＥＢＭ（Evidence Based Medicine＝根拠に基づく医療）の確立により、客観的なデータにもとづいた手術・投薬を選択できることになり、医療被害や医療費の高騰を抑制できるという判断のようである。そのツールとして電子カルテが注目されてきた。

いままでも、亀田総合病院とＩＢＭとの協同で電子カルテの臨床化がはかられてきたなどの例があったが、その影響により、大型病院での電子カルテの導入、病院を中心とした情報通信網の整備も始まっている。ここにきて、ＥＢＭ推進、電子カルテ化による投資は医療機関にとっては負担になるが、同時に経営合理化・改善をも促すという期待がひろがってきた[9]。

また、ここにきてコンピューターの進歩により、価格も低下し、コンピューターの活用に関心をもつ中堅医師が開業医レベルでの電子カルテ導入にふみきってきた。いままで、電子カルテは大型病院からと考えていた発想からすると、予想外の事態といってもよい。これらの医師が電子カルテの効用・利点について、どう考えているかを、二人の大阪の開業医（笹川征雄・岡部弘）の意見を紹介してみたい[10]。

効用の医療的側面（笹川）

①インフォームド・コンセント、②医療情報の共有、③医学・医療の質向上、④情報のデジタル化、⑤診療の効率化・充実と医療事故の防止。

これはいままでも主張されていることだが、それを開業医（無床診療所）レベルからみたのが、次の整理である。

電子カルテの利点（岡部）

①膨大なカルテ庫が不要になる。②レセコン機能も充実しており、従来のレセコンよりも使いやすく、金額をみても安い。③数時間の練習で、手書きよりも早くなり、多忙な診療に支障を来さない。④紙カルテのようにどこかに紛

れこんだり、いちいち受付から持って来てもらう必要もないので、看護婦さんや受付事務の労力を減らせる。⑤皮膚疾患や眼疾の写真や各種の現像フィルムが不要となり、診療室のパソコン画面で患者さんに説明できる。

これはコンピューターの活用になれた中堅医師の意見であり、多くの開業医にはまだ我田引水的と思われるかもしれない。しかし、近未来の開業医の在り方をここに見ることはできる。ただ、見落としてならないのは、電子媒体の保存性にも限界があることである。

ただ、この「大阪保険医雑誌」(二〇〇〇・一〇)の特集のなかで、電子カルテの普及は無床診療所が有利という意見には注目する必要がある。この点をどう発展させるか、そのためのバックアップ・システムをどうするかは今後の課題である。

(b) 診療報酬・臨床研究・病人との関係

なお、同誌のなかに、城東中央病院(二三三床、診療科一五、透析センター、日帰り手術センター併設)という中型病院が既存の市販ソフトではなく、独自に開発したソフトで電子カルテを導入し、院内無線LAN(一般には有線が普通)を立ち上げた経験が述べられているが、その初期投資、職員教育がいかに大変かがわかる。現在の医療状況では急速に普及するとは思えない。

もともと電子カルテは、その将来の活用方法を考えると、医療行為の標準化を要請する内的条件を内蔵している。しかし、その実現のためには、診療報酬が現行のままである限り、病院管理者にとって電子カルテの導入はあまり魅力あるものとはならないであろう。カルテ(診療録)と病院管理の関係を経営面より見直し、何等かの方策を講じない限り、その導入には限界がある。

それにカルテの電子化により、患者の長期予後の追跡が可能となり、臨床疫学的研究の実現が容易になると期待しているむきもある。これを電子カルテ導入の医学的メリットとする声もあるが、それはまず不可能であろう。その原因として三つの要因が考えられる。

第一は、診療報酬明細書の病名にはいわゆる〝保険病名〟が多く、これを基にした長期観察によっても、個々の疾病の疫学研究の資料としては使えないはずである。ただ、本格的に疫学研究を志向するなら、特定疾患にしぼり、プロジェクト・チームを組織してたちむかえば、特定疾病の発生、誘発要因についての新しい知見をえられる可能性は大きい。

第二に、日本では診療報酬に出来高払い制が原則であったところに、定額制が導入されたために、カルテの内容（診療情報）がはっきりしなくなった。出来高払い制の時には、病名の他に、不十分ながら検査、投薬、手術、処置などが記載されていたが、その説明、結果（予後）についての情報は少ない。この診療情報による限り、大量の統計処理が可能になったとしても、えられる結果から新しい知見の発見は期待できない。欧米では入院患者の退院時サマリーが充実しているので、これをもとにカルテの電子化への関心も高く、その開発も早かったという。日本の病院ではこの面でもまだ不十分なところが多いように思う(11)。

第三に、行政はＥＢＭを高く評価し、その積極的導入により、医療の質を高め、医学研究への寄与を期待しているようだが、それはＥＢＭへの過大評価のように思う。ＥＢＭでえられる投薬、手術などの技術レベルは、現時点での最も好ましいと考えられるものという原理的制約をもっている。その後、技術進歩があれば、その技術レベルが現象論的・中間的技術であっても、そちらの導入がはかられるので、そこで連続性は切断される。

医療史的にみると、抗結核剤の導入・開発・普及のあと、制限診療のツールとして「結核の治療指針」につづいて、他の慢性病に対して「医薬品の使用基準」が作成されたことがある。前者は長いこと有効性をもったが、後者は自然消滅した事実がある。抗結核剤は本質的技術であるという技術レベルの問題を軽視した結果である。強引な比喩になるが、ＥＢＭは後者と同じ性格をもっているところに問題・限界があると私は思う(12)。

さらに診療報酬はもちろん臨床疫学的研究の資料になるという点に関して、「カルテに入力した本人が、後で打ち直しても証拠が残らない」。この点では電子カルテは改ざんが容易で、従来のカルテの手書き方式より問題がないとはいえない。電子カルテの改ざん防止策が重要になってくるといわれている(13)。

最後に電子カルテと病人の関係にふれておきたい。電子カルテはその性格上、医師が患者に背をむける時間がふえ、従来の対面した診療様式とはちがってくる。いままでも簡素化されている打聴診や触診（患者に直接手をふれる診断法）はさらに減少する。コンピューター操作に習熟した医師でもこの傾向をさけられないであろう。機械的診断結果を重視する医師にとっては気にならないが、患者が初めて〝医師にかかる〟時の心情としては不満が残るはずである。さらに医療の効率化をはかる結果、高齢患者の世間話、苦痛、子どもの母親への質問にさく時間も短くなっていくと思う。結果的には診療内容が手薄になるおそれが大きい。実は患者が医者にかかるとき、一番望んでいるのはこの部分である。インフォームドといっても、その内容について、両者が必ずしも一致しているとはかぎらない。これは電子カルテだけでなく、二一世紀の医療、ケアの重要な課題の一つとなるであろう。

(3)　テレビ電話と遠隔医療

(a)　**テレビ電話**

ＩＴの医療・福祉システムへの導入の出発点はテレビ電話である。九〇年代に入り高齢社会に突入するとともに高齢者の医療の在り方が模索され、在宅医療をどうするかが社会・医療問題になってきた。とくに、子どもと同居する高齢者の割合が比較的高かったわが国でも、二〇〇〇年には五〇％を割っていると推測されている。例えば東京都老人総合研究所の調査（一九九三年時点）では、世田谷区の同居率は三九・四％であった。同時に、第二次医療技術革新の円熟化にともない地域の医療機関の診断・治療機器の整備が進み⒁、往診を回避する傾向が登場してきた。それに高齢者医療・福祉の特徴として、外来診療が可能な程度では、来院・診察といっても血圧測定、自覚症の有無をきくレベルのことが多い。しかし夜間に高齢者が不安になり医師の往診を求めることが多かった。夜間往診が多くの開業医の泣き所であり、その対応策には以前から心を痛めてきた。私が『内科往診学』を執筆したのも、その対応策の問題提起であった⒂。その後、〝患者のたらい廻し〟の社会問題を契機として、救急医療の整備がすすみ、現在では開業医の往診では治療困難と思われる場合には、救急車利用が一般化し、その乱用が問題になっているくらいである。

以上のような医療システムの推移を背景としたとき、解決が望まれるのは、高齢者の夜間、天候不順時の、救急車を利用するほどでもない苦痛・不安である。とくに、豪雪地帯や過疎地、離島では、この解決は開業医にとっても、高齢者家族にとっても面倒な問題となってきた。その時に、電話・テレビの全国普及との結合によって問題解決をはかろうとしたのがテレビ電話である。この発想は具体化が容易だったこともあり、幾つかの地域・自治体で一九九〇年代後半からモデル事業として実験的に行われたが、普遍化するにはいたらなかった。

しかし、それ自体のなかには時代の要請もあり、一九九〇年には在宅ケアを目的としたプロジェクトが発足し、テレメディスン、テレケアの普及の条件が検討されてきた。その際に往診の代替のみでなく、高齢者の社会参加、自立（ＱＯＬの向上）をも視野に入れていた⒃。地域の開業医のなかには、独力でこの方式を使っているところもでてきたが、患者・家族には必ずしも一〇〇％同意されているわけではないという声をきく。日本の居住条件や高齢者の機器操作の不慣れ、難聴などと、直接対人サービスを受けたいといった欲求もあり、普及への道はまだ遠いといってもよい。とくに北海道などの豪雪地帯では、テレビ電話や遠隔医療が開発されても、冬の間は近隣の自治体の医療・福祉施設へ入院・入所（社会的入院）する長い慣習が簡単になくなるとは思えない。

ところがフランスでは、一〇インチほどの画面とキーボードがセットになった電話端末である〃ミニテル〃が、一九九二年一二月末の時点で四四八万台も使われている。フランスの家庭の約三分の一に置かれていることになる。これは医療情報としてよりも、生活情報として活用している効用も大きいからである。一九九三年のフランステレコムの調査によれば、その利用者の内訳は表9の通りである。その表をみてすぐ気付くことは、年齢制限のない点で、高齢者より若年層への普及が多いことがわかる。

表 9　ミニテル利用者の性別，年齢別，職業別内訳

	ミニテル利用者	フランス全人口
性別		
男	50.5%	47.3%
女	49.5	52.7
年齢		
15～24	17.6%	19.3%
25～34	28.2	20.6
35～49	31.9	22.4
50～64	16.9	20.6
65～	5.4	17.1
職業		
農業	4.6%	6.0%
自営業商店主	12.1	7.7
専門職	19.1	8.6
管理職	36.2	24.7
ブルーカラー	17.8	26.1
無就業者	9.8	26.8

出典　高野健人『マルチメディア時代の医療と福祉』p.77.

その普及の原因としては、第一にサービス内容が豊富、第二に一九八三年にフランステレコムがミニテル端末を無償配付した。第三に情報サービスの開発は官民の競争にまかせたからであるという。この経過のなかに、テレビ電話のわが国での普及、定着に示唆するものがあるはずである(17)。

(b)　遠隔医療

遠隔医療はＩＴ革命が医療・福祉の世界で最も有効と考えられている分野である。いままでの遠隔医療の実施例としては、①遠隔病理診断、②遠隔放射線診断、③在宅医療・ケア、④眼科的組織、⑤歯科的組織、⑥医療画像（一般）、⑦その他があげられている（「日経」一九九八・九・二八）。このうち④⑤⑦は比較的実施例が少ないのはニーズが少ないからであろう。数と

図９　遠隔医療システムの仕組み

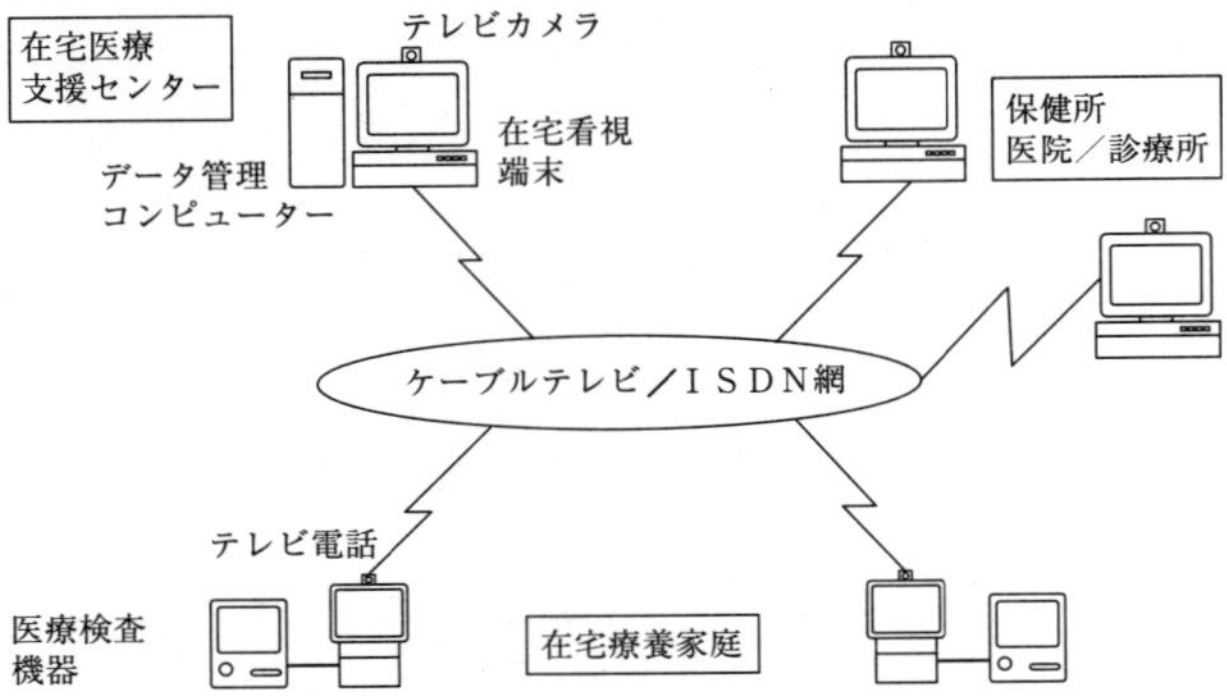

出典　「日本経済新聞」（1998.8.28）より．

して多いのは①②⑥であり、③が中位である。

問題はこの順位の解釈である。①②⑥は離島・過疎地、在宅の医療状況からみて、そのニーズの発生する条件は少ない。それらの地域では病理標本がつくられたり、ＣＴ、ＭＲＩ、エコーの画像診断を要請する技術的条件が整備されていない。むしろ、地方の大型・中型病院と大学病院・専門病院との間のネットワークとしては可能であろう。だが、現実にはそれらの地方の大型・中型病院では自力で病理標本や画像診断を独力で実施できるようになってきている。したがって、①②⑥は情報技術的には可能だとしても、それの普及する条件がそんなに多くなるとは思えない。

むしろ、重要なのは③であり、そのニーズはテレビ電話と同じであり、日本国内の医療事情としては、こちらに力を入れざるをえなくなるであろう。都市、離島、農山村でも今後の医療システムの推移、自然環境の変化いかんによっては、普及・拡大の条件が拡大する分野である（図９参照）。

法的規制の面でも、医師法に抵触するものではない（九七年一二月二四日の厚生省通達）。診療報酬としても、再診料その他の医療費が認められるようになった（九八年三月一六日）ので、この面の矛盾が徐々に解消していくだろうと思われる。しかし、普及するためには少なくとも四つの問題点をかかえている。第一は、全体が保険の診療報酬に含まれていない。第二は、住宅用機器が高価（一セット二〇〇万くらいという）、第三は、組織化が進んでいない。第四は、高速回線の整備が不十分であることである(18)。

「企業のＩＴ化への意気込みに比べると、医者たちははるかに後れている。……他の分野からの新規参入によって新風をおこすことが必要になる。診断支援の遠隔診断を最初に始めたのはセコムである」(19)といっても、遠隔医療の対象は日本では高齢者、障害者であることもあり、テレビ電話で述べたことと同じ問題はなかなか解決されないであろう。介助者の協力がない限り機器操作が不得意な高齢者や障害者にとっては、言うは易く、行うは難しである。

遠隔医療の発展としてアメリカではＶＢ（ベンチャー企業）が〝遠隔手術装置〟を開発し、販売している。日本では丸紅が出資し、独占販売代理店契約を結んだ。将来のへき地医療を視野に入れた技術導入、遠隔医療の充実というが、手術のもつ特性（術者の存在、その技術・技能の水準、手術室の整備、麻酔、人材）のことを考えたとき、それに見合う事例の頻度、投資額を考えると、はたして日本で普及するかどうか疑問である(20)。

病人の立場からしても、信頼できる手術スタッフが不十分なところでの手術は望まないであろう。むしろヘリコプター救急網の整備の方を先行すべきであろう。

これと同じ発想でバーチャルリアリティ（仮想現実）技術を医療の世界に生かそうとする研究が始まっている。コンピューターを使って仮想空間をつくりだす技術が、人体の診断や治療の手助け、リハビリテーション訓練に応用できるという。たしかに、手術で医師が肉眼で確認しにくい病巣の方向や深さをみるには役立つであろう。しかし、最終的には熟練した医師の技術と技能が前提になって、初めて補助技術としての機能を発揮することが可能になる。

リハビリ訓練については、テレビゲームの体験のある青壮年の障害者にとっては有効性があるかもしれない。しかし高齢者の場合には、果して自力でその訓練になれていけるかどうかは疑問である。介助者の援助が必要になってくると思う(21)。

また、音を文字にかえ、聴覚障害者が「目で聞く」眼鏡型装置の開発も試みられている。もし、その投資額を問題にしない時代に入るならば、ＩＴ革命のもたらす可能性は大きいといえよう(22)。しかし、現実には投資と効率の面の問題、患者を介助する技術者の就業構造という点で、どういう問題が残るかも同時に考えていかねばならないであろう。

(4)　インターネットによる医療相談と情報通信

(a)　患者さんからの医療相談

現在では自分や家族の健康上の心配がおきた時には、〝かかりつけ〟の開業医や親しい医師のいる場合には、電話相談をして、次の行動様式をきめることが多い。そうした伝てのない場合には、医学啓蒙書や〝健康雑誌〟にたよるのが普通である。いまいわゆる〝健康雑誌〟が何種類も出版され、売行きもよいといわれるのは、この間の事情を反映しているものと思われる。しかし啓蒙図書や〝健康雑誌〟の場合には、かえって不安を増大させるものもあり、一長一短であるといわれている。

とくに、開業医の紹介状（診療情報提供書）や特別の知人（〝コネ〟）がなくて、大学病院や大型病院を初めて受診する時には、とまどう患者が多い。この患者の不安を解消するために、アメリカのメイヨー・クリニックでは、自宅のパソコンからメイヨーのホームページにアクセスすることができるようになっている。そこからいろいろの情報がえられるが、患者のためのインフォメーション・コーナーがあり、道案内、予約方法、一般的な注意事項、利用できるサービス、支払いについてなど、ゆきとどいた情報を受けることができる。これでメイヨーのような、患者にとって〝高嶺の花〟といってもよい有名病院が身近な存在となる。この試みはアメリカ全土に徐々にひろがっている(23)。

同じ方向がインターネットの普及により、国内でも「ホームページ」で医療相談を始める開業医、病院勤務医のなかにも急増している。今後患者の医療相談として、その気軽さが受けて増加するのは間違いないが、インターネット「家庭医」には限界があるのを承知しておかねばならない。

この問題をめぐって、患者側、医師側の双方に注意が喚起されている。患者側に対しては、日本医療相談センターでは、ネットで医療相談するときの心得として、次の四項目をあげている。一、緊急を要する相談は避ける、二、必ず本人が相談する、三、質問する際は５Ｗ１Ｈを明確に（年齢、性別、職業や思いあたる原因や過去の検査結果など）、四、回答はあくまでも参考程度にである。

医師側に対しては、よりよいネット医療を実現するために、医療機関が情報を発信するときに守るべき自主ガイドライン（利用者の自己責任の告知）の作成が、医師や弁護士で構成されている日本インターネット医療協議会で始まっている。インターネット医療相談もその性格上、さまざまな展開を予想されるので、同時に問題点についても考えておくべき時期に入ってきた(24)。

(b)　医療情報サービス

医師や看護婦、薬剤師、コ・メディカルが新しい医療情報をえようとする時や、知識の再確認を求める時には、いままでは医学関連図書を利用するのが一般的であった。この方式はよく利用する本は手許におき、必要個所をみるだけでなく、容易に全体をみわたせる独自の便益性があるので、いかにＩＴ革命が医療・福祉に導入されたとしても、ペーパーレスの時代がくるとは思えない。しかし、その保存性という点では過剰出版の今日、問題がないとはいえない。それでも日常診療に便利な本が机の前から完全に消えてしまうことは考えにくい。

しかし、年鑑や辞書、事典のような情報のつまった厚い本は、コンピューターが普及し、電子カルテも部分的にし

図10　ワイヤレスＭＤ（医師）ネットワークの仕組み図

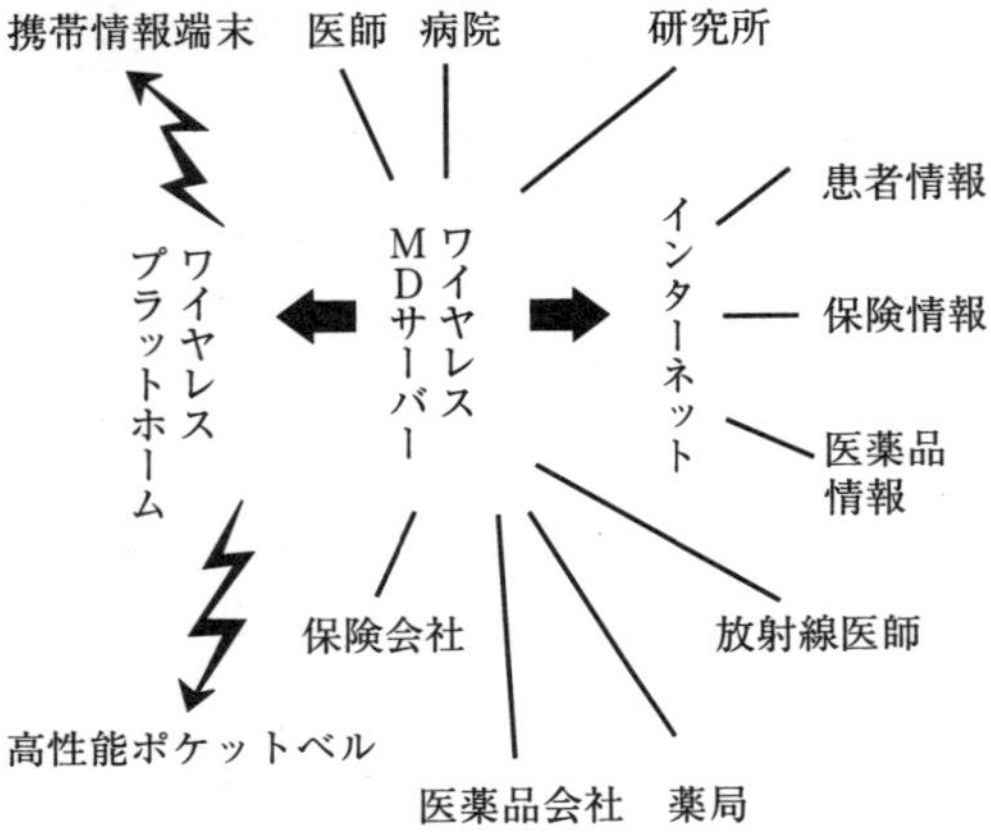

出所　「日本経済新聞」(2000.9.29) より作成.

ろ実現してくると、ＣＤ－ＲＯＭによる普及が広がるにちがいない。この限りではノートパソコンで研修と診療の一元化が一部可能になってくる。しかし、医療が診察室から施設外・在宅に拡大してくる二一世紀には、医師は終日、パソコンの前に座っていることはできない。そうなると、在宅医療やフィールド調査などで急に新しい情報が必要になったり、他の医療・福祉施設、関係者に連絡をとりたいと思うことがある。また、病院、診療所の看護婦からの患者相談も日常的に必要になっている。その時には、いまでは主として携帯電話使用が主流になっている。

それでも、より広汎な範囲と情報交換をしようとすると、そこにも限界がでてくる。日本でもベンチャーのケン・グロバル・システム（東京・港区）がその試みを始めた。「ポケット・ドクター・コム」という医療関連のポータル・サイトを近く開設して、「バームパイロット」など携帯情報端末（ＰＤＡ）むけに、モバイル環境でさまざまな医療情報を配信し、医療関係者同士の情報交換の場を提供するという。アメリカでは医療情報サービスが急成長しており、ＰＤＡを使った「ワイヤレスＭＤ（メディカルドクター）」も具体化されるという（図10参照）(25)。

この動きはＩＴがここまでの情報サービスが可能という点を明らかにした点では画期的だが、現実にこのシステムを必要とする医師がどのくらいいるのかは疑問である。特定分野の診療・研究に従事している医師にとっては有効だとしても、一般医療・福祉に従事している者にとって、ここまでのサービスが必要になる機会は少ないと思う。むしろ日常的にはＰＨＳ（簡易型携帯電話）で患者の医療情報を送信するシステムの方が、さしあたり現実性もあり、初期投資も少なくてすむはずである。この効用については、患者の健康状態の把握により、生活習慣病の予防が可能であるといわれている(26)。

しかし、いずれにしても、これらの情報通信サービスも、患者と向きあった中でのカウンセリングによる患者自身の健康観の変革にまさるとは思えない。その上での追加、情報サービスとしては有効性を発揮するのは間違いない。後者のみの先行はリスクを生む可能性を内包していることも見逃すことはできない。

また、同じ方式を〝呆け老人〟の家庭での最大の苦労である徘徊老人の探索にも利用することもできるのは、注目すべき点である。

五　ロボット化と医療・福祉、病人・障害者

(1)　身体的障害とロボット化

医療・福祉へのコンピューター導入が広汎に進行しつつある状況は前述の通りである。しかし、高齢者・障害者への補助器具としての〝ロボット化〟の導入にあたっては、身体障害者の特性よりみて、他の分野より慎重にすべき問題がある。

その第一は、身体障害は同一の範疇のものでも、その補助器具の導入をめぐっては、他の疾病の医薬品、医療機器の関係とは決定的にちがうことである。同じ身体障害者といっても、不自由な部分をカバーする器具については、同一のものでもその使用にあたっては個別的な改良が必要になってくる。椅子、食卓、スプーン一つをとってみても、

身体障害者にとっては既製品がそのまま使いやすいとはかぎらない。そのために、第二の問題として、身体障害者のための補助器具は大量生産・輸送方式より、改良、修理がやりやすい地場産業の方が適している。さらに第三に、ケアではいかなる場合でも、身体障害者のＱＯＬを高め、人間らしい生活を支援するためには人間による介助が絶対に欠かせない。これは障害者の心（孤独）ともかかわっているだけに、問題の根は深い。これらの関係を考慮に入れると、介護のロボット化には本質的限界がある。ただ、介護者の省力化、腰痛症の予防などという点では、補助器具からロボット化への期待が存在しているとみてもよいであろう。

一九七〇年代に入り、わが国の福祉国家への志向が明らかになるにつれ、福祉先進国であるスウェーデン、デンマークへ調査・視察団がよく行くようになり、その成果が徐々に日本に導入されるにいたった。なかでも、デンマークの補助器具の価値が注目された。これは〝寝たきり老人〟の看護・介護に苦労していた人々にとっては、その有効性が痛感された。例えば、東京都足立区の柳原病院では一九七七年に〝地域看護課〟を独立させ、先駆的に在宅医療・看護に力をそそいできた。その最大の目的が〝寝たきり〟の自立と予防にあった。また〝寝たきり老人〟の看護・介護者の心身の苦労を痛感していたので、デンマークの補助器具の導入をはかったときに、その研修に自費で留学する看護婦もいたくらいである。

それらを通して、人材確保にも見通しがつき、デンマーク・モデルの補助器具を積極的に活用しはじめた。その際の目的は「高齢者が最後まで住みなれた家で過ごせる」ことの支援にあったのはいうまでもない。実際には〝寝たきり起し〟への補助器具の活用、屋内移動の際の〝走行式リフト〟使用が中心になった。この動きを家屋のバリアフリーへの改良などをふくめ、より総合的に遂行するために一九九二年二月には「在宅介護支援補助器具センター」の設立にいたった。同じ動きが国内的にも方々でおきており、その普及を背景として、一九七四年に厚生省・全国社会福祉協議会の主催で「第一回社会福祉近代化展」がひらかれた。二〇〇〇年には、一三ヵ国一地域の六三四社が二万五〇〇〇点を超す福祉機器を出展した。来場者も三日間で約一三万人に及んだが、第一回の六四社、九六一四人の来場者にくらべると、いかに補助器具への関心、実用化が高まったかがわかる。福祉機器・用具市場は一九九七年には一兆円を突破した。そして福祉器具関連の企業が地場産業として将来性をもつことがますますはっきりしてきた(27)。さらに、この地場産業と対人サービス主流という産業・就業構造は、現在の日本経済の停滞を打破する一つの方向を示している。この点をさらに産業論としてつめることが大切になってくる。

(2)　〝ロボット〟化の前にすべきこと

ケアのロボット化の研究、開発は長期の眼でみれば、その具体化が必要な時がくるにちがいないが、それを可能にする基盤がなくてはならない。それは〝バリアフリー〟の家庭・社会の実現である。

第一は、家屋の改造である。日本の家屋は屋内移動、洗面、入浴、排泄、段差、寝具などの日常生活において、車椅子使用の障害者には具合わるいことが多い。この改造を一家庭の家計の枠内で遂行するのは困難なところが多い。自治体からの補助金が要請されるところである（一部の先進自治体では部分的に実施されている）。

第二は、地域のバリアフリー化である。トイレ、建物の段差、玄関の構造、公共交通の利用を可能にする改造など、問題は山積している。一部には部分的に改良されているところもあるが、まだ建前の域をでていない。これらの問題は従来の方式で十分達成できるものばかりである。障害者の生活向上のための財源を出すかどうかによってきまる問題ばかりである。

さらに視覚・聴覚障害者の問題になると、その立ち遅れはより大きい。盲導犬の数にしても、日本は福祉先進国にくらべると圧倒的に少ないという。私達が町で盲導犬に出合うことは、今までのところまだゼロであるといってもよい。手話については近年ボランティア活動が進み始めたところであり、テレビの字幕採用もやっと広汎に行われるようになってきたばかりである。これは聴覚障害者ばかりでなく、〝寝たきり〟の高齢者にとっても福音となっている。

(3)　介護・医療へのロボットの導入

(a)　**介護ロボット**

開発を推進している通産省では、「介護などで家庭にロボットが入るのは先の話だが、ロボットには多分野でいろいろの可能性がある」とみて、二一世紀にはその実用化をめざして、いろいろの試みをしている。通産省工業技術院・本田技研などでは二足歩行ロボットを開発して、将来的には高齢者や障害者への介護を期待しているという。また、日本ロボット学会では介護ロボットへの期待は大きく、そのトップにあるという。富士通と安川電機では「食事搬送ロボット」を開発し、配膳や食事の自動化（援助）をはかっている。また、東京電機通信大学の研究室では、介護者の援助を目的とした介護ロボットを開発している。また、日立はリハビリ用の歩行訓練機「ＰＷ－１ｓ」を開発し、介護ロボットへの第一歩としている。

以上は福祉工学のロボット開発へのいくつかの実例を示したものだが、この道は試行錯誤がさけられないこともあり、福祉工学は「より人間的な自由をもつ」ロボット開発への道を進んでいくにちがいない。また、松下電器産業の運営でＩＴ（介護システム、ペットロボットの活用）を駆使した有料老人ホームの開業を始めるという。新しい試みであり注目に値する(28)。

(b)　**ロボット手術**

二一世紀の手術として、ハイテク技術を活用し、「患者へのダメージを最少限に抑える」ことを目的としている。

慶応大学病院では立体画像で精密に切除、縫合する〝ロボット手術〟を一部疾患（胆石症、ヘルニアなど）に適用を始めている。これはまだ臨床実験段階だが、将来は〝究極のハイテク医療〟として、手術ロボを操り、遠隔手術を可能にしようとしている。これも技術的可能性と効率化、経済性、患者の不安などとの溝をどう埋めるかが、最大の難問となるであろう(29)。

また、医用機器開発では「マイクロマシン」による血管内のミクロ治療や人工心臓への適用の研究も始められている。医学と工学の学際協力がうまくいく体制になれば、新分野が開発されるであろう(30)。

しかし、介護ロボット、ロボット手術にしても、二一世紀の一つのツールであることを忘れてはならない。医療・福祉の特性、産業としての既存の産業とのちがいをふまえて、現実に介護保険法下で始まった〝介護の社会化〟の充実がその先決条件である。

医療のＩＴ化の進行は、医療システムのパラダイム的変化をもたらしてきた。また、医療自体への参入も医療に重大な影響を与える可能性が大きくなると考えられる。

六　二一世紀はゲノム革命・遺伝子の時代――ゲノム革命の二面性――

(1)　二一世紀はゲノム革命の時代

ゲノム解析関連の記事はメディアに何等かの形で毎日、登場しているといってもよい。遺伝子・ＤＮＡ・バイオ革命・ヒトゲノム計画などをとりあつかった単行本の刊行も急速にふえている。これらを読むとゲノム解析の進歩が、二一世紀医療に重大な影響を及ぼすことは理解できる。だが、日常診療の場からみると、ＩＴ革命とちがい、ゲノム解析はまだ日常性をもった技術とはいえない。その本体はまだ企業主導の研究所間で国際競争の火花をちらしている段階であるといってもよいであろう。

しかしゲノム解析が医療の世界で目指すものが、従来の医薬品のパラダイムとは別の次元での創薬（新薬の開発）、遺伝子操作などにある以上、その動向を横目にみてすごすわけにはいかない。現代医療の特徴として、ひとたび新しいパラダイムの枠組みの中で最新の技術開発の可能性が見出されると、その後の実用化までの期間は予想外に早いのが普通である。多くの病気（とくに成人病、難病など）が遺伝子の診断と治療との関係で説明、解決される時期がせまっている。そういう意味で、私達はヒトゲノム計画の軌跡と研究推進力はどこにあったかをみておく必要がある。

古典的な遺伝学はメンデルに始まるが、メンデルの遺伝学説が染色体と結びつけられたのは二〇世紀に入ってからである。そしてほとんどの生物はＤＮＡ（デオキシリボ核酸）を遺伝子の本体としている（一部にＲＮＡを本体とするものもあるが）。人間の身体の細胞は、次世代に伝わる細胞かどうかによって、大きく二種類に分けられる。体の大部分をつくっている体細胞と、生殖のための特別の役割をもつ生殖細胞（卵子と精子）に分けられる。さらに染色体は基本的には性別に関係のない常染色体と性を決定する性染色体に分けられる。人間ではひとつの体細胞の核には全部で二二対の常染色体と一対の性染色体が入っている。性染色体にはＸとＹの二種類があり、ＸＸの組合せなら女性に、ＸＹなら男性になる。

そしてこの染色体一組をゲノムとよぶ。ゲノム（genome）というのは、遺伝子（gene）と染色体（chromosome）をつなげてつくった言葉である。ヒトゲノムというのは、二二種類の常染色体と二種類の性染色体のもつ遺伝子情報のことである。染色体の主な構成物質は、遺伝子の本体であるＤＮＡとヒストンとよばれる蛋白質である。このＤＮ

A、蛋白質の究明のながい歴史が続くが、それは専門的にわたるので啓蒙書にゆずる(31)。

ここで、以上の記述のなかの二つのキーワードである〝ヒトゲノム〟と〝たんぱく質〟についての解説を紹介しておきたい。

ヒトゲノム

細胞の核に収められた人体の設計情報。デオキシリボ核酸（DNA）を作る約三十億の暗号文字（塩基）の配列で表現される。DNA配列のうちたんぱく質を作る部分が遺伝子で、人間には約十万個の遺伝子があると言われる。DNA配列中の遺伝子の場所を特定し、その機能や、作られるたんぱく質の性質を調べるのがポストゲノム研究の柱。

（「日経」二〇〇〇・八・一六）

たんぱく質

ゲノム解読終了後、科学者や企業の関心はたんぱく質に移った。たんぱく質は人体の約七五％（水分除く）を占める主要成分。体の構造を組み立てるだけでなく、生命維持に不可欠な酵素やホルモンの多くはたんぱく質で、遺伝子を「設計図」にして合成される。ゲノムの詳しい分析を通じ、がんや糖尿病の発病を抑えたり記憶力を増したりするたんぱく質が見つかる可能性がある。

（「日経」二〇〇〇・一一・二）

(2)　ヒトゲノム計画とは

研究室で少数の専門家によって進められていたゲノム研究は、一九九二年を境として一気に企業の問題となり、ゲノム解析について新しい時代の扉をひらいた。世界的な医学研究の中心であるNIH（米国立衛生研究所）のクレイ

図11　ヒトゲノム解読関連年表

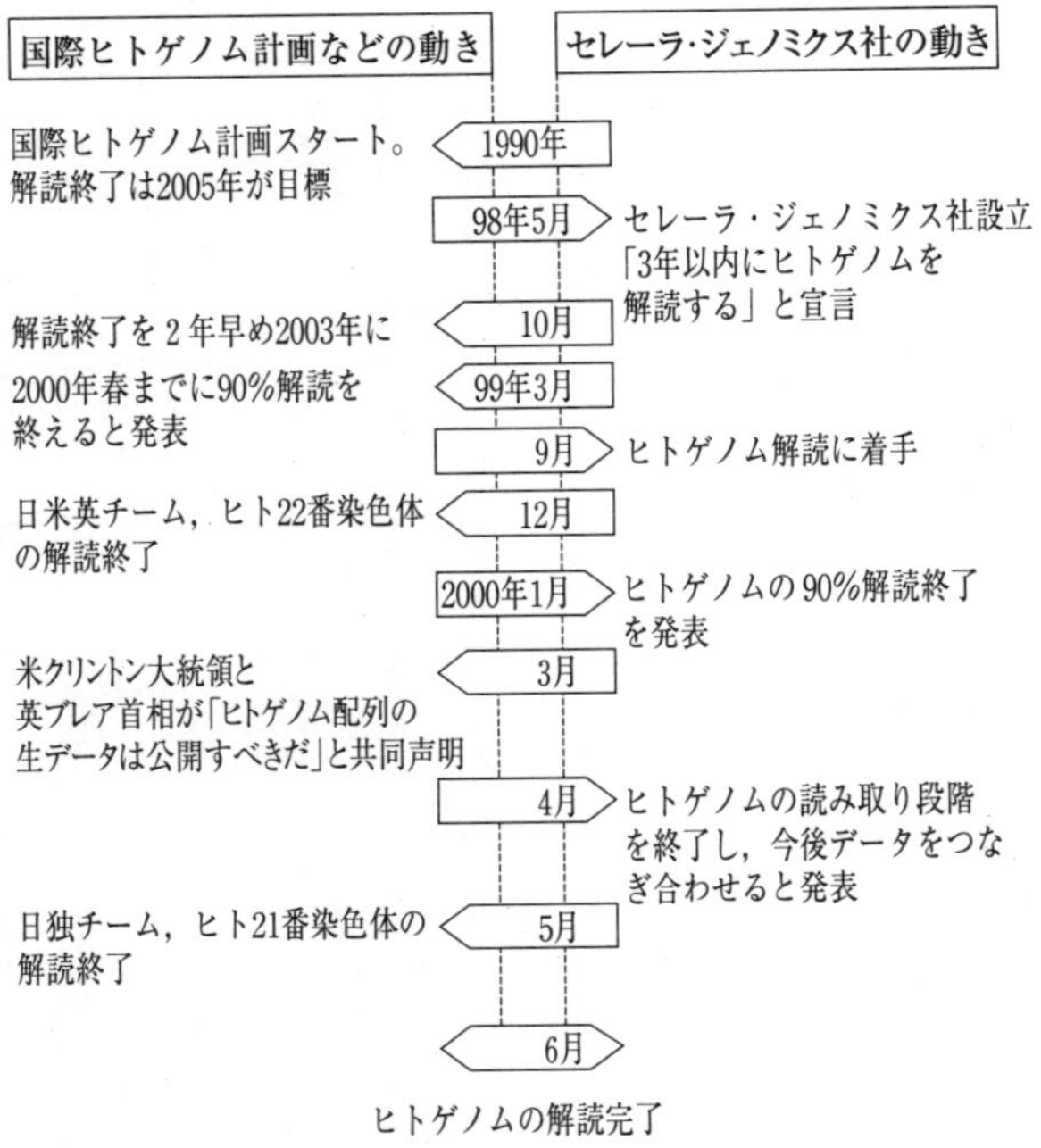
国際ヒトゲノム計画などの動き
セレーラ・ジェノミクス社の動き
国際ヒトゲノム計画スタート。解読終了は2005年が目標
1990年
98年5月
セレーラ・ジェノミクス社設立「3年以内にヒトゲノムを解読する」と宣言
解読終了を２年早め2003年に
10月
2000年春までに90％解読を終えると発表
99年3月
9月
ヒトゲノム解読に着手
日米英チーム，ヒト22番染色体の解読終了
12月
2000年1月
ヒトゲノムの90％解読終了を発表
米クリントン大統領と英ブレア首相が「ヒトゲノム配列の生データは公開すべきだ」と共同声明
3月
4月
ヒトゲノムの読み取り段階を終了し，今後データをつなぎ合わせると発表
日独チーム，ヒト21番染色体の解読終了
5月
6月
ヒトゲノムの解読完了

出所　「東京新聞」（2000.6.23）より．

グ・ベンター（分子生物学者）が、企業家から七〇〇〇万ドル（約九〇億円）の融資をうけて、遺伝子解読専門の研究所を設立した。新会社「ゲノムリサーチ研究所（ＴＩＧＲ）」は、遺伝暗号の自動読み取り装置五〇台を配備して、数年以内に人間のすべてのＤＮＡを解読することをめざした。ヒトゲノムは人間の設計図のようなもので、人間の身体的特徴だけでなく、病気や体質の情報までが、そのなかにふくまれている。医薬品開発や病気の診断について、従来のパラダイムとはちがう方式の開発を可能にする。ＮＩＨとベンターは、このうち人間の脳で働く二三七五種類の遺伝子断片の暗号配列をアメリカの特許商標庁に出願した。この前の年にもベンターは三〇〇の遺伝子断片の塩基配列の出願をしていたが、ＤＮＡの二重らせん構造の発見者・ジェームズ・ワトソンはじめ、世界中の科学者がこの出願に反対したという。結局、このベンターの出願は却下された。

　これを契機として、ゲノム解析は科学者、企業の競争の渦のなかに突入した。ベンターは二〇〇六年までに解読する計画を発表し、ＮＩＨを中心とする公的な国際ヒトゲノム計画は、全ヒトゲノム解読の目標を二〇〇五年と定めた。

現実にはその後の動きは、図11の通りである。これを可能にしたのは、ゲノムリサーチ研究所と、ＤＮＡ自動解析装置のメーカー、バーキンエルマー社の技術との結合であるという。

これを前にして、ＮＩＨを中心とした国際的ヒトゲノム解読計画は、二〇〇〇年の終りにおおまかな解読を終るという計画をたてた。解読の分析は〝米国が七〇％、英国が三〇％〟としていた(32)。日本はヒトゲノム計画の国家戦略がなく、自動解析装置の開発がうまくいかなかったので、遅れをとった。だが、日本でも一九九六年に科学技術庁主催で人間の全遺伝情報解読の可能性が公表された。同じ三月にはアメリカでもヒトゲノム解析計画のワークショップが開催されている。これ以来、アメリカは日本をも競争相手と考えるようになった。しかし、日本では近年までヒトゲノム解読の国家戦略は立ち遅れていたとみてよいであろう(33)。その後の研究は、国家プロジェクトになったとはいえ、世界的に企業主導で急速に進められていることは、図12、図13の遺伝子工学関係の特許出願の推移の上にはっきりとあらわれている。

図12　遺伝子工学関係の特許出願の推移

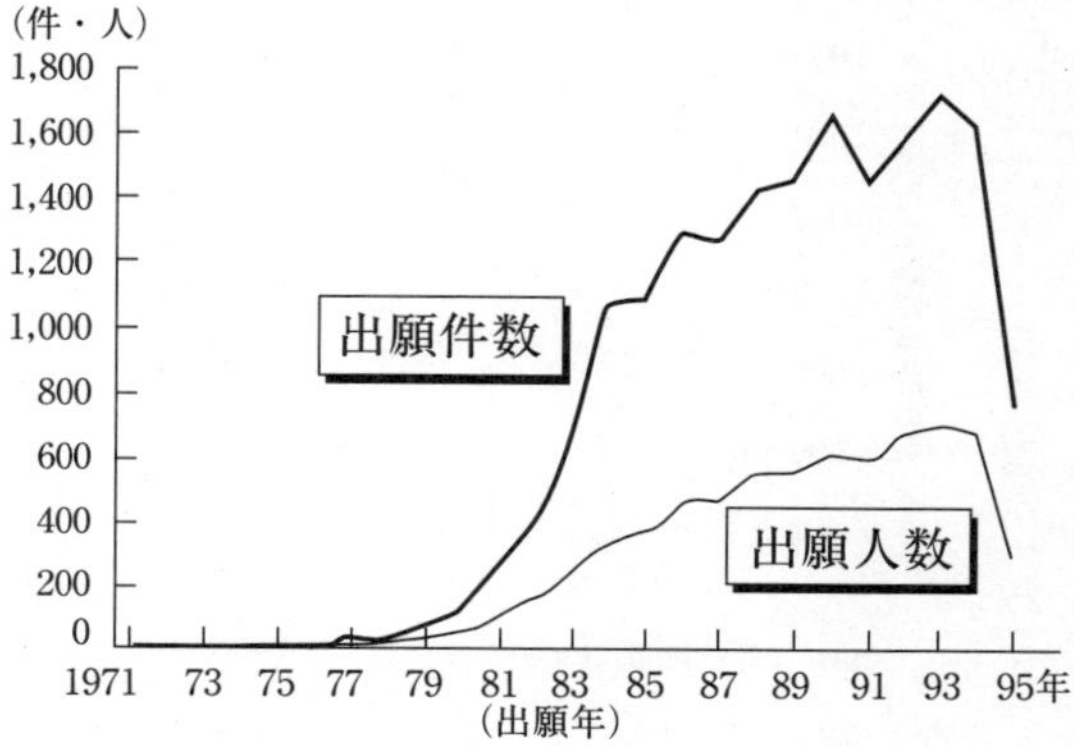

出所　「毎日新聞」(2000.5.22) より．

(3)　ヒトゲノム実用化――医薬品開発（創薬）への挑戦――

(a)　**ゲノム創薬**

ヒトゲノム解読完了が発表されてから、次々にゲノムという新資源を実用化するために、企業、研究者の間で「ゴールドラッシュ」が始まった。その第一歩として、ゲノムより一段と医薬品に近い〝たんぱく質〟(前掲)の解析に着手した。

現在でも医療界での治療の主流は医薬品であり、何万という薬が開発

図13　アメリカでの遺伝子特許の増加

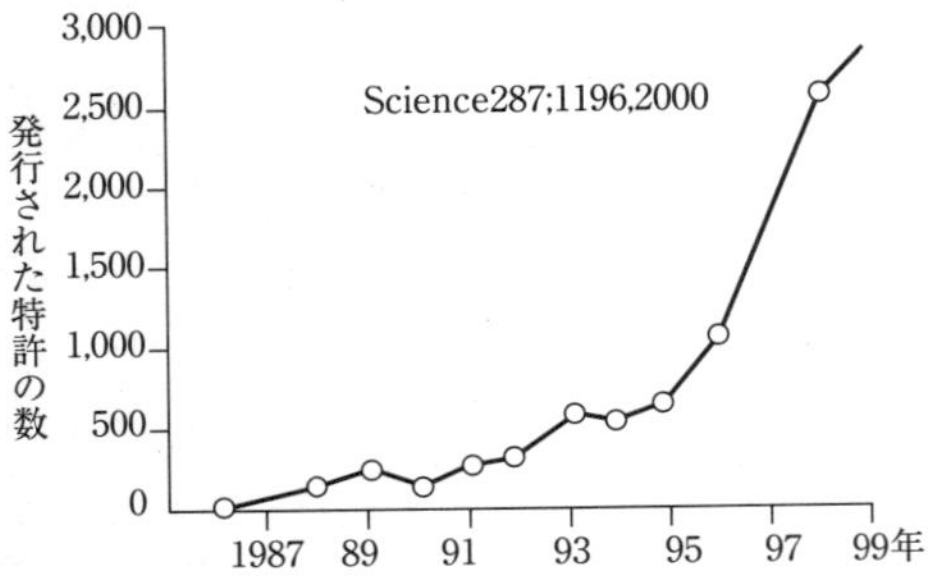

出所・「毎日新聞」（2000.8.13）より.

され、その医薬品の間での栄枯盛衰がはげしい。その根柢には医薬品は技術特性として、現象論的・中間型・本質的レベルの三段階があり、三者が混在して使われている現実がある。抗生物質（抗生剤）、抗結核剤など一連の本質レベルの少数の薬と、対症療法とよばれる現象論レベルの古い使用経験の歴史をもつ薬がある。それと並行していわゆる新薬とよばれる多数の薬が使われている。数としても多く、医薬品産業としてはそれなりの開発費もかかるが、一つの〝当る〟（現時点としては従来の薬より有効性がたかい）薬を創薬できるかどうかが、企業の命運にかかわるといわれているくらいである。

成人病関連の薬（降圧剤、高脂血症、糖尿病・痛風治療薬……）、制ガン剤、難病の薬などはその代表である。次々と新薬が登場してくるが、より副作用が少なく、有効性がたかい薬に代わっていくのが現状である。これらの薬は従来の医薬品のパラダイムでは限界があることがはっきりしてきている。

(b)　研究体制と研究費

この壁を破るものとして、ポスト・ゲノムとしてゲノム解析のデータにもとづく新しい理論での創薬づくりに企業、行政も研究・開発の方向をさだめた。もちろんアメリカが〝創薬〟においても先陣を切り、疾走を始めているのはいうまでもない。ゲノム解読で遅れをとった日本も、「ポストゲノム計画」への集中投資をはかってきた。科学技術庁傘下の理化学研究所は二〇〇〇年には「ゲノム科学総合研究センター」をつくり、まず〝たんぱく質〟の構造分析に力をそそぎ、病気のメカニズムの解明をねらうという(34)。

国際間ではげしい研究競争となるのは眼にみえているが、日米で比較してみても、研究費の点で大きなひらきがある（図14参照）。この場合、日本の決定的な弱点は人材（研究者）の不足である。戦略投資をするといっても、機器、施設を完備することはできても、それを動かし、創造的な研究の推進力となる人材がこの分野ではまだ決定的に不足している。現在、ゲノム解析、DNAの研究を生涯の仕事としている研究者の数ははっきりしないが、問題の重要性と比較したとき決定的に不足している。

その背景には日本特有の研究風土がある。日本の医学研究は明治期（明治二六年－一八九二）に成立した講座制にその源泉をもっている。これにより日本医学は近代化の出発点となったドイツ医学から形式的に自立したが、その実質はながいこと変わらなかった。その後、臨床教育の充実、大学から地方病院への医師派遣を契機として、医局制が成立した。講座制・医局制は表裏一体の関係として、現在にいたるも医学界を支配している。

このシステムは敗戦後のGHQ改革によってもまったく手をつけられなかった。それに、学位制（医学博士）が戦前とはちがい大学院方式（四カ年以上）が採用されたが、論文方式（研究生六カ年以上、二カ国語の形式的試験、原著論文提出）で学位をとれる道ものこされた。ここに、実は日本の基礎医学研究者の養成の構造的欠陥が発生し、今日にいたっている。臨床系の医師が研究生となり、その数カ年を基礎医学の教室に籍をおき、そこで原著論文を作成すれば、また臨床医にも

図14　日米製薬会社の研究開発費
（大手10社平均）

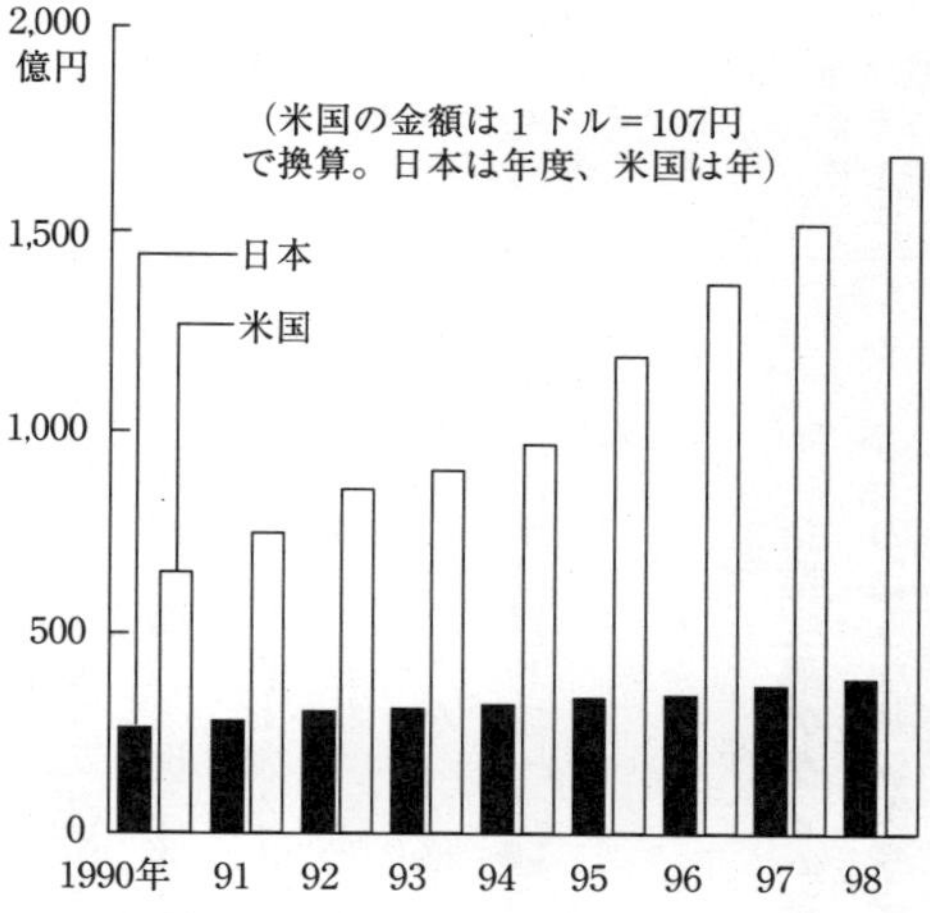

出所　「毎日新聞」（2000.9.17）より．

表10　主な製薬会社の研究分野と提携先

会社名	研究分野	主な提携先
武田薬品工業	糖尿病，肥満，心疾患	セレーラ・ジェノミクス(米)
三共	糖尿病，循環器系，リウマチ	クオーク・バイオテク(米)
藤沢薬品工業	アルツハイマー，脳こうそく	クオーク・バイオテク(米)
大正製薬	精神・神経系，脳循環系など	ミレニアム(米)
山ノ内製薬	薬物代謝酵素	ニューヨーク大メディカルセンター(米)

出典　「東京新聞」2000.8.20.

どるのが普通である。したがって、基礎の教室員（研究者）の数は一見多いように見えるが、実は研究者としての生涯をすごすものは少数である(35)。

とくに、戦後、医学生－青年医師の臨床志望の激増にともない、基礎医学の本格的な研究者の数は相対的に減少した。教室によっては医学部出身者が少なく、運営を理学部出身者にたよらざるをえなくなってくる。この傾向は、細菌学がウイルス学→バイオテクノロジーと転換するにしたがって増大してくるものと思われる。現実には、この新しい分野では臨床系医師の学位目的の一時期の基礎－ゲノム解析、ＤＮＡ研究に依存せざるをえないのが現状である(36)。

(c)　企業主導のゲノム革命

以上のような基礎医学研究の現状に危機感をもった製薬企業は、こんどはその研究場所を海外のゲノム研究・先進国にうつし、外国の研究者との共同研究に軸足を完全にうつしている。ゲノム創薬は二一世紀の製薬メーカーの主力製品となることがはっきりしているからである。そのために主な製薬メーカーはいま海外企業（主としてアメリカ）との提携を次々と進めている（表10参照）。通産省の予測でも、ゲノムビジネスをふくむ国内のバイオテクノロジー市場は、現在の一兆円から二〇一〇年には二五兆円にまで拡大するとみている。この予測が示唆するところよりみても、ゲノム創薬をめぐっては国際的に研究体制の協同、競合がますます盛んになるのは眼にみえている。ただ、日本の製薬メーカーの研究開発費はアメリカに比較すると明らかに少ない。これは前述した遺伝子解読の面でもはっきりとあらわれている(37)。その成果の予測はいろいろ出されているが、そのすべてが成功しないまでも、従来の医薬品のパラダイムを破る夢の新薬が登場してくる可能性が大きい。この限りでは成人病、難病で悩む病人、障害者に福音となる(38)。

(d)　DNA鑑定

近年、マスコミでDNA鑑定という言葉を聞く機会がふえている。刑事事件の法廷で被告の犯罪を立証する証拠として、DNA鑑定が有力になってきたからである。主として殺人、レイプ、傷害事件などのときに、被告と被害者の関係を結びつける手段としてである。八年前に本格的に導入されたDNA鑑定の信頼性は徐々に高まっているという。この他にも、航空機事故、列車事故などで身許の証明しにくいときや、親子の鑑定にも利用される機会がふえている。DNA鑑定はゲノム・DNA解析が実用化されている一例である。これをキーワードとして簡潔に説明しているのが、次の解説である。

　DNA鑑定

　人間の細胞内のDNA（デオキシリボ核酸）を形成するアデニン、グアニン、シトシン、チミンの四種類の塩基配列は死ぬまで変わらない。一卵性双生児を除いて個人によって異なる特徴があり、ABO式の血液型などに比べて個人識別の精度は高いとされる。このため、犯罪捜査でわずかな毛髪や血液、体液などからDNAを抽出し、容疑者や被害者の同一性を判定したり、民事訴訟での親子鑑定などに利用されている。

（「毎日新聞」二〇〇〇・七・一九）

DNA鑑定を実施している民間会社はアメリカでは非常に多い。その背景には子どもの認知と養育費の支払いが関係しているといわれる。その際、通常は母親は子どもが自分の子どもかどうかはわかっているので、DNA鑑定は父と子の関係をしらべる父子鑑定として、民事裁判で使われることが多い。

英国で一九八五年にＤＮＡフィンガープリント（指紋）とよばれる個人鑑定の新方法が発見、開発されていらい、世界的にひろがった。日本では一九八七年に東大法医学教室で、この方法が正しいことを実験的にたしかめた。これいらい各大学の法医学教室のなかでは、ＤＮＡ鑑定が実施されるようになった。その後少しずつ改良され、ＤＮＡ鑑定が犯罪捜査だけではなく、親子鑑定にもひろがってきた。当初はＤＮＡ鑑定は、刑事事件では主として法医学教室での鑑定が重視されていたが、親子鑑定には民間会社が進出してきた。一九九七年に、アメリカのＤＮＡ鑑定の専門会社「アイデンティティー・ジーン社」の日本のエイジェンシーとして設立された株式会社「ジーン・ジャパン」である。この会社は「貴方がパパと断言できますか」「誰にも知られずに唾液でＤＮＡ鑑定ができます」という煽情的なコピーで登場してきた。関連会社はインターネットに公開されているだけでも一一になっているという。

なかでも、英国のセルマーク社から技術導入した「帝人バイオ・ラボラトリー」では、年間約三〇〇〜四〇〇件の鑑定を実施しているという。主に相続を争う民事裁判での鑑定である。また、ジーン・ジャパン社は、頬の粘膜を脱脂綿のついた棒でこすり、それに付着した細胞からＤＮＡ鑑定を実施する。しかも、郵便で関係者の了解なしに鑑定が依頼できるが、これは日本独特であり、アメリカでは認められないという。

ＤＮＡ鑑定は関係者の同意なしに行われたり、刑事事件の際に「再鑑定」をめぐって問題が発生している。日本の捜査機関は概して「再鑑定」に消極的であるといわれている。これらはＤＮＡ鑑定をされる当事者にとっては、ＤＮＡ鑑定に不安感を生じさせる傾向がある。親子鑑定の場合にも、さまざまな影響がうまれてくる。このような事態に対しては法的規制はなく、法医学会の指針はあるが会員以外への拘束力はないので、実際にはＤＮＡ鑑定は企業化されているといってよい。しかし、これでよいわけがない。アメリカには血液解析協会の指針があるが、日本でも国レベルの指針作りが必要になってきているという(39)。

(4)　遺伝子治療

(a)　遺伝子治療とは

遺伝子治療の手術というと、一般には外科系と考えられやすいが、現代のメスで身体を切開・切除したり置換する外科手術の概念とはちがっている。その技術レベルは〝注射〟にちかく、遺伝子を体内に入れるだけなので、むしろ内科系の技術レベルである。遺伝子治療の対象はいまのところ難病とガンに重点があるが、ガン治療への期待が大きいために、〝外科手術〟と受けとめられるのかもしれない。たしかに、ガンの遺伝子治療は、二一世紀には現在の外科手術の壁を破り、新しいより本質的な治療となりうる可能性をひそめている。

しかし、歴史的には遺伝子治療が初めて行われたのは、一九九〇年にフレンチ・アンダーソン（当時、国立衛生研究所）によって行われた四歳の女の子のＡＤＡ欠損症への〝手術〟が最初である。ＡＤＡ欠損症というのはアデノシンアミラーゼという酵素ができないために、免疫不全がおき、どんなに注意してもすぐ感染症にかかってしまう病気である。この子どもは現在では身体も大きく、スポーツ好きのティーンエイジャーに成長しているという。

また、ＡＤＡ－ＳＣＩＤ（ハンチントン病）の臨床試験に遅れること二年半で、嚢胞性繊維症（ＣＦ）の遺伝子治療の臨床試験が行われたのは一九九三年春である。ＣＦに対する遺伝子療法の方針は、ＡＤＡ－ＳＣＩＤなどのように骨髄に由来する血球細胞の遺伝的疾患とは必然的にちがっているという。血液細胞では、遺伝性欠陥のために正常の機能を失った細胞を身体からとりだし、遺伝子を挿入したベクターに曝し、そして再び身内にもどしてやる。そのタイプでの治療は、標的細胞への新しい遺伝子の導入が身体の外で行われる（体外遺伝子導入）。

これに対し、血球の遺伝病以外のほとんどすべての場合には、遺伝子治療は体内での遺伝子導入を必要とする。その後ＣＦ以外にも、単一遺伝病には徐々にその適用を拡大する臨床試験が行われるようになった。この臨床実験でわかるように、遺伝子をはこぶベクターが重要な役割を果たしていることがわかる。最初はアデノ・ウイルスが使われている。最終的にはウイルスは遺伝子を運ぶベクターとしては最良のものではないと考えられているが、その先はまだ明確にされているとは思えない。

(b) ガンの場合

ガンとＣＦやＳＣＩＤのような遺伝病との間には、その病因の特徴からして遺伝子治療としても基本的なちがいがある。すべてのガンはＤＮＡの異常なのである。正常な細胞が腫瘍化する過程（ガン化）は、非常に微妙で複雑である。したがって、遺伝子治療としても、その手段が異なってくる。ガン遺伝子、ガン抑制遺伝子をとわず、単一の遺伝子が支配的役割を果たしている場合には、分子医学の提供するガン治療法の可能性が高いものが相当あるはずである。この究明、開発が二一世紀の課題である。

その中で、いまのところ有望なのは、第一に〝アンチセンス療法〟である。その詳細は専門的すぎて了解しにくいので略す。早期肺ガン患者の臨床試験が承認されたのは、手術で切除不能の細胞塊にアンチセンス遺伝子をふくむベクターを注入する方法である。また、同じ次元で〝ガン遺伝子交換療法〟も考えられている。

第二は、直接腫瘍を狙わずに免疫系にはたらきかけるものであり、この中で一番普通なのは〝養子免疫療法〟で、インターロイキンというサイトカインの供給を操作することによって、免疫系の自然の反応力をたかめて、腫瘍に対抗しようとする試みである。これらは、いずれもまだ未完成のものばかりであるが、二一世紀のガンの治療法は現代とは異なった技術レベルのものになることは、間違いないであろう。すでに、あらゆる種類のガンについての臨床実験が行われている。参考までにその一部をあげておく（表11、表12）(40)。

表11　普通に見られる単一遺伝子病

（ここにあげる病気の原因遺伝子はすでに同定され，クローン化されている．臨床試験が始まっているものには＊印，近々始まると思われるものには#印をつけた．それ以外のものも前臨床研究の完成が近い．）

ＡＤＡ－ＳＣＩＤ＊	ハンチントン病
ブルトン型無γグロブリン血症#	レッシュ・ナイハン病
慢性肉芽腫症＊	ルー・ゲーリッグ病
嚢胞性繊維症（ＣＦ）＊	神経繊維腫症
デュシェンヌ型筋ジストロフィー	プリンヌクレオシドホスホリラーゼ欠損症＊
家族性高コレステロール血症＊	鎌状赤血球貧血
ファンコニー貧血＊	テイ・サックス病
ゴーシェ病＊	サラセミア
ハーラー症候群#	Ｘ－染色体連鎖ＳＣＩＤ#
ハンター症候群＊	

出典　W.R.クラーク，岡田益吉訳『遺伝子医療の時代』p.193.

表12　分子医学とがん

すでに開始されている臨床試験の一部をあげてある．括弧内の数字は1997年現在がんの臨床試験として認可されている件数である．研究所によっては，同一のがんについての複数の臨床試験を並行して行っている．

がんの種類	関与している機関
悪性黒色腫（６）	カリフォルニア大学（ロサンゼルス校）；ミシガン大学；ＮＩＨ；ピッツバーグ大学；スローン・ケタリング研究所
前立腺がん（５）	スローン・ケタリング研究所；テネシー大学；国立海軍医学センター；デューク大学；ベイラー医科大学
白血病（２）	ミネソタ大学；ノースウェスターン大学；セントジュード小児病院；Ｍ．Ｄ．アンダーソン病院；インディアナ大学
卵巣がん（５）	ＮＩＨ；アラバマ大学；バンダービルト大学
結腸がん（３）	ジョージタウン大学；コーネル医学センター；サウスカロライナ医科大学
骨髄腫	アーカンソー大学；ＮＩＨ
腎臓がん	カリフォルニア大学（ロサンゼルス校）；スローン・ケタリング研究所
ホジキンリンパ腫	セントジュード小児病院
神経芽細胞腫（３）	セントジュード小児病院
乳がん（２）	Ｍ.Ｄ.アンダーソン病院；ＮＩＨ
神経膠腫	カリフォルニア大学（ロサンゼルス校）
頭部・頸部がん（２）	シンシナティー大学；ジョーンズ・ホプキンス大学
膀胱がん	カリフォルニア大学（サンフランシスコ校）
脳腫瘍	ＮＩＨ

出典　表11に同じ，p.248.

(c)　日本では

日本で最初の遺伝子治療が行われたのは一九九五年、ＡＤＡ欠損症に対して北海道大学付属病院においてである。二例目は九八年一〇月に東大医学研究所付属病院で、腎ガン患者に行われた。これらを契機としてガンに対する遺伝子治療の申請が専門の倫理委員会に提出されている。現在、申請中の遺伝子治療は、食道ガン、肝ガン、前立腺ガン、脳腫瘍のほかに心筋梗塞、動脈硬化などを対象にしたものであるという。しかし、いままでのところ病気が完治したという例はない。他に治療法がない場合に、最後の切り札として実施が計画されているのが現実である。しかも、ベクターは常にアメリカ依存であり、まだ技術導入、開発途上の治療法といってもよい。表11、表12と比較すると立ち遅れていることがわかる(41)。

(d)　成果と副作用、安全性

遺伝子治療はアメリカでＡＤＡ欠損症の第一号では好調な結果を示した。それだけに、遺伝子治療への期待は高まった。しかし、その後の臨床展開では、いまのところ人間の病気に対して、非常にわずかな効果しか示していない。それでも、何百回失敗しても、同じ療法の道の開発が進められているのはなぜか。そこに既存の治療法にはない新しい可能性がひそんでいると考えられているからである。

それに、副作用が比較的少ないことも有利に働いている。一九九六年半ばまでに遺伝子治療を受けた五〇〇名以上の患者（このうち何百人かは五年以上にわたって治療を受けている）の中では、誰一人として中程度以上の副作用は現れなかった。大部分の患者はまったく何の影響も受けなかったという。

そのために、現在でも遺伝子治療の多数の臨床試験が進められているのである（表11、表12参照）。これは将来、この方式によってガンや難病が克服される可能性が大きいと期待しているからであろう(42)。しかし、専門家の発表とは別に、遺伝子治療で死者がでることがあり、国民の医療機関への不信が高まってきているのも見逃すことはできない。安全性への疑問である(43)。

米フロリダ大の動物実験では遺伝子治療が子孫にまで受け継がれるとすると、その安全性には疑問がある。なぜ導入した遺伝子が生殖細胞に影響を与えるのか、慎重に検討する必要がある。この実験の結果いかんによっては、遺伝子治療も専門家が考えるほど楽観的ではなく、長期予後という視角からの見直しが必要になってくるであろう(44)。

また、アメリカ厚生省は遺伝子治療の被験者が危険にさらされないよう臨床試験の監視を強化すると発表。そのために、インフォームド・コンセントの徹底のための指針や、全試験計画の事前提出を求める規則を導入するという。違反があれば最高一〇〇万ドルの民事制裁金を科すというきびしいものである(45)。

(5)　ＥＳ細胞と再生医学

(a)　**ＥＳ細胞**

二一世紀を前にして、バイオテクノロジーの世界では少なくとも三つの画期的技術が開発された。第一は、一九九七年の「クローン羊・ドリー」の誕生発表である。一九九六年七月にイギリス・ロスリン研究所のウイルムット博士らのグループが、羊から世界最初の「体細胞クローン・ヒツジ―ドリー」をつくることに成功した。それが科学雑誌「ネイチャー」の九七年二月二七日号に発表されたが、それが体細胞クローンだったことがわかり世界中に衝撃を与えた。日本でも九八年七月には近畿大農学部と石川県畜産総合センターのグループが、「体細胞クローン・ウシ」の〝のと〟〝かが〟を誕生させた。いまでは国内に一〇〇頭ほどの体細胞クローン・ウシが誕生しているが、まだ肉も牛乳も市場には出されていないという。

第二の「ＥＳ万能細胞」の発見と細胞系統の確立が、科学論文誌「サイエンス」で報告されたのが、一九九八年一一月のことである。胎児のもとになる細胞、あるいは胚をつくる細胞を母とするこのＥＳ細胞は、試験管の中で変形することも奇形することもなく、元気にふえつづける。条件しだいでは、受精卵から全身の組織や臓器が発生してくるように、あらゆる身体組織や臓器をつくる細胞に分化・増殖する能力をもっている。

第三に、一九八〇年代後半から進められてきた「ヒトゲノム計画」が二〇〇〇年初頭に完了したことは、すでに述べた通りである。

これら三者は基礎のどこかで相互に関連しているというが、専門的素養のない臨床医の私には紹介・解説するのはむずかしい。この問題に関心のある方は、〝註〟にあげてある関連文献を参考にしていただきたい。それにこれらの研究を加速するのにＩＴ技術も関与しているといわれており、ＩＴとバイオを融合するバイオインフォマティクス（生命情報工学）の分野の開拓が企業誘導ではかられている。この分野をキーワード的に紹介すると次の通りである。

バイオインフォマティクス

バイオテクノロジーと情報技術（ＩＴ）を融合した技術。コンピューターで遺伝子の機能を解析する手法が代表的な例だ。ゲノムは塩基の配列が一種の暗号のように書かれている。配列が明らかになっても、その中で実際に働いている遺伝子は四万個程度とごく一部と見られる。治療につながる遺伝子をいち早くみつけたり、遺伝子が作るたんぱく質の立体構造を解明するため、バイオインフォマティクスを使った実用化競争が激しくなっている。

ヒトゲノム（人間の全遺伝情報）の解読で、ゲノム情報を新規の医薬品開発に活用したり、個人の体質などに応じた「テーラーメード医療」の活発化が期待されている。

（「日経」二〇〇一・一・二〇）

現代のバイオテクノロジー、ＩＴ技術が登場したのは世紀末であるが、二一世紀の医学の主流になるのは間違いない。しかし、マクロの視点からみればまだ現実には研究室での臨床実験のレベルにあるように思う。その成果がいずれ人類・病人に多くのプラスをもたらすのは確かとしても、同時にそれらをめぐって、幾多の困難があるであろう。以上のような前提をふまえて、ここではそれらを社会的機能、病人史という視角からみていきたい。ゲノム解読についてはすでにふれたので、ES細胞とクローン人間、その発達線上にでてきた再生医学についても言及したい。

ES細胞の存在が確認された当初は、アメリカ政府はヒト胚性幹細胞研究には慎重で、原則禁止であった。それが一年たらずのうちに一八〇度転換し、それに応じてヨーロッパ諸国もその動きに追従して対応策をたてるにいたった。アメリカ政府は研究室での培養技術が確立したときには、〝巨大ビジネスの種〟としてその動向に積極的姿勢を示すにいたった。その背景には、いまアメリカ経済はデジタル革命といわれる情報技術（IT）関連で世界をリードしているが、〝ポストIT〟としてバイオに注目してきたのである。二〇二五年までには二兆ドル規模の産業になるという見通しをたてているからであろう。

しかし、現実はいまのところそんなに甘くはない。マクロには大学の医学研究室や医薬品関係の研究室レベルが主流で実用化への離陸が完全に始まったとは思えない。それなのに、企業化の動きが先行してきているのは、すでに研究段階で企業化せざるをえない必然性をもっているからである。ES細胞の研究は、国家・企業レベルの期待をもたれ、研究費も潤沢になると、流産や死産によって提供される胎児組織だけではその需要をみたすのが困難になる。それを補うものとしてでてきた中絶胎児の組織が、いまではるかに多くなっている。それに、研究材料としても、健康状態に関係なく処置された中絶胎児の方が、異常率が少ないこともあって研究者には好ましい材料である。この中絶された胎児の身体を実験、研究材料として集めることをめぐって、企業の進出する余地があった。

人工中絶の実数は世界的にもはっきりした数字は出されていないが、予想以上の数にのぼるはずである。この事情は前述の「性革命」のところで述べた通りである。この事態は事の性格上、なかなか実態が明らかにならないが、一社が一〇～二〇個所ほどの中絶を主業務とするクリニックと契約して、中絶胎児の組織を回収、保存し、研究所の求めに応じて提供するのが普通である。大手の胎児組織提供業者になると、年間で一万体以上の試料を供給しているという。ただ、これが秘密主義で闇の中で行われているため、法的規制の可能性もうまれている。また、根源的には「ＥＳ細胞は生命ではないか」という疑問も出されている。この点が明らかにならないかぎり、医療倫理の面から〝巨大企業〟に成長していくには問題が残されているといえよう。

次の問題はＥＳ細胞の現実的利用法は何かである。ＥＳ細胞の遺伝的特性のそろった細胞を無限に培養できる特質は、医薬品の実験段階でのテストから始まって、製造への便宜を与えることになる。日本でもＥＳヒト細胞を研究に使いたいという分野は、医薬品や化粧品など、現場の医療技術に直接関与しない分野が多いというのも、この研究段階の反映であろう。そして、最初に臨床化されるのは、バイオ人工臓器として骨、軟骨、皮膚とみられており、この分野では研究室内とはいえ、臨床実験から開発段階に進んできているという。

(b)　クローン人間

畜産の世界で開発された技術が、やがて人間にも適用されるようになる可能性が大きいことは事実である。生殖革命がその先例といえよう。ただ、〝クローン・羊〟から〝クローン・人間〟への道は受精技術の開発とちがい、人体の発生・構造を考えるとそう簡単にいくものではない。また、いつかたとえ〝クローン・人間〟ができたとしても、それは初めの人間と必ずしも同一ではないと思う。むしろその研究途上で開発された成果が、バイオ人工臓器として二一世紀の医療の内容をゆたかにする課題になっていくのは確かである。

ところで、〝羊・ドリー〟は〝ＥＳ細胞の落し子として生まれたことを見のがすことはできない。さまざまな動物に関係したクローン技術とＥＳ細胞は、原理的にはいつでも、人間のＥＳ細胞に応用が可能である。そして、原理的にはクローン技術で「体細胞と同じ遺伝子をもつコピー人間の受精卵」がつくれるはずである。ここからクローン人間への道はひらかれる。

しかし、両者とも法的な問題点をクリアしていないので、実験室内の研究にとどまっているが、足早に臨床実験がはかられている。将来の展望として実用化の可能性が最も大きいのは、臓器移植のための〝脳死体〟の絶対的不足を補うものとして、二つの道が考えられる。第一は、クローン・羊の誕生にならって、最終的には「クローン・豚」をつくりだし、大量生産し、その臓器を人間への臓器移植に利用できるかという期待である。人間の臓器移植の場合でも、免疫反応を抑えるために、生涯にわたって免疫抑制剤の使用が必要となっている現状を考えると、この発想には技術的にも医の倫理としても問題が残されている。

第二は、バイオＥＳ細胞をもとに人間の組織や臓器（人工臓器）をつくろうという方向である。これは組織工学（ティッシュ・エンジニアリング）といわれている。日本では再生医学（医療）とよばれ、大学医学部の研究室でこの種の研究が始められている。この場合には臓器移植にみられる免疫反応がないと思われるので、もし成功すればドナー不足の解決、免疫反応という点でも有効なはずである。しかし、実際にはどうなるかはまだ不明である。この分野で実用化の見通しがたっているのは、皮膚、軟骨、骨であるという。その他の臓器はさらなる困難が予想される。これは、医学が完全に「生命操作の時代」に入ったことを示すもので、二一世紀には医療の課題になってくるであろう。問題は人間がこのような医学進歩をどう受けとめるかである。その際に、人間の生死観いかんによって、それへの対応がちがってくると思われる。人間の大きな臓器の移植については、そんなにしてまで生きたいと思う人がどのくらいいるかである(46)。

七　国民、病人にとってゲノム革命とは何か

人間のＤＮＡのかたまりであるゲノム（ヒトの遺伝情報全体）の解析が完了した現在、ゲノム研究・開発研究が先行しがちだが、ここで立ちどまってゲノム革命が人間、病人にとって何だったのかを考えるべきときにきている。出産のときの臍帯からの血液の数個の細胞でゲノム解析が二一世紀の半ばまでには可能になるということは、すべての人間はその時点で全遺伝情報が明らかになるということである。すでに成人になった人でも少量の血液からゲノム解析は可能である。それにより人間の遺伝情報全体がわかってしまうことは、人間にとって必ずしもプラスに働くとは限らない。遺伝子解析により、その人間の将来の体形、疾病要因、障害の可能性の有無などがわかってしまうので、その結果を誰がどう使うかによって、人間の運命が左右されることがないとはいえない。

げんに関西地方に住む男性が、「遺伝子診断を受けなければ障害保険金がおりたはずなのに、受けたばかりに支払いを拒否されたのは不当である」と生命保険会社を二〇〇〇年の春に訴える事件がおきている。男性は加入後に受けた遺伝子診断で遺伝病とわかったからである。これに対し、生命保険会社は「契約前に発病していた」と主張しているという(47)。

この事件は日本では最初の事例だが、ゲノム解析の先進国アメリカでは事態はより一般化している。一九九五年頃から遺伝子情報にもとづく差別をうけたものが、遺伝子カウンセラーの調査によると五五〇人特定されたという。そして遺伝子検診は家族計画への関係は別として、成人の場合にはその利用法が適切かどうかが社会問題となっている。遺伝子解析の結果が保険加入、就職の際の障害になることがはっきりしてきたからである。とくに、先進国のなかではアメリカは疾病保険の大部分を民間保険業者に依存しているので、その国民の医療保障の問題としては一大事であ

る。また、企業の入社試験の時に、その選択の基準として遺伝子検診の結果が使われるとしたら、人間は社会人としての出発点において社会差別を受けることになる。

まだ現実には遺伝子診断といっても、その前段階の疾病体質（成人病、ガンなど）の疫学的研究が完全に終わったわけではなく、むしろ研究途上にある。しかし、一部にしろ解明される情報が社会差別につながるのは、人類の進歩の方向としてマイナスに働く可能性が少なくない。クリントン米大統領は二〇〇〇年二月八日、連邦職員の採用や昇進にあたり、遺伝子情報による差別を禁止する大統領令に署名した。そして民間に対しても、同様の差別を禁止するよう法案の早期成立を求めたという。そして、遺伝子情報と保険問題とのガイドラインも発表されている(48)。

この根柢にある問題は、遺伝子情報が誰のものかについて、研究者、企業（疾病・生命保険、一般企業、人体関連企業など）が、人権の立場にたっていないことである。げんに日本でも、国立循環器病センターでは健診で採取した血液から、五〇〇〇人分の遺伝子の診断解析をした。アルツハイマーや高血圧関連の一三種類であるという。研究至上主義の研究者の一面の論理のみからの実施である。また企業の健診結果が当事者に無断で大学に提供され、疫学研究に利用されているという。また、病原体や患者の複製ＤＮＡも、遺伝子診断をしている病院の四〇％以上が、使用後は一般廃棄物として処理しているという。この事態を前にして、厚生省でも倫理指針の作成をせまられているという(49)。

しかし、ゲノム革命の進歩の流れをマイナス面のみからみようとするものではない。問題は、ゲノム解析をする時の研究者や企業と、当事者（国民、病人）との関係をどう考えるかである。遺伝子情報が当事者優先の原則をはっきりさせておけば、その実施にあたって考うべきことは明確になってくる。第一に、無断解析を行わず、当事者の同意を研究の前提とすべきである。この点について研究者の認識、人権意識はまだ甘いといわざるをえない。第二は、遺伝病の因子がわかった時に、当事者にこの結果をどう伝えるかである。ここでも、インフォームド・コンセントが必要になり、その先の判断は当事者のインフォームド・チョイスにまかすべきである。第三は、その際に遺伝子カウンセリングが大切になってくる。日本ではこの点がまだ非常に不十分である。第四は、研究者・企業の認識・人権意識の向上のみでは不十分で、法的規制が必要になることは歴史的にもはっきりしている。やはり政府のガイドラインが必要になってくる。通産省など四省庁合同の指針委員会が二〇〇〇年九月二四日に、ヒトゲノム・遺伝子解析で民間企業をふくむ研究者が守るべき以下のような倫理指針原案を発表した(50)。

ヒトゲノム・遺伝子解析研究に関する倫理指針原案の概要

・研究計画は倫理審査委員会の承認を得る
・試料提供者に対して事前に十分な説明をして文書で同意を受ける
・試料提供者が自分の遺伝情報の開示を希望する場合には原則として開示し、希望しない場合には開示しない
・試料提供者が遺伝カウンセリングを受けられるように配慮する
・研究機関に個人識別情報管理者を置く
・外部機関への試料提供は原則匿名化する
・試料提供者からの苦情などの窓口を設置
・外部の有識者が定期的に実地調査をする

（「朝日新聞」二〇〇〇・一一・二四）

最後に医療思想の問題にふれておきたい。ゲノム研究者のなかには決定論的傾向が強く、優生学的思想が潜在しているように思う。だが、多田富雄（免疫学者）が述べている次の文章が、問題の所在を明確にしたものとして注目に値する。この考え方は、医学・医療・福祉の全分野においても共通するものをもっている(51)。

ゲノムの個別性と普遍性を尊重することこそ、基本的人権を守る基礎であると私は思っている。また逆に、基本的人権を守るという大原則から、ゲノムの尊厳性をも守ってゆくべきなのだ。

ゲノム解析が医学を進歩させる可能性が大きいのは事実だが、反面で社会的差別を激化させる危険性を含んでいる。それだけに病人史の立場からは後者を強調し、その行方をきびしく監視する必要がある時代に入ったと言わざるをえない。

（1）「朝日新聞」二〇〇〇・一〇・二二より。

（2）「朝日新聞」二〇〇〇・一〇・二三より。

（3）「朝日新聞」二〇〇〇・一〇・一四より。

（4）川上武『二一世紀への社会保障改革――医療と福祉をどうするか』（勁草書房、一九九七年）。なお、川上武・小坂富美子『医療改革と企業化』（勁草書房、一九九一年）でも、現在の政府の医療・福祉政策の最大の目標・建前となっている〝規制緩和〟→〝企業化〟についても、病院チェーン、医療関連ビジネスの紹介、問題点の指摘を先駆的に行っている。

（5）「大阪保険医雑誌」（二〇〇〇・一〇）〝特集、初めての電子カルテ〟の中の「メーカーからみた電子カルテ」より。

（6）日本医療企画編『ＷＩＢＡ92』（一九九二年）二七二頁。

（7）「健康保険」（二〇〇一・五）の〝医療費の請求・審査、支払いの仕組み〟にくわしく紹介されている。診療報酬支払い基金の運営が非効率なのは事実である。だが改革案となると、カルテの電子化やシステム網の整備などの問題の外に、患者情報の守秘義務の問題もからみ、支払基金の民営化のみでは、医療費削減に有効に作用するとは限らない。

小泉内閣の〝規制改革〟で医療分野でも全面的民営化がはかられているが、関係団体の反対（次頁の表参照）や、医療の質（医療経営の能率化）よりみて簡単にはいかない。医療改革は〝医療技術自体〟〝医療システム〟〝人材養成〟などで、医療の技術水準の向上、普遍化、効率性を阻害する日本医療の構造的欠陥の解決がない限り、診療報酬請求も、ＩＴ化による効率化には、医療費削減、医療の質の面でも限界を生じる可能性が大きい（参照、「日本経済新聞」二〇〇一・七・一三、七・一四、二木立『二一世紀の医療と介護』勁草書房、二〇〇〇年）。

（８）前掲（５）より。

（９）「エコノミスト臨時増刊・ＩＴ革命」（二〇〇〇・九・二五）一〇七頁。

電子カルテの先駆的開発者である亀田総合病院では、試行錯誤をへて、現在では電子カルテを軸として、診療・医事会計・地域医療システム（ＷＡＮの形式）、保険者機能との一体化など、広汎な展開をはかっている。その中で、電子カルテの普及は医療の主体を「医療者中心」から「患者中心」に移行させたいと考えている。しかし、セキュリティやプライバシーの利便性がトレードオフにある点については、まだ確かな見通しはないようである。

だが、大型病院から始まった電子カルテの将来については、注目すべきもののあるのも事実である（参照、亀田俊忠「電子カルテ――亀田総合病院の取り組み」「健康保険」二〇〇〇・七）。いま島根県立中央病院も公的病院としてこの問題に取り組んでいる。前者は当初ＩＢＭ（のち独自開発）、後者は富士通との協同といわれている。

この問題は最終的には、日本型医療システムとしては同一規格を考慮せざるをえない。問題は既存の医療システムの構造的分析を怠って、情

総合規制改革会議の医療分野の主な規制改革案と反対意見

改革案	反対意見
医療機関は原則，電子的手法でレセプトを提出（年内に）	システムの導入コストがかさみ，中小医療機関の経営を圧迫（厚生労働省）
医療機関の広告の原則自由化（2001年度）	患者に偏った情報が流れるおそれ（厚生労働省）
「社会保険診療報酬支払基金」以外の民間にレセプト審査を事務委託（今秋）	レセプト審査は一元的に実施したほうが効率的（厚生労働省）
保険者と医療機関の直接契約による診療報酬の引き下げ（今秋）	平等に医療を受ける機会を阻害（日本医師会）
株式会社などの病院経営への参入許可（2001年度中に検討し結論）	利益追求で医療の質が低下．医療倫理が崩壊するおそれ（日本医師会）
公的保険外診療の併用の拡充（2002年度）	患者負担の増大．自由に医療を受けられなくなる（日本医師会）

「日本経済新聞」2001.7.14より．

報技術に則して医療システムを構築しようとする方向のもつ限界、危険性についての検討の重要なことを、ここでは強調しておきたい。

(10) 前掲(5)所収の二人の開業医の報告から。
(11) 塙真奈美「医療における情報化と標準化」(インターネット検索)を参考にした。
(12) 福井政次編『EBM 実践ガイド』(医学書院、一九九九年)を参考にした。
(13) 「朝日新聞」二〇〇〇・七・六より。
(14) 高野健人『マルチメディア時代の医療と福祉』(日本評論社、一九九六年)九頁。
(15) 川上武『内科往診学』(医学書院、一九六七年)。
(16) 前掲(14)がその研究報告書といってもよい。
(17) 前掲(14)七四―八〇頁。
(18) 「日本経済新聞」一九九八・九・二八より。
(19) 森谷正規『IT革命の虚妄』(文春新書、二〇〇一年)一八五〜一八六頁。
(20) 「日経」一九九九・六・二より。
(21) 「日経」二〇〇〇・二・一九より。
(22) 「東京新聞」一九九八・八・一八より。
(23) 前掲(14)一三八―一四四頁。
(24) 「日経」九九・六・一二、九九・八・七、「朝日新聞」九九・一二・一四より。
(25) 「日経」二〇〇〇・九・二九より。
(26) 「日経」二〇〇〇・九・二一より。
(27) 窪田静「高齢者の在宅ケアを支える補助器具支援――デンマークを先達として」「日本機械学会誌」(一九九三・九)、医療法人財団健和会「福祉用具のよりよい活用システムを求めて」(二〇〇〇・三)、「日経」二〇〇一・一〇・二九。
(28) 「日経」二〇〇〇・二・一二、「毎日新聞」二〇〇〇・二・一八、「東京新聞」二〇〇〇・八・一五より。

(29)「毎日新聞」二〇〇〇・二・二三、七・三一、「日経」二〇〇〇・九・二九、一〇・一八より。
(30)「日経」二〇〇〇・六・二四、「毎日」二〇〇〇・八・一三より。
(31) 青野由利『遺伝子問題とは何か―ヒトゲノム計画から人間を問い直す―ＤＮＡ』（新曜社、二〇〇〇年）。本節の記述は全面的に本書の一四～一九頁によっている。この分野には素人の私が要約したので、詳細なニュアンスは伝えられなかった。
(32) 前掲(31)の一―七頁に全面的に依存して、私の判断で要約したものである。
(33) 前掲(31)の二〇―二三頁。
(34)「日経」二〇〇〇・八・一〇、一一・二一より。
(35) 川上武『現代日本医療史』（勁草書房、一九六五年）一八七―二〇一頁。
(36) 新井賢一ほか『黄金のＤＮＡらせん――先端医療ビッグバンへの道』（日本経済新聞社、一九九八年）三九～四七頁。
(37)「東京新聞」二〇〇〇・八・二〇より。
(38)「エコノミスト」二〇〇〇・二・八「特集・ゲノム新時代」、二〇〇〇・五・三〇「特集・ゲノム最前線」。
(39) 青野由利『遺伝子問題とは何か』（新曜社、二〇〇〇年）一八一―一九三頁。本節の執筆は全面的に本書に依存している。白石拓『暮らしの遺伝子工学』（双葉社、二〇〇〇年）一七八―一九六頁。
(40) 立花隆『二一世紀知の挑戦――ＤＮＡ革命はここまできた』（「文芸春秋」二〇〇〇・三月号所収）、前掲(39)『遺伝子問題とは何か』、ウィリアム・Ｒ・クラーク著、岡田益吉訳『遺伝子医療の時代』（共立出版、一九九九年）。本節は以上の三書を参考にしながら、私が了解できる範囲で病人史として必要な紹介をしたものである。
(41) 前掲(39)『暮らしの遺伝子学』より。
(42) 前掲(40)『遺伝子医療の時代』より。
(43)「日経」二〇〇〇・五・二四より。
(44) 前掲(40)『遺伝子医療の時代』一九八―一九九頁。
(45)「毎日新聞」一九九九・一二・一四より。

(46) 大朏博善『ES細胞』(文春新書、二〇〇〇年)、本節の執筆は全面的に本書に依存している。立花隆編『人体再生』(中央公論新社、二〇〇〇年)、日本での研究については専門家との対談の形で研究過程、研究成果などについて紹介されている。前掲(39)、前掲(40)『遺伝子医療の時代』。

再生医療は急速に研究室レベルを脱し、バイオテクノロジーの花形として、二一世紀の医療技術の戦略的目標とされてきた。とくに免疫反応の少ないこともあり、〝人工臓器〟の開発などがマスコミのニュースになる機会がふえている。

(47) 「朝日新聞」二〇〇〇・七・三〇より。

(48) 「朝日新聞」二〇〇〇・二・九、前掲(40)『遺伝子医療の時代』、三二〇―三四五頁。

(49) 「毎日新聞」二〇〇〇・二・三、五・二五、「朝日新聞」二〇〇〇・二・一、七・六より。

(50) 「毎日新聞」二〇〇〇・二・四、三・三、「朝日新聞」二〇〇〇・六・八より。

(51) 多田富雄「ゲノムの日常―生命の世界―ゲノムと人権」(「東京新聞」二〇〇〇・一一・一一)より。

〔追記〕 第II部の原稿は二〇〇〇年一二月上旬までに執筆されたものである。しかし、この分野の進歩はめざましく、その後も毎日のように関連したニュースが登場している。とくに、新春になると二一世紀の〝夢〟として高齢者の体外受精やロボット人間の話題が大きくとり扱われている。ゲノム創薬をめぐっては、企業の合併・吸収が未来の産業志向として報道される機会がふえてきた。この動きは、二一世紀が進むにつれてより大きくなっていくのは間違いないと思う。

また、日本の生殖医療については、厚生省は新法を検討しており、厚相の審議機関の「生殖補助医療技術に関する専門委員会」が、二〇〇〇年一二月二六日に最終報告書をまとめた。これでは、〝事前審査〟といっても、〝代理母〟以外は現実には完全自由化になる可能性が大きい。その報告書の骨子は次の通りである。

生殖医療の報告書の骨子

考え方

・生まれてくる子の福祉を優先

・優生思想、商業主義を排除

対象
・子どもを妊娠できない法律上の夫婦に限り、夫婦以外の精子、卵子、受精卵の使用を認める
・代理母は禁止
・提供は無償。実費相当分の授受は認める
・提供者は匿名。身内や知人以外にいない場合は事前審査のうえで認める
法制度
・罰則を伴う法規制
・子を出産した人を母とし、同意した夫を父とすることを法律に明記
・生まれた子は、個人を特定できない範囲で、提供者が承認した情報を知ることができる
・個人情報の保存などをする公的機関を設ける
・必要な制度を三年以内に整備。それまでは、提供精子による人工授精以外は認めない

（「朝日新聞」二〇〇〇・一二・二七）

しかし私が第II部で述べた、現代医療のパラダイム転換（基礎理論の枠組みの変換）が病人・障害者や国民にいかなる変化を与えるかについては、技術進歩と人権に焦点をあわせ、病人・障害者・国民の立場から、その根柢にある論理と倫理を検討してきたので、とくに加筆が必要になるとは思っていない。すでに二一世紀に起こりうるであろう新しい変化について、二〇世紀の技術進歩、人権意識の再確認のなかで、その連続と不連続を意識して、その論理と倫理を軸としてアプローチを試みたからである。

ただ、その後の動きや、ここで書き切れなかった二つの問題について追記しておきたい。

第一は、何故、わが国では脳死からの臓器移植が少ないかをめぐる新しい動きである。第二は、ここでとりあげた問題は、すべて何等かの形で家族との関わりが深く、二一世紀の家族の在り方に重大な影響をもたらしているのは確かである。しかし、私は第II部の論稿では技術進歩と人権意識に焦点をあわせた結果、家族の問題には必要最少限にしかふれなかった。技術進歩、人権、家族のトライアングルでアプローチすると問題を混乱させ、私の主張が希薄になると考えたからである。また、この未知の分野にたちむかう私の力量にも問題があったのも事実である。この分野での家族のもつ歴史的役

割、未来の変化の重要性を感じながらも、それに迫ることができなかったといってもよい。この点についての問題提起のみを追加しておきたい。

1　日本で脳死からの臓器移植が普及しないことをめぐって

「臓器の移植に関する法律」(臓器移植法)が一九九七年に制定されてから、実施数はやっと十指をこえたくらいである。これはアメリカやヨーロッパ、オーストラリアなどと比較すると、問題にならないくらい少ない。その対応策や原因の究明が現在の課題となっている。その一つとして、ドナーの家族へのアフターケアの重要性が強調されはじめた。しかし、日本人の慣習として他の患者団体、家族会のように発展するかどうか。私はいまのところこの動きに簡単に結論を出せない心境である。

また、脳死からの臓器移植への、日米比較によって問題の所在を探ろうとする研究も行われてきた。日本がこの問題の論議を生死観の側から、アメリカでは公共政策としてとりあげた結果が、その実施数の格差になっているという結論のようである(参照、加藤英一「脳死・臓器移植問題の異相性・脳死概念における日米の比較」「医療と社会」二〇〇〇・一二所収)。

しかし、私は日本での脳死→臓器移植をアメリカ並みに増やす必要があるかどうかに疑問をもっている。脳死→臓器移植、脳死身体の部品化—企業化は、日本人の生死観にあわない以上、現在のようなドナーカード所持者・家族の善意に依存する体制でよいと思う。この動きをみて、新たな提供者が増えてくる方向こそ望ましいと思っている。

2　家族の問題

家族の問題は第II部でとりあげたすべての分野に深く関わっている。例えば、ドナーカード所持者の脳死判定が決定したときに、臓器提供をするかどうかには家族の同意も条件となっている。性革命の問題でも〝快楽—エクスタシー〟と〝生殖〟の分離が技術的に可能になったとしても、〝生殖〟を選択するかぎり、つねに〝家庭〟の問題があらわれてくる。とくに不妊症の治療から出発した生殖革命では、従来の論議では考えられなかった〝親子関係〟→〝家庭〟が生まれてくることになる。また、死をどこで迎えるかの問題にしても、介護援助を頼れる家族の有無によって、死の在り方についても在宅か施設か孤独死かといった選択がせまられることになる。ゲノム革命にいたっては、家族の体質、遺伝因子などにどう対処するかの姿勢(人権意識)が最も大切になってくる。さらに、IT革命にいたってはその利便性と同時に、身近な人間関係の疎外をもたらす危険性をもっているといわれる。これらは、家族と二一世紀の医療・福祉の問題を象徴的に述べたものだが、その実態の究明、予測となると、優に一書が必要になるであろう。

さらに、敗戦後のＧＨＱ改革と新憲法の制定にともなう民法改正により、家父長制は廃止され、それを相続税の問題が加速し、旧来の日本型家族制度が崩壊過程に入ってきた。三、ときには四世代が普通であった家族制はいまや核家族化への方向に動いている。それに〝少子化〟がかさなり、日本の家族の在り方は大きくかわりつつある。二〇〇〇年の国勢調査の速報でも、一世帯当たりの人数は二・七人で五〇年前の半分強。単身世帯は全体の四分の一になったという。これに、企業の単身赴任を入れると、子ども以外は単身生活が普通になりつつあるという。

その上に、日本特有の問題は、「戦後の女性のライフサイクルの変容」でのべたように、婚外子への差別が養子→実子特例法を選択した社会的背景もあり、普通の養子は他の先進国に比べると非常に少ない。アメリカ、カナダなどが自分の子どもがあっても外国人の子どもを養子にする例が、社会から何の抵抗もなく受け入れられているのとは大きなちがいである。また、体外受精児の受入れも匿名性を前提とし、一部にはいぜんとして〝血筋〟にこだわる傾向もみられる。

さらに、性の解放、家族制の解体の影響もあり、日本でも離婚→再婚がふえているが、そうなると連れ子との共存が前提になる。古い家族観ではすまない時に入ってきている。それにシングル・マザーが増えてくると、旧来の家族という概念では割りきれなくなる。血縁による大家族とは根本的にちがう〝複合家族〟が現実には登場しつつある。むしろ何らかの形で複合家族を再構築することを、二一世紀は日本でも本格的に考えねばならない時代になる。従来の家族といっても核家族と複合家族とが融合していく社会であり、そこに異和感を感じないような人権意識、男女差別の廃止が今よりより求められることになるであろう。磯田光一『戦後史の空間』（新潮文庫、二〇〇〇年）の中の「家の変容」「性とその夕ブー」、岡田光世『アメリカの家族』（岩波新書、二〇〇〇年）、浅野素女『フランスの家族事情』（岩波新書、一九九五年）、「日経」（二〇〇〇・一・四）の〝鏡〟を参照。

〝複合家族〟については三宅義子先生（山口県立大学）のご示唆に負うところが大きい。あらためて感謝したい。

第Ⅱ部（川上担当）の全原稿は、二木立先生（日本福祉大学）に読んでいただき、示唆に富む助言をいただいて加筆したところも少なくない。深く感謝したい。しかし、この分野は、筆者にとっては日常性の少ない未知の分野であるために、不充分な点があるのは充分に承知している。

本書の執筆を終ってから、わずか数カ月の間にも、第II部とくに、生殖革命、ＩＴ革命、ゲノム革命の分野では日進月歩であり、毎日の新聞に新しいニュースが報道されない日はないくらいである。その推進力は国家、企業で、これらの分野が医療、福祉の枠にとどまらず、むしろ二一世紀をリードする新産業に成長させようとする意図が先行している。同時にその動きが人間疎外、優生学的発想を誘発する可能性についての発言は弱い。

そういう点では本稿に両者のその二面性について、根柢にある論理と倫理を究明しようとした点に、私は本稿の意義があると考えている（二〇〇一・三・二一）。

おわりに　生命倫理と生死観の再構築

私が第三次医療技術革新と考えている一連の医療技術（臓器移植、生殖革命、情報技術＝ＩＴ革命、ゲノム革命）は、従来の医療技術とは明らかに違う理論的枠組み（パラダイム）の上に構築されている。その萌芽はすでに二〇世紀には出発しているが、先進国で開発された技術だということで、当初は深くその意味・影響を考えなかったと思う。技術は一たび発明・開発された時に、科学者・技術者はその進歩、改良のために邁進する。その典型は原子力である。第三次医療技術革新はその技術自体のなかに、従来の生命倫理、生死観では了解しにくい一面をもっており、医療技術の進歩により、その結果が従来の生命倫理と違う次元にあることがはっきりしてきた。もちろん、その個々の技術の特徴によって、技術自体が技術システムに与える影響にニュアンスの違いがでてくるのは否定できない。しかし、その進歩の質・社会の中での位置をみると、従来の技術とはまったく違った一面をもっている。

医薬品の副作用、研究者の思いこみのみが先行した技術、医療過誤などとは明らかに違った〝もの〟〝質〟が明らかになってきた。いまやこれらの一連の技術の新開発は、マスコミの最先端ニュースになってきた。医学進歩がマスコミの主題となるのは以前から多いことだが、現在はその比ではない。そんなことも含めて、あえて〝――革命〟といったテーマで取り上げたわけである。私は二一世紀の第三次医療技術革新の進歩が、生命操作、医療的には人命をも効率化の対象にする以上、〝革命〟という言葉を使い、その意義を明白にしておきたかったからである。この作業を通して、従来の生命倫理、社会の価値観との間に橋をかけようとする問題意識が強く働いたのは事実である。

同じことが、生死観についてもいえよう。

脳死の判定基準が提起され、臓器移植法の公布によって、日本人の従来の死の考え方は一変した。脳死は救命救急医療で死を迎える患者と家族の問題だが、死期判定の心死から脳死への転換は、日本人の死の理解、生死観にとっては劇的な変化であった。

また、主として疼痛の激しい末期ガン患者に対して、ホスピス、緩和ケア病棟が認められたのも、死の理解としては大きな変化である。現在では経口麻薬剤（ＭＳコンチン錠）の開発に支えられて、在宅ホスピスも少数ながら実現している。二一世紀になって、脳死判定、ホスピスなどの死を意識した入所、受け入れの施設は、次第に増えてくるであろう。

次には尊厳死（リヴィング・ウィル）の問題に移るであろう。安楽死は認められないとしても、延命医療の矛盾、困難に直面する機会の増えてきた国民の間に、尊厳死への志向が増えてくると予想される。すでに尊厳死協会に入会している方の中には、死を尊厳死で迎える機会が増えている。ただ、人間のなかには、〝生命ある限り最後まで生きたい〟という気持も心の深底にあるので、死の問題は簡単に割り切れない面をもっている。

生と死をめぐる革命的変化の出現に直面して、日本人の生命倫理、死の考え方（生死観）も再編成を迫られてきた。すでに、脳死、生殖医療については国家、学会でのガイドラインが決定されているが、現実には技術進歩の既成事実の後追いの姿勢を免かれない。今後、従来の生命倫理、生死観に抵触するような医療技術が次々に発見、開発される可能性は増えている。その典型はＥＳ細胞→再生医療、クローン人間、ゲノム解析であろう。

これらの医療技術を前にして、技術進歩を無条件に肯定したり、否定することはできない。少なくとも二〇年〜三〇年さきを考えて、当面人間が考えうる最善と思われる生命倫理、生死観の再構築をはかるべきときである。その場合に基準とすべきは、人権尊重、障害者と健常者の共生、安全性、自己決定権、守秘義務の優先である。このすべてを満たす方向で再構築をガイドラインとして具体化すべきであろう。

その場合に、日本ではあらゆる科学技術、文明について西欧の基準を優先する思想が強いが、これはこの辺で立ち止まり、一回考えなおす必要がある。先進国の基準を参考にするのはよいが、わが国の医療・福祉システム、社会、家族、文化、生死観、宗教などの歴史を再検討することが大切であると思う。いま求められているのは、日本人の生命倫理、生死観の再構築である。

終章　社会保障国家への道
――病人史的視角から――

一　二一世紀の科学技術の展望

(1)　技術予測の夢

二一世紀の病人・障害者の社会的状態（人生）について、人は何を期待しているか。〟病人史を学ぶことが、病人の未来をつくる〟ことをめざす以上、皆が二一世紀の科学技術に何を望んでいるか、そしてその実現可能性について知ることが、いくつかの要因のなかでも重要な一つである。この問題を考えるにあたって、科学技術庁の科学技術政策研究所が、二〇〇〇年一二月七日に発表した「二一世紀の科学技術の展望」は一つの参考意見となる。大学や民間企業の研究者約四〇〇〇人を対象にアンケートし、うち約一二〇〇人の回答から四六項目のテーマでまとめたものである。その主な内容は次の通りである。

「二一世紀の科学技術の展望」の主な内容

●遺伝子技術での人類進化＝ゲノム・たんぱく質の機能解明で、病気にかかりにくい人類へ進化が可能

●人類の小型化＝人類は徐々に小型化し、食糧・人口問題は解決する

●再生医療が普及＝患者の細胞から試験管で作ったクローン臓器などによる「再生臓器」が一般化する
●生体超える補助器具＝ロボット技術で、人間の手足をしのぐ能力を持った義手、義足が登場する
●完全循環型社会＝ごみを原子レベルまでに分解、再合成する完全リサイクル技術が実現する
●電力ネットワーク＝常温超電導ケーブルの利用で、時差を利用し世界規模で電力が相互融通される
●地雷除去＝地雷のみに反応し、安全に化学分解する特殊なバクテリアが開発される
●意思疎通＝コンピューターへの信号入力も、テレビなどの放送受信も直接、脳で行われる
●旅行＝月や火星へのツアーが日常化、一〇〇〇メートルを超える深海探検ツアーも人気を呼ぶ
●災害対策＝気候や環境の変化などの正確な予測や、地震の時間単位での予知が可能になる

（「毎日新聞」二〇〇〇・一二・八）

これを見て第一に気付くことは、上位四項目が人間自体に関する問題が中心で、本書の第II部でその実現可能性（展望）と、人間が人間であるための基本的条件である人権という視点からみたときの危険性にアプローチしたことと深くかかわっている。それに関しては、このアンケート調査のなかでも、生命科学や医療の分野では、ヒトゲノムや蛋白質の機能解明で、病気の原因となる遺伝子が排除され、病気にかかりにくい人類が進化するという甘い楽観的な見通しである。一方、「遺伝子の多様性が薄まり、感染症が死亡原因の一位になる」と人類絶滅の危機を心配する声もあるという。悲観論を代表するものである。この他にも、脳の科学が進歩し、記憶を直接操作したり、その延長線上で犯罪が激減するという予測も出されている。その他、人類の遺伝子操作により宇宙飛行に順応できるように人間を変えられるという見方もあったという(1)。

全体として、科学技術者の発想では、機械論的思考がすべてに優先し、その実現にあたっては社会・経済システムが同時に連動しなくてはならないという問題が捨象されていると同時に、実は二一世紀の社会経済システムがどうな

るかの見通しがまったくたっていないことと無関係ではない。社会主義（統制）経済が崩壊し、自由（市場）経済も限界を露呈し、いま「第三の道」が唱えられているが、その思想的裏づけ、内容もまだはっきりしておらず、いくつかの改革モデルが提起されている段階であることの、科学技術者への反映とみられる節もある(2)。

その混乱というか科学技術の進歩と社会・経済システムとの不整合は、すでに述べてきたように、病人・障害者の社会的状態（これは人間全体の反映）に幾多の問題をのこしている。病人・障害者を切り捨てての人間の幸福を追求する科学技術の進歩、社会・経済システムの停滞は、二一世紀に禍根をもちこすことになるであろう。

(2)　二一世紀のファースト・ディケードの病人・障害者

二一世紀の最初の一〇年間くらいは、第Ⅰ部で問題にした一般病、社会病、精神と心の病、重症心身障害児、未熟児、身体障害者などの問題は、二〇世紀の医療進歩の延長線上の枠を出るのは当分は困難ではないかと思う。ただ、ゲノム創薬やマイクロサージェリー、福祉機器→人工ロボットなどの進歩により、一般病のいくつかは本質的治癒といえないまでも、現在よりＱＯＬを高めることは可能になるはずである。ただ、成人病については生活習慣病という視角のみから生活一般を見直す動きがあるので、その効果がどうでるか。

現実には日本経済が停滞を脱しきれない中で、生活の質をたかめるには人々が飲食・禁煙・節酒・マイカー依存・ドラッグ・環境の問題にどこまで真剣にとりくむかにかかっている。運動の必要性が指摘されたとき、企業化されたスポーツ・クラブを考えるのではなく、日常生活が自然・環境と共存し、歩くことが生活の一部となるような発想をとりもどせるかどうかである。一般病の患者の問題を治療技術の進歩のみに頼る病人の在り方には限界がでてくる。むしろ、治療技術の限界は技術進歩のみで解決しようとしないで、alternative として予防（保健）のもつ意義をより強調すべきである。その道をとらない限り、治療技術の進歩のみによる平均寿命の延長、ＱＯＬの向上には限界がくると思う。

この問題の改革により、高齢化社会の老人問題・介護問題も様相をかえる可能性もでてくる。ただ、世紀末に成立した介護保険法の対象となる寝たきり・半寝たきり老人、呆け老人は、現行の状態からみてむしろ増加するのではないかと予測される。それも〝介護の社会化〟といっても、現実には核家族化の進行、女性の労働進出、保育施設とその内容の限界により、事態は一般的には世紀末より好転するとしても、その中で逆に以前より劣悪な条件に追いこまれる寝たきり・半寝たきり、呆け老人問題もおきるのではないかという危惧が去らない。

この改善策の一つである介護サービスの企業化も、その従事者が他の企業と同水準の労働・賃金条件にならない限り、産業としての成立は困難である。いま声高にさけばれている社会構造の転換の命運は、福祉・介護産業を産業構造のなかに、従事者がやり甲斐のある永続できる職場として成立させることができるかどうかにかかっている。介護産業が人材派遣業のみに依存する体質から脱却しないかぎり、介護の質は低下し、介護対象者に犠牲を強いることになる。


戦後の社会病（労災、職業病、公害病、薬原病、医療過誤……）は、高度成長とともに発生し、社会問題になってきたものが大部分であり、これらがその病人・障害者の人生を苦痛、不安にみちたものにしている。大きくみると、身体的障害の訴えのみが前面にでて、それらの病気への差別が病人・障害者の生きがいを奪ってきたのが実態である。

ところが、企業の労働現場に自動化・コンピューター化が導入され、ＩＴ革命がさけばれるようになるにつれて、その発現形態がちがってきている。また、週休二日制とか六週四休といった労働条件の改善の裏で、サービス残業が日常化し、職業病もブルーカラーからホワイトカラーへ、身体的障害から精神・心の問題にうつってきている。それだけに対応策は従来の社会病対策のみでは限界がでてきており、新しいアプローチが模索されている。過労死問題にしても弁護士の主導により、医療関係者がその運動力にひっぱられてきているような状況である。しかし、精神・心の病、社会生活の矛盾・破綻よりくるアルコール依存、ドラッグ依存などは、医師やPSW、MSWや看護婦などがその問題の重要性に気付かず、病人・障害者を観る眼を従来の一般病の患者の経験のみに固執していると、病人・障害者の新しい悩みについていけなくなる。

また、最近マスコミの話題となる機会がふえている大学病院、大型病院での常識をこえる事故の発生は、高度医療のもつ技術自体の複雑な操作よりくる困難というより、それ以前の技術・労働システムの問題にかかわることが多い。質量ともにめぐまれた一部の病院がアメリカ医療の医療技術自体の導入のみにはしり、技術・労働システム面への軽視、無関心がその根柢にあることと無関係ではない。アメリカでも大都市の下層階級や公立病院には、日本の医師が短期間留学、研修したのでは見えない不平等が存在していることが見逃されている。この辺が、二一世紀の最初の一〇年でどこまで改善できるかが勝負である。だが、現実には医療技術自体の導入はそのインターナショナルな性格からして問題はないが、医療・看護・労働・保険システムはそのよってたつ基盤がちがっているので、その安易な無批判の導入（例えば、クリティカル・パス、EBM、DRG／PPSなど）は、最終目標が医療費削減にあるので、技術・看護としては必ずしも効率的に作用せず、医療・看護の質としても好ましくない面が生じてくることがあるように思う。

また、重大な社会問題になっている〝延命医療〟の是非についても、この一〇年間になしくずしに決着がつけられていくように思う。その一つは尊厳死の方向と思うが、それが社会保障の充実と連動しない時には、人間の未来は必ずしも明るいものになるとはかぎらない。人間の心のうちには、次の短歌のような心境があるのを見落としてはならない。ここが死を論ずる時の原点となるべきである。

最終の息する時まで生きむかな生きたしと人は思うべきなり

満九〇歳になる直前に亡くなった窪田空穂の八〇歳以降の短歌であり、ここに生きぬく意思の強さがみられる(3)。

さらに、第II部でとりあげた臓器移植、性革命、生殖革命、IT革命、ゲノム革命の分野でも、予想外の事態がおきてくるかもしれない。その後の動きをみても、高齢者の体外受精による出産、〝クローン人間〟の研究の具体化が始まっているという。人間の性と生への欲求、一部の医学者の未知の世界への誘惑は法的規制を軽視するものをもっている。この両者が結合する限り、既存の医学常識では考えられないような事態がおこり、大ニュースとなるかもしれない。また、再生医療についてもES細胞（胚性幹細胞）による臓器の生成やその応用も具体化が考えられているが、それを人間に本来ある自然治癒力の強化に役立てようとする動きもあるという。しかし、その評価については、技術自体の長期予後という問題は不明であり、基本的人権の立場からみて、問題が残らないかを判断基準にしていく姿勢をくずすわけにはいかない。

二　社会保障国家への道

日本は二〇世紀に、一九三七～四五年の軍事大国の時代、七〇～九〇年の経済大国の時代をもち、その二つのピークの間には自信喪失の時期があり、その三つの時代をへて、今はまた自信喪失の時期にあり、その谷間から抜けようと出口を模索している時期である。経済システムの面では〝市場万能主義の終焉〟が明確になり、〝第三の道〟の実行が論じられているのは前述の通りである。

しかし、〝医のかたち〟としては第二次大戦の敗北、GHQ主導下の一連の民主改革により、平和憲法の前文、第九条、第二五条により、日本は〝経済大国〟への道と同時に、〝社会保障国家〟を志向し、その政策化に進路をとってきたのは事実である。これは〝戦後日本医療史〟の中心課題だが、医療保障、福祉、年金問題のどれ一つをとりあげても、戦前とは大きなちがいである。もちろんこの間にも社会的公正、人権の問題よりみると、まだ未解決の多くの問題が残されていることは、「第Ⅰ部　戦後日本病人史」でみた通りである。

ところが、日本は九〇年代からの経済の停滞を脱するために、行政改革―規制緩和と自由化―により、従来の日本型経済・社会・行政システムの改革により、〝国のかたち〟を変えようとしている。その一環として、平和憲法の改正をはかり、自衛隊の周辺事態への出動とかPKOへの派兵、国連軍への参加の道をえらんできた。これは日米安保を維持するために、米国の世界戦略に自衛隊と日本のカネの使用がくみこまれているからである。基地の駐留費はもちろん、基地の借地料は米国が支払うべきもののはずである。ところが、これを〝思いやり予算〟として積極的に協力している。二一世紀の日本の選択についてはいろいろ議論があるが、過去に照らして二度と軍事力を行使しない〝非戦・赤十字国家〟へ進むのが賢明である。冷戦構造解消後の今こそ、平和憲法の理念（前文、第九条）を生かすべきであるという（色川大吉）(4)。

確かに、以上に述べた政治的動きと並行して、国家財政の破綻といってもよい六六六兆にも及ぶ国と地方の債務残高合計（後の世代へのつけ）の解決策がいろいろはかられてきているが、本末転倒とも思われるのは、〝少子高齢化時代の到来↓重圧を建前とする社会保障の改悪路線である。その方策として成立基盤のまったくちがうアメリカ流の医療・年金システムの改悪、ドイツ流の介護保険方式の導入をもって、事態の解決をはかろうとしている。その時に、行政・政治・経済の担当者には日本の戦後の社会保障が果たしてきた役割を完全に忘れているとしか思えない行動様式がみられる。

私はむしろ〝小さな政府〟という虚名の下に社会保障の削減、後退の道をとるのではなく、社会保障の役割をより拡大し、産業論としての役割を認識する重要性を強調してきた。医療・福祉が経済を活性化し、地方再生への道につながることを以前から述べてきた。〝軍事国家〟〝公共投資国家〟の道より、〝社会保障国家〟への道、〝環境、自然の再生〟への道こそ日本の二一世紀への選択ではないかという主張である。この問題については、病人・障害者の立場、環境汚染の回復、地方自治体の再生のために何をなすべきかを、『二一世紀への社会保障改革――医療と福祉をどうするか』（勁草書房、一九九七年）のなかで展開しているので、ここではあえて言及しない。むしろ、その時に問題にしなかった国際的な技術連帯の意味を問うなかで、私達の病人史の研究、実践も現状にとどまってはならないことを問題提起しておきたい。

三　病人史の視角からみた国際連帯

病人史が病人の立場から医療・福祉や社会経済状態との関連を追究したときに、まったく見えなかった病人への差別意識、人権侵害の実態が明らかにされてきた。それも、問題を日本、日本人に限ったときにも、戦前と戦後ではいろいろの局面で連続と不連続はありながらも、病人・障害者の置かれた状況に決定的変化がおきたとは思えない。病人への差別が技術進歩により克服されたのは確かだが（典型は結核）、まだ病人・障害者であるために、病気・障害自体からくる苦痛、不安の他に、医療の世界、社会の中ではまだ幾多の困難をかかえている。しかし、私達が病人・障害者の歴史を忘れないならば、現代医療・福祉は必ずその歴史的教訓をふまえてその内容を医療者主導から病人・障害者との双方向のものに転換、進展させていくであろう。

しかし、経済高度成長↓バブル崩壊↓経済停滞期に入っても、日本の〝少子化〟にともなう労働力不足（とくに劣悪な労働条件の3K職場など）が顕著となり、外国人労働者の入国がふえ、現在ではどこでも世界各国（とくに開発途上国）の人々に出会う機会もふえている。

問題は、これらの外国人の医療保障がどうなっているかである。正式の研修生として来日した外国人は、一応名のある企業で働くことが可能なので、社会保険への加入もなされている。めぐまれた層の場合には、受診時に通訳がつきそってくることもある（例えば、海外研修センター入居者の場合）。しかし、これは本当に一部のめぐまれた層であるように思う。むしろ問題は、いわゆる〝不法滞在〟といわれている多数の外国人労働者の場合である。日本はイギリスのＮＨＳとちがい、これらの人々の医療保障はまったくないので、病気になっても医者にかかれず、重症化して医者にかかったときは手遅れという事例も少なくない。とくにエイズと判明した時には追われるように故国に帰り、そこで死亡を待つという状態がつづいている。まさに、戦前の「女工の結核」や「タコ部屋の鉱山労働者」「売春婦の最期」などの時代と大差はないといってもよい。

このような事態に対して、一部の人権意識にめざめ良心的な医療者はボランティア活動として、その医療にとりくんできた。なかでも横浜の「港町診療所」がその先駆として、独自の〝組合費〟の積立を前提として外国人医療に特化してきたが、その経営は大変である。個人の献身的犠牲ではとても解決できるものではない。政府、企業の本格的検討から、外国人の医療保障への道の重要性が痛感される。その後方々で小規模にしろ外国人労働者の医療をボランティア的に進めるところがふえてきているが、いずれ外国人労働者の力により依存しなければならない時に、労働・賃金条件の差別の解消も重大事だが、病気になったときに、少なくともＮＨＳなみの保障を考慮すべきときである。これは、日本が将来とも国際社会で重要な位置を保持し、評価をうける最低条件の一つである。しかし、政治家はもちろん、国際問題を論じる人でさえ、この問題の重要性を軽視しているところに現代日本の知的貧困がある。

さらに外国人医療を日常医療にとりこむときに、日本の医療慣習をそのまま診療のなかに持ちこむことはできない。

日本と外国人との医療慣習、システムのちがいを意識しておかねばならない。このちがいを典型的に示しているのが〝日本医科大学新東京国際空港クリニーク〟の経験である。同クリニークは第二ターミナルビルの地下一階に一九九二年二月に開設し、二〇〇〇年末で満八年を経過した。成田空港利用者の医療を〝年中無休〟〝二四時間体制〟で担っている。一次から三次救急まで広く対応しているが、救急患者の四人に一人は外国人であるという。

ここでの医療実践の重要性もさることながら、外国人救急患者の診療にあたるときに苦労するのは、診療そのものよりその前のインフォームド・コンセントであるという。これも日本の医療現場で流行しているインフォームド・コンセントとはちがい、医療費に関するインフォームド・コンセントが大切になるという。とくに東南アジアなど開発途上国の人々にとって、わが国の医療費は重い負担となることが少なくないので、最初に問診者より概算医療費を提示して、その同意をえない限り検査や治療を始めるのが困難である。また、生活慣習より医療技術自体の施行にもちがいがあるので、日本流で診療を進めてしまうとトラブルの原因になるという(5)。

この貴重な経験は病人の立場にたって医療を進めるにあたって、国際連帯といっても、その現場では相互の生活・労働から宗教までの相互理解が大切であることを示している。

さらに近年では開発途上国へのNPO、NGOや自主的な小集団のボランティア的な医療援助活動も行われるようになった。その全貌は既存の歴史をもった団体とちがいははっきりしないが、今後の医療の国際連帯、とくに〝医療とは何かを十分に理解できていない〟若い層にとっては、自分達の仕事への使命感が明確になるという点でも大切な問題を含んでいる。その人間的成長に役立つところが大きく、戦前・戦中の日本の医学生のセツル活動と通じるものがある。

ただ、いまこれらの活動に従事する青年層は〝戦争を知らない世代〟なので、活動の準備の一つとして、〝一五年戦争の歴史〃の学習の重要性を知っていくことが絶対に必要である。一五年戦争のときに日本軍が東南アジア、中国で何をしたかを高年者は体験しており、その歴史を何らかの形で若い層にも伝えるべきである。そういう意味で医療技術の研修はもちろんとして、昭和史、戦後病人史の一応の知識だけでもぜひ学んでおいていただきたいものである。

（1）「毎日新聞」二〇〇〇・一二・八より。

（2）佐和隆光『市場主義の終焉――日本経済をどうするのか』（岩波新書、二〇〇〇年）は示唆にとみ、教えられるところが多い。ただ著者は、福祉と医療との関係について次のように考えている。「九〇年代から二一世紀にかけて、ポスト工業化の進展するなか、国内政治における主なる争点は、在来型の保守とリベラルの争点であるマテリアリズムな諸問題（景気対策、所得再分配、福祉、雇用、通商、産業政策など）から、ポスト・マテリアリズムな諸問題（教育、医療、環境、消費者保護、性差別の撤廃、外国人受け入れなど）へと、確実に移行するであろう」（六五頁）。したがって、福祉制度も失業者、社会的弱者にたいするセーフティ・ネット（安全網）としての必要にとどまっている。これは、『医療改革と企業化』（川上）、『保健・医療・福祉複合体』（二木）の現実とは、理解の次元がちがっているのも見逃せない。

（3）大岡信「折々のうた」（「朝日新聞」二〇〇〇・二・二二）より。

（4）色川大吉「歴史の波頭は・下」（「東京新聞」二〇〇一・一・二五）より。

（5）「日本医科大学新東京国際空港クリニーク」（「Medical Tribune」二〇〇一・一・二五）より。

あとがき

医療史研究会を始めたのは一九九八年四月です。研究会といっても実体は、二〇世紀の日本、世界の医療・福祉・政治・経済・文化などの著作をテキストとした、月一回（第三日曜日・午後）の読書会です。テキストの読後感をだしあい、討論が終わったあとは、日本の社会保障をめぐる諸問題が話題の中心になりました。

ＪＲ中野駅南口から中野通りを十数分ほど歩いたところにある、〝らるぼう〟という静かなコーヒー店が会場です。経営者のご厚意により、飲み物代だけで数時間、一〇人前後で自由に討論できるのは、めぐまれています。同じ会場で「小説を読む会」「医療問題研究会」も行っています。

医療史研究会の前身は、医学史研究会関東地方会でした。一九六〇年の医学史研究会（代表・阪大丸山博教授）の発足に二年遅れて出発しました。関東地方会も出発当時は活動しており、月一回の例会の他に年一回の東京集会を開けるほどの力がありました。しかし、医学史研究会が三〇周年を迎えた頃より、関東地方会は活動が停滞してきました（『医学史研究―医学史研究会三〇周年号―』一九九五年刊参照）。

会場確保（中野北口サンプラザ使用）、会場費、講師料などの困難もあり、出席者も減少してきました。それに一九九六年に丸山先生が亡くなられたこともあり、関東地方会はその二年後に解散しました。

その後は試行錯誤をしましたが、医学史研究に関心のある少数者が読書会をつづけていました。そのうちに健和会の研修医や少壮医師の間に、医療問題、医療史への関心がたかまってきましたので、医療史研究会を始めることになりました。出席者は一〇人前後で、事務局を山内常男さんがひきうけてくれました。そして毎月前回の討論要点、次回の日時、課題図書を定期的に葉書通知でメンバーに知らせることが出来るようになり、研究会も軌道にのりました。

読書会（サークル）は自由な討論を中心としますので、メンバーは一〇人前後が適当なのかも知れません。川上は戦後一貫してサークル活動をもとに研究成果をあげることができました。他の会員についても啓蒙活動のみに終わらず、共同研究を行い、研究成果をあげる上に役立ってきたように思います。

会員のなかで長野県上田市から坂口が参加したことは、他の方々にも刺激となりました。一年位した頃、関東地方会の頃の伝統を受け継ぐように、会員の間に共同研究の機運がめばえてきました。その時に川上が提言したのが、〝戦後日本病人史〟です。

医学史研究会の初期とはちがい、医療・福祉問題や患者の闘病記などが数多く出版され、新聞・TVも関連ニュースが増えてきました。しかし、問題が細分化され、それも紹介・問題提起に終わっている傾向が強いように思います。戦後史のなかでの病人・障害者の全体像はもちろん、社会・家庭のなかでどういう立場におかれているのかへの視点が弱いのも事実です。これは『現代日本病人史』（一九八二年刊）で戦中、戦後の病人のかかえている問題点を究明した川上には、不満でした。ここに戦後日本医療史の空白があり、それに挑戦するのが時代の要請のように思いました。

そのために出版不況の現状を考慮し、川上、坂口、藤井の三人で〝戦後病人史〟の概観を四〇〇字五〇〇枚くらいでまとめようと考えました。そして再三再四にわたって全体の構成目次を作成し、二木立先生（日本福祉大学）、笹川浩一さん（「社会保険旬報」編集長）に検討をお願いし、そのたびに助言をいただきましたが、結局は問題提示が中途半端であり、出版としても適切ではないことがわかりました。

やはり『現代日本病人史』と匹敵するレベルのものを書くべきだという結論に至りました。問題は大冊の本になるので、たとえ完成しても、それが刊行できるかどうかという不安があったことです。

思いあまって川上は、医史研から医療史研の会員であり、交流のあった坂本玄子さん（看護史研究会）に相談してみました。坂本さんは〝戦後病人史〟の話をきかれると、それは『丸山博著作集・全三巻』（農文協刊）の次元の出版事業だと判断され、農文協に私たちの企画を持ちこんでくれました。そこで幸運にも農文協は、頁数は増えてもよいから本格的に『戦後日本病人史』を執筆するという条件で、本の刊行を引き受けてくれました。このときは、ほんとうによかったと思いました。

そこで、川上、坂口、藤井で、少なくとも『現代日本病人史』レベルの内容でなくてはならないことを確認しました。そして、『戦後日本病人史』の全体像をはっきりさせるためには、従来の構成を補強する必要のあることを再認識しました。例えば、戦前、戦中とちがい、戦後の日本は世界一の長寿国になりましたが、その陰の部分として〝寝たきり老人〟〝痴呆老人〟の問題が登場してきました。また〝多産多死〟の下に〝間引き〟が黙認されていた時代とちがい、敗戦後の新憲法により人権尊重の時代になると、〝重度心身障害児（者）〟の問題も無視できなくなりました。医療技術革新、医療保障の拡大、労働・生活条件の変貌は、病人のＱＯＬを向上させた反面で、社会病（労災・職業病、薬害、医療事故、公害病）も増大させました。それをめぐって、原因追究、認定、保障の問題が社会化されてきました。

さらに、二〇世紀末より臓器移植、生殖革命、情報技術革命、ゲノム革命など、従来の医療のパラダイムでは了解できない技術進歩が臨床化されてきました。これらは二一世紀の病人史として重大な問題をふくんでおり、それらにもふれないわけにはいきませんでした。

『現代日本病人史』と『戦後日本病人史』を比べると、基調には変化はありません。しかし、総目次を概観してみると、いかに〝戦後日本病人史〟の内容が複雑・多岐にわたっているかが、はっきりすると思います。

ただ、主題の重さに圧迫されて、被爆者の戦後史を除けば、沖縄の病人・障害者への言及がないのは残念なことです。しかし、その独自の意味をまったく忘れていたのではないことを、ここで弁明しておきたいと思います。

そんな要請を踏まえて、川上、坂口、藤井で相談して研究会の中から執筆者の補強をしました。在宅看護・介護の先駆者である宮崎和加子さん、重度心身障害児の看護にながいこと従事してきた本間肇さんに協力をお願いしました。また事務局の山内常男さんは、みさと健和病院で研修を終わり、千葉大学医学部公衆衛生学教室で大学院を修了し、現在柳原病院の内科病棟で働いています。忙しい世代ですが、坂口、藤井が協力するという条件の下で、〝一般病〟の執筆をお願いしました。

執筆者六人のうち本間さん以外の五人は特定医療法人財団健和会の職員です。これはいまや医療史研が健和会臨床疫学研究所の後援で運営されているという事実の反映でもあります。

川上の原稿整理を会員の石井正子さん（フリー編集者）にお願いしましたが、その後農文協との話しあいで他の原稿の整理、編集にも協力してもらうことになりました。その背景には、本書の執筆過程で、内容が複雑・多岐で問題点も多く、結局、全原稿を二回から四回も書き直すという事情もありました。こんなことは、同じ研究会のメンバーだからこそ可能になったことで、編著といってもその点は類書と少しちがっているのではないかと思っています。そのために、頁数が増えるという難点も生じました。同時に、内容や目次の表現についても多くの方の協力をいただいたのは、各章末の追記に記した通りです。

ただ、原稿枚数は企画時の予定より大幅に増えてしまい、削減するのに苦労しました。例えば、川上の第II部は最初に本文四五〇枚強だったのを、二木立先生の助言をえて約三五〇枚に圧縮し、かえって密度を高めることができました。他の分野も同じでした。それでも最終的には一六〇〇枚強になり、目次、索引を入れると厖大なものになりました。しかも、締め切り日も約束より一年近く遅れてしまいました。

それにもかかわらず本書の意義を認め、この出版不況の時代に刊行していただく農文協編集部の原田津さん、遠藤隆士さんはじめ関係者の方々には、何とお礼申し上げてよいかわからないくらいです。また、本書の執筆過程ではげましを受け、力を貸していただいた坂本玄子さん、二木立先生、笹川浩一さんのご好意にも、深謝いたします。

なお、本書の中の三篇（第I部第6章、第12章、第II部第3章）は「社会保険旬報」に掲載していただきました。

最後に本書を戦中・戦後史の教育を受けていない、医学・看護学・社会福祉学・社会学等の学生ばかりでなく、社会保障の仕事に従事している方々や研究者にも、自分たちの仕事の歴史的現実を知るために、ぜひ読んでいただきたいと思っています。ただ、一気に通読するのは困難かとも思われますので、関心のある章から必要に応じて読み始めて下さい。また、企画段階で事典的使用も考慮しましたので、目次・索引を使って必要事項にあたってください。

長い〝あとがき〟になってしまい申し訳ありません。

二〇〇一年九月二二日

川上　武
坂口志朗
藤井博之

索　　引

ウ

エ

オ

カ

キ

ク

ケ

コ

サ

シ

ス

セ

ソ

タ

チ

ツ

テ

ト

ナ

ニ

ネ

ノ

ハ

ヒ

フ

ヘ

ホ

マ

ミ

ム

メ

モ

ヤ

ユ

ヨ

ラ

リ

レ

ロ

ワ

【編著者略歴】

川上　武（かわかみ　たけし）
1925年生まれ。健和会顧問、医師、医事評論家
序章、第II部、終章担当

坂口　志朗（さかぐち　しろう）
1956年生まれ。健和会みさと健和団地診療所、医師
第Ｉ部第５章、第６章、第10章担当

藤井　博之（ふじい　ひろゆき）
1955年生まれ。健和会臨床疫学研究所、医師
第Ｉ部第１章、第４章、第７章、第８章、第９章担当

本間　肇（ほんま　はじめ）
1936年生まれ。国民医療研究所研究員
第Ｉ部第11章担当

宮崎和加子（みやざき　わかこ）
1956年生まれ。健和会訪問看護ステーション統括所長
第Ｉ部第12章担当

山内　常男（やまうち　つねお）
1969年生まれ。健和会柳原病院、医師
第Ｉ部第２章（坂口協力）、第３章（藤井協力）、第13章担当

戦後日本病人史

2002年３月25日　第１刷発行
2006年４月10日　第５刷発行

編著者　川上　武

発行所　社団法人　農山漁村文化協会
郵便番号 107-8668　東京都港区赤坂７丁目６－１
電話　03(3585)1141(営業)　03(3585)1147(編集)
FAX 03(3589)1387　振替　00120-3-144478

ISBN4-540-00169-8
〈検印廃止〉

印刷／藤原印刷㈱
製本／㈱石津製本所
定価はカバーに表示
乱丁・落丁本はお取り替えいたします。

農文協・図書案内

丸山博著作集　全三巻　揃価一〇五〇〇円

第一巻　死児をして叫ばしめよ　三五〇〇円

乳児死亡の先天的・遺伝的条件と後天的・環境的条件の統計的把握法アルファ・インデックス。乳児死亡率のカギを握る母体条件は女性の社会的地位にあり、衛生学は社会科学であるとつねに社会に目を向ける姿勢。急速な近代化による諸矛盾の象徴として乳児死亡をとらえ告発する丸山衛生学の原点、乳児死亡に関する業績を集成。

第二巻　いま改めて衛生を問う　三五〇〇円

「人間存在の根本的な在り方を問う」衛生学、人権を守る社会政策としての公衆衛生を提唱する丸山衛生学。その最前線を担う保健婦・養護教論・看護婦・医師の在り方を問い、期待をこめた呼びかけを集成。公共サービスの商品化と市場化が進むなか、大衆に密着し地域に入り込んで活動するすべての人に贈る丸山衛生学の神髄。

第三巻　食生活の基本を問う　三五〇〇円

社会の歪みが食を歪めるとし、「いのちは食り」と食生活の根本的な在り方を追究する丸山衛生学。その原点となった森永砒素ミルク中毒事件をはじめとする食品公害の問題、行き詰まった西洋医学を打破するものとしてのアーユルヴェーダ医学、丸山衛生学に大きな影響を与えた先人の業績など、丸山衛生学の原点と到達点。

叢書　日本漢方の古典　全三巻　揃価五二五〇〇円

第一巻　醫心方　食養篇
丹波康頼著／粟島行春訳注　一六八〇〇円

『醫心方』は全30巻からなるわが国最古の医書。本書には食生活のあり方と注意点を記した第29巻と、食べものの特徴やその効能をまとめた第30巻を収録。食こそ生命の原点という医食同源の精神に溢れた必携の書。

第二巻　建殊録　東洞医学の成果
吉益東洞著／粟島行春訳注　一六八〇〇円

吉益東洞は日本漢方の革新、確立につとめた江戸中期の医者。唯一信ずるに足る古典として『傷寒論』の研究に没頭し、「病も毒なり、薬も毒なり。毒を以って毒を制す」という「万病一毒論」を展開した東洞医学の精髄。

第三巻　醫聖　永富獨嘯庵
永富獨嘯庵著／粟島行春訳注　一八九〇〇円

永富獨嘯庵は儒学を山県周南に、医学を実証医学の大家である山脇東洋に学んだ江戸中期の独創的医学者。伝統的漢方医学と最新の西洋医学の双方を極め、その統一的発展を追究した獨嘯庵の卓抜な医業を網羅・検証する。

（価格は税込。改定の場合もございます。）